M. Steinhausen
Medizinische Physiologie
Lehrbuch

Ergänzend zu diesem Lehrbuch ist erschienen:

M. Steinhausen: Medizinische Physiologie
Kommentierte Original-Prüfungsfragen
3. Auflage
Gustav Fischer Verlag · Stuttgart · Jena · New York

Medizinische Physiologie

Ein Lehrbuch
unter Berücksichtigung des Gegenstandskataloges

Prof. Dr. med. Dr. h.c. Michael Steinhausen
I. Physiologisches Institut der Universität Heidelberg

Mit 270 Abbildungen und 60 Tabellen

3., durchgesehene Auflage

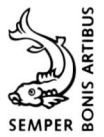

Gustav Fischer Verlag
Stuttgart · Jena · New York · 1993

Anschrift des Verfassers:

Professor Dr. med. Dr. h.c. Michael Steinhausen, 1. Physiologisches Institut der Universität Heidelberg, Im Neuenheimer Feld 326, D-69120 Heidelberg

Die Deutsche Bibliothek – CIP-Einheitsaufnahme

Steinhausen, Michael:
Medizinische Physiologie: ein Lehrbuch unter Berücksichtigung des Gegenstandskataloges ; mit 60 Tabellen / Michael Steinhausen. – 3., durchges. Aufl. – Stuttgart ; Jena ; New York : G. Fischer, 1993

ISBN 3-437-00745-9

© Gustav Fischer Verlag · Stuttgart · Jena · New York · 1993
Wollgrasweg 49 · 7000 Stuttgart 70

Das Werk einschließlich aller seiner Teile ist urheberrechtlich geschützt. Jede Verwertung außerhalb der engen Grenzen des Urheberrechtsgesetzes ist ohne Zustimmung des Verlages unzulässig und strafbar. Das gilt insbesondere für Vervielfältigungen, Übersetzungen, Mikroverfilmungen und die Einspeicherung und Verarbeitung in elektronischen Systemen.

Gesamtherstellung: Heinrich Schreck KG, 6735 Maikammer

Printed in Germany

Inhaltsverzeichnis

Aus dem Vorwort zur I. Auflage XI
Vorwort zu II. Auflage XIII
Einleitung 1

Teil I
(Vegetative Physiologie)

1. **Blut und Immunsystem**
   Aufgaben des Blutes 2
1.1 Blutvolumina 2
   Die Blutsenkungsgeschwindigkeit nach Westergren 3
   Gesamtblutmenge, Plasmavolumen, Indikatorverdünnungsverfahren 3
   Hämatokrit 4
   Warum ist der Hämatokrit wichtig? 5
1.2 Blutplasma. 6
   Osmotischer Druck, isotone Lösungen 6
   Kolloidosmotischer Druck 7
   Warum sind Kolloide so wichtig? (Starling'sche Filtrations-Reabsorptionstheorie) .. 7
   Allgemeine Bedeutung der Plasmaeiweiß-Körper 8
1.3 Blutzellen 9
   Regulation der Blutbildung (Erythropoietin) 10
   Hämoglobinkonzentration, Erythrozytenzahl, Färbekoeffizient und Färbeindex .. 11
   Osmotische Resistenz der Erythrozyten. 11
   Pathologische Physiologie: Anämieformen, Leukozytosen u. a. 12
   Bestimmungsmethoden (Hämoglobin, Zellzählung, Differentialblutbild). 12
1.4 Hämostase und Fibrinolyse ... 15
   Blutstillung (Hämostase) allgemein 15
   Gefäßkontraktion. 15
   Thrombozytenaggregation 16
   Fibrinbildung 16
   Thrombozyten (= Blutplättchen) . 17
   Gerinnungsfaktoren. 17
   Hemmung der Gerinnung. 20
   Normwerte 21
1.5 Abwehrfunktionen 22
   Unspezifische Abwehr. 22
   Spezifische Abwehr. 23
1.6 Blutgruppen 27
Weiterführende Literatur 30

2. **Herz**
2.1 Allgemeine Elektrophysiologie des Herzens 31
2.2 Elektrokardiogramm (EKG) ... 38
2.3 Mechanik des Herzens (I) 51
   Intrakardiale Drucke während der Herzaktion. 51
   Herztöne 55
   Schlagvolumen. 57
   Herzperkussion. 58
2.4 Mechanik des Herzens (II) 59
   Herzzeitvolumen. 59
   Herzarbeit. 63
   Kurzfristige Anpassung des Schlagvolumens 64
   a) Arbeitsdiagramm 64
   b) Frank-Starling-Mechanismus . 68
2.5 Nervale und humorale Steuerung der Herztätigkeit .. 70
   Afferente Herznerven. 74
2.6 Durchblutung des Herzens, Koronarkreislauf 75
Weiterführende Literatur 76

3. **Blutkreislauf**
   Einleitung 77

3.1	Allgemeine Grundlagen	79	4.	**Atmung**	
	Kreislaufzeiten und Bestimmungsmethoden	87	4.1	Physikalische Grundlagen	120
			4.2	Atemmechanik	126
3.2	Hochdrucksystem	88		Atemvolumina	126
	Teilproblem 1: Druckwellengeschwindigkeit – Pulswellengeschwindigkeit	89		Statische Compliance	129
				Atemdrucke und Atemwiderstände	132
	Teilproblem 2: Druckamplitude – systolisch-diastolische Druckdifferenzen	90	4.3	Gasaustausch	135
			4.4	Sauerstofftransport im Blut	139
	Teilproblem 3: Druckwellenreflexion – dikrote Welle	91	4.5	CO_2-Transport im Blut und Säure-Basen-Haushalt	143
	Teilproblem 4: Druckvolumenpuls	91	4.6	Atmungsregulation	157
	„Unblutige" Blutdruckmessung	91	4.7	Die Atmung unter physiologischen und pathologischen Bedingungen	161
	Presso- bzw. Barorezeptoren (Kreislaufregelung I. Teil)	93		Definitionen	162
	Kreislaufregelung II. Teil	96		Zur Höhenphysiologie	162
	Venendruck bei Lagewechsel (Orthostase)	96		Sauerstoff-Therapie	164
	Orthostatische Regulation	97		Weiterführende Literatur	165
	Blutdruckrhythmen	98			
	Emotionen – „Alarmreaktion"	98	5.	**Arbeits- und Leistungsphysiologie**	166
	Hochdruck	99		Muskelarbeit und Sauerstoffschuld	167
3.3	Niederdrucksystem	101		Messungen von Leistungsgrenzen	169
	Kreislaufregelung III. Teil	101		Tageszeitliche Schwankungen der körperlichen Leistungsfähigkeit	170
	Volumenrezeptoren	102			
3.4	Gewebsdurchblutung	103			
	Kreislaufregelung IV. Teil	103		Wirkungsgrad	171
	Basaler Tonus oder myogene Grundaktivität	104		Weiterführende Literatur	172
	Myogene Autoregulation	104			
	Lokal chemische bzw. metabolische Vasodilatation	106	6.	**Verdauungstrakt, Leber**	
	Nervale Vasokonstriktion und -Dilatation	106	6.1	Mundhöhle und Speichelsekretion	173
	Das Konzept adrenerger α und β-Rezeptoren	107	6.2	Schlucken, Ösophagus	174
	Methoden zur Durchblutungsmessung	109	6.3	Motorik des Magen-Darm-Traktes, allgemein	177
	Flüssigkeitsaustausch an Kapillaren	110	6.4	Magen	179
				Magensaftsekretion	180
3.5	Organkreisläufe (Kreislaufregulation V. Teil)	111		a) Salzsäure	181
	Lungenkreislauf	112		b) Pepsinogen-Pepsin	181
	Gehirndurchblutung	113		c) Magenschleim	181
	Durchblutung der Skelettmuskulatur	115		Steuerung der Magensaftsekretion und der Magenmotorik	182
	Intestinale Durchblutung	116		Intrinsic Factor	185
3.6	Fetaler und plazentarer Kreislauf	116		Pharmakologische und pathophysiologische Aspekte	185
	Weiterführende Literatur	119		Erbrechen	186

6.5	Pankreas und Leber.	187		Wasserverschiebung und osmolare Konzentrationsänderungen von Intra- und Extrazellularraum unter Belastung	221
	Pankreassaft	187			
	Leber — allgemein	189			
	Gallensekretion	191			
	Enterohepatischer Kreislauf . . .	191		Wichtigste Elektrolyte	225
6.6	Dünndarm und Dickdarm. . . .	194	8.2	Morphologie der Niere	227
	Dünndarm.	194	8.3	Methoden zur Beurteilung der Nierenfunktion.	230
	Dickdarm und Enddarm	195			
Weiterführende Literatur		198		Allgemein	230
				Clearance-Methoden	231
				Nierendurchblutungsmessung . .	236
7.	**Energie- und Wärmehaushalt, Ernährung**		8.4	Glomeruläre Filtration	238
7.1	Energiehaushalt und Ernährung .	199	8.5	Tubulärer Transport I: Resorption- Sekretion	243
	Einleitung	199			
	Energieumsatz — Kalorimetrie . .	200		Nettoresorption von Natrium und Kalium	246
	Respiratorischer Quotient (RQ) . .	201			
	Physikalischer und physiologischer Brennwert. . .	202		Transtubuläre Transport- mechanismen	247
	Das kalorische Äquivalent	202		Distale Kaliumsekretion	251
	Grundumsatz	203		Calcium- und Phosphattransport .	251
	Arbeitsumsatz	204		Harnstoffausscheidung	252
	Isodynamie der Nahrungsstoffe und spezifisch dynamische Wirkung des Eiweiß	205		Aminosäurenresorption	253
				Renale Sekretion	253
			8.6	Tubulärer Transport II: Renale Ausscheidung von Säuren und Basen	257
7.2	Wärmehaushalt und Temperatur- regulation	207			
	Allgemein	207	8.7	Harnkonzentrierung	260
	Kern- und Schalentemperatur . .	208	8.8	Regulation der Nierenfunktion . .	263
	Wärmebildung durch innere Organe	208	8.9	Ureter und Harnblase, Miktion. . .	267
			Weiterführende Literatur		269
	Wärmebildung durch Muskelkontraktion	209			
	Wärmebildung durch braunes Fettgewebe	209	**9.**	**Hormonale Regulation**	
	Wärmeabgabe	209	9.1	Grundlagen und Allgemeines . . .	270
	Wärmetransport durch Wärme- leitung	209		Wie wirken Hormone?	271
				Hypothalamus	272
	Wärmetransport durch Wärmekonvektion	210		Hypophysenvorderlappen	274
				Epiphyse.	276
	Wärmetransport durch Wärme- strahlung	210	9.2	Hypophyse, effektorische Hormone	277
	Wärmeabgabe durch Schweiß- sekretion	211		Hormone der Neurohypophyse oder des Hypophysenhinter- lappens	277
	Thermoregulation	212			
	Fieber	215		Antidiuretisches Hormon (ADH, Vasopressin)	278
Weiterführende Literatur		216			
				Ocytocin	279
8.	**Wasser- und Elektrolythaushalt, Nierenfunktion**		9.3	Schilddrüse	280
				Wirkungen von T_3 und T_4	281
	Allgemein	217	9.4	Epithelkörperchen	284
	Flüssigkeitsbilanz und Ver- teilungsräume des Wassers . .	219			

9.5	Inselorgan des Pankreas	285	10.1	Gonadotropine	299
	Insulin	286	10.2	Sexualhormone, allgemein	300
	Glukagon	287	10.3	Männliche Geschlechtshormone	302
	Pathophysiologische Aspekte (Diabetes Mellitus)	289	10.4	Weibliche Geschlechtshormone Hypothalamisch-hypophysäre Steuerung der weiblichen Sexualhormone	304 306
9.6	Nebennierenmark (NNM)	290		Basaltemperatur	306
9.7	Nebennierenrinde (NNR)	292	10.5	Kopulation und Konzeption	307
	Weiterführende Literatur	297		Konzeptionsverhütung	310
10.	**Fortpflanzung** Allgemein	298		Weiterführende Literatur	310

Teil II
(Animalische Physiologie)

11. Grundlagen der Erregungs- und Neurophysiologie
Allgemein ... 311

11.1 Ruhepotential der Membran ... 313

11.2 Erregung von Nerv und Muskel, Ionentheorie ... 320
Allgemein ... 320
Aktionspotentiale ... 321

11.3 Fortleitung der Erregung, sowie Membranwirkungen und Nervenerregung durch elektrische Reize ... 327
Kabeleigenschaften des Nerven und elektrotonische Erregungsausbreitung ... 327
Erregungsfortleitung ... 329
Gleich- und Wechselstromwirkungen auf Nerven ... 330

11.4 Allgemeine Synapsenlehre, Muskelendplatte, Motorische Vorderhornzelle, Transmittersubstanzen ... 332
Allgemein ... 333
Muskelendplatte ... 334
Pathophysiologische Mechanismen an der Muskelendplatte ... 335
Motorische Vorderhornzelle (EPSP und IPSP) ... 336
Transmittersubstanzen ... 341

11.5 Membranprozesse an Rezeptoren ... 343
Weiterführende Literatur ... 344

12. Vegetatives (autonomes) Nervensystem
Der efferente Sympathikus ... 345
Die efferenten Parasympathikusfasern ... 348
Vegetative Afferenzen – vegetativer Reflexbogen ... 348
Überträgerstoffe im vegetativen Nervensystem ... 349
a) Adrenerge Synapsen ... 349
b) Cholinerge Synapsen ... 349
Weiterführende Literatur ... 352

13. Muskelphysiologie
Allgemein ... 353

13.1 Quergestreifte Muskulatur ... 355
Skelettmuskulatur ... 355
Kontraktionsauslösung: Elektromechanische Kopplung ... 358
Herzmuskulatur ... 360

13.2 Mechanik des Skelettmuskels ... 361
Einzelzuckung, Superposition, Tetanus ... 361
Muskel – Elastizität – Ruhedehnungskurve ... 363
Ruhedehnungskurve, Kontraktion und Sarkomerlänge ... 364
Isometrische, isotonische und andere Kontraktionsformen ... 364
Verkürzungsgeschwindigkeit, Belastung und Leistungsoptimierung ... 367

	Muskelermüdung, Muskelkater, Kontrakturen, Starre	368
13.3	Kontrolle der Kontraktion der Muskeln in situ (einschließlich Pathophysiologie)	369
	Muskelatrophie, degenerative Erkrankungen der Motoneurone, primäre Erkrankungen von Muskelfasern.	370
13.4	Glatte Muskulatur	371
	Weiterführende Literatur	374
14.	**Sensomotorik**	
	Allgemein	375
14.1	Spinale Motorik	376
	Reflexe	377
	Auslösungsmodus von Eigenreflexen und Reflexzeiten	384
	Polysynaptische Reflexe, insbesondere Flexorreflexe	385
14.2	Supraspinale Kontrolle der Motorik (= zentrale Sensomotorik)	
14.2a	Jendrassik'scher Handgriff, spinaler Schock, Querschnittslähmung, Decerebrierungsstarre	386
14.2b	Motorischer Cortex und Basalganglien	388
	Willkürmotorik, Allgemein	388
	Pyramidenbahn und extrapyramidales System	389
	Struktur	389
	Funktion	392
	Motorischer Cortex	393
	Thalamus	399
	Funktionelle Störungen im Bereich des extrapyramidalen Systems	400
	Hypokinesen	400
	Hyperkinesen	401
	Kleinhirn	402
	Schematische Zusammenfassung	406
	Weiterführende Literatur	407
15.	**Allgemeine Informations- und Sinnesphysiologie**	408
	Subjektive Meßmethoden	411
	Frequenzcodierung — Computeranalogie (bit und byte)	412
	Gedächtnis — Summation — laterale Hemmung — Adaptation — Habituation	413
	Weiterführende Literatur	415
16.	**Somatoviscerale Sensibilität**	
	Allgemein	416
16.1	Mechanorezeptoren der Haut (Oberflächensensibilität) und des Bewegungsapparates (Tiefensensibilität)	418
16.2	Periphere Thermorezeption	422
16.3	Somatische und viscerale Schmerzrezeption (nozizeptive Systeme)	423
	Weiterführende Literatur	428
17.	**Sehen**	
17.1	Abbildender Apparat des Auges	429
	Allgemein	429
	Dioptrik (= Lehre von der Strahlenbrechung des Lichtes)	430
	Das menschliche Auge	434
	Akkommodation	435
	Sehschärfe (Visus)	437
	Brechungsanomalien (= Refraktionsanomalien)	438
	a) Hyperopie	438
	b) Myopie	440
	c) Astigmatismus	440
	Presbyopie	441
17.2	Tränenflüssigkeit, Kammerwasserproduktion	442
17.3	Retina	444
	Augenspiegel	444
	Strukturen des Augenhintergrundes	446
	Rezeptive Felder, laterale Hemmung, Kontrast	450
	Elektroretinographie	452
17.4	Hell/Dunkel-Adaption	452
17.5	Gesichtsfeld, Sehbahn und Pupillenreflexe	455
17.6	Farbensehen	459
	Farbsinnstörungen	461
17.7	Okulomotorik	462
	Elektrookulographie	464
17.8	Räumliches Sehen	465
	Weiterführende Literatur	467

18. Gehörsinn (Hören, Stimme und Sprache)
Allgemein 468
18.1 Schall-Leitung 469
18.2 Physiologische Akustik 472
   Belskala 474
   Phonskala 475
   Frequenzbereiche, Frequenzunterschiedsschwelle 476
   Räumliches Hören, Entfernungsabschätzung . . . 477
18.3 Innenohrfunktion. 477
18.4 Grundzüge der zentralen Informationsverarbeitung (Hörbahn). 481
18.5 Stimme und Sprache 483
Weiterführende Literatur 486

19. Vestibuläres System
19.1 Bau und Funktionsweise des Vestibularapparates 487
   Allgemein 487
   Vestibularapparat 488
   Cupularezeptoren. 488
   Otolithenrezeptoren. 490
19.2 Vestibuläre Regelung der Körperstellung und Raumorientierung 491
   Vestibulariskerne – Vestibularisbahnen 491
   Labyrinthstellreflexe 492
   Halsstellreflexe. 492
19.3 Vestibuläre Blickregelung 493
19.4 Kinetosen 497
Weiterführende Literatur 497

20. Geschmack und Geruch
20.1 Allgemein 498
20.2 Geschmackssinn 499
20.3 Geruchssinn 501
Weiterführende Literatur 503

21. Gehirn, integrative Leistungen des Zentralnervensystems
21.1 Funktionelle Organisation des Cortex cerebri (Neocortex) . . 504
21.2 Elektrische Hirnrindenaktivität: Elektroenzephalogramm (EEG) 510
21.3 Wachen und Schlafen 516
21.4 Limbisches System 519
Weiterführende Literatur 522

22. Wichtigste Einheiten 523

Namen- und Sachverzeichnis 524

Aus dem Vorwort zur I. Auflage

Die Medizinische Physiologie enthält als Gesamtausgabe meine beiden Lehrbücher „Vegetative Physiologie" und „Animalische Physiologie", die auch weiterhin einzeln zu beziehen sind, um den verschiedenen Interessengruppen gerecht zu werden.

Das Erscheinen der Gesamtausgabe der Physiologie gerade rechtzeitig zum 80. Geburtstag meines Lehrers der Physiologie, Prof. Dr. Dr. h. c. Hans Schaefer sowie zum 600. Geburtstag meiner Universität freut mich ganz besonders. Mein Anliegen besteht unverändert darin, den Anfänger für das Fach Physiologie zu begeistern und gleichzeitig ein stabiles Fundament im Verständnis physiologischer Zusammenhänge für das klinische Studium und den späteren ärztlichen Beruf zu legen. Hierbei habe ich mich bemüht, den Studenten nicht mit zu vielen Details zu verwirren, welche den Spezialisten interessieren müssen, den zukünftigen Arzt aber eher am Wesentlichen vorbeiführen. Mit Hilfe einiger historischer Bemerkungen (durch Kleindruck oder Fußnoten abgesetzt) versuche ich ferner dem Leser klar zu machen, woher unsere Erkenntnisse eigentlich stammen und welche experimentellen Ansätze zu unserem heutigen Wissensstand geführt haben. Darüber hinaus soll aber nicht der Eindruck erweckt werden, weitere Wissenschaft sei überflüssig. Vielmehr stellen unsere offensichtlichen Wissenslücken stets Ansatzpunkte für neue Forschungsaufgaben dar.

Die Gliederung dieses Buches richtet sich soweit wie möglich nach dem Gegenstandskatalog des IMPP (IMPP, Institut für medizinische und pharmazeutische Prüfungsfragen. Rechtsfähige Anstalt des Öffentlichen Rechts, Mainz. Verlag: Druckhaus Schmidt und Bödicke, Mainz, 2. Auflage 1977), welcher jeweils im Wortlaut zitiert wird. Der Leser wird merken, daß ich den Gegenstandskatalog nur als *Ausgangspunkt* benutzt habe, u. a. um nichts wirklich Prüfungsrelevantes zu übergehen. Im Hinblick auf die spätere Tätigkeit sollte auch der physiologische Unterricht seinen Schwerpunkt in der Vegetativen Physiologie behalten, hierin bin ich gern dem Gegenstandskatalog gefolgt. An anderen Stellen habe ich sowohl an Kritik am Gegenstandskatalog nicht gespart wie auch die Verlagerung von Schwerpunkten in Richtung auf den späteren ärztlichen Beruf hin vorgenommen.

Es ist sicher legitim, wenn der vorklinische Student fragt, ob er mit Hilfe dieses Buches das Physikum bestehen kann. In der Tat, dieses Buch soll auch dem Studenten „den Horror" vor dem Examen nehmen. Dabei habe ich mich bemüht, die Physiologie so plastisch und klar darzustellen, daß man auch ohne weitreichende naturwissenschaftliche Vorkenntnisse einen Zugang zu diesem Fach bekommen kann. Wer deshalb den Text verstanden hat, wer sich einen gewissen Anteil der wesentlichen Aussagen (auch unter quantitativen Aspekten) eingeprägt hat, braucht sich weder vor einer mündlichen noch vor einer schriftlichen Prüfung zu fürchten.

Soweit die Mainzer Prüfungsfragen seit Herbst 1978 veröffentlicht wurden, sind sie nach Möglichkeit hier aufgelistet und kritisch kommentiert.

Allen Heidelberger Kollegen, die mir bei der Abfassung dieses Buches mit Rat und Tat behilflich waren, möchte ich auch an dieser Stelle sehr herzlich danken. Wertvolle Ratschläge erhielt ich insbesondere von Prof. Dr. E. Alexandridis, Prof. Dr. Hermann O. Handwerker, Prof. Dr. Richard Kern, Priv.-Doz. Dr. H. Krastel, Dr. Helmut Kücherer, Prof. Dr. W. E. Merz, Dr. Niranjan Parekh, Dr. P. Reeh, Prof. Dr. J. Caspar Rüegg, Prof. Dr. Heiner Schirmer, Prof. Dr. Horst Seller, Prof. Dr. Günter Stock, Prof. Dr. Harald Tillmanns, Dr. Eckhard Welk und Priv.-Doz. Dr. Rainer Zimmermann.

Für zahlreiche Verbesserungsvorschläge danke ich ferner cand. med. Sebastian Fetscher, welcher das ganze Manuskript auch auf stilistische Ungereimtheiten hin überprüfte, sowie cand. med. Karl-Hans Endlich, cand. med. Rafael Kühn und cand. med. Johannes Waltenberger.

Für die freundliche Überlassung von Originalregistrierungen von Elektrokardiogrammen sowie von Elektroenzephalogrammen danke ich Prof. Dr. Wolfgang Kübler, Prof. Dr. Harald Tillmanns und Prof. Dr. Walter Christian.

Für die Anfertigung technischer Zeichnungen bin ich cand. med. Hans Snoei zu besonderem Dank verpflichtet. Darüber hinaus halfen mir bei der Erstellung der Zeichnungen sowie des Registers in dankenswerter Weise Frau Elke Mack- Kühn, Frau Helga Filsinger sowie Gabriele Bialluch, Erika Filsinger, Christiane Hain, Regina Rau und Birgit Weiß. Für die Erledigung der Photoarbeiten sorgte umsichtig Frau Gabriele Froelich. Für mühevolle Sekretariatsarbeit danke ich Frau Liselotte Kroon ganz besonders.

Heidelberg, 1986   *M. Steinhausen*

Vorwort zur II. Auflage

Die *Neufassung des GK* (Gegenstandskatalog 1988) hat erhebliche Teile der Kritik am GK berücksichtigt, welche von mir in der ersten Auflage dieses Buches geäußert wurden. Darüber hinaus hat der GK glücklicherweise seinen rechtsverbindlichen Charakter verloren. Trotzdem bleibt interessant, was die Institution für wichtig hält, welche schließlich für die schriftlichen Physikumsfragen verantwortlich zeichnet. Aber selbst diese Fragen waren in der Vergangenheit keineswegs immer von dem GK abgedeckt. Sowohl aus studentischer Sicht wie aus den Reihen der Lehrenden wurde immer wieder der Wunsch geäußert, dem individuellen Lernen und Lehren einen breiteren Spielraum zu gewähren und dem sinnlosen Einpauken von Multiple-Choice-Fragen einen Riegel vorzuschieben. Zum Glück hat man bei der jetzigen Reform nicht wieder das Kind mit dem Bade ausgeschüttet, sondern versucht, durch behutsame Kombination von schriftlichen und mündlichen Prüfungen der vielfältigen Kritik Rechnung zu tragen. So überraschend es klingt, mündliche Prüfungen sind gewiß am wertvollsten für die Lehrenden selbst, weil sie dabei lernen können, wie ihr Unterricht „angekommen" ist und außerdem plötzlich selbst gezwungen sind, die Breite ihres Faches mindestens in dem Umfang zu beherrschen, der heute von Studenten verlangt wird. Das kollegiale Prüfungssystem wird hoffentlich allzu menschliche Prüfer daran hindern, immer wieder das gleiche Steckenpferd zu reiten; gewiß wird nun wieder das Gestöhne über zu strenge Prüfer und unvermeidbare Ungerechtigkeiten anheben, weil man eben nur zufällig gerade das nicht wußte, was man selbst geprüft wurde und selbstverständlich alles das wußte, was der Nebenmann gefragt wurde. Die Kombination von mündlicher und schriftlicher Prüfung wird unsere Erfahrung bestätigen, daß – von Ausnahmen abgesehen – schriftliche und mündliche Prüfungsleistungen weitgehend übereinstimmen. Zur besseren Prüfungsvorbereitung wurden hier wiederum möglichst vollständig alle bisherigen Prüfungsfragen seit 1978 aufgelistet und jetzt mit einem Schlüssel als Fußnote versehen, damit man sein eigenes Wissen besser testen kann.* Um den Effekt der Verwirrung durch die Fülle der Falschaussagen zu vermeiden, empfehle ich mit Hilfe eines Signierstiftes die richtigen Aussagen selbst zu markieren. Die Fragen erscheinen jetzt als Anhang gesondert. Der Leser wird trotzdem gebeten, nach jedem Abschnitt den zugehörigen Fragenabschnitt zur Selbstkontrolle durchzuarbeiten.

Bei der jetzigen Neuauflage wurde die grobe Gliederung des GK einschließlich seine Zitierung beibehalten. Positiv muß auch jetzt die Priorität der vegetativen Physiologie bewertet werden, ebenso der wiederholte Hinweis auf pathophysiologische Probleme. Das Fach Physiologie selbst befindet sich gegenwärtig in der Gefahr, sich immer mehr von seiner medizinischen Basis zu lösen und sich vorwiegend speziellen biologischen Fragen zu widmen. Ob dies langfristig schließlich doch zur Lösung offener medizinischer Probleme beitragen wird, bleibt abzuwarten. Biologieunterricht allein kann gewiß nicht die Basis einer ärztlichen Ausbildung sein. Wenn aber das Fach Physiologie nicht mehr von Medizinern gelehrt wird, wird die Kluft zwischen Theorie und Klinik zum Schaden vor allem der Patienten immer größer werden. Das vorliegende Buch versucht deshalb

---

*Zur Beantwortung der Fragen mit einer kausalen Verknüpfung durch das Wörtchen „weil" gilt folgender Antwortschlüssel:

Antwort	Aussage 1	Aussage 2	Verknüpfung
A	richtig	richtig	richtig
B	richtig	richtig	falsch
C	richtig	falsch	----
D	falsch	richtig	----
E	falsch	falsch	----

nicht nur im Titel das medizinische Anliegen der Physiologie in den Vordergrund zu rücken.

Wiederum habe ich von Kollegen (insbesondere Frau Priv.-Doz. Dr. Gertrud M. Hänsch, Prof. Dr. Richard Kern und Prof. Dr. Hans Kurt Müller) und Studenten (Johannes Klein, Tileman- Dothias von Schön-Angerer u. a.) zahlreiche Verbesserungsvorschläge dankbar entgegengenommen. Besonderer Dank gilt jetzt Frau Helga Filsinger und Frau Sabine Dombo für die Neufertigung und die Verbesserung zahlreicher technischer Zeichnungen. Die meisten Fotoarbeiten wurden dankenswerterweise wiederum von Frau Gabriele Froelich durchgeführt. Für umfangreiche Sekretariatsarbeiten danke ich herzlich Frau Ursula Beckenbach und Frau Veronika Jandali.

Heidelberg, 1990 *Michael Steinhausen*

Einleitung

Wollen wir dem GK-1977 und seiner Überarbeitung aus dem Jahr 1988 folgen, müssen wir unsere Darstellung der Physiologie (gr. physis = Leben, gr. logos = Lehre) des Menschen vom Blut aus beginnen. Freiwillig wäre uns dieses nicht in den Sinn gekommen: Wir hätten guten Grund gehabt, mit dem Stoffwechsel zu beginnen, um den Organismus vielleicht mit einer brennenden Kerze zu vergleichen. Wir hätten also die Energieumwandlung an den Ausgangspunkt gesetzt, weil Energieverbrauch eines der charakteristischsten Zeichen des Lebens ist. Wären wir aber der z. Zt. herrschenden Mode gefolgt, hätten wir das Schwergewicht auf die Neurophysiologie gelegt und hätten zuallererst mit den Grundlagen „erregbarer" Membranen begonnen. Auch hierfür hätten sich gute Gründe finden lassen: Unterscheidet sich doch der tierische Organismus vom pflanzlichen im wesentlichen durch den Besitz erregbarer Strukturen seines Nervensystems. Man hätte also gut mit der sog. „**animalischen**" **Physiologie** (lat. animal = Lebewesen) beginnen können, welche sich vorwiegend mit den Funktionen des Nervensystems befaßt, um erst später die „**vegetative**" **Physiologie** (lat. vegetare = beleben) folgen zu lassen, also diejenige Physiologie, welche z.B. als Themen Atmung, Kreislauf, Blut, Verdauung, Fortpflanzung beschreibt, welche Pflanzen und Tiere in weiten Bereichen gemeinsam betreffen. Betrachten wir es jedoch als wesentlichstes Ziel des physiologischen Unterrichts, nicht allein zukünftige Physiologen, sondern vor allem zukünftige Ärzte auszubilden, müssen wir der vegetativen Physiologie den Vorrang, ja sogar den breitesten Raum zugestehen, weil von ihrer Basis her der überwiegende Teil ärztlichen Handelns durchgeführt werdem muß. In der Priorität der vegetativen Physiologie findet der GK deshalb unsere Zustimmung.

TEIL I (Vegetative Physiologie)

1. Blut und Immunsystem

Blut Volumen (Normalwert, Bestimmung, Regulation), Bestandteile, Aufgaben[1]
Hämatokrit, Blutkörperchensenkungsgeschwindigkeit

Aufgaben des Blutes

Wir müssen zunächst einmal fragen, warum überhaupt Blut? Weil nur ein Einzeller bis zu einem Durchmesser von etwa 0,5-1 mm aus seiner Umgebung den notwendigen Sauerstoff aufnehmen kann, um seinen Energieumsatz tätigen zu können. Will man größere Strukturen mit Sauerstoff versorgen, müssen Straßen für Stofftransporte angelegt werden, wobei je nach Stoffwechselaktivität Sonderkonstruktionen erforderlich werden. Im Vordergrund des Themas Blut steht also der *Sauerstoff-Transport,* für den ein spezielles Transportprotein, das Chromoproteid Hämoglobin geschaffen wurde. Der Sauerstofftransport mit Hilfe der Erythrozyten dürfte deshalb für den Physiologen von ganz besonderem Interesse sein. Er wird bei den Themen Kreislauf und Atmung erneut zur Diskussion stehen.

Es wäre allerdings viel zu einfach, dem Blut nur die Rolle des Sauerstoff-Transporteurs zuzuschreiben: Genauso wie der Antransport von O_2 muß *auch* der *Abtransport von* CO_2 bewerkstelligt werden. Aber auch die zu verbrennenden Stoffe selbst: *Kohlenhydrate, Eiweiße und Fette,* sowie deren Bruchstücke (von *Vitaminen und Hormonen* ganz zu schweigen) müssen *im Blut transportiert* werden. Da unsere Zellen in wäßrigem Milieu leben, ist die *Wasserverteilung,* der Wassernachschub ebenso wie die *Elektrolytverteilung* über den Blutweg von allergrößter Wichtigkeit für alle Zellfunktionen. Schließlich transportiert das Blut auch die in den Organen produzierte *Wärme* zur Körperperipherie. Darüber hinaus ist insbesondere das Abwehrsystem an das Blut gebunden. Die Fülle dieser Aufgaben gibt bereits den Hinweis auf die Bedeutung des Blutes. Jede Verletzung unseres Körpers, welche mit einer nicht oder noch nicht gestillten Blutung einhergeht, hat deshalb immer etwas Dramatisches an sich, denn *2-3 Liter* Blutverlust (d.h. rund 50% der Gesamtblutmenge des Menschen) führen ohne Ersatz in kürzester Zeit zum *Tod,* bei einem *Verlust von einem Drittel der Gesamtblutmenge* beobachtet man *Schocksymptome* mit Bewußtlosigkeit, Blässe der Haut speziell der Extremitäten, jagenden – kaum zu fühlenden – Puls, Schweißausbruch, während ein *akuter Blutverlust von* rund *10% der Gesamtblutmenge* (z. B. 0,5 l beim Blutspenden) in der Regel *symptomlos* vertragen wird.

1.1 Blutvolumina

Blut ist keine homogene Flüssigkeit sondern *eine Suspension von Zellen,* welche durch ständige Bewegung – durch ständigen Fluß – stabil gehalten wird. Wird diese Bewegung unterbrochen, setzen sich die spezifisch schwereren Zellen entsprechend der Schwerkraft ab.

Eine der einfachsten und zugleich häufigsten und wichtigsten klinischen Routineuntersuchungen beruht darauf, die Zeit zu be-

---

(1) Alle Zitate des GK-1988 sind in dieser Form drucktechnisch hervorgehoben.

stimmen, welche die Blutzellen für ihr Absinken in genormten Röhrchen benötigen:

Die Blutkörperchensenkungsgeschwindigkeit nach Westergren[2]

Es werden 0,4 ml Natriumcitratlösung – zur Unterbrechung der Blutgerinnung – mit 1,6 ml Venenblut gemischt und in 200 mm lange Glasrohre mit Millimetereinteilung aufgesogen. *Beim* gesunden *Mann* hat sich bei Zimmertemperatur *nach einer Stunde eine 3-5 mm* lange Blutkörperchen-freie Zone über der Blutsäule gebildet, das sog. Blut*plasma*. Bei der gesunden *Frau* beträgt diese Strecke *3-8 mm*. In der zweiten Stunde ist diese Plasma-Säule beim gesunden Mann maximal 15 mm lang, bei der Frau bis 20 mm.

Für die Durchführung dieser Methode ist zu beachten, daß die genormte Höhe der Blutsäule eingehalten wird (eine kürzere Säule hemmt die Senkungsgeschwindigkeit), ferner, daß exakt 0,4 ml Citrat benutzt werden (zu viel Citrat hemmt ebenfalls die Senkungsgeschwindigkeit), während zu hohe Raumtemperaturen sowie Schrägstellung der Röhrchen die Senkungsgeschwindigkeit beschleunigen. Eine verminderte Zellzahl (ein erniedrigter Hämatokrit, s. unten) führt ebenfalls zu einer Senkungsbeschleunigung. Für den Kliniker ist eine erhöhte Senkungsgeschwindigkeit *stets* ein wichtiger Hinweis auf *entzündliche Prozesse, Gewebezerfall* oder *Tumoren*. Als Ursache für eine Senkungsbeschleunigung werden spezielle Plasmaeiweißkörper (s. u.), sog. **Agglomerine** verantwortlich gemacht, welche bei vermehrtem Auftreten zu einer schnelleren „Haufenbildung" (=Agglomeration)[3] der Erythrozyten (s. u.) führen sollen. Agglomerierte Erythrozyten sinken schneller als einzelne Erythrozyten. Agglomerine stellen Eiweißkörper dar, welche zum Teil bei Gewebszerfall neu gebildet werden.

Gesamtblutmenge, Plasmavolumen, Indikatorverdünnungsverfahren

Als *Normalwert* der **Gesamtblutmenge** wird für den *Mann 7,5 % des Körpergewichtes,* für die *Frau 6,5 %* angegeben. Das **Plasmavolumen** gilt beim Mann mit 4 % des Körpergewichtes für normal, bei der Frau mit 3,8 %. Ein gesunder, 70 kg schwerer Mann besitzt also etwas mehr als *5 Liter Blut*, davon sind 2,7 Liter Plasma.

Man erhält diese Werte durch einfache *Mengenvergleiche* mit Hilfe von bekannten Mengen einer Test- oder Indikatorsubstanz, deren *Konzentration* man nach der Verteilung in einem in Frage stehenden Test*volumen* mißt. Derartige *Indikatoren* werden in der Physiologie mit Vorliebe benutzt. *Voraussetzung* für ihren Einsatz ist allerdings, daß diese Indikatoren sich auch wirklich nur in den Räumen *gleichmäßig verteilen,* welche gemessen werden sollen, d. h. also, daß keine speziellen Zellen, Gewebe oder ganze Organe derartige Indikatoren anreichern, speichern oder in bestimmte andere, nicht zur Messung anstehende Räume entweder aktiv transportieren oder auch nur passiv hinein diffundieren lassen. Ebenso würde ein rascher Abbau der verwendeten Indikatoren ihren Einsatz einschränken. Daß sie für den Organismus keine Gefahr darstellen dürfen, versteht sich von selbst. Auch dürfen diese Indikatoren nicht selbst die zu messenden Räume verändern. Ebenso selbstverständliche Voraussetzung ist ihre technische Meßbarkeit.

Zur **Bestimmung des Plasmavolumens** hat sich der Farbstoff **Evans blue** bewährt, dessen Molekül zwar so klein ist (Molekulargewicht 960), daß er nach intravenöser Injektion selbst schnell wieder die Blutbahn dort verlassen würde, wo kleinmolekulare Stoffe frei diffundieren können oder filtriert werden: im Kapillargebiet (s. S. 7). Die Besonderheit von Evans blue besteht aber darin, daß es sich äußerst rasch an kleinmolekulare Eiweißkörper im Plasma bindet, ohne dabei seine Meßbarkeit zu verlieren. Durch diese Eiweißbindung ist eine Filtration des Farbstoffes aus dem Gefäß-System blockiert. Da jede gelöste Stoffmenge das Produkt aus Lösungsvolumen und Stoffkonzentration ist, gilt

injizierte Farbstoffmenge
= im Plasma verteilte Menge

---

(2) Stockholmer Internist, beschrieb diese Methode 1924
(3) agglomerare (lat.) = zu einem Knäuel (glomus) winden.

oder

Plasmavolumen = $\dfrac{\text{Volumen} \cdot \text{Konzentration des injizierten Farbstoffes}}{\text{Konzentration des Farbstoffes im Plasma}}$

da durch die Verteilung im Plasma die Farbstoffmenge gleich geblieben sein muß und nur ihre Konzentration „verdünnt" wurde (= „**Indikator-Verdünnungsverfahren**").

Formelmäßig gilt:

$$M_i = M_p$$
$$V_i \cdot K_i = V_p \cdot K_p$$

oder:

$$V_p = \dfrac{V_i \cdot K_i}{K_p}$$

$M_i =$ injizierte Farbstoffmenge
$M_p =$ im Plasma verteilte Farbstoffmenge
$V_i =$ Lösungsvolumen des Farbstoffes vor Injektion
$V_p =$ Plasma-Volumen, in welchem der Farbstoff gelöst ist
$K_i, K_p =$ jeweilige Farbstoffkonzentrationen

Allerdings wird Evans blue — wie im übrigen alle praktisch einsetzbaren Indikatoren—auf die Dauer wieder aus dem Plasma eliminiert, wobei die Leber speziell Evans blue mit der Galle ausscheidet. Für exakte Messungen muß deshalb der zeitliche Konzentrationsabfall im Plasma nach der Injektion gemessen werden und an Hand dieser Ergebnisse auf die Ausgangskonzentration ohne Farbstoffelimination geschlossen werden.

Man kann für die gleichen Messungen auch radioaktiv markiertes (z. B. J_{131}) Eiweiß verwenden. Daß dabei auch Immunreaktionen zu beachten sind, werden wir weiter unten (vgl. S. 23) darstellen. Ungeeignet sind dagegen alle Indikatoren, welche aufgrund ihrer geringen Molekülgröße und ihrer fehlenden Plasmaeiweißbindung das Gefäßsystem schnell wieder verlassen.

Am ungeeignetsten ist markiertes Wasser, D_2O, welches sich schnell im gesamten Extra- und Intrazellulärraum (vgl. S. 272) verteilt. Will man statt des Plasmavolumens das Gesamtblutvolumen bestimmen, ist es am einfachsten, zusätzlich zur Messung des Plasmavolumens den Anteil von Zellbestandteilen im Blut zu messen: den sog. Hämatokrit.

Hämatokrit

Der prozentuale Anteil fester Zellbestandteile zum gesamten zentrifugierten Blutvolumen heißt Hämatokrit. Zu seiner Bestimmung werden in der Regel 50 µl Blut in etwa 7 cm lange Glasröhrchen mit einem Innendurchmesser von 0,9 mm aufgenommen. Die Röhrchen füllen sich von selbst, wenn sie in einen frischen Blutstropfen gehalten und ein wenig nach unten gesenkt werden. Üblicherweise benutzt man vorpräparierte Glasröhrchen, welche mit einer Heparinlösung (vgl. S. 20) gespült waren. Nach Trocknung besitzen diese Röhrchen einen feinen Heparinniederschlag in ihrer Innenwand, welcher eine Blutgerinnung (vgl. S. 17) verhindert. Die Röhrchen werden an ihren Enden verschlossen und 2,5 min mit 3000 Umdrehungen pro Minute ($\approx$ 12 000 g*) zentrifugiert. Die spezifisch schweren Blutzellen lassen sich so von mehr oder minder klarem Plasma abtrennen (vgl. Abb. 1.1).

Normwerte des *Hämatokrit* sind *beim Mann* 46 $\pm$ 1,5 %, *bei der Frau* 41 $\pm$ 2,4 %.

Beim Neugeborenen ist der Hämatokrit auffällig hoch (59 $\pm$ 3 %), ab dem 3. Lebensmonat gleichen die Werte denjenigen der Erwachsenen, während Kinder in der Regel einen niedrigeren Hämatokrit als Erwachsene haben. Höhenanpassung (vgl. S. 163) kann zu einem Anstieg des Hämatokrits führen.

---

* $g = 9{,}81 \; m \cdot s^{-2}$ (Erdbeschleunigung)

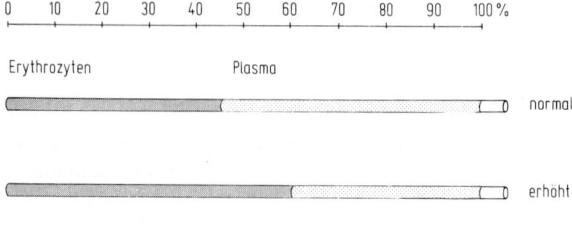

Abb. 1.1. Schematische Darstellung des Hämatokrits

Ist so das Plasmavolumen (s. oben) und der Hämatokrit bestimmt, läßt sich aus der Kombination beider Meßergebnisse leicht das Gesamtblutvolumen errechnen, welches also um den prozentualen Anteil des Hämatokrits größer als das Plasmavolumen sein muß[4].

Sehr exakt ist das Verfahren allerdings deshalb nicht, weil immer noch einige Prozente Plasma in dem Erythrozytenkonglomerat enthalten sind, und damit der Hämatokrit stets etwas zu hoch angegeben wird. Will man die Gesamtmenge der roten Blutkörperchen genauer messen − und praktisch nur auf ihre Zahl kommt es an, da quantitativ die weißen Blutzellen nicht ins Gewicht fallen (s. S. 13) − muß man markierte Erythrozyten benutzen. Hierfür eignet sich insbesondere das radioaktive Isotop Chrom-51, welches zuvor in besonderen Präparationsgängen an rote Blutzellen gebunden wird. Nach der intravenösen Infektion einer kleinen definierten Testmenge dieser markierten Blutkörperchen kann später − wie bei den erwähnten Plasmaindikatoren − aus der Verteilung dieser Erythrozyten, d. h. aus ihrer Konzentration auf die Gesamtzahl der roten Blutkörperchen geschlossen werden.

Warum ist der Hämatokrit wichtig?

Weil die Fließeigenschaft des Blutes speziell durch die kleinsten Blutgefäße, die Kapillaren, von dem Hämatokrit ganz wesentlich abhängt. Für die Versorgung der Gewebe mit Sauerstoff wären höhere Hämatokritwerte günstiger (d. h. ein höherer Anteil an Sauerstoff-Transporteuren), jedoch nimmt damit auch die **Viskosität** des Blutes zu. Schließlich werden so hohe Drucke notwendig, um das Blut durch die Arteriolen zu drücken, daß das Herz diese nicht mehr aufbringen kann. Umgekehrt ist bei einem niedrigeren Hämatokrit das Blut zwar wesentlich leichter durch das Gefäßsystem zu drücken, sein Wert für die Sauerstoffversorgung nimmt aber ebenfalls ab. Obere Grenzwerte liegen bei einem Hämatokrit von ca. 60 %, welche bei einseitigen Plasmaverlusten (z. B. Verbrennungen) auftreten können. Aber auch bei erhöhten Gefäßpermeabilitäten für Eiweiß, welche bei den verschiedensten *Schock*formen beobachtet werden, kann es zu vermehrtem Plasmaausstrom aus dem Gefäß-System kommen. *Die technisch so einfach durchzuführende Bestimmung des Hämatokrits* sollte dann sofort vorgenommen werden. Sie gibt dem Arzt Aufschluß darüber, ob gegebenenfalls rasch *durch Infusion von „Plasmaersatz-Flüssigkeit" der Hämatokrit zu senken ist* und damit *die* **Fließeigenschaften** des Blutes so *verbessert* werden, daß wieder eine ausreichende Zirkulation erfolgen kann. Selbstverständlich wäre auch die häufige Messung des Gesamtblutvolumens − speziell in Notfallsituationen − von großem Interesse. Wie wir jedoch gerade gehört haben, kann es in derartigen Schocksituationen zu einer veränderten Gefäßpermeabilität für Eiweiße kommen. Verteilt sich die Testsubstanz für Eiweiße (z. B. Evans blue) aber auch außerhalb des Gefäß-Systems im Gewebe, geben die Meßwerte kein exaktes Maß mehr für das intravasale[5] Plasmavolumen wieder, so daß die Plasmavolumenmessungen keineswegs die gleiche praktisch- klinische Bedeutung wie die Bestimmung des Hämatokrits haben.

Die hohen Hämatokritwerte des Neugeborenen sind nur in der Kombination mit weiten Arteriolen möglich, vgl. Kreislauf S. 81.

Prüfungsfragen zu diesem Abschnitt finden Sie im Anhang unter den Ziffern: 1.1. ff.

---

(4) Beispielaufgabe:
Das Plasmavolumen wurde zu 3.0 l bestimmt, der Hämatokrit betrage 45 %. Wie groß ist die Gesamtblutmenge?
Ergebnis: 5,45 l
weil: $\dfrac{55}{3} = \dfrac{100}{x}$

$x = \dfrac{300}{55} = 5,45$.

---

(5) intravasal (lat.) = innerhalb des Gefäß-Systems.

1.2 Blutplasma

Niedermolekulare Bestandteile   Bereich der Konzentrationen von Ionen und Nichtelektrolyten (z. B. Na^+, K^+, Ca^{2+}, Cl^-, H^+, HCO_3^-, Glucose, Harnstoff und Kreatinin). Osmolalität des Plasmas.

Plasmaeiweiße   Eiweißfraktionen. Normalbereich der Konzentration von Gesamteiweiß und Albumin. Funktionen der Plasmaeiweiße (u. a. Stofftransport, Lösungsvermittlung, humorale Abwehr, Gerinnung, onkotischer Druck); Bedeutung der Plasmaproteinbindung. Grundzüge von Ursache und Wirkung von Hypo- und Hyperproteinämie.

Osmotischer Druck, isotone Lösungen

Innerhalb einer Abgrenzung durch eine semipermeable Membran, welche nur das jeweilige Lösungsmittel, nicht aber die gelösten Teilchen passieren läßt, entwickelt *ein Mol gelöster Teilchen einen Druck von 22,4 Atmosphären*. Diesen Druck nennen wir den *osmotischen Druck*. Da vorwiegend Elektrolyte am Zustandekommen dieses Druckes beteiligt sind, spricht man auch – speziell zur Abgrenzung gegen den noch zu besprechenden kolloidosmotischen Druck – vom elektrolytosmotischen oder kristallosmotischen Druck. *Wichtig für diesen Druck* ist allein *die Teilchenzahl, so daß* die jeweilige *elektrolytische Dissoziation zu berücksichtigen ist*. Wir erinnern, die Angabe einer Molarität und eines Dissoziationsgrades ist gleichbedeutend mit der Angabe der Teilchenzahl. 1 Mol einer nicht dissoziierten Lösung (=Molekulargewicht der Substanz in Gramm) enthält $6,0234 \cdot 10^{23}$ Teilchen (Loschmidtsche Zahl). Handelt es sich bei der Lösung um Kochsalzlösung und ist diese vollständig dissoziiert, verdoppelt sich die Teilchenzahl. *Die Gesamtzahl der im Plasma gelösten, dissoziierten Elektrolyte* (Natrium, Kalium, Chlorid, H^+-Ionen etc.) sowie der Nichtelektrolyte (insbesondere Glukose und Harnstoff) *entspricht etwa einer 1/3 molaren Lösung*. Der hierfür zu berechnende osmotische Druck ergibt rund 7 Atmosphären (oder 7 x 760 mmHg![6]). Eine semipermeable *Erythrozytenmembran*[7] kann derartige Drucke – sollten sie einmal auftreten – nicht aushalten. Innerhalb des Erythrozyten herrschen aber unter physiologischen Bedingungen ähnliche osmotische Konzentrationen wie im Plasma. Bringt man diesen Erythrozyten in aqua destillata, platzt er sehr schnell – man nennt dies **Hämolyse** (vgl. S. 12) –, weil die osmotischen Kräfte der in der Zelle gelegenen Teilchen dieses Wasser „ansaugen".

Zur exakteren Angabe des osmotischen Druckes hat man die Einheit **osmol** eingeführt und bezeichnet damit die *osmotisch wirksame Menge einer 1 molaren Lösung* einer nicht dissoziierten – aber vollständig gelösten Substanz – z. B. Glucose. Bei vollständiger Dissoziation würde ein Liter einer 1 molaren NaCl-Lösung über 2 osmol oder 2000 milliosmol (mosm) verfügen. Das *Blutplasma* hat demnach *eine Osmolarität von rund* **280-300 mosm · l^{-1}**, dies *entspricht* der osmotischen Wirksamkeit einer *0,9 % Kochsalzlösung*, welche wegen ihrer gleichen Osmolarität zum Plasma als **isoton** bezeichnet wird. Lösungen mit größerer Teilchenzahl sind *hyperton*, mit geringerer *hypoton*.

Normale Erythrozyten fangen bei einer „halb" isotonen oder 0,45 g% (= 150 mosmol^{-1}) Kochsalzlösung – also einer deutlich hypotonen Lösung – zu platzen an (zu „hämolysieren"). Das Maximum der Hämolyse findet sich normalerweise bei 1/4 isotonen Lösungen. In Kochsalzlösungen zwischen 150 und 300 mosmol · l^{-1} „schwellen" sie nur, sie lagern also Wasser ein und erniedrigen damit ihre intrazelluläre osmotische Konzentration. Bringt man sie in hypertone Lösungen, wird ihnen osmotisch Wasser entzogen, sie schrumpeln und zeigen die sog. *Stechapfelform*.

Im übrigen bemüht sich ein eigenes Organ, die osmotische Konzentration im Organismus aufrecht zu erhalten: die *Niere* (vgl. S. 217).

---

(6) Wir benutzen in diesem Buch speziell für den hydrostatischen **Druck** die **Einheit mmHg**, weil dies die derzeit für Ärzte, Pflegepersonal und Patienten am besten eingeführte Einheit darstellt. Will man in die SI-Einheit Pascal umrechnen, gilt **1 mmHg** = 133 Pa oder 100 mmHg = 13,3 kPa.

(7) Zum Thema Kationenpermeabilität vgl. S. 154.

Messungen der Osmolarität werden in der Regel durch Bestimmung der *Gefrierpunktserniedrigung* durchgeführt. Hierbei gilt, daß *1 osmolare Lösungen den Gefrierpunkt des Wassers um 1,85°C senken. Das normale Plasma erniedrigt den Gefrierpunkt um 0,56°C.*
Mittelwerte der wichtigsten kleinmolekularen und großmolekularen Bestandteile des Blutplasmas sind in Tab. 1.1. dargestellt. Neben den Massen der Stoffe sind ihre mittleren Molaritäten und entsprechend ihrer Dissoziation auch die mittleren Osmolaritäten angegeben (vgl. auch Tabelle 8.1, S. 218). (Bezieht man die osmolare Konzentration einer Lösung nicht auf das Lösungsvolumen [z. B. 1 l eiweißhaltiges Blutplasma], sondern auf 1 kg eiweißfreien Wassers, spricht man statt von Osmolarität von Osmolalität).

Kolloidosmotischer Druck

Auf ähnliche Weise wie der osmotische Druck kleiner Teilchen kommt der *kolloidosmotische Druck* (=**onkotischer Druck**) dadurch zustande, daß große, kolloidal gelöste Eiweißmoleküle stets *das Bestreben* haben *sich mit Wasser zu umgeben* („Hydrathülle"). Sind diese Kolloide von ihrem Lösungsmittel durch eine Membran getrennt, welche nur das Lösungsmittel, nicht aber die Eiweißmoleküle hindurchläßt, entwickeln sie gleich hohe osmotische Drucke wie die bereits besprochenen Elektrolyte. Auch hier ist die Teilchenzahl für die Höhe des Druckes verantwortlich. *Das Plasma enthält rund* **7,2 g Eiweiß in 100 ml**, davon sind ca. 4 g **Albumine** mit einem mittleren *Molekulargewicht von 66 500*. *3,2 g* sind **Globuline** (α_1-, α_2-, β- und γ-Globulin) mit wesentlich größeren Molekulargewichten bis zu 1 Million. Es läßt sich somit sofort ableiten, daß die *Albumine* bei wesentlich kleinerem Molekulargewicht in der größeren Teilchenzahl vorliegen, also auch *wesentlich mehr zum kolloidosmotischen Druck beitragen* müssen. Der Normalwert des **kolloidosmotischen Druckes im Plasma** beträgt nur **rund 25 mmHg**. (Im Gegensatz zum allgemeinen osmotischen Druck des Plamas von 7 x 760 mmHg).

Warum sind die Kolloide so wichtig? (Starling'sche Filtrations-Reabsorptionstheorie vgl. Abb. 1.2)

Dort, wo Flüssigkeit aus den Blutkapillaren in die Umgebung, das sog. Interstitium filtriert wird, muß der kolloidosmotische Druck des Plasmas in jedem Fall überwunden werden, denn die *Kapillarwand* kann als eine *semipermeable Membran* aufgefaßt werden, *welche zwar das Plasma-Wasser hindurch läßt, nicht jedoch die Plasmaeiweißkörper*. Wir werden dies im Zusammenhang mit dem Kreislauf (vgl. S. 110) und der Niere noch ausführlich zu besprechen haben. Hier nur soviel, daß die Kolloide bei der Berechnung des effektiven Filtrationsdruckes, also desjenigen Anteils am Druck im beobachteten Gefäßgebiet, welcher für die Filtration maßgebend ist (vgl. S. 240), negativ in die Rechnung eingehen. Sinkt der hydrostatische Druck in einem Gefäßabschnitt unter den kolloidosmotischen Druck, kehrt sich die Filtrationsrichtung um, und es kommt zu einem Wassereinstrom aus dem Interstitium in die Blutbahn: Ein Vorgang, welcher für den venösen Kapillarbereich als **Starling'sche**[8] **Filtrations-Reabsorptionstheorie** bezeichnet wird. Sinkt auf der anderen Seite die Eiweißkonzentration im Plasma, kommt es zu vermehrtem Wasserausstrom aus dem Gefäßsystem ins Interstitium, was als Ödem bezeichnet wird. Das Hungerödem bei Eiweißmangelernährung entsteht so durch zu geringe Konzentrationen von Plasmakolloiden. Aber auch **zu hohe venöse Drucke** können bei ganz normalen Plasmaeiweißkonzentrationen **Ödeme** hervorrufen. Staut sich z. B. das venöse Blut vor einem „insuffizienten" (in seiner normalen Funktion beeinträchtigten) rechten Herzen, kann man derartige Ödeme als Schwellung des lockeren Unterhaut-Bindegewebes diagnostizieren. Wegen unseres aufrechten Ganges (vgl. Orthostase S. 96) treten diese Ödeme meist zuerst in den Knöchelregionen auf.

Die direkte Beobachtung von gleichzeitigen Filtrations- und Resorptionsvorgängen aus den Kapillaren ins Interstitium und zurück ins ve-

---

(8) Ernest Henry Starling, brit. Physiologe (1866 – 1927), 1885 Studienaufenthalt in der Heidelberger Physiologie bei W. Kühne, vgl. S. 68 ff. und 270.

nöse Blut ist im Experiment bisher allerdings nie überzeugend gelungen. (Schematische Zeichnungen vgl. Abb. 1.2, welche das Starling'sche Filtrations-Reabsorptions-Modell graphisch darstellen und welche die Kapillare anfangs filtrierend und am Ende reabsorbierend darstellen, lassen sich dagegen viel leichter anfertigen.) Ein wesentliches Problem für den experimentellen Mißerfolg stellt die Tatsache dar, daß im Gegensatz zur glomerulären Filtration die Filtration ins Interstitium quantitativ außerordentlich gering ist. Außerdem ist die Kolloidkonzentration im Interstitium nicht exakt bekannt, ebenso sind die hydrostatischen Drucke im Interstitium nach wie vor kontrovers. Schließlich wird die ganze Frage noch dadurch kompliziert, daß *auf der venösen Seite* das Kapillarsystem überraschenderweise *stärker permeabel für Kolloide ist* als auf der arteriolären, wie es speziell für den Bereich der Mesenterialgefäße nachgewiesen werden konnte.

Allgemeine Bedeutung der Plasmaeiweißkörper

Wenn auch **Albumin** am auffälligsten zur Aufrechterhaltung des kolloidosmotischen Druckes beiträgt, so darf darüber seine Eigenschaft als **Trägerprotein** nicht vergessen werden. Wir hatten uns bereits bei der Bestimmung des Plasmavolumens die Eiweißbindungsfähigkeit für den Farbstoff Evans blue zunutze gemacht. Der Organismus benutzt die Albumine sowohl zur Wasserbindung einschließlich der Ionenbindung, aber auch insbesondere als Träger für eine Vielzahl von Molekülen: Bilirubin, Fettsäuren, Spurenelemente, Hormone sowie schließlich für zahlreiche Arzneimittel. Auf die Bedeutung der Globuline insbesondere für die immunologische Abwehr werden wir später ausführlich eingehen (vgl. S. 25), ebenso auf die Bedeutung von Fibrinogen für die Blutgerinnung (vgl. S. 17).

Tab. 1.1 Bestandteile des Blutplasmas, welche die Osmolarität bestimmen.

Niedermolekular	$g \cdot l^{-1}$	$mmol \cdot l^{-1}$	$mosm \cdot l^{-1}$
Na^+	3,28	143	143
Cl^-	3,69	104	104
HCO_3^-	1,65	25	25
K^+	0,16	4	4
Ca^{++}	0,097	2,4	2,4
HPO_4^{--}	0,096	1	1
Glukose	0,9	5	5
Harnstoff ♂	0,3	5,1	5
♀	0,24	4,0	4
Kreatinin	0,009	0,08	0,08
Hochmolekular			
Albumin	40,0	14	1,7
Globulin	32,0	2	0,3
Fibrinogen	3,0	0,01	
		Summe	**ca. 290 mosm/l**

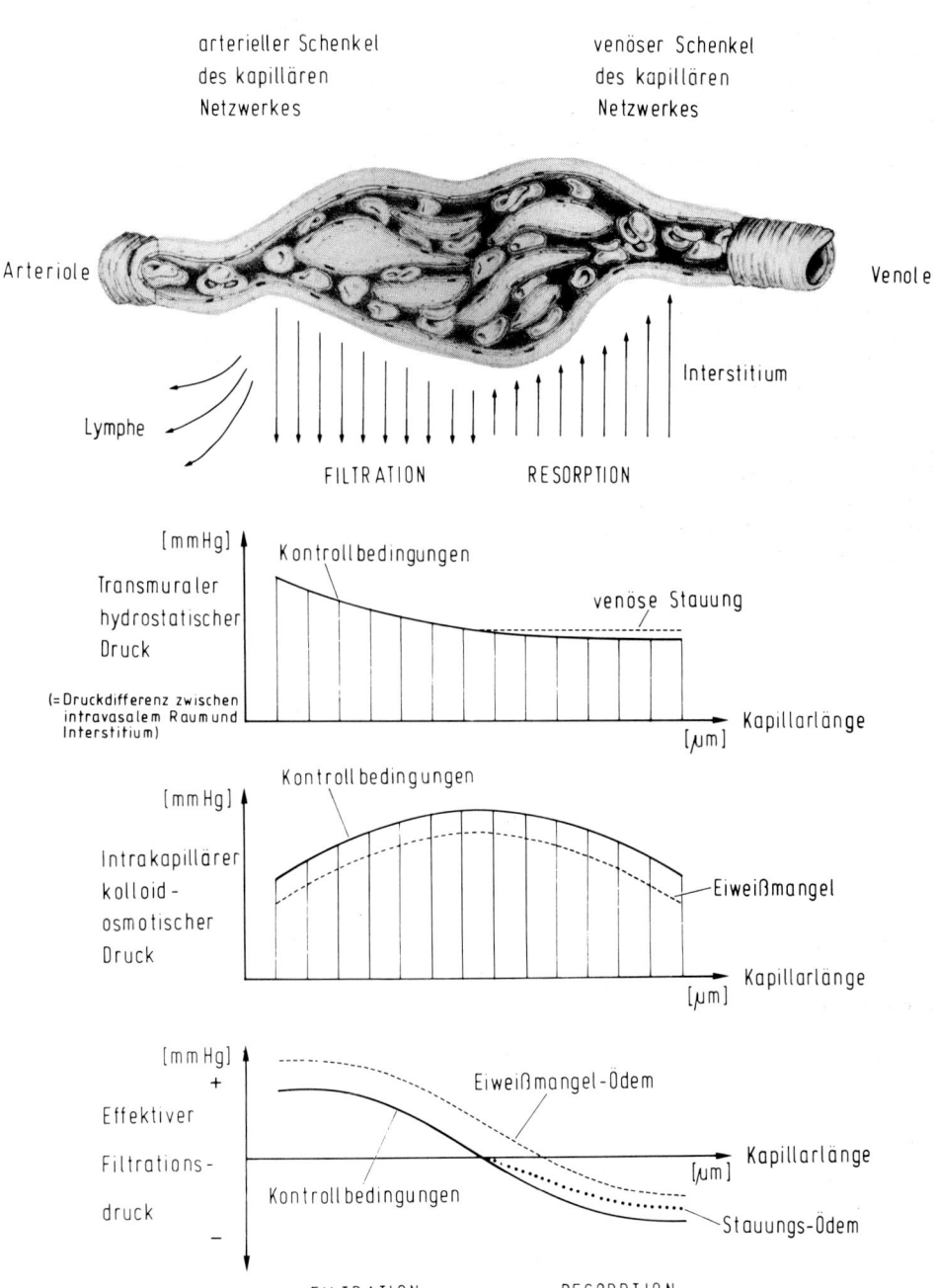

Abb. 1.2: Schematische Zeichnung der Starling'schen Filtrations- und Reabsorptionstheorie (zur Erklärung des effektiven Filtrationsdruckes vgl. u. a. S. 110 und S. 238).

Prüfungsfragen zu diesem Abschnitt finden Sie im Anhang unter den Ziffern: 1.2 ff.

1.3 Blutzellen

Erythrozyten Anzahlkonzentration, Form und Verformbarkeit; osmotische Resistenz; Hämoglobin- und Elektrolytgehalt. Bildung, Lebensdauer, Abbau (u. a. Rolle der Milz) und Regulation (z. B. Hypoxie). Funktionelle Besonderheiten von Membran und Stoffwechsel. Energiegewinnung und Energie-Verwendung.
Grundzüge pathologischer Veränderungen von Konzentration, Bildung, Hämoglobingehalt und osmotischer Resistenz der Erythrozyten.

Allgemein

Reife Erythrozyten haben ihren Kern ausgestoßen, haben sich damit ihrer Vermehrungsfähigkeit beraubt und nur noch auf Transportprobleme spezialisiert. Ihre Zellmembran ist als doppelschichtige Lipidmembran mit Eiweißeinlagerungen sehr ähnlich wie alle übrigen Zellmembranen gebaut (vgl. S. 313), allerdings ist eine hohe Anionenpermeabilität auffallend. Da die Erythrozyten auch keine Mitochondrien besitzen, sind sie nicht zu aeroben Glykolyse befähigt. Der ATP-Bedarf wird mit Hilfe von Glukose aus der anaeroben Glykolyse gedeckt, wobei – wie bei allen anderen Zellen – Na^+ aus der Zelle und K^+ hineintransportiert werden müssen.

Mit Hilfe von Glutathionperoxidase muß schließlich die Anhäufung von H_2O_2 verhindert werden, da sonst zuviel Hämoglobin in das mit dreiwertigem Eisen ausgestattete Methämoglobin überführt würde (weitere Enzyme zum Oxidationsschutz in Erythrozyten sind die Methämoglobin-Reductase, die Catalase sowie die Superoxid-Dismutase).

Regulation der Blutbildung (Erythropoietin)

In der ersten Euphorie über die Erfindung der *künstlichen Niere* entfernte man zum Teil beide natürlichen Nieren, wenn sie derartig krankhafte Veränderungen aufwiesen, daß sie für die Ausscheidungsfunktion keinen Wert mehr darstellten. Später begriff man, daß hierdurch der Organismus um einen Wirkstoff ärmer gemacht worden war, welcher die Bildung der Erythrozyten anregt. Die Patienten entwickelten nämlich eine Blutarmut, eine *Anämie*, welche auch heute noch für die von der künstlichen Niere abhängigen Patienten trotz Belassung ihrer defekten Nieren im Organismus ein zentrales Problem darstellt. Daß der Wirkstoff zumindest auch in der Leber in geringem Umfang gebildet werden kann, ist unbestritten.

Erniedrigte arterielle *Sauerstoffpartialdrucke*, wie wir sie z. B. beim Aufenthalt in großen Höhen finden (vgl. S. 122), *führen zu erhöhten Erythropoietinspiegeln* im Plasma und leiten somit durch eine Vermehrung der roten Blutzellen die langfristige Höhenanpassung ein.

Akuter schwerer Blutverlust aktiviert ebenfalls das Blutbildungssystem, wobei eine akute renale Minderdurchblutung auslösender Reiz für die Hämatopoietin-Freisetzung sein soll.

Vermutlich sind die Dinge jedoch viel komplizierter: Hochaktive Gewebshormone, die *Prostaglandine* müssen aktiviert werden. Das Prostaglandinsystem und zwar Prostacyclin oder seine Metabolite 6-Keto PGE_1 oder PGE_2 im Glomerulum der Niere aktivieren die Adenylatcyclase (vgl. S. 271), dadurch wird die Konzentration von cAMP erhöht, welches wiederum eine Proteinkinase sowie eine Hydrolase aktiviert, welche nun erst die Erythropoietinbildung in anderen intraglomerulären Zellen auslöst.

Woran können wir möglicherweise ein Zuviel an Erythropoietin oder eine gesteigerte Erythropoese erkennen? Man findet hierbei vermehrt Vorformen der Erythrozyten im strömenden Blut **(Retikulozyten)**, welche *normalerweise nur mit 7-15 pro mille* der Erythrozyten gefunden werden. Diese *Retikulozyten* sind wie die Erythrozyten kernlos — aber mit einer Spezialfärbung netzartig anfärbbar — und finden sich besonders nach starkem Blutverlust gehäuft im strömenden Blut. Falls an der Erythropoietin-O_2-Mangeltheorie festgehalten werden soll, muß angenommen werden, daß bereits eine relativ kurzer O_2-Mangel der Niere nach Blutverlust (vgl. S. 238) ausreicht, um die Erythropoietinbildung so anzukurbeln, daß über eine vermehrte Ausschleusung von Erythrozyten (einschließlich ihrer Vorformen) aus dem Knochenmark die alte Zahl wieder eingestellt wird. Allerdings muß dieses System schon unter Normalbedingungen gut kontrolliert werden, da die *Lebensdauer* eines einzelnen *Erythrozyten* nur 4 Monate oder *120 Tage* beträgt, wie man aus der

Verschwinderate von Cr_{51}-markierten Erythrozyten geschlossen hat[9]. Bei der großen Gesamtzahl der Erythrozyten bedeutet dies, daß rund 3 000 000 Erythrozyten pro Sekunde im roten Knochenmark gebildet und ausgeschleust werden müssen und daß die gleiche Anzahl in der gleichen Zeiteinheit vorwiegend von Milz, Leber und Knochenmark wieder abgebaut wird. Daß eine geringe Verschiebung zwischen Auf- und Abbau in einem derartig aktiven System nach einiger Zeit zu Katastrophen führen kann, ist leicht einzusehen.

Im Gegensatz zur speziellen Anämie bei Erythropoietin-Mangel tritt am allerhäufigsten eine **Anämie durch Eisenmangel** auf. Hämoglobin kann ohne zweiwertiges Eisen nicht gebildet werden, welches aus der Nahrung im oberen Dünndarm resorbiert und über ein Trägerprotein, den Plasmaeiweißkörper **Transferrin** in die Erythrozytenproduktionsstätten des Knochenmarks gelangt. Zwar reicht in der Regel das Nahrungseisen für die Hämoglobinproduktion aus, doch eben nicht bei gesteigertem Bedarf: z. B. bei erhöhten Verlusten durch vermehrte Menstruationsblutungen, bei Blutungen im Magen-Darmbereich, bei Ernährungsfehlern, Resorptionsstörungen sowie bei Hämolyse usw. Auch bei der Schwangerschaft ist der Eisenbedarf wegen der Bildung von fetalem Hämoglobin erhöht, ebenso beim Neugeborenen sowie in den Wachstumsphasen.

Hämoglobinkonzentration, Erythrozytenzahl, Färbekoeffizient und Färbeindex

Unstritten besteht die wesentlichste Aufgabe der Erythrozyten im Transport von Sauerstoff (sowie in der Beteiligung am CO_2-Transport). Hierbei kommt die wichtigste Rolle dem **Hämoglobin** zu, welches z. T. in der Physiologischen Chemie, z. T. beim Gastransport (vgl. S. 139) abgehandelt werden wird.

Hier wird die Beherrschung einer einfachen *Rechenaufgabe* verlangt:
Man berechne die **Hämoglobinmenge eines einzelnen Erythrozyten** (=**MCH** **m**ean **c**orpuscular **h**emoglobin). Wenn die Hämoglobinkonzentration (**Hb**) im gesamten Blut sowie die Anzahl der Erythrozyten pro Volumeneinheit (**E**) bekannt sind, ist dies eine einfache Divisionsrechnung:

$$MCH = \frac{Hb}{E}$$

Üblicherweise wird die **Hämoglobinkonzentration** in **g/100 ml** angegeben. Der **Normwert*** beträgt beim **Mann 15,1** (13,9-16,3) **g pro 100 ml** (= g%) bei der **Frau 13,5** (12,0-15,0) **g%**. Eine Anämie liegt vor, wenn *beim Mann* Hämoglobinwerte *unter 14 g%, bei der Frau unter 12 g%* gemessen werden.

Die **Erythrozytenzahl** wird üblicherweise pro mm^3 (=µl) angegeben, sie beträgt beim gesunden Mann $5,1 \pm 0,3$ **Millionen pro** mm^3 bei der **Frau** $4,6 \pm 0,3$ **Millionen pro** mm^3. (Wir erinnern, wenn knapp 3 000 000 Erythrozyten pro s neugebildet werden sollen, bedeutet dies die Neubildung von knapp 1 µl Blut pro Sekunde).

Hier beginnt die Rechenaufgabe:

15 g Hb   pro 100 ml Blut
= 0,15 g Hb   pro   1 ml Blut
= 0,00015 g Hb   pro   µl Blut

oder

$$\frac{0{,}00015 \text{ g Hb}}{5\,000\,000 \text{ Erythrozyten}} = \frac{1{,}5 \cdot 10^{-4}}{5{,}0 \cdot 10^{6}} = 30 \cdot 10^{-12} \text{g Hb pro Einzelerythrozyt.}$$

10^{-12} g ist identisch mit der sonst kaum gewohnten Einheit: *Pikogramm* (= pg)!

Normwerte für den Hb-Gehalt eines einzelnen Erythrozyten (**HbE** auch **Färbekoeffizient** genannt oder **MCH**) werden mit **26-36 pg** angegeben.

Man nennt das normierte Verhältnis (%Hb-Gehalt der Norm dividiert durch % Erythrozytenzahl der Norm) zwischen Hb-Gehalt des Blutes und Erythrozytenzahl auch den *„Färbeindex"*, weil das farbige Hämoglobin (oder das Chromoprotein) die Intensität der Rotfärbung der Erythrozyten bedingt. Normalwerte für den **Färbeindex: 0,9 bis 1,1**.

Schließlich läßt sich auch das mittlere Volumen eines Erythrozyten (**MCV** = **m**ean **c**ell **v**olume) aus dem Hämatokrit (Hkt) und der Erythrozyten-Zahl (E) berechnen:

$$MCV = \frac{Hkt}{E}$$

Normwerte liegen bei $88-90 \pm 5$ μm^3 oder femtoliter (fl). Bei Erniedrigung dieses Wertes

---

(9) Pro Tag muß also nahezu 1 % der Erythrozyten erneuert werden.

* 95 % aller Werte liegen in dem in Klammern angegebenen Bereich, vgl. Geigy-Tabellen, 8. Auflage, Basel, 1979.

wird auf eine Mikrozytose geschlossen (charakteristisch für Eisenmangelanämien), während Erhöhungen als Makrozytosen bezeichnet werden.

Während der **Embryonalzeit** ist wegen der begrenzten Sauerstoffversorgung über die mütterliche Plazenta eine erhöhte Hämoglobinbereitstellung notwendig. Sowohl die Erythrozytenzahl als auch deren Hämoglobinkonzentration und damit auch der Hämatokrit sind beim Embryo erhöht.

Beim **Neugeborenen** beträgt die **Erythrozytenzahl 5,6** (5,0-6,3) Millionen pro Kubikmillimeter, der Hämatokrit 59% (53-65%) = 0,59 (0,53-0,65) und der mittlere Hämoglobingehalt des Einzelerythrozyten (MCH) 36 (30-42) pg.

Als „**physiologischen Ikterus**" des Neugeborenen bezeichnet man einen Anstieg der Plasmabilirubinwerte zwischen 3. und 6. Tag nach der Geburt als Ausdruck eines postnatalen Erythrozyten-Zerfalles. Ein darüberhinaus vermehrter Erythrozytenzerfall tritt bei der fetalen Erythroblastose auf (vgl. S. 29).

Osmotische Resistenz der Erythrozyten

Erythrozyten platzen – **hämolysieren** –, wenn sie *in hypotone Lösungen* gelangen und schrumpeln *in hypertonen Lösungen* (vgl. S. 6). Für diese Hämolyse wird ihr hoher Anteil (etwa 1/3 ihres Volumens) am *Hämoglobin* verantwortlich gemacht, welches praktisch die gleiche Molekülgröße wie Albumin hat und deshalb einen *hohen kolloidosmotischen Druck* entwickelt. Schon unter normalen Plasmaverhältnissen müssen daher die aktiven Elektrolyttransporte in der Erythrozytenmembran für einen transzellulären Druckausgleich sorgen. Vergiftet man die Erythrozytenmembran (d. h. den NaCl-Transport *aus* den Erythrozyten ins Plasma), platzen deshalb die Erythrozyten selbst im isotonen Plasma, weil erst jetzt der stärkere kolloidosmotische Druck des Hämoglobin wirksam wird. Normale Erythrozyten können noch halb isotone NaCl-Lösungen ertragen, ohne zu hämolysieren, man nennt dies ihre „*osmotische Resistenz*". Allerdings schwellen sie bei derartig hypotonen Lösungen deutlich an!

Pathologische Physiologie: Anämieformen, Leukozytosen u.a.

Bei der sogenannten Kugelzellanämie, einer erblichen Anämieform, ist die osmotische Resistenz geringer. Der Grund liegt wahrscheinlich darin, daß bei dieser Erkrankung die Erythrozyten nicht ihre *normale Form* – entweder *eine von beiden Seiten eingedrückte Kugel mit einem zirkulären Wulst* oder je nach Strömungsverhältnissen im Blut angepaßte Formen vom „Panzer bis zum Pantoffel" aufweisen –, sondern eben die Form einer Kugel besitzen, also wohl über eine wesentlich geringer elastische Zellmembran verfügen. Dieses führt auch dazu, daß die *Kugelzellen wesentlich schlechter im strömenden Blut verformbar* sind, deshalb bevorzugt in den Milzsinus festhängen, was ihre Lebensdauer verkürzt und zu einer massiven Milzvergrößerung führt. Die Entfernung der Milz normalisiert die Lebensdauer dieser kugelförmigen Erythrozyten.

Folgende Anämien sind zu unterscheiden:
1. **Normochrome Anämie** = Blutmangel mit normaler Farbe
2. **Hypochrome Anämie** = Blutmangel mit zu wenig Farbe (MCH < 26 pg)
3. **Hyperchrome Anämie** = Blutmangel mit zu viel Farbe (MCH > 36 pg)
4. **Mikrozytäre Anämie** = Blutmangel mit zu kleinen Zellen (MCV < 83 fl)
5. **Makrozytäre Anämie** = Blutmangel mit zu großen Zellen (MCV > 95 fl)

Diese „Anämien" beziehen sich stets auf die Erythrozyten – also das „rote Blutbild". Die Farbe haben wir bereits beim „Färbeindex" (s. o.) besprochen. Eine normochrome Anämie bedeutet also insgesamt einen Erythrozytenmangel, ohne daß die einzelnen Erythrozyten einen Hämoglobinmangel erkennen lassen, während die übrigen Anämien zusätzlich zu der geringeren Erythrozytenzahl auch noch Veränderungen entweder im Hämoglobingehalt der Erythrozyten oder in ihrer Größe erkennen lassen. (Wobei wir hier noch die *Normgröße der Erythrozyten* mit einem *Gesamtdurchmesser* am fixierten Präparat von *7,2-7,9 μm* angeben müssen.)

Wir wollen es bei diesen Begriffsdefinitionen belassen, denn die eigentliche Pathophysiologie und Klinik der Blutkrankheiten würde schnell jeden vorklinischen Rahmen sprengen.

Für das **weiße Blutbild** sind folgende Begriffe besonders wichtig:

Leukozytose = Vermehrung der weißen Blutzellen

Tab. 1.2 Mittelwerte, Bereich, in welchem 95 % aller Werte gefunden werden, sowie prozentuale Verteilung der unterschiedlichen Leukozyten des gesunden Erwachsenen (nach Geigy-Tabellen, 1979)

	Mittelwert pro mm^3	95 % Bereich	% Leukozyten
Neutrophile Granulozyten	3650	1830 - 7250	*53,0*
davon:			
Stabkernige	520		9,5
Segmentkernige	3000		43,5
Eosinophile Granulozyten	150	0 - 700	*3,2*
Basophile Granulozyten	30	0 - 150	*0,6*
Lymphozyten	2500	1500 - 4000	*36,0*
Monozyten	430	200 - 950	*7,1*
Leukozyten, insgesamt	7000	4300 -10 000	100,0

Leukopenie = Verminderung der weißen Blutzellen
Thrombopenie = Verminderung der Thrombozyten

Hierzu gelten folgende *Normbereiche:*

Leukozyten: 7000 (4300-10 000) pro mm^3 bzw. pro µl
Leukozytose: mehr als 10 000 pro mm^3
Leukozytopenie: weniger als 4000 pro mm^3
Thrombozyten: 150 000-300 000 pro mm^3
Thrombozytopenie: weniger als 50 000 pro mm^3

Beim Neugeborenen ist die *Leukozytenzahl fast 3mal so hoch wie beim Erwachsenen:* im Mittel 18 100 (9000-30 000), sie sinkt bis zum Ende des ersten Lebensjahres auf 11 400 (6000-17 500), bis zum 10. Lebensjahr auf 8100 (4500-13 500).

Bestimmungsmethoden (Hämoglobin, Zellzählung, Differentialblutbild)

Hierbei kann es nur um grundsätzliche Dinge gehen. Dies scheint um so mehr gerechtfertigt, als die Physiologen immer mehr das Thema Blut den klinischen Chemikern überlassen haben. Im physiologischen Praktikum wird heute kaum noch das Erythrozytenzählen gezeigt, ganz zu schweigen vom Differentialblutbild.

Hämoglobin wird *photometrisch* bestimmt, wobei in der Regel der rote Blutfarbstoff, welcher allein schon durch Sauerstoffbeladung seine Farbe zum Hellroten hin ändert, zuvor in eine *farbstabile Form* mit 3 wertigem Eisen überführt wird, das sog. *Cyanhämiglobin*.

Hierzu wird Kaliumferricyanid verwendet ($K_3[Fe(CN)_6]$).

Erythrozytenkonzentrationen werden in der Regel durch mikroskopische Zählung *bei definierter Verdünnung* (meist 1:200) in speziellen *Zählkammern* vorgenommen. Diese Kammern gleichen besonders dicken Objektträgern, sie enthalten spezielle Strichmuster, (meist Quadrate mit einer Kantenlänge von 50 µm). Ein geschliffenes Deckglas erlaubt eine exakte Höhenfestsetzung derartiger Kammern. Werden statistisch genügend viele Teilquadrate auf ihre Zellzahl hin ausgezählt, kann man unter Berücksichtigung der Kammergröße und der Blutverdünnung die Zellzahl pro Volumeneinheit in der Regel pro mm^3) ausrechnen. Dies erfolgt praktisch für alle Zellzählungen in sehr ähnlicher Form, nur benutzt man z. B. für die Leukozytenzählung zweckmäßigerweise wegen ihrer geringeren Zahl größere Quadrate, zerstört auch vorher die Erythrozyten durch Hämolyse und färbt die Leukozyten möglichst noch mit einem Intravitalfarbstoff (Methylenblau) an.

Die rasche Entwicklung der elektronischen Bildanalyse erlaubt in zunehmendem Umfang auch die quantitative Analyse des Blutbildes mit Hilfe von Automaten, deren Eichung jedoch auch über die genannten Zählkammern erfolgt.

Differentialblutbild (vgl. GK – Anatomie)

Zur Unterscheidung der verschiedenen Leukozyten (Differentialblutbild) wird ein Blutstropfen dünn auf einen Objektträger ausgestrichen und an der Luft getrocknet. Anschließend wird zunächst in der Regel mit Eosin-Methylenblau (May-Grünwalds Lösung) für einige Minuten gefärbt und später mit Azur-Eosin-Methylenblau (Giemsas-Lösung) nachgefärbt. Nach Spülung und Trocknung wird der Objektträger unter der Ölimmersion betrachtet. Es werden so viele weiße Blutzellen genau bestimmt – differenziert –, bis später eine prozentuale Einteilung der Leukozyten möglich wird.

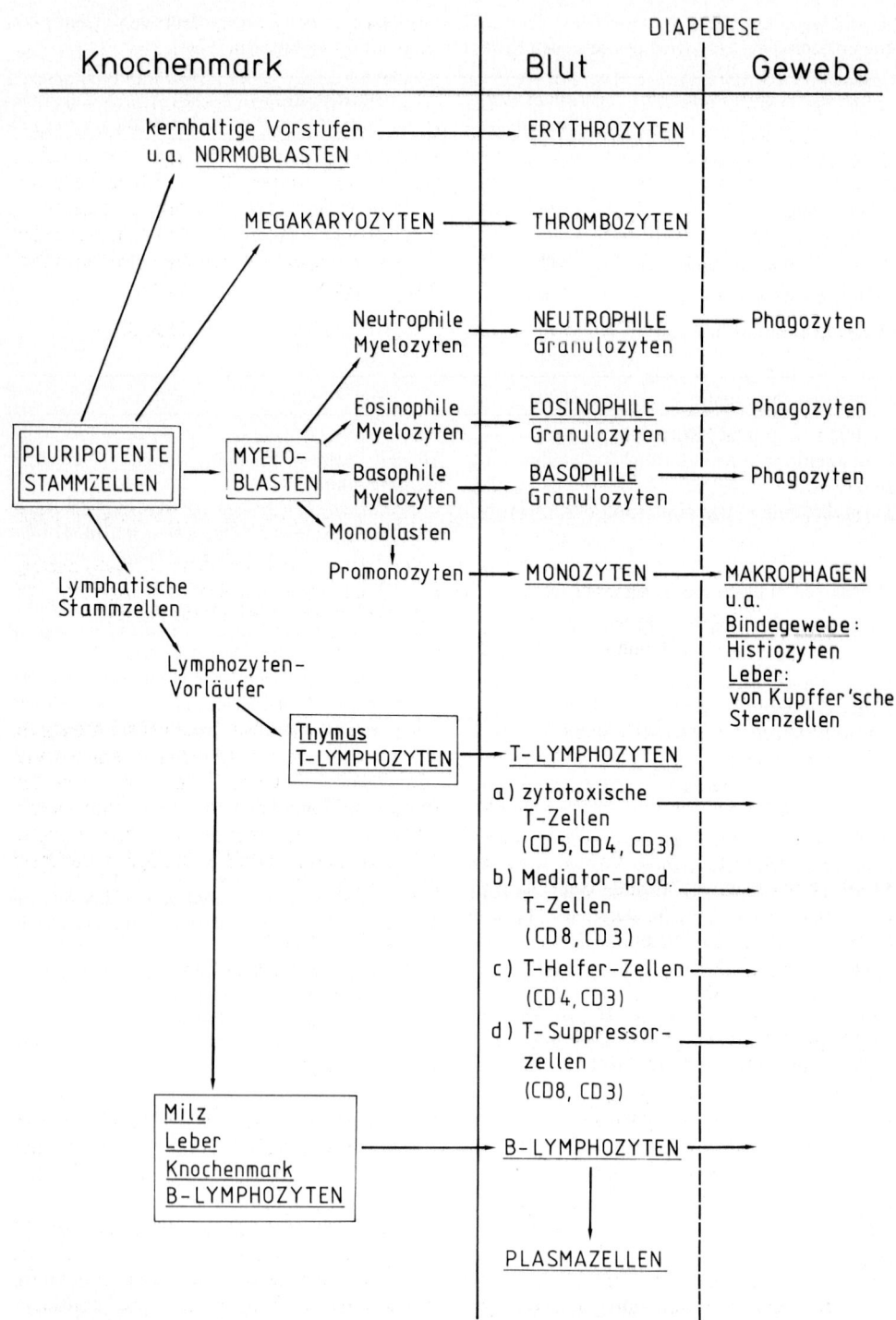

Abb. 1.3: Schematische Übersicht zur Abstammung der Blutzellen aus pluripotenten Stammzellen, zur Charakterisierung von Oberflächen„markern" der T-Zellen wird neuerdings statt T die Buchstabenkombination CD benutzt (erweitert nach M. Steinhausen, Physiologie, Kohlhammer 1989)

Normwerte:[11] (vgl. Tab. 1.2).
Die **Aufgaben der Leukozyten** werden wir später im Zusammenhang mit den **Abwehrfunktionen** des Blutes ausführlicher besprechen (vgl. S. 22 f.). Hier mag der Hinweis genügen, daß die Leukozyten in der Regel deutlich größer und wesentlich schlechter verformbar als die Erythrozyten sind, so daß es für die Mikrozirkulation besonders günstig erscheint, daß ihre Zahl gering gehalten wurde. Anderenfalls wären häufigere Kapillarverstopfungen unvermeidbar. Der Mechanismus der **„Diapedese"** erlaubt Ein- und Ausstieg der Leukozyten über die Kapillarwände ins strömende Blut, so daß die Leukozyten zum größeren Teil extravasal stationiert sein können. Die Abb. 1.3 soll die Abstammung aller Blutzellen aus den pluripotenten Stammzellen des Knochenmarkes wiedergeben.

---

(11) nach: Wissenschaftliche Tabellen – Geigy, 8. Auflage, Basel, 1979.

Prüfungsfragen zu diesem Abschnitt finden Sie im Anhang unter den Ziffern: 1.3. ff.

1.4 Hämostase und Fibrinolyse

Thrombozyten   Konzentration, Bildung, Lebensdauer, Funktion
Hämostase   Mitwirkung von Gefäßwand und Thrombozyten. Bildung, Aktivierung, Hemmung und Funktion der Blutgerinnungsfaktoren.
Grundzüge der Prüfungsmethoden der Blutstillung (Blutungszeit) und der Blutgerinnung Prothrombinzeit bzw. Quick-Test, PTT, Thrombinzeit). Methoden der Gerinnungshemmung.
Grundzüge der Ursachen von Thrombosen und von Störungen der Blutstillung.
Fibrinolyse   Ablauf der Fibrinolyse. Aktivierung und Hemmung.

Blutstillung (Hämostase) allgemein

Ein Transportsystem für Flüssigkeiten — etwa eine Pipeline — muß vor Lecks geschützt werden können. Beim Blut geht es dabei weniger um eine „Blutverseuchungsgefahr", denn erstens ist innerhalb des Gewebes oft gar nicht soviel Platz vorhanden, um große Mengen auslaufenden Blutes aufnehmen zu können. Zweitens sind an vielen Stellen „Sicherheitskräfte" postiert, welche lokale Unfallfolgen wieder beseitigen können: „Blutergüsse" werden wieder phagozytiert. Viel bedrohlicher ist in der Regel der Verlust des Transportgutes selbst, wobei zynischen Medizinern der Satz in den Mund gelegt wird: „Jede Blutung steht spätestens bei Versagen der Herzkraft!"

Allerdings soll nicht verschwiegen werden, daß auch kleinste Blutungen z. B. am Augenhintergrund oder im Gehirn äußerst schwerwiegende Funktionsausfälle zur Folge haben können, weil dort die Resorption und Phagozytose des ausgetretenen Blutes häufig entweder zu spät oder unvollständig erfolgt. Und natürlich ist z. B. im Bauchraum genügend Platz, um bei einer Milzruptur das gesamte Blut dort versickern zu lassen.

Als biologische Sicherheitsmaßnahmen nach Gewebedurchtrennungen sind 3 verschiedene Mechanismen zu erwähnen, wenn man der spontanen Selbsthilfe des Menschen, seine Wunden von außen mit der Hand oder mit dem Mund zu komprimieren, keine eigene Nummer erteilen will:

1. *Gefäßkontraktion*
2. *Thrombozytenaggregation,*
3. *Fibrinbildung.*

Gefäßkontraktion

Kleine Gefäße, speziell Arteriolen und kleine Arterien, aber auch kleine Venen *können sich nach Verletzung* so *kontrahieren,* daß der Blutfluß außerordentlich verlangsamt wird oder ganz stoppt. Vermutlich ist der auslösende Reiz dieser raschen Gefäßkontraktion die *Endothelläsion.* Die biologische Bedeutung hierbei liegt darin, zunächst einmal Zeit gewonnen zu haben, um die nachfolgenden Mechanismen für langfristigen Gefäßverschluß in Gang kommen zu lassen. Aktive Gefäßkonstriktion erfordert jedoch Energie, welche immer nur begrenzt zur Verfügung gestellt werden kann, so daß die Vasokonstriktion allein als Blutstillungsmaßnahme nicht ausreichen kann.

hormone[12] bisher pharmakologisch noch nicht im Einsatz. Dagegen hat das fast 100 Jahre bekannte Aspirin — die Salizylsäure — zur großen Überraschung eine neue Anwendungsrolle als Thrombozytenaggregationshemmer gefunden.

Thrombozytenaggregation

Bei verlangsamtem Blutfluß haben die **Thrombozyten** (vgl. S. 17), die mit Abstand kleinsten Zellen des Blutes, Gelegenheit, *an den geschädigten Endothelien* verletzter Gefäßwände *hängen zu bleiben*. Hierbei lagert sich schließlich ein Thrombozyt im „Strömungsschatten" seines Vorgängers an den anderen, bis ein Häuflein von *Thrombozyten* schließlich *Konglomerate* von maximal 50 µm Durchmesser bildet, welches Gefäße bis zu diesen Durchmessern verstopfen kann. Die Thrombozyten selbst können nun ebenfalls durch Absonderung vasoaktiver Stoffe (insbesondere *Serotonin*) eine *Vasokonstriktion* unterhalten. Die zusammengeballten Thrombozyten erhöhen dabei nicht nur die Durchlässigkeit ihrer eigenen Zellmembran, sondern ändern auch ihre Form. Man sprach deshalb schon vor 100 Jahren von einer *Plättchen-Metamorphose*. Darüber hinaus erhalten die Thrombozyten zahlreiche *Gerinnungsfaktoren*, von denen man früher annahm, daß sie ausschließlich den Thrombozyten eigen sind. Heute weiß man, daß diese Faktoren auch im Plasma vorhanden sind, ja daß der eigentliche Anstoß zur Gerinnung (s. u.) von diesen *Plasmafaktoren* ausgeht. Warum die Thrombozyten gerade an geschädigten Endothelzellen von Gefäßen bevorzugt hängenbleiben, ist nach wie vor völlig unklar. Es könnte sich hierbei sowohl um Konsequenzen aus elektrochemischen Ladungsverschiebungen handeln, wie auch um Folgen strömungsmechanischer Besonderheiten im Mikrozirkulationsbereich. Neuerdings versucht man bei Thromboseneigung therapeutisch eine Thrombozytenaggregation durch sog. *Aggregationshemmstoffe* zu verhindern. Ausgangspunkt dieser Therapie war die Beobachtung, daß es mit Adenosindiphosphat (ADP) gelingt, isolierte Thrombozyten zur Verklumpung zu bringen, während Prostaglandine eine derartige Verklumpung verhindern. Insbesondere wegen der kurzen Wirkungsdauer dieser Substanzen (sowie erheblicher Nebenwirkungen insb. auf die glatte Muskulatur) sind diese Gewebs-

Fibrinbildung

Fest „verkorkt" sind mit Thrombozytenaggregationen verschlossene Gefäße allerdings noch nicht. Hierzu ist erst ein gesponnenes Gewebe — ein *Fibrinnetz* — in der Lage, welches aus der gelösten Vorstufe, dem im Plasma vorhandenen *Fibrinogen,* bei der „Gerinnung" entsteht (s. u.). Dieser „Gerinnungsstoff", welcher Thrombozyten und alle anderen Blutzellen als Füllmaterial mitbenutzt, kann als *Thrombus* schließlich auch größere Gefäße verschließen. Wir werden noch im einzelnen besprechen, welche Faktoren eine derartige Thrombenbildung auslösen, hier nur soviel, daß geschädigte, „entzündete" Gefäßwände sowie pathologisch verlangsamte Blutströmungen auch an „unpassenden" Stellen des Kreislaufs Thrombenbildung verursachen können. Betrifft dies ein Kapillargebiet, ist der Schaden u. U. weniger auffallend, weil „Umgehungskreisläufe" immer noch für eine ausreichende Durchblutung des betroffenen Gewebes sorgen können. Betrifft diese Thrombenbildung jedoch größere Gefäße, sind Katastrophen jeglicher Art nicht auszuschließen. Blockieren schließlich fortgeschwemmte Thromben z. B. die Arteria pulmonalis, führt dies zur „Lungenembolie" mit ganz akuter Lebensbedrohung.

---

(12) *Prostacyclin (= Prostaglandin $I_2 = PGI_2$)* — vorwiegend vom Gefäßendothel (speziell in Kapillaren) gebildet — gehört zu den *stärksten Hemmern der Thrombozytenaggregation. Im Gegensatz dazu löst Thromboxan* (A_2) eine *Aggregation* der Erythrozyten *aus*. Dieses Gewebshormon — chemisch den Prostaglandinen mit ihrer von der Arachidonsäure abgeleiteten Struktur sehr verwandt — wird *von den Thrombozyten freigesetzt.*

Thrombozyten

Die Thrombozyten (= **Blutplättchen**) werden *im Knochenmark von* Knochenmarks-Riesenzellen, den *Megakaryozyten gebildet,* und anschließend wie die Erythrozyten „ausgeschleust". Die Bildung selbst erfolgt durch „Abschnürung", wobei einer Riesenzelle nachgesagt wird, daß sie bis zu 3000 derartiger – kernloser – Plättchen bilden kann. Die unregelmäßigen, flachen Scheiben sind *dünner als 1* µm, ihr *größter Durchmesser ist maximal 4* µm, in der Regel jedoch kleiner, so daß sie bei der Lichtmikroskopie nur mit stärkster Vergrößerung gerade noch zu sehen sind. Man spricht von einer *Lebensdauer* von etwa 10 Tagen und meint damit ihre *Verweildauer im strömenden Blut.* Die Zahl ist leichter abzufragen als zu messen. Die Experten messen je nach Markierungstechnik Zeiten zwischen 5 und 14 Tagen. Auf jeden Fall sind die *Thrombozyten wesentlich empfindlicher als* die *Erythrozyten,* was auch das Arbeiten mit ihnen schwieriger macht. Der **Normwert** für ihre Anzahl beträgt *150 000 bis 300 000 Thrombozyten pro mm^3 Blut.* Bei Werten unter 100 000 Thrombozyten pro mm^3 Blut spricht man von einer „Thrombozytopenie".

Sowohl ein Zuviel an Thrombozyten (man spricht von „Thrombozytosen") als erst recht ein Mangel an ihnen ist mit Störungen der Hämostase verbunden. Bei einem Überschuß kann es zu lokalen Gefäßverschlüssen mit Gewebsmangeldurchblutung und lokalem Gewebszerfall („Nekrosen") kommen, welche lokale Blutungen zur Folge haben können, sichtbar an „blauen Flecken" ohne äußere Traumatisierung. In der Regel vermutet man jedoch hinter derartigen „spontanen" blauen Flecken *Thrombopenien,* welche die verschiedensten Ursachen haben können. In den seltensten Fällen handelt es sich hierbei um eine angeborene, ererbte Bildungsstörung für Thrombozyten, viel häufiger steckt eine *Leukämie* (eine bösartige Vermehrung der weißen Blutzellen) oder eine megaloblastäre Anämie (vgl. S. 12) dahinter, welche offenbar auch die Megakaryozyten befallen hat oder aber es handelt sich um eine der gefürchteten Nebenwirkungen von Arzneimitteln (z. B. Chinine, Sulfonamide). Am auffälligsten wird ein Thrombozytenmangel, wenn die Blutung nach einer Stichverletzung nicht „steht". Man hat hieraus sogar einen klinischen Test gemacht, die sog. „**Blutungszeit**"*. Mit einer sterilen Lanzette wird in eine Fingerbeere oder ins Ohrläppchen eine ca. 2 mm tiefe Wunde gestochen und gemessen, wie lange es aus dieser Wunde blutet. Hierbei wird das äußere Blut alle halbe Minute vorsichtig, ohne die Wunde erneut aufzureißen, mittels Fließpapier abgesaugt, weil nicht ein äußeres Gerinnsel die Blutung zum Stehen bringen soll, sondern weil wir wissen wollen, wie schnell Thrombozytenaggregationen im Verein mit Gefäßkonstriktionen die Blutung innerhalb des Stichkanals stoppen. Als *Normwert* für die *Blutungszeit* gilt *2-5 min.* Eine Verlängerung dieser Zeit ist meist durch eine Thrombozytopenie bedingt, kann aber auch durch fehlende Vasokonstriktion erkrankter Gefäße verursacht sein.

Gerinnungsfaktoren

Das Wesen der eigentlichen **Blutgerinnung** besteht darin, aus dem flüssigen Eiweißkörper **Fibrinogen** (ein fadenförmiges Molekül mit einem MG von 340 000) seine feste Form, das **Fibrin** werden zu lassen**). *Im normalen Plasma* ist *Fibrinogen* in einer mittleren Konzentration von *300 mg pro 100 ml* enthalten. Plasma, dem sein Fibrinogen – z. B. durch Rühren – *entzogen* wurde, nennt man „Serum". Weil das *Notfallsystem* Blutgerinnung zwar einerseits *stets zum Einsatz bereit sein muß,* andererseits *aber unter keinen Umständen im falschen Moment aktiv sein darf,* ist eine Fülle von *Sicherheitsfaktoren* in dieses System eingebaut. Fast vergleichbar dem System eines modernen Kernkraftwerkes sind Instanzen über Instanzen der Inbetriebnahme vorgeschaltet, sogar die „Entsorgung" ist eingeplant.

Eine Übersicht der beteiligten Systeme und Faktoren gibt Abb. 1.4. Als bevorzugter *Bildungsort der Gerinnungsfaktoren* (mit Ausnahme des Calciums) gilt die *Leber.*

---

*) nach William W. Duke (1883 – 1949), Pathologe in Kansas City
**) Hierbei entstehen das unlösliche Fibrinmonomer sowie A- und B-Fibrinopeptide.

1. Blut und Immunsystem

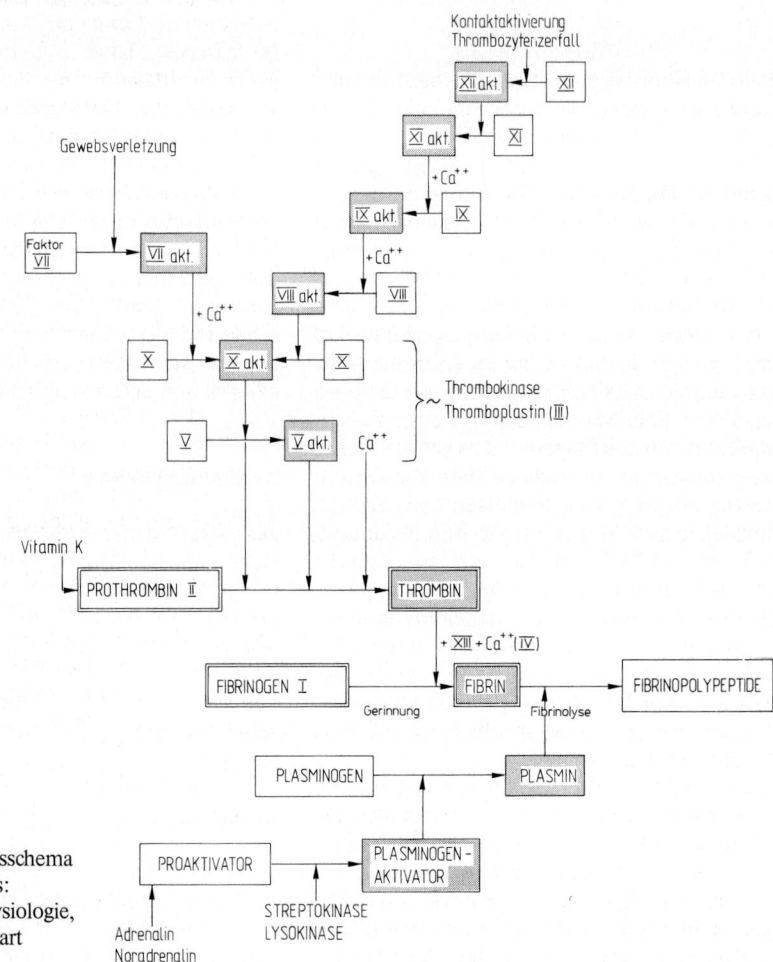

Abb. 1.4. Gerinnungsschema und Fibrinolyse (aus: M. Steinhausen, Physiologie, Kohlhammer, Stuttgart 1989)

Die bisher bekannten 13 Faktoren werden inzwischen mit römischen Zahlen numeriert, wobei die einzelnen Faktoren in einer inaktiven Vorstufe sowie in einer aktiven Rolle auftreten können:

Faktor I	= Fibrinogen
Faktor II	= Prothrombin
Faktor III	= Thrombokinase bzw. Thromboplastin mit den aktivierten Faktoren V und X
Faktor IV	= Calcium
Faktor V	= Proaccelerin, vgl. Faktor III
Faktor VI	= die Nummer hat sich erübrigt, da man erkannt hat, daß dieser Faktor identisch mit dem aktivierten Faktor V ist.
Faktor VII	= Proconvertin
Faktor VIII	= Antihämophiles Globulin, es fehlt bei der klassischen Bluterkrankheit (Hämophilie A)
Faktor IX	= Christmas-Faktor, weil der erste Patient, welcher von dieser Sonderform einer „Bluter"krankheit befallen war, gerade so hieß. (Ein äußeres Zeichen der Bescheidenheit der beteiligten Wissenschaftler).

Faktor X   = Stuart-Prower Faktor, vgl. Faktor III
Faktor XI   = *P*lasma *t*hromboplastin *a*ntecedent (PTA)
Faktor XII = Hageman-Faktor
Faktor XIII = *F*ibrin *s*tabilisierender *F*aktor (FSF)

Grundsätzlich beginnt die Auslösung der Fibrinbildung nach Gefäßverletzung über 2 verschiedene Wege:
Beim **extrinsic-System** verursachen *Substanzen aus der verletzten* Gefäßwand (d. h. „außerhalb" des strömenden Blutes) eine *Aktivierung des Faktors VII,* welcher nun ähnlich einander nachfolgenden Wasserfällen, („Kaskaden"-förmig) die nachfolgenden Enzymsysteme anstößt, bis schließlich die Fibrinogenumwandlung erfolgt. Trotz der Zahl der beteiligten Faktoren kann ein derartiges System in Sekunden aktiv werden.

Wesentlich schwerfälliger, *mit einer Latenz von Minuten* und mit einigen zusätzlichen Sicherungen ausgestattet, reagiert das **intrinsic-System**. Ausgelöst wird hier die Enzymkettenreaktion allein durch *Oberflächenkräfte* unphysiologischer Gefäßwände, d. h. „*innerhalb*" des strömenden Blutes wird die Gerinnungskaskade in Gang gebracht. *Es genügt bereits* statt eines normalen Gefäßendothels eine scheinbar vollkommen *glatte Glasoberfläche*, um den Hageman-Faktor zu aktivieren, welcher anschließend einen Blutstropfen zur Gerinnung bringt.

Hieraus hat man eine klinische Routine- Untersuchungsmethode gemacht. Man bestimmt (im Gegensatz zur Blutungszeit, vgl. S. 17) die **Gerinnungszeit**. Sie ist definiert als Zeit zwischen Blutentnahme und dessen Gerinnung *innerhalb eines Glasröhrchens bei 37°C*. Der *Normalwert* beträgt **5 – 7 Minuten**. Mit der Gerinnungszeit testen wir – im Gegensatz zur Blutungszeit – das Funktionieren des *intrinsic-Systems* (vgl. Abb. 1.4), also die verschiedenen genannten Plasma-Faktoren, welche bei speziellen (zum Glück seltenen) angeborenen Erkrankungen fehlen können. Die Gerinnungszeiten können dann extrem verlängert sein. (Daß diese Faktoren überhaupt erst durch diese Erkrankungen entdeckt wurden, haben wir bereits beim Christmasfaktor erwähnt. Ebenfalls wurde die Hämophilie A bereits erwähnt, welche sowohl durch ihren auffallenden Erbgang (Frauen als Überträger- „Donatoren") als auch durch ihr Auftreten beim europäischen Hochadel (Erkrankung des letzten Zarewitsch) eine ganz besondere „Berühmtheit" erlangt hat.)

Neben der Blutungszeit und der Gerinnungszeit wird weiter in der Klinik die **„Prothrombinzeit"** oder der **„Quick-Test"**[13] bestimmt. Hierbei wird Blut zunächst durch Citratzusatz ungerinnbar gemacht. Später wird unter Temperaturkontrolle (37°C) Gewebsthrombokinase sowie Ca^{++} im Überschuß dem Blut zugesetzt und die Zeit abgestoppt, bis eine Gerinnung einsetzt. Der *Normwert* beträgt **14 ± 2 Sekunden**. Dieser Test *umgeht das intrinsic-System* (vgl. Abb. 1.4). Bei der Hämophilie A würde man demnach Normalwerte erwarten. Eine Verlängerung erhält man aber bei verminderten Prothrombin-Konzentrationen, welche in der Klinik künstlich durch „Cumarine" (s. unten) erzeugt werden, um die gesamte Blutgerinnung bei Thrombose-Gefahr zu verzögern.

Mit Hilfe von „partiellem Thromboplastin", dem sog. Plättchenfaktor 3 (aus Thrombozytenmembranen stammende Phospholipide) kann man Citratblut ebenfalls unter Zusatz von Ca^{++}-Ionen gerinnen lassen und dabei die **„partielle Thromboplastinzeit (PTT)"** bestimmen. Der Normwert für diese Gerinnungszeit liegt zwischen 28 und 40 Sekunden. Mit Hilfe dieser Technik läßt sich die Funktionsfähigkeit des *intrinsic und extrinsic Systems gleichzeitig* prüfen. Eine Verlängerung von PTT wird nämlich bei Mangel der Faktoren I, II, V, sowie VIII bis XII gefunden. Bei dem Vorliegen einer Hämophilie ist deshalb eine Verlängerung von PTT zu erwarten.

Schließlich soll noch der *Faktor XIII* hervorgehoben werden: Ein Enzym, welches die besondere *Festigkeit* des einmal entstandenen *Fibrinnetzes* garantiert. Dieses Enzym wird vom Thrombin aktiviert. Weil die Geschichte aber immer noch nicht kompliziert genug oder weil das Netz immer noch nicht fest genug ist, liefern auch die zerfallenden *Thrombozyten* ein weiteres Fibrin festigendes Element, das sog. *Retraktozym*, welches ATP spaltend den Fibrinpfropf förmlich zusammenzieht.

---

(13) nach A. J. Quick (geb. 1894), amerik. Arzt.

Hemmung der Gerinnung

Eine Hemmung der Gerinnung läßt sich am einfachsten *bei entnommenem Blut* durch Inaktivierung des Faktors IV, d. h. durch chemische *Bindung der Calcium-Ionen* erreichen. *Na-Citrat* (vgl. Blutsenkungsgeschwindigkeit, S. 3), *Na-Oxalat* oder der Ca^{++}-Chelatbildner *EDTA* (engl.: *e*thylen *d*iamin *t*etra *a*cetacid) werden bevorzugt zur Gerinnungshemmung des Blutes in vitro benutzt. Ein Blick auf Abb. 1.4 läßt erkennen, daß Ca^{++} an vielen Stellen der Gerinnung vonnöten ist.

Heparin, welches, wie der Name erkennen läßt, in der Leber gebildet wird, aber auch in vielen anderen Organen vorkommt, *hemmt die Aktivierung des Faktors X, sowie insbesondere die Thrombinaktivität.* Schnelle Wirksamkeit und rascher Abbau sind Vor- und Nachteile seines therapeutischen Einsatzes.

Als *langfristig wirksame Antikoagulantien* (= gerinnungshemmende Substanzen) haben sich *Cumarin-Derivate (Dicumarol)* bewährt, welche die Aktivität des *Vitamin K hemmen*, (Vitamin K wird von den Darmbakterien synthetisiert). Da die Aktivierung der *Faktoren VII, IX und X, sowie* insbesondere die *Prothrombinbildung auf Vitamin K angewiesen* ist, erfolgt durch Cumarine eine zwar langsam (innerhalb von Tagen) einsetzende, dafür aber anhaltende Gerinnungshemmung. Ihr Ausmaß kann durch den Quick-Test (s. o.) laufend kontrolliert werden.

Schließlich hat man bei genauerer Analyse des Gerinnungssystems gefunden, daß offenbar bereits unter physiologischen Bedingungen ein System existiert, welches kleine Fibrinmengen wieder auflösen kann, die sog. **Fibrinolyse**.

Die Natur verfügt also *nicht nur* über eine eigene *Hemmung* der *Gerinnung* in Form des natürlich vorkommenden *Heparins*, sowie über die ebenfalls natürlich vorkommenden, noch nicht erwähnten zahlreichen *Antithrombine (wichtigster physiologischer Inhibitor der Blutgerinnung Antithrombin III)*, welche z. T. die Angriffspunkte des Heparins darstellen, sondern zusätzlich über ein eigenes *Enzymsystem*, das **Plasminsystem** (vgl. Abb. 1.4), *welches* einmal gebildetes *Fibrin wieder* in Polypeptid-Bruchstücke *spalten kann*. (Plasmin kann darüberhinaus auch Fibrinogen, Faktor V und VII, das Komplementsystem (s. u.) sowie verschiedenste Peptide spalten.)

Therapeutisch hat die *Streptokinase* Bedeutung erlangt, weil sie das Plasminsystem stimulieren kann, und so Hoffnung besteht, einmal gebildete Thromben wieder auflösen zu können. (Diese vage Formulierung weist bereits darauf hin, daß das Arbeiten mit dieser aus hämolysierenden Streptokokken gewonnenen Substanz keineswegs stets von Erfolg gekrönt sein muß.) *Körpereigene Aktivatoren des Plasminsystems* sind die *Lysokinasen* (aus den Leukozyten) sowie die *Urokinase* (aus den Harnwegsepithelien), welche ebenfalls therapeutisch eingesetzt wird. Bekanntester *Hemmstoff der* Fibrinolyse ist die ε-Aminocapronsäure.

Eine **Zusammenfassung der Normwerte** findet sich in Tab. 1.3.

Tab. 1.3 Zusammenfassung von Normwerten des Blutes

Blutkörperchensenkungsgeschwindigkeit nach Westergren	nach 1. Stunde Mann 3-5 mm Frau 3-8 mm	nach 2. Stunde max. 15 mm max. 20 mm
Gesamtblutmenge	Mann 7,5 % des Körpergewichtes (= 5,25 l bei 70 kg) Frau 6,5 % des Körpergewichtes	
Plasmavolumen	Mann 4,0 % des Körpergewichtes Frau 3,8 % des Körpergewichtes	
Hämatokrit	Mann 46 ± 1,5 % Frau 41 ± 2,4 % Neugeborene 59 % (53-65)	
Osmotischer Druck	280-300 mosmol (ca. 7x760 mmHg)	
Plasmaeiweiße (gesamt)	7,2 (6-8) g in 100 ml Plasma	
Plasmaalbumin	4,0 g in 100 ml Plasma	
Plasmaglobulin	3,2 g in 100 ml Plasma	
Fibrinogen	0,3 g in 100 ml Plasma	
Kolloidosmotischer Druck	ca. 25 mmHg	
Retikulozyten	7-15 pro 1000 Erythrozyten	
Erythrozyten-Lebensdauer	ca. 120 Tage	
Hämoglobinkonzentration im Blut	Mann 15,1 (13,9-16,3) g in 100 ml Blut Frau 13,5 (12,0-15,0) g in 100 ml Blut	
Erythrozytenzahl	Mann 5,1 ± 0,3 Millionen pro mm³ Blut (= $5{,}1 \cdot 10^{12}/l = 5{,}1 \cdot 10^{6}/\mu l$) Frau 4,6 ± 0,3 Millionen pro mm³ Blut Neugeborene 5,6 (5,0-6,3) · 10⁶ pro mm³ Blut	
Hämoglobingehalt des Einzelerythrozyten **(HbE) = MCH**	26-32 pg (Pikogramm = 10^{-12} g) Neugeborene 36 (30-42) pg	
Färbeindex	0,9-1,1	
Erythrozytendurchmesser	7,2-7,9 µm	
Mittleres Erythrozyten- volumen = **MCV**	88-90 µm³ oder fl (femtoliter)	
Leukozyten vgl. Tab. 1.2		
Thrombozyten „Lebensdauer"	10 (5-14) Tage	
Anzahl im Blut	150 000 bis 300 000 pro mm³	
Blutungszeit	1-3 Minuten	
Gerinnungszeit	5-7 Minuten	
Prothrombinzeit (Quicktest)	14 ± 2 Sekunden	
Partielle Prothrombin- zeit (**PTT**)	28-40 Sekunden	

Prüfungsfragen zu diesem Abschnitt finden Sie im Anhang unter den Ziffern: 1.4.ff.

1.5 Abwehrfunktionen

Unspezifische Abwehr Granulozyten: Typen, Bildung, Kompartmentierung, Lebensdauer, Konzentration im Blut. Eigenschaften (z. B.) Chemotaxis, Migration, Phagozytose, Bildung von O_2-Radikalen und Leukotrienen). Lysozym. Interferone. Lokalisation und Funktion der Makrophagen. Komplementsystem.

Spezifische Abwehr (s. a. GK Biochemie 26.1) Antigen, Antikörper, Antigen-Antikörper-Reaktion; Primär- und Sekundär-Antwort; Immuntoleranz; aktive, passive Immunisierung. Lymphozyten: Prägung, Bildung, Zirkulation, klonale Expansion, Gedächtniszellen, Kooperation. B-Lymphozyten, Plasmazellen, Immunglobuline (Unterklassen, Funktion, Plazenta-Gängigkeit), Opsonierung. T-Lymphozyten (s. a. GK Biochemie 26.1.2). Rolle der Makrophagen bei der spezifischen Abwehr.

Unspezifische Abwehr

Bei der Abwehr eventuell schädigender Fremdstoffe (Partikel, Bakterien, Pilze etc.) unterscheiden wir grundsätzlich zwischen „spezifischen" und „unspezifischen" Abwehrmechanismen. Zu unseren wirksamsten *„unspezifischen" Schutzmechanismen* gehört zum einen unsere *Haut*, welche „infektiöses" Material nicht hindurch läßt, ja sogar Bakterien mit Hilfe hauteigener Fettsäuren abtöten kann (lediglich gewisse Pilze können unsere „Hornschicht" auflösen, bzw. gewisse „Würmer" können sich hindurchbohren), zum anderen unsere *Magensalzsäure*, welche eine so starke H^+-Ionenkonzentration (pH=1) aufweist, daß die meisten Mikroorganismen eine Magenpassage nicht überleben. Zu den weiteren unspezifischen Schutzmechanismen zählt u. a. auch das *Flimmerepithel* des *Bronchialsystems*, welches ständig eingeatmete Partikel nach außen befördert (und häufig in „selbstzerstörerischer" Weise mit Nicotin stillgelegt wird); ja sogar der Speichel enthält bakterizide Enzyme.

Sind trotzdem einmal *Fremdkörper unter die Haut* gegangen, verfügt der Organismus über eine ganze Palette von „unspezifischen" Abwehrmaßnahmen. Der „herauseiternde Splitter" mag als jedermann geläufiges Modell dienen. *Phagozyten* versuchen, den Fremdkörper aufzulösen und aufzuspeisen. (Zu den Phagozyten zählen die *Granulierten Leukozyten* (= „Mikro"phagen) sowie die *Monozyten* (= „Makro"phagen). Gelingt ihnen dieses Vorhaben, wofür sie aus den Kapillaren auswandern können (= *Diapedese*), werden sie selbst anschließend von Bindegewebszellen des retikuloendothelialen Systems (RES) verspeist.

Damit die Phagozyten überhaupt zum Einsatz gelangen, müssen sie mit Hilfe von Mediatoren angelockt werden („Chemotaxis"). Zu diesen Mediatoren gehören u. a.: Bakterienpeptide, Komplementspaltstück C5a, Leukotriene. Gewebsenzyme sowie *„Lysozyme"* (auflösende Enzyme, welche z. T. beim Zerfall der Phagozyten entstehen) sowie das im Plasma vorhandene **„Komplementsystem"** (s. unten) können „aktiviert" werden, um als Abwehrmechanismen zu agieren:

Die *lokale Durchblutung* wird *gesteigert* (erkenntlich an der Entzündungs„röte"), die *Gefäßpermeabilität* wird *erhöht* und damit der Austritt von Phagozyten erleichtert. Unser Splitter kann so entweder abgebaut werden oder aber umhüllt von Phagozyten und untergegangenen Zellen als Eiter abgestoßen werden.

Das **Komplementsystem** wurde als solches am Ende des 19. Jahrhunderts entdeckt, als man zuerst die bakterienabtötende Wirkung von Serum bemerkte („Komplementär" zu Antikörpern, s. u.). Die Komplementaktivierung erfolgt wie bei der Blutgerinnung kaskadenförmig, wobei man zwischen einem „klassischen Weg" der Aktivierung durch Antikörper (s. u.) sowie einem „Alternativen Weg" unterscheidet, welcher zunächst dem Serumprotein „Properdin" zugeschrieben wurde. Heute kennt man allein 9 Komplementproteine (C1 bis C9 mit Untergruppen) des „klassischen Wegs", die Faktoren B, D des alternativen Wegs sowie verschiedene Regulatorproteine (Properdin, I, H). Das Komplementsystem ist u. a. in der Lage, selbst körperfremde Zellmembranen aufzubrechen oder aber z. B. Bakterien mit Komplementbruchstükken so zu umhüllen, daß diese von Leukozyten anschließend besser phagozytiert werden können. Diesen Mechanismus bezeichnet man als Opsonierung.*

Spezifische Abwehr

Das spezifische Abwehrsystem beruht im Gegensatz zum unspezifischen darauf, daß ein spezielles *Erkennen bzw. Wiedererkennen spezieller Strukturen* erfolgt.

Der Organismus verfügt dabei über eine sehr große Formensammlung, um evtl. „Feinde" zu erkennen. Vergleichbar wäre dies mit einer großen Sammlung von Daumenabdruckhohlformen, in welche jeder Gast zunächst einmal seinen Daumen zwecks erkennungsdienstlicher Überprüfung hineinzulegen hat. Soweit diese Erkennungsform dem Organismus angehört, nennt man sie auch „**Paratop**", während der Daumen des Fremdlings als *„Epitop"* bezeichnet wird. *An Zellmembranen fixierte Paratope* heißen auch *„Rezeptoren"*, befinden sie sich an *im Plasma* gelösten Eiweißkörpern, nennt man sie **Antikörper**. Die Daumen des Fremdlings, das **„Epitop"**, wird auch als **Antigen** oder *Immunogen* bezeichnet.

Chemisch bestehen Form und Gegenform aus einem dreidimensionalen Muster von einigen — jeweils in besonderem Abstand angeordneten — Aminosäuren sowie Zuckerresten.

Als „**Haptene**" bezeichnet man niedermolekulare chemische Verbindungen, welche für die Spezifität eines Antigens an einen Antikörper verantwortlich sind, selbst aber keine **Immunität**** erzeugen können. Erst die Bindung eines Haptens an ein Trägermolekül führt zu einem Komplex, der ein Immunantwort auslöst. Charakteristikum eines Antigens ist es, von einem anderen Organismus als fremd erkannt zu werden. Hierbei ist keineswegs die Molekülgröße allein ausschlaggebend, wenn auch sehr kleine Moleküle (Aminosäuren, Lipide oder Einfachzucker) schlechte Antigene sind und mit der Molekülgröße die Antigeneigenschaften häufiger werden. Am besten sind hierbei Molekülgrößen über 100 000 Dalton. Derartige Moleküle besitzen meist gleichzeitig viele Strukturen, welche als fremd erkannt werden können, sind also „polyvalent", so daß verschiedene Antikörper von einem einzelnen Antigen gefunden werden können. Bei diesen jeweils als fremd zu erkennenden Strukturen spricht man von „**antigenen Determinanten**", welche genetisch festgelegt sind. Nicht chemisch, aber immunologisch unterscheidet sich so z. B. Rinderalbumin von menschlichem Albumin. Allgemein ist deshalb auch die Transplantationschirugie so begrenzt erfolgreich, weil unsere genetische Identität unsere Gewebsantigene so individuell determiniert hat.

---

*) Opson = gr. Leckerbissen

) „Immunitas" heißt im lateinischen die Befreiung von lästigen Pflichten, insbesondere die Steuerbefreiung für besonders Privilegierte. Auch jetzt noch genießen Abgeordnete der Landtage oder des Bundestags einen besonderen „Immunitäts"schutz, während allgemein heute unter **Immunität der **Schutz vor Infektionskrankheiten** verstanden wird, mit deren Erregern man bereits einmal in Berührung geraten war. Bereits im klassischen Griechenland war bekannt, daß man die Pest nicht ein zweites Mal bekommt. Wer also die Pest überlebte, konnte unbesorgt zur Krankenpflege Pestkranker eingesetzt werden. Es ist das Verdienst des englischen Landarztes Edward Jenner (1749-1823), mit Hilfe der Pockenimpfung die Basis für die moderne Immunologie gelegt zu haben (s. unten).

1. Blut und Immunsystem

Gebunden ist das Immunsystem an die Zellen des **lymphatischen Systems**:

Bei den Vögeln lassen sich durch Ausschaltung entweder des Thymus oder der (nur bei Vögeln existierenden, am Enddarm gelegenen) *Bursa Fabricii thy*musabhängige *T-Lymphozyten* von Bursa Fabricii-abhängigen *B-Lymphozyten* unterscheiden. Obwohl Säugetiere diese Bursa Fabricii nicht mehr besitzen, scheinen wir ebenfalls diese 2 Typen von Lymphozyten zu besitzen, welche sich sehr unterschiedlich verhalten.

Die **T-Lymphozyten** (vorwiegend am Rand der Lymphknoten gelegen) reagieren bei Erkennung eines Antigens mit *Zellteilung, wobei die neuen Zellen das gleiche Paratop tragen,* also die gleiche Erkennungsform besitzen, wie die Zelle der vorangehenden Generation. Die vielen neuen Zellen stürzen sich bis zur totalen Vernichtung auf das Antigen, es sind also *aggressive Effektorzellen* (= Killerzellen) entstanden, welche unter Umständen auch ganze Zellkomplexe (Transplantate) abtöten. Diese einmal in großer Zahl zum Einsatz ausgebildeten „Polizisten" stehen u. U. noch nach Jahren mit gutem Gedächtnis zur Verfügung („Memoryzellen"). Die Überlebenszeit dieser T-Lymphozyten muß also beträchtlich sein. Insgesamt spricht man bei dieser Form der Abwehr von **„zellulärer Immunität"**.

Die T-Lymphozyten haben wiederum immunologisch abgrenzbare Unterklassen, von denen die folgenden 4 die wichtigsten sind:

a) **Zytotoxische T-Zellen** (mit Oberflächen„markern" CD5, CD4, CD3*) können z. B. virusinfizierte Zellen, Krebszellen oder auch Transplantate mit Hilfe ihrer wandständigen Rezeptoren erkennen, auflösen oder phagozytieren.

b) **Mediator produzierende T-Zellen** (mit Oberflächenmarkern CD8, CD3) produzieren bei Erkennung eines Feindes, für dessen Abwehr sie spezialisiert sind, sog. **Lymphokine**. Diese Lymphokine rufen die Makrophagen zur Hilfe, welche wegen ihrer Größe für die Phagozytose des Feindes ganz besonders geeignet sind.

c) **T-Helfer Zellen** (mit Oberflächenmarkern CD4, CD3) können sowohl die zelluläre wie auch die humorale Immunität (siehe unten) unterstützen. Auch sie bilden Lymphokine, speziell die sog. **Interleukine** 2 bis 5, sowie IFN-γ (zur Interferon-Familie gehörend) mit antiviraler Aktivität und TNF-β (ein Tumornekrosefaktor) mit zellzerstörender Wirkung (vgl. Abb. 1.5). Interleukin 2 stimuliert das Wachstum von T-Zellen und hieß früher auch T-cell growth factor. Bei zellulärer Immunschwäche (z. B. nach Tumorbestrahlung) wird gegenwärtig seine klinische Verwendbarkeit erprobt.

*) früher wurde statt CD der Buchstabe T benutzt.

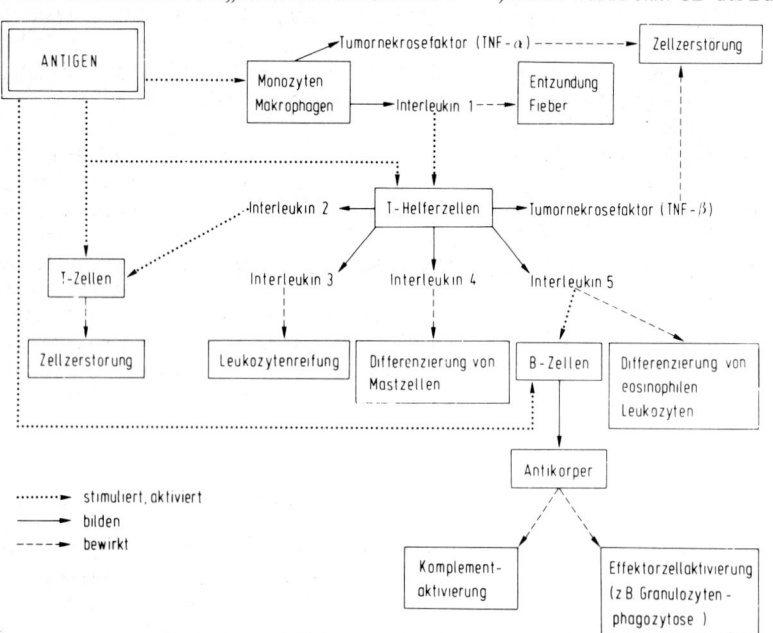

Abb. 1.5 Schematische Zeichnung zur Wirkung von Interleukinen

1.5 Abwehrfunktionen

Interleukin 1 ist ein **Monokin**, d. h. es wird von Monozyten (Makrophagen) gebildet und kann offenbar T-Helferzellen aktivieren. Interleukin 1 ist aber auch wohl identisch mit dem körpereigenen fieberproduzierenden Faktor (= endogenes Pyrogen, vgl. S. 215) und an Entzündungsreaktionen beteiligt.

d) **T-Suppressor-Zellen** (mit Oberflächenmarkern CD8, CD3) können antigenspezifisch eine Immunantwort unterdrücken. Das Ergebnis ist eine „**Toleranz**" gegenüber dem Angreifer, (was auch im sonstigen Leben gelegentlich von Vorteil sein soll, wenn der Feind einfach nicht beachtet wird).

Die **B-Lymphozyten** teilen sich zwar auch nach „Feinderkennung", sie bilden sogar ganze Lymphozytenhaufen (= Klone), aber im Gegensatz zu den T-Lymphozyten wird ein Teil dieser Zellen zu „*Plasmazellen*" umgeformt (der Morphologe erkennt diese Zellen an ihren „radspeichenförmigen" Kernen), welche nun die **Massenproduktion von Antikörpern** übernehmen. Diese Antikörper sind mit den gleichen Paratopen ausgestattet wie ihre Mutterzellen und stehen nun ebenfalls zur „Feindbekämpfung" bereit. Sie stürzen sich wie die T-Lymphozyten auf das von ihnen erkannte „feindliche Eiweiß".

Die Bindung des Antikörpers kann einerseits zur Aktivierung von „Effektorsystemen" führen; z. B. des Komplementsystems oder der Phagozyten. Antikörper-beladene-Zellen werden im *RES* (*R*etikuloendothelialem *S*ystem) **phagozytiert**. Antigen-Antikörper-Komplexe aktivieren auch das Komplementsystem, was dann zu einer direkten Lyse der Zielzelle führen kann oder aber — durch die Komplementbeladung — zu einer beschleunigten Phagozytose. Antigengebundene Antikörper können neben den Phagozyten auch Lymphozyten vom Typ „K-Zellen" aktivieren, die dann in einer Antikörper-vermittelten Zytotoxizität (ADCC*) Antikörper-besetzte Zielzellen zerstören. Andererseits können Antikörper allein durch die Bindung an das Antigen dieses „neutralisieren", z. B. durch Bindung an Toxine oder aber Viren oder Bakterien an ihrer Anheftung an die Zielzelle bzw. das Epithel hindern, wodurch deren Vermehrung eingeschränkt wird. Auch hier gibt es Memory-Zellen, welche mit T-Helfer-Zellen kooperieren können und bei Bedarf über Jahre für die gezielte Abwehr zur Verfügung stehen.

Bei der B-Zellen-Aktivität spricht man wegen der Bildung löslicher Antikörper von humoraler Immunität, welche sich im Gegensatz zur zellulären Immunität auch zellfrei übertragen läßt. Diese Antikörper sind deshalb auch zur *passiven Immunisierung* geeignet.

Chemisch handelt es sich bei diesen Antikörpern um die sogenannte **Immunglobuline**, welche bei der Serumelektrophorese in der γ-Fraktion wandern und deshalb auch als γ-Globuline bezeichnet werden. Man unterscheidet fünf Klassen derartiger Immunglobuline:

IgA (= Immunglobulin A), IgD, IgE, IgG und IgM, wobei jedes Globulin jeweils 2 „leichte Ketten" und 2 verschieden schwere Ketten besitzt. *IgG* mit dem kleinsten Molekulargewicht (150 000) ist *in der höchsten Konzentration im Plasma* vertreten. IgM ist das größte Immunglobulin (MG 900 000).

Das Plasmocytom, ein Tumor, der seinen Ausgang von der Teilung einer einzelnen Zelle nimmt, war für chemische Analyse und Aufdeckung einzelner Antikörperstrukturen der methodische Schlüssel, weil der Tumor die zur chemischen Analyse ausreichende Menge eines speziellen Immunglobulins lieferte. Nur so waren einzelne Immunglobuline vollständig aufzuklären, deren Zahl übrigens nahezu unbegrenzt ist (ca. 10^6).

Mit Hilfe einer **Klonierung**** oder der Verschmelzung immunkompetenter Lymphozyten mit nahezu unbegrenzt wachsenden Krebszellen ist heute die Produktion **monoklonaler Antikörper** eine Standardtechnik.***

Hierbei wird so vorgegangen, daß z. B. eine Maus mit einem Antigen immunisiert wird, worauf das Tier Antikörper produzierende (immunkompetente) Lymphozyten bildet. Diese Lymphozyten werden mit Krebszellen fusioniert, kloniert und einzelne Klone zur Gewinnung ausreichender monoklonaler Antikörpermengen in eine andere Maus implantiert, wobei sich die Klone ungehindert teilen und vermehren können, was man als „klonale Expansion" bezeichnet.

---

*) ADCC = *A*ntibody − *D*ependent − *C*ellmediated − *C*ytotoxicity

**) Klonos gr. = Verwirrung, Schlachtgetümmel, Gewühl

***) Für die Entdeckung des Prinzips der Produktion monoklonaler Antikörper wurden 1984 Georg J. S. Köhler (Deutschland, geb. 1946) und César Milstein (Argentinien, geb. 1927) mit dem Nobelpreis ausgezeichnet.

Zum Glück greift der Organismus in der Regel seine eigenen Makromoleküle, d. h. sein eigenes Eiweiß nicht an. Innerhalb des gleichen Organismus oder zwischen genetisch identischen Individuen (Inzuchttiere, eineiige Zwillinge) sind deshalb Transplantationen immunologisch ungefährlich. Man spricht von **Histokompatibilität** (= Gewebeverträglichkeit). Offenbar besitzen unsere Zellen spezielle Oberflächenantigene, welche für sich „selbst" kodieren. Lymphozyten, die „selbst" erkennen, werden während der Ontogenese offenbar eliminiert oder werden durch geeignete Suppressormechanismen in Schach gehalten. Dieses sog. **HLA-System** (Histokompatibilitäts-Leukozyten-Antigene) werden durch Abschnitte auf dem Chromosom 6 mit 4 Genorten als Sitz der verschiedensten HLA-Antigene mit jeweils verschiedenen Untergruppen (HLA-A, HLA-B, HLA- C, HLA-D und HLA-DR) kodiert.

Sicher eine der Entdeckungen von der größten Bedeutung für die menschliche Gesundheit war die erste *Pockenimpfung* durch *Jenner*[14] *(1798)*. Wir nennen dies heute *aktive Immunisierung*, bei welcher entweder durch *abgeschwächte lebende Erreger, abgetötete Erreger oder Erregergifte (Toxine)* die Bildung von genügend Paratopen für den Ernstfall angeregt wird.

Behring[15] benutzte zuerst (100 Jahre später als Jenner) das Prinzip der *passiven Immunisierung*, bei welcher *von einem fremden Organismus gebildete Antikörper mitsamt Serum* den Patienten übertragen werden. Daß dies dann von Vorteil ist, wenn eine Krankheit bereits ausgebrochen ist und damit dem Organismus weder Zeit noch Kraft zur Verfügung stehen, selbst Antikörper in genügender Zahl zu bilden, liegt auf der Hand. Neben dem Nachteil eines nur *relativ kurzen Antikörperschutzes* (der Empfänger bildet selbst wieder Antikörper gegen die fremden Antikörper und schreitet damit zur Liquidation seiner Helfer) besteht die *Hauptgefahr* bei dieser Therapie in dem *fremden Serum*, welches bei dieser Hilfsaktion zwangsläufig mit übertragen werden muß, und welches in der Regel kein menschliches (= homologes), sondern Schaf-, Rinder- oder Pferdeserum (= *heterologes Serum*) ist. Gegen dieses fremde Serum-Eiweiß — speziell wenn es in größeren Mengen übertragen wurde — (und größere Mengen mußten übertragen werden, sonst wurden eben auch nicht genügend Antikörper übertragen) bildet der Empfänger wieder Antikörper. Höhepunkt der anschließenden Antigen-Antikörperreaktion ist der *6.-12. Tag nach der Serumgabe*, wobei die *Immunkomplexe* insbesondere in den *kleinsten Gefäßen* eine Entzündungsreaktion hervorrufen. Neben Fieber, Hautdurchblutungsstörungen (Exanthem), Übelkeit, Erbrechen können u. a. Lymphknotenschwellungen, Nierengefäßkrankheiten (Nephritis), sowie Herz- und Gelenkerkrankungen (Myocarditis und Arthritis) als Symptome einer *„Serumkrankheit"* auftreten.

Hat der Organismus z. B. anläßlich einer früheren Serumgabe bereits spezifische Antikörper im Überschuß gebildet und wird nun erneut das gleiche Antigen injiziert, kann es zu einem *anaphylaktischen Schock*[16] kommen, welcher als *bedrohlichste Symptome Atemnot* (mit bronchiolärem Spasmus) und *Kreislaufkollaps* (arterioläre Dilatation) aufweist und ohne *Therapie (Adrenalin* sowie *Antihistaminika)* sehr schnell zum Tode führen kann. In der Regel wird für die Auslösung des anaphylaktischen Schocks das IgE verantwortlich gemacht, welches bei seiner Bindung an Antigen die *Gewebshormone Histamin* (vorwiegend in den Granula der Mastzellen gespeichert), sowie *Serotonin* und *Bradykinin* freisetzt. Histamin erhöht dabei nicht nur die Gefäßpermeabilität, es löst auch eine Bronchiolenkonstriktion aus. Daß ähnliche Reaktionen auch bei Blut-Transfusionen auftreten können, wird uns noch im folgenden zu beschäftigen haben.

---

(14) Edward Jenner (1749-1823), engl. Landarzt
(15) Emil von Behring (1854-1917), 1889 als aktiver Stabsarzt zu Robert Koch „abkommandiert", entdeckte 1890 das Diphtherie- und Tetanustoxin, erhielt 1901 den ersten Nobelpreis für Physiologie und Medizin.

(16) Anaphylaxie gr. phylaxis der Schutz, ana gr. hier: „Gegenschutz".

Prüfungsfragen zu diesem Abschnitt finden Sie im Anhang unter den Ziffern: 1.5. ff.

1.6 Blutgruppen

Blutgruppen Vorkommen, Erbgang, Antigene, Antikörper, Bestimmungsmethoden (ABO, Rhesus-System). Klinische Bedeutung.

Nachdem wir uns so ausführlich mit dem Problem der Antigen-Antikörper-Reaktion auseinandergesetzt haben, können wir es uns mit den Blutgruppen sehr einfach machen: *Erythrozyten* können *Antigen* und das *Plasma* kann *Antikörper*-Eigenschaften besitzen. Auch hier ist es zum Glück wieder so, daß in der Regel der Organismus keine Antikörper gegen seine eigenen Erythrozyten entwickelt. Die Antigen-Eigenschaften sind offenbar „angeboren", wenigstens lassen sie sich als Blutgruppeneigenschaften der Erythrozyten bereits in den ersten Embryonalmonaten nachweisen, während die Antikörpereigenschaften des Plasmas erst in den ersten Säuglingsmonaten nachweisbar sind. (Es wird sogar angenommen, daß diese Antikörperbildung durch Darmbakterien ausgelöst wird, weil man bei steriler Tieraufzucht entsprechende Antikörper nicht nachweisen konnte.)

Die Antigen-Antikörper-Reaktion der Erythrozyten nennt man **Hämagglutination**[17], weil bei dieser Reaktion die Antikörper eine „Verklumpung" (Verklebung) der als fremd erkannten Erythrozyten veranlassen. Eine Fülle von Antigen-Eigenschaften von Erythrozyten ist nach der ersten Entdeckung von *Landsteiner*[18] (1900) inzwischen bekannt geworden. Für die Transfusionsmedizin ist das „klassische" *ABO-System* sowie das ebenfalls von Landsteiner 40 Jahre später zusammen mit Wiener entdeckte *Rhesus*-System nach wie vor am wichtigsten. (Neben der Bluttransfusion sind Blutgruppen aus forensischen Gründen insbesondere bei Vaterschaftsnachweisen etc. von besonderem Interesse.)

Die Bezeichnung der Blutgruppe innerhalb des ABO-Systems richtet sich nach der *Antigeneigenschaft der Erythrozyten* (vgl. Tab. 1.4). Üblicherweise werden die Antikörper mit Anti-A bzw. Anti-B bezeichnet.

(Man spricht bei diesen Antikörpern auch von „natürlichen Isohämagglutininen". Es handelt sich dabei wiederum (vgl. S. 25) um Immunglobuline, speziell um IgM.)

Zur Bestimmung der Blutgruppen werden *Testseren* benutzt, welche entweder Anti-A, Anti-B oder beide Antikörper besitzen. Diese Testseren können auf weiße, Objektträgern ähnliche Schälchen mit 3 Vertiefungen aufgebracht werden.

Anschließend wird jeder Vertiefung ein Tropfen Testblut zugefügt (korrekter: ein Tropfen einer 5%igen Blutkörperchen-Suspension), gerührt und gewartet, bis nach 10 Minuten eine typische Ausflockung die Agglutination abzulesen erlaubt. (Die möglichen Kombinationen und ihr Resultat erklärt Abb. 1.6).

---

(17) agglutinare (lat.) = ankleben, glutinum (lat.) = Leim

(18) Karl Landsteiner (1868-1943) zunächst Pathologe in Wien, ab 1922 am Rockefeller Institute for Medical Research in New York, entdeckte auch das Rh-System, ihm gelang außerdem zuerst die Übertragung der Kinderlähmung auf Affen (als Voraussetzung für die Entwicklung eines Impfstoffes), (Nobelpreis 1930).

Tab. 1.4 Prozentuale Häufigkeit der Blutgruppen des ABO-Systems bei der europäischen Bevölkerung

Blutgruppen-Bezeichnung = Antigen-Eigenschaft der Erythrozyten	Im Serum bzw. Plasma gelöste Antikörper	Prozentuale Häufigkeit bei europ. Bevölkerung [%]
A	Anti B	45
B	Anti A	10
AB	keine	5
0 (keine)	Anti A und Anti B	40

Für genauere Bestimmungen prüft man zusätzlich das Patienten-Serum mit bekannten Testerythrozyten. Vor einer Transfusion sind schließlich nicht nur Blutgruppe (einschl. Rh-Faktor, s. u.), sowie reguläre und irreguläre Antikörper (s. u.) zu bestimmen, sondern auch das Spenderblut (und zwar sowohl Spendererythrozyten wie davon getrennt Spenderserum) muß mit dem Empfängerblut (ebenfalls wiederum getrennt Erythrozyten und Serum) auf eine mögliche Agglutination hin getestet werden. Man nennt dies die *Kreuzprobe*. Man setzt beiden Ansätzen sogar noch 20-30% Rinderalbuminlösung als „Supplement" hinzu, um bei evtl. Agglutination auch auf das Vorhandensein von inkompletten oder irregulären Antikörpern schließen zu können.

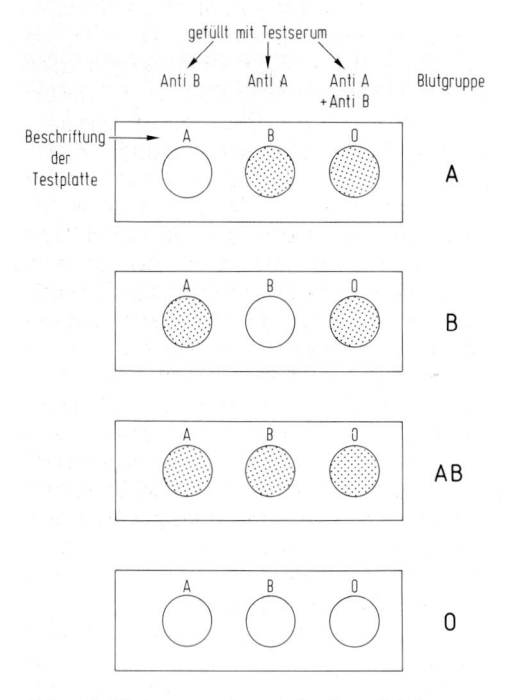

Abb. 1.6. Blutgruppen innerhalb des ABO-System (gerastert Hämagglutination)

Grundsätzlich kann jedes gruppenungleiche Blut zu einem akut lebensgefährlichen *Transfusionszwischenfall* führen, der sich mit *Schüttelfrost* und Fieber ankündigt. Besonders rasche und schwere Zwischenfälle sieht man, wenn die Spendererythrozyten als Antigene von Empfängerantikörpern erkannt werden. Man meinte deshalb vor gar nicht allzu langer Zeit, daß man Spenderblut der Gruppe Null (also ohne Erythrozytenantigen) ungestraft jedem infundieren könne. Heute ist dies ein strafbarer Kunstfehler, weil auch hierbei — nur langsamer — Transfusionszwischenfälle mit einem *Kreislaufschock* und nachfolgendem *Akuten Nierenversagen* auftreten können. Der Grund hierfür liegt darin, daß die im Serum des Spenders vorhandenen Antikörper — zwar in geringerer Menge, aber eben doch nicht zu vernachlässigen — beim Empfänger *Agglutinationen* sowie eine *Hämolyse* auslösen können.

Auffälligerweise befinden sich die Antigeneigenschaften A und B nicht nur auf den menschlichen Erythrozyten, sondern auch auf den meisten anderen Zellmembranen des Menschen. Die Antigene A und B kommen sogar bei rund 80 % der Bevölkerung in löslicher Form in den Sekreten exkretorischer Drüsen (Speichel, Magensaft, Tränenflüssigkeit), aber auch in Schweiß, Harn, Galle, Milch und Samenflüssigkeit vor.

Beim Neugeborenen fehlen die „natürlichen" Antikörper oder die sog. Isoagglutinine noch weitgehend. Sie werden erst im Laufe des ersten Lebensjahres mit zunehmendem Antikörpertiter nachweisbar. Im Greisenalter nimmt der Antikörpertiter ebenfalls wieder ab. Colibakterien haben ähnliche Antigen A- und B- Eigenschaften wie menschliche Erythrozyten. Man nimmt sogar an, daß die Bildung der menschlichen Antikörper des ABO-Systems über ubiquitär vorkommende Bakterien angeregt wird (s. oben).

Die Blutgruppeneigenschaften werden (mit Hilfe zusätzlich entdeckter Blutgruppensysteme) insbesondere für anthropologische, genetische und forensische Untersuchungen eingesetzt. Das ABO-System folgt den **Mendel**'schen Gesetzen, wobei A und B gegenüber Null **kodominant** vererbt wird. Phänotypisch gibt es nur 4, genotypisch dagegen sechs verschiedene Konstellationen des ABO-Systems (ohne Berücksichtigung der Untergruppen):

Blutgruppe oder Phänotyp	A	B	0	AB
Genotyp entweder:	AA	BB		
oder:	A0	B0	00	AB

Der Genotyp (homozygot oder heterozygot) läßt sich für die Blutgruppe A und B nur durch Familienuntersuchung klären, während eine Person mit der Blutgruppe 0 stets eine homozygote Blutgruppe vererbt. Daraus folgt z. B., daß bei einem Kind mit der Blutgruppe AB der Erzeuger nicht der Blutgruppe 0 angehören kann.

Enorme medizinische Bedeutung hat die Entdeckung des **Rh-Systems** erlangt. Entdeckt wurde dieses System durch den scheinbar spielerischen Versuch, bei Kaninchen Antikörper gegen das Blut von Rhesus-Affen bilden zu lassen. Das Serum dieser Kaninchen zeigte – vermutlich auch zur Überraschung der Experimentatoren – bei einem Teil der untersuchten menschlichen Erythrozyten Hämagglutination, bei einigen aber nicht! Bei etwa *85 % der europäischen Bevölkerung* läßt dieses Kaninchenserum die menschlichen Erythrozyten agglutinieren, das Blut reagiert **Rh-positiv**. Hierbei handelt es sich um eine angeborene (ebenfalls nach den Mendel'schen Gesetzen vererbte) spezielle Antigen-Eigenschaft der Erythrozyten mit dem speziellen Immunogen „D". *Die praktische Bedeutung* bzw. den Problemfall stellen die *rh-negativen Personen, insbesondere die rh-negativen Mütter dar, die sowohl gegen Rh-positives Transfusionsblut Antikörper bilden können* (wodurch beim Wiederholungsfall ein anaphylaktischer Schock (vgl. S. 26) ausgelöst werden kann), *als auch während einer Schwangerschaft gegen ihr möglicherweise Rh-positives Kind*. Man spricht in diesem Fall von **Rhesus-Inkompatibilität**. Im Gegensatz zu den Antikörpern des ABO-Systems sind Rhesus-Antikörper (Anti D) niemals angeboren, sondern stets spezifisch – vom Individuum – *durch Sensibilisierung* (hier durch Rh-positive Erythrozyten) *gebildet*. Die Rhesus-Antikörper (Anti D) sind zum größten Teil IgG-Antikörper (vgl. S. 25). Sie gehören damit zur einzigen Klasse von Antikörpern, welche die Plazenta passieren kann. Man bezeichnet die Anti-D-Antikörper auch als „inkomplette" Antikörper, weil sie im Gegensatz zu den Antikörpern des ABO-Systems in Kochsalzlösung erst nach Zusatz eines „Supplements" Rh-positive Erythrozyten agglutinieren (z. B. Zusatz von Albumin). Die Gefahr für das Kind liegt im Durchtritt mütterlicher Antikörper durch die Plazenta und in ihrem Angriff auf die kindlichen Erythrozyten. Dies kann zu einer „**Erythroblastose**" mit *Anämie* und *Ikterus* (wegen der vermehrt zerfallenden Erythrozyten) bis zum Absterben der Frucht führen. *Fehltransfusionen* vor einer *Schwangerschaft* sind also deshalb so fatal, weil sie zur Bildung von mütterlichen Antikörpern führen können, welche bei einer späteren Gravidität einer rh-negativen Mutter mit einem Rh-positiven Kind unmittelbar für die Frucht gefährlich werden können. Im allgemeinen ist nämlich bei Rhesuskompatibilität (rh-negative Mutter, Rh-positives Kind) erst bei der zweiten oder einer noch späteren Schwangerschaft der Antikörper „titer" so hoch, daß eine Erythroblastose droht. Beim Nachweis mütterlicher Antikörper im kindlichen Blut gegen kindliche Rh-positive Erythrozyten ist sofort nach der (evtl. vorzeitigen) Entbindung das gesamte kindliche Blut auszutauschen (=*Austauschtransfusion*). Rh-negativen Müttern werden gegenwärtig unmittelbar nach der Entbindung eines Rh-positiven Kindes prophylaktisch **Anti-D-Immunglobuline** injiziert. Hierdurch sollen bei der Geburt über Plazentaverletzungen eingedrungene kindliche Erythrozyten zerstört werden. Ferner soll dadurch verhindert werden, daß die Mutter selbst weitere Anti-D-Antikörper produziert, welche bei einer weiteren Schwangerschaft dem Embryo zum Verhängnis werden könnten.

Prüfungsfragen zu diesem Abschnitt finden Sie im Anhang unter den Ziffern: 1.6 ff.

1. Blut und Immunsystem

Weiterführende Literatur

B. Alberts, D. Bray, J. Lewis, M. Raff, K. Roberts, J. D. Watson: Molekularbiologie der Zelle, Übers. L. Jaenicke u. a., VCH-Verlagsgesellschaft, Weinheim, 1987

J. M. Bailey: Prostaglandins, Leukotrienes, and Lipoxins, Plenum Press, New York, London 1985

H. Begemann: Praktische Hämatologie, 8. Auflage, Thieme, Stuttgart, 1982

E. Beutler: Red cell metabolism, a manual of biochemical methods, Grune and Stratton, New York, San Francisco, London, 1975

O. G. Bier, D. Götze, J. Mota, W. Dias da Salva: Experimentelle und klinische Immunologie, Springer, Berlin, Heidelberg, New York, 1979

G. J. Brewer, Editor: The red cell: fifth Ann. Arbor Conference Alan R. Liss, New York, 1981

C. Lockhard Conley: The Blood Hemostasis, in: Medical Physiology, edited by V. B. Mountcastle, C. V. Mosby Company, 14. Auflage, 1980

G. A. McDonald, T. C. Dodds und B. Cruickshank: Atlas der Hämatologie, Georg Thieme, Stuttgart, 1979

R. E. Dickerson und J. Geis: Hemoglobin: Structure, Function, Evolution, and Pathology, The Benjamin/Cummings Publ. Comp. Inc. Menlo Park, California, 1983

James W. Fisher: Control of Erythropoietin Production. Proc. Soc. Exp. Biol. Med. 173, 289-305 (1983)

H. Friemel, J. Brock: Grundlagen der Immunologie. Akademie-Verlag, Berlin, 1974

H. H. Fudenberg, D. P. Stites, J. L. Caldwell, J. V. Wells, Editors: Basic and Clinical Immunology, 3rd ed., Lange Medical Publications, Los Altos, California, 1980

R. Gross and K. P. Hellriegel: Strategies in Clinical Hematology, Springer, Berlin, Heidelberg, 1979

R. H. Harris, P. W. Ramwell, P. J. Gilmer: Cellular mechanisms of prostaglandin action. Ann. Rev. Physiol. 41, 653-668 (1979)

G. M. Hänsch: Einführung in die Immunbiologie, Fischer, Stuttgart, 1986

W. Kaboth und H. Begemann: Blut, in: Gauer/Kramer/Jung, Physiologie des Menschen, Band 5, Urban und Schwarzenberg, München, Berlin, Wien, 1971

R. Keller: Immunologie und Immunpathologie, 2. Auflage, Georg Thieme, Stuttgart, 1981

H. Lutz: Plasmaersatzmittel, 3. Auflage, Georg Thieme, Stuttgart, New York, 1980

J. J. Marchalonis, Editor: The Lymphocyte: structure and function, part I and II, Marcel Dekker, New York, Basel, 1977

O. Prokop und W. Göhler: Die menschlichen Blutgruppen, 4. Auflage, VEB Gustav Fischer, Jena, 1976

Th. H. Spaet: Progress in Hemostasis and Thrombosis, Grune and Stratton, New York, London, Toronto, Sydney, San Francisco, 1980

E. Wiesmann: Medizinische Mikrobiologie, 5. Auflage, G. Thieme, Stuttgart, 1982

Wissenschaftliche Tabellen-Geigy, Teilband Hämatologie und Humangenetik, 8. Auflage, Basel, 1979

2. Herz

2.1 Allgemeine Elektrophysiologie des Herzens

Ruhe- und Aktionspotential	Zeitverlauf des Membranpotentials bei Schrittmacherzellen, Purkinje-Fasern und Zellen des Vorhof- und Kammer-Myokard. Ionenkanäle, Ionenströme, Refraktärphasen und deren Bedeutung. Einfluß veränderter Plasmaelektrolyte. Vergleich mit Skelettmuskel.
Erregungsbildung	Normale und ektopische Erregungsbildung. Ursachen und Folgen ektopischer Erregungsbildung. Vorhof- und Kammerflattern und -flimmern. Elektrische Defibrillation. Erregungsbildung durch künstliche Schrittmacher.
Erregungsausbreitung	Wege und Geschwindigkeit der Erregungsausbreitung und Erregungsrückbildung. Grundzüge der Pathophysiolgie der Erregungsausbreitung (Blockbildung, kreisende Erregung, fokale Erregung).
Elektromechanische Koppelung	Ionale und molekulare Mechanismen. Vergleich mit Skelettmuskel. Einfluß von Schlagfrequenz (z. B. Extrasystolen) und Transmittern.

2. Herz

Hier müssen wir für die Grundlagen der Elektrophysiologie auf die animalische Physiologie verweisen. Wir müssen davon ausgehen, daß die Mechanismen des *Ruhe- und Aktionspotentials* —in ihrer gegenwärtigen wissenschaftlichen Vorstellung—bereits bekannt sind. Wir können *hier* also nur die Besonderheiten der Elektrophysiologie des Herzens behandeln.

Wir beginnen mit dem elektrophysiologischen Verhalten einer einzelnen Herzmuskelzelle (vgl. Abb. 2.1).

Am auffälligsten ist zunächst die **lange Dauer des Aktionspotentials**, welches bei anderen erregbaren Strukturen (Nervenzellen oder Zellen der Skelettmuskulatur) nur maximal einige Millisekunden dauert. Beim Herzen beträgt diese Dauer (je nach Herzfrequenz) *200 bis 300 ms*. Während die akute Depolarisationsphase beim kardialen Aktionspotential weder in ihrer Form noch in ihrem Ionenmechanismus wesentlich vom normalen Aktionspotential unterschieden ist, zeigt die *Repolarisation* eine anhaltende stabile Phase knapp unter dem Depolarisationsmaximum, diese Phase heißt **„Plateau"**.

Mit Zunahme der Herzfrequenz nimmt die Dauer des Plateaus ab. Sein Zustandekommen selbst war lange Gegenstand elektrophysiologischer Forschung. Man ist heute der Meinung, daß das *schnelle Natriumsystem* an diesem Plateau *nicht* beteiligt ist, da seine Inaktivierung auch am Herzen sehr rasch erfolgt. Ebenso wurde eine verzögerte Aktivierung der *Kaliumpermeabilität* als alleinige Ursache des Plateaus ausgeschlossen. Dagegen spricht vieles dafür, daß *während der Plateauphase die Calciumpermeabilität* der kardialen Zellwand *erhöht* ist. Da das Ca^{++}- Gleichgewichtspotential — wie beim Natrium — im positiven Bereich liegt (+ 122 mV), muß ein erhöhter Calcium-Einwärtsstrom als Gegenspieler gegen den erhöhten Kalium-Auswärtsstrom diesen zum großen Teil kompensieren. Nach Inaktivierung des Calcium-Stromes überwiegt der Kaliumstrom, welcher nun die schnelle Repolarisation einleitet.

Und warum leistet sich die Herzmuskelzelle diese Extravaganz? Jedes Aktionspotential löst über die noch zu besprechende *„elektromechanische Kopplung"* eine mechanische Kontraktion der Muskelzelle aus. Diese mechanische Kontraktion ist die Voraussetzung für die Funktion des Herzens als Blutpumpe, welche sich im

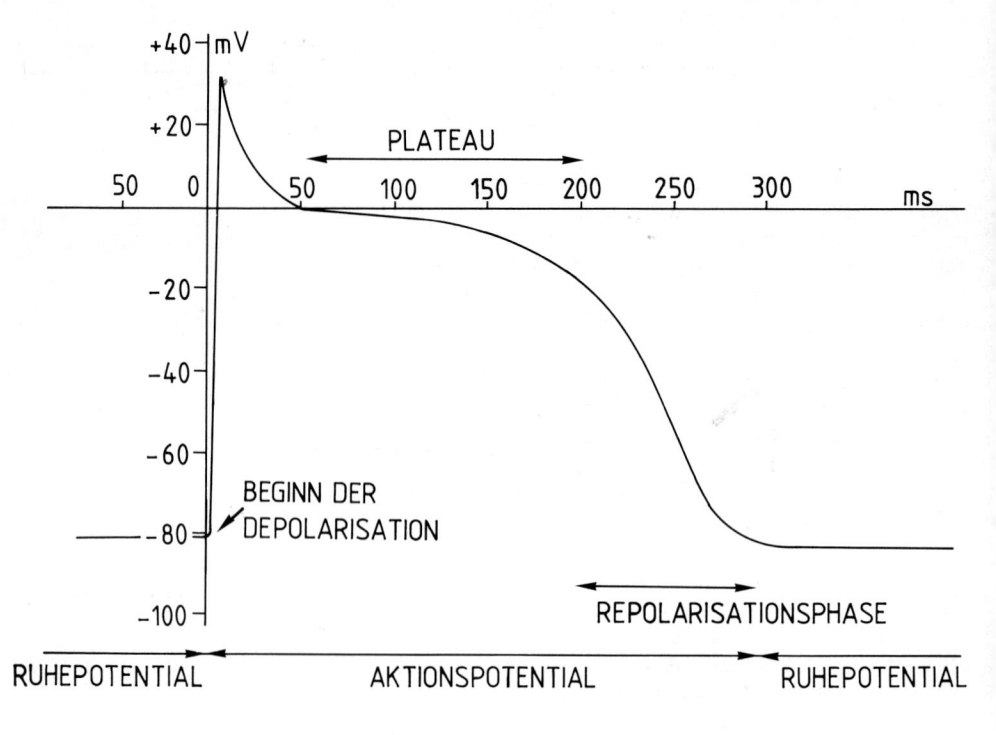

Abb. 2.1. Schematische Zeichnung eines Aktionspotentials der Kammermuskulatur (nach: M. Steinhausen, Physiologie, W. Kohlhammer, Stuttgart 1989)

Gegensatz zu jeder technischen Pumpe rhythmisch selbst kontrahiert. Hierbei muß — den mechanischen Gegebenheiten angepaßt — ein optimaler Rhythmus eingehalten werden. Zu schnelle Rhythmen verhindern eine ausreichende Füllung der Pumpe, ganz zu schweigen von den Problemen, welche an den Pumpenventilen, den Herzklappen, entstehen und welche schließlich bei der Blutversorgung des Herzmuskels selbst — dem Koronarkreislauf (vgl. S. 75) — auftreten. Daß zu langsame Rhythmen die notwendige Förderleistung nicht erbringen können, versteht sich von selbst. Die Plateau-Dauer des Aktionspotentials stellt eine Voraussetzung für die physiologische Pumpenrhythmik dar. Während des Plateaus kann kein neues Aktionspotential gebildet werden, wir befinden uns in der *absoluten Refraktärphase*. *(Die Dauer des Plateaus ist für verschiedene Strukturen des Herzens unterschiedlich,* das *längste Plateau* und damit die längste absolute Refraktärphase besitzen die *Purkinje-Fasern,* welche das spezifische Erregungsleitungssystem der Kammern bilden, s. u.) vgl. Abb. 2.2.

Eine weitere Konsequenz dieses Plateaus liegt darin, daß ein Herzmuskel im Gegensatz zum Skelettmuskel **nicht tetanisierbar** ist. D. h. eine Folge von schnellen elektrischen Reizen kann nicht zu einem vollständigeren Zusammenziehen — etwa einer Dauerkontraktion (= Kontraktur) — der gesamten Pumpe führen. Vielmehr unterliegt das Herz dem sog. *„Alles oder Nichts Gesetz".* Entweder führt ein Aktionspotential zu einer Kontraktion, wobei dies für die Einzelzelle des Herzens wie für den ganzen Herzmuskel gilt, oder es kommt eben zu keiner Kontraktion. Summationen, wie sie für den Skelettmuskel typisch sind, kennt das gesunde Herz nicht.

Man weiß heute, daß die Aufgabe von Aktionspotentialen im Rahmen einer elektromechanischen Kopplung darin besteht, Calciumionen vorwiegend aus intrazellulären Speichern (vgl. S. 359) freizusetzen. Diese Ca^{++}-Ionen lösen nun ihrerseits den Chemismus des Kontraktionsvorgangs aus. Mit Hilfe von Lumineszenzfarbstoffen (wie sie auch bei Leuchtkäfern gefunden werden) läßt sich die veränderte Ca^{++}-Konzentration in Muskelzellen im Anschluß an experimentell ausgelöste Aktionspotentiale nachweisen (vgl. Abb. 2.3). Die Zunahme der intrazellulären Ca^{++}-Konzentration ist allerdings nicht zu verwechseln mit der veränderten Ca^{++}-Permeabilität der Zellmembran (oder der Öff-

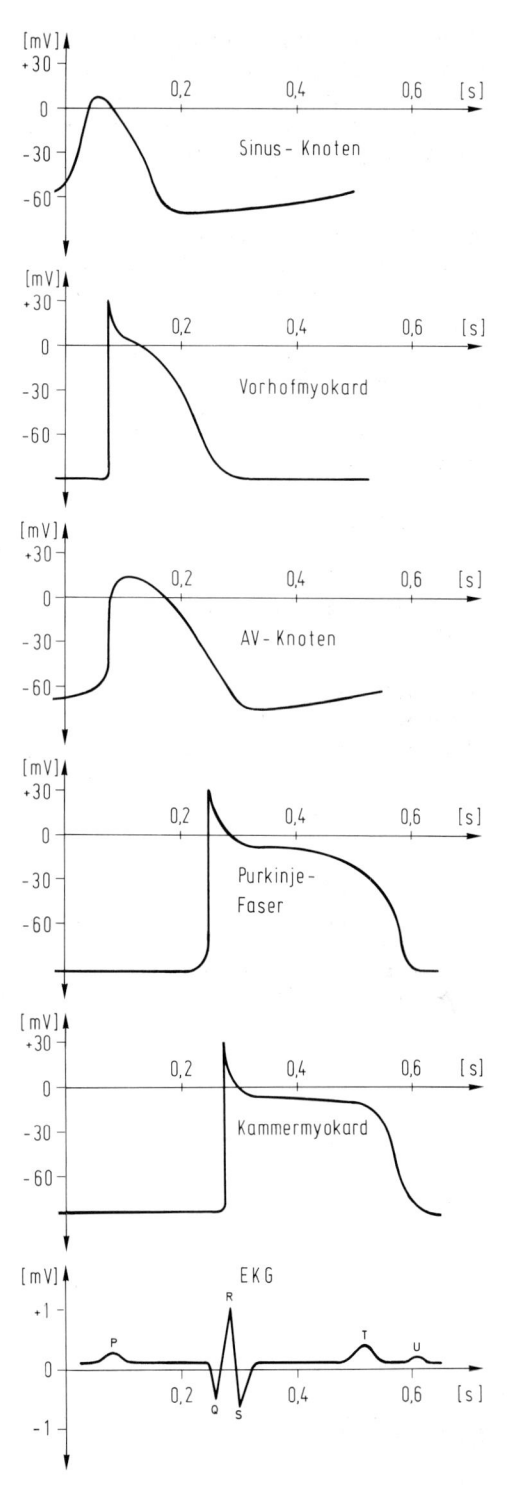

Abb. 2.2.: Typische Aktionspotentiale für die verschiedenen Abschnitte des Herzens und EKG (s. u.).

nung von Ca^{++}-Kanälen, vgl. S. 32) während der Plateauphase des Aktionspotentials. In Abb. 2.3 erkennt man neben der langen Dauer des Aktionspotentials auch die Registrierung der mechanischen Muskelspannung einer einzelnen Herzmuskelfaser (Papillarmuskel eines Warmblüters), wobei das Maximum der Kontraktionsamplitude etwa mit dem Ende der Plateauphase des Aktionspotentials erreicht wird. In der Abb. 2.3 sind zum Vergleich mit der Herzmuskulatur auch die Verhältnisse für eine Skelettmuskelfaser dargestellt. Am auffälligsten ist hier die kurze Dauer des Aktionspotentials mit ebenso kuzer Refraktärzeit.

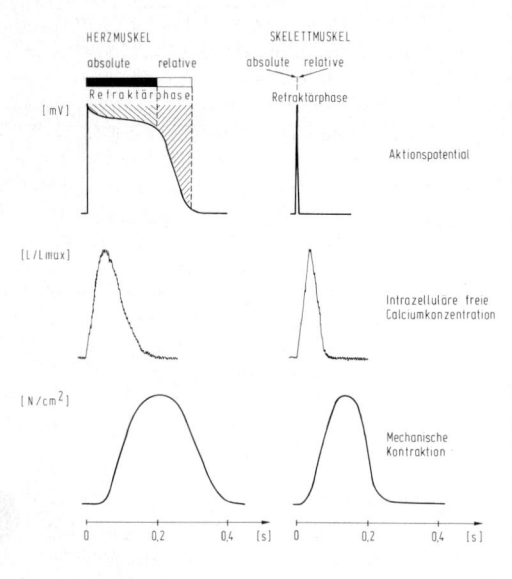

Abb. 2.3.: (vgl. Text)

Nachlassen der Calcium-Permeabilität und Rückkehr zur normalen Kalium-Permeabilität führt während der Repolarisation in einen Bereich, in welchem die Auslösung—allerdings veränderter (verkleinerter)—Aktionspotentiale *unter Aufbietung größerer Reizstärken* wieder möglich wird. Derartige größere Reizstärken können nicht nur im Tierexperiment erzeugt werden, sondern spielen auch bei Unfällen durch elektrischen Strom eine gefährliche Rolle. Man bezeichnet diesen Bereich als *„relative Refraktärphase"*, welche ca. 50 % der gesamten Dauer des Aktionspotentials ausmacht. Das System ist während dieser relativen Refraktärzeit „verwundbar". Diese Zeit heißt deshalb auch **„vulnerable" Phase**, welche uns noch im Zusammenhang mit dem EKG und der Theorie des Herzflimmerns (vgl. S. 37) beschäftigen muß. (Es liegt auf der Hand, daß auch bei pathologischer oder pharmakologischer Verkürzung der Gesamtdauer des Aktionspotentials unter gleichzeitiger Verlängerung der relativen Refraktärphase die Gefahr besteht, daß Aktionspotentiale ausgelöst werden, welche zu „unzeitgemäßen" Kontraktionen von Pumpenteilen führen.)

Zunächst wollen wir uns jedoch mit der *Erregungsausbreitung* am Herzen befassen. Hierzu zeigt das Herz eine Besonderheit. Im Gegensatz zu allen anderen quergestreiften Muskelfasern besteht eine elektrische Verschaltung der Herzmuskelzellen untereinander. Die einzelne Herzmuskelfaser (= Muskelzelle) ist im Gegensatz zum Skelettmuskel nicht durch eine Bindegewebshülle elektrisch isoliert. Wir haben es vielmehr mit einem **funktionellen Synzytium** zu tun, bei welchem die Zellwände z. T. direkt aneinander grenzen. Im Abstand von jeweils ca. 100 μm befinden sich sog. Glanzstreifen in benachbarten Zellwänden. Wegen der erhöhten Kaliumpermeabilität dieser Glanzstreifen wird dort auch die Lokalisation des *transzellulären Stromflusses* vermutet. Allerdings ist die Vorhof- und die Kammermuskulatur durch einen fibrotischen (= isolierenden) Ring voneinander getrennt und nur durch ein spezielles **Erregungsleitungs-System** elektrisch miteinander verbunden. In diesem System erfolgt die Erregungsausbreitung wesentlich *schneller als in der normalen Kammermuskulatur* (vgl. Tab. 2.1, Abb. 2.4). Dabei handelt es sich keineswegs um ein Nervensystem, sondern ebenfalls um quergestreifte Muskulatur — allerdings mit morphologischen Besonderheiten (Fibrillenarmut, Abgrenzung durch Bindegewebe etc.).

Und noch etwas ganz Besonderes gilt für die Elektrophysiologie des Herzens. Das Ruhepotential von Herzzellen ist nicht stabil, diese Zellen neigen zu *spontaner Depolarisation*. Allerdings gibt es dabei deutliche graduelle Unterschiede:[1] Am unstabilsten ist das *Ruhepotential*

---

(1) Vorhof- und Ventrikularmuskulatur entwickelt erst eine Spontandepolarisation unter Sauerstoffmangel oder unter hohen Adrenalindosen.

Tab. 2.1. Leitungsgeschwindigkeit in den verschiedenen Abschnitten des Erregunsleitungssystems des Herzens

Struktur	Mittlere Weglänge der Erregung [mm] ca.	Leitungs-geschwindigkeit [m · s^{-1}]	Prozentuale Abweichung der Leitungsgeschw. von Kammermuskulatur [%]
Vorhof-Muskulatur	33	0,8	− 20%
Arterioventrikular-Knoten (= Aschoff-Tawara-Knoten)	5	z.T. 0,05	− 95%
HISsches Bündel	5-8	2,5	+150%
rechter und linker Schenkel	30-50	2,5	+150%
Purkinje-Fasern	10-70	2,5	+150%
Kammer-Muskulatur	10-20	1,0	0

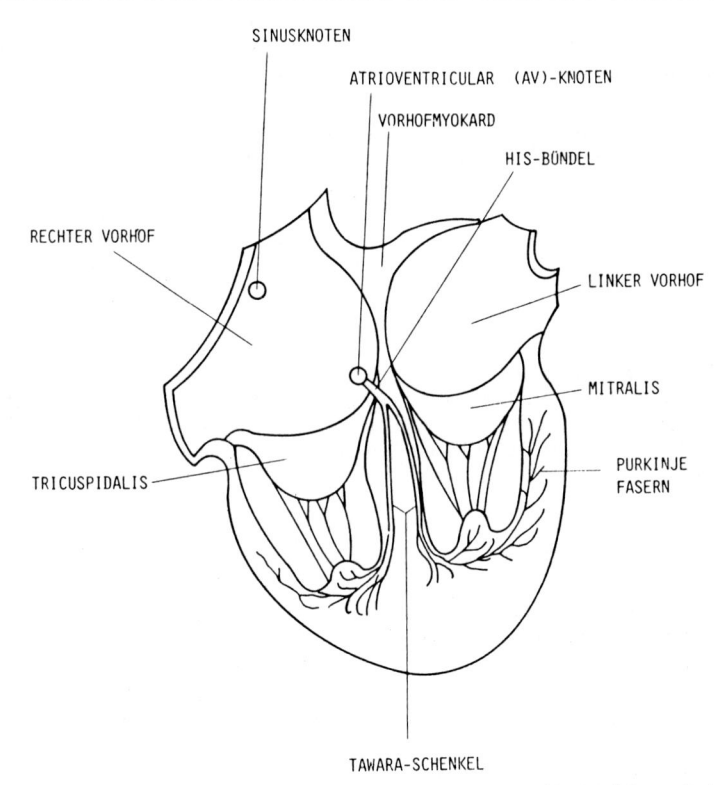

Abb. 2.4. Schematische Zeichnung des Erregungsleitungs-Systems des Herzens

im Bereich des **Sinusknotens**, welcher damit selbst (also automatisch) sein eigenes Aktionspotential auslösen kann. Da er dies seiner Umgebung mitteilt, wird er selbst zum *Schrittmacher*. Die Physiologen kannten diese Eigenschaft lange bevor sie irgendwelche Spontandepolarisationen messen konnten und zwar dadurch, daß sie mit einem gekühlten oder erwärmten Metallstift eine lokale Temperaturänderung des Sinusknotens eines schlagenden Froschherzens erzeugten. Diese Methode wurde lange als Praktikumsversuch[2] genutzt, bei welchem sehr eindrucksvoll die *Zunahme der Schlagfrequenz* des Froschherzens *proportional zur Temperaturerhöhung des Sinusknotens* gezeigt werden konnte. (An diesem Versuch läßt sich im übrigen eine Fülle von Betrachtungen zur Temperaturabhängigkeit des Stoffwechsels anschließen, bis hin zum künstlichen Winterschlaf des Menschen, wie er zeitweise bei Herzoperationen erzeugt wird.)

Am Frosch läßt sich der Sinusknoten abbinden (**I. Stannius'sche Ligatur**[3]), das Herz schlägt in einem deutlich langsameren Rhythmus „spontan" weiter. Jetzt hat der **Artrioventikular-** oder **AV-Knoten**[4] die Funktion des *Schrittmachers* übernommen. Beim Menschen beobachtet man eine entsprechend verlangsamte Rhythmik nach Ausfall des Sinusknotens (z. B. infolge Durchblutungsstörung dieses Gewebeabschnittes) mit *40-50 Schlägen pro Minute*.

Doch selbst der Ausfall des AV-Knotens stellt noch nicht den absoluten Verlust der Autorhythmizität des Herzens dar: irgendein Abschnitt des Erregungsleitungssystems unterhalb der Schenkel kann das Kommando übernehmen und diktiert jetzt einen noch langsameren **Kammereigenrhythmus** mit **30-40 Schlägen pro Minute**. Am freigelegten Froschherzen kann man durch eine Abschnürung (Ligatur) zwischen Vorhöfen und (beim Frosch: einziger!) Kammer auch den AV-Knoten ausschalten und damit den langsameren Kammereigenrhythmus erzeugen (= *II. Stannius'sche Ligatur*). Beim Menschen werden wir einen entsprechenden totalen Herzblock noch bei der Besprechung des EKG (vgl. S. 48) kennenlernen. Degenerative Veränderungen mit lokalen Durchblutungsstörungen sind meist die Ursache für den Ausfall der normalen Funktion des AV-Knotens. Schließlich kann man beim Frosch die Herzspitze allein abbinden (*III. Stannius'sche Liga-*

---

(2) Einige Bemerkungen zum Thema „Tierexperimente im physiologischen Unterricht" seien uns gestattet: Wir haben volles Verständnis für denjenigen, der beim ersten Anblick eines Physiologen, welcher einem Frosch den Kopf abschneidet, einen Schauder empfindet, ihn womöglich für einen Barbaren hält, der sich einen Spaß daraus macht, andere Menschen zu schockieren. Wie sollte ein Kind unserer Zeit nicht einen derartigen Schock empfinden, da es in der Regel bis zu diesem Moment niemals der absichtlichen Tötung eines Tieres beigewohnt hat. Im Supermarkt nimmt es das Fleisch fein säuberlich abgepackt entgegen und schaut in der Regel nur auf den Preis. Ein diffuses Grauen vor dem im Hintergrund wirkenden Metzger wird uns kaum bewußt. Im übrigen sind wir ja ganz etwas anderes. Der Metzger tötet, und wir wollen helfen, heilen, Leben spenden, also genau das Gegenteil von dem vollbringen, was ein Schlächter will. Daß ein Schlächter Tiere tötet, damit wir überhaupt leben, helfen, heilen können, muß uns immer erst mit einem gedanklichen Kraftakt bewußt gemacht werden. Können wir uns noch am Schlächter als eventuelle Vegetarier vorbeidrücken, so muß uns spätestens bei jedem Eingriff in die Funktionsweise des menschlichen Organismus die *grundsätzliche Höherwertigkeit des menschlichen gegenüber jedem tierischen Leben Gesetz* sein. Dieses steht nicht etwa im Widerspruch zu einer notwendigen „Ehrfurcht vor dem Leben", sondern ist geradezu deren Basis. Ebenso wird man uns vergeblich auf der Seite der Gegner eines vernünftigen Tierschutzes suchen.
Keine Behandlung darf deshalb am Menschen ohne ausreichende Vorversuche am Tier erprobt werden. Am Anfang dieser Vorversuche steht neben dem theoretischen Wissen die praktische tierexperimentelle Erfahrung. Daß auch diese keine absolute Sicherheit garantiert, wurde durch das Contergan-Unglück am augenfälligsten. Nur beweist dies nicht die Sinnlosigkeit von Tierversuchen, wie so oft unkritisch behauptet wird, sondern verlangt vielmehr noch gründlichere Untersuchungen. Wir können deshalb nicht gründlich genug davor warnen, sich der Illusion hinzugeben, nach gründlichem theoretischen Studium (z. B. auch dieses Buches einschließlich des Anblicks noch so eindrucksvoller wissenschaftlicher Filme) beherrsche man das Fach Physiologie für seine spätere ärztliche Tätigkeit ausreichend. Leider ist heute nicht zuletzt wegen der großen Studentenzahlen — die Gelegenheit, praktische tierexperimentelle Erfahrung zu sammeln (z. B. in den üblichen physiologischen Praktika), sehr stark eingeschränkt. Wer also über ausreichende tierexperimentelle Erfahrung verfügen will, ist in der Regel auf die wenigen Plätze als Doktorand in den entsprechenden Instituten angewiesen. Daß dies darüber hinaus im Rahmen der derzeitigen Ausbildung vermutlich der einzige Ort zur Entwicklung des so dringend notwendigen persönlichen Lehrer-Schüler-Verhältnisses ist, sollte als weiterer Anreiz betrachtet werden.

(3) Hermann Friedricht Stannius (1808-1883), Rostokker Biologe.

(4) Der AV-Knoten wird auch nach seinen Erstuntersuchern als **Aschoff-Tawara**-Knoten bezeichnet (Ludwig Aschoff (1866-1942), Freiburger Pathologe, Tawara, japanischer Pathologe), das HISsche Bündel nach Wilhelm His (1863-1934), Internist in Göttingen und Berlin.

tur). Der abgebundene Herzteil steht still, anschließend sieht man in dem abgebundenen Bereich nur noch unkoordinierte kleinste Bewegungen („Fibrillationen"). Es fehlt hier das Erregungsleitungssystem mit einem Schrittmacher. Jede einzelne Muskelfaser ist zwar noch selbst zur Bildung eines Aktionspotentiales und damit auch zur Auslösung einer Kontraktion befähigt: Jetzt beginnt jeder gegen jeden zu arbeiten. Eine koordinierte Bewegung und damit eine Pumpleistung ist nicht mehr möglich, das Herz flimmert.

Wir können nun auch die folgende Nomenklatur verstehen: Man spricht von einem *primären Zentrum der Erregungsbildung* und meint damit den *Sinusknoten*. Das *sekundäre Zentrum* ist entsprechend der *AV-Knoten*, während *tertiär* in dieser Nomenklatur die Erregungsbildung beim *Kammereigenrhythmus* aus einem tieferen Abschnitt des Erregungsleitungssystems genannt wird. Am Menschen führt ein Ausfall des Erregungsleitungssystems bzw. Teilausfall ohne Ausbildung eines neuen Schrittmacher-Zentrums im Erregungsleitungssystem der Kammermuskulatur zum *Herzstillstand (Asystolie)* und anschließend meist zum sog. „Herzflimmern", welches ohne wirkungsvolle Therapie innerhalb weniger Minuten zum Tode führt.

Man unterscheidet zwischen **Vorhof- und Kammerflimmern** (sowie **Flattern**). Beim **Vorhofflattern** beträgt die Schlagfrequenz der Vorhöfe 250 bis 350 Schläge pro Minute (die Schlagfrequenz der Kammern ist dabei jedoch deutlich niedriger), beim Kammerflattern zählt man Frequenzen von 200-300. Beim *Flimmern* ist das *EKG* mit noch höheren Frequenzen *völlig unregelmäßig*. Das Flimmern bzw. Flattern kann dadurch zustande kommen, daß sich außerhalb von Sinus- und AV-Knoten (aber meist innerhalb des Erregungsleitungssystems) neue Schrittmacherzentren bilden: sog. *ektopische Erregungsbildungszentren*.

Ein Vorhof-Flimmern – ohne Kammerflimmern – ist prinzipiell mit dem Leben vereinbar, ein Flimmern des ganzen Herzens dagegen deshalb nicht, weil unter diesen Bedingungen kein Blut mehr gepumpt wird. Die Frage nach dem „Warum" derartig hoher Frequenzen entweder des natürlichen Schrittmachers oder neuer „ektopischer" Zentren ist nur mit Ausflüchten zu beantworten. *Sauerstoffmangel infolge Mikrozirkulationsstörungen* bei chronischen oder akuten Koronarverschlüssen oder auf dem Boden von entzündlichen oder degenerativen Herzmuskelerkrankungen führt erfahrungsgemäß zur *Verkürzung der „Plateau"-phase des Herzaktionspotentials*, und Sauerstoffmangel ist gleichzeitig ein entscheidender Auslöser für Herzflimmern (doch ist damit zu dem „Warum" so gut wie nichts gesagt). Wenn alle Aktionspotentiale unter abnormen Stoffwechselsituationen kürzer werden (und dies ist regelmäßig unmittelbar vor dem Tod der Fall, bei welchem ein Atemstillstand sehr bald auch im Herzmuskel extremen O_2-Mangel hervorruft), werden die Refraktärphasen so kurz, daß sich die Erregungen in allen Richtungen ausbreiten können. Man hat deshalb auch vom *„Kreisen" der Erregung* gesprochen. (Kreisende Erregungen können auch bei Herzinfarkten auftreten.)

Besonders gut ist im physiologischen Praktikum ein Kammerflimmern am offenen Thorax des Kaninchens zu beobachten. Unter gleichzeitiger künstlicher Beatmung kann man derartige flimmernde Herzen mit Hilfe eines elektrischen Stromstoßes direkt auf das Herz wieder **defibrillieren**. Der Gedankengang dieser Therapie besteht darin, alle kreisenden Erregungen durch einen kurzen maximalen Stromfluß zu blockieren und damit dem natürlichen Schrittmacher wieder die Chance zu geben, seine führende Rolle zu übernehmen. Eine solche Therapie kann nur dann Erfolg haben, wenn sie rasch einsetzt, und wenn gleichzeitig die Sauerstoffversorgung des Herzens und damit die Stoffwechselsituation jeder einzelnen Muskelzelle wieder verbessert wird, und damit die Plateauphasen wieder verlängert werden. Hat die Hypoxie zu lange bestanden, muß gleichzeitig (neben einer künstlichen Beatmung) auch das Herz massiert werden, damit die Koronargefäße wieder ein ausreichendes Sauerstoffangebot garantieren. Grundsätzlich unterscheidet sich eine *Defibrillation am Menschen* nicht von der am Kaninchen. Breitflächige Elektroden werden auf den Thorax gesetzt und Kondensatorentladungen mit 100 bis 400 Wattsekunden appliziert.

Unter pathophysiologischen Bedingungen können aber auch normale „Sinusrhythmen" von einzelnen — ebenfalls mehr oder minder normalen — Erregungsabläufen meist aus „ektopischen Erregungsbildungszentren" (s.o.) oder aus dem Erregungsleitungssystem selbst (häufig aus dem AV-Knoten) unterbrochen sein. Dies kann zu Herzschlägen außerhalb der Reihe, zu sog. **Extrasystolen** führen. Mit Hilfe des EKG läßt sich oft der Ort des ektopischen Schrittmachers ausmachen, so daß wir später auf dieses Thema zurückkommen werden (vgl. S. 49).

Für die Herzchirurgen ist es schließlich wichtig, bei Herzoperationen u.U. für die Operationszeit einen künstlichen — reversiblen — Herzstillstand zu erzeugen. Man nimmt dazu „*kardioplege Lösungen*", deren Prinzip darin liegt, durch bestimmte Elektrolytzusammensetzungen der Spülflüssigkeit (z.B. hohe Kaliumkonzentrationen) eine Erregungsbildung und -ausbreitung zu verhindern, wie es mit Hilfe der Ionentheorie der Erregung vorausgesagt werden kann (vgl. Animalische Physiologie).

Prüfungsfragen zu diesem Abschnitt finden Sie im Anhang unter den Ziffern: 2.1. ff.

2.2 Elektrokardiogramm (EKG)

Elektrokardiogramm (EKG) — Entstehung des EKG. Vektorkardiographie. Prinzip und Methodik der Extremitäten- und Brustwandableitungen (Einthoven, Wilson, Goldberger, Nehb). Interpretation des EKG beim Gesunden; Lagetypen. Zeitliche Zuordnung der EKG-Phasen zur mechanischen Herzaktion. Grundzüge des pathologischen EKG (Erkennen von QRST-Abweichungen und von Rhythmusstörungen wie Extrasystolie, Vorhof- und Kammerflattern und -flimmern, patieller und totaler atrioventikulärer Block).

Es ist das Verdienst Einthovens[6], durch die Entwicklung entsprechender Meßmethoden (Konstruktion des Saitengalvanometers) Theorie und Anwendung der Elektrokardiographie begründet zu haben.[7] Zwar sind inzwischen die Registriergeräte technisch wesentlich weiter entwickelt worden, die „Extremitäten-Ableitungen" haben sich aber seit Einthoven im Prinzip nicht geändert.

Hierbei werden die beiden Ableiteelektroden z.B. von beiden Armen des Patienten an ein Voltmeter befestigt und das Ergebnis mit einem Schreiber fortlaufend registriert. Die Papiergeschwindigkeiten betragen in der Regel 25, 50 oder 100 mm/s, was auf den Kurven vermerkt werden muß. Die Schreiberausschläge auf der Y-Achse des Papiers werden gewöhnlich so verstärkt, daß 1 mV gemessener Spannung gerade 1 cm entsprechen. Die Bezeichnungen **P, Q, R, S, T** wurden ebenfalls von Einthoven eingeführt und sind heute überall in Gebrauch (vgl. Abb. 2.5). Was hat man nun von diesem EKG?

Das **EKG** stellt die **Summe der elektrischen Erregungsabläufe am Herzen** dar, wobei die Summanden von den Aktionspotentialen der einzelnen Muskelfasern herrühren, welche wir

---

(6) Wilhelm Einthoven (1860-1927), wurde bereits mit 26 Jahren — vor seinem Staatsexamen — Professor für Physiologie und Histologie in Leyden, wo er bis zu seinem Tode wirkte. Er erhielt 1924 den Nobelpreis „für seine Entdeckung des Mechanismus des Elektrokardiogramms". (Wichtigste Arbeiten in Pflügers Archiv, 1895, 1908 und 1913).

(7) Auch hier gab es „Vorläufer": So wurde bereits 1856 mit Hilfe eines Nerv-Muskelpräparates des Frosches beobachtet, daß bei jeder Herzkontraktion auch der Gastrocnemius zuckte, wenn der Nerv auf einem Froschherzen befestigt wurde. Erste — allerdings sehr undifferenzierte — EKG-Kurven vom Menschen wurden 1887 durch Augustus Waller mit Hilfe des „Kapilarelektrometers" abgeleitet.

2.2 Elektrokardiogramm (EKG) 39

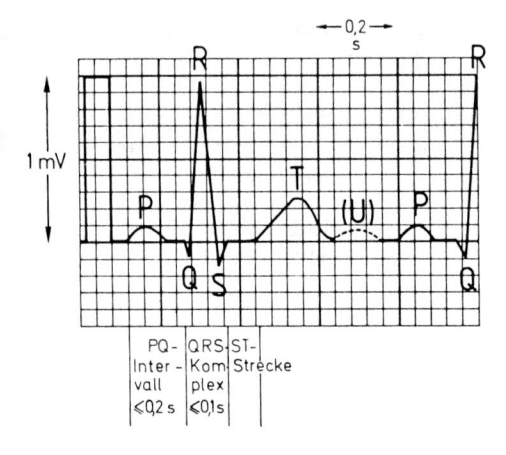

Abb. 2.5. Schematische Zeichnung eines EKG mit Eichmarkierung sowie Bezeichnung nach Einthoven. Üblicherweise wird Millimeterpapier verwendet (hier vergrößert), die Papiergeschwindigkeit betrug hier 25 mm pro Sekunde

bereits besprochen haben (vgl. S. 32). Legt man die Ableiteelektroden an andere Stellen, ergibt sich ein möglicherweise anderes Bild des EKG, auch jetzt registriert man die Summe der Erregungsabläufe für die Dauer der Messung, nicht mehr und nicht weniger. Die Kunst des Arztes besteht nun darin, aus pathologisch veränderten Formen des EKG — also gestörten elektrischen Abläufen — auf die erkrankten Strukturen zu schließen, welche die normale Erregungsausbreitung verhindert haben. Ob sich das Herz infolge veränderter elektrischer Erregungsabläufe mehr oder weniger stark kontrahiert, fragt man das EKG vergeblich. Immerhin konnte man lange vor einer exakten Deutung der elektrophysiologischen Vorgänge beim EKG die charakteristischen Potentialschwankungen den durch sie ausgelösten mechanischen Vorgängen zuordnen (vgl. Tab. 2.2).

Um sich die Vorgänge im einzelnen vorstellen zu können, sind Basiskenntnisse über die *Fortleitung der Erregung* sowie über die physikalischen Eigenschaften eines *Dipols* Voraussetzung. Mit beidem ausgerüstet ist das grundsätzliche Verständnis des EKG relativ einfach: Jede erregte Membran-Oberfläche bildet gegenüber ihrem (entweder *noch nicht* oder bereits *nicht*

Tab. 2.2. Dauer, Lokalisation der Erregungsausbreitung sowie mechanisches Äquivalent der verschiedenen Abschnitte des EKGs

EKG	Dauer (s)	Lokalisation der Erregungsausbreitung	Mechanisches Äquivalent
P-Welle	0,1	Vorhöfe	Beginn Vorhofkontraktion
PQ-Intervall (von Anfang P bis Anfang Q)	0,16 0,12–0,20 patholog. > 0,20	Überleitungszeit (von Beginn der Erregung der Vorhöfe bis zum Beginn der Erregung der Kammern = HIS-Bündel)	
PQ-Strecke (von Ende P bis Anfang Q)		Vollständige Vorhoferregung bis HIS-Bündel	
QRS-Komplex	0,08 patholog. > 0,10	Erregungsausbreitung (auf Kammern)	Beginn Kammerkontraktion
ST-Strecke (Ende S bis Anfang T)	frequenzabhängig	Vollständige Erregung (der Kammern)	
QT-Dauer (Anfang Q bis Ende T)	Schläge/min 60 = 0,39 s (0,33 – 0,43) 70 = 0,36 s (0,31 – 0,41) 80 = 0,34 (0,29 – 0,38)	Elektrische Kammersystole	
T-Welle	frequenzabhängig	Erregungsrückbildung	Ende Kammerkontraktion

Abb. 2.6. Schematische Zeichnung eines Dipols, sowie Voltmeter mit unterschiedlichen Elektrodenlagen. Das Ergebnis der unterschiedlichen Elektrodenpositionierung ist schematisch dargestellt. Die Zeichnung des Dipols an der Zellmembran ist stark vereinfacht (Dipol der Gegenseite nicht berücksichtigt)

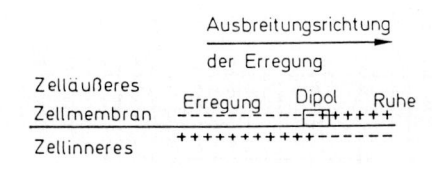

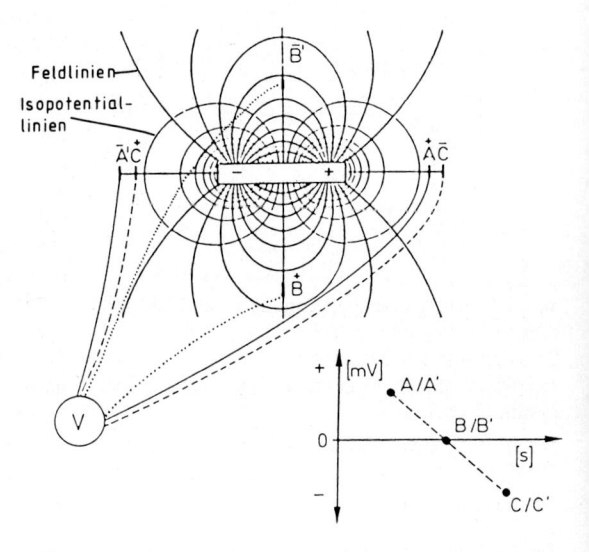

mehr) erregten Anteil einen **Dipol** (vgl. Abb. 2.6)[15]. Unter Beachtung der Lage der Ableiteelektroden im zugehörigen elektrischen Feld läßt sich grundsätzlich jede Potentialdifferenz messen, welche bei einer Erregung auftritt. Verlagert man die Ableiteelektroden, ändert sich die Größe der Potentialdifferenzen, wobei wir aus der Physik wissen, daß die *Isopotentiallinien auf den Feldlinien senkrecht* stehen.

Wir entnehmen der Abb. 2.6, daß wir je nach Lage der Ableiteelektroden alle Werte zwischen einem Maximum und der Potentialdifferenz Null messen können. Mit zwei Dingen müssen wir jetzt unser Bild vom Dipol ergänzen, um an die Wirklichkeit des EKG heranzukommen:

1. Wir haben es beim EKG nicht nur mit einem Dipol zu tun, sondern mit einer sehr *großen Anzahl von Dipolen*, wobei jede erregte Herzmuskelfaser ihren eigenen Dipol darstellt. Mit unserer Messung addieren wir alle Dipole.

2. Wir haben keine feststehenden Dipole mit beweglichen Ableitelektroden wie in Abb. 2.8, sondern im Gegenteil: Wir wählen einmal festgelegte Ableitorte (z.B. Arme und Beine), und unsere vielen *Dipole wandern durch das Ableitegebiet* (vgl. Abb. 2.7), weil immer wieder nur erregte oder gerade nicht mehr erregte Abschnitte von Herzmuskelfasern als Dipole wirken. Da es sich bei diesen wandernden Dipolen um gerichtete Größen (= Vektoren) handelt, beinhaltet unsere Potentialmessung deshalb zu jedem Moment eine Vektorenaddition.

Und nun zur **Lage der Ableiteelektroden** im einzelnen: Zunächst das überraschende Ergebnis, daß wir *maximal 2 mV hohe Potentialdifferenzen* herausbekommen, selbst wenn wir die Ableiteelektroden (anstatt sie in üblicher Weise an Armen und Beinen zu befestigen) direkt am Herzen anbringen.

Der Grund hierfür liegt darin, daß die einzelnen Dipole der Aktionspotentiale an den Zelloberflächen durch die hohe Leitfähigkeit des Interstitiums bis auf wenige Mikrovolt zusammenbrechen. Die gleichsinnige rhythmische Erregungsausbreitung über sehr viele Fasern veranlaßt die Summation dieser vielen (kleinen) gleichgerichteten Dipole, so daß wir schließlich beim EKG doch Potentialdifferenzen bis zu 2 mV registrieren können.

---

(15) Auch hier haben wir die Dinge aus didaktischen Gründen sehr vereinfacht, denn eigentlich sollte zumindest der Dipol der Gegenseite berücksichtigt werden.

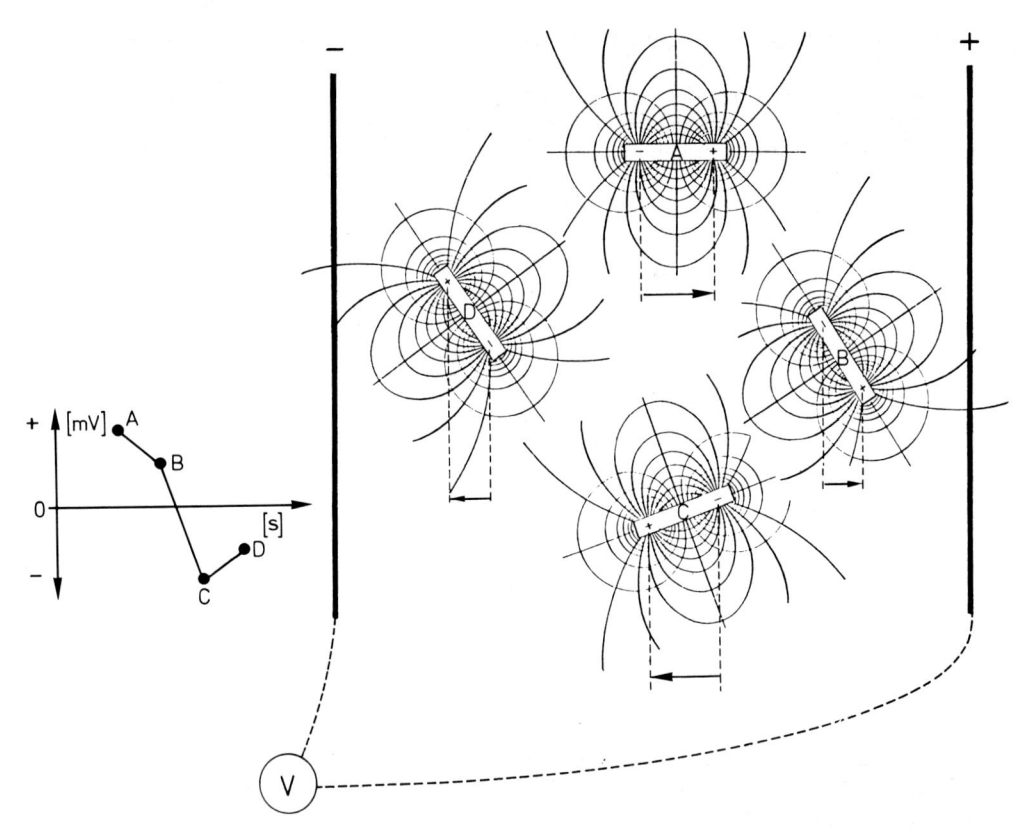

Abb. 2.7. Der Einfluß der Position eines Dipols bei feststehenden Ableiteelektroden auf Größe und Richtung des abzuleitenden Potentials ist schematisch dargestellt

Allerdings können wir die Darstellung der Erregungsausbreitung über die Kammer (also die R-Zacke) durch die **Lage der Elektroden** beeinflussen, wie wir oben bereits für den Dipol dargestellt haben. Einthoven[16] hat dies systematisch untersucht und gefunden, daß je nach anatomischer Herzlage im Thorax durch Variation der Ableiteorte an Armen und Beinen unterschiedliche R-Zackenhöhen gemessen werden können.

Seit **Einthoven** werden die sog. **3 Standardableitungen** benutzt

I. Ableitung: linker Arm − rechter Arm
II. Ableitung: rechter Arm − linker Fuß
III. Ableitung: linker Fuß − linker Arm

Da die Stecker meist farbig sind, merke man sich für eigene EKG-Untersuchungen:

rechter Arm = rot
linker Arm = gelb
linker Fuß = grün
rechter Fuß = schwarz (Erde)

Mit Eselsbrücken (Verkehrsampel) geht so etwas besonders gut, wenn man sich von vornherein aber nur auf *eine* Eselsbrücke einläßt! (Leider braucht man hier aber schon die zweite, daß nämlich der „gelbe Neid"[17] das „links" gelegene Herz belastet.)

Mißt man die Amplituden der R-Zacken und addiert sie vektoriell mit Hilfe eines gleichseitigen Dreiecks (= Einthoven'sches Dreieck), erhält man den sog. **Integralvektor für R** oder die **elektrische Herzachse** (vgl. Abb. 2.8). Da die *elektrische Herzachse* in der Regel mit der *mechanischen Herzachse* übereinstimmt, sind die

---

(16) vgl. S. 38., Einthoven benutzte schnellschwingende Spiegelgalvanometer ohne Verstärker und ohne Erdung.

(17) vgl. Jak. 3.14: „Habt ihr aber bitteren Neid und Zank in eurem Herzen, so rühmet euch nicht und lüget nicht wider die Wahrheit".

– einfachen – drei Standardableitungen für den Kliniker so wichtig. Bei einiger Übung wird die Vektoraddition der R-Zacke nur noch gedanklich vorgenommen und sofort eine Lage-Typisierung nach den 3 Standardableitungen diagnostiziert (vgl. Abb. 2.8).

Nicht nur die mechanische Lage des Herzens, sondern auch eine einseitige Vermehrung der Muskelfasern (z. B. des linken Herzens als „*Linksherzhypertrophie*") führt zu einer entsprechenden Vermehrung von Dipolen in diesem Gebiet, wodurch eine Verlagerung des Summenvektors (hier: nach links oben) verursacht sein kann.

Man unterscheidet folgende Typen (vgl. Abb. 2.9):
1. **Indifferenztyp** (= Normaltyp = Mitteltyp),
2. **Linkstyp** bis hin zum überdrehten Linkstyp,
3. **Steiltyp** bis hin zum überdrehten Rechtstyp.

Eine Einteilung erfolgt mit der Bestimmung des Winkels α, welcher die Abweichung der elektrischen Herzachse von der Horizontalen angibt (vgl. Abb. 2.8 und 2.9).

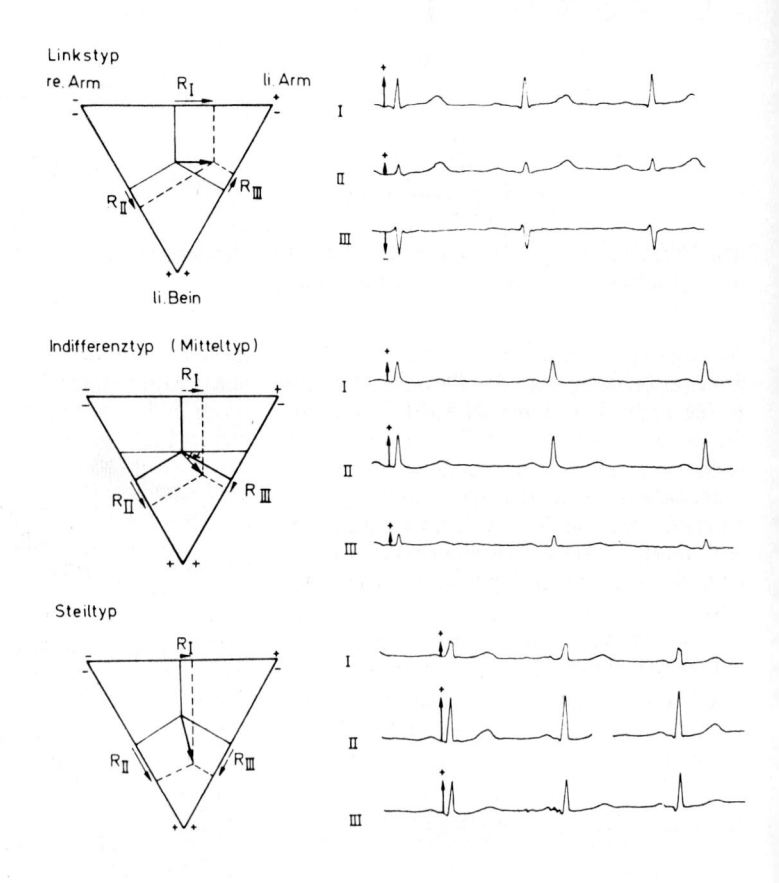

Abb. 2.8. Konstruktion der elektrischen Herzachse nach der Größe der R-Zacke im Einthovenschen Dreieck (I, II und III sind jeweils die Standardableitungen). Der Winkel α gibt die Abweichung der elektrischen Herzachse von der Horizontalen an

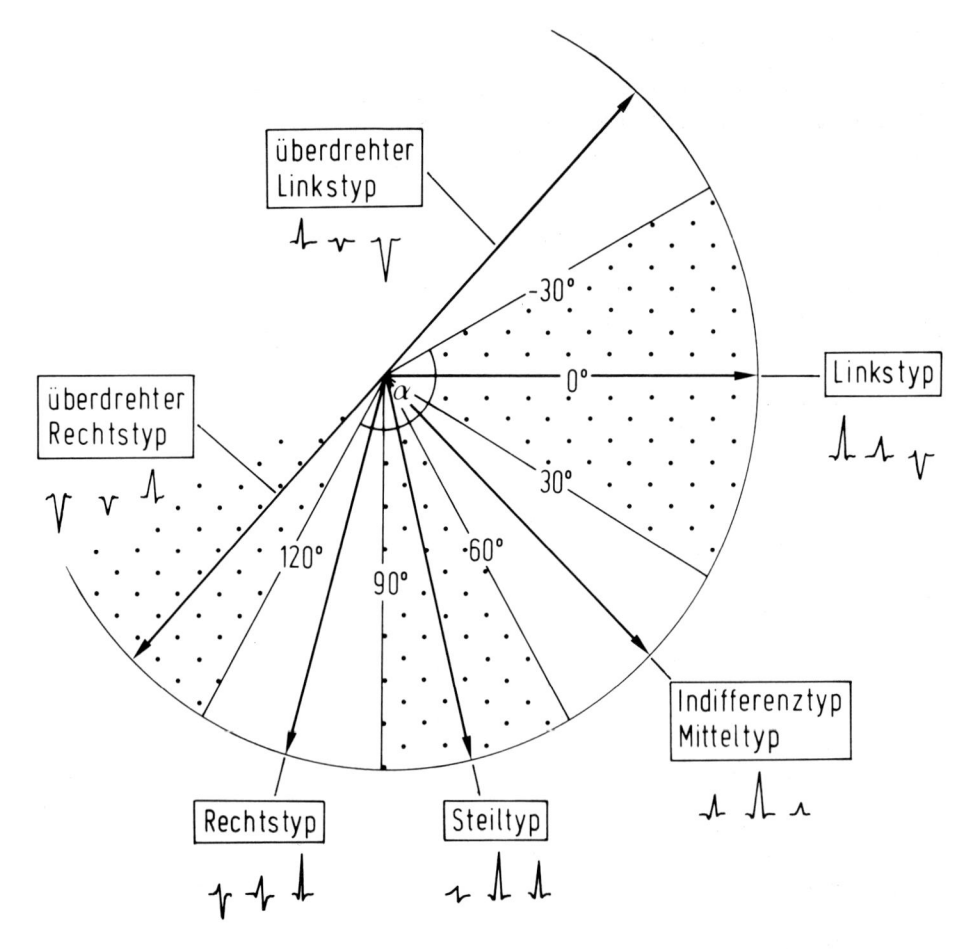

Abb. 2.9. Einteilung der verschiedenen Herzlagetypen nach ihrem Winkel alpha. Von links nach rechts sind die jeweiligen R-Zacken der Standard-Ableitungen nach Einthoven (I, II und III) eingezeichnet.

Verfolgen wir die **Erregungsausbreitung** über das Herz genauer (vgl. Tab. 2.2), so beginnt mit der *P-Welle* die *Erregungsausbreitung über die* **Vorhöfe,** welche während der Dauer der *PQ-Strecke* ($\overline{PQ}$ von Ende P bis Anfang Q) vollständig erregt sind. Hiervon unterschieden wird das **PQ-Intervall** (von Anfang P bis Anfang Q), d. h. in dieser Zeit wird die Erregung auf den AV-Knoten und das spezifische Erregungsleitungssystem übergeleitet, so daß dieses Intervall auch als **Überleitungszeit** bezeichnet wird.

Zum Zeitpunkt Q beginnt die *Erregung von den Tawara-Schenkeln und den Purkinjefäden auf die* **Kammermuskulatur** *überzugreifen.* In diesem Moment *zeigt die Summe der erregten Dipole zu den Vorhöfen,* wir registrieren einen kleinen *negativen Ausschlag.* Kurz danach ist die *Mehrzahl der Dipole zur Herzspitze hin* gerichtet, wobei die Erregung von der Innenseite des Herzens, den sog. endomyocardialen Schichten her beginnt. Wir registrieren jetzt die positive R-Zacke (vgl. Abb. 2.10). *Zum Zeitpunkt S überwiegen* die erregten Fasern, welche *von der Herzspitze zur* sog. *Basis hin* gerichtet sind. Die Richtung des Integralvektors hat dadurch wieder gewechselt (vgl. Abb. 2.10). Schließlich registrieren wir für die *ST-Dauer* keine Potentialdifferenz – jetzt sind *alle Fasern erregt.*

Man sollte erwarten, daß sich bei der **Repolarisation** ein ähnliches Bild aber mit negativem Vorzeichen ergibt. Dies ist aber nicht der Fall, denn *T* – die *„Erregungsrückbildungsphase"* des EKG ist *positiv.* Dieses Phänomen wird da-

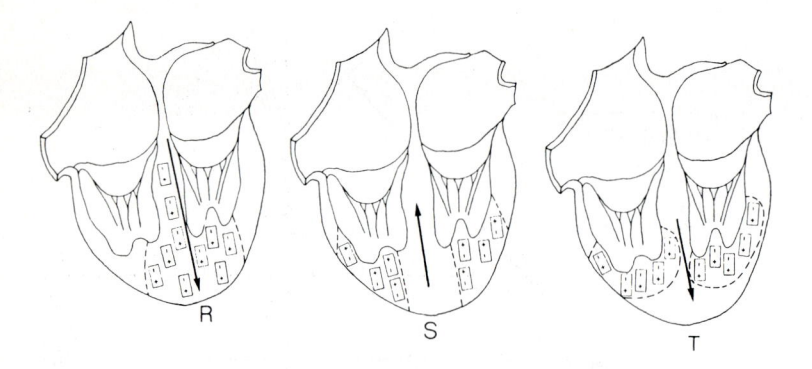

Abb. 2.10. Schematische Darstellung der Erregungsausbreitung während R, S und T des EKG

durch erklärt, daß man den *verschiedenen Abschnitten des Myokards* eine *unterschiedlich lange Aktionspotentialdauer* zuschreibt. Ist nämlich die *Herzspitze* bereits nicht mehr erregt — weil dort *kürzere Aktionspotentiale* als in den übrigen Abschnitten der Herzmuskulatur auftreten —, entsteht auch bei der Erregungsrückbildung ein Integralvektor, welcher zur Spitze gerichtet ist und damit ein positives T (vgl. Abb. 2.10). Gelegentlich folgt T eine positive U-Welle (vgl. Abb. 2.5).

In der Abb. 2.8 ist die Projektion des R-Vektors gleichzeitig auf die verschiedenen Standardableitungen (s. unten) eingezeichnet. Verfolgen wir die zeitliche Richtung des elektrischen Vektors bei der Kammererregung bei räumlicher Projektion, beschreibt er eine geschlossene, elliptische Kurve (Abb. 2.11). Für die Erregungsrückbildung erhalten wir vektoriell wieder eine elliptische Kurve und für die Vorhoferregung, die wir hier nicht ausführlich beschrieben haben, ebenfalls, so daß man sich in der räumlichen Projektion *drei* **Vektorschleifen** während einer Herzaktion vorstellen muß.

Mit Hilfe einer entsprechenden Verrechnungsanordnung lassen sich z. B. zwei Standardableitungen eines EKG so vektoriell addieren, daß man die Vektorschleifen auf einem Oszillographen fortlaufend sichtbar machen kann. Diese „Vektorkardiographie" kann Störungen der Erregungsausbreitung sichtbar machen. Trotzdem hat sie neben den konventionellen Standardableitungen sowie den nun zu besprechenden Brustwandableitungen keinen gleichberechtigten Platz in der Klinik erobern können, da ihre Normierung und Standardisierung nicht in dem erforderlichen Umfang gelungen ist.

Statt dessen bemühte man sich mit Erfolg, in immer anderen Ebenen die Projektion des Integralvektors bei der Erregungsausbreitung zu erfassen. Hierbei verwendet man bei der **Brustwandableitung nach Wilson**[18] eine *unipolare* Ableitetechnik. Die *Extremitäten*elektroden werden dabei unter Verwendung hoher Widerstände zu einer gemeinsamen Bezugselektrode zusammengeschlossen, so daß sie als *indifferente Elektrode* dienen können. An der Brustwand werden die einzelnen — differenten — Elektroden an definierten Stellen: v 1 bis v 6 (vgl. Abb. 2.12) aufgesetzt. Wir müssen uns zuerst an Hand des Dipol-Modells wiederum klar machen, welche Ergebnisse man mit dieser Technik erwarten kann (vgl. Abb. 2.13).

Die indifferente Elektrode soll durch den Ring dargestellt sein, während die differente Elektrode verschiedene Isopotentiallinien (vgl. Abb. 2.6, S. 40) abgreift. Man sieht sofort, daß bei dieser Technik (an der Brustwand) eine Nullstelle sowie zwei verschieden gerichtete Maxima abzugreifen sind. Die Abb. 2.14 zeigt schematisch die Lage der Wilson-Elektroden sowie die Projektion im Moment der Erregungsausbreitung über die Kammer und zwar den Zustand bei R im horizontalen Querschnitt. Ver-

---

(18) Frank N. Wilson, F. D. Johnston, F. F. Rosenbaum, P. S. Barker: On Einthoven's triangle the theory of the unipolar electrocardiographic leads and the interpretation of the precordial electrocardiogram. Am. Heart Journal 32, 277 (1946). Bei den **Ableitungen nach NEHB** handelt es sich um bipolare Brustwandableitungen, welche hier jedoch wegen ihrer geringeren klinischen Anwendung nicht im Detail beschrieben werden sollen.

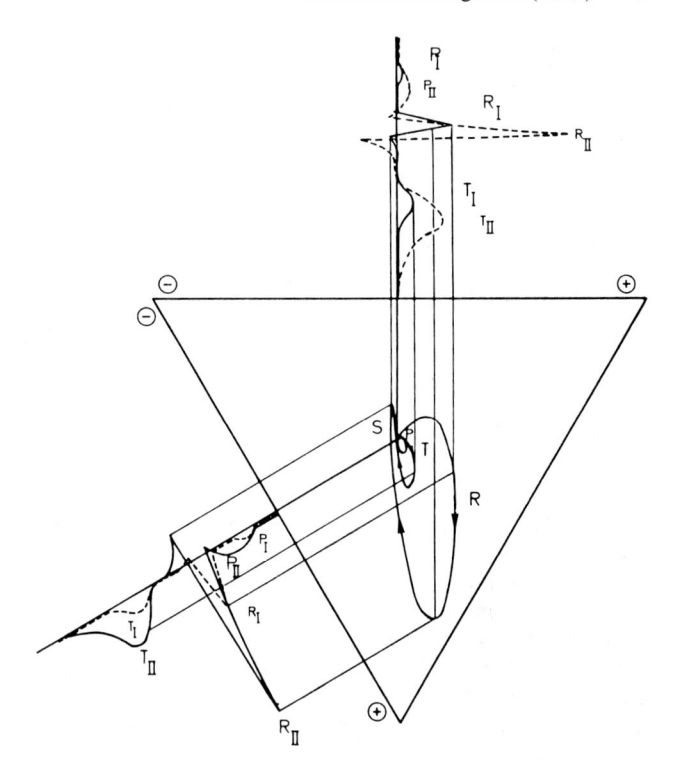

Abb. 2.11. Schematische Darstellung der Konstruktion von Vektorschleifen aus erster und zweiter Standardableitung nach Einthoven. Die Schleifen kommen dadurch zustande, daß die elektrischen Maxima während der einzelnen Phasen des EKG bei den verschiedenen Standardableitungen zeitlich geringfügig unterschieden sind. In diesem Beispiel läuft die zweite Ableitung geringfügig hinterher. Für die übliche Auftragung im Einthovenschen Dreieck (vgl. Abb. 2.10) sind die jeweiligen Standardableitungen ausgezogen dargestellt, während die „vertauschten" Ableitungen gestrichelt sind

gleicht man die Abb. 2.14 mit den Originalregistrierungen der 6 Wilson – Brustwandableitungen (Abb. 2.15), versteht man, warum innerhalb der Wilson-Ableitungen R ein Maximum in V_4 besitzt.

Die *Ableitungen nach* **Goldberger** erfolgen in der prinzipiell gleichen Art wie die Wilsonableitungen, nur wird hier jeweils eine Extremität als unipolare Ableitung gegen die gemeinsame, wie bei der Wilsonableitung zusammengeschlossene Bezugselektrode benutzt und eine verstärkte (**augmented**) Spannung (Voltage) registriert. Hiervon leiten sich die Abkürzungen „**aV**"ab. Benutzt man die Ableitung vom rechten Arm als unipolare (positive) Elektrode und den Zusammenschluß vom linken Arm, rechten und linken Fuß als (negative) Bezugselektrode, erhält man die Ableitung **aVR**. Wird die Ableiteelektrode des linken Armes entsprechend als unipolare (positive) Elektrode gewählt, ergibt sich **aVL**, durch entsprechende Wahl des linken Fußes **aVF** (vgl. Abb. 2.21a S. 51).

Wir wollen im folgenden die *wichtigsten* **diagnostischen** *Möglichkeiten* des EKG diskutieren:

a) Wir vermessen die *verschiedenen EKG-Abschnitte nach ihrer Dauer* und *prüfen,* ob sie aus dem Normbereich fallen. Aus den Abständen der R-Zacken läßt sich leicht die **Herzfrequenz** errechnen. Bei körperlicher Ruhe werden Herzfrequenzen über 100 sowie unter 60 pro Minute auf pathologische Veränderung hin verdächtigt, selbst wenn die Erregungsausbreitung an normaler Stelle – also am Sinusknoten – beginnt und sie eine physiologische Form zeigt. (Man

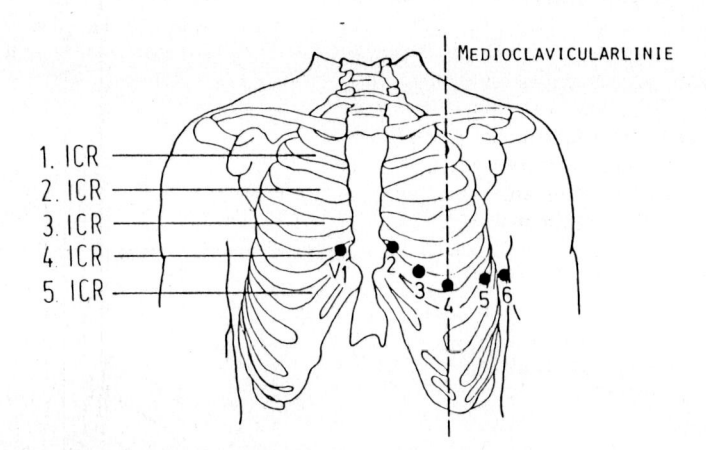

V_1 = 4. Intercostalraum (ICR) am rechten Sternalrand
V_2 = 4 ICR, linker Sternalrand
V_3 = Auf 5. Rippe zwischen V_2 und V_4
V_4 = Im 5. ICR auf Medioclavicularlinie
V_5 = Zwischen V_4 und V_6
V_6 = In Höhe von V_4 in mittlerer Axillarlinie

Abb. 2.12. Ableiteorte für die Brustwandableitungen nach Wilson

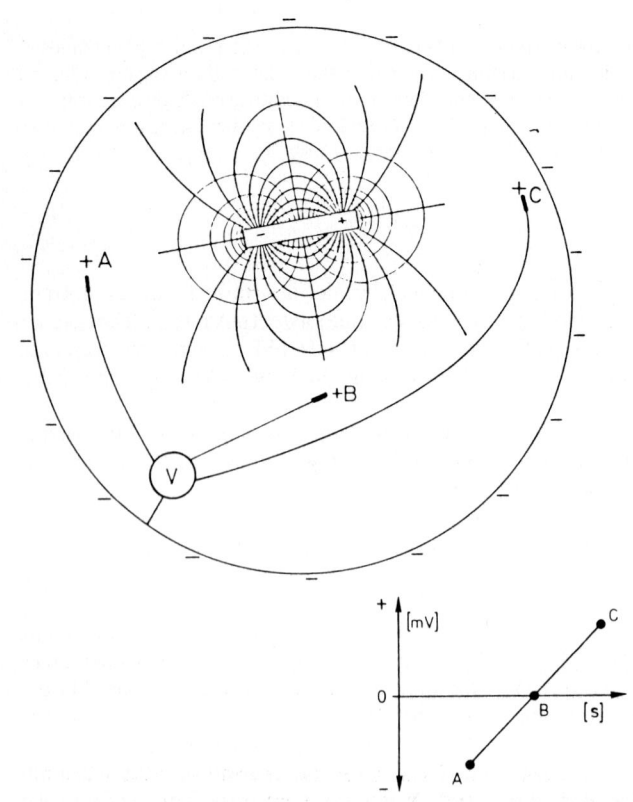

Abb. 2.13. Wird ein elektrisches Feld eines Dipols mit unipolaren Elektroden abgegriffen, zeigt diese Darstellung die Lage der Maxima sowie der Nullstelle

spricht von **Sinustachykardie bzw. -bradykardie**[19]. Bereits unter physiologischen Bedingungen ist der Sinusrhythmus jedoch keineswegs exakt konstant, obwohl die Musiker des 18. Jahrhunderts den Pulsschlag weitgehend als Metronom[20]-Ersatz benutzt haben. Am auffälligsten ist die *respiratorische Arrhythmie* (vgl. S. 98) mit einem Frequenzmaximum am Beginn der Einatmung. Auf das **Vorhofflimmern** wurde bereits hingewiesen (vgl. S. 37). Charakteristisch hierfür sind unregelmäßige P - Wellenfrequenzen von 350 bis 600/min, kombiniert mit einer absoluten Arrhythmie (durch irreguläre atrioventrikuläre Überleitung s. u.), aber gleichzeitig normalen QRS- Komplexen.

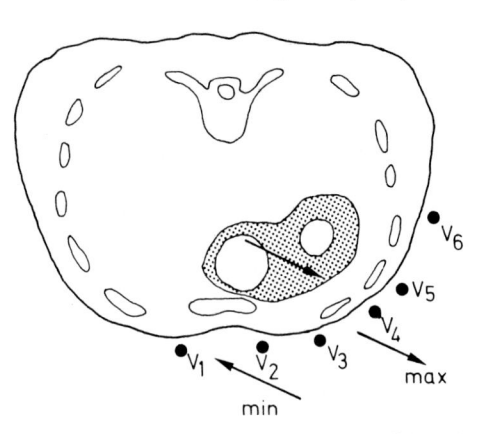

Abb. 2.14. Anwendung der Abbildung 2.14 auf die unipolare Brustwandableitung nach Wilson zur Deutung von Maxima und Minima während der Erregungsausbreitung am Herzen

---

(19) tachys gr. = schnell (vgl. Tachometer), bradys gr. = langsam.
(20) Mälzel'sches Metronom, seit 1816 gebaut (**M. M.** = 80, bedeutet auf diesem Metronom 80 Viertel- Noten pro Minute).

b) *Verlängerung* z.B. der *PQ-Dauer* können wir leicht als „Überleitungsstörung" der Erregung von den Vorhöfen auf die Kammer deuten (vgl. S. 43 und Abb. 2.16).

Ist das **PQ-Intervall länger als 0,2 Sekunden**, bezeichnet man dies als **AV-Block.**

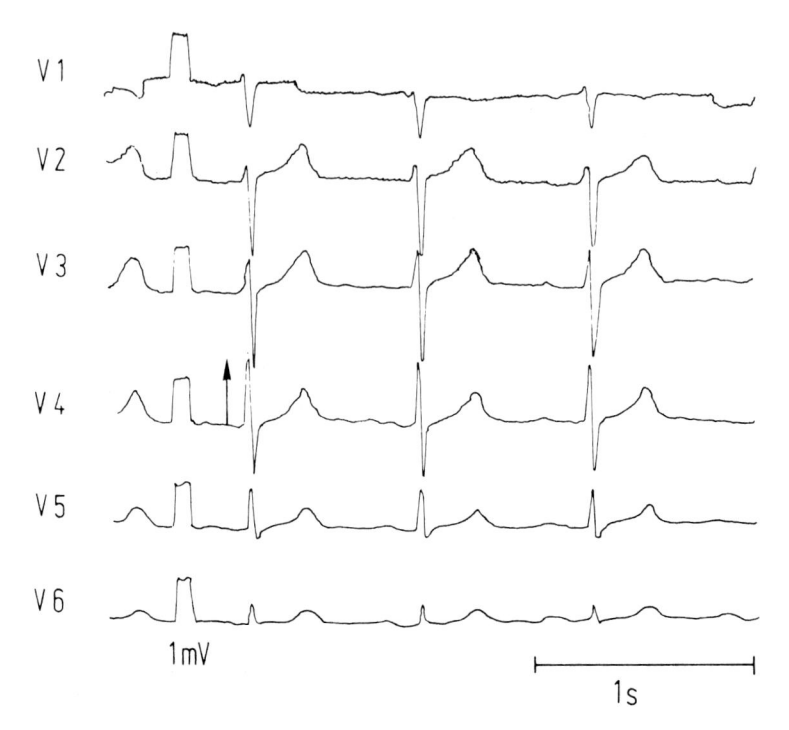

Abb. 2.15. Originalregistrierung einer Brustwandableitung mit unipolaren Ableiteelektroden nach Wilson. Entsprechend schematischer Zeichnung in Abbildung 2.14 erscheint das Maximum der R-Zacke im V_4

Folgt der Vorhoferregung P hierbei jedoch noch *regelmäßig* eine R-Zacke, beschreibt man diesen Zustand als **AV-Block 1. Grades.**

c) Die P-Zacke kann auch ihren regelmäßigen Zusammenhang mit dem QRS-Komplex verlieren. Hierbei kann entweder ständig oder nur zeitweise der AV-Knoten die Schrittmacherfunktion für die Kammer übernommen haben. Die *Überleitung* kann „partiell" oder „total" „blockiert" sein. Dabei kann die P-Zacke auch in die Kammererregungszeit hineinfallen, so daß zwischen normalen Konfigurationen P auch ein negatives T oder gar zeitweise Formänderungen von QRS auftreten können.

Beim **AV-Block „2. Grades"** folgt immerhin entweder jedem zweiten P oder auch häufigerem P eine Kammererregung.

d) Beim **AV-Block 3. Grades (= totaler AV-Block)** ist kein Zusammenhang mehr zwischen Vorhof- und Kammererregung (also zwischen P und QRS) erkennbar (vgl. Abb. 2.17). Von einem „tertiären" Erregungsbildungszentrum her wird ein **„Kammereigenrhythmus"** aufrecht erhalten. Hierbei kann der langsame **Kammereigenrhythmus** auch ganz andere QRS-Formen aufweisen, als wir sie vom normalen EKG kennen, weil nun plötzlich die Dipole sich in ganz ungewohnter Richtung summieren können.

e) Fällt ein Tawara-Schenkel (vgl. S. 35) für die Erregungsleitung z. B. durch eine lokale Durchblutungsstörung aus, so muß man sich klar machen, daß nur in einem Teil des Herzens die Erregungsausbreitung über das gesunde Leitungssystem mit normaler Geschwindigkeit erfolgt. Im anderen Teil des Herzens muß die Erregung für ihre Fortleitung ausschließlich die langsamere Kammermuskulatur benutzen. Es kommt dadurch zu einer starken *Verbreitung von QRS beim* **Herzschenkelblock.** Die Brustwandableitungen erlauben eine Lokalisierung derartiger Erregungsausbreitungsstörungen, weil je nach Ableitort die Erregungsausbreitungsstörung den Integralvektor charakteristisch verändern muß.

Für den *Linksschenkelblock* ist eine QRS-Verbreiterung in der I. Standard-Ableitung nach Einthoven sowie ein „tiefes" S in den Wilson-Ableitungen v_1 bis v_3 charakteristisch (vgl. Abb. 2.18). Für den *Rechtsschenkelblock* ist neben einer QRS-Verbreiterung eine M-förmige RSR' Konfiguration in v_1 bis v_3 typisch (vgl. Abb. 2.19).

f) Ist ein ganzer Abschnitt der Herzmuskulatur schlecht oder gar nicht mehr durchblutet (z. B. **Herzinfarkt**), kann es in diesem Gebiet zu einer vorzeitigen Erregungsrückbildung kommen,

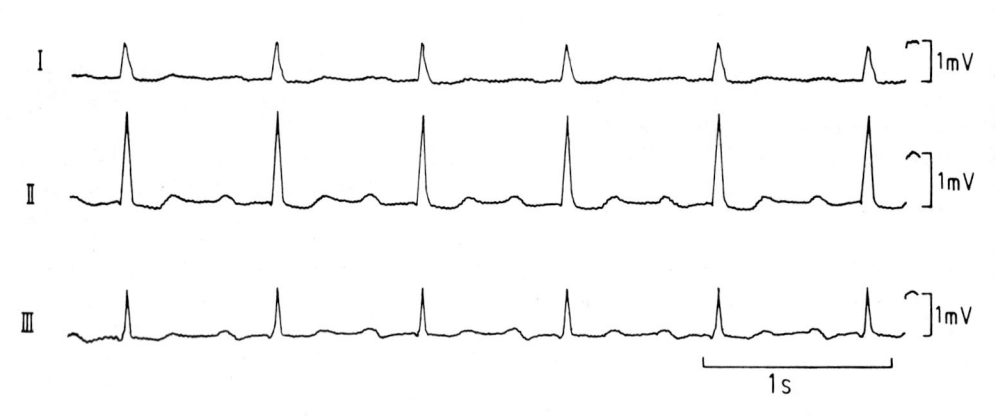

Abb. 2.16. Originalregistrierung eines AV-Blocks I. Grades mit PQ-Verlängerungen über 0,2 Sekunden.

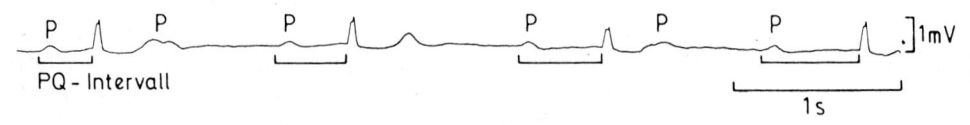

Abb. 2.17. Originalregistrierung eines totalen AV-Blocks (= AV-Block III. Grades). P steht in keiner Beziehung mehr zu dem QRS-Komplex

2.2 Elektrokardiogramm (EKG)

Abb. 2.18. Originalregistrierung eines Linksschenkelblocks mit verbreitertem QRS-Komplex in der I. Standardableitung sowie besonders tiefes S in v_1-v_3

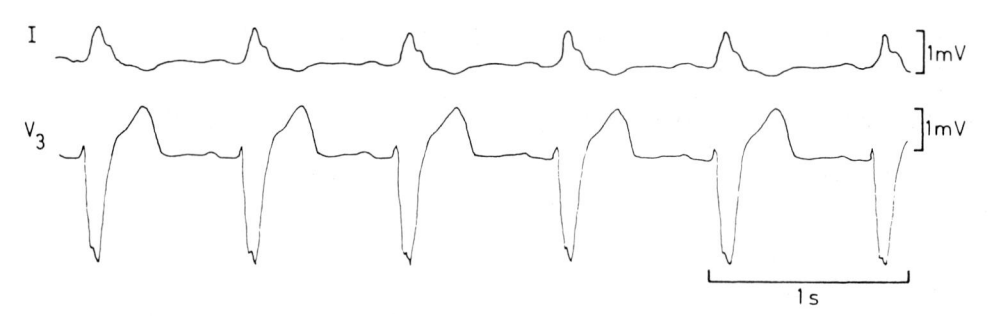

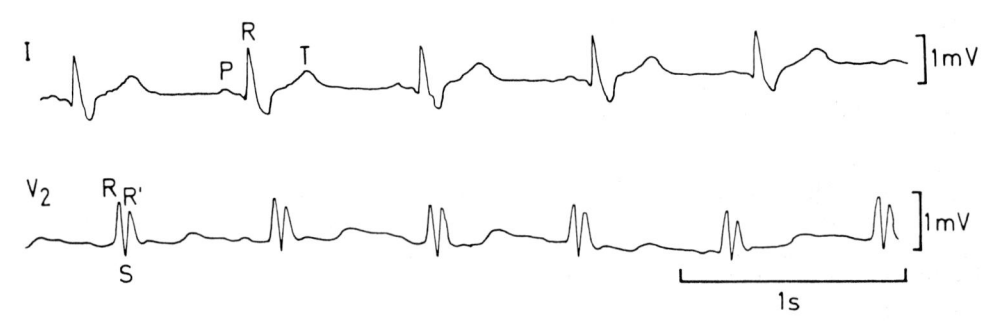

Abb. 2.19. Originalregistrierung eines Rechtsschenkelblocks mit tiefem S in Ableitung I *sowie M-förmige QRS-Konfiguration (RSR') in v_1 bis v_3*

weil die geschädigten Herzmuskelfasern ihr Plateau im Aktionspotential verlieren. Am EKG ist dies durch eine **Hebung oder Senkung der ST-Strecke** oder auch durch ein negatives T erkenntlich (vgl. Abb. 2.20).

Zerstörte Herzmuskelzellen, welche kein Aktionspotential mehr ausbilden, stören die Symmetrie der Erregungsausbreitung und führen insbesondere zu einer Verbreiterung von R im EKG.

Ein Heilungsprozeß (meist eine Vernarbung des erkrankten Bezirkes) kann an einer Normalisierung des EKG erkannt werden. Hierbei sind die Kombinationen von Standard- sowie Brustwandableitungen des EKG zur Lokalisation von Schädigungen deshalb so geeignet, weil – wie wir vorher dargestellt haben – die unterschiedlichen Ableitungen spezielle Vektoränderungen bevorzugt erfassen können.

g) Von sog. **Extrasystolen** spricht man, wenn plötzlich in einem rhythmisch unauffälligen EKG isolierte Kammerkomplexe auftauchen, welche das Herz zu einem unrhythmischen „Stolpern" veranlassen können (vgl. Abb. 2.21).

Gefolgt ist eine derartige *Extrasystole* meist von einer „**kompensatorischen Pause**". Klinisch sind supraventrikuläre Extrasystolen (also Extrasystolen, welche vom Vorhof oder dem *AV-Knoten* ausgelöst werden) meist weniger beunruhigend, sie werden auch bei Gesunden beobachtet. Dagegen können ventrikuläre Extrasystolen (erkennbar an einer Verbreiterung des QRS-Komplexes) auch die Vorboten eines Kammerflimmerns sein (vgl. S. 37). Wir deuteten bereits darauf hin, daß wir im Experiment dann am leichtesten Kammerflimmern durch einen Stromstoß auslösen können, wenn wir diesen bei T applizieren (= „vulnerable Phase" der Erregungsrückbildung), vgl. S. 34; entsprechendes gilt für Extrasystolen, welche während der T-Welle auftreten. Vereinzelte ventrikuläre Extrasystolen können allerdings auch beim Gesunden beobachtet werden.

2. Herz

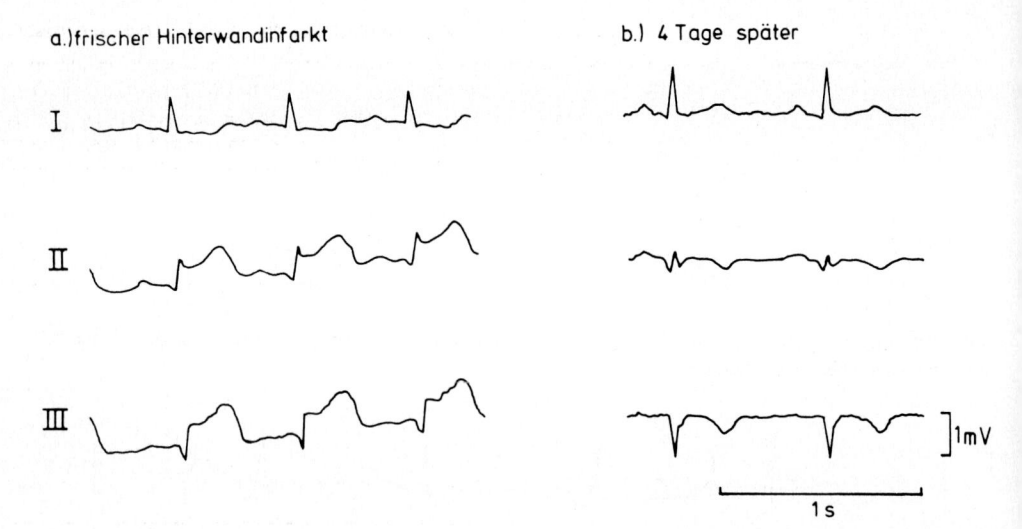

a.) frischer Hinterwandinfarkt   b.) 4 Tage später

Abb. 2.20. Originalregistrierung von Standardableitungen des EKG bei frischem Hinterwandinfarkt (inferiorem Infarkt) mit massiver ST-Hebung in den Standardableitungen II und III. Vier Tage später zeigt der gleiche Patient die Zeichen eines abgelaufenen Infarkts mit tiefem Q und negativem T in Ableitung II und III

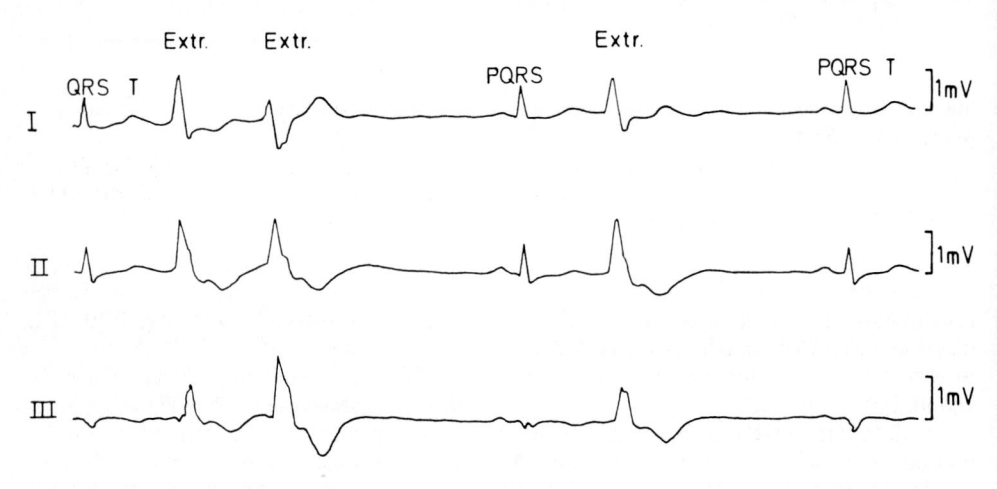

Abb. 2.21. Originalregistrierung von ventrikulären Extrasystolen in den Standardableitungen I bis III (von supraventrikulären Extrasystolen durch die Verbreiterung des QRS-Komplexes zu unterscheiden)

Als **Antiarrhythmica** bezeichnet man Pharmaka, welche zur Behandlung von Störungen der Rhythmik der Erregungsbildung bzw. -leitung eingesetzt werden. Die sog. Klasse I der Antiarrhythmica beeinflußt die Geschwindigkeit der Depolarisation über eine Interaktion mit Na^+-Kanälen. Als Klasse II der Antiarrhythmica werden Beta-Blocker bezeichnet, welche selbst nicht direkt auf Ionenkanäle, sondern über eine Hemmung der beta-sympathischen Aktivität wirken. Zur Klasse III gehören Substanzen, welche durch Interaktion mit K^+-Kanälen die Repolarisation beeinflussen. Während Ca^{++}-Antagonisten als Klasse IV- Antiarrhythmica gelten, werden Digitalisglykoside bisweilen als Klasse V-Antiarrhythmica bezeichnet (sie werden häufig bei Vorhofflimmern mit zu schneller Überleitung im AV- Knoten eingesetzt).

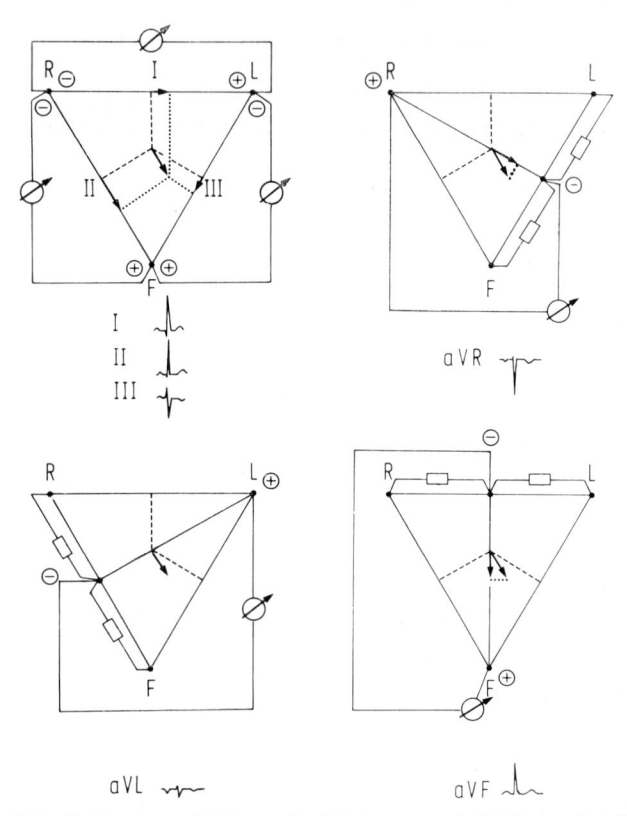

Abb. 2.21 a. Schematische Zeichnung zur Erklärung der Ableitungen nach Goldberger (vgl. S. 45): aVR, aVL und aVF mit der Projektion der elektrischen Herzachse (Indifferenztyp) auf die jeweilige Ableitungsebene. Links oben im Bild sind die Standardableitungen nach Einthoven zum Vergleich dargestellt.

Prüfungsfragen zu diesem Abschnitt finden Sie im Anhang unter den Ziffern: 2.2. ff.

2.3 Mechanik des Herzens (I)

Phasen der Herztätigkeit — Zeitverlauf von Druck und Volumen in den Vorhöfen, Kammern und den herznahen Gefäßen; Bezug zum EKG. Klappenfunktion.

Herztöne, Herzgeräusche — Entstehung von Herztönen und Geräuschen. Auskultation.

Intrakardiale Drucke während der Herzaktion

Rechtes und linkes Herz sind „Druckpumpen" mit unterschiedlichen Kräften. Das rechte Herz muß zwar ebenso wie das linke das gesamte Blut auswerfen, aber die dabei benötigten *Drucke* betragen rechts *nur ca. 20% gegenüber links*. Dies ist deshalb möglich, *weil* die *Lunge* einen *wesentlich geringeren Strömungswiderstand* (vgl. S. 80) besitzt, *als* er im *großen Kreislauf* üblich ist. Der gesamte *Lungenkreislauf* gehört zum *Niederdrucksystem*, welches im übrigen Kreislauf erst jenseits der Arteriolen beginnt (vgl. S. 81). Das *rechte Herz* bekommt deshalb auch mit einer *wesentlich geringeren Muskelmasse* aus. Bei allen Unterschieden muß aber die geförderte Blutmenge, (d. h. das *„Schlagvolumen" von rechtem und linkem Herz*) unbedingt exakt *gleich* bleiben, da schon kleine Differenzen dieser beiden Schlagvolumina in kurzer Zeit zu großen Ungleichgewichten zwischen rechtem und linkem Herzen oder zwischen Hoch- und Niederdrucksystem führen. Je nach Schädigungstyp (= Insuffizienz) des rechten oder des linken Herzens kann der Kliniker die Folgen einer *Rechts- oder Linksherzinsuffizienz* mit *Stauungssymptomen* vor dem rechten oder vor dem linken Herzen beobachten. Bewältigt das linke Herz z. B. nicht die vom rechten Herz ausgeworfene Blutmenge, kommt es zum *Lungenödem*, welches unter den Zeichen eines massiven blutigen Schaumaustritts aus Mund und Nase rasch zum Ersticken des Patienten führen kann. Es müssen deshalb beide Pumpen im gleichen Takt getrieben werden, um gleiche Auswurfmengen zu erzeugen, und unser ganzes bisheriges Herzkapitel befaßte sich mit der dafür notwendigen Steuerung.

Am eindrucksvollsten *registrieren* wir *gleichzeitig Drucke* in den verschiedenen Herzkammern und z. B. das EKG und schließen daraus auf die dabei ablaufenden mechanischen Vorgänge (vgl. Abb. 2.22).

Viel eindeutiger wäre es allerdings, wenn wir fortlaufend die ausgeworfenen Blutmengen registrieren würden. Dies ist aber technisch viel aufwendiger. Man benötigt dazu sog. „Flußmeßköpfe", welche um die abgehenden Gefäße – also Aorta und A. pulmoralis – herumgelegt werden. Daß dazu der Thorax eröffnet werden muß, versteht sich von selbst, ebenso, daß derartige Messungen praktisch dem Tierexperiment vorbehalten sind. (Mit röntgenologischen oder nuklearmedizinischen Verfahren lassen sich ebenfalls die ausgeworfenen Blutmengen abschätzen. Allerdings läßt die Genauigkeit dieser Verfahren bisher noch viele Wünsche offen. vgl. a. S. 56).

Wir nennen die Kontraktionsphase der Herzaktion **„Systole"**, die *Erschlaffung* **„Diastole"**. Bei Ruhe beträgt die *Systolendauer 1/3 bis 1/4 der gesamten Herzaktion*. (Dies entspricht nahezu der „8-Stundentag-Ökonomie", denn auch beim Herzen wird nahezu 2/3 der verfügbaren Zeit „nicht gearbeitet". Mehrarbeit wird zunächst auf Kosten der Pause betrieben, die Diastolendauer nimmt ab.)

Die *Systole* selbst wird nochmals unterteilt in eine **Anspannungs-** und eine **Austreibungsphase** (vgl. Abb. 2.22), wobei die Anspannungsphase rund 1/4 der Systolendauer beträgt. Die *Anspannungsphase* ist definiert als *Zeit vom Beginn der Kontraktion der Kammer bis zur Öffnung der Aorten- und Pulmonalklappe*, also bis zum Erreichen eines Druckes in den Kammern, welcher höher ist als der in den vom Herzen wegleitenden Blutgefäße (Aorta und Ateria pulmonalis). Ist der (diastolische) Aorten- bzw. Pulmonaldruck überwunden, beginnt die Austreibungsphase. Für die Klappenventile des Herzens bedeutet dies, daß während der Austreibungsphase Aorten- und Pulmonalklappe geöffnet sein müssen (Abb. 2.22).

Wir werden später darauf zurückkommen, daß die Kontraktionsform während der *Anspannungsphase* als *„isometrisch"* (genauer: isovolumetrisch) bezeichnet wird (vgl. S. 64), weil bei dieser *Kontraktion* die Länge des sich kontrahierenden Muskels gleich bleibt (und er nur Kraft entwickelt).

Die *Austreibungsphase* endet mit dem Ende der Kontraktion. Zu dieser Zeit kann man das „Zuschlagen" der Aorten- und Pulmonalklappen beim Auflegen des Kopfes auf die Brustwand hören, es handelt sich dabei um den sog. *2. Herzton*. Bequemer und insbesondere für den Selbstversuch besser geeignet ist dafür ein Schlauch-Stethoskop[21], welches das Zuschlagen der *Aortenklappe* besonders gut im 2. *I*nter*c*ostal*r*aum rechts neben dem Brustbein (sowie über dem 3. und 4. ICR links parasternal) zu hören erlaubt, während die *Pulmonalklappe* im *2. ICR links* parasternal bevorzugt abgehört werden kann. Der anatomischen Lage und der Strömungsrichtung von Aorta und A. pulmonalis wird diese

---

(21) Erste Beschreibung der Auskultation durch Pariser Kliniker: LAËNNEC, 1819.

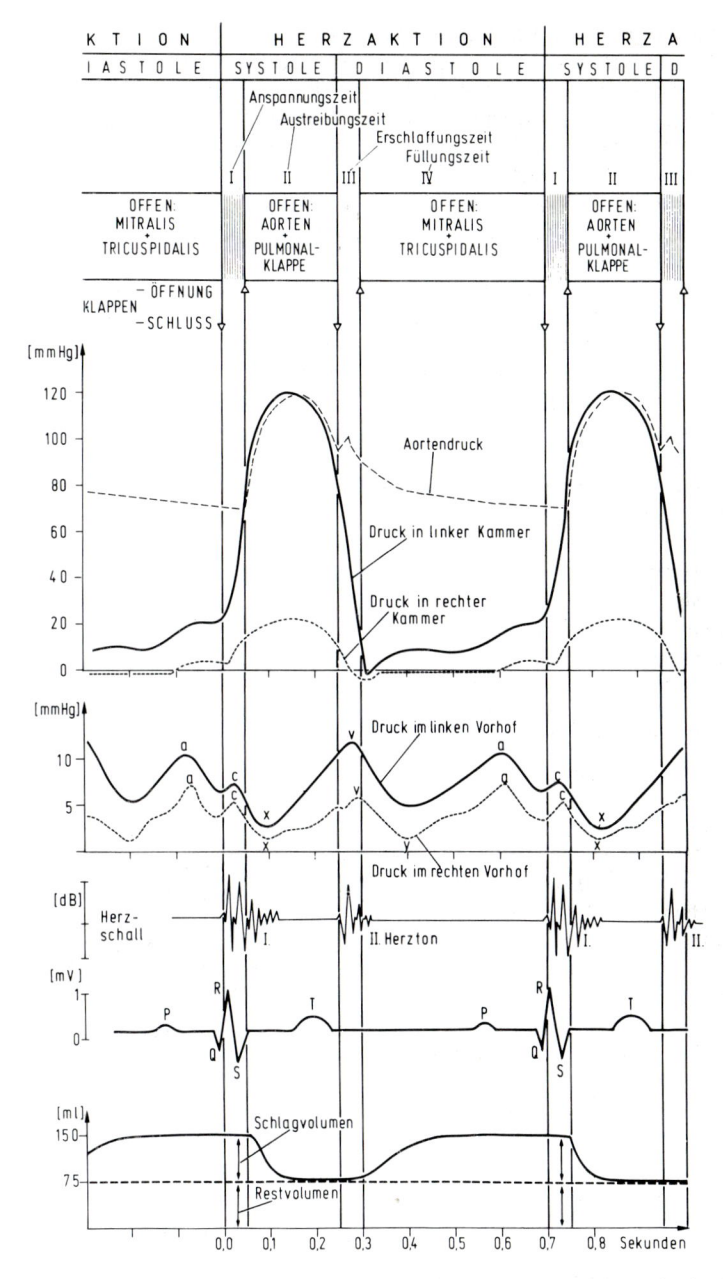

Abb. 2.22. Schematische Darstellung der Druckkurven in rechter und linker Kammer, in den Vorhöfen, der Aorta sowie des Herzschalls, des EKG und des intrakardialen Blut-Volumens eines Ventrikels während der verschiedenen Phasen der Herzaktion

charakteristische Projektion des Schalles zugeschrieben, welche für den Kliniker von besonderem Interesse ist, weil Aorten- und Pulmonalklappenfehler durch Veränderungen der Lautstärke des 2. Herztones sowie durch zusätzliche Geräusche zu diagnostizieren sind[22] (vgl. S. 56 und Abb. 2.23).

---

(22) Eselsbrücke: Pulmonalklappe → links, Aortenklappe → rechts.

2. Herz

Aber **warum** kommt es eigentlich zum **Zuschlagen der Taschenklappen?**

Während der Austreibungsphase wird das Blut in das arterielle Gefäßbett quasi „hineingestoßen". Infolge der Strömungswiderstände im Verzweigungsgebiet dieser Gefäße (vgl. S. 83) kann das Blut in den großen Arterien gar nicht so rasch abfließen, wie es in diese während der Austreibungsphase hineingepumpt wird. Es muß also in Aorta und A. pulmonalis zum entsprechenden systolischen Druckanstieg kommen, wie er als jeweiliger systolischer Ventrikeldruck gemessen werden kann. Hierbei gilt es aber, noch folgendes besonders zu beachten: Der *systolische Druckanstieg* in arteriellen Gefäßen – und ganz besonders in der Aorta – führt zu einer *Dehnung der elastischen Gefäßwände*. Damit steht Energie zur Verfügung, welche bei einer „Entdehnung" der Gefäße während der Diastole wieder abgegeben werden kann. Diese elastischen Kräfte verursachen beim Ende der Systole – während des intraventikulären Druckabfalls – einen allerdings kaum meßbaren *Rückstrom des Blutes* aus Aorta und A. pulmonalis, welcher aber für den Schluß der Taschenklappen voll ausreicht. Es ist damit der Grund gelegt, daß man nicht nur am II. Herzton, sondern auch an der Druckkurve der Aorta das Ende der Austreibungsphase erkennen kann. Ein kleiner Kurven-Einschnitt, die sog. **Incisur** zeigt den Schluß der Aortenklappe an. Von dieser Incisura aortica ist die **„dikrote Welle"** in peripheren Arterien zu unterscheiden, welche auf Reflexionen der vom Herzen in der Systole erzeugten Druckwelle bezogen wird (vgl. S. 91).

Die gleichen elastischen Kräfte sind für einen kontinuierlichen Abfluß von Blut aus der Aorta in die Peripherie verantwortlich (Windkesselfunktion, vgl. S. 88 f.).

Die **Diastole** oder die „Erschlaffung" des Herzens oder die nichtaktive Phase des Herzens ist für die Wiederauffüllung der Pumpe von besonderer Wichtigkeit, sie beginnt mit der sog. **Entspannungs- oder Erschlaffungsphase,** deren Dauer etwa der Anspannungsphase der Systole entspricht. Sie ist definiert als Zeit zwischen Schluß der Taschenklappen und Öffnen der Segelklappen. Es ist die Zeit des stärksten intracardialen Druckabfalls.

Die **Füllungsphase** schließt sich an, wobei die eigentliche Füllung sehr rasch erfolgt, so daß hier die genannten zeitlichen Reserven bei einer Frequenzzunahme liegen.

Als Grund für die rasche Füllung wird der sog. **„Ventilebenen-Mechanismus"** herangezogen. Man versteht darunter folgendes Phänomen: In der Systole werden durch die Kontraktion die geschlossenen Segelklappen zur Herzspitze hin gezogen, d. h. die Vorhof- Kammergrenze wird nach unten hin verlagert. Die geschlossenen Segelklappen bilden dabei eine Ebene, welche sich von ihrem Blutzufluß entfernt. Es entsteht damit eine Sogwirkung, welche während der Systole für eine Füllung der Vorhöfe sorgt. Kommt es nun wieder zur Erschlaffung des Herzens, stößt der höhere Vorhofdruck die Segelklappen auf, die Kammerfüllung kann beginnen. Es ist anzunehmen, daß elastische Elemente in den Kammerwänden die schnelle Füllung unterstützen, wobei sich die geöffneten Segelklappen mitsamt der in ihre Ruhelage zurückschwingenden Kammerwand wie „Fischmäuler" auf das Vorhofvolumen stürzen können. (In der Tat eine sinnreiche Einrichtung, denn was nützt die beste Pumpe, wenn sie nicht schnell genug auf den nächsten Pumpenstoß vorbereitet ist, weil ihre Wiederauffüllungszeit ein schnelleres Pumpen behindert.)

In der schematischen Zeichnung (Abb. 2.22) sind auch die Drucke im rechten und linken **Vorhof** während der Herzaktion eingezeichnet. Als a-Welle wird die Druckschwankung bezeichnet, welche bei der Vorhofkontraktion auftritt (atrium = Vorhof), die c-Welle wird dem Schluß der Segelklappen zugeschrieben. Während der Austreibungsphase sinken zunächst die Vorhofdrucke, um am Ende der Systole wieder anzusteigen: v = Welle (= ventrikel).

Man rechnet, daß die Vorhofkontraktion des linken Ventrikels das linke Kammervolumen um 15 bis 20% erhöht. Ausfall der Vorhofkontraktion (z. B. durch Vorhofflimmern) erniedrigt das Herzzeitvolumen um rund 10%.

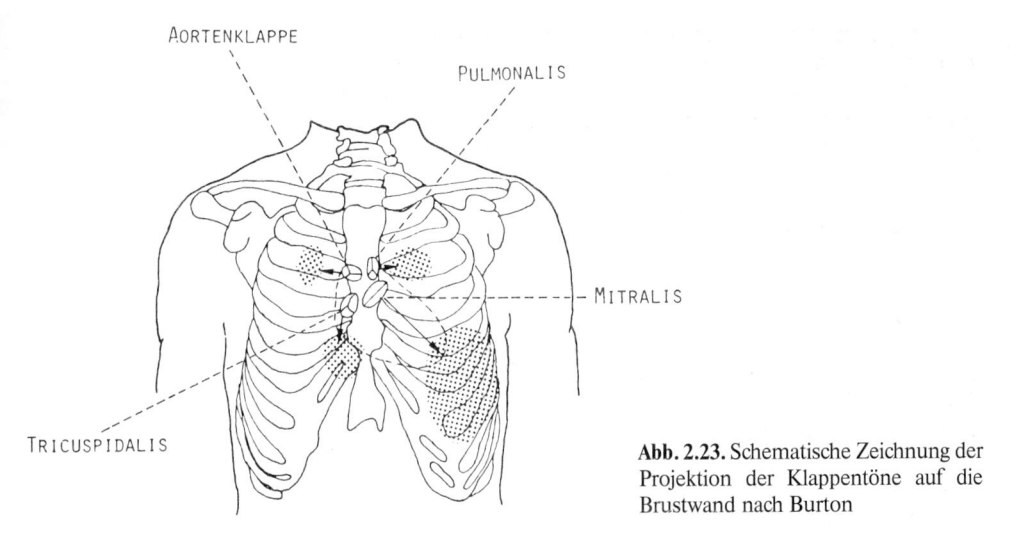

Abb. 2.23. Schematische Zeichnung der Projektion der Klappentöne auf die Brustwand nach Burton

Herztöne

Wir haben bereits den II. Herzton als Folge des Zuschlagens von Aorten- und Pulmonalklappe (vgl. S. 52) kennengelernt. Ebenso ist der wesentlichste Anteil des **I. Herztones** Folge des Zuschlagens von Klappen, hier der Segelklappen. Beim Zuschlagen geraten die Klappen selbst in Schwingung; die dabei entstehenden Schallwellen breiten sich bevorzugt in der Strömungsrichtung des Blutes aus, so daß der Schall der verschiedenen Klappen bevorzugte Projektionsorte am Thorax besitzt (vgl. Abb. 2.23).

Das Klangspektrum der Herztöne ist außerordentlich breit — ähnlich einer Pauke — so daß derjenige, welcher nicht im Stimmen einer Kesselpauke geübt ist, einzelne Tonhöhen kaum angeben kann, zumal die individuell sehr verschiedenen Resonanzräume sehr unterschiedliche Tonhöhen produzieren, welche wiederum durch die uneinheitlich benutzten Stethoskope variiert werden.

Wichtiger als die Tonhöhe der Herztöne ist deren *Dauer* und *Lautstärke*. Der erste Herzton ist länger und über dem 4. Intercostalraum links in der Regel am lautesten, während beim Abhören über dem 2. Intercostalraum links der zweite kürzere Pulmonal- und rechts der Aortenklappenton lauter ist (vgl. Seite 53 und Notenbeispiel, Abb. 2.24). Man kann sich leicht vorstellen, daß die kleineren — wesentlich symmetrischeren — Taschenklappen einen kürzeren und höheren Ton produzieren als die größeren Segelklappen.

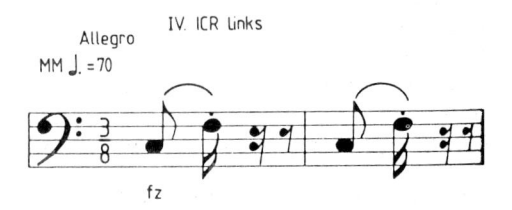

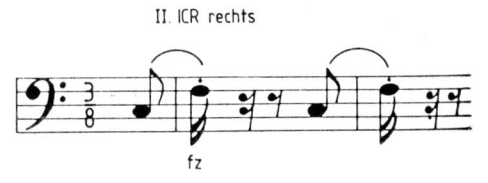

Abb. 2.24. Notation der Herztöne im IV. Intercostalraum links sowie im II. Intercostalraum rechts

Für den Kliniker ist es von besonderer Bedeutung, einen eventuellen *unvollständigen Klappenschluß* direkt zu hören. Es entstehen nämlich dann im Bereich der Klappen Strömungswirbel des Blutes, welche zischende *Geräusche* verursachen können, wenn z. B. während der Anspannungsphase die Mitralklappe nicht fest geschlossen ist. Durch einen kleinen Schlitz wird dabei Blut zurück in den linken Vorhof gespritzt. Hörbar ist dies durch ein *zischendes (Decrescendo-)Geräusch in unmittelbarem Anschluß an den ersten Herzton*. Man nennt dies ein *systolisches Geräusch*! Der Kliniker spricht von einer *Mitralklappeninsuffizienz*, wobei die Lautstärke des 1. Herztones mit dem Schweregrad der Mitralinsuffizienz abnimmt.

Ebenso kann eine Ausflußbehinderung des Blutes im Bereich der Aorta (= Aortenklappenstenose) ein systolisches Geräusch verursachen. Ein Loch in der Herzscheidewand (= Ventrikelseptumdefekt) kann ebenfalls für ein systolisches Geräusch verantwortlich sein.

Umgekehrt kann ein (pathologisches) Geräusch evtl. auch in der Diastole gehört werden. Hier muß man sich vorstellen, daß das Blut nicht ungehindert – mit Hilfe des Ventilebenenmechanismus – in die Kammern einströmen kann, sondern sich eine (oder beide) Segelklappen durch entzündliche Veränderungen, Vernarbungen oder gar durch angeborene Defekte nicht voll öffnen. Es entstehen also Wirbelströmungen des Blutes an einer entsprechenden Stromenge, welche die hörbare Schallenergie produzieren. In diesem Fall spricht der Kliniker von einer Mitral- oder Tricuspidal-Klappen-Stenose. Meist kommt nicht ein Unglück allein, so daß Stenose und Insuffizienz sehr häufig gemeinsam auftreten. Ebenso kann der „Fehler" auch an den Taschenklappen liegen, wobei entsprechende Geräusche an den genannten Projektionsstellen (vgl. Abb. 2.23) die Diagnose zu stellen erlauben. Bereits physiologisch kann gelegentlich nach dem 2. ein *3. Herzton* gehört werden, welcher beim Einstrom des Blutes aus den Vorhöfen in die Kammern zustande kommen kann.

Schlagvolumen

Wir sollten uns bereits jetzt einprägen (vgl. S. 68), daß unsere Pumpe in der Regel keineswegs ihre gesamte Füllung bei jedem Herzschlag herauswirft, sondern nur jeweils etwas mehr als die Hälfte. Das bei einer einzelnen Herzaktion geförderte Blutvolumen einer einzelnen Kammer nennen wir **Schlagvolumen**. Es beträgt *im Durchschnitt beim Erwachsenen* **70 bis 75 ml**. Den etwas kleineren Rest nennen wir „**Restvolumen**". Beide Kammern zusammen beinhalten rund 1/4 Liter Blut.

Der Kardiologe mißt heute das Schlagvolumen in der Klinik mit Hilfe der *Röntgen-Kinematographie*. Hierbei wird über einen *Herzkatheter* entweder von der A. femoralis aus über die Aorta ein Katheter in die linke Kammer vorgeschoben oder von einer Vene aus zum rechten Herz. Über diesen Katheter wird Röntgenkontrastmittel injiziert und später mit Hilfe der gewonnenen Filmaufnahmen das *enddiastolische* und das *endsystolische Volumen* der untersuchten Kammern berechnet. Das Schlagvolumen ergibt sich aus der Differenz der beiden Volumina.

Mehr noch als diese absoluten Werte interessiert den Kliniker das relative Verhältnis beider Größen untereinander (u. a. weil die Genauigkeit der absoluten Werte aus meßtechnischen Gründen – Projektion eines Röntgenschattens als Maß für ein dreidimensionales Volumen – viele Wünsche offen läßt.)

Als Meßgröße und Maß für die Leistungsfähigkeit des Herzens ist dem Kliniker deshalb die **Ejektionsfraktion** von besonderer Wichtigkeit. Es ist dies der prozentuale Anteil des Schlagvolumens am enddiastolischen Volumen:

$$\text{Ejektionsfraktion (in \%)} = \frac{\text{Enddiastolisches Volumen} - \text{Endsystolisches Volumen}}{\text{Enddiastolisches Volumen}} \cdot 100$$

Als *Normwerte* für die Ejektionsfraktion werden *63-86%* angegeben. Auch mit nuklearmedizinischen Verfahren (*Herzbinnenraum-Szintigraphie*) läßt sich

Tab. 2.3. Phasen der Herzaktion

Phasen der Herztätigkeit	durchschnittliche Dauer bei 60-80 Schlägen/min (s)	bestimmbar als Zeit von	bis
Systole	1/3 der Herzaktion (0,25-0,33)	1. Herzton oder Spitze der R-Zacke	2. Herzton oder Ende der T-Welle
Diastole	2/3 der Herzaktion (0,50-0,66)	2. Herzton oder Ende der T-Welle	1. Herzton oder Spitze der R-Zacke
Anspannungszeit	1/4 der Systole (0,06-0,08)	1. Herzton oder Spitze der R-Zacke oder Beginn des raschen Druckanstiegs in Herzkammern	li. Kammerdruck erreicht diastolischen Aortendruck oder re. Kammerdruck erreicht diastolischen Druck in Arteria pulmonalis
Austreibungszeit	3/4 der Systole (0,19-0,25)	li. Kammerdruck erreicht diastolischen Aortendruck oder re. Kammerdruck erreicht diastolischen Druck in Arteria pulmonalis	2. Herzton oder Ende der T-Welle
Erschlaffungszeit	1/4 der Systole (0,06-0,08)	2. Herzton oder Ende der T-Welle	stärkster Druckabfall in beiden Herzkammern
Füllungszeit	2/3 der Herzaktion minus 1/4 Systole (0,44-0,58)	stärkster Druckabfall in beiden Kammern	1. Herzton oder Spitze der R-Zacke

heute nach intravenöser Injektion eines geeigneten Isotops (z. B. *Technetium* – 99 m) entweder während der ersten Passage des Radionuklids durch das Herz oder nach dessen gleichmäßiger Verteilung die Ejektionsfraktion anhand der enddiastolischen und endsystolischen Zählraten bestimmen.

Die Abb. 2.22 gibt schematisch u. a. einen Anhalt für die zeitlichen **intracardialen Volumenschwankungen** wieder. Würde man die Volumenänderungen fortlaufend registrieren, sollte eine Kurve entstehen. Während Anspannungs- und Erschlaffungszeit treten keine intracardialen Volumenverschiebungen auf.

Ferner ist in Abb. 2.22 ein *gleichzeitig registriertes* **EKG** eingezeichnet (vorletzte Spalte): Wir hatten früher bereits darauf hingewiesen (vgl. S. 42), daß **P** der *Vorhoferregung* entspricht, so daß es nicht verwunderlich ist, wenn P von einer kleinen *Druckwelle* in der linken Kammer begleitet ist, welche sich als Folge der *Vorhofkontraktion* auch in der Kammer ausgebreitet hat. Für die Pumpleistung des Herzens dürften die Vorhofkontraktionen von untergeordneter Bedeutung sein. Offenbar ist der oben dargestellte Ventilebenen-Mechanismus viel wichtiger, so daß die Pumpe notfalls auch auf Vorhofkontraktionen verzichten kann.

Der **QRS**-Komplex zeigt an, daß sich die elektrische Erregung über die Kammer hin ausgebreitet hat. Der *Kontraktionsbeginn* der Kammern *fällt praktisch mit* der Spitze der *R-Zacke zusammen*, ebenso wie **T** als Zeichen der Erregungsrückbildung unmittelbar vom Kontraktionsende gefolgt ist, so daß *mit Ende von T* auch die *Systole zu Ende* ist.

Wir fassen diesen Abschnitt tabellarisch zusammen (vgl. Tab. 2.3).

Herzperkussion

Das *Prinzip der Perkussion*[23,24] besteht darin, durch Beklopfen des Thorax Schallwellen zu erzeugen, welche je nach dem Aggregatzustand der unterhalb der Schallquelle liegenden Strukturen unterschiedliche Resonanzschwingungen erzeugen. Das Organ Lunge mit seinem hohen Luftanteil in den Alveolen liefert deshalb bei der Beklopfung des äußeren Thorax eine stärkere Resonanz und somit einen lauteren und höheren Ton als z. B. das Herz oder ein Lungenflügel, dessen Luftanteil durch Flüssigkeit (z. B. Eiter, Tumorzellen etc.) verdrängt wurde.

In der Regel wird die Perkussion durch feste Auflage des Mittelfingers der linken Hand auf den Thorax durchgeführt, während der Mittelfinger der rechten Hand (gekürzter Nagel – sonst verletzt man seine eigene Hand) das Klopfen übernimmt. Am besten übt man auch diese Technik zuerst ausführlich an sich selber, bevor man sie an Patienten übt.

Mit Hilfe der Perkussion gelingt z. B. die wichtige Festlegung der **„Herzgrenzen"**, welche ein Maß für die Größe des Herzen darstellt (vgl. Abb. 2.23). Eine *Verbreiterung der Herzgrenzen* bedarf stets der besonderen ärztlichen Aufmerksamkeit. In der Regel steckt hinter einer Verbreiterung der Herzgrenzen entweder eine *Hypertrophie* der Muskulatur – also ein Mehr an Muskelmasse (d. h. eine Vergrößerung der einzelnen Zellen mit einer Vermehrung ihrer Myofibrillen), sei es infolge sportlichen Trainings oder sei es wegen krankhafter Widerstandserhöhung im anschließenden Gefäßsystem oder gar wegen einer Verengung einer Taschenklappe. Eine zu weite Herzgrenze kann aber auch die Folge einer *Dilatation* sein – also einer Ausweitung der Herzkammern, welche man in der Regel als Erschöpfungszeichen einer überforderten oder krankhaft veränderten Herzmuskulatur deutet.

---

(23) Die Perkussion als klinische Routinemethode geht auf den Wiener Arzt Leopold Auenbrugger von Auenbrugg (1722-1809) zurück.

(24) Da der physiologische Unterricht in zunehmendem Umfang auch von Nichtmedizinern – dafür aber reinen Naturwissenschaftlern – erteilt wird, würde man diese in arge Verlegenheit bringen, wenn sie Studenten im physiologischen Praktikum die Grundlagen der Perkussion demonstrieren sollten. Sie beruhigen sich dann gern damit, daß eine Vielzahl moderner Methoden zur Verfügung steht – vom Röntgenbild, über Ultraschall-Echo-Kardiographie bis zur Kameraszintigraphie –, um sich am Lebenden ein exaktes Bild von der Herzgröße zu verschaffen. Da wir aber angetreten sind, um künftige Ärzte auszubilden, scheint es uns doch notwendig, auf die physiologische Basis einer derartig einfachen aussagekräftigen (weder den Patienten noch die Kasse belastenden) Methode hinzuweisen.

Hierbei muß man sich klar machen, daß nach dem *Gesetz von Laplace* (vgl. S. 106) die *Wandspannung* einer Kugel nicht nur mit ihrem Innendruck, sondern auch mit ihrem *Radius* wächst. Auf eine krankhafte erweiterte Herzmuskulatur wirken demnach auch erhöhte Spannungskräfte, welche zu einer immer stärkeren Erweiterung eines bereits dilatierten Herzens führen müssen (circulus vitiosus).

Allerdings muß man wissen, daß die Herzgrenzen nicht nur von der Lage des Patienten, vom Zwerchfellstand, vom allgemeinen Körperbau (Typ) und Geschlecht abhängen, sondern die Kliniker auch noch zwischen „absoluter" und „relativer" Herzdämpfung unterscheiden, also dem kleineren Bereich, in welchem zwischen Herz und Thorax keine Lunge mehr liegt (absolute Herzdämpfung) und dem größeren Bezirk, in welchem zwischen Herz und Thorax Anteile der Lunge gelegen sind („relative", d. h. geringere Dämpfung).

Schließlich sei noch auf den sogenannten „*Herzspitzenstoß*" verwiesen, welchen man meist beim Mann im V. ICR etwas innerhalb der Medioclavicularlinie, bei Frauen und Kindern im IV. ICR etwas weiter außen fühlen kann. Mit der Herzspitze besitzt der Herzspitzenstoß nur in der Hälfte der Fälle eine röntgenologische Übereinstimmung. Man darf sich deshalb nicht vorstellen, das Anschlagen der Herzspitze zu fühlen. Für den erfahrenen Kliniker sind vor allem Veränderungen der Lage des Herzspitzenstoßes sowie ungewöhnliche Intensitäten („hebender Herzspitzenstoß") von diagnostischer Bedeutung: das Herz kann aus seiner physiologischen Lage verdrängt sein oder — bei ungewöhnlicher Intensität — mit einem zu hohen Energieaufwand pumpen.

Prüfungsfragen zu diesem Abschnitt finden Sie im Anhang unter den Ziffern: 2.3. ff.

2.4 Mechanik des Herzens (II)

Herzdynamik	Schlagvolumen und Herzzeitvolumen, Normalwerte, Regulationsbreite und Einflußfaktoren. Meßmethoden. Diastolische Herzfüllung (u. a. Ventilebenen-Mechanismus, Bedeutung des zentralen Venendrucks bzw. des Drucks im linken Vorhof, Einfluß der Atmung). Interpretation von Druck-Volumen-Kurven; Frank-Starling-Mechanismus; Kontraktilitätsänderung. Wandspannung, Druck und Herzgröße (Laplace) s. oben.
Herzarbeit	Druck-Volumen-Arbeit und Beschleunigungs-Arbeit, Herzleistung.

Herzzeitvolumen

Die Aufgabe des Herzens besteht darin, Blut zu fördern — also Volumen zu bewegen —, die dafür notwendigen Drucke sind relativ leicht zu messen, so daß der Anfänger leicht in den Fehler gerät, aus Druckmessungen allein auf das geförderte Blut-Volumen zu schließen. Das ist aber leider grundsätzlich falsch! Hohe Drucke erzeugt eine Pumpe auch dann, wenn aus der Pumpe nichts oder nur ganz wenig herausfließen kann! Bei der Besprechung des Kreislaufes werden wir deshalb noch auf das fundamentale Verhältnis von Druck und Strömungswiderstand näher eingehen (vgl. S. 80), hier wollen wir uns zunächst mit den Methoden befassen, welche die Messung des vom Herzen während einer Minute geförderten Volumens erlauben. Dieses Volumen nennt man *Herzzeitvolumen (HZV)*, es ist das *Produkt aus Schlagvolumen* einer Kammer und *Herzfrequenz pro Minute* und beträgt beim gesunden Mann im Durchschnitt unter Ruhebedingungen ca. *4,5–5 Liter pro Minute*.

(Die Pumpe muß, wie wir bereits betonten (vgl. S. 52), rechts exakt gleich viel wie links fördern, so daß beide Kammern zusammen pro Minute 9-10 Liter pumpen. Alle Angaben zum HZV werden aber üblicherweise nur auf eine Kammer bezogen.)

Wie kann man derartige Volumina messen?

William Harvey hat als erster im Tierexperiment quantitative Studien zur Größe des Schlagvolumens ausgeführt und das aus dem Herzen herausfließende Blut gewogen (vgl. S. 79).

Wir werden noch über andere „blutige" Meßtechniken sprechen, wie z. B. das Einbinden einer Kanüle in das Froschherz oder das isolierte Herz des Warmblüters (vgl. S. 65). Hier wollen wir zunächst das nahezu geniale **Fick'sche Prinzip**[25] besprechen, welches auf einfachen Mengenüberlegungen beruht und für viele physiologische Überlegungen und Messungen (vgl. a. Clearancemessungen, s. S. 231) den Ausgangspunkt darstellt.

Ficks Überlegung war folgende: Man bestimme die Menge des Sauerstoffs, welche während einer Versuchszeit von der Lunge aufgenommen wird und messe ferner den Konzentrationsanstieg von Sauerstoff im Blut, welchen das Blut bei seiner Passage durch die Lunge erfährt. (Wie groß die aufgenommene Sauerstoffmenge ist und welche Sauerstoffkonzentrationen im Blut vorliegen, werden wir im Kapitel Atmung, vgl. s. 138, ausführlich darstellen.) Weil die in der Lunge aufgenommene Sauerstoffmenge praktisch gleich derjenigen Sauerstoffmenge sein muß, um welche das arterielle Blut nach seiner Passage durch die Lunge angereichert sein muß, und weil *jede Menge das Produkt aus Konzentration und Volumen* ist, gilt:

Von der Lunge aus der Atemluft aufgenommene Sauerstoffmenge = vom rechten zum linken Herzen in der gleichen Zeit zusätzliche transportierte Sauerstoffmenge.

oder:

O_2-Verbrauch pro Minute = Herzzeitvolumen pro Minute (HZV) · Arteriovenöse Sauerstoffkonzentrationsdifferenz

oder

$$HZV = \frac{O_2\text{-Verbrauch pro Minute}}{\text{Arteriovenöse } O_2\text{-Konzentrationsdifferenz}}$$

oder im Beispiel:

$$HZV = \frac{250 \text{ ml/min}}{19 \text{ ml}/100 \text{ ml} - 14 \text{ ml}/100 \text{ ml}}$$
$$= 5000 \text{ ml/min}$$

Bei 70 Herzschlägen pro Minute ergibt sich in diesem Beispiel ein Schlagvolumen von 71 ml.

Allerdings kann man für exakte Messungen nicht einfach die O_2-Konzentration aus einer Armvene einsetzen, da die einzelnen Organe einen sehr unterschiedlichen O_2-Verbrauch besitzen (vgl. S. 113), und hier die O_2-Konzentration unmittelbar vor der Lunge gefragt ist. Es ist also für die klinische Diagnostik ein Herzkatheter zur Entnahme von Blut aus dem rechten Vorhof notwendig.[26]

Von besonderer praktischer Bedeutung ist die **Indikator-Verdünnungstechnik**, welche von **Stewart**[29] 1897 konzipiert und im Detail besonders von **Hamilton**[30] 1928 bearbeitet wurde.

Der Gedankengang dieser Methode besteht darin, eine kleine, aber definierte Farbstoffmenge im Stoß in die Blutbahn zu injizieren – man nennt dies eine Bolusinjektion – und an einer anderen Stelle des Kreislauf-Systems die Passage dieses Bolus entweder durch häufige schnelle Blutentnahmen oder besser durch direkte fortlaufende photometrische Registrierung zu verfolgen. Wird ein derartiger *Farbstoff-*

---

(25) Adolf Fick (1829-1901), Physiologe in Würzburg.

Bolus z.B. innerhalb einer Sekunde in eine Armvene injiziert, so wandert er mit dem Blutstrom zum Herzen. Er wird auf seinem Weg dahin mit Blut aus anderen Regionen, welches gleichfalls zum Herzen fließt, vermischt und verdünnt. Nach Passage der Lunge gelangt die Farbstoff-Welle in das arterielle Gefäßsystem und kann nun entweder in Einzelportionen rasch hintereinander aus dem arteriellen Blut entnommen werden oder aber z. B. am Ohrläppchen bei der Passage des peripheren „Gefäßbettes" verfolgt werden.

Das Ohrläppchen eignet sich deshalb besonders gut für derartige Messungen, weil man es mit einer Lichtquelle durchstrahlen kann und auf der Gegenseite die Menge des transmittierenden Lichtes auffangen kann. Proportional zur Farbstoffkonzentration nimmt dabei die Transmission des Lichtes ab, vorausgesetzt man wählt den richtigen Farbstoff: z. B. *Evans blue* oder *Cardio green* (vgl. S. 3). Daß diese Farbstoffe noch eine ganze Reihe anderer Eigenschaften haben müssen, sei der Vollständigkeit halber erwähnt: insbesondere dürfen sie dem Patienten nicht schaden (nil nocere!), den Kreislauf nicht beeinflussen und sollten schnell wieder ausgeschieden werden (z. B. durch die Leber – Galle).

Der weitere Gedankengang bei diesem Experiment besteht nun darin, daß der Farbstoffbolus bei seiner ersten Passage durch Herz und Lunge stets gleichmäßig mit Blut aus anderen Regionen verdünnt wird, so daß seine maximale Konzentration bei seiner ersten Passage überall im arteriellen Gefäßsystem praktisch gleich ist. Pumpt jedoch das Herz langsamer, ist die „grüne Welle" breit auseinandergezogen, während bei hohen Pumpleistungen der Farbstoff-Bolus rasch am Beobachter vorbeizieht (vgl. Abb. 2.25 a + b). Bei der weiteren Überlegung hat ebenfalls wieder das Fick'sche Prinzip Pate gestanden:

Die Menge des vom Herzen transportierten Blutes muß sich aus der Menge des transportierten Farbstoffes errechnen lassen, hierbei gilt für die erste Passage folgende Überlegung:

Injizierte Farbstoffmenge = vom Herzen transportierte Blutmenge · Mittlere Konzentration des Farbstoffbolus

oder:

Herzzeitvolumen für die Dauer der „grünen Welle" =

$$\frac{\text{Injizierte Farbstoffmenge}}{\text{Integral der Konzentrationskurve des Blutes}}$$

oder (vgl. S. 69):

$$\text{Herzminutenvolumen} = \frac{\text{Injizierte Farbstoffmenge} \cdot 60 \text{ s}}{\text{Mittlere Boluskonzentration} \cdot \text{Passagezeit des Blutes}}$$

---

(26) Das Fick'sche Prinzip findet sich auf einer Druckseite im Sitzungsbericht der „Physikalisch- Medizinischen Gesellschaft" in Würzburg aus dem Jahre 1872. Einige Kostproben aus dieser Seite sollen den Leser anregen, auch einmal in derartigen „uralten" Zeitschriftenbänden zu stöbern! Diese Seite beginnt: „XIV. Sitzung am 9. Juli 1870. Inhalt: Fick: Über die Messung des Blutquantums in den Herzventrikeln.– Rinecker: Über Röteln und Masern. 1.) Das Protokoll der letzten Sitzung wurde verlesen und genehmigt. 2.) Neu eingelaufene Bücher werden in Vorlage gebracht. 3.) Hr. Dr. phil. Röntgen wird als Mitglied angemeldet. 4.) Hr. Fick hält einen Vortrag über die Messung des Blutquantums, das in jeder Systole durch die Herzventrikel ausgeworfen wird,... Da zur Ausführung dieser Methoden 2 Gaspumpen gehören, so ist der Vortragende leider nicht in der Lage, experimentelle Bestimmungen mitzuteilen"...
Der Bericht gründet sich deshalb auf Meßergebnisse aus dem berühmten Ludwig'schen Laboratorium (Leipzig) und endet mit dem Satz: „Angenommen endlich, daß 7 Systolen in 6 Sekunden erfolgen, würden mit jeder Systole des Ventrikels 77 ccm Blut ausgeworfen." Nicht nur der Hinweis auf den wissenschaftlichen Anfang des heute jedermann bekannten Röntgen[27] und der Bezug auf Carl Ludwig[28], dessen eminente Bedeutung für die Entwicklung der Physiologie nicht hoch genug eingeschätzt werde kann, sind auf dieser kurzen Seite von Interesse, sondern schließlich auch ein recht respektables Kalkulationsergebnis für das Schlagvolumen.
(27) Wilhelm Conrad Röntgen (1845-1923), 1895 Entdeckung „einer neuen Art von Strahlung", erhielt 1901 den ersten Nobelpreis für Physik.
(28) Carl Ludwig (1816-1895) seit 1865 Physiologe in Leipzig.
(29) Stewart, G. N.: Researches on the circulation time and on the influence which affected it IV. The output of the heart. J. Physiol. 22, 159 (1897).
(30) Hamilton, W. F., J. M. Moore, J. M. Kinsman, R. G. Spurling: Simultaneous determination of the greater and lesser circulation times, of the mean velocity of blood flow through the heart and lungs. Am. J. Physiol. 85, 377 (1928).

2. Herz

Das Problem bei dieser Technik besteht insbesondere darin, daß der Bolus in der Regel schnell von Blut gefolgt wird, welches zum 2. Mal das Herz passiert hat: wir nennen dies die *Rezirkulation*. Bereits im abfallenden Kurvenanteil tritt diese Rezirkulation auf (vgl. Abb. 2.25b). Der abfallende Kurvenanteil, welcher vom Prinzip her eine Exponentialfunktion darstellt, muß daher so verlängert werden, daß die Passagezeit aus dieser Kurve exakt berechnet werden kann.

Modernen Meßgeräten ist zu diesem Zweck ein Computer eingebaut, der uns alle Berechnungen abnimmt. Man mache sich jedoch stets zur Gewohnheit, zunächst einmal darüber nachzudenken, ob derartige Computer-Ergebnisse überhaupt stimmen können. Der Computer rechnet zwar in der Regel richtig, aber er verarbeitet auch ebenso treu Meßfehler, welche schließlich für den Patienten weitreichende Folgen haben können!

Setzen wir in unsere Beispiele (Abb. 2.25) Zahlen ein, kommen wir bei einer Farbstoff-

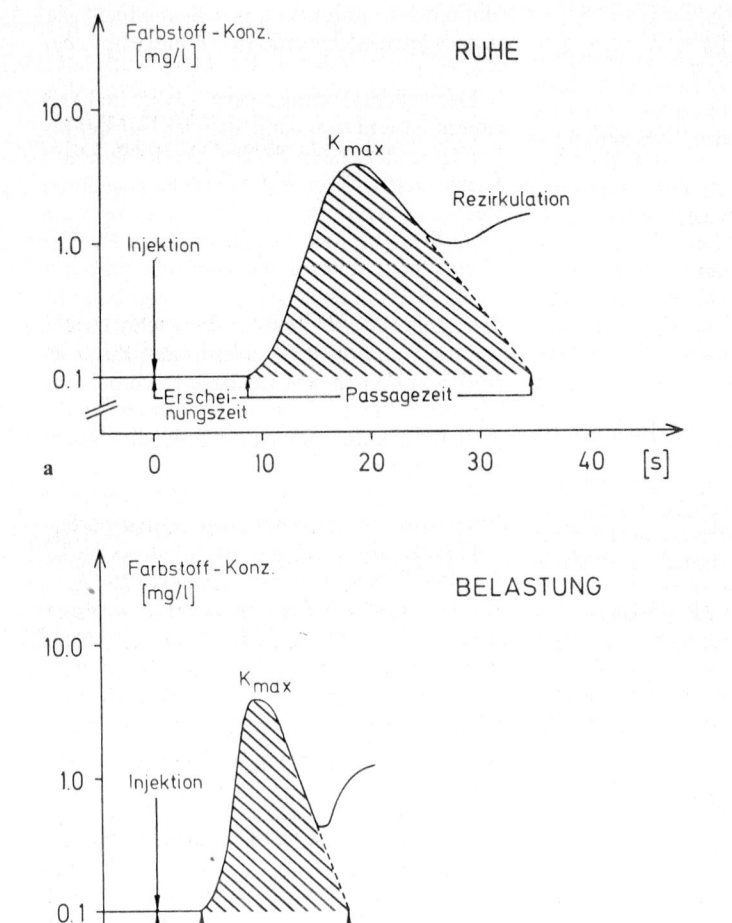

Abb. 2.25 a u. b. Intravasale Farbstoffkonzentration nach Bolus-Injektion a) in Ruhe b) bei erhöhtem Herzminutenvolumen nach körperlicher Belastung

Injektionsmenge von 2,0 mg zu folgenden Übersichtsergebnissen:

Ruhe:
Herzminutenvolumen =
$$\frac{2{,}0 \text{ mg} \cdot 60 \text{ s}}{1 \text{ mg} \cdot 1000 \text{ ml}^{-1} \cdot 25 \text{ s}} = 4{,}8 \text{ Liter}$$

Belastung:
Herzminutenvolumen =
$$\frac{2{,}0 \text{ mg} \cdot 60 \text{ s}}{1 \text{ mg} \cdot 1000 \text{ ml}^{-1} \cdot 13 \text{ s}} = 9{,}2 \text{ Liter}$$

In praxi bestimmt man in der Regel die Farbstoffkonzentration im Plasma, so daß man das *Plasmazeitvolumen* erhält. Es ist deshalb erst mit Hilfe des Hämatokrits (vgl. S. 4) das Herzminutenvolumen abzuleiten.

In der Klinik wird heute meistens zur Messung des Herzzeitvolumens die „**Thermodilutionsmethode**" angewendet. Im Prinzip handelt es sich bei dieser Technik um das gleiche Verfahren, nur wird hierbei statt Farbstoff z. B. gekühlte Kochsalzlösung injiziert und die Temperaturänderung verfolgt. Der Vorteil dieser Methode besteht im wesentlichen darin, daß keine Ausscheidungsprobleme auftreten, so daß beliebige Wiederholungen prinzipiell möglich werden. Praktisch wird dabei so vorgegangen, daß über einen venösen Herzkatheter in den rechten Vorhof ein definiertes Volumen einer gekühlten Kochsalzlösung im Stoß injiziert wird und über eine in der A. pulmonalis liegende Thermo-Meß-Sonde der Temperatur-Verlauf registriert wird. Daß die Erwärmung der injizierten Kältemenge eine Funktion der Stromstärke des körperwarmen Blutes sein muß, dürfte unmittelbar einleuchten.

Schließlich wurden zahlreiche „**Isotopen-Verdünnungsverfahren**" beschrieben, deren Prinzip ebenfalls mit dem der Farbstoff-Verdünnungstechnik identisch ist. Der Vorteil der Isotopenverfahren besteht zum Teil in der exakteren Meßbarkeit des Bolus, z. T. auch im Fehlen einer Gefäßpunktion. Neben dem größeren apparativen Aufwand ist allerdings die Strahlenbelastung der wichtigste Nachteil dieser Methoden.

Herzarbeit

Wir haben bereits darauf hingewiesen, daß beim Herzen zuallererst gefragt werden muß, ob diese Pumpe auch das erforderliche Blutvolumen fördert, ob also das HZV ausreicht (vgl. S. 59). Jetzt müssen wir uns klar machen, daß es für die Ökonomie des Herzens am zweckmäßigsten ist, ein ausreichendes HZV mit möglichst niedrigem Druck durch das Kreislaufsystem zu pumpen. Je höher der Pumpendruck bei gleichem Schlagvolumen ist, desto größer ist die dabei geleistete Arbeit des Herzens, weil

$$\text{Druck} \cdot \text{Volumen} = \text{Arbeit}$$

ist. Der notwendige Druck wird durch den Strömungswiderstand insbesondere der Arteriolen bestimmt.

Unter Ruhebedingungen muß das linke Herz pro Schlag ein Volumen von rund 70 ml auf einen um rund 100 mmHg erhöhten Druck (gegenüber dem enddiastolischen Wert) bringen. Für **Druckvolumarbeit des linken Ventrikels** gilt demnach pro Herzaktion

$$70 \text{ ml} \cdot 100 \text{ mmHg}.$$

Weil 1 mmHg = 133 Pascal = 133 Newton pro m^2 bedeuten und 70 ml = $7 \cdot 10^{-5}$ m^3 darstellen, errechnet sich somit ein Wert von

$$7 \cdot 10^{-5} \cdot 100 \cdot 133 = \textit{0,931 Nm}$$

Für den rechten Ventrikel ist das gleiche Schlagvolumen nur auf einen um rund 20 mmHg erhöhten Druck zu steigern, die *Druckvolumenarbeit des rechten Ventrikels* beträgt nach dieser Rechnung also *1/5 derjenigen des linken Ventrikels*. Wir hatten auf die unterschiedlichen Muskelmassen der beiden Ventrikel zur Bewältigung der unterschiedlichen Arbeit bereits hingewiesen (vgl. S. 52). Will man genau sein, muß man auch noch die **Beschleunigungsarbeit** erwähnen. Die 70 ml des Schlagvolumens stehen während der Anspannungsphase praktisch still und erfahren als Masse (m) in der Austreibungsphase eine Beschleunigung, welche als Quadrat der Geschwindigkeit (v) in diese Arbeit eingeht (= 1/2 m · v^2). *In Ruhe* kann diese Beschleunigungsarbeit wegen der relativ geringen Geschwindigkeitsänderungen (ca. 0.5 m · s^{-1}) energetisch vernachlässigt werden, sie beträgt *nur etwa 1%* der Druckvolumenarbeit. Bei Belastung und insbesondere bei Elastizitätsverlust der Aorta (Verlust der Windkesselfunktion, vgl. S. 88) kann jedoch diese Beschleunigungsarbeit zu einer echten Arbeitslast des Herzens werden.

Aber auch von der Beschleunigungsarbeit einmal abgesehen, läßt uns die einfache Überschlagsrechnung zur Druckvolumenarbeit sehr schnell erkennen, wie ungünstig für das Herz die Erkrankung **„Bluthochdruck"** ist.

Bei dieser Erkrankung kommt es zu einer Verengung der Widerstandsgefäße (vgl. S. 80), so daß das linke Herz gegebenenfalls den doppelten Druck erzeugen muß, um die gleiche Blutmenge durch das Gefäß-System pumpen zu können. Das linke Herz muß also u. U. die *doppelte Arbeit für die gleiche Förderleistung erbringen*. Daß ein derartiges System über kurz oder lang überfordert sein muß, verwundert nicht.

Der Herzmuskel paßt sich zunächst der gesteigerten Belastung bei arteriellem Hypertonus (wie beim sportlichen Training) durch Zunahme seiner funktionsfähigen Masse — insbesondere seiner Myofibrillen — an, wobei lange eine Zellkonstanz gewahrt bleibt. Bei der *Herzhypertrophie* ist eine „ideale Kompensation" dann erreicht, wenn die Druckvolumenarbeit, die pro Einheit Muskelquerschnittfläche zu leisten ist, gegenüber der Norm unverändert bleibt. Erst jenseits eines *„kritischen Herzgewichtes"* von *500 g* wird die Zellkonstanz durchbrochen: Es tritt eine Vermehrung der Herzmuskelzellen ein, offenbar durch deren Längsspaltung; hierdurch wird ein unbegrenztes Dickenwachstum der einzelnen Muskelfasern verhindert.

Bei Hochdruckkranken belastet der zu hohe Druck innerhalb des Gefäß-Systems zusätzlich die arteriellen Gefäßwände und fördert dadurch die *Arteriosklerose*, welche schließlich dem Hochdruckpatienten — in der Regel durch Blockade wichtiger Gefäßabschnitte — zum Verhängnis werden kann. (Der bei einer Hochdruckerkrankung ablaufende Circulus vitiosus wird auf Seite 100 dargestellt.)

hierzu gehen auf Frank[31] zurück, welcher seine Experimente am schlagenden Froschherzen 1895 veröffentlichte.

a. Arbeitsdiagramm

Frank entwickelte einen Versuchsaufbau, welcher noch heute in verschiedenen physiologischen Praktika den Studenten demonstrieren soll, daß das Herz mit zunehmender Füllung während **„isometrischer Kontraktion"** mehr Druck produzieren kann. Das Modell der „isometrischen Kontraktion" übernahm Frank übrigens von Fick (vgl. S. 60), welcher die *quergestreifte Skelett-Muskulatur* im Experiment unter der Bedingung zur Kontraktion brachte, daß sie sich dabei nicht verkürzen, sondern nur Spannung entwickeln sollte.

Im Experiment am isolierten Herzen läßt sich eine „isometrische Kontraktion" leicht dadurch erzeugen, daß man den Ausfluß des Herzens unterbindet und gleichzeitig im Herzen den Druck während der Kontraktion mißt. Ein anspruchloses Froschherz läßt sich so über Stunden außerhalb des Organismus bei Zimmertemperatur und unter genügender Befeuchtung mit isotoner Kochsalzlösung (beim Kaltblüter 0,6%ige Lösung, im Gegensatz zu 0,9% beim Warmblüter) untersuchen.

Bei der Analyse der Kontraktion des Skelettmuskels (vgl. Kapitel 13, S. 353 ff.) muß man sich an Hand der *„Filamentgleittheorie"* zwischen Aktin und Myosin sowie an der Vorstellung von der Zahl der aktiven kontraktilen Elemente (letztlich von der Zahl der zur Verfügung stehenden *Querbrücken* des Myosins) klar zu machen versuchen, warum ein Muskel mehr Arbeit leisten kann, wenn er eine gewisse Vordehnung erfährt. Man wird an der *„Ruhedehnungskurve"* des Skelettmuskels den zunächst überraschenden Befund kennenlernen, daß man für eine geringere Dehnung eines zuvor „ruhenden" Muskels sehr wenig Kraft benötigt, man aber zunehmend schließlich für größte Dehnung — kurz vor dem „Reißen" des Muskels — erhebliche Kräfte zu dessen Längenänderung be-

Kurzfristige Anpassung des Schlagvolumens

Man hat viel darüber nachgedacht und viel experimentiert um herauszufinden, wie das Herz seine Pumpleistung reguliert, wie die Anpassung des Schlagvolumens an unterschiedlichen Bedarf erfolgt. Die wichtigsten Experimente

---

(31) Otto Frank (1865-1944), von 1908-1934 Physiologe in München.

2.4 Mechanik des Herzens (II)

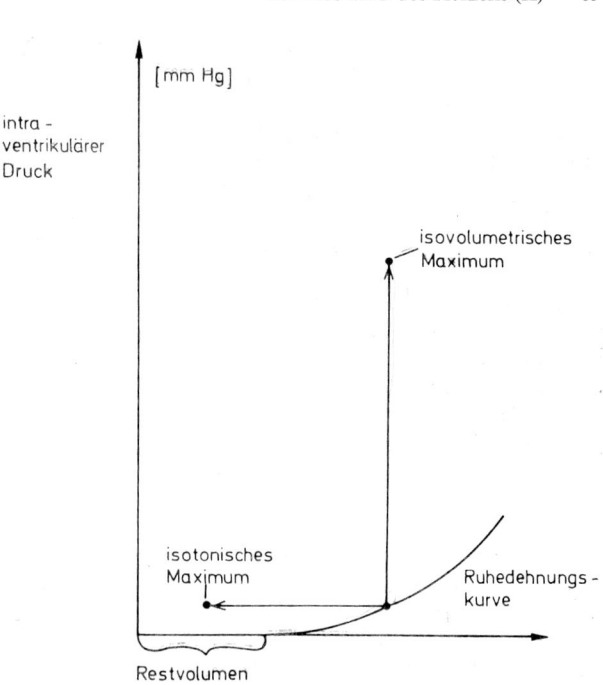

Abb. 2.26. Schematische Zeichnung der Füllungskurve des Herzens (= Ruhedehnungskurve)

nötigt. In Analogie zur Ruhedehnungskurve des Skelettmuskels spricht man seit Frank von der **Ruhedehnungskurve des Herzens** und meint damit die **Beziehung zwischen enddiastolischem Volumen des Herzens und dem für diese Füllung des Herzens nötigen Druck**. Abb. 2.26 zeigt, daß man zunächst zur Füllung des Herzens praktisch keinen Druck benötigt, da die Formstabilität des elastischen Herzens das Restvolumen aufnehmen kann (vgl. S. 57). Zur Aufnahme des normalen Schlagvolumens sind nur geringe Drucke erforderlich. Im weiteren Verlauf wird die Ruhedehnungskurve immer steiler und verliert schließlich ihren physiologischen Sinn, da man mit höchsten Drucken jeden Ballon zum Platzen bringen kann. Frank hat entsprechende Kurven für das Froschherz erstellt, Starling[32] insbesondere für den linken Ventrikel des Hundeherzens. Wir benutzen diese Kurve meist in Analogie zu Starlings Versuchen für die linke Kammer des Menschen. Tierexperimentell ist es möglich, von jedem Grad der Füllung aus, d. h. also von jedem Punkt der Ruhedehnungskurve aus, das Herz durch überschwellige elektrische Reizung zur Kontraktion zu bringen. Dabei besteht für den Experimentator die Möglichkeit, entweder den Blutausstrom aus dem Herzen zu unterbinden und damit eine **isovolumetrische Kontraktion** zu erzeugen, oder aber keine Unterbindung vorzunehmen und das Blut über Kanülen ungehindert während der Kontraktion aus dem Herzen ausströmen zu lassen. Wird in beiden Fällen der Druck während der Kontraktion im Herzen gemessen, kommt es im ersten Fall (der isovolumetrischen Kontraktion) zu einem erheblichen Druckanstieg. Den Endpunkt dieses Druckanstieges nennen wir das **isovolumetrische Maximum**. Im 2. Fall messen wir überhaupt keinen Druckanstieg. Wir sprechen deshalb in diesem Fall von einer **isotonischen Kontraktion**, es wird also nur Volumen ausgeworfen. Der Endpunkt dieser Volumenabnahme heißt **isotonisches Maximum** (vgl. Abb. 2.26). Werden alle isovolumetrischen Maxima miteinander verbunden, erhält man die Kurve der isovolumetrischen Maxima (vgl. Abb. 2.27), werden alle Punkte mit ungehindertem Ausfluß verbunden, ergibt sich die Kurve der isotonischen Maxima.

---

(32) vgl. S. 7.

Abb. 2.27. Kurven der isotonischen und isovolumetrischen Maxima

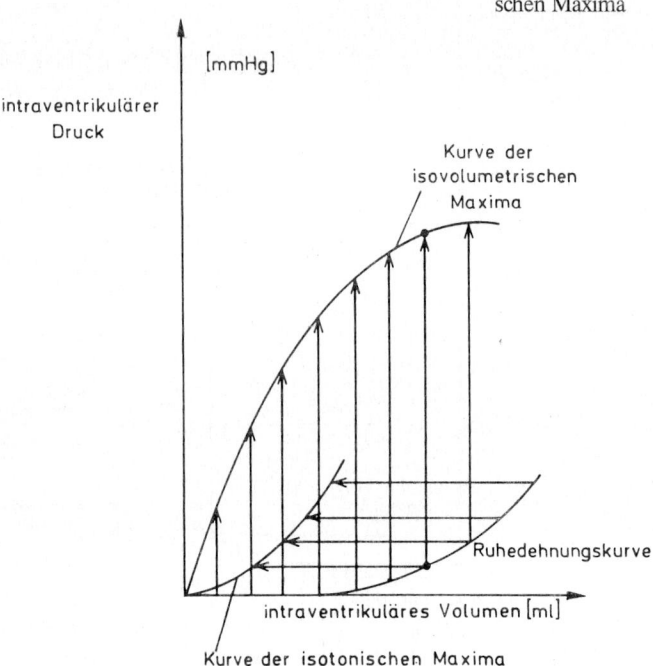

Übertragung dieser Druckkurven auf das schlagende Warmblüterherz ist dadurch kompliziert, daß nur in der Anspannungsphase (vgl. S. 52) eine reine isovolumetrische Kontraktionsform vorliegt, während bei der Austreibungsphase eine Kombination von Faserverkürzung und Druckerzeugung vorliegt. Man nennt diese Kontraktionsform in Analogie zu entsprechenden Versuchsbedingungen an der Skelettmuskulatur *„auxotonische Kontraktion"*. Geht der Faserverkürzung eine isometrische Kontraktion voraus, welche von einer isotonischen Kontraktion gefolgt ist, spricht man von *„Unterstützungskontraktion"*.

Die Abb. 2.28 demonstriert Druck- und Volumenänderung während der 4 Phasen der Herztätigkeit (vgl. S. 52) unter gleichzeitiger Benutzung der Ruhedehnungskurve des Herzens. *Während* der *Anspannungsphase* wird das Herz *isovolumetrisch kontrahiert* (in Richtung zum isovolumetrischen Maximum). Bei Erreichung des diastolischen Aorten-Druckes beginnt die *„auxotonische Kontraktion"*, welche mit dem Ende der *Austreibungsphase* beendet wird. Die dabei auftretende Drucksteigerung erreicht nur für einen Teil des Schlagvolumens das systolische Maximum, ein anderer Teil wird unterhalb des systolischen Maximums aus dem Herzen gestoßen. Als Druckwert tragen wir den maximalen systolischen Druck ein, als Volumenwert das Schlagvolumen. Es schließt sich die *isovolumetrische Erschlaffung* des Herzens an, der Druck sinkt wieder auf nahe 0 mmHg. Während der *Füllungsphase* kommt es erneut zu einem *leichten Druckanstieg* entlang der Ruhedehnungskurve.

Der Endpunkt der Austreibungsphase im *Druck-Volumen-Diagramm* (so nennt man diese Betrachtungsweise der Herzarbeit während einer einzelnen Herzaktion) bildet einen Punkt auf der sog. **„U-Kurve"**, weil er das Gesamt-Ergebnis einer Unterstützungskontraktion darstellt. Experimentell erhält man diese U-Kurven dadurch, daß man den diastolischen Aortendruck variiert (vgl. Abb. 2.29). Erhöht man also den Ausflußwiderstand des Herzens immer mehr, kommt man im Extremfall zum isovolumetrischen Maximum. Das Herz muß hier gegen einen so hohen Druck arbeiten, daß es nur noch Druck entwickeln, aber dabei keine Verkürzung und damit keinen Auswurf mehr bewerkstelligen kann. Umgekehrt – bei Beseitigung aller Ausflußwiderstände – wird das isotonische Maximum zum Fußpunkt der U-Kurve. Dazwischen müssen die weiteren *Punkte dieser U-Kurve experimentell ermittelt* werden. Die

Abb. 2.28. Schematische Darstellung der Herzarbeit

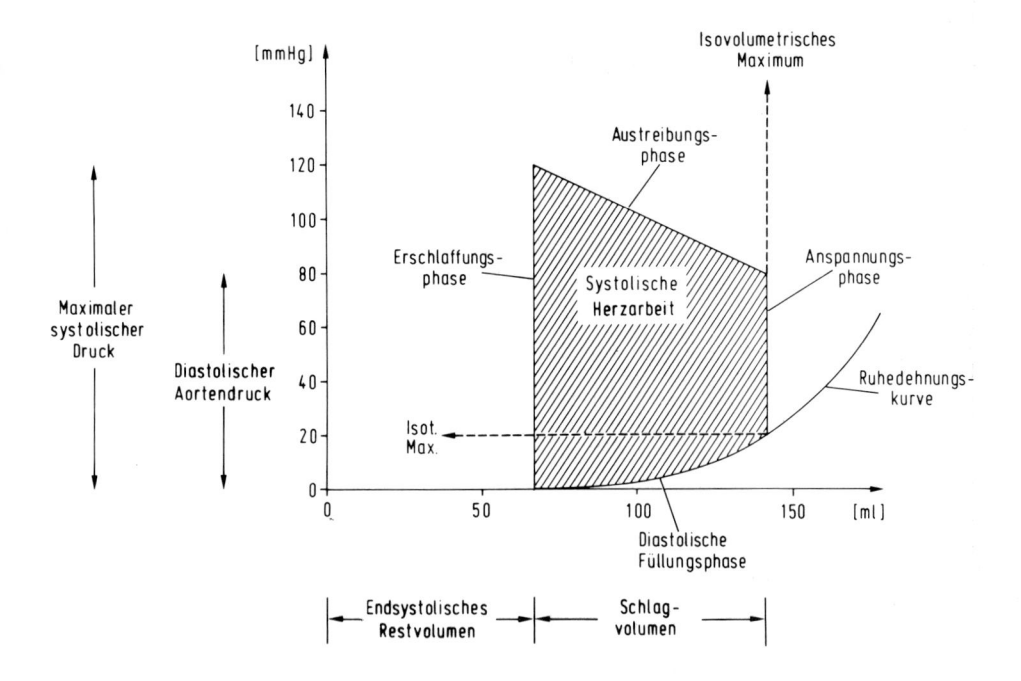

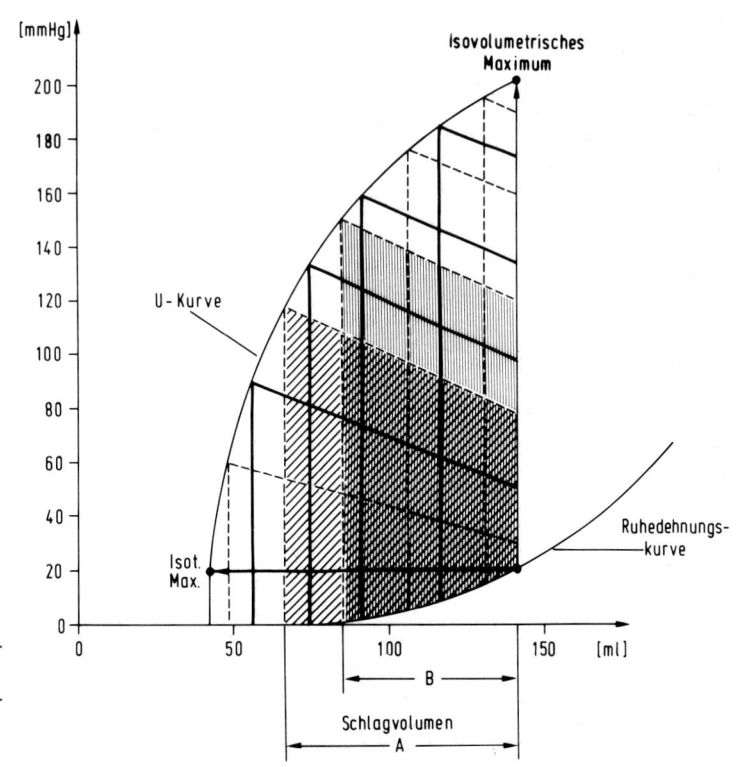

Abb. 2.29. Methodisches Vorgehen zur Ermittlung einer U-Kurve. Das Schlagvolumen bei B ist deutlich gegenüber A vermindert, obwohl die Druckvolumenarbeit (gerastert) für A und B gleich ist.

Druck-Volumenarbeit des Herzens ergibt sich als Fläche in *der Abb. 2.28 (gerastert) und Abb. 2.29*.

Der Vergleich der geleisteten Herzarbeit in Abb. 2.29 läßt erkennen, wie zwar bei höheren diastolischen Drucken das Schlagvolumen immer kleiner wird, die Herzarbeit aber keineswegs in ähnlichem Umfang abnimmt. Auf diese wichtige Beziehung hatten wir bereits hingewiesen (vgl. S. 64).

b. Frank-Starling-Mechanismus

Starling[33] hat am isolierten Warmblüterherzen sehr ähnliche Ergebnisse wie Frank erhalten. Auch hier erhob er den entscheidenden Befund: *Bietet man dem Herzen ein größeres Blutvolumen an, beantwortet das Herz dieses vermehrte Angebot mit einer erhöhten Kontraktionskraft*, erkennbar an einer vermehrten Druckvolumenarbeit. Graphisch läßt sich das Starling'sche Gesetz am einfachsten als Beziehung zwischen enddiastolischem Herzvolumen und der maximal im Anschluß an diese Füllung erreichbaren Druck-Volumenarbeit darstellen (vgl. Abb. 2.30). Diese „Starling"-Kurven erreichen einen Maximalwert, welcher bei „Überfüllung" (d. h. Überdehnung der Herzmuskulatur) wieder abnimmt. Auch diese können wir heute mit Hilfe der Filamentgleittheorie (vgl. S. 364) erklären:

---

(33) vgl. S. 7.
(33a) Neuerdings wird aber auch eine erhöhte Empfindlichkeit der gedehnten Myofilamente der Herzmuskulatur gegenüber Ca^{++} zur Erklärung des Frank-Starling-Mechanismus herangezogen (vgl. J.C. Rüegg, Calcium in Muscle Activation, Springer 1986).

Werden die Filamente zu weit auseinandergezogen, nimmt die Anzahl miteinander agierender Strukturen (= Querbrücken) ab, so daß schließlich bei zu starker Dehnung überhaupt keine Kraft mehr entwickelt werden kann[33a].

Benutzen wir zur Erklärung dieser Form der Anpassung des Herzens oder kurz des sog. Frank-Starling-Mechanismus wiederum das Arbeitsdiagramm (vgl. Abb. 2.31), sehen wir, daß eine **stärkere enddiastolische Füllung bei gleichem systolischen und diastolischen Blutdruck** zu einem **größeren Schlagvolumen** führt. Dies bedeutet eine *automatische Mehrarbeit des Herzens bei vergrößertem venösen Angebot*, welchem im Starlingschen Kreislauf-Anpassungs-System die zentrale Bedeutung zukommt. Starling meinte, hiermit den Schlüssel zum Geheimnis der Anpassung des Herzens an unterschiedlichen Blutbedarf in der Kreislaufperipherie gefunden zu haben, und seine Autorität sicherte diesem „Gesetz" ab 1915 für viele Jahre Gültigkeit.

Als man lernte, am intakten Tier die Herzarbeit zu messen, als man gar am Menschen mit Herzkatheter und Röntgenanalyse Drucke und Herzgrößen bestimmen konnte (ja sogar bei genauerer Analyse an isolierten Organen), ergab sich ein Befund, der die Allgemeingültigkeit des Starling'schen Gesetzes einschränkte. Immerhin gilt auch heute noch der **Frank-Starling-Mechanismus entscheidend verantwortlich für die ständige Anpassung zwischen rechtem und linkem Schlagvolumen.**

Entgegen der ursprünglichen Konzeption sind die Starling-Kurven allerdings nicht ein für allemal festgelegt: Humorale Einflüsse können

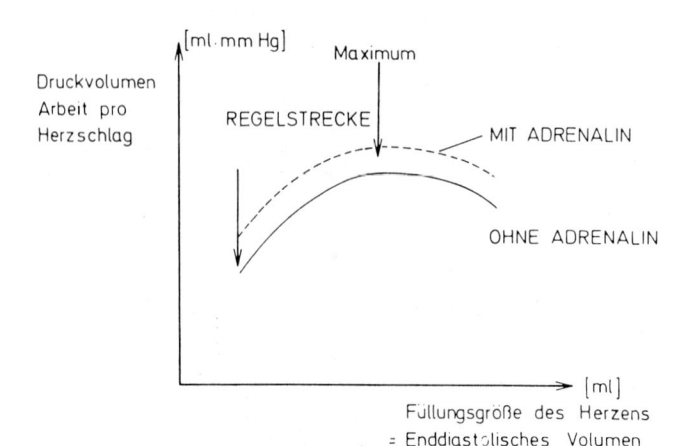

Abb. 2.30. Bedeutung des enddiastolischen Volumens für die Druckvolumenarbeit (ausgezogene Kurve = Starling-Kurve ohne Adrenalin, positive Inotropie durch Adrenalin = gestrichelte Kurve)

2.4 Mechanik des Herzens (II)

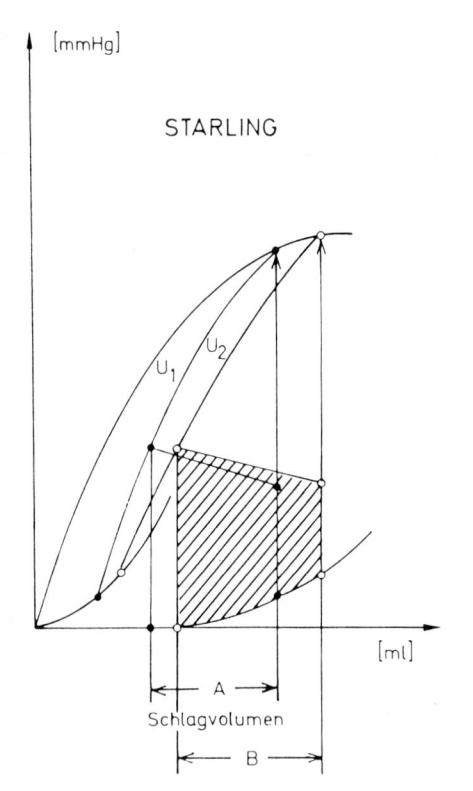

Abb. 2.31. Erhöhung des enddiastolischen Volumens führt zu größerem Schlagvolumen mit erhöhter Herzarbeit = Starling-Mechanismus

diese Kurven auf andere Ebenen verlagern. Insbesondere kommt es **unter Sympathikus- Einwirkung** (Adrenalin und Noradrenalin) zu einer *Erhöhung der Kontraktionskraft* (= „**positive Inotropie**") (vgl. Ab. 2.30) und zwar auch *unabhängig von der enddiastolischen Füllung des Herzens.*

Im Arbeitsdiagramm des Herzens (vgl. Abb. 2.32) zeigt sich unter Sympathikus-Einwirkung eine Erhöhung des isovolumetrischen Maximums. Dadurch lassen sich neue U-Kurven ermitteln und unsere Zeichnung läßt erkennen, wie unter diesen Bedingungen ebenfalls Schlagvolumen und Herzarbeit erhöht sind.

Wir haben damit einen **2. Anpassungsmechanismus** kennengelernt, welcher *im Gegensatz zum Starling'schen Gesetz* die *Kontraktionskraft* des Herzmuskels *erhöht* (nicht des Skelettmuskels), ohne zuvor eine optimale Einstellung der Muskelfilamente untereinander zu erfordern. Auf die Mechanismen, welche den Kontraktionsmechanismus selbst verstärken, können wir hier nicht eingehen.

Der Kliniker versucht, die Kontraktilität des Herzens zu messen. Der Gedanke ist dabei folgender: *Während* der *Anspannungsphase* (vgl. S. 52) erfolgt eine **isovolumetrische Kontraktion**. Die **Geschwindigkeit des Druckanstiegs** während dieser Phase sollte ein **Maß für** die Verkürzungsgeschwindigkeit des Herzmuskels oder die **Kontraktionskraft des Herzens** sein. Mit Hilfe eines Herzkatheters läßt sich der Druckanstieg messen, die Steilheit dieser Kurve wird durch die 1. Ableitung oder das 1. Differential dieser Kurve **(dp/dt)** bestimmt. Die moderne Elektronik erlaubt es, das Differential simultan mit der Druckkurve z. B. des linken Ventrikels aufzuschreiben (vgl. Abb. 2.33). Man erkennt ein *Maximum der Druckanstiegsgeschwindigkeit etwa in der Mitte der Anspannungsphase.* Man bezeichnet dies als „**dp nach dt-max**" = $(dp/dt)_{max}$. Die Normwerte für den linken Ventrikel liegen zwischen 1400 bis 2200 mmHg pro Sekunde. (Selbstverständlich muß während der Entspannungsphase die Geschwindigkeit der Druckänderung ihre Richtung ändern, so daß mit der gleichen Kurve auch $(dp/dt)_{min}$ registriert werden kann.)

Auf den sicher **wichtigsten Anpassungsmechanismus des Herzminutenvolumens** an veränderten Bedarf, nämlich auf die Möglichkeit der **Herzfrequenzänderung** (die **Chronotropie**), werden wir später ausführlich eingehen (vgl. S. 73).

Nachfolgend soll die Gleichung von Seite 61 abgeleitet werden:

I: Injizierte Farbstoffmenge(A) =
   vom Herzen transportierte Blutmenge(B) ·
   mittlere Boluskonzentration(C)

Entsprechend Abb. 2.25 gilt:

II: Integral der Boluskurve (I) = C · Passagezeit (P)

Wir setzen II in I:

III: $A = B \cdot \dfrac{I}{P}$

Für die pro Sekunde vom Herzen transportierte Blutmenge während der Dauer der grünen Welle folgt deshalb:

IV: $\dfrac{B}{P} = \dfrac{A}{I}$

Wir setzen erneut II in IV: V: $\dfrac{B}{P} = \dfrac{A}{C \cdot P}$

Für das Herzminutenvolumen (HZV) gilt deshalb:

VI: $\dfrac{B}{P} \cdot 60 = HZV = \dfrac{A \cdot 60}{C \cdot P}$

70   2. Herz

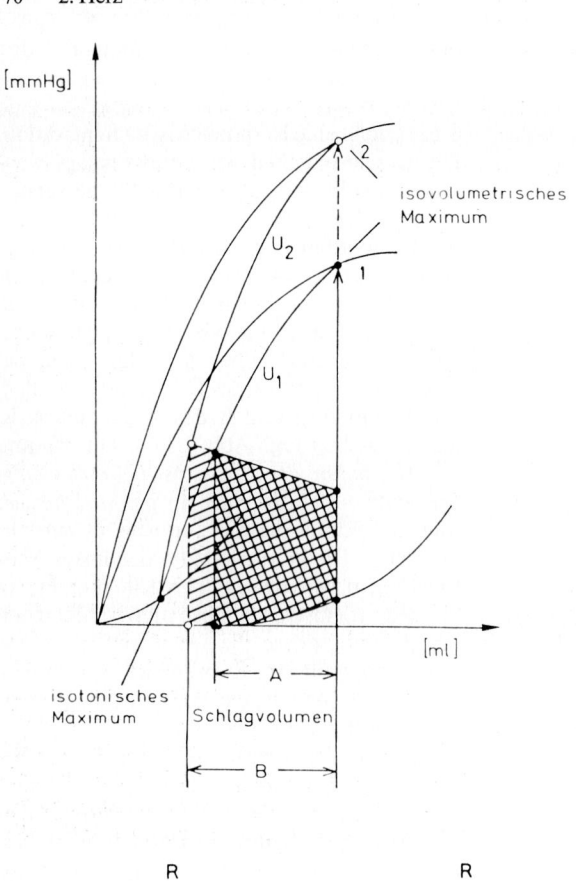

Abb. 2.32. Erhöhung der Herzarbeit durch positive Inotropie (mit erhöhtem isometrischen Maximum)

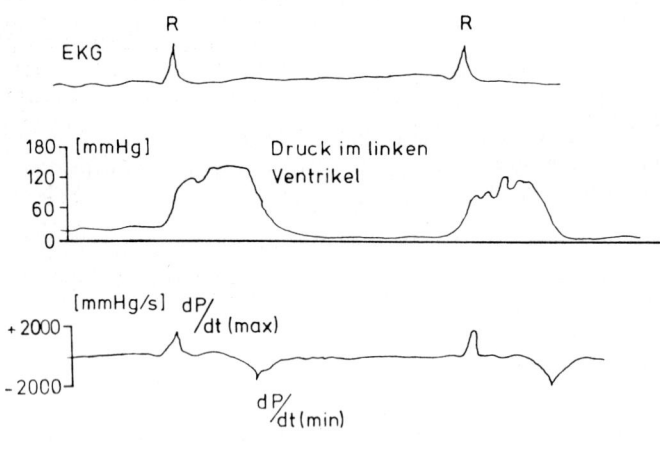

Abb. 2.33. Originalregistrierung des Ventrikeldruckes sowie Angabe der maximalen Druckänderungen

Prüfungsfragen zu diesem Abschnitt finden Sie im Anhang unter den Ziffern: 2.4. ff.

2.5. Nervale und humorale Steuerung der Herztätigkeit

Herznerven	Einfluß von Sympathikus (Noradrenalin, Adrenalin) und Parasympathikus auf Erregungsbildung, Erregungsleitung und Kontraktion.
	Afferenzen: Schmerzafferenzen, Afferenzen aus Mechano-Rezeptoren in Vorhöfen (z. B. Henry-Gauer-Reflex) und Kammermyokard (z. B. Bezold-Jarisch-Reflex).
Hormone (s. a. GK Biochemie 24.4.4)	Herz als endokrines Organ (atriales natriuretisches Hormon).
Pharmakologische Einflüsse	Grundzüge der pharmakologischen Beeinflußbarkeit von Erregung und Kontraktion (z. B. Mimetika und Lytika des Sympathikus und Parasympathikus, Calciumkanalblocker und Digitalisglykoside).

Das Herz wird sowohl vom Vagus wie vom Sympathikus (afferent und efferent) vegetativ innerviert (vgl. Abb. 2.34).

Die präganglionären Fasern des Vagus finden ihre postganglionären Ganglienzellen erst im Herzen. Die postganglionären Fasern des *rechten Vagus* ziehen *vorzugsweise zum Sinusknoten*, die des *linken Vagus zum AV-Knoten*. (Die parasympathische Innervation der Kammermuskulatur ist weniger ausgeprägt.) Der *Sympathikus* versorgt mit seinen postganglionären Fasern (Umschaltung vorzugsweise im Ggl. stellatum) das *gesamte Herz* von beiden Seiten.

Im physiologischen Praktikum läßt sich am narkotisierten Kaninchen durch eine **elektrische Reizung des Halsvagus** dessen Wirkung sehr eindrücklich darstellen: Reizung mit geringen Reizstärken führt zur **Verlangsamung der Herzfrequenz**, mit hohen Reizstärken sogar zum *Herzstillstand* (vgl. Abb. 2.35). (Ganz geringe Reizung führt zu einer Verlangsamung der Atmung über afferente Vagusfasern, vgl. S. 158, Hering-Breuer-Reflex.) Daß es sich bei der Verlangsamung der Herzfrequenz tatsächlich um eine direkte — *efferente* — Vagus-Wirkung handelt, läßt sich sehr einfach dadurch zeigen, daß man den Vagus durchschneidet und nun abwechselnd den zur Peripherie hin ziehenden, efferenten Vagusstumpf und den zentralen Anteil — die Afferenz — reizt. Nur die Reizung des peripheren Stumpfes ergibt eine Verlangsamung der Schlagfrequenz des Herzens (vgl. Abb. 2.36).

Die Wirkung einer direkten Sympathikus-Reizung auf die Herzfrequenz ist im physiologischen Praktikum kaum zu demonstrieren, da das Ggl. stellatum intrathorakal gelegen ist.

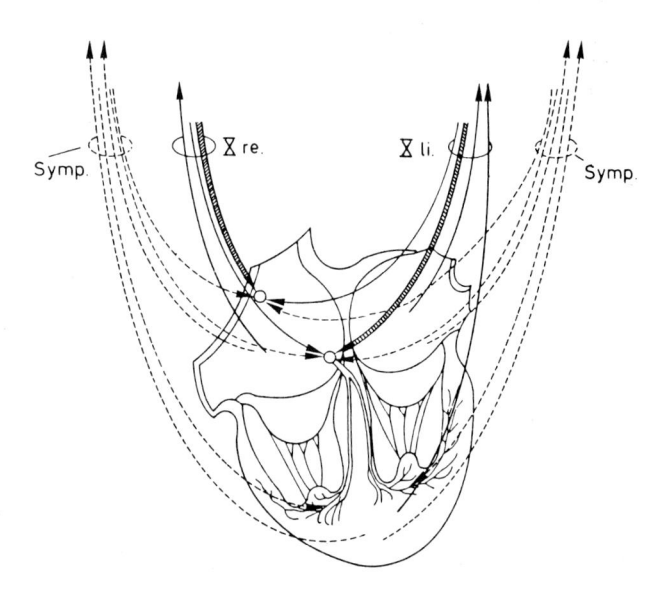

Abb. 2.34. Schematische Zeichnung der sympathischen und parasympathischen afferenten und efferenten Herzinnervation

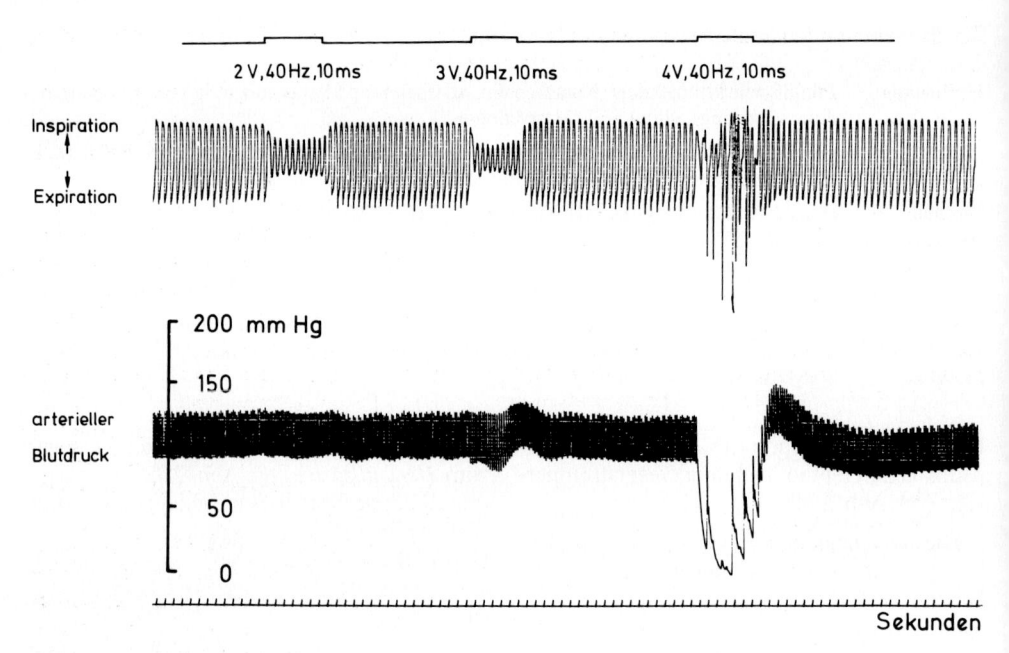

Abb. 2.35. Originalregistrierung von arteriellem Druck sowie Atemstromstärken in einem Trachealkatheter (Pneumotachogramm) am Kaninchen unter Vagusreizung mit zunehmenden Reizstärken

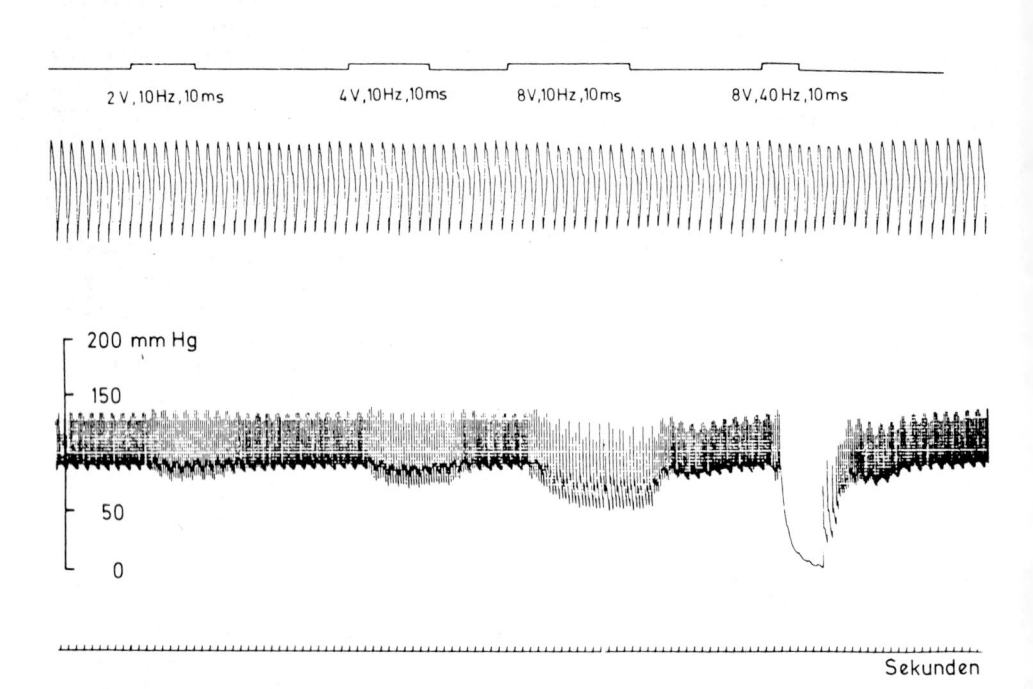

Abb. 2.36. Gleiche Versuchsanordnung wie in Abbildung 2.35, hier wurde jedoch der Vagus durchtrennt und nur das periphere Vagusende gereizt. Neben den Reizeffekten sind hier besonders gut die respiratorischen Blutdruckschwankungen zu erkennen (Physiologisches Praktikum, Heidelberg).

2.5 Nervale und humorale Steuerung der Herztätigkeit

Seit den berühmten – dabei genial einfachen – Experimenten von *Otto Loewi*[6] aus den 20er Jahren unseres Jahrhunderts wissen wir, daß bei einer *Vagusreizung* ein chemischer Stoff freigesetzt wird, welcher später als **Acetylcholin** identifiziert wurde und offensichtlich für die Verlangsamung des Herzrhythmus verantwortlich ist.

Otto Loewi bewies dies zuerst dadurch, daß er den Vagus eines Froschherzens elektrisch stimulierte und die dabei gewonnene Spülflüssigkeit aus dem Herzinneren einem zweiten Froschherzen übertrug. Nach Reizung des Vagus des 1. Herzens zeigte auch das zweite Herz eine Verlangsamung. Es war damit die Grundlage für das Konzept der *chemischen Erregungsübertragung* (im Gegensatz zur elektrischen Erregungsübertragung) an Synapsen gelegt.

Inzwischen sind die Elektrophysiologen dem Geheimnis der Acetylcholinwirkung ein wenig auf die Spur gekommen. Die Mikropunktion des Sinusknotens des Frosches zeigte nämlich, daß die *spontane (diastolische) Depolarisation* des Schrittmachers, von der wir bereits gesprochen haben (vgl. S. 34), *unter Acetylcholin langsamer* erfolgt, ja, bei hohen Dosen sogar überhaupt nicht mehr auftritt. Im Gegenteil, man beobachtet sogar eine *Hyperpolarisation*. Das gleiche gilt für das Vorhofmyokard sowie den oberen Anteil des AV-Knotens. (Für das *Vorhofmyokard* ist darüber hinaus eine starke *Verkürzung der Aktionspotentialdauer* unter Acetylcholin charakteristisch.) *Im Bereich der Kammermuskulatur* ist dagegen ein *Acetylcholineffekt nicht* mehr *nachweisbar*. Hier ist es gleichgültig, ob der Vagus direkt gereizt wird oder ob allein Acetylcholin verwendet wird. Prinzipiell ähnliche Befunde wurden am Warmblüter (insbesondere an isolierten Herzpräparaten von Kaninchen und Hund) erhoben, so daß man wohl guten Gewissens davon ausgehen kann, daß am Menschen sehr ähnliche Verhältnisse vorliegen.

Gedeutet werden die elektrophysiologischen Befunde folgendermaßen:
Acetylcholin erhöht die Membranpermeabilität der Zellen des Sinusknotens, der Vorhofmuskulatur und des AV-Knotens *für Kalium*. Damit wird jeder Depolarisierung entgegengewirkt, da das Kaliumgleichgewichtspotential stets negativer als z. B. das instabile Ruhepotential der genannten Struktur ist.

Die *praktische Konsequenz* einer **Vagusreizung** besteht deshalb
1. in einer **Verlangsamung des Schrittmachers** (Frequenzabnahme) und
2. in einer **Verlängerung der Überleitungszeit**[7,8] der Erregung vom Schrittmacher auf das His'sche Bündel durch eine Verzögerung vorwiegend im *AV-Knoten*, so daß schließlich auch die Kammerkontraktion gegenüber der Vorhofkontraktion stärker verzögert wird.

Physiologisch erfolgt u. a. eine Vagusstimulation über den *Pressorezeptorenreflex* (vgl. S. 93). Pharmakologisch läßt sich die *Vaguswirkung durch Atropin blockieren. Der Sympathikus ist im Bereich des Schrittmachers der direkte Gegenspieler des Vagus.*

Sympathikusreizung sowie die Applikation von *Adrenalin und Noradrenalin* führen zu einer **Schlagfrequenzzunahme** des Herzens. Man spricht von einer positiv *chronotropen*[9] Wirkung *des Sympathikus*, entsprechend deshalb beim Vagus auch von einer negativen *Chronotropie*.

Elektrophysiologisch sieht man eine *steilere diastolische Depolarisation aller Schrittmachergewebe* unter Adrenalin, welche man auf eine *Abnahme der Kaliumpermeabilität* zurückführt. Es kommt dabei leichter und deshalb schneller zum Erreichen der notwendigen Schwelle, von welcher das Aktionspotential starten kann. Aber dem *Sympathikus* wird noch ein *zweiter, wichtiger Effekt* zugeschrieben. Er steuert die *Calciumpermeabilität*. Wir können hier nicht näher ausführen, wie wichtig Ca^{++} für die Muskelkontraktion ist. Da der *Sympathikus* auch die *Kraft der Kontraktion*, die sog. *Inotropie*[10] des Herzens *verbessert*, lag die Vermutung nahe, daß hierfür eine erhöhte Ca^{++}-Permeabilität verantwortlich ist. Dies wurde um so wahrscheinlicher, als Pharmaka, welche den transmembranären Ca^{++}-Einstrom blockieren (sog. Ca^{++}-*Antagonisten*, z. B. Verapamil und Nifedipin), die Kontraktionskraft erniedrigen, also *negativ inotrop* wirken.

---

(6) Otto Loewi (1873 Frankfurt am Main – 1961 New York), Nobelpreis 1936. Aus Österreich vertrieben 1938.

(7) Man nennt dies auch eine „negative Dromotropie": dromos gr. = Lauf bzw. Laufzeit, tropein gr. = wenden, beeinflussen.
(8) Bei vermindertem Membranwiderstand ist die Längskonstante einer erregbaren Zelle erniedrigt und damit die Ausbreitungsgeschwindigkeit vermindert (vgl. Animalische Physiologie).
(9) chronos gr. = Zeit.
(10) inos gr. = Kraft.

Wir werden noch bei genauerer Darstellung der sympathischen Überträgerstoffe auf das Problem von α- **und β-Rezeptoren** stoßen (*vgl. S. 107*). Hier nur der Hinweis, daß die *Schlagfrequenz-Zunahme des Herzens nach Adrenalingabe* sowie die gleichzeitige *positive Inotropie allein* mit dem *Vorhandensein von β-Rezeptoren im Herzen* begründet wird. Diese Rezeptoren, welche überhaupt nichts mit den Rezeptoren unserer Sinnesorgane zu tun haben, lassen sich bisher morphologisch kaum näher charakterisieren. Sie werden als Membranstellen mit spezieller chemischer Struktur (engl. sites) aufgefaßt, welche mit unterschiedlichen Pharmaka unterschiedlich zu blockieren sind. Am Herzen können die heute von der Industrie in Fülle produzierten β-*Blocker* die Sympathikuswirkungen bremsen. Klinisch macht man davon Gebrauch, um ein *geschädigtes Herz vor unnötiger sympathischer Stimulation* (z. B. durch Aufregung) *zu schützen*, also ein unnötiges schnelleres und stärkeres Schlagen einer defekten Pumpe zu verhindern, welche noch dazu unter sympathischer Stimulation leichter in einen Flimmerzustand versetzt werden kann (auch hier wirkt der Vagus als Gegenspieler). *Digitalisglykoside* nutzten bereits die Ägypter therapeutisch, doch ist ihr Wirkungsmechanismus recht kompliziert und nur teilweise aufgeklärt. Wir beschränken uns hier deshalb auf den Hinweis, daß Digitalisglykosiden bei richtiger Indikation und Dosierung sowohl *positiv inotrope* wie eine *chronotrope* und *negativ dromotrope*[11] Wirkungen zugeschrieben werden. In therapeutischen Dosen sollen dabei Digitalisglykoside während der Plateauphase des Aktionspotentials den Calciumeinwärtstransport in die Herzmuskelzelle im Austausch gegen Natrium erhöhen. Bei Überdosierung von Digitalis kommt es insbesondere zu einer Blockade der Na^+/K^+-Pumpe mit leichter Depolarisation der Herzmuskelzelle. Hierdurch kann die Erregung eines bereits geschädigten Herzmuskels (z.B. bei Aufregung, d.h. durch sympathische Stimulation) gefährlich gesteigert sein.

Keiner sollte *Adrenalin oder Noradrenalin im Stoß intravenös* applizieren, weil er dies vielleicht im physiologischen Praktikum einmal gesehen hat. Aber bereits hier sieht man, wie leicht ein solches Herz „losrast". Man wird also tunlichst derartige Maßnahmen *vermeiden*, weil man dabei nicht nur akute, massive und gefährliche Blutdrucksteigerungen riskiert, (welche anschließend von um so gefährlicheren Blutdruckabfällen gefolgt sind), sondern weil man bei derartigen Aktionen ventrikuläre Rhythmusstörungen bis hin zum Kammerflimmern auslösen kann.

Allerdings ist in der Klinik bei gegebener Indikation (extreme Bradykardie, Asystolie, stark reduzierte Kontraktionskraft des Herzens) die vorsichtige intravenöse, u. U. sogar intracardiale Gabe von Adrenalin gerade bei stark geschädigten Herzen oftmals erforderlich. Wesentlich günstiger erscheint bei der Herzinsuffizienz der therapeutische Einsatz von Dopamin (für orale Applikation Ibopamin®) vgl. S. 108, welches eine positive Inotropie mit peripherer Vasodilatation verbindet.

Afferente Herznerven

Akute Durchblutungsstörungen des Herzmuskels (z. B. *Herzinfarkt*) gehen mit starken „*pektanginösen*" Schmerzen einher. Das Herz muß also über eine ausreichende Versorgung mit sensiblen *Schmerzfasern* verfügen. Vermutlich sind hierfür die freien Nervenendigungen markloser *Sympathikusfasern* verantwortlich, denn chirurgische oder pharmakologische Blockade des Ggl. stellatum unterbricht diese Schmerzen.

Ferner registrieren *afferente* (also ebenfalls vom Herzen zum Gehirn leitende) Nervenfasern – hierbei handelt es sich um afferente *Vagusanteile* – die Füllung und Dehnung besonders beider Vorhöfe.

Henry und *Gauer*[12] zeigten zuerst, daß eine vermehrte *Dehnung* im Bereich der *Herzvorhöfe* zu einer vermehrten Diurese führt. Heute wird dem Gauer-Henry-Reflex eine wesentliche Aufgabe bei der **Volumenregulation** zugeschrieben, wobei die Vagusafferenz bei einer **Vorhofdehnung** *infolge* eines *vermehrten venösen Angebotes* die *ADH-Ausschüttung* (vgl. S. 245) *bremsen* sollte.

In jüngster Zeit wird jedoch die Zunahme des Harnflusses bei Vorhofdehnung auf die Freisetzung eines eigenen *natriuretischen Faktors* bezogen, welcher aus den Vorhöfen selbst isoliert wurde (=**ANP a**trio**n**atriuretisches **P**eptid).

---

(11) dromos (griech.) = Lauf: Am Herzen ist damit eine Verlängerung der Überleitungszeit der Erregung von den Vorhöfen auf die Kammern gemeint (=Verzögerung im AV-Knoten), vgl. Fußnote (7).

(12) Otto H. Gauer (1909-1979) zuletzt Physiologe in Berlin (geboren und gestorben in Heidelberg). Klin. Wschr. 34, 356 (1956).

Prüfungsfragen zu diesem Abschnitt finden Sie im Anhang unter den Ziffern: 2.5. ff.

2.6 Durchblutung des Herzens, Koronarkreislauf

Koronardurch- Koronardurchblutung: Anteil am Herzzeitvolumen; Meßmethodik; Zeitverlauf der Blutströ-
blutung und mung. Lokalchemische und nervale Regulation. Regulationsbreite (z. B. Koronarreserve), arte-
Herzstoff- rio-koronarvenöse O_2-Differenz.
wechsel
Folgen von Hypoxie und Ischämie (z. B. Herzrhythmusstörungen, Myokardinfarkt, kardiogener Schock).

Herzstoffwechsel: O_2-Verbrauch und Substratumsatz. Einflußfaktoren.

Da wir die Probleme des Kreislaufes erst später besprechen wollen, können hier nur *einige Besonderheiten des Koronarkreislaufs* angedeutet werden.

Zunächst muß man sich die *Anatomie des Koronargefäß-Systems* klar machen. Jenseits der Aortenklappen entspringt beim Menschen die rechte und linke Koronararterie. Die *linke Koronararterie* versorgt *vorzugsweise* den *linken Ventrikel*, während die *rechte* neben dem *rechten Ventrikel* meistens auch noch *Anteile der Hinterwand des linken Ventrikels* versorgt. (Der „Linksversorgungstyp" stellt die Ausnahme dar; hierbei wird die Hinterwand des linken Ventrikels durch den Ramus circumflexus der linken Koronararterie versorgt.) Der überwiegende Teil des Koronarblutes fließt über den *Sinus coronarius* in den rechten Vorhof, ein kleiner Anteil (ca. *1/3 bis 1/4*) fließt über spezielle kleinste Venen *(Venae Thebesii)* direkt ins Herz zurück.

Tab. 3.4 (vgl. S. 113) zeigt, daß *das Herz* zu den *am besten durchbluteten Organen* unseres Körpers gehört. Nur die Nieren haben eine 5mal höhere lokale Durchblutung. Ferner sehen wir aus der Tabelle, daß das Herz den **höchsten lokalen Sauerstoff-Verbrauch** der Organe besitzt. Wie kann man diese Größen messen?

Im Tierexperiment können kleine Manschetten um die Koronararterien gelegt werden und „elektromagnetische" Flußmessungen durchgeführt werden. Für weniger invasive Messungen am Menschen benötigt man letztlich wiederum das Fick'sche Prinzip (vgl. S. 60) bzw. Farbstoff-Verdünnungstechniken: Hier allerdings in umgekehrter Anwendung, es wird die Anreicherungszeit einer Testsubstanz im Herzen bestimmt.

Im einzelnen geht man z. B. so vor, daß man den Patienten ein Edelgas (z. B. Argon) etwa 5 min lang einatmen läßt und mit Hilfe eines Aorten-Katheters während dieser Zeit fortlaufend Blutproben aus der Aorta entnimmt, um darin die Argonkonzentration zu bestimmen. Gleichzeitig werden über einen venösen Herzkatheter, welcher im Koronar-Sinus liegt, laufend Blutproben entnommen, um die Zeit zu bestimmen, welche benötigt wird, bis sich die Argon-Konzentration im Koronar-Sinus der Aortenkonzentration angepaßt hat.

Ferner benutzt man heute auch radioaktive Indikatorstoffe (z. B. *Thallium-201*), dessen initiale Aufnahme in verschiedenen Myocardbezirken der regionalen Durchblutung entspricht. Die Registrierung erfolgt dabei mit Hilfe von Szintillationskameras. Eventuelle Aussparungen im Szintigramm sind für die Herzinfarkt-Diagnostik von besonderem Interesse.

Kennt man Durchblutungsgröße des Herzens und außerdem die arterielle Sauerstoffkonzentration sowie diejenige im Koronarsinus, ergibt sich der *Sauerstoffverbrauch des Myocards* als Produkt aus Durchblutung und arteriovenöser Sauerstoff-Konzentrations-Differenz. Diese **arteriovenöse Sauerstoff-Konzentrations-Differenz ist für das Herz im Vergleich zu anderen Organen bereits in Ruhe sehr hoch:** Sie beträgt im Mittel für das Koronargefäß-System **10 bis 12 ml Sauerstoff pro 100 ml Blut.** (Der Mittelwert für den Gesamtorganismus liegt bei 4 bis 5 ml pro 100 ml Blut).

Bei Belastung steigt der Sauerstoffbedarf des Herzens sprunghaft bis auf das 3- bis 4fache des Ruhewertes. Die Sauerstoffreserve ist aber hierfür zunächst nicht ausreichend, da das voll arterialisierte Blut nur 20 ml Sauerstoff pro 100 ml Blut enthält. **Es muß also bei diesem höheren Sauerstoff-Bedarf die Koronar-Durchblutung ebenfalls** um das 3- bis 4fache **ansteigen**, wenn keine Mangelsituationen auftreten soll. Viele Autoren nehmen an, daß die Sauerstoff-Konzentration selbst die Durchblutung des Herzmuskels regelt, wobei mit fallender Sauerstoffkonzentration im Gewebe die zuführenden kleinsten Gefäße weiter werden sollen. Der Kliniker mißt die **Koronarreserve** durch pharmakologische Weitstellung (Dilatation) der Koronargefäße meist mit Hilfe von Dipyridamol. Beim Herzgesunden kommt es unter diesem „Koronardilatator" zu einer Flußsteigerung der koronaren Durchblutung um ca. 360% (320 bis 400%) gegenüber dem Ruhewert. Bei Koronarerkrankungen, aber auch bei Fehlern der Aortenklappe (Aortenklappenvitien, insb. bei Aortenstenose) werden derartige Werte nicht mehr erreicht.

Eine weitere Besonderheit des Koronargefäß-Systems fällt dem Beobachter schon mit bloßem Auge auf, wenn er am dekapitierten Frosch das schlagende Herz betrachtet. **In der Systole** wird das Herz blaß, die **Kapillargefäße** werden **durch die Herzmuskulatur zusammengedrückt**, während in der Diastole der arterielle Einstrom in das Kapillargebiet des Herzmuskels nicht behindert ist. Bei Ausfluß- Messungen am Hundeherzen hat man als Konsequenz dieser Beobachtung zwar zu Beginn der Systole noch einen Ausfluß aus den Koronar-Venen gemessen, dies entspricht etwa dem Abfluß aus einem zusammengedrückten Schwamm. Danach sinkt aber während der Austreibungsphase des Herzens (vgl. S. 52) der Fluß aus den Koronarvenen. Sowie die Systole vorbei ist, kann der arterielle Einstrom wieder ungehindert erfolgen. Daß diese *Unterbrechung des koronaren Blutflusses* in den inneren Schichten des linken Ventrikels stärker als in den äußeren Muskelschichten (speziell des rechten Ventrikels) auftreten sollte, wird uns einleuchten, wenn wir uns an die Druckunterschiede beider Herzen erinnern. Daß der Gewebedruck in der Herzwand, der sog. intramurale Druck von innen nach außen abnehmen muß, leuchtet ebenfalls ein, obwohl Gewebsdruckmessungen selbst äußerst schwierig und in der Auswertug sehr problematisch sind. *Rhythmische Druck- und Flußänderungen zwischen Systole und Diastole* konnten wir selbst tierexperimentell in den kleinsten Gefäßen an der Oberfläche z. B. des schlagenden Rattenherzens direkt intravitalmikroskopisch beobachten.

Weiterführende Literatur

F. M. Abboud, H. A. Fozzard, J. P. Gilmore, D. J. Reis: Disturbances in Neurogenic Control of the Circulation, American Physiological Society, Bethesda, Maryland, 1981

R. M. Berne, N. Levy: Cardiovascular Physiology, Fourth Edition, The C. V. Mosby Company, St. Louis, Toronto, London, 1981

A. C. Burton: Physiologie und Biophysik des Kreislaufs. F. K. Schattauer, Stuttgart, New York, 1969

D. Dubin, R. Kern und U. K. Lindner: Schnellinterpretation des EKG, Springer, Berlin, Heidelberg, New York, 1975

E. O. Feigl: Coronary Physiology, in: Physiological Reviews 63, 1 – 205, 1983

H. F. Fozzard et al. (Edts.): The Heart and Cardiovascular System (Vol. I und II), Raven Press, New York 1986

H. Just: Herzkatheter-Diagnostik, Boehringer, Mannheim, 1976

H. P. Krayenbühl und W. Kübler, Herausgeber: Kardiologie in Klinik und Praxis (in 2 Bänden), Georg Thieme, Stuttgart, New York, 1981

W. Kupper, W. Bleifeld: Myocardinfarkt, Diagnose, Therapie, Prognose, perimed Fachbuch, Erlangen, 1982

P. Lichtlen: Klinische Vektor-Elektrokardiographie, Springer, Berlin, Heidelberg, New York, 1969

W. R. Milnor: The Circulation, in: Medical Physiology, edited by V. B. Mountcastle, 14th Edition, The C. V. Mosby Company, St. Louis, Toronto, London, 1981

F. H. Netter, M. Stauch: Herz, Ciba Collection of Medical Illustrations, 2. Auflage, Georg Thieme, Stuttgart, 1983

H. Schaefer: Das Elektrokardiogramm, Springer, Berlin 1951

H. L. Stone: Control of the Coronary Circulation during Exercise, Ann. Rev. Physiol. 45, 213-227, 1983.

H. Tillmanns, W. Kübler, H. Zebe, Editors: Microcirculation of the Heart, Springer, Berlin, Heidelberg, New York, 1982

W. Trautwein, O. H. Gauer, H. P. Koepchen: Herz und Kreislauf, Urban und Schwarzenberg, München, Berlin, Wien, 1972

Prüfungsfragen zu diesem Abschnitt finden Sie im Anhang unter den Ziffern: 2.6. ff.

3. Blutkreislauf

Einleitung

Historisch gesehen muß einen verwundern, daß die Entdeckung des Blutkreislaufs erst relativ spät erfolgte. Vermutlich liegt das daran, daß der Mensch von Haus aus — trotz aller gegenteiligen Behauptungen — außerordentlich autoritätsgläubig ist.

Wir beginnen unseren *Streifzug durch die Medizingeschichte* bei den Griechen, weil dort für das Denken der westlichen Welt die kräftigsten Wurzeln zu suchen sind:

Hippokrates (460-377 *vor* Christi Geburt) gilt als der eigentliche Begründer der abendländischen wissenschaftlichen Medizin. Er ist auf der Insel Kos geboren und stammt aus einem Asklepiaden-Geschlecht. Seine Väter waren also Diener des Asklepius, des Gottes der Heilkunst. Nicht allein seine Herkunft als Arztsohn begünstigte seine Medizinerlaufbahn, sondern auch die Gunst der Zeit selbst, in welcher er lebte: War dies doch die Blütezeit des klassischen Griechenlands. Seine Zeitgenossen waren u. a. Sokrates, Perikles, Thukydides, Aischylos und Sophokles. Zeitweise muß er selbst auch in der damaligen Metropole des Geistes, Athen, gelebt haben. Hippokrates werden 53 Schriften als *Corpus Hippokraticum* zugesprochen, welche wohl zumeist von Zeitgenossen und Schülern verfaßt sind (schließlich stammen die ältesten, heute zugänglichen Handschriften aus dem 10. Jahrhundert *nach* Chr.)

Die Kreislauf-physiologischen Vorstellungen des Corpus Hippokraticum muten uns heute „abenteuerlich" an: *In der linken, blutleeren Herzkammer brennt das „Feuer", welches über die Lungenvenen mit „Pneuma" genährt wird und gleichzeitig über den Magen Nahrung erhält.*

Um so gegenwartsnäher ist die *Arztethik*, welche im *Hippokratischen Eid*[1] ihren Niederschlag gefunden hat. Folgende 5 Punkte sollten wir deshalb auch heute zur Kenntnis nehmen:
1. Die hippokratische Forderung, seine Lehrer *„wie seine Eltern"* zu ehren, dürfte eine sehr bedenkenswerte — heute allerdings ganz unmodern gewordene — Sitte sein, in einer Zeit, welche selbst das Wort „Sitte" zum Reizwort gestempelt hat. Einen Rest dieser wertvollen Beziehung spürt heute noch mancher Doktor„vater". Auch ein ideales Assistentenverhältnis zum väterlichen Chef sollte hier seine Wurzeln haben. In einer „vaterlosen Gesellschaft" wird man danach allerdings vergeblich suchen.
2. Das hippokratische *Verbot einer Euthanasie* ist über die Jahrtausende hin aktuell geblieben. Beginnt man von diesem Prinzip abzurücken, nimmt man dem Patienten — trotz aller gegenteiligen Beteuerungen — die Basis für seine Beziehung zum Arzt: das notwendige

---

(1) *Eid des Hippokrates in einer modernen Übersetzung:*

Ich schwöre bei Apollon, dem Arzte, und bei den anderen Heilgöttern als Zeugen: daß ich nach bestem Wissen und Gewissen dieses Gelöbnis und seine Verpflichtung erfüllen werde:

Ich will meine Lehrer der Heilkunst gleich meinen Eltern achten. Mit ihnen werde ich meinen Lebensunterhalt teilen und in der Not zu ihnen stehen. Selbstlos will ich die ärztliche Lehre ihren wie auch meinen Söhnen weitergeben.

Ich will meine Ratschläge und Verordnungen zum Heil der Kranken nach bestem Wissen und Können geben. Meine Patienten werde ich dabei schützen vor allem, was ihnen schaden könnte oder Unrecht täte. Niemals werde ich ein tödlich wirkendes Mittel verabreichen noch einen Rat dazu erteilen, selbst wenn man mich dazu auffordern sollte. Niemals aber werde ich einer Frau zur Abtreibung verhelfen.

Denn heil und rein will ich mein Leben halten und meine Kunst.

Wenn ich des Kranken Haus betrete, so soll ihm dies nutzen und frommen. Keinem soll Unrecht geschehen, und niemandem will ich zu nahe treten, zumal nicht den Frauen. Was ich in meiner Praxis auch zu sehen und zu hören bekomme: ich werde darüber schweigen und nichts verlauten lassen. Die Wahrung dieses Geheimnisses sei dem Arzt eine heilige Sache! Wenn ich nun diesen Eid halte, so soll mir im Leben wie in der Heilkunst der Segen nicht ausbleiben, Ruhm auch und Ansehen für folgende Zeiten. Verachtung aber soll mich treffen, wenn ich treulos werden sollte.

Vertrauen auf die grundsätzliche Hilfsbereitschaft des Arztes, in jedem Fall um das Leben des Patienten zu ringen.

3. Ebenso aktuell ist das *Verbot einer Abtreibung*. Man bedenke nur die Diskussion um den § 218 des Strafgesetzbuches. Wird das menschliche Zusammenleben nicht doch wesentlich einfacher, wenn man an ganz wenigen Basisprinzipien unumstößlich festhält oder sich bei seinem „Eid" gebunden weiß?

4. „Heil und rein" soll der Arzt sein Leben und seine Kunst bewahren. Diese *allgemeine Arztethik* ist aktuell wie eh und je bis hin zur allgemeinen Gesundheitserziehung: Wie will z. B. ein Arzt seinen Patienten überzeugen, Rauchen sei gesundheitsschädlich, wenn er nicht einmal in diesem Punkt ein Vorbild ist.

5. Die *„Geheimhaltung"* aller Erkenntnisse eines Arztes, welche er in der Ausübung seines Berufes erhält (bis heute am wenigsten angefochten), hat ihren Niederschlag in der sog. „ärztlichen Schweigepflicht" gefunden.

Aristoteles (384-322 vor Chr.) ist ebenfalls Medizinersohn, sein Vater ist der Leibarzt des Königs Philip von Mazedonien. Auch er studiert zunächst Medizin, wechselt später zur Philosophie, wird Schüler von Plato, später Lehrer von Alexander dem Großen, gründet neue Akademien, u. a. das Athener „Lyceum" mit Schwerpunkt in Biologie und Historik. Daß er nach Alexanders Tod aus Athen fliehen muß und vermutlich im Elend stirbt, ändert nichts an der Tatsache, daß sein Einfluß auf das Weltbild des Abendlandes vermutlich von keinem anderen Menschen übertroffen wird.

Allerdings sind die physiologischen Vorstellungen von Aristoteles heute nur noch selten aus dem Munde hoffnungsloser Physikumskandidaten zu hören: Nicht das Gehirn, sondern das *„Herz ist Sitz der Seele"*, außerdem *„Ort der Blutbildung", „Ursprung des Gefäß-Systems"* und *„Sitz der Wärme"*. Das Herzklopfen sei dadurch verursacht, daß sich das im Herz befindliche warme Blut zusammendrängt, weil es durch die Atmung abgekühlt wird. Über die Venen wird das Blut zur Peripherie getrieben, *die „Arterien enthalten beim Lebenden ausschließlich Luft"*. Die Autorität dieses großen Geistes erlaubte für Jahrhunderte keinen Zweifel auch an diesen „Nebenprodukten" seines Genies.

Schließlich müssen wir noch eine griechische, medizinische Kapazität nennen, deren Ansichten von einer autoritätsgläubigen Welt bis ins 16. ja z. T. 17. Jahrhundert n. Chr. geradezu kritiklos „nachgebetet" wurde: **Galen** (129-199 nach Chr.). Er wurde in der Medizinerschule des Asklepius-Heiligtums im damals griechischen, heute türkischen Pergamon ausgebildet. Daß die Priester sich eine Gladiatorentruppe hielten, verschaffte vermutlich Galen die notwendige praktische Übung in der Wundbehandlung. Studienreisen führen ihn nach Smyrna, Corinth und auch nach Alexandrien, wo Tiersektionen betrieben wurden. Die zweite Hälfte seines Lebens verbrachte er in Rom als berühmter Arzt unter Marc Aurel, zugleich als Experimentator und systematischer Wissenschaftler: Ganze 129 Bücher schrieb er. Bei Vivisektionen an kleinen afrikanischen Affen entdeckt er, daß die Arterien nicht Luft, sondern Blut enthalten. Trotzdem kommt ihm offenbar unter dem übermächtigen Einfluß des Aristoteles nicht die Idee eines Kreislaufes, sondern nur die eines Vor und Zurück des Blutes in beiden parallelen Gefäß-Systemen. Die Kommunikation beider Gefäß-Systeme soll dabei über eine durchlöcherte Herzscheidewand erfolgen. Ob dies auf reiner Spekulation basierte oder ob dabei offene *Foramina ovale* oder seltene Septumdefekte der Herzscheidewand Pate standen, muß offen bleiben. Immerhin gilt Galen auch als Entdecker der Herzklappen. Der *„Säftelehre"*, welche die gesamte Medizintheorie der Antike beherrschte, konnte sich auch Galen nicht entziehen. Entsprechend den 4 Elementen der Antike (Feuer, Wasser, Luft und Erde) basiert sein System auf den 4 Säften: Blut (rot), Schleim (weiß), Gelbe Galle und Schwarze Galle, welche hauptsächlich von dem wichtigsten Organ, der Leber, gebildet werden.

Die Niere hat bei Galen eine „anziehende Kraft", so daß der Harn Aufschluß (– nicht etwa auf eine Nierenerkrankung –), sondern auf den Zustand des ganzen Organismus gibt. Diese Galen'sche Vorstellung wird später über die Vermittlung byzantinischer und arabischer Ärzte so ausgebaut, daß schließlich die *„Harnschau"* zur wichtigsten ärztlichen Tätigkeit des späten Mittelalters wird.

Mit „Harnglasscheiben" (ähnlich den pH-Skalen moderner pH-Papiere) wird die Farbe des Patientenharnes verglichen und danach Diagnose und Prognose aller Erkrankungen gestellt. Daß sich hieraus auch die „Uromantie" d. h. die „Harnwahrsagerei" ableitet, kann Galen nicht angelastet werden. Die humanistischen Ärzte des 16. Jahrhunderts kritisieren diesen Aberglauben als starken Mißbrauch der ärztlichen Kunst.

Erst **Theophrastus Bombastus von Hohenheim** genannt **Paracelsus** (1493-1541) zweifelt offenbar zum ersten Mal laut an Galen. Als Zeitgenosse der Reformation fühlte er sich selbst als Luther der Medizin, verbrennt vor der Universität Basel als gefeierter Universitätslehrer 1527 u. a. die Werke von Galen, unterrichtet zum Zorn seiner Kollegen in Deutsch und verkündet statt der 4 Säfte 3 Prinzipien: Schwefel, Quecksilber und Salz in immer noch sehr spekulativer Naturphilosophie. Immerhin setzt er erstmals *Quecksilber* als Diuretikum gegen die Wassersucht ein, ja in kleinen Dosen auch gegen die Syphilis und betreibt so die erste Chemotherapie 400 Jahre vor Paul Ehrlich's *Salvarsan* (1910). Sollen wir verschweigen, daß seine Kollegen es in dem revolutionären Fieber jener Tage fertig brachten, Paracelsus bereits 1 Jahr später durch Studenten aus Basel vertreiben zu lassen? Der positive Effekt dieser Verbannung: Paracelsus fand die Zeit, seine Gedanken zu systematisieren und zu schreiben: „Die große Wundartzney" sicherte ihm ein glänzendes Comeback und Unsterblichkeit dazu.

Ebenfalls Zweifel an Galen kamen **Andreas Vesalius** (1514-1564), welcher als gebürtiger Brüsseler zeitweise an den berühmten Medizinschulen Italiens, insbesondere in Padua, studierte und lehrte. Er sezierte ausgiebig menschliche Leichen, was den Römern aus religiösen Gründen verboten war. Großartige anatomische Atlanten mit wissenschaftlich und künstlerisch beeindruckenden Holzschnitten haben ihn zum Vater der „modernen Anatomie" werden lassen. Die von Galen beschriebenen Poren in der Herzscheidewand konnte Vesalius zwar nicht finden, doch zweifelte er nicht an deren Existenz.

Michael Servetus (als gebürtiger Spanier: Miguel Serveto, 1511 (?)-1553) war als Arzt und Theologe kühner im Denken. Er postulierte 1553 einen Blutfluß vom rechten zum linken Herzen über die Lunge. Da er jedoch seine wissenschaftlichen Entdeckungen mit vielen religiösen, neuplatonischen Vorstellungen verband, ließ ihn Calvin in Genf mitsamt der ersten Auflage seines Buches als Häretiker verbrennen. (Die Flucht aus dem Gefängnis der Inquisition war ihm zuvor gelungen.) Drei Exemplare seines Buches sollen diese Bücherverbrennung überlebt haben, wurden aber erst lange nach Harveys Tod bekannt.

William Harvey (1578-1657) gilt mit Recht als der eigentliche Entdecker des Blutkreislaufs. Er hat ebenfalls in Padua studiert und war später mit großem Erfolg als Arzt am königlichen Hof in London tätig. Er studierte in Vivisektionsexperimenten an den verschiedensten Tierarten das schlagende Herz. Systematische Unterbindungen von Arterien und Venen ließen ihn die Strömungsrichtung in diesen Gefäßen erkennen. Die Funktion der Venenklappen ließ sich dabei sogar am Menschen ohne chirurgische Intervention direkt beobachten (vgl. S. 96). Ebenso konnte er an den menschlichen Extremitäten die Wirkung einer Drosselung der Durchblutung durch unterschiedlich starkes Abbinden (venöse Stauung, komplette arterielle Kompression) beobachten. Wurde ferner Herz und Lunge einem Ochsen frisch entnommen, so konnte an diesem Präparat eine Flüssigkeit vom rechten Herz über die Lunge ins linke Herz mit Hilfe einer farbstoffgefüllten Schweinsblase gedrückt werden; wurde jedoch der Lungenkreislauf unterbunden, kam kein Flüssigkeitstropfen vom rechten zum linken Herzen. Schließlich überzeugte Harvey auch sich selbst wohl am meisten mit der „physiologischen" Überlegung, daß die Menge des ausgeworfenen Bluts so groß ist, daß die Addition dieser Auswurfmenge in kurzer Zeit das Gesamtgewicht jedes Organismus überschreiten muß.

Den Schlußstein für ein Kreislauf-Konzept lieferte erst 1661 **Marcello Malpighi** (1628-1694) mit der Entdeckung der Kapillaren. Mit Hilfe der kürzlich entdeckten Mikroskope (Antonie van *Leeuwenhoek* (1632-1723)) untersuchte er systematisch alle ihm zugänglichen lebenden und toten Gewebe. Malipighi war kein „Anatom", sondern Dozent für praktische Medizin an der Universität Bologna. Seine Kollegen sollen seine Forschung für Spielerei gehalten haben, er war Verfolgungen bis zu Tätlichkeiten ausgesetzt. Seine Villa wurde geplündert, Instrumente zerschlagen und Papiere verbrannt. Erst kurz vor seinem Tod sicherte ihm ein päpstlicher Ruf nach Rom (mit 63 Jahren!) einen großen Erfolg. Trotz seiner lokalen Feinde hatte er sich international durch seine Entdeckungen bereits ein großes Ansehen verschafft. Malpighi gilt heute nicht nur als Vater der Histologie, sondern wegen seiner intravitalmikroskopischen Beobachtung (speziell am Frosch) auch als Vater der *„Mikrozirkulation".*

3.1 Allgemeine Grundlagen

Funktionelle Abschnitte der Strombahn	s. GK Anatomie S. 4
Hämodynamik und Gefäßeigenschaften	Beziehung zwischen Stromstärke, Druckdifferenz und Strömungswiderstand; Gesetzmäßigkeit nach Hagen-Poiseuille. Beziehung zwischen Stromstärke, Strombahnquerschnitt und Strömungsgeschwindigkeit. Beziehung zwischen Strombahnquerschnitt und Strömungswiderstand. Totaler peripherer Widerstand, Anteile der Gefäßabschnitte am Strömungswiderstand. Fließeigenschaften des Blutes.

Eine schematische Übersicht für den Kreislauf gibt Abb. 3.1. Das gesamte Blut muß den sog. **„Kleinen Kreislauf"** (rechtes Herz → Lunge → linkes Herz) passieren, dessen Volumen (= *„intrathorakales Blutvolumen"*, vgl. S. 102) *nur etwa ein Viertel des* übrigen **„Großen Kreislaufs"** (linkes Herz → Verzweigungsgebiet der Aorta → rechtes Herz) beträgt. Soll ein ausgewogener Blutfluß zwischen großem und kleinem Kreislauf erfolgen, soll sich also in keinem der beiden Kreisläufe Blut „stauen", muß der **Strömungswiderstand der Lunge sehr niedrig** sein, damit zu jeder Zeit die gleiche Blutmenge (oder das gleiche Zeitvolumen an Blut) durch die Lunge wie durch den gesamten großen Kreislauf strömen kann. Nach dem **Ohm'schen**[2] **Gesetz** gilt auch für Flüssigkeiten:

$$\text{Stromstärke } (I) = \frac{\text{Druckdifferenz } (\Delta P)}{\text{Strömungswiderstand } (R)}$$

Da die Lunge im „Niederdrucksystem" gelegen ist, (wir haben bereits früher [vgl. S. 112] darauf hingewiesen, daß das rechte Herz nur maximale Drucke von 25 mmHg produzieren darf), muß der Strömungswiderstand zusätzlich niedriger sein, als dies bei einer Hochdruckanordnung möglich wäre.

Es gibt nun prinzipiell 2 Möglichkeiten, Strömungswiderstände zu erniedrigen: Entweder man benutzt immer großlumigere Schläuche (es entspricht dies einer Gefäßerweiterung = Vasodilatation) oder man ordnet viele kleine Schläuche nebeneinander an (= Stromverzweigung). Es gilt nämlich nach dem **Kirchhoff'schen**[3] **Gesetz für Stromverzweigungen:**

$$\text{Gesamtwiderstand} = \frac{1}{1/R_1 + 1/R_2 + 1/R_3 + 1/R_4 + 1/R_5}$$

wobei R_1 bis R_5 die Größe der jeweiligen Einzelwiderstände darstellt. In Worten: Der Gesamtwiderstand nimmt proportional zur Zahl der Stromverzweigungen ab. Bei Betrachtung der Abb. 3.2 sollte dies auf einen Blick hin verständlich sein.

Will man Flüssigkeiten ohne Verlust über lange Strecken transportieren, bieten sich großlumige Schläuche (z. B. die Aorta) an. Will man aber eine große Austauschfläche schaffen, erlaubt die **parallele Anordnung vieler kleiner Kapillaren** eine derartige **Reduktion des Gesamtwiderstandes**, daß mit ganz niedrigen Drucken (= **Niederdrucksystem**) eine große Blutmenge durch ein solches System getrieben werden kann.

(Nur der Vollständigkeit halber sei angemerkt, daß hintereinander geschaltete Widerstände sich addieren. Die Natur macht auch davon Gebrauch: z. B. in der Niere mit 2 hintereinander geschalteten Kapillarsystemen oder mit besonders langen Gefäßen der Nierenpapille, vgl. S. 237.)

Die Tabelle 3.1 zeigt, in welchem Umfang sich unser „Gefäßbett" verzweigt. Mit dieser Verzweigung läuft eine **Abnahme der Einzelquerschnitte** einher, **gleichzeitig nimmt** aber der „**Gesamtquerschnitt**" oder die Summe aller Einzelquerschnitte gewaltig **zu**. In diesem weiten Strombett **nimmt** die **Strömungsgeschwindigkeit** drastisch **ab**, was aber erwünscht ist. Nur so ist ausreichend Zeit für Austauschprozesse gewonnen, nur so kann eine **ausreichende „Kontaktzeit"** z. B. für die Be- und Entladung von Erythrozyten mit Sauerstoff (vgl. S. 125) hergestellt werden.

Die Tabelle 3.1 enthält ebenfalls die mittleren Drucke in den verschiedenen Gefäßgebieten des Großen Kreislaufs. Relativ „hohe Drucke" entstehen in der linken Kammer. Das „**Hochdrucksytem**" reicht also vom linken Herzen bis zu den Arteriolen, sein Volumenanteil beträgt **15-20 % des gesamten Blutstrombettes.**

Die **Arteriolen** sind die eigentlichen „**Widerstandsgefäße**" aus 2 Gründen:

1. Ihre Anzahl ist noch relativ gering,

2. Ihre Lumendurchmesser haben bereits so stark abgenommen, daß sie sich kaum noch von denen der Kapillaren unterscheiden.

---

(2) Georg Simon Ohm (1789-1854), Physiker, zuletzt in München.
(3) Gustav Robert Kirchhoff (1824-1887), Physiker (u. a. von 1854-1875) in Heidelberg, wo er zusammen mit R. W. Bunsen die Spektralanalyse entwickelte).

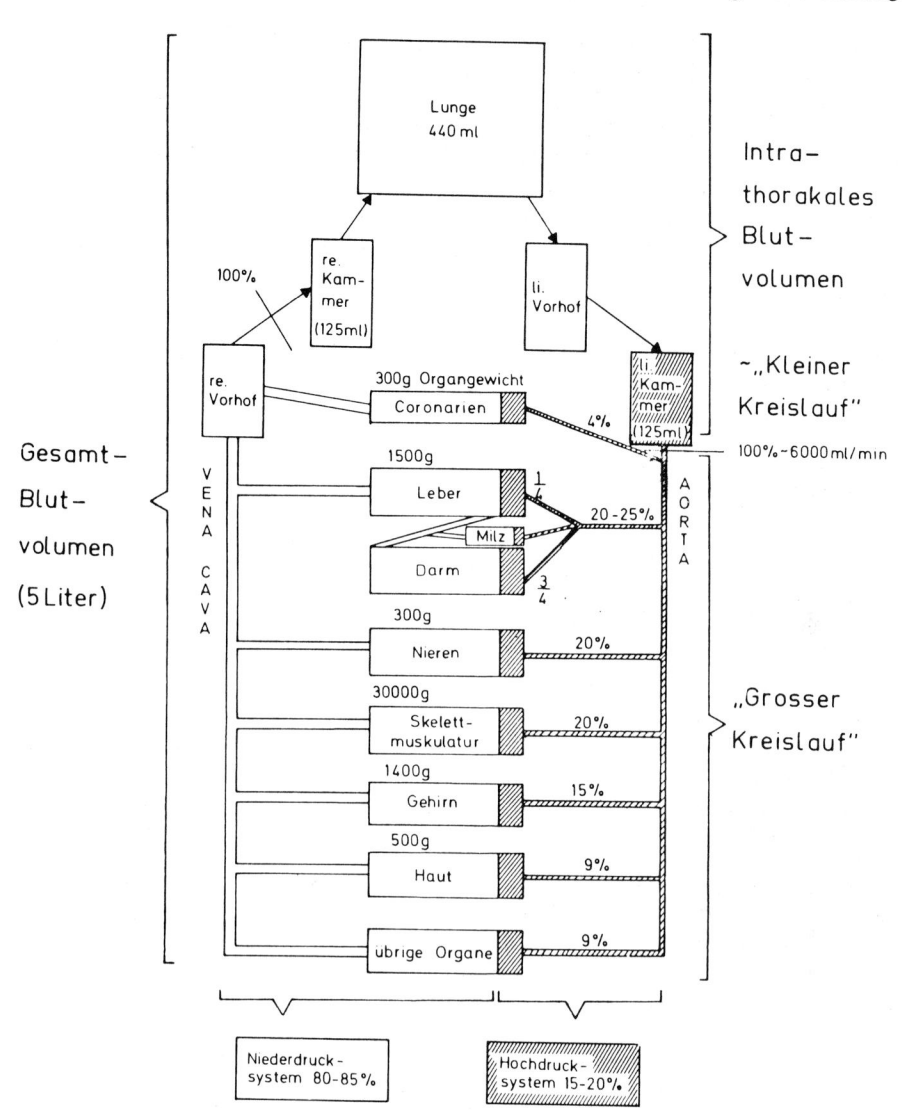

Abb. 3.1. Schematische Zeichnung des Blutkreislaufs

Morphologisch unterscheiden sich die Arteriolen von den Kapillaren im wesentlichen dadurch, daß ihre Wände noch **glatte Muskelzellen** besitzen, welche ringförmig in der Gefäßwand angeordnet sind. Kontraktion dieser glatten Muskelzellen führt zu einer Strömungswiderstandszunahme der Arteriolen. Es handelt sich also um **regulierbare Strömungswiderstände**.

(Ob sich auch **Kapillaren** kontrahieren können, ist gegenwärtig in der Forschung kontrovers. Zumindest für Kaltblüter-Kapillaren gilt eine Kontraktionsfähigkeit von Kapillarendothelien auf elektrische Reize hin als erwiesen.)

Innerhalb der Arteriolen findet sich im Vergleich zum übrigen Gefäß-System der relativ größte **„Drucksprung"**. In Tab. 3.1 haben wir als Mittelwert einen Sprung von 70 auf 35 mmHg angegeben. Einschränkend muß aber hervorgehoben werden, daß dies nur ein grober Mittelwert ist, da sowohl in Abhängigkeit von den benutzten Meßmethoden und den jeweiligen

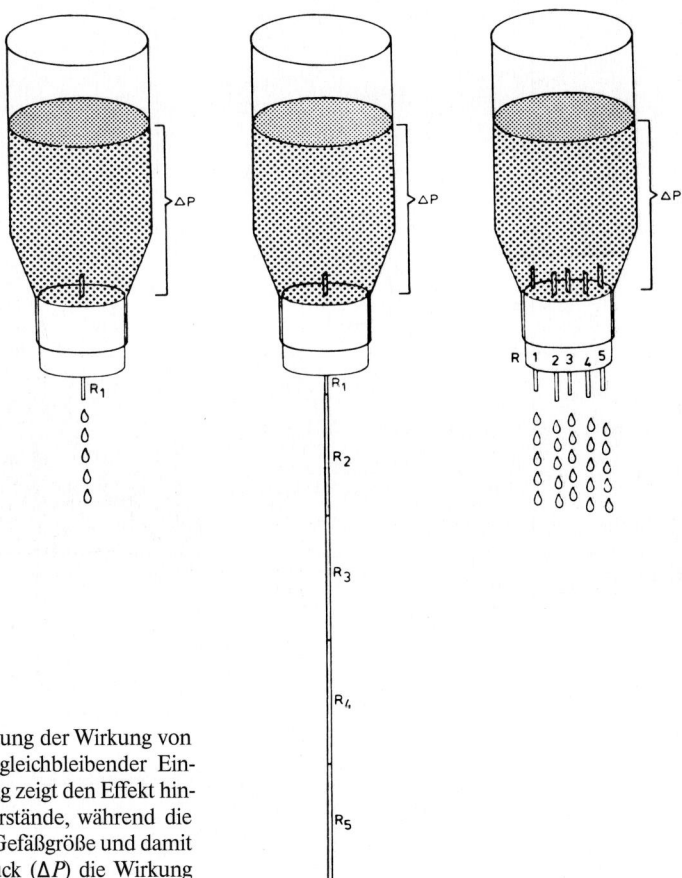

Abb. 3.2. Schematische Zeichnung der Wirkung von Strömungswiderständen mit gleichbleibender Einheit (*R*). Die mittlere Abbildung zeigt den Effekt hintereinander geschalteter Widerstände, während die rechte Abbildung bei gleicher Gefäßgröße und damit gleichem hydrostatischen Druck (Δ*P*) die Wirkung parallel geschalteter Widerstände erkennen läßt

Funktionszuständen wie auch von den untersuchten Organen erhebliche Unterschiede auftreten können.

Besonders wichtig für alle Widerstandsregulationen im Kreislauf ist die von Hagen und Poiseuille[4] unabhängig voneinander gefundene Gesetzmäßigkeit, daß der Strömungswiderstand bei laminarer Strömung nicht einfach proportional mit der Radiusabnahme des Gefäßrohres ansteigt, sondern mit der 4. Potenz dieser Radiusänderung. Das heißt, *kleinste Radiusänderungen oder kleinste Muskelkontraktionen haben bereits außerordentliche Wirkungen auf den Strömungswiderstand* im Blutkreislauf. Graphisch ist diese Beziehung in Abb. 3.3 dargestellt (man beachte den logarithmischen Maßstab der Ordinate). Nach **Hagen-Poiseuille** gilt:

$$\text{Stromstärke } (I) = \frac{V}{t} = \frac{\pi r^4 \cdot \Delta P}{8 \eta l}$$

Hierbei entspricht V dem Volumen, t der Zeit, r dem Lumenradius des Gefäßrohres, ΔP dem Druck, mit welchem die Flüssigkeit durch das Gefäß gedrückt wird (genauer der Druckdifferenz zwischen Rohrbeginn und -ende), η der Viskosität der Flüssigkeit und l der Länge des Rohres. Prinzipiell kann eine Änderung des Lumenradius der Gefäße außer von unterschiedlichen — „aktiven" — Kontraktionen der glatten

---

(4) Heinrich Ludwig Gotthilf Hagen, Wasserbauingenieur (geb. 1797 in Königsberg, gest. 1884 in Berlin), Jean-Louis-Marie Poiseuille, Pariser Arzt und Physiologe (1799-1869).

Tab. 3.1. Größenordnung von Anzahl, Länge, Durchmesser, Gesamtquerschnitt, prozentualem Lumeninhalt, Blutströmungsgeschwindigkeit und intravasalem Mitteldruck einzelner Abschnitte des Gefäßsystems

Gefäße	Anzahl (n)	Länge (l) [cm]	Durchmesser (2 r)[cm]	Summe der Einzelquerschnitte = Gesamtquerschnitt ($\pi r^2 \cdot n$)[cm^2]	prozentualer Lumeninhalt $\pi r^2 \cdot n \cdot l$ in [%]	mittlere Strömungsgeschwindigkeit [cm/sec]	intravasaler Mitteldruck [mmHg]
Aorta	1		> 1	> 1		~ 30	ca. 100
große Arterien	> 10	je > 10	je > 0,1		~ 20	> 10	> 95
Hauptarterienäste	> 100	~ 1	> 0,01	je < 10		< 10	80-90
Endäste	> 1 000						
Arteriolen	> 1 000 000	> 0,1	> 0,001	~ 100		< 1	70-35
Kapillaren	> 1 000 000 000	< 0,1	< 0,001	je < 1000	~ 5	< 0,1	15-35
Venolen	> 1 000 000	> 0,1	> 0,001			je < 1	10-20
Terminalvenen	> 1 000	~ 1		je > 10	~ 75		
Hauptvenenäste	> 100	je > 10	je > 0,1	~ 10		je < 10	< 15
große Venen	> 10						
Vena cava	1		> 1	> 1		~ 20	

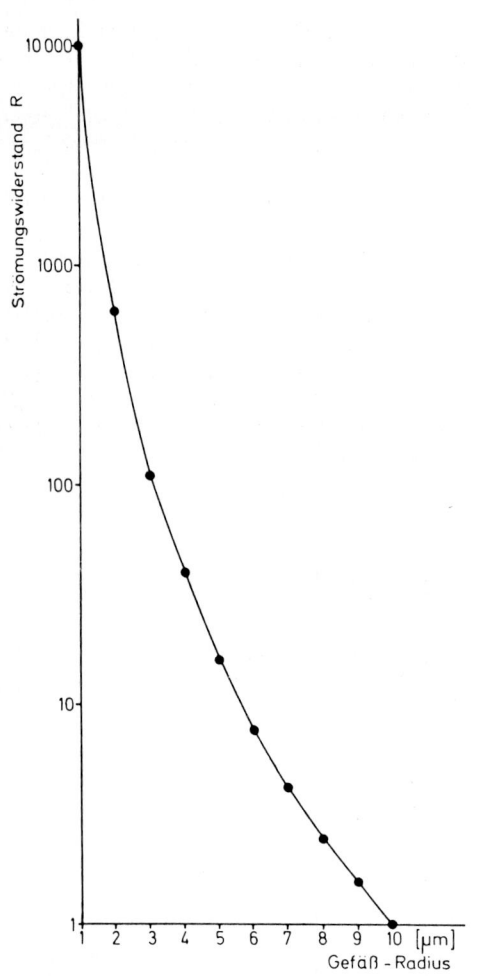

Abb. 3.3. Darstellung der Beziehung von Gefäßradius und Strömungswiderstand nach dem Hagen-Poiseuille Gesetz, gerechnet für homogene Flüssigkeiten (Plasma).

seuille-Formel heraus, bleibt für den *Ohm'schen Strömungswiderstand*

$$R = \frac{8\eta\, l}{\pi r^4}$$

übrig.

Die eminente Bedeutung des Radius *r* für die Kreislaufregulation wurde bereits angesprochen. Den Kostanten (8 und π) gilt unsere Aufmerksamkeit meist ebensowenig wie der Gefäßlänge, welche in der Regel als konstant angesehen wird.

Es müssen aber diejenigen Faktoren besprochen werden, welche die **Viskosität** (η) beeinflussen. Wir müssen zunächst betonen, daß Hagen-Poiseuille ihre Berechnungen nicht nur für **laminare**[5] (also „nicht turbulente") **Strömungen** angestellt haben — und wir können hier feststellen, daß nahezu im ganzen Kreislauf (mit Ausnahme besonderer Strömungsbedingungen in der Aorta) laminare Strömungsverhältnisse vorliegen —, sondern auch für *homogene* Flüssigkeiten. Aber *homogen ist* die Flüssigkeit *Blut* gerade *nicht*. Rote und weiße Blutkörperchen bewirken Strömungsinhomogenitäten, welche besonders in dem Bereich wirksam werden, wo diese korpuskulären Elemente ähnliche Größen wie die Lumendurchmeser der Gefäße aufweisen. Ob das Hagen-Poiseuille'sche Gesetz daher im kapillären Bereich unverändert gelten kann, ist bis heute umstritten.

Laminare Strömung besitzt ein *parabolisches Geschwindigkeitsprofil mit höchsten Strö-*

Muskulatur auch „passiv" verursacht sein. Änderungen der Dehnbarkeit eines Gefäßes (=„compliance") (vgl. S. 129) sowie Änderungen des transmuralen Druckes sind hierfür verantwortlich. Diese transmuralen Druckdifferenzen — also Druckunterschiede zwischen Gefäßlumen und Außenseite der Gefäßwand — können ihrerseits Änderungen der Wandspannung hervorrufen, welche wiederum mit unterschiedlicher — aktiver — Kontraktion beantwortet werden können (vgl. Autoregulation, S. 104).

Ziehen wir entsprechend dem Ohmschen Gesetz Stromstärke und Druck aus der Hagen-Poi-

(5) Laminar nennt man Strömungen, welche in geordneten — parallelen — Schichten („Lamellen") strömen. Mit Hilfe der dimensionslosen **Reynolds'schen Zahl** (Osborne Reynolds (1842-1912), brit. Physiker) ($r \cdot v \cdot \varrho/\eta$) läßt sich der Übergang von laminarer in turbulente Strömung berechnen. Hierfür benötigt man die Größe von Lumenradius (r), Strömungsgeschwindigkeit (v), ϱ = Dichte der strömenden Flüssigkeit sowie deren Viskosität (η). Kompliziert werden die Dinge jedoch bei ungleichförmigen Strömungsgeschwindigkeiten, sog. pulsatorischen Flüssen, wie sie im Kreislauf auftreten. Für die Kliniker werden *turbulente Strömungen an Geräuschen* mit Hilfe des Stethoskops *erkannt* und bedürfen der Diagnose: z. B. Gefäßverengungen (= Stenosen), aber auch massive Viskositätserniedrigungen (z. B. bei schweren Anämien) lassen Geräusche von Turbulenzen über großen Gefäßen hörbar werden.

mungsgeschwindigkeiten im Zentrum des Gefäßrohres. Im Mikrozirkulationsbereich – speziell in den Gefäßen, für welche der Gesamtdurchmesser nicht wesentlich größer als die einzelnen Blutzellen ist – strömen die korpuskulären Elemente im Zentrum (evtl. sogar im „Gänsemarsch" = *„single file"*) mit höchster Geschwindigkeit, während unmittelbar an der Gefäßwand eine Plasmaschicht so stark abgebremst wird, daß sie nahezu zum Stillstand kommt. Ein Teil dieser Schicht entspricht dem *„Plasmarandsaum",* welcher intravitalmikroskopisch zwischen Gefäßwand und strömenden Erythrozyten sichtbar ist. Für die Betrachtung der Gesamtmenge des strömenden Blutes bedeutet dies, daß es *im kapillären Bereich* zu einer „Entmischung" zwischen Blutplasma und Erythrozyten und somit zu einer *Erniedrigung des „lokalen Hämatokrits"* kommen kann. Dies hat den Vorteil, daß die Viskosität in den engsten Rohren des Kreislaufs erniedrigt werden kann. Nach den Erstbeschreibern heißt dieses Phänomen: **Fahraeus[6]-Lindquist-Effekt[7]**.

Ganz allgemein läßt sich relativ leicht messen, daß die Viskosität des Blutes mit der Anzahl der Erythrozyten, d. h. mit dem **Hämatokrit** zunimmt (vgl. Abb. 3.5). Ein Hämatokritanstieg von 40 % auf 60 % verdoppelt fast die Viskosität und damit den Strömungswiderstand. Gemessen wird die Viskosität hierbei entweder mit Hilfe von Porenfiltern oder mit „Rührsystemen" (entsprechend dem „hausfraulichen Puddingrühren"!).[8] Allerdings sind dabei noch zwei weitere Dinge zu beachten: je schneller gerührt wird, desto weniger viskös ist der Brei! Unter dem Namen: **„shear rate" = Schergrad** (oder Rührgeschwindigkeit im Viskosimeter) geht somit die Strömungsgeschwindigkeit des Blutes in den Strömungswiderstand mit ein. *Strömungsverlangsamungen, d. h. Abnahmen der „shear rate"* – speziell im Mikrozirkulationsbereich – *verlangen größere Kräfte,* um Lagen von Blutkörperchen aneinander vorbei zu schieben (vgl. Abb. 3.4). Die Einheit s^{-1} für den Schergrad ergibt sich aus der Geschwindigkeitsdifferenz zweier Flüssigkeitsschichten ($m \cdot s^{-1}$) pro mittlerem Abstand der Schichten (m).

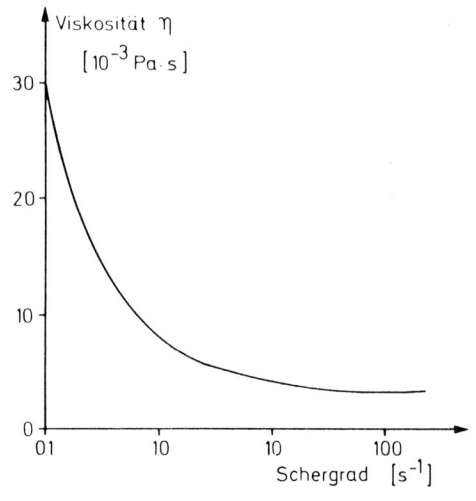

Abb 3.4. Abnahme der Viskosität des Blutes mit seiner Strömungsgeschwindigkeit (Schergrad des Viskosimeters, nach P. Gaethgens in Busse, vgl. weiterführende Literatur)

---

(6) R. Fahraeus und T. Lindquist: The viscosity of the blood in narrow capillary tubes. Am. J. Physiol. 96, 562-568 (1931).

(7) Prinzipiell handelt es sich dabei um den gleichen Vorteil, den die Befürworter unbegrenzter Geschwindigkeiten für Fahrzeuge auf bundesdeutschen Autobahnen nicht müde werden zu betonen. Eine Verstopfung dieser Verkehrsadern wird durch hohe Geschwindigkeit vermieden, die Abstände zwischen den einzelnen Fahrzeugen können größer werden. Da Autos im Gegensatz zu Erythrozyten nur wenig verformbar sind, wird der Leser dieser Zeilen die Ergebnisse solcher Rechnungen vermutlich noch zu behandeln haben, es sei denn, er ist zuvor Opfer dieser Kalkulationen geworden.

(8) Während der Hausfrau die Dehnungsrezeptoren ihrer Armmuskeln die Viskosität ihres Puddings anzeigen, benötigt z. B. ein Rotations-Viskosimeter entweder mehr Strom für seinen Rührmotor, um visköseres Blut gleich schnell zu rühren, oder es wird bei gleichbleibender Rührgeschwindigkeit ein im Blut rotierender Kegel entsprechend stärker gebremst.

Und schließlich sind die Erythrozyten selbst unterschiedlich verformbar (flexibel). Ihre Fließeigenschaften, ihre **„Fluidität"** versucht die moderne Strömungslehre des Blutes, die „Rheologie" zu messen und eine therapeutische Verbesserung vorzunehmen. Das Ziel dieser Bemühungen besteht immer darin, eine Viskositätserniedrigung des strömenden Blutes herbeizuführen. Am einfachsten kann η durch Verdünnung des Blutes – unter Entnahme von Erythrozyten und Gabe von Plasmaersatzflüssigkeiten – herabgesetzt werden (= **Hämodilution**).

Die Abb. 3.6. faßt das Vorstehende graphisch zusammen.

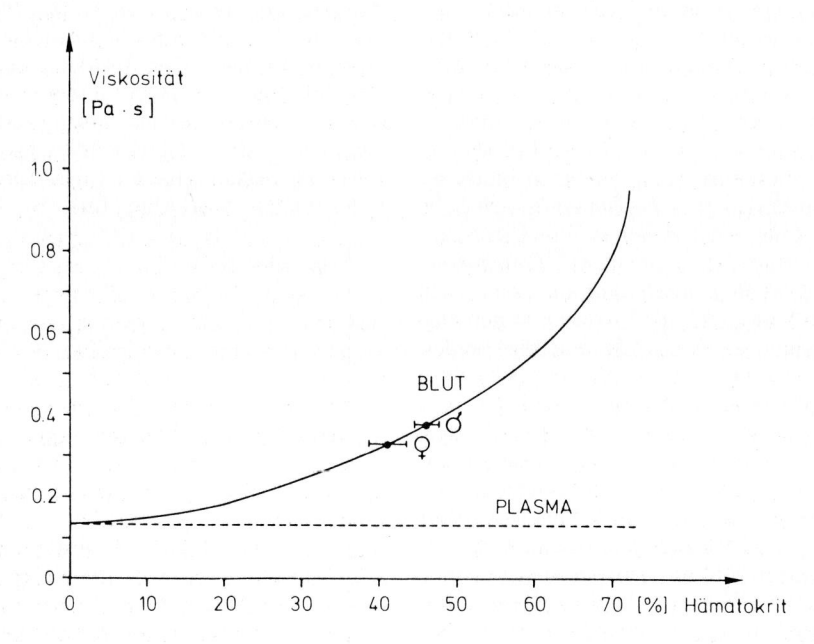

Abb. 3.5. Zunahme der Viskosität des Blutes in Abhängigkeit vom Hämatokrit (nach Schmid-Schönbein)

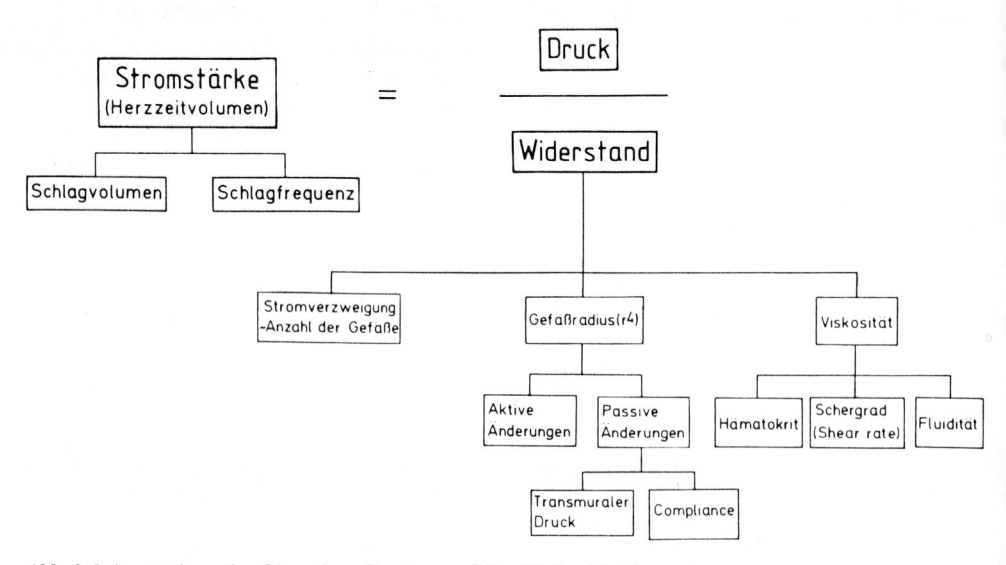

Abb. 3.6. Anwendung des Ohmschen Gesetzes auf den Blutkreislauf

Kreislaufzeiten und Bestimmungsmethoden

Spritzt man einer Ratte einen geeigneten Farbstoff (z. B. Lissamingrün, vgl. S. 243) im Stoß in die Jugularvene (= „Farbstoff-Bolusinjektion"), kann man den Farbstoff bereits nach 2 Sekunden an der Nierenoberfläche sehen. Der Farbstoff hat also innerhalb dieser kurzen Zeit den gesamten Lungenkreislauf, die Aorta sowie alle Nierengefäße passiert. Beim Menschen muß man für den gleichen Vorgang etwa 8 bis 12 Sekunden ansetzen. Dies liegt nicht etwa daran, daß bei der Ratte andere Drucke oder andere Strömungsgeschwindigkeiten des Blutes in den entsprechenden Gefäßabschnitten vorliegen (vgl. Tab. 3.1), sondern nur an den größeren Entfernungen. Die **mittlere totale Kreislaufzeit** entspricht der Passagezeit eines im Stoß injizierten Teststoffes, meist eines Farbstoffbolus oder auch einer gekühlten Kochsalzlösung. *(Normwerte liegen in Ruhe bei einer halben Minute*, bei Belastung wesentlich kürzer). Die Farbstoffverdünnungsmethode sowie die Thermodilutionsmethode zur Bestimmung des Herzminutenvolumens wurde bereits ausführlich besprochen (vgl. S. 60). Die Größenordnung der totalen Kreislaufzeit läßt sich darüber hinaus aus der Division der Gesamtblutmenge (bestimmt durch Indikatorverdünnungsverfahren, vgl. S. 60) mit dem Herzminutenvolumen abschätzen: $5\,l : 5\,l \cdot min^{-1} = 1\,min$.

Beim Menschen mißt man gelegentlich die *Passagezeit* eines Farbstoffbolus zwischen dem Injektionsort (Kubitalvene des Armes bei liegenden Patienten) und seiner Erscheinung im Ohrläppchen (photometrisch am leichtesten meßbar). Beim gesunden Erwachsenen beträgt die **Arm-Ohr-Passagezeit** (die Kliniker sprechen auch von „Erscheinungzeit") *8-12 Sekunden*. Unter anderem bei körperlicher Arbeit (vgl. S. 168), aber auch bei schwerer Anämie (Absinken von η, s. oben) oder Hyperthyreose sind die Kreilaufzeiten verkürzt, bei Herzklappenfehlern oder Herzinsuffizienz verlängert. Um Störungen im großen oder kleinen Kreislauf differentialdiagnostisch auseinanderzuhalten, interessiert den Kliniker auch die Arm-Lungen- oder Lungen-Ohr-Passagezeit im Vergleich zur Arm-Ohr-Passagezeit. Die saubere Messung dieser Zeiten ist am Menschen allerdings schwierig, weil sie „willkürlich" durch die Atmung stark beeinflußt werden. Als Teststoffe bieten sich Geruchsstoffe (z. B. Äther) an, welche ebenfalls in die Armvene injiziert werden, und deren Auftreten vom Arzt in der Ausatmungsluft wahrgenommen werden kann. Moderner ist die photometrische Erfassung unterschiedlicher Sauerstoffsättigung von Hämoglobin am Ohrläppchen bei willkürlichem Atemstillstand und plötzlichem Wiedereinsetzen der Atmung. Als *Lungen-Ohr-Passage-*(bzw. *Erscheinungs-)Zeit* werden *3-5 Sekunden* angegeben. (Insbesondere Mitralklappen- oder Aortenklappeninsuffizienz sowie „Linksherzinsuffizienz" können die Lungen-Ohr-Passagezeit verlängern.)

Prüfungsfragen zu diesem Abschnitt finden Sie im Anhang unter den Ziffern: 3.1. ff.

3.2 Hochdrucksystem

Eigenschaften und Funktionen	Anteiliges Blutvolumen. Verteilerfunktion. Zentraler und peripherer Druckpuls. Pulswellengeschwindigkeit und Strömungsgeschwindigkeit. Reflexion von Pulswellen. Windkesselfunktion. Altersabhängige Veränderungen. Volumenelastizität.
Systemarterieller Druck	Normalwerte und Altersabhängigkeit von systolischem, diastolischem und mittlerem Druck. Blutdruckrhythmik. Methodik der Blutdruckmessung.
Blutdruckregulation	Mechanismen und Regulation. Einfluß von Orthostase, Volumenbelastung, Muskelarbeit und von emotionaler Belastung. Funktionsprüfung der Blutdruckregulation. (s. a. Kap. 11)
Pathophysiologie	Grundzüge der Formen und hämodynamischen Auswirkungen von Hypertonie und Hypotonie.

Warum hat die Natur wohl *innerhalb des Kreislaufsystems einen kleineren Teil* (15-20%, vgl. S. 80) *mit* deutlich *höherem Druck* als den Rest ausgestattet? Vermutlich aus denselben Gesichtspunkten wie dies die städtische *Wasserversorgung* tut. Bis zu den Endverbrauchern wird das Wasser mit Hilfe von Pumpen ständig unter hohem Druck bereitgehalten. An ein derartiges Versorgungsnetz mögen sich die Bürger anschließen, deren Forderung an das Wasserwerk darin besteht,*je nach Bedarf* viel oder wenig Wasser entnehmen zu können. Damit diese Forderung mit Hilfe häuslicher Wasserhähne erfüllt werden kann, muß der Wasserdruck so gesteigert werden, daß selbst in den obersten Stockwerken der angeschlossenen Häuser der Druck noch um 10 m Wassersäule erhöht ist. Für die Abwässer genügen dagegen weite Rohre mit relativ geringem Gefälle, in welchen das Abwasser abfließen kann. (Daß es schließlich an den Sammelplätzen z. T. wieder mit Pumpen durch Klärwerke getrieben und erneut als Brauchwasser in das Versorgungsnetz gepumpt wird – vervollständigt unsere Analogie zum Blutkreislauf.) Wenig begeistert wäre allerdings die Hausfrau, wenn das Wasser nur schubweise aus der Leitung käme z. B. entsprechend der schubweisen Wirkung einer Fahrrad-Luftpumpe. Wassertürme mit großen Wasserspeichern können der Hausfrau eine gleichmäßige Wasserversorgung garantieren. Um einen schubweisen Wasserauswurf zu vermeiden, haben bereits die ersten Konstrukteure von Feuerwehrpumpen **„Windkessel"** in ihre Feuerwehrpumpen eingebaut. Das Prinzip dieser Windkessel besteht darin, auch für die Phase einer Wiederauffüllung des Pumpenstutzens noch ausreichend Energie in einem Druckreservoir – dem sog. Windkessel – zu speichern. Da Luft im Gegensatz zu Flüssigkeit kompressibel ist, wird sie sich bei nachlassendem Druck in der Pumppause ausdehnen und ihre gespeicherte Energie zum Pumpen des Wassers zur Verfügung stellen. Ein kontinuierlicher Strahl kann so Löscharbeiten verbessern. Das moderne Wasserwerk hat allerdings in der Regel weder Wassertürme noch Windkessel nötig, da regelbare Kreiselpumpen für einen kontinuierlichen Wasserdruck sorgen.

Das **Herz pumpt** stoßweise – **pulsatorisch** –, während die Organe eine kontinuierliche Versorgung benötigen. Als **Energiespeicher** für die Diastole benutzt die Natur die *Elastizität der großen Arterien*, insbesondere der **Aorta**. Neben der glatten Muskulatur besitzt die Aorta eine Fülle zirkulärer, elastischer Fasern, welche sich bei einer Drucksteigerung – also während der Systole – dehnen und bei Druckabfall (Diastole) elastisch verkürzen. Daß man mit einem derartigen System kontinuierliche Drucke erzeugen kann, hat man[10] dadurch besonders anschaulich gemacht, daß man eine schubweise arbeitende „pulsatorische" Pumpe zum einen mit einem starren Rohr, zum anderen mit einem elastischen Gummischlauch verbunden hat. Im Gegensatz zum starren Rohr liefert der Gummischlauch einen kontinuierlichen (und größeren) Flüssigkeitsausstrom. Ein derartig elastisches System „**Windkessel**" zu nennen, ist eine grobe Analogie, welche nur das Ergebnis im Auge hat. In Wirklichkeit handelt es sich um ein Elastizitätsproblem mit verschiedenen daraus folgenden Phänomenen.

Im folgenden wollen wir versuchen, die *bei der Austreibungsphase des linken Herzens auftretenden Probleme im Hochdrucksystem* des Kreislaufs – also in Aorta und Arterien – *in Teilprobleme zu zerlegen*:

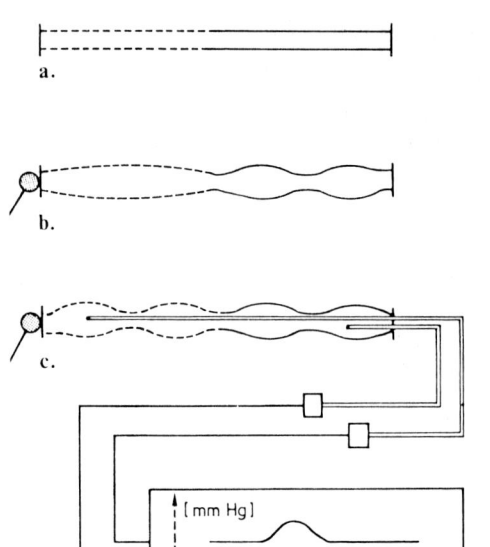

Abb. 3.7. Modell zur Bestimmung der Pulswellengeschwindigkeit sowie der unterschiedlichen zentralen und peripheren Amplitude

Teilproblem 1: Druckwellengeschwindigkeit – Pulswellengeschwindigkeit

Betrachten wir Aorta und anschließende Arterien als ein langes, mit Flüssigkeit gefülltes Rohr, dessen Elastizität am Anfang groß ist (entsprechend der großen Zahl elastischer Fasern in der Aorta) und später abnimmt (vgl. Abb. 3.7 a-c.) Anfang und Ende dieses Rohres seien mit einer elastischen Membran verschlossen. Wir imitieren den Druckanstieg in diesem System während der Austreibungsphase der Systole durch einen Schlag mit einem Paukenschlegel auf die verschließende Membran am Beginn des Rohres. Wir lösen damit eine **Druckwelle** aus. Die Wellenlänge ist im elastischen Rohrteil am größten. Das heißt, die Ausbreitungsgeschwindigkeit der Druckwelle nimmt in den weniger elastischen Arterien oder „zur Peripherie hin" zu.

Die Messung dieser Druckwellengeschwindigkeit – praktisch handelt es sich dabei um die **Pulswellen-Geschwindigkeit** – kann grundsätzlich auf zweierlei Weise erfolgen: Entweder man schiebt Druckmeßkatheter in verschiedene Abschnitte des Gefäß-Systems (Abb. 3.7c) und mißt die Zeitverschiebung der Druckgipfel, oder man bringt Druckfühler (Piezo-Kristalle) auf die äußere Wand der Gefäße und registriert in gleicher Weise die Passage der Druckwelle. Die Druckwelle selbst ist im elastischen Teil länger als die ganze Aorta (ca. 1 m). Die *Pulswellengeschwindigkeit* beträgt *in der* **Aorta** *des Jugendlichen* **ca. 4 m/s**, *in den Arterien der Körperperipherie 7-12 m/s. Mit zunehmendem Alter verliert die Aorta ihre Elastizität, die Pulswellengeschwindigkeit steigt. Maximale Pulswellengeschwindigkeit* mißt man *bei arteriosklerotisch verkalkten*, starren *Gefäßwänden*. Somit wird die Messung der *Pulswellengeschwindigkeit* selbst zum *Maß der Dehnbarkeit des Gefäßsystems*.

---

(10) Etienne Jules Marey (1830-1904), franz. Physiologe, welcher sich insbesondere um die Registriertechnik (u. a. intracardialer Drucke) verdient gemacht hat.

Teilproblem 2: Druckamplitude, systolisch-diastolische Druckdifferenzen

Aus der Druckregistrierung in Abb. 3.7c ist ferner ersichtlich, daß die Druckdifferenz = *Druckamplitude mit Abnahme der Dehnbarkeit der Gefäße zunimmt*. Besonders gut kann man dies demonstrieren, wenn man unter kontinuierlicher Druckregistrierung einen entsprechenden Katheter von der A. femoralis bis zum Herzen vorschiebt. Je näher man den Katheter an das Herz heranschiebt, desto kleiner wird die Druckamplitude (Abb. 3.8a + b). So kann man bei der gleichen Person bei gleichbleibenden diastolischen Drucken um 80 mmHg systolische Spit-

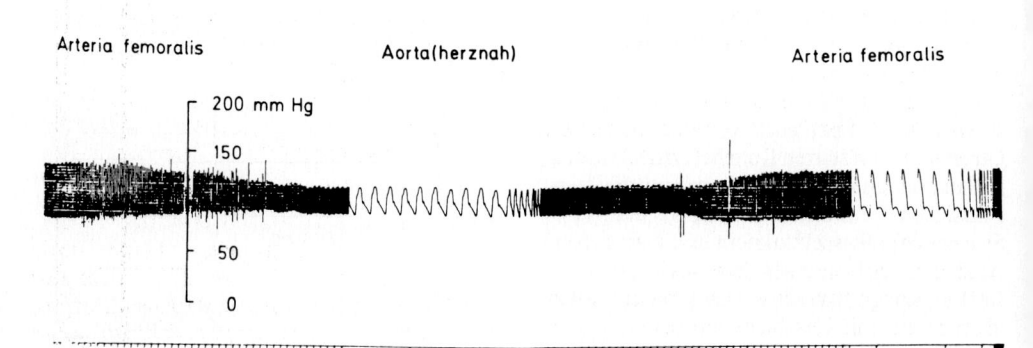

Abb. 3.8a. Originalregistrierung des Blutdrucks in der A. femoralis des narkotisierten Kaninchens sowie nach Hochschieben des gleichen Katheters in die herznahe Aorta (mit schnellerer Schreibung) sowie nach dem erneuten Zurückziehen des Druckmeßkatheters in die A. femoralis (auch hier mit schnellerer Schreibung). Die unterste Linie stellt die Zeitschreibung dar, jeder Strich entspricht einer Sekunde. In der A. femoralis ist die dikrote Welle besonders gut deutlich, während sie in der herznahen Aorta nur schwer von der Aorten-Incisur abzutrennen ist (Physiologisches Praktikum, Heidelberg).

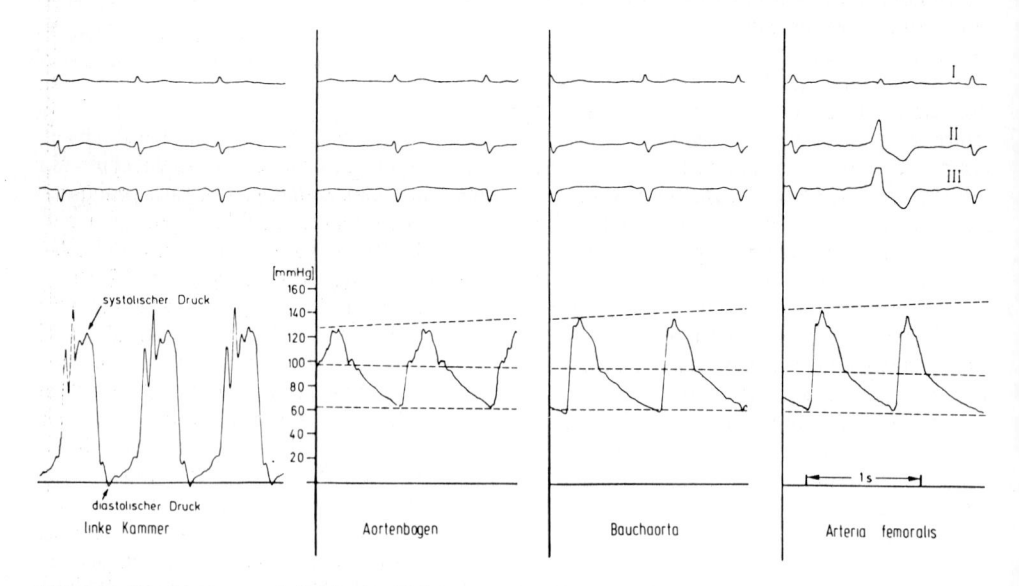

Abb. 3.8b. Druckkurven nach Originalregistrierungen vom Menschen unter gleichzeitiger Registrierung der 3 Standardableitungen des EKG (vgl. S. 53). Die starken Druckschwankungen zu Beginn der Austreibungsphase werden als „Schleuderzacken" bzw. Schwingungen des Herzkatheters gedeutet. Schematisch ist die fallende Tendenz der dikroten Wellen und des diastolischen Druckes markiert, ebenso der zur Peripherie hin ansteigende systolische Druck. Bei der Druckmessung in der A. femoralis trat (zufällig) eine Extrasystole auf

zendrucke in der Brustaorta um 120 mmHg, in der A. brachialis um 130 und in der A. femoralis sogar um 140 mmHg messen. Im Alter (s. oben) und speziell bei arteriosklerotisch starren Aorten nimmt aus dem gleichen Grund die systolisch-diastolische Druckamplitude drastisch zu. Damit wird auch die *Messung der Druckamplitude zum Maß für die Dehnbarkeit arterieller Gefäße.*

Teilproblem 3: Druckwellenreflexion – dikrote Welle
Wir haben bereits ausgeführt, daß die Geschwindigkeit der Pulswelle im wesentlichen von der *Elastizität* der Gefäßwand abhängt, die damit der Pulswelle einen Widerstand entgegensetzt. Da es sich beim Druckpuls in Gefäßen um ein schwingendes System handelt, hat man auch von dem „Wechselstromwiderstand" oder der *„Impedanz" der Aorta* gesprochen, welche die Druckwelle überwinden muß.

Gerät eine Druckwelle an einen so großen Wellenwiderstand, daß sie sich nicht weiter ausbreiten kann, wird die Druckwelle reflektiert. In unserem Beispiel (Abb. 3.7b) würde die Druckwelle am rechten Rohrende zurückgeworfen und mit der gleichen Geschwindigkeit zum linken Ende laufen, wo erneut eine Reflexion auftritt. Theoretisch könnten sich so „stehende Wellen" einschwingen, doch ist dafür weder der Herzschlag gleichmäßig noch die Aorta lang genug. Praktisch wird aber die **„dikrote Welle"** (sichtbar besonders gut in peripheren Gefäßen, vgl. Abb. 3.8) auf eine Wellenreflexion zurückzuführen sein. Hiervon unterschieden wird die **Aortenincisur**, welche durch den Klappenschluß am Ende der Systole begründet wird und besonders gut in Herznähe zu registrieren ist (vgl. Abb. 3.8 und 3.9).

Teilproblem 4: Druckvolumenpuls
Nun wird aber *während der Austreibungsphase des Herzens nicht nur Druck in der Aorta erzeugt, sondern auch ein Schlagvolumen von 70 ml Blut in die Aorta hineingetrieben* (vgl. S. 56). Das diastolische Aortenvolumen beträgt beim Erwachsenen etwa rund 180 ml (entsprechend einem Zylinder mit dem Radius 1 cm und der Länge von 60 cm).

Infolge der Elastizität der Aorta wird *mehr als die Hälfte des Schlagvolumens* (rund 40 ml) zunächst *in der Aorta gespeichert*, das Aortenvolumen beträgt nun 220 ml, während nur 30 ml Blut in der gleichen Zeit aus der Aorta abströ-

men. Das ist aber keineswegs dasjenige Blut, welches gerade in die Aorta eingeströmt ist. Ganz im Gegenteil, die Strömungsgeschwindigkeit des Blutes in der Aorta ist schließlich rund 10mal langsamer als die Druckwelle!
(Systolische Strömungsgeschwindigkeitsmaxima des Blutes in der Aorta liegen bei 60 cm/s).

Als theoretisches Elastizitätsmaß für die Aorta hat man den **Volumenelastizitäts-Koeffizienten (E')** als Quotienten aus Druckänderung (ΔP) in mmHg und Volumenzunahme (ΔV) in ml eingeführt:

$$E' = \frac{\Delta P}{\Delta V} \left[\frac{mmHg}{ml} \right]$$

Bei einem systolischen Druckanstieg in der Aorta von 80 auf 120 mmHg und einer Volumenzunahme von 40 ml wäre E' demnach gerade 1 mmHg pro ml. *Im Alter oder bei Elastizitätsverlust der Aorta würde $E' > 1$.* Die entsprechenden Daten der Literatur beziehen sich in der Regel auf Messungen an Leichenarterien.

Als **Volumenelastizitätsmodul (K)** gilt:

$$K = \frac{\Delta P \cdot V}{\Delta V} = E' \cdot V \; [mmHg]$$

Der Volumenelastizitätsmodul kann außerdem aus der Fortpflanzungsgeschwindigkeit der Pulswelle (c in m·s^{-1}) und der Flüssigkeitsdichte (in g·ml^{-1}) bestimmt werden. Hierfür gilt:

$$K = \cdot c^2 \left[\frac{g}{ml} \cdot \frac{m^2}{s^2} \right]$$

„Unblutige" Blutdruckmessung

Die über das Gefäßsystem als Druckwelle fortgeleitete Schwankung des Aortendruckes fühlt man am leichtesten mit den Fingerspitzen an der Arteria radialis als **„Puls"**. Die Qualität des Pulses läßt den Erfahrenen bereits Rückschlüsse auf den Kreislaufzustand eines Patienten ziehen: ein *harter* Puls (pulsus durus) läßt einen hohen Blutdruck, ein *weicher* Puls (pulsus mollis) einen niedrigen Blutdruck, ein *schnellender* Puls (pulsus celer et altus) eine hohe Blutdruckamplitude erwarten. Der italienische Kinderarzt **Riva-Rocci**[11] hat 1896 die subjektive

---
(11) Scipione Riva-Rocci (1863-1937).

Blutdruckabschätzung durch eine objektive — ebenfalls ohne Gefäßeröffnung, deshalb „unblutige" — Meßmethode abgelöst. Das *Prinzip der Methode* besteht darin, eine aufblasbare — mit Stoff überzogene—Gummimanschette um den gesamten Oberarm so zu befestigen, daß die Manschette sich praktisch nur nach innen hin ausdehnen kann. Die Manschette ist luftdicht mit einem Quecksilber- oder Spiralfeder-Manometer verbunden. Die in der Manschette meßbaren Drucke lassen sich mit Hilfe einer kleinen Luftpumpe in Form eines Gummiballes bequem mit der einen Hand des Untersuchers regulieren. Mit der anderen Hand fühlt („palpiert") der Untersucher den Radialis-Puls des Patienten. Bläst der Untersucher nun die Manschette gerade soweit auf, daß der Radialis-Puls nicht mehr zu fühlen ist, hat die Manschette offenbar den Blutfluß in der Oberarmarterie gestoppt. Der hierbei abzulesende Wert entspricht dem systolischen Druck in der Arteria brachialis.

Korotkow[12] hat die palpatorische Methode Riva-Roccis, mit welcher nur der systolische Blutdruck gemessen werden konnte, durch Abhören der dabei entstehenden Schallphänomene erweitert. Damit kann auch der diastolische Blutdruckwert gemessen werden. Bringt man ein Stethoskop in die Ellenbeuge (hierbei soll das Stethoskop ohne Berührung mit der Manschette direkt über die Arterie locker auf die Haut gesetzt werden) und läßt nun den Luftdruck in der Manschette von hohen Werten ausgehend (etwa 30 mmHg über dem erwarteten systolischen Druck) langsam sinken, kann man gerade zu der Zeit ein Klopfen hören, zu welcher der Manschettendruck den systolischen Druck unterschreitet und während der Systole Blut in die Armaterie einschießt. Dies ist auch der Zeitpunkt, an welchem palpatorisch an der Arteria radialis erstmals wieder ein Puls gefühlt werden kann. Man übe den Vergleich. Das „Korotkow"sche Klopfgeräusch kommt dadurch zustande, daß bei der Unterbrechung des Blutstroms in der Armaterie unter der Blutdruckmanschette geräuschvolle Turbulenzen entstehen. Hört dieses Geräusch auf oder wird es plötzlich wesentlich leiser, ist auch der diastolische Druck im Gefäß höher als in der Manschette, das Blut fließt nun in der Diastole wieder mehr oder minder ungehindert durch den Arm. Derjenige Druck, bei welchem das klopfende Korotkow'sche Geräusch gerade nicht mehr gehört werden kann oder deutlich seine Qualität geändert hat, wird als diastolischer Druck angegeben.

Bei einer Ablesegenauigkeit von ± 5 mmHg sollte man nicht mehr von der Methode erwarten, als sie wirklich hergibt. Nur einige *Fußangeln* sollte man sich merken: Die *Manschettenbreite* sollte dem Arm angepaßt sein. Ist die Manschette zu schmal, muß mehr Druck auf eine zu kleine Fläche übertragen werden, um den arteriellen Fluß zu stoppen. Der abgelesene Blutdruck ist im Vergleich zum direkt — blutig mit Katheter — gemessenen Druck zu hoch. Zu niedrige Werte erhält man bei zu breiten Manschetten. Als Richtwert gilt: Die Manschette sollte 20% breiter als der Armdurchmesser sein bzw. 40% des Armumfangs betragen. Will man am Oberschenkel den Blutdruck messen, benötigt man breitere Manschetten (ca. 18-20 cm). Bei Kinderarmen sind grundsätzlich schmalere Manschetten (ca. 7 cm) zu verwenden.

(Die Bedeutung der Armbreite läßt sich gut zeigen, wenn man zur Armverdickung zuerst ein Handtuch um den Arm wickelt und dann die Manschette anlegt. Auch mit zu lose angelegten Manschetten kann man fälschlich erhöhte Druckwerte produzieren. Daher soll die Manschette luftleer und straff angelegt werden, jedoch ohne das Blut „abzuschnüren".)

Arteriosklerotisch verhärtete Arterien benötigen stärkere Drucke zu ihrer Kompression als gesunde. (Bei arteriosklerotischen Hochdruckwerten sollte dies bedacht werden, ebenso bei Differenzen zwischen rechtem und linkem Arm.)

Gelegentlich ist ein *verändertes — meist leiseres — Klopfgeräusch weit unter dem* erwarteten *diastolischen Druck* zu hören. Dies muß nicht immer eine Aorteninsuffizienz (Defekt der Aortenklappe mit stark erniedrigten diastolischen Drucken) bedeuten, sondern kann auch auf Turbulenzen *bei hohen Strömungsgeschwindigkeiten* des Blutes hinweisen, welche u. a. nach akuter, stärkerer Kreislaufbelastung (z. B. Treppensteigen) bereits durch geringe Arterienwandkompression ausgelöst werden können.

---

(12) N. S. Korotkow, Chir., Moskau 1905.

Schließlich muß darauf geachtet werden, daß die Manschette etwa in Herzhöhe angelegt ist. (Andernfalls sind entsprechende Korrekturen notwendig.) **Normgrenzen des Blutdrucks** enthält **Tab. 3.2.**

Tab. 3.2. Normgrenzen des Blutdrucks, sowie Durchschnittswerte für Kinder

Obere Normgrenze des Blutdruckes bei Erwachsenen
Systolischer Druck in mmHg =
100 + Zahl der Lebensjahre
(maximal 160)
Diastolischer Druck in mmHg =
90 für alle Lebensalter

Durchschnittswerte bei Kindern:

Alter	Systol.	Diastolischer
	Druck (mmHg)	
0- 3 Monate	70- 85	—
3-12 Monate	80- 95	60
1- 9 Jahre	95-100	65-70
9-14 Jahre	100-110	70-75

Kreislaufregelung I. Teil

Presso- bzw. Barorezeptoren

Auch der Organismus „mißt" seinen Blutdruck ständig und versucht, diesen Meßwert auf die von uns als Normwerte angegebenen Größen einzuregeln. Hierzu ist ein kompliziertes „Meßwerk" notwendig, die **Pressorezeptoren**[14]. Diese speziellen Druck- oder besser *Dehnungsrezepto-* *ren* sind dort angebracht, wo unter keinen Umständen ein drastischer Abfall des Blutdruckes hingenommen werden kann, also innerhalb der Blutzufuhr zum Gehirn: im Bereich des rechten und linken **Sinus caroticus** sowie (speziell bei Hunden und Katzen gut untersucht) im Bereich beider Arteriae carotices communes sowie im *Aortenbogen.* Es handelt sich bei den Pressorezeptoren um spezialisierte Nervenendigungen, welche vorwiegend in der Adventitia und äußeren Media der genannten Gefäße gelegen sind. Am *Carotis-Sinus* vereinigen sich jeweils die zum Zentrum leitenden („*afferenten*") Nervenfasern zum Sinusnerven, welcher einen Ast des IX. Hirnnerven (des Nervus glossopharyngeus) darstellt. Die afferenten Fasern der übrigen Pressorezeptoren (speziell des Aortenbogens) sind Teile des X. Hirnnerven, des *Vagus.* Das Meßergebnis dieser Dehnungsrezeptoren läßt sich als Anzahl der fortgeleiteten Aktionspotentiale an einzelnen Nervenfasern ableiten (ca. 10-30 Aktionspotentiale pro Sekunde bei normalen Drukken). Mit Druckzunahme steigt die Fequenz der Aktionspotentiale und umgekehrt. *Hierbei wird nicht nur ein erhöhter arterieller Mitteldruck mit einer größeren Zahl von Aktionspotentialen beantwortet, sondern — wie von empfindlichen Dehnungsrezeptoren nicht anders zu erwarten — es wird jede einzelne Dehnung des Gefäßsystems während jeder Austreibungsphase des Herzens jeweils mit einer Zunahme der Frequenz der Aktionspotentiale beantwortet.* Damit kommt der *Anstiegssteilheit des Druckes* ($\Delta P/\Delta t$) und — wegen der Häufigkeit von Druckänderungen der Herzfrequenz selbst eine Bedeutung für das Meßergebnis der Pressorezeptoren zu. Die Pressorezeptoren gehören deshalb zu den **PD-Rezeptoren**, sie reagieren **p**roportional zum Druckreiz, aber auch **d**ifferential, d. h. entsprechend dem *D*ifferentialquotienten nach der Zeit oder der zeitlichen Änderung des Druckreizes (vgl. Abb. 3.9). Die *Schwelle der Rezeptorenerregung* liegt bei einem Blutdruck von 50 mmHg im Carotis-Sinus, das Maximum der Erregbarkeit bei einem Druck von 200 mmHg.

Das Meßergebnis wird zentral im „*Regelwerk*" (vgl. Abb. 3.10) in den dafür zuständigen „**Zentren**" verarbeitet. Früher sprach man einfach vom Kreislaufzentrum in der *Medulla oblongata,* heute weiß man, daß auch hier (wie stets bei gründlicher Betrachtung) die Dinge doch viel komplizierter sind und ein derartiges Zentrum nicht sauber abzugrenzen ist. Immer-

---

(14) Gleichbedeutend, nur statt vom lateinischen vom griechischen „barüs"=schwer abgeleitet: *Barorezeptoren.* Im Englischen (mit Vorliebe): baroreceptors.

94   3. Blutkreislauf

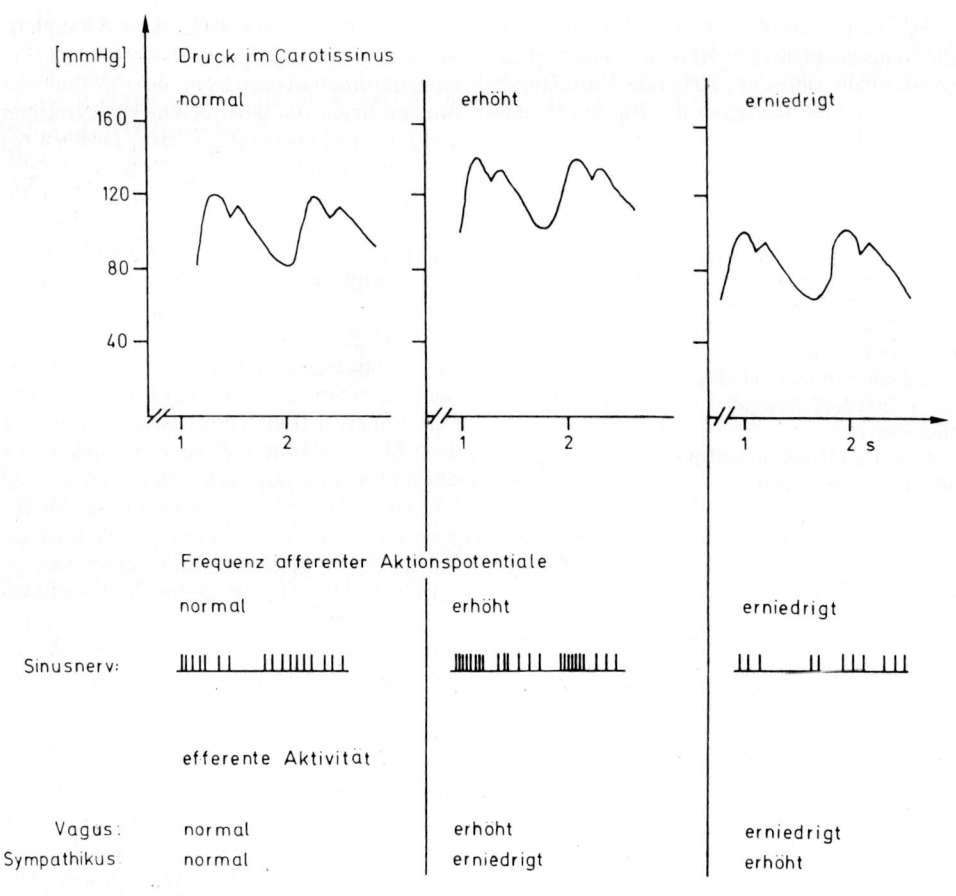

Abb. 3.9. Schematische Zeichnung des Druckes während zwei Herzaktionen im Carotis-Sinus sowie Frequenz afferenter Aktionspotentiale vom Sinusnerv bei normalem, akut erhöhtem und erniedrigtem Druck im Carotis-Sinus. Ebenso ist das Ereignis der efferenten Aktivität von Vagus und Sympathikus für die gleichen Drucksituationen wiedergegeben

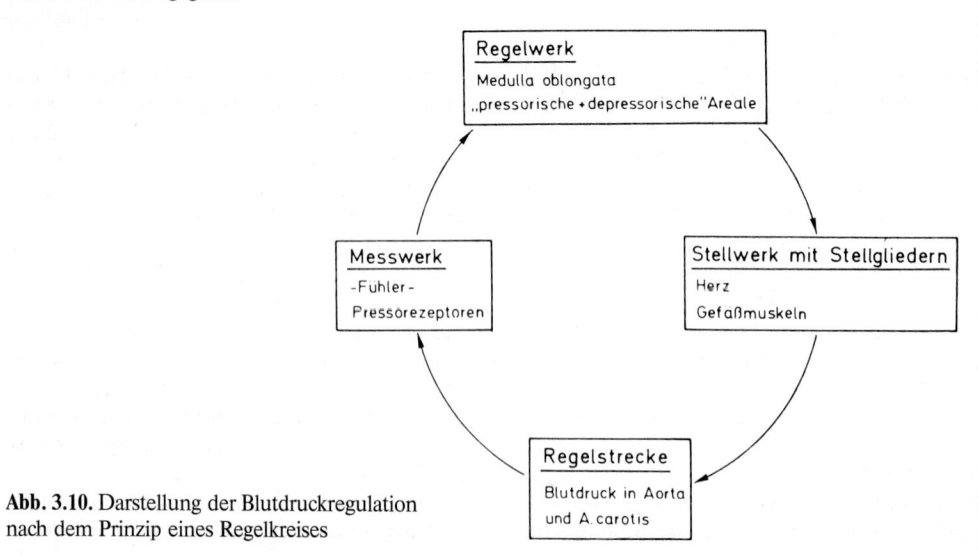

Abb. 3.10. Darstellung der Blutdruckregulation nach dem Prinzip eines Regelkreises

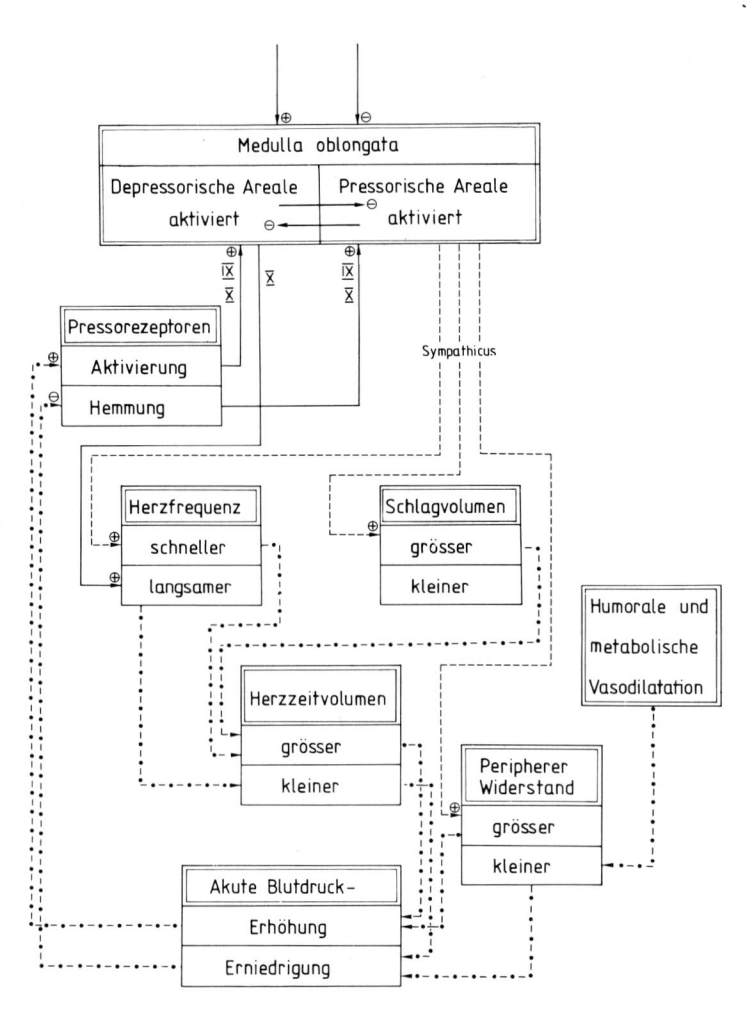

Abb. 3.11. Anwendung des Regelkreisschemas aus Abb. 3.10. auf die akute Blutdruckregulation aus: M. Steinhausen, Physiologie, W. Kohlhammer, Stuttgart 1989 (Ausgezogen: Vagus, einfach gestrichelt: Sympathikus)

hin kann man „pressorische" von „depressorischen" Arealen in der **Medulla oblongata** unterscheiden.

Von den **depressorischen Arealen** werden Aktionspotentiale über den X. Hirnnerven zum Herzen geschickt (jetzt über „**efferente**" **Vagusfasern**). Ein Überwiegen depressorischer Aktivität führt dabei zu einer Verlangsamung der Herzfrequenz (*negative Chronotropie*), damit zum **Absinken des Herzzeitvolumens** und schließlich zum **Abfall des Blutdruckes**. Ausgelöst wird dieser Effekt durch eine erhöhte Aktivität — vermehrte Dehnung — der Pressorezeptoren. Gelangen dagegen zu wenig Aktionspotentiale von den Pressorezeptoren in die Medulla oblongata, führt dies zu einer *Aktivierung der pressorischen Areale* und damit zu einer Aktivierung sympathischer Nerven. Am Herzen bewirkt der **Sympathikus eine Frequenzsteigerung sowie positive Inotropie** (vgl. S. 73), also das Gegenteil der Vaguswirkung.

Daneben erhöht der *Sympathikus* durch eine *generelle Kontraktion der glatten Muskeln der Arteriolenwände* den peripheren Widerstand (vgl. S. 81). Nur im Bereich des Genitale hat der Vagus vasomotorisch dem etwas entgegen zu stellen: Parasympathische Gefäßerweiterung steuert die Erektion. Im übrigen Organismus sind (mit Ausnahme des Gehirns) *keine gefäßerweiternden Vaguswirkungen* gefunden worden.

Eine Darstellung der Blutdruckregelung über die Pressorezeptoren gibt Abb. 3.11.

Experimentell läßt sich die Pressorezeptoren-Wirkung sehr gut durch *Abklemmung bei-*

der Karotiden demonstrieren. Es kommt zur Druckentlastung in den Sinus carotici, wodurch über den von uns dargestellten Regelkreis eine *Blutdruckerhöhung* ausgelöst wird. Allerdings ist diese Blutdruckerhöhung nur sehr kurzfristig, u. a. weil über die anderen Barorezeptoren (innerhalb der A. carotis communis und des Arcus aortae) eine Gegenregulation erfolgt. Durchschneidung beider Vagusnerven kann den Effekt immerhin auf einige Stunden einer deutlichen Blutdruckerhöhung verlängern. Allerdings entsteht auch hierbei (nach der überwiegenden Meinung der Experimentatoren) kein chronischer Hochdruck, über welchen wir an anderer Stelle (vgl. S. 99) noch zu berichten haben. *Insgesamt* stellen somit die *Pressorezeptoren die Fühler einer Regeleinrichtung für* den Blutdruck dar, welche auf *kurzfristige Blutdruckänderung* spezialisiert ist.

Kreislaufregelung II. Teil

Venendruck bei Lagewechsel (Orthostase[22])

Die Abb. 3.12 zeigt ein *stark vereinfachtes Modell eines Kreislaufabschnittes in unterschiedlicher Lage*, d. h. also in unterschiedlicher Beziehung *zur Schwerkraft*. Die Situation A soll die Druckverhältnisse zwischen Aortenwurzel, Fuß und venösem Rücklauf bis hin zum rechten Herzen am liegenden Patienten simulieren. Mit einem mittleren Druck von 100 mmHg wird Blut in dieses Gefäßgebiet gepumpt. Wegen der arteriellen Strömungswiderstände fällt der intravasale Druck bis zu den Arteriolen auf Werte von 30 mmHg ab, weitere Druckreduzierung erfolgt im Kapillargebiet und in den Venolen. Schließlich können Drucke von 10 mmHg in den peripheren Venen gemessen werden. Der Druck im rechten Vorhof sei der Einfachheit halber in diesem Beispiel null. Soweit stimmt alles mit unserer bisherigen Darstellung überein. *Drehen wir jedoch das System um 90 Grad* (Situation B, in Abb. 3.12), *ändern sich die intravasalen Druckverhältnisse* allein in Abhängigkeit von der Länge des Systems (*1 Meter Höhendifferenz entspricht 76 mmHg*). In unserem Beispiel haben wir in der Peripherie jeweils 80 mmHg zu addieren, welche allein aufgrund der Schwerkraft auf den peripheren Gefäßen lasten, ohne daß zunächst irgendwelche vom Herzen produzierten Drucke zu berücksichtigen wären. Lassen wir das Herz wiederum Blut mit 100 mmHg in das senkrecht stehende Gefäßmodell hineinpumpen, steigt der Druck in den peripheren Arterien auf 170 mmHg, in den Arteriolen auf 110 mmHg, und ebenso in den Kapillaren und Venen um jeweils 80 mmHg (Situation C, Abb. 3.12).

Wären die Gefäße starre Rohre, würde diese intravasale Druckzunahme für den Kreislauf, speziell für die Herzarbeit ohne Bedeutung sein, da Ein- und Ausstromdrucke innerhalb eines gefüllten starren Systems von dessen Lage nicht beeinflußt werden. *Daß jedoch Lageänderungen überhaupt zu einem Kreislaufproblem – der Orthostase – werden, liegt primär an den venösen Gefäßwänden*. Die arteriellen Widerstandsgefäße sind auf hohe Drucke eingerichtet, über ihre relativ geringe Dehnbarkeit (speziell in der Peripherie) haben wir bereits berichtet. Das Gegenteil gilt jedoch für die Venenwände, welche sich noch dazu bei unvollständiger Füllung aufeinanderlegen (kollabieren). *Beim Übergang vom Liegen zum Stehen erweitert der "orthostatische" Druck das Venensystem der unteren Körperhälfte um etwa 500 ml*. 500 ml Blut müssen also jeweils aus den anderen Regionen abgezweigt werden, um diesen *"internen Aderlaß"* aufzufangen. Gestoppt wird dieser Aderlaß beim Gesunden durch das Ende der **elastischen Dehnbarkeit der Gefäßwände** (mit ihren Venenklappen), ferner durch den Venentonus, sowie durch die **Einhüllung der Venen in Muskulatur** und schließlich durch die **"stramme" Haut**. (Ganz andere Volumina können in pathologisch erweiterten Venen, den *Krampfadern* „versacken", welche deshalb vor dem Aufstehen z. B. durch *"Beinwickeln"* an ihrer pathologischen Füllung gehindert werden müssen.)

---

(22) „Aufrechte Stellung" von gr. orthos = richtig, aufrecht und stasis = das Stehen.

Drehen wir unser Gefäßmodell in umgekehrter Richtung, treten negative orthostatische Drucke auf. *Negative venöse Drucke* treten beim stehenden Menschen als „kollabierte" *Halsvenen* in Erscheinung. Innerhalb der knöchernen Schädelhöhle sind die Venen so mit ihrer Umgebung verwachsen, daß sie nicht kollabieren können. Innerhalb des Thorax verhindern die dort herrschenden negativen Drucke (vgl. S. 132) einen Venenkollaps.

Als **orthostatischen** oder **hydrostatischen Indifferenzpunkt** des Menschen bezeichnet man dabei jene Stelle in der Vena cava (ca. 5-10 cm unterhalb des Zwerchfells), bei welcher ein Lagewechsel nicht mehr zu einer Druckänderung führt. Die Drucke selbst liegen hier immer noch bei ca. 10-15 mmHg.

Orthostatische Regulation

Das beim Übergang vom Liegen zum Stehen *in den Beinvenen „versackende" Blut* (ca. 1/2 Liter) wird vorwiegend dem thorakalen Blutvolumen entnommen. *Es sinkt damit das venöse Angebot* (engl.: das „Preload"), das Schlagvolumen wird geringer, der arterielle Druck fällt allgemein und damit auch im Bereich der *Pressorezeptoren*, wodurch die Aktivität der Pressorezeptoren gehemmt wird (vgl. S. 93). Dies führt zu einer *Aktivierung der pressorischen Areale in der Medulla oblongata mit Aktivierung des Sympathikus.* Es kommt zu einer *Zunahme der Herzfrequenz um 20 bis 25%* und zu einer *Erhöhung des Strömungswiderstandes* in den peripheren Gefäßen *um ca. 40%. Da das Schlagvolumen* durch das verminderte venöse Angebot *stärker abnimmt, als die Zunahme der Herzfrequenz dies kompensiert, sinkt das Herzminutenvolumen beim Stehen um ca. 20%.* Der systolische Blutdruck bleibt jedoch durch eine überproportionale *Zunahme des peripheren Widerstandes* (sympathische Vasokonstriktion) nach dem ersten Abfall

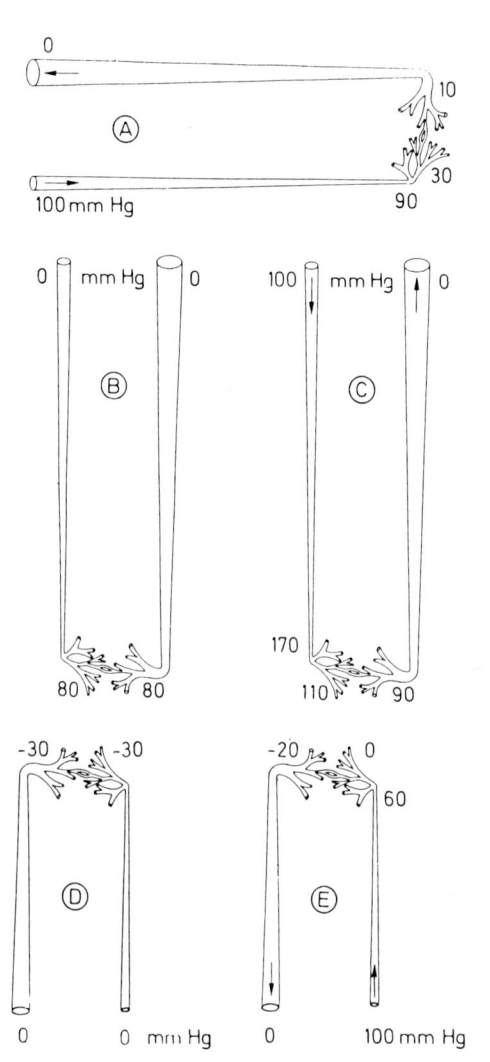

Abb. 3.12. Schematischer Druckverlauf im arteriellen, kapillären und venösen System der unteren Extremitäten des Menschen: (A) im Liegen, (B) im Stehen (aber getrennt vom Kreislauf), (C) im Zusammenhang mit dem übrigen Kreislauf. Ferner sind die entsprechenden Druckverhältnisse für den Kreislauf des Kopfes ohne Fluß (D) sowie unter physiologischen Kreislaufverhältnissen (E) angegeben. (In Anlehnung an ähnliche Darstellungen von Berne und Levy).

entweder konstant oder ist sogar etwas erhöht, während der diastolische Druck beim Gesunden geringfügig (ca. 5 mmHg) ansteigt. Damit kommt es also *nur* zu einer sehr *geringen Abnahme der Blutdruckamplitude.*

Wärme stellt einen vasodilatatorischen Reiz speziell für die Haut-nahen Gefäße dar (vgl. S. 214). Längeres Stehen speziell bei sommerlicher Hitze kann deshalb dazu führen, daß die sympathische Aktivität nicht mehr ausreicht, um den normalen Blutdruck aufrecht zu erhalten. Werden die Beinmuskeln angespannt, können sie in Form einer *„Muskelpumpe"* den *venösen Rücklauf* (engl. *„venous return") fördern* und einem „Versacken" des Blutes in den Beinen entgegenwirken. Der auf- und abmarschierende Wachsoldat ist kreislaufmäßig viel besser dran als derjenige, welcher dem Befehl „Stillgestanden" gehorchen muß. (Bereits das „Rühren" oder ein auf die Zehenspitzenstellen verbessert die Situation.) Ist das Mißverhältnis zwischen Herzminutenvolumen und Blutbedarf des Gehirns — wegen Abnahme des venösen Rücklaufs — zu groß, wird der Betroffene *ohnmächtig,* er sinkt zusammen: *„Die Natur hilft sich selbst",* durch die liegende Stellung wird der Blutverlust in die abhängigen Körperpartien reduziert, der venöse Rücklauf verbessert und damit automatisch das Schlagvolumen erhöht. Der erste Helfer kann dies durch *Hochlagerung der Beine* unterstützen.

Wer sich die Probleme der Orthostase nie klar gemacht hat, meint, er täte seinem hilfsbedürftigen Mitmenschen einen guten Dienst, wenn er ihn künstlich aufrichte. Das Gegenteil ist der Fall. Richtet dieser Ignorant den Ohnmächtigen lange genug auf, kann er ihn umbringen. Man möge sich in diesem Zusammenhang klar machen, daß die *Kreuzigung* des Altertums eine Tötungsart darstellt, bei welcher der Tod allein durch den Zusammenbruch der orthostatischen Regulation herbeigeführt werden kann.

Daß Blutungen — *Blutverluste* nach Operationen etc. — die orthostatische Regulation erschweren, leuchtet unmittelbar ein. Da wir hier gehört haben, daß der Organismus bei der orthostatischen Regulation den „Verlust" *von 1/2 Liter Blut* gut kompensieren kann, können wir leicht ableiten, daß Blutverluste — Blutspenden — *in dieser Größenordnung* beim gesunden Erwachsenen *relativ schnell kompensiert* werden können, daß jedoch Blutverluste *darüber hinaus für*

die Kreislaufregulation kritisch werden (Schock durch Blutvolumen-Mangel.)

Blutdruckrhythmen

Spontane Schwankungen von Herzfrequenz und Blutdruck kann man am regelmäßigsten synchron mit der Atmung beobachten: Man nennt dies die **respiratorische Arrhythmie:** Während der Exspiration (vgl. S. 157) kommt es zu einer Verlangsamung der Herzfrequenz verbunden mit einem geringen Blutdruckabfall. Während der Inspiration beobachtet man eine Frequenzzunahme der Herzaktion mit geringem Blutdruckanstieg (vgl. Abb. 2.35 und 2.36). Die pressorischen und depressorischen Areale im Bereich der Medulla oblongata erhalten hierbei direkt von den in der Nähe gelegenen in- und exspiratorischen Strukturen des Atemzentrums ihre Befehle. *Bei Exspiration überwiegt die vagale Aktivität* und *bei Inspiration die sympathische* Aktivität. Ausschaltung der Atemmechanik ändert diesen zentralen Mechanismus nicht.

Gelegentlich beobachtet man auch spontane Blutdruckschwankungen mit ganz *anderen Rhythmen,* zwischen 10 Sekunden und einigen Minuten, ferner auch 24 Stunden- Rhythmen mit niedrigsten Blutdruckwerten in den sehr frühen Morgenstunden (ca. 3 Uhr). Die Mechanismen dieser Rhythmen sind nach wie vor Gegenstand der Forschung.

Die Blutdruckänderung durch jede Systole bezeichnet man auch als Blutdruckschwankung I. Ordnung, respiratorische Blutdruckrhythmen als Blutdruckschwankungen II. Ordnung, während ca. 10 bis 20 Sekunden-Rhythmen als **Blutdruckschwankungen III. Ordnung (= Hering-Traube-Mayerwellen)** bezeichnet werden.

Emotionen — „Alarmreaktion"

Jeder weiß, daß das Herz vor Freude schneller schlagen oder vor Schreck beinahe stillstehen kann und die Scham das Blut in den Kopf treiben kann. Es sollte also eine kortikale Stimulation zumindest der medullären Kreislaufareale möglich sein. Pionierarbeit auf diesem Gebiet leistete *W. R. Hess,*[24] welcher dafür 1949 einen Nobelpreis erhielt. Er *reizte mit* Hilfe *chronisch*

---

(24) W. R. Hess: Vegetative Funktionen und Zwischenhirn, Helv. physiol. pharmacol. Acta, Suppl. IV, (1947).

implantierter Elektroden verschiedene Regionen des *Hypothalamus wacher Katzen* und konnte damit u. a. eine **"Alarmreaktion"** auslösen: eine fast schlafende Katze beginnt unter hypothalamischer Reizung plötzlich wild zu fauchen, ihre Haare zu sträuben, in Abwehrstellung zu gehen (*„defense reaction"*). Gleichzeitig mit dieser Verhaltensänderung kann man einen *Blutdruckanstieg, eine Herzfrequenzsteigerung und auch eine Atemfrequenzzunahme* messen. Systematische Untersuchungen haben inzwischen gezeigt, daß *im dorsalen Hypothalamus pressorische (= sympathische) Effekte* ausgelöst werden können. Hierbei kommt es auch zu einer generellen Ausschüttung von Adrenalin und Noradrenalin aus dem Nebennierenmark. Im Gegensatz hierzu gehen *vom ventralen Hypothalamus depressorische = vagale Effekte* mit Herzfrequenzverlangsamung, Blutdruckabfall und Atemdepression aus.

Die vielfältigen Verbindungen zwischen Hypothalamus, Medulla oblongata und dem bisher noch nicht erwähnten, großen *limbischen System*, in welchem ebenfalls bei elektrischer Reizung Kreislaufreaktionen in den verschiedensten Richtungen ausgelöst werden können, haben heute dazu geführt, die *zentrale Kreislaufsteuerung viel komplexer* aufzufassen, als dies früher der Fall war. Kortikale elektrische Stimulationen selbst haben zwar nur im Bereich des Frontalhirnes und zum Teil parallel zur motorischen Innervation relativ geringe Kreislaufeffekte auslösen können (speziell zusammen mit Durchblutungsänderungen einzelner Muskeln). Dafür hat das Zauberwort **„Streß"** (von Selye[25] 1952 eingeführt) seinen Einzug gehalten und erinnert heute jederman daran, daß insbesondere das Wohlbefinden unseres Herzens und unseres Kreislaufs ganz wesentlich von uns selbst, unserem Temperament und unserer Lebensführung und schließlich auch von unserem sozialen Umfeld abhängt.

Nach Selye charakterisiert **„Streß"** den Zustand des Organismus während der Einwirkung eines für das Individuum bedrohlichen Reizes. Hierbei werden *3 Stadien* unterschieden: 1. *Alarmreaktionen*, 2. *Widerstand* und 3. *Erschöpfung*. Ursprünglich wurde dieser Streßbegriff nur auf Infektionsreize, Kälte oder Hitzereize angewandt. Doch — wie häufig in der Geschichte — wurde dem Erfinder der Begriff aus der Hand genommen und schwirrt nun als „psychosozialer Streß" praktisch überall herum. Für die Kreislaufregulation wichtig ist dabei der *hohe Sympathikustonus* und die dadurch ausgelöste hohe *Adrenalinausschüttung* als Ausdruck der Alarmreaktion und des Widerstandes gegen bedrohliche Reize, welche normalerweise (auch bei Katzen) nicht durch eine elektrische Stimulation des Hypothalamus ausgelöst werden, sondern z. B. durch den Angriff eines Feindes (z. B. des Hundes). Für die Erkennung des Feindes sind *Sinnesorgane* und *Großhirn* notwendig. An der „emotionalen Verarbeitung" müssen *limbisches System, Hypothalamus* und *medulläre Strukturen* beteiligt werden. Die Vorbereitung des Kampfes durch *kreislaufmäßige Umstellung* ist für die Katze gewiß von Vorteil. Für die Dauer des Kampfes oder der Flucht kann die *intestinale Durchblutung gedrosselt* werden, statt dessen muß Blut für die Skelettmuskeln in großen Mengen bereitstehen. Die Analogie zum psychosozialen Streß des Menschen besteht darin, daß wir ebenfalls im Anblick eines Konkurrenten, einer gefährlichen Verkehrssituation, einer außerordentlichen Anforderung an unsere Aufmerksamkeit etc. mit *Adrenalin-Ausschüttung* und Anstieg des Blutdrucks reagieren, wobei wir in der Regel durch Gesetz und Sitte von muskulären Aktivitäten abgehalten werden. Das Problem besteht nun darin, welche Folgen derartige chronische „Streß"-Belastungen haben könnten? Liegt hier vielleicht die Ursache für die Erkrankung „Hochdruck", an der gegenwärtig allein in der Bundesrepublik ca. 6 Millionen Menschen leiden sollen?[26]

„Hochdruck"

Wir haben bereits früher dargestellt (vgl. S. 95), daß man experimentell kurzfristig den arteriellen Blutdruck erhöhen kann, wenn man den Pressorezeptoren einen zu niedrigen Blutdruck durch *Abklemmung der Karotiden* vorspiegelt.

---

(25) Hans Selye, geb. 1907 in Wien, seit 1934 Endokrinologe in Montreal.

(26) Nach Angaben der „Deutschen Liga zur Bekämpfung des hohen Blutdrucks".

Vagus bzw. N. depressor[27]-Durchschneidung verbessert und verlängert den Effekt. Man hat deshalb auch von „Entzügelungshochdruck" gesprochen. Man hat zeitweise daraus gefolgert, man könne bei Hochdruck-Patienten durch elektrische Pressorezeptoren-Reizung den Blutdruck senken. Bei dieser Therapie stellte sich aber bald heraus, daß (wie vom Tierexperiment her auch nicht anders zu erwarten) die Behandlungserfolge sehr kurzfristig waren. Es kommt dabei genau wie im Tierexperiment zu einer relativ schnellen *Adaptation der Pressorezeptoren*.

Eine andere experimentelle Möglichkeit, den arteriellen Druck zu steigern, besteht in der Drosselung einer oder beider Nierenarterien. Von Goldblatt[28] 1934 erstmals ausgearbeitet, wird diese Hochdruckform auch *Goldblatt-Hochdruck* oder renovaskulärer Hochdruck genannt, allerdings nur 8-14% aller Hochdruckerkrankungen werden heute auf Nierenerkrankungen (einschließlich Nierengefäßerkrankungen) bezogen. Wir werden im Nierenkapitel das z. T. hierbei beteiligte Renin-Angiotensin-System noch besprechen (vgl. S. 263).

Durch die Entdeckung eines angeborenen, also *genetisch* bedingten *Hochdrucks bei* bestimmten *Rattenstämmen* (SHR = *S*pontan *h*ypertensive *R*atten) durch die Japaner Okamoto und Aoki[29] hat die experimentelle Hochdruckforschung in jüngerer Zeit einen großen Aufschwung genommen. Zwar ist auch hier bisher keineswegs die pathogenetische Ursache des Hochdrucks geklärt, aber man hat doch wenigstens ein relativ leicht zu handhabendes Modell für physiologische und pharmakologische Experimente. Wen nimmt es Wunder, daß nun für die 80-90% Hochdruckpatienten, deren Hochdruck-Genese völlig unklar ist und die deshalb als *„essentielle" Hypertoniker* bezeichnet werden, ebenfalls angeborene *„genetische"* (trotzdem unbekannte) *Faktoren* vermutet werden?

Schließlich gelang es, auch im Tierexperiment (allerdings in keineswegs unumstrittenen Experimenten) durch chronischen Streß gewisse Blutdrucksteigerungen zu erzielen. Auch für den *Streß*, dem sich der moderne Mensch wohl kaum entziehen kann, bleibt also genügend experimenteller Hintergrund, um ihn als einen vermutlichen Faktor in dem so unklaren Gebiet der Hochdruck-Ursachen zu benennen.

Daneben sind *Zigarettensucht, Übergewicht* und *Bewegungsarmut* die wichtigsten Ursachen der Hochdruckerkrankung, obwohl die Mechanismen im einzelnen keineswegs vollständig aufgeklärt sind. Wertneutral spricht man von **„Risikofaktoren"**, weil man so gern Reizwörter wie „Lebenswandel" vermeidet (vgl. Eid des Hippokrates, S. 78).

Die *Hochdruckerkrankung* selbst sieht schließlich so aus:

Der Strömungswiderstand im arteriellen Bereich (speziell zunächst in den Arteriolen und den kleineren Arterien) ist erhöht, wobei sowohl Vasokonstriktionen wie *arteriosklerotische Veränderungen* der Gefäßwand (von Intima-Quellungen bis zu massiven Kalkablagerungen) das Gefäßlumen verkleinern können.

Auf die breitere Blutdruckamplitude infolge abnehmender Windkesselfunktion wurde bereits hingewiesen. Soll die gleiche Blutmenge die Peripherie erreichen, muß das Herz einen höheren Druck produzieren, was sowohl das Herz zu einer unrationellen Hypertrophie zwingt, wie auch die Gefäßwand durch den höheren Druck weiter schädigt, so daß ein **Circulus vitiosus** entsteht. Hierbei kommt es in der Regel zu einem stärkeren systolischen als diastolischen Druckanstieg. Allerdings ist der diastolische Druckanstieg prognostisch wesentlich ungünstiger zu beurteilen. Wird jetzt nicht therapeutisch eingegriffen, kann es z. B. zu *peripheren Durchblutungsstörungen* (z. B. „Raucherbein"), Blutungen oder Gefäßverschlüssen im Gehirn (*„Schlaganfall"*) oder auch zum *Herzinfarkt* kommen.

---

(27) Im Gegensatz zum Versuchskaninchen gibt es beim Menschen keinen eigenen N. depressor.
(28) H. Goldblatt. J. Lynch, R. F. Hanzal and W. W. Summerville: Studies on experimental hypertension. I. The production of persistent elevation of systolic blood pressure by means of renal schemia. J. exp. Med. 59, 347 (1934)
(29) K. Okamoto, K. Aoki: Development of a strain of spontaneously hypertensive rats. Japanese circulation J. 27, 282-293 (1963).

Prüfungsfragen zu diesem Abschnitt finden Sie im Anhang unter den Ziffern: 3.2. ff.

3.3 Niederdrucksystem

Eigenschaften und Funktion	Anteiliges Blutvolumen. Speicherfunktion der Venen. Hydrostatische Effekte auf das Niederdrucksystem. Zeitlicher Druckverlauf in verschiedenen Abschnitten des Niederdrucksystems. Messung des zentralen Venendrucks. Venöser Rückstrom und Herzzeitvolumen. Bedeutung des zentralen Blutvolumens. Atemphasen und venöser Rückstrom. Muskelpumpe und venöser Rückstrom.
Regulation	Tonisierung des kapazitiven Gefäßbetts. Regulation des Blutvolumens. Regulation des Lungenkreislaufes.
Pathophysiologie	Ursachen unzureichenden venösen Rückstroms (z. B. Hypovolaemie, Venenklappeninsuffizienz, mangelhafte Tonisierung der Venen). Lungenkreislauf.

Kreislaufregelung III. Teil

Das linke Herz pumpt jeweils nur einen kleinen Teil (15%) des gesamten Blutes in das Hochdrucksystem, 85 % des Blutvolumens befinden sich im Niederdrucksystem (vgl. S. 81). Als wichtigstes Maß für die Drucke im Niederdrucksystem gilt der *mittlere Druck im rechten Vorhof*, er wird *auch* **zentraler Venendruck** genannt. Er variiert beim Gesunden (im Liegen) *zwischen 3 und 12 cm H₂O, Mittelwert etwa 7 cm H₂O*. Er wird entweder mit Hilfe eines Katheters im rechten Vorhof direkt bzw. in einer zentralen Vene (z.B. Vena subclavia) gemessen oder bei streng horizontal liegendem Patienten in der Kubitalvene, wobei die gleichseitige Schulter (Seitenlage des Patienten) etwas unterhalb der Herzhöhe liegen soll. (Das letztere Verfahren ergibt jedoch weniger zuverlässige Werte.)

Vergleichen wir das Niederdrucksystem mit dem Reservoir eines *Springbrunnens,* können wir uns leicht vorstellen, daß die Drucke im Reservoir (gemessen als Wasserstandshöhe im Springbrunnenbecken) abfallen, je stärker wir durch die Springbrunnenpumpe die Wasserfontäne sprudeln lassen (vgl. Abb. 3.13). Damit können wir den Druck im Reservoir geradezu als Maß für die Pumpenleistung benutzen. Da der Kliniker zwar am Funktionieren der Herz-Pumpe größtes Interesse haben muß, die Springbrunnenfontäne — das Herzminutenvolumen — aber nur sehr schwer kontinuierlich messen kann, überwacht er in *kritischen* Situationen den *zentralen Venendruck*. Werte *über 15 cm H₂O (bis 30 cm H₂O)* können beweisen, daß die Pumpe ihrer Aufgabe nicht nachkommt, „insuffizient" ist (oder ihr zuviel zugemutet wird, d. h. das zu pumpende Blutvolumen zu groß ist, s. u.). Stellt man am Springbrunnen die Pumpe dagegen plötzlich ab, muß der Druck im Reservoir noch um den Teil ansteigen, welcher sich während des Betriebes als sprudelnde Fontäne außerhalb des Reservoirs befunden hat. Beim Herzstillstand kommt es aus dem gleichen Grund im Niederdrucksystem noch zu einem geringen Druckanstieg (beim Hund etwa von 5,5 auf 6,0 mmHg), während der arterielle Druck von 100 mmHg ebenfalls nur auf 6,0 mmHg (nicht Null!) abfällt. Messungen an frischen Leichen von Herzgesunden ergaben z. B. einen Wert von 7,6 cm H₂O sowohl im arteriellen wie im venösen System. Dieser Druck bei Kreislaufstillstand wird *„statischer Blutdruck" genannt.*

Bleiben wir bei unserem Beispiel vom Springbrunnen, so ist es leicht einzusehen, daß der Druck im Reservoir auch von der vorherigen *Füllung des Reservoirs* abhängt. Im Organismus ist neben der Füllung auch die *Weitbarkeit der Gefäßwände* für die intravasalen Drucke entscheidend. Das *Niederdrucksystem* ist jedoch

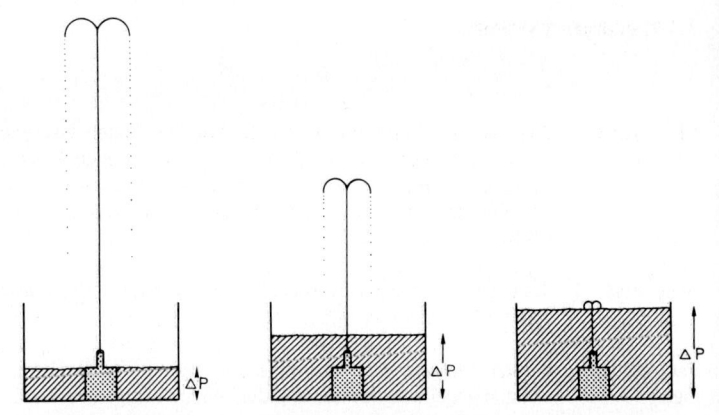

Abb. 3.13. Springbrunnen-Modell zur klinischen Bedeutung des zentralen Venendrucks (hier ΔP). Mit abnehmbarer Pumpenleistung steigt die Reservoirhöhe. (Nach der Starling-Hypothese arbeitet dieser Springbrunnen unter Kontrollbedingungen automatisch, d. h. bei geringfügigem Anstieg der Reservoirhöhe sprudelt dieser Springbrunnen wieder in voller Pracht)

nahezu *200mal weitbarer als die Aorta,* so daß beachtliche Blutmengen infundiert werden müssen, um den zentralen Venendruck ansteigen zu lassen: bei Zufuhr von *500 ml Blut* steigt der zentrale Venendruck nur *etwa um 3 mmHg.* Immerhin hat der Kliniker hier ein Maß, um z.B. nach Blutverlust mit Hilfe des zentralen Venendrucks eine *Übertransfusion* zu diagnostizieren. Die *spezielle Aufgabe des Klinikers* besteht nun darin *herauszufinden, ob ein Anstieg des zentralen Venendrucks primär die Folge eines Versagens speziell des rechten Herzens oder die Folge einer Übertransfusion* darstellt. (An frischverstorbenen „Herzpatienten" hat man „statische Drucke" von 20 cm H_2O gemessen!)

Als **„zentrales Blutvolumen"** oder praktisch identisch als **„intrathorakales Blutvolumen"** bezeichnet man dasjenige Volumen, welches sich gemeinsam in den thorakalen Venen, im gesamten rechten Herzen sowie im linken Herzen bei Diastole befindet. – In unserem Springbrunnenmodell würde dieses Volumen auch der Füllung des Reservoirs entsprechen. – Für das intrathorakale Blutvolumen findet man in der Literatur (für den gesunden erwachsenen Mann) Werte von 1600 ml bzw. 25-30 % des Gesamtblutvolumens. Im Gegensatz zum Gesamtblutvolumen, welches mit Indikatorverdünnungsmethoden (vgl. S. 3) leicht zu bestimmen ist, kann das zentrale Blutvolumen kaum exakt quantitativ gemessen werden. Deshalb ist der relativ leicht meßbare zentrale Venendruck so wichtig, da

man mit ihm wenigstens einen indirekten Hinweis auf die Größe des zentralen Blutvolumens besitzt.

Volumenrezeptoren

Insbesondere von *Henry und Gauer*[21] wurde das Konzept entwickelt, daß *vorwiegend im rechten Vorhof,* aber *auch in der Vena pulmonalis und evtl. sogar im linken Vorhof Dehnungsrezeptoren* das Ausmaß der Dehnung dieser Strukturen registrieren. Wir wiesen bereits darauf hin, daß die Dehnbarkeit bzw. Weitbarkeit venöser Gefäße sehr groß ist. Geringe Druckanstiege durch größere intravasale Volumenzunahme sollten also diese Dehnungsrezeptoren bereits stimulieren. Henry und Gauer sahen bei experimenteller *Druckerhöhung im rechten Vorhof eine Wasserdiurese* (vgl. Nierenkapitel, S. 224), welche auf eine Drosselung der hypophysären Adiuretinausschüttung zurückzuführen war. Umgekehrt nahm das Harnzeitvolumen bei Druckerniedrigungen in dem erwähnten Bereich des Niederdrucksystems ab. Heute bezeichnet man eine derartige Volumenregulation als *Henry-Gauer-Reflex.* Ob die gleichen oder ähnliche Dehnungsrezeptoren bei Stimulation auch die Nierendurchblutung direkt ändern können, ist bis heute Gegenstand der Forschung.

Besonders aktuell, ist dabei die Isolierung eines natriuretischen Faktors (**ANF = a**trio**n**atriuretischer **F**aktor) aus dem Vorhofgewebe selbst, welcher die Nierendurchblutung erhöht.

---

(21) vgl. S. 74.

Prüfungsfragen zu diesem Abschnitt finden Sie im Anhang unter den Ziffern 3.3. ff.

3.4 Gewebsdurchblutung

Mechanismen	Druckpassives Verhalten, Autoregulation, Bedeutung des Endothels. Gefäßabschnitte mit Verteilerfunktion; Widerstandsgefäße. Myogener Gefäßtonus. Einfluß von nervalen, humoralen und lokal-chemischen Faktoren. Durchblutungsmessung.
Mikrozirkulation	Morphologie (s. a. GK Anatomie 2.4.3). Rheologie des Blutes in der Mikrozirkulation; Fahraeus-Lindqvist-Effekt.
	Austauschprozesse (u. a. treibende Kräfte, Lokalisation). Ursachen, Mechanismen und Lokalisation). Ursachen, Mechanismen und Folgen der Ödembildung. Beziehung zwischen Transmuraldruck, Wandspannung und Gefäßdurchmesser; Gesetzmäßigkeit nach Laplace. Hydrostatische Komponente des intravasalen Druckes.

Kreislaufregelung IV. Teil

Im folgenden müssen wir uns darüber klar werden, mit Hilfe welcher Mechanismen die verschiedenen Organe in der Lage sind, ihren jeweiligen Blutbedarf unterschiedlichen Situationen anzupassen. Fraglos benötigt z. B. der arbeitende Muskel mehr Blut als der ruhende. Wir haben auch bereits gehört, daß das Herz in der Lage ist, unter besonderen Bedingungen mehr Blut zu pumpen (vgl. S. 64). Es ist aber nicht nötig, nach dem berüchtigten „Gießkannenprinzip" die Durchblutung überall gleichmäßig anzuheben, wenn z. B. durch einen Lauf die Straßenbahn noch erreicht werden soll. Hier genügt eine Mehrdurchblutung in den Beinen, etc.

Wir müssen also die **Mechanismen der lokalen Durchblutungs-Regulation** besprechen. Hierbei handelt es sich im wesentlichen um gezielte Weitenänderungen der Widerstandsgefäße, speziell der Arteriolen: ein **zentrales Problem der Mikrozirkulation**.

Basaler Tonus oder myogene Grundaktivität

Voraussetzung für die Widerstandsänderungen im zuständigen *Arteriolenbereich* sind zirkulär um die Gefäße angeordnete *glatte Muskelzellen*. Diese sind aufgrund der speziellen Membraneigenschaften ihrer Zellwände *ohne nervalen Anstoß* zur *Kontraktion befähigt*. Ähnlich wie die Sinusknoten im Herzen (vgl. S. 35) zeigen glatte Muskelzellen instabile Ruhepotentiale. Hierbei kann es spontan — also ohne äußeren Anstoß — zu einer derartigen Erhöhung der Membranpermeabilität kommen, daß schließlich eingeschleuste Calciumionen in der Zelle den Kontraktionsvorgang auslösen. Unter unbeeinflußten Mikrozirkulations-Bedingungen befinden sich die glatten Muskelzellen vermutlich ständig in einem *Gleichgewicht zwischen Kontraktion und Entspannung (Relaxation)*. Dieses Gleichgewicht wird als **Ruhetonus** bezeichnet. Ein *Tonus* existiert aber offenbar *auch noch nach Denervierung* eines Organs (z.B. Sympathikusdurchtrennung). Dieser Tonus wird als **basaler Tonus** oder Basistonus bezeichnet. Nachweisen läßt er sich durch Pharmaka (z.B. Calciumantagonisten), welche auch noch nach Denervierung eine Mehrdurchblutung eines Organs bewirken können, also eine Gefäßmuskelerschlaffung ausgelöst haben müssen.

Myogene Autoregulation

Eine weitere Besonderheit glatter Muskelzellen (in unserem Fall speziell glatter *Gefäßmuskelzellen*) besteht darin, daß ein *Dehnungsreiz* ihre *Membranpermeabilität erhöht* und es dadurch wie bei spontanen Depolarisationen (s. o.) zu einer erhöhten Calciumkonzentration im Zellinnern kommt, welche wiederum eine Verkürzung der Muskelzelle bewirkt. Daß Zug an glatten Muskelzellen deren Kontraktion auslösen kann, wurde zuerst von Bayliss[16] angezeigt. Man spricht bei dieser Form der Kontraktion deshalb auch von **Bayliss-Effekt**.

Die *Bedeutung* einer solchen Kontraktion liegt darin, daß parallel zu einem erhöhten Blutdruck eine Verengung des Gefäßlumens und damit eine *Zunahme des Strömungswiderstandes*

---

(16) Sir William Maddock Bayliss (1869-1924), engl. Physiologe. Seine Zusammenarbeit mit Starling führte u. a. zur Entdeckung der Hormone (vgl. S. 270).

ausgelöst wird. Die Durchblutung kann somit nahezu „von selbst" gleichbleiben, weil sie durch glatte Muskelzellen selbst reguliert wird, d. h. einer **„myogenen Autoregulation"** unterworfen ist. Speziell die Niere schützt sich so vor einem Überangebot an Blut (vgl. S. 237), wenn das Herz höhere Drucke produziert, weil mehr Blut vom arbeitenden Muskel benötigt wird.

Abb. 3.14. zeigt das *„autoregulierte" Verhalten der Nierendurchblutung* bei Variation des arteriellen Drucks (a). Daneben ist das druckpassive Verhalten eines starren Gefäßrohres aufgezeigt (b). Außerdem ist das Verhalten eines elastischen Rohres dargestellt, dessen Durchmesser mit zunehmendem Druck weiter wird (c). Die Lungendurchblutung ähnelt in ihrem Verhalten einem derartigen Rohr.

Für den Mechanismus der myogenen Autoregulation ist es wichtig, daß nicht die absolute Gefäßweite von den muskulären „Dehnungsrezeptoren" gemessen wird, sondern die **Wandspan-**

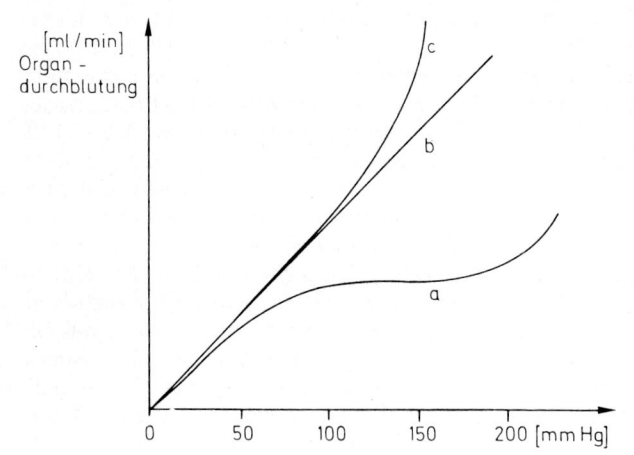

Abb. 3.14. Schematische Zeichnung der Organdurchblutung in Abhängigkeit vom Druck. a) Autoregulatives Verhalten, b) starres Rohr, c) elastisches Rohr

VASOKONSTRIKTION

Lokal

$pO_2 \uparrow$
KÄLTE

Nerval

SYMPATHIKUS
(α-Rezeptoren)

Hormonal

Angiotensin II
Vassopressin (ADH)
PG_{A2}, $PG_{F2\alpha}$
Serotonin

VASODILATATION

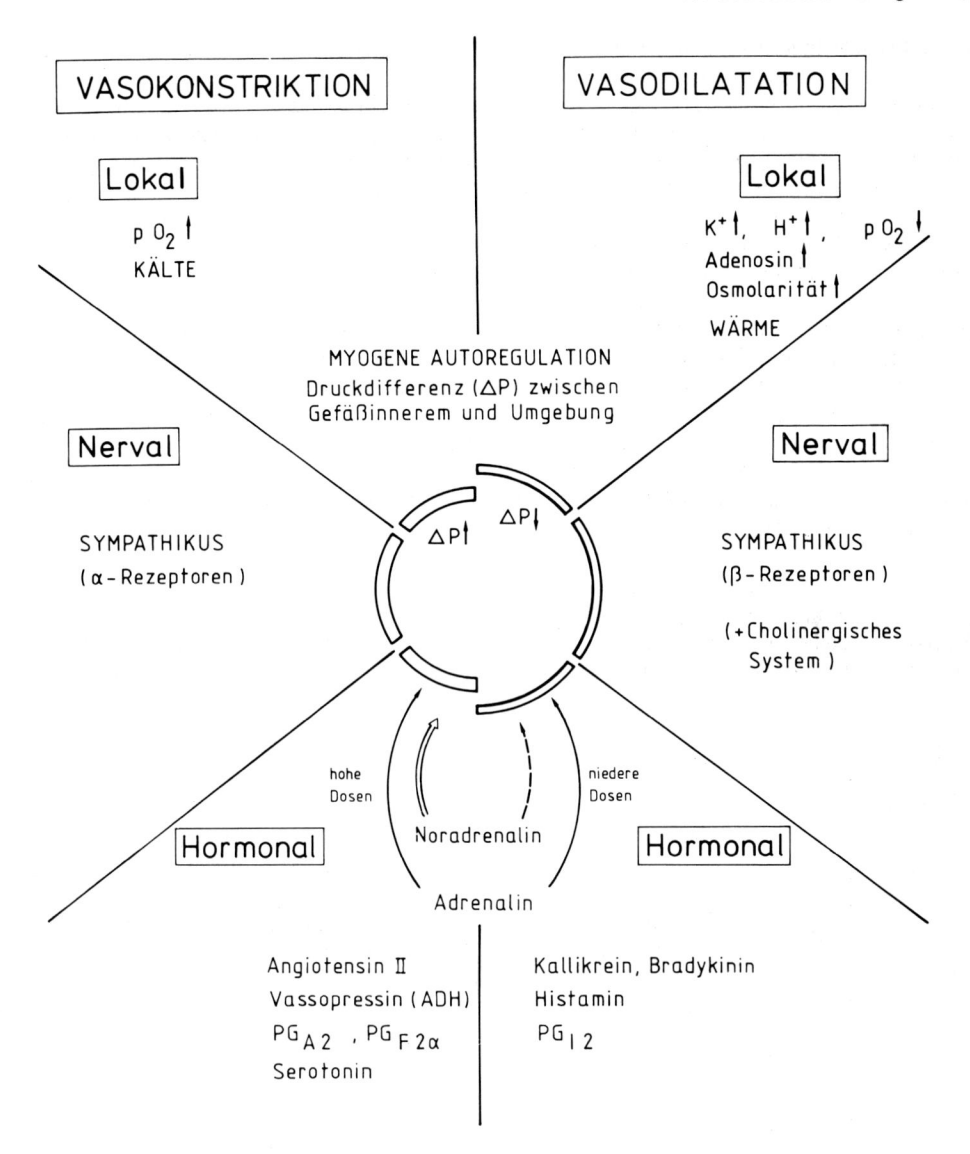

Lokal

$K^+ \uparrow$, $H^+ \uparrow$, $pO_2 \downarrow$
Adenosin $\uparrow$
Osmolarität $\uparrow$
WÄRME

MYOGENE AUTOREGULATION
Druckdifferenz (ΔP) zwischen
Gefäßinnerem und Umgebung

$\Delta P \uparrow$ $\Delta P \downarrow$

Nerval

SYMPATHIKUS
(β-Rezeptoren)

(+Cholinergisches
System)

hohe Dosen — niedere Dosen
Noradrenalin
Adrenalin

Hormonal

Kallikrein, Bradykinin
Histamin
PG_{I2}

Abb. 3.15. Lokale, nervale und hormonale Mechanismen für arterioläre Vasokonstriktion und Vasodilatation

nung (T) der Gefäße, welche nach Laplace[17] das Produkt aus Gefäßradius (r) und transmuralem Druck (P) (vgl. S. 130) darstellt:

$$T = r \cdot P$$

Da für eine effiziente Autoregulation bei höherem Blutdruck die Gefäße verengt werden müssen, würde anderenfalls bei einmal verengten Gefäßen der Dehnungsreiz durch die Längenzunahme zirkulär angeordneter Gefäßmuskeln wegfallen und die Gefäße sollten wieder aufgehen. *Stellt* jedoch *die Wandspannung T den Kontraktionsreiz dar, so kann selbst* bei einer *Radiusabnahme* die *Wandspannung steigen, wenn der intravasale Druck* entsprechend *steigt.* (Daß die Radiusabnahmen selbst sehr klein sein können, hatten wir früher bereits dargestellt (vgl. S. 82), weil nach Hagen-Poiseuille der Strömungswiderstand mit r^4 variiert.) Zur Übersicht diene Abb. 3.15.

Lokal chemische bzw. metabolische Vasodilatation

Im „Hilf Dir selbst"-Verfahren sorgt der arbeitende Muskel dafür, daß er zu seinem Recht kommt. Bereits die Depolarisierung der Skelettmuskelzelle – ohne welche keine Kontraktion ablaufen kann – führt zu einer Erhöhung der extrazellulären Kaliumkonzentration. Diese **Kaliumionen** in der unmittelbaren Nachbarschaft von Arteriolen wirken aber einer Kontraktion der glatten Gefäßmuskeln entgegen und führen damit zu einer Vasodilatation. Im Verlauf der Kontraktion kommt es ferner durch aerobe und anaerobe Glykose zur Freisetzung von CO_2 und Milchsäure. Die in beiden Fällen entstehenden **H^+-Ionen** wirken ebenfalls vasodilatatorisch.

Außerdem fällt bei erhöhter Stoffwechselaktivität der *Sauerstoffpartialdruck* ab, auch dies kann der Gefäßkontraktion entgegenwirken. Ob die physiologischen Schwankungen des Sauerstoffpartialdrucks selbst direkt vasodilatatorische Gefäßreaktionen bewirken, ist allerdings nicht abschließend geklärt. Vieles spricht für eine wesentliche vasodilatatorische Funktion der metabolischen *Adenosinfreisetzung*. Vermutlich hat Adenosin dabei am Herzen und im Gehirn *vasodilatatorische* Bedeutung; im Skelettmuskel wird Adenosin lediglich bei Hypoxie freigesetzt, in der Niere wirkt Adenosin überwiegend konstriktorisch.

Vasodilatatorische Gewebshormone – insbesondere **Prostaglandin I-2** (= Prostacyclin) sowie **Kallikrein** – werden gegenwärtig für viele Phänomene diskutiert, welche mit Gefäßerweiterungen einhergehen. Ist z. B. ein Gewebsabschnitt für einige Zeit von seiner Durchblutung abgeschnitten, etwa durch Abschnürung einer Extremität, kommt es nach Lösen der „Blutleere" zunächst zu einer überschießenden Durchblutung. Dieses Phänomen wird als „**reaktive Hyperämie**" bezeichnet. Die dabei im einzelnen beteiligten lokalchemischen Prozesse lassen sich gegenwärtig allerdings kaum voneinander abgrenzen.

Nervale Vasokonstriktion und -Dilatation

Praktisch alle Gefäße – mit Ausnahme der Kapillaren – sind vom Sympathikus innerviert. Allerdings ist das Ausmaß dieser Innervation von Organ zu Organ verschieden: Die Haut, die Nieren, der Verdauungstrakt sind stark mit α-sympathischen, die Kontraktion fördernden Fasern versorgt, während die Skelettmuskulatur und das Gehirn wesentlich geringer mit solchen Fasern ausgestattet sind. Unter sogenannten „Ruhebedingungen" muß man davon ausgehen, daß neben dem bereits erwähnten „basalen Tonus" (vgl. S. 104) eine *sympathische Grundaktivität* ständig eine geringe Vasokonstriktion, speziell der Arteriolen verursacht und damit auch ein *nervaler, vasokonstriktorischer Tonus* existiert. Zunahme der konstriktorischen Aktivität des Sympathikus kann speziell in der „**Notfallreaktion**" zu einer nahezu kompletten *Vasokonstriktion der Hautgefäße* (Blässe!) sowie der *Nierengefäße* führen (Ursache des Akuten Nierenversagens, vgl. S. 238), während im Gehirn und auch im arbeitenden Skelettmuskel praktisch keine nervale sympathische Vasokonstriktion auftritt. Die Muskelgefäße besitzen scheinbar „von Haus aus" einen größeren basalen und wohl auch nervalen Tonus. Es ist daher anzu-

---

(17) Pierre Simon Marquis de Laplace, franz. Physiker, Mathematiker und Astronom (1749-1827).

nehmen, daß sie bereits unter Ruhebedingungen stärker sympathisch konstringiert sind als z. B. die Haut- oder Nierengefäße. Nicht ausgeschlossen ist sogar, daß einzelne Kapillaren oder Kapillargebiete speziell im Skelettmuskelbereich zeitweise völlig von der Durchblutung „abgehängt" werden können, so daß sie für eine eventuelle „Rekrutierung" zur Verfügung stehen. (Möglicherweise wechseln sich derartige Rekrutierungsareale rhythmisch untereinander ab.) Sowohl mechanische wie auch pharmakologische *Sympathikusblockade* führt deshalb speziell *am Muskel* zu einer *Mehrdurchblutung*.

Die chirurgische Konsequenz, bei Muskel- und Hautdurchblutungs-Störungen den zuständigen Sympathikus zu entfernen, hat sich allerdings nicht bewährt, da bereits nach einigen Tagen — trotz fehlendem vasokonstriktorischem Sympathikus — die Gefäße wieder genauso eng sind wie zuvor. Vermutlich erhöht sich hierbei relativ schnell die Empfindlichkeit der Gefäßmuskeln für zirkulierende vasokonstringierende Hormone (s. u.).

Für die Kreislaufregulation beinhaltet ein nervaler Ruhetonus die Möglichkeit, durch ein Mehr an vasokonstriktorischer Sympathikusaktivität die Gefäßwiderstände zu erhöhen und vor allem auch durch *ein Weniger an vasokonstriktorischer Aktivität die Gefäßwiderstände zu senken.*

Es ist *umstritten*, ob der Sympathikus im Rahmen der physiologischen Kreislaufregulation speziell für die Muskeldurchblutung auch über *vasodilatatorische (β-) sympathische Fasern* verfügt. *Unbestritten* existieren *solche Fasern* im Bereich des *Genitale*.

Der Mechanismus der *Erektion* kann *zum Teil* über derartige aus dem lumbalen *Sympathikus* entstammende Nerven erfolgen, wobei es neben einer venösen Abflußdrosselung insbesondere zu einer arteriolären Vasodilatation kommt. Der gleiche Mechanismus ist jedoch — und sogar ganz *überwiegend* — parasympathisch gesteuert. Acetylcholin an ihren Nervenendigungen freisetzende, deshalb *cholinerge* parasympathische Fasern des aus dem Sakralmark kommenden N. pudendalis steuern die arterioläre Vasodilatation während der Erektion. Darüber hinaus scheint jedoch dem Parasympathikus nur unwesentliche Bedeutung bei der Gefäßinnervation zuzukommen.

Als Besonderheit erwähnenswert ist die parasympathische Gefäßinnervation der Speicheldrüsen. Hier wird aber überraschenderweise statt Acetylcholin *Kallikrein* freigesetzt, welches die Vasodilatation bewirkt.

Das Konzept adrenerger α- und β-Rezeptoren

Eine der wirksamsten vom Körper gebildeten Substanzen ist Adrenalin. Aus der Aminosäure *Tyrosin* kann das Nebennierenmark über die Zwischenstufen *Dopa, Dopamin* und *Noradrenalin Adrenalin* bilden. Im Terminalretikulum der sympathischen Nervenfasern endet der Syntheseweg bei Noradrenalin, ja in dopaminergen Strukturen (z. B. Substantia nigra des extrapyramidalen Systems) bereits bei Dopamin (vgl. Abb. 3.16).

Injiziert man **Adrenalin** ins Gefäßsystem, stellt man fest, daß kleine Mengen vasodilatatorisch wirken können, während große Dosen vasokonstriktorisch wirken. Schließlich gelang es durch vorherige Applikation des Mutterkornalkaloids **Ergotamin**, den vasokonstriktorischen Effekt des Adrenalin ganz zu unterdrücken: plötzlich wirkten auch große Mengen von Adrenalin vasodilatatorisch. Dieser Befund führte zu der Überlegung, daß die Gefäßmuskeln *2 verschiedene Starthebel* oder *2 verschiedene Sicherheitsschlösser* oder fachmännisch: *2 verschiedene Arten von* „**Rezeptoren**" besitzen müssen, die bei Betätigung gegenteilige Effekte auslösen. Offenbar läßt sich der eine Hebel leichter bedienen als der andere: bereits geringe Adrenalinkonzentrationen öffnen diese Tür, welche — einmal geöffnet — eine Relaxation auslöst, während viel Adrenalin auch die andere Tür öffnet und nun den ersten Effekt überfährt, um eine Vasokonstriktion einzuleiten. Ergotamin würde das Schlüsselloch der 2. Tür verstopfen, fachmännisch: der α-*Rezeptor* ist blockiert. Jetzt kann noch soviel Adrenalin injiziert werden, eine Vasokonstriktion ist nicht mehr auszulösen. Dieses mit Hilfe pharmakologischer Blockaden (= **Sympathikolytika**) und Stimuli (= **Sympathiko-**

TYROSIN	DOPA	DOPAMIN	NORADRENALIN	ADRENALIN
3-Hydroxy-phenylalanin	3,4-Dihydroxy-phenylalanin	3,4-Dihydroxy-phenyläthylamin	3,4-Dihydroxy-phenyläthanolamin	N-Methyl-1-, 3,4-dihydroxy-phenyläthanolamin

Dopaminerge Neurone

Sympathikus

Nebennierenmark

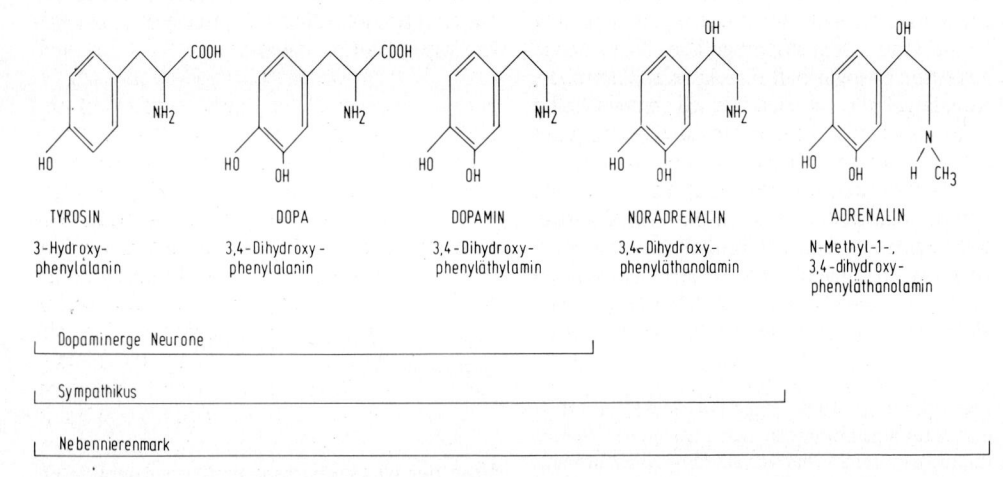

Abb. 3.16. Chemische Struktur von Tyrosin, Dopamin, Noradrenalin und Adrenalin und ihre Beziehung zu dopaminergen Neuronen, Sympathikus und Nebennierenmark

Tab. 3.3. Übersicht über sympathische und parasympathische Wirkungen an den verschiedensten Strukturen des Organismus

Wirkungsort/Funktion	Überwiegen der sympathischen Aktivität	Überwiegen der parasympathischen Aktivität
Herz Schlagfrequenz	erhöht (β_1)	erniedrigt
Herz Kontraktionskraft	erhöht (β_1)	erniedrigt (nur Vorhof)
Hautgefäße	verengt (α)	—
Gefäße der Skelettmuskulatur	verengt (α), erweitert (β_2)	—
Äußere Genitalgefäße (Erektion)	erweitert (β) und verengt	erweitert
Magen und Darm Peristaltik	gehemmt (α u. β_1)	angeregt
Innerer Afterschließmuskel	kontrahiert (α), erschlafft (β_1)	angeregt, erschlafft
Bronchialmuskulatur	erschlafft (β_2)	kontrahiert
Harnblase	erschlafft (β)	kontrahiert (Entleerung)
Harnblase Schließmuskel	kontrahiert (α)	erschlafft (Entleerung)
Samenblase und -strang	kontrahiert (Ejakulation)	—
Gravide Uterusmuskulatur	kontrahiert (α), erschlafft (β_2)	—
Schweißdrüsen	sezernieren	—
Speichelsekretion	—	angeregt
Magensaftsekretion	—	angeregt
Pankreassekretion	—	angeregt
Darmsaftsekretion	—	angeregt
Gallensaftsekretion	—	angeregt
M. sphincter pupillae	—	kontrahiert (Miosis)
M. dilatator pupillae	kontrahiert (α)(Mydriasis)	—
M. ciliaris	—	kontrahiert (Akkomodation)
Insulinsekretion	vermindert (α), erhöht (β)	—
Glukagon	erhöht (β), vermindert (α)	—
Glykogenolyse	erhöht (β_2 u. α)	—
Lipolyse	erhöht (β)	—
Glukoneogenese	erhöht (α)	—

mimetika) entwickelte Konzept[18] hat sich inzwischen großartig bewährt, ohne daß es jedoch bisher möglich gewesen wäre, morphologisch die beiden Rezeptorentypen voneinander abzugrenzen. Dafür gelang es aber biochemisch und pharmakologisch immer besser, die Dinge zu differenzieren. Inzwischen lassen sich sogar *β_1- von β_2-Rezeptoren* abgrenzen. An den Gefäßen der Skelettmuskulatur führt die Erregung von β_2-Rezeptoren zu einer Vasodilatation, an der glatten Uterus-Muskulatur sowie an der glatten Bronchialmuskulatur zur Erschlaffung. Auch die Steigerung der Glykogenolyse erfolgt über β_2-Rezeptoren (neben α-Rezeptoren), dagegen wirkt Erregung der β_1-Rezeptoren erschlaffend auf die Magen-Darmmuskulatur, außerdem steigernd auf die Frequenz und Kontraktionskraft des Herzens (vgl. S. 74). Die Tabelle 3.3 faßt die Darstellung zusammen, außerdem sind bereits einige sympathische und parasympathische Effekte aufgelistet, welche uns in späteren Kapiteln beschäftigen werden.

Als inzwischen klassisches Pharmakon zur **Stimulation von β-Rezeptoren** gilt **Isoprenalin** (= N-isopropyl-Noradrenalin = **Isoproterenol**, Handelsname: **Aludrin**), welches bevorzugt bei Bronchialasthma eingesetzt wird (lokale Applikation durch Inhalation, Dosieraerosole). Pharmakologische **alpha-Rezeptorenblocker** sind **Phentolamin**, Phenoxybenzamin und (selektiver) Prazosin. **Beta-Rezeptorenblocker** (u. a. **Propranolol**, neuerdings auch **Tertatolol**) werden bevorzugt bei Patienten eingesetzt, bei welchen unter erhöhter Herzarbeit eine (vom Sympathikus ausgelöste) positive Inotropie zu einem Missverhältnis zwischen Herzmuskelarbeit und Koronardurchblutung zu führen droht. Es wurde schon darauf hingewiesen (vgl. S. 74), daß Dopamin eine positive Inotropie mit Vasodilatation verbinden kann.

Methoden zur Durchblutungsmessung

Wir haben bereits das *Fick'sche Prinzip* dargestellt (vgl. S. 60), welches Grundlage der meisten indirekten Verfahren zur Messung der Durchblutung darstellt. Auch das *Indikator-Verdünnungsverfahren* wurde bereits besprochen. *Clearance-Verfahren* werden wir im Nierenkapitel (vgl. S. 231) ausführlich behandeln. Auch wurde darauf hingewiesen, daß tierexperimentell mit Hilfe elektromagnetischer *Flowmeter* – entsprechende Meßköpfe müssen dabei manschettenartig um die freigelegten Gefäße gelegt werden – die Durchblutung der jeweils versorgten Organe fortlaufend recht exakt gemessen werden kann. Die Entwicklung entsprechender exakter Methoden für die Anwendung am Menschen ist noch nicht zu einem befriedigenden Abschluß gekommen. Zwar läßt sich durch Ausnutzung des *Dopplereffekts von Schall-* oder *auch Laserstrahlen* die Strömungsgeschwindigkeit des Blutes relativ gut bestimmen, doch kranken diese Verfahren z.T. noch daran, daß die Gefäßdurchmesser dabei entweder gar nicht oder eben nicht exakt genug bestimmt werden können.

Ebenso ist die Technik der Bestimmung von Strömungsgeschwindigkeiten und Gefäßquerschnitten im Mikrozirkulationsbereich *tierexperimentell weit fortgeschritten* (z. B. Hochfrequenz-Mikrokinematographie, Photodiodentechnik mit Kreuzkorrelation (double slit-technique), fernsehtechnische Geschwindigkeitsanalyse einzelner fluoreszenz-markierter Erythrozyten), aber auch hier klafft eine große Lücke bis zur Anwendung am Patienten.[19]

Das Prinzip der *Venenverschlußplethysmographie* besteht darin, die Venen einer Extremität zu stauen und anschließend die Umfangszunahme der Extremität (als Maß der Durchblutung) zu bestimmen. Hierbei wird von der Vorstellung ausgegangen, daß es für das Gefäßbett gleichgültig ist, wenn der venöse Druck angehoben wird, und daß deshalb eine Abflußblockade eine exakte Aussage über den Einstrom erlaubt. Wenn transmuralen Drucken auch nur die geringste Bedeutung für einen Gefäßtonus zukommt, müssen Venenstauungen alle Mikrozirkulationsverhältnisse sofort verändern, so daß derartige Methoden nur mit großem Vorbehalt verwendet werden können, selbst wenn sie im klinischen Alltag in Ermangelung besserer Methoden im Einsatz sind.

---

(18) Das Konzept der α- und β-Rezeptoren geht zurück auf: Ahlquist, P. R.: A study of adrenotropic receptors. Am. J. Physiol. 153, 586 (1948). Allerdings wurde Noradrenalin selbst erst 1945 durch Holtz, Credner und Kronenberg entdeckt.

(19) Am Patienten beschränken sich bisher derartige Untersuchungen auf einige intravitalmikroskopisch zugängliche Hautpartien, insbesondere den Nagelfalz.

Flüssigkeitsaustausch an Kapillaren

Über Austauschprozesse in Kapillaren werden wir im Nierenkapitel – im Zusammenhang mit der glomerulären Filtration – ausführlich berichten (vgl. S. 238), während wir das Problem des kolloidosmotischen Druckes der Plasmaeiweißkörper bereits im Kapitel Blut (vgl. S. 7 und Abb. 1.2) dargestellt haben. Hier sei nur festgestellt: Der **effektive Filtrationsdruck** (P_{EFF}) wird bestimmt durch die Höhe des hydrostatischen Druckes in den Kapillaren (P_{Kap}), der Höhe des hydrostatischen Druckes im Gewebe, d. h. in der Umgebung der Kapillare (P_{Gew}), dem intrakapillären kolloidosmotischen Druck (π_{Kap}) und dem kolloidosmotischen Druck im Gewebe, bzw. Interstitium (π_{Gew}). $P_{Kap} - P_{Gew}$ bezeichnet man als transmuralen* hydrostatischen Druckgradienten. Die Kapillaren der Nierenglomerula zeichnen sich durch eine besonders hohe Durchlässigkeit für Wasser aus, sie besitzen eine extrem hohe „**hydraulische Permeabilität**". Aber auch für die übrigen Kapillaren des Organismus gilt, daß sie trotz geringerer Permeabilität zu einer Flüssigkeitsfiltration befähigt sind. Umgekehrt führt ein Absinken des effektiven Filtrationsdruckes in den negativen Bereich zu einer Flüssigkeitsresorption aus dem Interstitium zurück in den intravasalen Raum. Allgemein gilt:

$$P_{EFF} = P_{Kap} - P_{Gew} - \pi_{Kap} + \pi_{Gew}$$

Zeichnungen wie Abb. 1.2 sind seit Starling** zur Erklärung des kapillären Flüssigkeitsaustausches überall zu finden. Sie können bestens zur Erklärung herangezogen werden, warum bei venösen Stauungen weniger kapilläres Filtrat reabsorbiert wird, so daß bei Insuffizienz speziell des rechten Herzens in der Peripherie (typisch zuerst an den Fußrücken) Ödeme auftreten. Ebenso läßt sich leicht das Eiweißmangelödem mit derartigen Schemata erklären.

Leider scheint es in der Natur viel komplizierter zuzugehen. Die Filtration auf dem arteriellen Kapillarschenkel und getrennt davon die Resorption auf der anderen Seite des Kapillarschenkels konnte bisher niemand überzeugend demonstrieren. U. a. liegt das daran, daß die meisten venösen Stromgebiete über eine erhöhte Eiweißpermeabilität verfügen, so daß vermutlich sogar in diesem Bereich vorwiegend filtriert wird. Allerdings schränkt dies die Allgemeingültigkeit der obigen Gleichung nicht ein.

---

* murus lat. = Mauer

** vgl. S. 7

Prüfungsfragen zu diesem Abschnitt finden Sie im Anhang unter den Ziffern: 3.4 ff.

3.5 Organkreisläufe

Lunge	Stromstärkemessung. Blutdrücke in den Abschnitten der Lungenstrombahn; Lageabhängigkeit der Durchblutung; Beziehung zwischen Perfusionsdruck, Stromstärke und Strömungswiderstand. Regulation des Strömungswiderstandes. Ursache venöser Beimischungen. Ursachen und Folgen eines Druckanstieges im arteriellen und venösen Teil der Lungenstrombahn.
Gehirn	Anteil am Herzzeitvolumen und spezifische Durchblutung. Regulation des Strömungswiderstands.
Niere	s. a. 8.3. Anteil am Herzzeitvolumen; spezifische Durchblutung; O_2-Ausschöpfung des Blutes.
Haut	Anteil am Herzzeitvolumen unter verschiedenen Bedingungen. Regulation des Strömungswiderstands. Regionale Unterschiede. s. S. 214.
Herz	Koronardurchblutung s. 2.6.
Skelettmuskel	Anteil am Herzzeitvolumen bei Ruhe und bei Muskelarbeit. Regulationsbreite der spezifischen Durchblutung. Regulationsmechanismen, Einfluß der Muskelkontraktion.
Splanchnikusgebiet	Anteil am Herzzeitvolumen; Umstellung bei Verdauung und körperlicher Arbeit. Regulationsmechanismen.

Kreislaufregelung V. Teil

Für die Blutversorgung eines Organs ist die *Durchblutung pro Gramm Organgewicht* aussagekräftiger als die reine Blutflußangabe in ml/min. Exakt abgekürzt wird die auf das Organgewicht bezogene **„spezifische"Durchblutung** so: $ml \cdot min^{-1} \cdot g^{-1}$ *oder* $\cdot kg^{-1}$ des jeweiligen Organs[15]. Die höchste spezifische Durchblutung hat das Glomus caroticum (vgl. S. 159), welches kaum linsengroß praktisch nur aus Kapillaren besteht. Die Abb. 3.1 gibt für die wichtigsten Organe die prozentualen Anteile an der Gesamtdurchblutung unter Ruhebedingungen wieder. In der Tab. 3.4 sind sowohl die Werte für die „absolute"Organdurchblutung angegeben, als auch die Werte für die „spezifische", auf das jeweilige Organgewicht bezogene Durchblutung. Geordnet ist diese Tabelle nach der Höhe des lokalen *Sauerstoffverbrauchs* der aufgelisteten Organe. (Der Sauerstoffverbrauch entspricht dem Produkt aus arteriovenöser O_2-Differenz und Durchblutung).

Tab. 3.5 (S. 115) gibt eine Übersicht für die Größe der Durchblutung der wichtigsten Organe (nach Messungen von Wade und Bishop). Aus Tab. 3.5 ist auch die unterschiedliche Durchblutungsanpassung der einzelnen Organe bei steigender Arbeitsbelastung zu entnehmen.

---

(15) Häufig wird auch die Abkürzung: ml/min, g benutzt. Gelegentlich werden Durchblutungswerte auch auf das gesamte Körpergewicht (B. W. = Body weight) oder die Körperoberfläche bezogen.

Lungenkreislauf

Bei der Besprechung der Herzmechanik (vgl. S. 63) haben wir bereits gesehen, daß das rechte Herz nur geringe Druckvolumenarbeit leisten muß, um das gesamte Blut durch die Lungen zu treiben. Systolische Drucke von 20-25 mmHg und diastolische Drucke von 0-10 mmHg ergeben Mitteldrucke von 10-15 mmHg für die zur Lunge führende A. pulmonalis, während für die Lungenkapillaren Drucke um 5 mmHg – unwesentlich verschieden vom linken Vorhof – angenommen werden. Bereits geringe Druckzunahmen in der A. pulmonalis führen zu Erweiterung und damit Widerstandsabnahme der Lungengefäße. Der **Bayliss-Effekt** oder die myogene Autoregulation ist also in der Lunge **gerade nicht** nachweisbar.

Und noch etwas Auffälliges gilt es sich klar zu machen. Die Lungenkapillaren dürfen nur sehr geringe Mengen eines Filtrates bilden. Es sind zwar Lymphgefäße in der Lunge vorhanden, um ein Filtrat abzuleiten, aber der Weg durch die dünnen Alveolenwände (vgl. S. 124) ist doch zu leicht. Die Folge wäre ein **Lungenödem** oder ein „Ertrinken in eigenem Filtrat". Tritt plötzlich massiver Schaum aus den Atemwegen, ist die Diagnose Lungenödem leicht zu stellen. Wie generell bei jeder Kapillarfiltration (vgl. Blutplasma S. 110 und speziell glomeruläre Filtration S. 238) beginnt die Filtration aus dem Blutgefäß-System unter der Voraussetzng durchlässiger Kapillaren (d. h. ausreichender hydraulischer Permeabilität) gerade dann, wenn der transmurale Druckgradient (oder die Druckdifferenz zwischen hydrostatischem Druck in der Kapillare und ihrer Umgebung) den kolloidosmotischen Druck des Plasmas (bei normalem Eiweißgehalt ca. 25 mmHg) übersteigt. Der Mitteldruck in den Lungenkapillaren darf also 25 mmHg nicht übersteigen, wenn ein Lungenödem verhindert werden soll. (Auf die Gefahren einer Linksherzinsuffizienz bei der Pathogenese des Lungenödems wurde bereits hingewiesen, vgl. S. 52). Darüber hinaus herrscht in den Alveolen ein geringer Unterdruck, wie wir noch sehen werden, so daß der Druck in den Lungenkapillaren sogar zweckmäßigerweise noch niedriger gehalten werden muß.

Die Aufklärung der Mikrozirkulation der Lunge ist erst in den Anfängen, wobei dies an den technischen Schwierigkeiten des Zuganges liegt. Immerhin scheint wohl gesichert, daß die kleineren Lungengefäße auf Sauerstoffmangel hin (umgekehrt wie die Koronargefäße) konstringieren, so daß schlechter belüftete Alveolarbereiche auch sparsamer durchblutet werden.

Schließlich führen die hydrostatischen Verhältnisse dazu, daß beim Stehen und Sitzen die apikalen Lungenbereiche geringer, die zwerchfellnahen Bereiche besser durchblutet werden.

Tab. 3.4. Gewicht, Durchblutung, arterio-venöse Sauerstoff-Differenz und Sauerstoff-Verbrauch von Koronarien, Nieren, Leber, Gehirn und Skelettmuskulatur (nach unterschiedlichen Literaturangaben)

Organ	Gewicht		Durchblutung			Arterio-venöse O_2-Differenz [Vol. %]	Sauerstoffverbrauch	
	[kg]	in % des Körpergewichtes	des Organs [ml·min⁻¹] "absolut"	lokal [ml·min⁻¹·kg⁻¹] "spezifisch"	in % des Herzminutenvolumens		des Organs [ml·min⁻¹]	lokal [ml·min⁻¹·kg⁻¹]
Herz, Koronarien	0,3	0,4	200-250	750	ca. 4-5	10,2	23	94
Nieren	0,3	0,4	1100-1200	3800	ca. 20	1,6	18	61
Leber	1,5	2,1	1000-1100	770	ca. 20	6,3	66	44
Gehirn	1,4	2,0	ca. 800	570	ca. 15	5,8	46	33
Skelettmuskulatur	28,0	40,0	ca. 850	30	ca. 16	7,5	64	2

Gehirndurchblutung

Meßmethoden

Beim Menschen beruhen die Angaben über die Gehirndurchblutung in der Regel auf Messungen mit der **Stickoxydul (N_2O)- Methode**.[20] Auch hierbei handelt es sich letztlich um die Anwendung des Fick'schen-Prinzips (vgl. S. 60).

Der Patient atmet z. B. eine Mischung von 21% Sauerstoff, 15% N_2O und 64% N_2. Gleichzeitig wird an irgendeiner Arterie minütlich der Anstieg der N_2O-Konzentration im Blut gemessen und in der Vena jugularis ebenfalls fortlaufend die aus dem Gehirn abströmende N_2O-Konzentration bestimmt (vgl. Abb. 3.17). Ist die vom Gehirn aufgenommene N_2O-Menge abhängig von der mit dem Blut angebotenen N_2O-Menge (und alles spricht dafür, daß sich N_2O gleichmäßig im Gehirngewebe verteilt), können wir mit *Fick* schreiben:

Vom Gehirn aufgenommene N_2O-Menge =
 Gehirndurchblutung ×
 Arteriovenöse N_2O-Konzentrationsdifferenz

Die vom Gehirn aufgenommene N_2O-Menge errechnet sich als Gehirngewicht multipliziert mit der venösen Konzentration im Bereich des Gleichgewichtes – also im Normalfall nach 10 Minuten. Das Gehirngewicht ist am Lebenden praktisch nicht zu messen. Es wird deshalb mit

---

(20) S. S. Kety and C. F. Schmidt: The nitrous oxide method for the quantitative determination of cerebral blood flow in man: theory, procedure and normal values. J. clin. Invest. 27, 476-483 (1948).

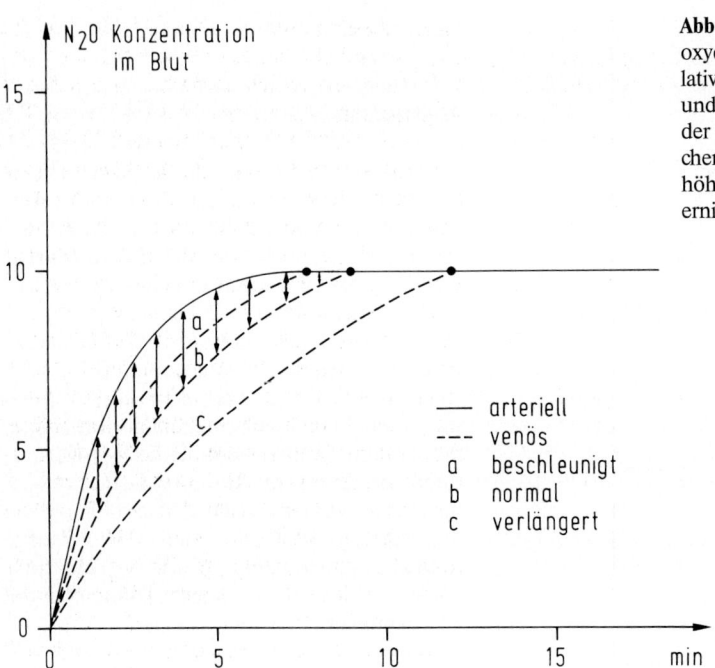

Abb. 3.17. Anstieg von Stickoxydul-Konzentrationen (in relativen Einheiten) im arteriellen und venösen Blut nach Beginn der Einatmung einer entsprechenden Gasmischung a: bei erhöhter, b: unter normaler und c: erniedrigter Durchblutung

100 g Gehirngewicht gerechnet und hierauf werden die Werte bezogen. Da die arteriovenöse Konzentrationsdifferenz schließlich auf die ganze Beobachtungszeit bezogen werden muß, wird das Integral dieser Konzentrationsdifferenz eingesetzt (in der Abb. 3.17 durch Pfeile markiert). Es ergibt sich:

$$\text{Gehirndurchblutung} = \frac{\text{Venöse N}_2\text{O-Konzentration} \cdot \text{Hirngewicht (nach Konzentrationsausgleich)}}{\int \text{Arteriovenöse N}_2\text{O-Konzentrationsdifferenz}}$$

Diese Methode ist auch bei Messungen der *Koronardurchblutung* gebräuchlich, allerdings heute unter der Verwendung des Edelgases *Argon*. Hier muß dann die Argon-Konzentration im Koronar-Sinus bestimmt werden. Im Tierexperiment werden zum Teil radioaktiv markierte kleine Kügelchen — meist aus Kunststoffen — (*Microspheres*) zur Durchblutungsmessung eingesetzt. Sie sollen einen Durchmesser von etwa 15 μm besitzen und nach einmaliger Injektion in Arteriolen stecken bleiben. Aus der Anzahl der steckengebliebenen Kügelchen schließt man auf die Durchblutung. Man benutzt auch *C-14-Antipyrin*, welches im Gehirn in Abhängigkeit von der Durchblutung gespeichert wird. Beide Verfahren haben zwar den Vorteil, die Lokalisation unterschiedlicher Durchblutung in den verschiedensten Abschnitten des Gehirns zu ermöglichen (auch hier allerdings von zahlreichen methodischen Einwänden geplagt), ihr wesentlichster Nachteil liegt aber darin, daß in der Regel eine Messung nur einmal möglich ist, da hierzu das Gehirn entnommen und geschnitten werden muß! (Daneben ist in der Mikrozirkulationstechnik eine lokale Durchblutungsmessung mit den verschiedensten Techniken — einschließlich Mirkopunktionstechnik und lokaler Wasserstoffclearance — im Einsatz.) Ein modernes klinisches Verfahren ist die Verfolgung von *radioaktivem Xenon-Gas*, welches mit Hilfe von zahlreichen Szintillationszählern über den verschiedensten Schädelregionen verfolgt wird. Die Weiterentwicklung derartiger — sehr aufwendiger — Techniken wird vermutlich wesentlich genauere Einblicke in das cerebrale Durchblutungsverhalten erlauben.

Meßergebnisse

Die *Gehirndurchblutung* des Erwachsenen ist *ziemlich exakt auf 55 bis 56 ml/min und 100 g Hirngewebe einreguliert (beim Kleinkind* sind die Werte *fast doppelt so hoch, beim alten Menschen deutlich niedriger).* Hierbei muß man sich stets vor Augen halten, daß — wegen der knöchernen Begrenzung — eine Ausdehnung des Gefäßbettes praktisch nicht möglich ist. Eine Zunahme des Einstromes muß also mit einer Zunahme des Ausstromes gekoppelt sein. Auf Blutdruckschwankungen muß dieses stark durchblutete Organ, welches immerhin 20% unseres Sauerstoffverbrauchs beansprucht, gut vorbereitet sein. *Bereits 5 Sekunden Unterbrechung der cerebralen Durchblutung führt zu Schwindel und wenige Sekunden später zu* **Bewußtlosigkeit.** Dauert die Unterbrechung *einige Minuten,* treten **irreversible Schäden** des Gehirns auf. Im Bereich von einem arteriellen Mitteldruck *zwischen 60 mmHg und 160 mmHg* verfügen die Hirngefäße über eine gut *funktionierende* **Autoregulation** (vgl. S. 104). Unterhalb dieses Wertes kommt es zu cerebraler Minderdurchblutung, oberhalb kann es zu einem Gehirnödem kommen.

Erhöhung der CO_2-Konzentration im Blut führt zu einer deutlichen *Gefäßerweiterung der Hirngefäße.* Hierbei ist zu beachten daß CO_2 leicht aus den kleinsten Hirngefäßen diffundieren und dann extravasal pH-Effekte auslösen kann. Eine intravasale H^+-Ionen-Konzentrationszunahme allein zeigt diese Effekte nicht, vermutlich weil die H^+-Ionen nicht ungehindert die Wände der Gehirnkapillaren passieren können. (Ähnlich geht es vielen anderen Substanzen, speziell Pharmaka, so daß man auch von einer „*Bluthirnschranke*" spricht.)

Die *graue Substanz* des Gehirns ist etwa 5fach stärker durchblutet als die weiße. Neuerdings zeigten speziell Experimente unter Beobachtung von radioaktivem Xenon, daß z. B. *im motorischen Cortex parallel zu einer mechanischen Aktivität in deren Projektionsgebiet eine Durchblutungszunahme* gemessen werden kann. Die auslösenden Mechanismen sind keineswegs klar, die wesentlichste Bedeutung wird jedoch Adenosin zugesprochen, welches innerhalb kürzester Zeit (5 Sekunden) bei praktisch jeder Aktivitätszunahme von Gehirnzellen freigesetzt wird und starke vasodilatatorische Eigenschaften besitzt. Daneben ist besonders ein Anstieg der extrazellulären K^+-Ionen-Konzentration mit gleichem Effekt im Gespräch. Die nervale — sympathische — Beteiligung an derartigen Effekten ist unklar.

Durchblutung der Skelettmuskulatur

Wir haben bereits dargestellt (vgl. S. 106), auf welche Weise der arbeitende Skelettmuskel seine Blutversorgung seinen Stoffwechselbedürfnissen anpaßt. Hier deshalb nur einige quantitative Angaben nach Wade und Bishop (Tab. 3.5).
Wichtigstes Ergebnis: Das Herzzeitvolumen kann bei schwerer Arbeitsbelastung maximal den 4-5fachen Ruhewert erreichen, ein arbeitender Muskel dagegen eine 10- bis 20fache Durchblutungszunahme aufweisen. Hierbei ist insbesondere mit einer Zunahme der lokalen Strömungsgeschwindigkeiten des Blutes zu rechnen.

Tab. 3.5. Herzminutenvolumen in Ruhe sowie nach leichter, anstrengender und maximaler Arbeitsbelastung unter gleichzeitiger Darstellung der entsprechenden Ruhewerte sowie Durchblutungsänderung von Skelettmuskulatur, Pfortaderkreislauf, Nieren, Gehirn, Haut, Koronarien und anderen Organen (nach Wade und Bishop)

	[Durchblutung in ml/min]			
Organ	in Ruhe	bei leichter	anstrengender	maximaler
		Arbeitsbelastung (nach 10 min)		
Herzminutenvolumen	5 800	9 500	17 500	25 000
Skelettmuskulatur	1 200	4 500	12 500	22 000
Splanchnikus-Gebiet	1 400	1 100	600	300
Nieren	1 100	900	600	250
Gehirn	750	750	750	750
Haut	500	1 500	1 900	600
Koronarien	250	350	750	1 000
Übrige Organe	600	400	400	100

Intestinale Durchblutung

Wie Abb. 3.1. zeigt, erhält der Intestinaltrakt 20 bis 25% des Herzminutenvolumens. 3/4 dieses Blutes durchläuft hintereinander 2 Kapillarsysteme: Darm und Leber. Die nervale Gefäß-Regulation erfolgt in beiden Systemen über den *Sympathikus* mit α-*adrenerger Vasokonstriktions*-Fähigkeit. Unter β-Blockern sieht man bei den gastro-intestinalen Gefäßen eine Durchblutungszunahme, was auch auf die Existenz von β-*Rezeptoren* (vgl. S. 107) schließen läßt. Die Leber stellt mit 15% des gesamten Blutvolumens ein Blutreservoir (Blutspeicher) dar. Bei *körperlicher Arbeit* aber auch in *Notfällen* (defense reaction, vgl. S. 99) sowie bei akuten *Blutungen* etc. kann über eine Zunahme des sympathischen Tonus der speichernden Venolen bzw. Venen dieses Blut bis zur Hälfte „entspeichert" und damit das gesamte Gefäßbett verkleinert werden. Außerdem werden in den genannten Situationen die arteriolären Zuflüsse der Magen-Darmgefäße vom Sympathikus stark gedrosselt, so daß insgesamt die *Durchblutung* des Intestinums bis auf 20% der Ruhedurchblutung *absinken* kann. Während der Verdauung ist die gastrointestinale Durchblutung erhöht. Hierbei wird die Auslösung der Durchblutungszunahme sowohl den Hormonen *Gastrin* und *Cholecystokinin* (vgl. S. 184) zugeschrieben, als auch der resorbierten Glukose und langkettigen Fettsäuren.

Autoregulatorische Fähigkeiten (vgl. S. 104) besitzen auch die Darmgefäße, allerdings deutlich schwächer als Nieren- und Gehirngefäße. Die Autoregulationsfähigkeit der Leber ist sehr gering. Dagegen ist die Leber aber scheinbar recht gut in der Lage, ihre direkte Blutversorgung mit sauerstoffgesättigtem Blut über die A. hepatica und die indirekte Versorgung über die Portalvene zu steuern und unterschiedlichen Angeboten anzupassen.

Prüfungsfragen zu diesem Abschnitt finden Sie im Anhang unter den Ziffern: 3.5. ff.

3.6. Fetaler und plazentarer Kreislauf

Organisation Strömungs- und Druckverlauf sowie Sauerstoffsättigung im fetalen Kreislauf. Mechanismen des materno-fetalen Austauschs.

Umstellungen Zeitverlauf und Mechanismen der Kreislaufumstellungen nach der Geburt beim Neugeborenen. Pathophysiologische Grundzüge (z. B. Offenbleiben von Ductus arteriosus Botalli und Foramen ovale).

Bereits Wiliam Harvey, welcher heute als Entdecker des Blutkreislaufes gilt (vgl. S. 79), fiel die besondere Form des Blutkreislaufes beim Embryo des Säugers auf. Während die morphologischen Verhältnisse inzwischen ausführlich an menschlichen Embryonen untersucht wurden, beziehen sich die funktionellen Angaben bis heute im wesentlichen auf Messungen an Tieren, überwiegend an Schafen.

Der wesentliche Unterschied zum Leben post partum besteht beim Embryo darin, daß die gesamte *Versorgung und Entsorgung* des Organismus mit gasförmigen und in Flüssigkeit gelösten Stoffe *über* die *Plazenta* erfolgt. Von der kindlichen Seite tauchen bäumchenartig Gefäßnetze in mütterliche Blutseen, um sich während der plazentaren Blutpassage z. B. mit Sauerstoff zu beladen. Wichtig ist, daß das kindliche Blut dabei nicht nur in seinem eigenen Gefäßbett durch kapillares Gefäßendothel vom mütterlichen Blut getrennt bleibt, sondern außerdem noch eine *eigene embryonale Epithelschicht,* der sog. *Synzytiotrophoblast,* das kindliche Blut vom mütterlichen abgrenzt. Für Gase ergibt sich dadurch zwar kein Diffusionshindernis, ebenso nicht für viele lipidlösliche Substanzen. Andere Substanzen, z. B. Glukose, benötigen aber Transportmechanismen ähnlich wie in der Niere (vgl. S. 249); Aminosäuren werden aktiv transportiert.

Schematisch zeigt Abb. 3.18 den embryonalen Kreislauf. Wie beim Kreislauf nach der Geburt durchströmt alles Blut den rechten Vorhof, wir setzen deshalb dieses Minuten-Volumen mit 100% an[31]. (Kurz vor der Geburt beträgt dieses etwa 400-600 ml · min^{-1}). Es kommt jetzt jedoch beim Embryo zu einer Aufspaltung des Blutstromes: 2/3 des Herzminutenvolumens fließen den bekannten Weg in die rechte Herzkammer, 1/3 fließt dagegen über das beim Embryo noch *offene Foramen ovale* in den linken Vorhof. Von den genannten 2/3 Herzminutenvolumen, welche von der rechten Herzkammer in die Arteria pulmonalis gepumpt werden, fließen nur rund 1/8 durch die embryonale Lunge, der Rest wird durch den *Ductus Botalli*[32] an der Lunge vorbei geleitet, („geshuntet"). Der Ductus Botalli stellt eine spezialisierte Verbindung (Anastomose) zwischen Arteria pulmonalis und Aorta dar.

Der Ductus Botalli besitzt eine Ringmuskulatur, welche sich in den ersten Minuten (Stunden bis Tagen) nach der Geburt kontrahiert und damit diesen Blutweg langsam verschließt. Bis zum endgültigen Verschluß kehrt sich nach der Geburt die Strömungsrichtung des Blutes im Ductus Botalli um. Ein irreversibler Verschluß hat sich dabei in der Regel erst nach einem Jahr ausgebildet (falls er nicht ganz ausbleibt und dabei als „offener" Ductus Botalli eine relativ häufige Mißbildung darstellt). Der Mechanismus des Verschlusses ist viel diskutiert und untersucht worden. Vermutlich ist dieser ganz kurze Gefäßabschnitt besonders empfindlich gegenüber Sauerstoff, so daß er sich dann kontrahiert, wenn er nach der Geburt Blut mit hohem Sauerstoffpartialdruck (vgl. S. 122) erhält. Neuerdings geht man davon aus, daß auch hier Gewebshormone (Prostaglandine) den vasalen Verschlußmechanismus kontrollieren. Der Grund für den geringen embryonalen Blutstrom durch die Lunge liegt darin, daß der *Strömungswiderstand der embryonalen Lunge hoch* ist (entsprechend einem üblichen parenchymatösen Organ). Erst im Moment der Geburt mit Entfaltung und Belüftung der Alveolen fällt dieser Strömungswiderstand massiv ab. Hierbei wird allein der Gasfüllung der Alveolen (unabhängig von der Sauerstoffkonzentration des Gases) die gefäßerweiternde Wirkung zugeschrieben. Die Zweckmäßigkeit einer derartigen Einrichtung leuchtet unmittelbar ein: Was würde eine hohe Durchblutung der nicht belüfteten, embryonalen Lunge nützen?

Hierbei sollten wir uns klar machen, daß *beim Embryo* die *Drucke im rechten Herzen wesentlich höher* als nach der Geburt sein müssen (etwas höher als der Aortendruck), denn nur so kann Blut aus dem rechten Herzen über den Ductus Botalli in die Aorta gepumpt werden. Beim Embryo gehört auch die rechte Herzkammer zum Hochdrucksystem (vgl. S. 80). Allerdings sind die gesamten *arteriellen Drucke beim Embryo mit erst 60-70 mmHg* kurz vor der Geburt sehr niedrig. In den letzten Schwangerschaftsmonaten beträgt die Herzfrequenz des Embryos im Mittel etwa 140 Schläge pro Minute mit Schwankungen von 120 bis 160.

---

(31) Verschiedene Autoren addieren die Auswurfmengen der rechten und linken Herzkammer und setzen diese Summe gleich 100%. Wegen der großen Shuntvolumina ist der Unterschied kleiner als 10%.
(32) Benannt nach Leonardo Botallo, italienischer Anatom und Wundarzt, 16. Jahrh. Der eigentliche Entdecker und Erstbeschreiber dieses Ductus ist jedoch Giulio Cesare Aranzio, Anatom, Bologna (1530-1589).

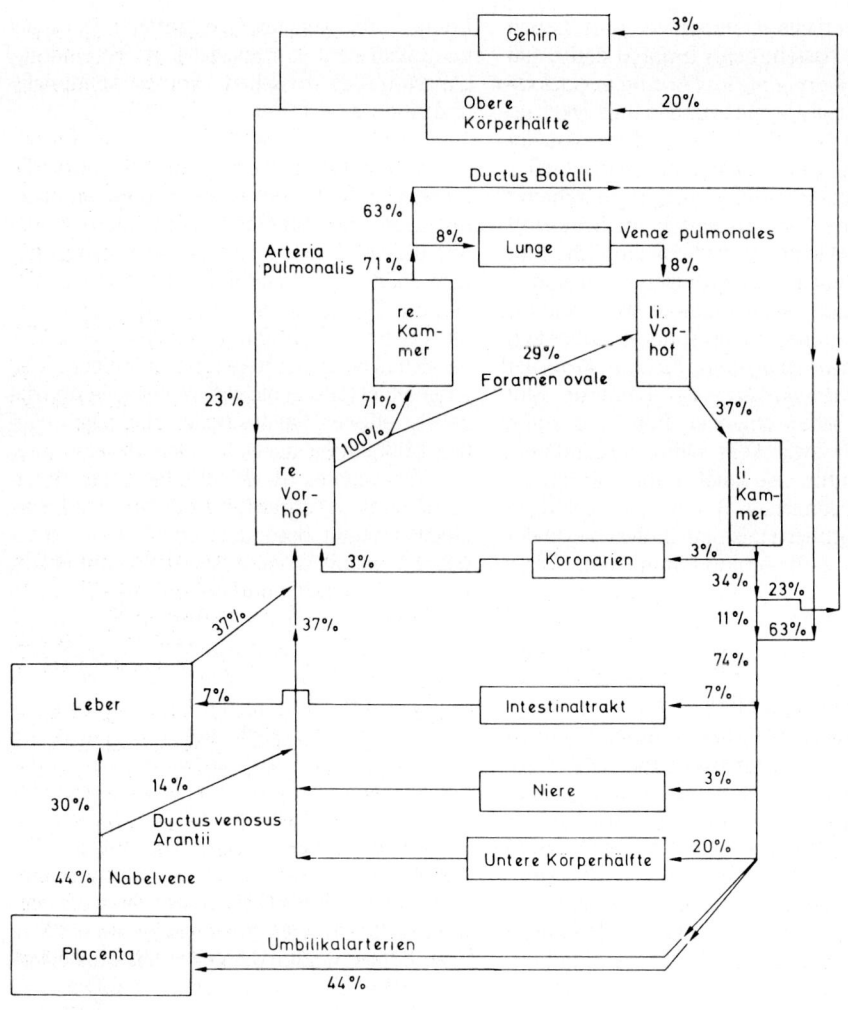

Abb. 3.18. Schematische Zeichnung des embryonalen Kreislaufs

Im Gegensatz zum Zustand nach der Geburt hat die *rechte Kammer beim Embryo* sogar eine *größere Druckvolumenarbeit* als die linke zu leisten. Erst nach der Geburt erkennt man an der Zunahme der Muskelmasse des linken Herzens, daß jetzt die wesentliche Pumpleistung vom linken Herzen erbracht wird. Auch die rechten Vorhofdrucke liegen embryonal über den linken, wodurch der große Blutstrom über das Foramen ovale in den linken Vorhof erklärt wird. *Fällt* im Moment der *Geburt* durch die pulmonale Belüftung der *pulmonale Strömungswiderstand* und steigt der Strömungswiderstand im Ductus Botalli, wird vom rechten Herzen mehr Blut durch die Lunge gepumpt, es strömt entsprechend mehr Blut über die Pulmonalvenen in den linken Vorhof, so daß der *linke Vorhofdruck ansteigt.* Damit wird die *Membran des Foramen ovale ventilartig auf das Foramen gedrückt* und ein funktioneller Verschluß bewirkt. Auch hier — wie beim Ductus Botalli — steht es im Bedarfsfall als Ventil wieder zur Verfügung. Ein endgültiger Verschluß kann erst nach Jahren beobachtet werden. Allerdings kommt es bei 60% der Bevölkerung niemals zu einer kompletten Verwachsung, obwohl funktionell ein vollständiger Verschluß besteht. (Von hier aus wird verständlich, warum unter pathologischen Bedingungen ein nicht geschlossener Ductus Botalli meist von einem offenen Foramen ovale begleitet ist.) Der *Ductus venosus Arantii*[33] schließt sich dagegen bei fehlendem Nachstrom aus der Placenta zuerst und ist nach 3 Monaten in der Regel fest verwachsen.

Wir werden die Sauerstoffversorgung erst im Kapitel Atmung besprechen (vgl. S. 139). Hier sollen nur einige Dinge vorweggenommen werden:

Das *embryonale Hämoglobin* hat zwar eine geringere Affinität zu DPG (Diphosphoglycerat) und deshalb eine mehr nach *links verschobene Sauerstoff-Bindungskurve* als das Hämoglobin des Erwachsenen, so daß niedrigere Sauerstoff-Partialdrucke eine bessere Sauerstoff-Sättigung von Hämoglobin bewirken können. Trotzdem fließt nur zu etwa 80% Sauerstoffgesättigtes Blut über die Nabelvenen in den Embryonalkreislauf. Da weniger als die Hälfte des zirkulierenden Blutes jeweils den Plazentarkreislauf passiert und ihm deshalb stets venöses Blut (mit 27% O_2- Sättigung) beigemischt wird, ist die *Sauerstoffversorgung des Embryos keineswegs optimal*. Die Leber verfügt dabei noch über das höchste O_2-Angebot. (Es wird ferner angenommen, daß über den Ductus venosus und das offene Foramen ovale besonders sauerstoffreiches Blut dem Gehirn angeboten wird.) Geringer *mütterlicher Sauerstoffmangel* (z. B. im Hochgebirge etc.) *kann deshalb für die kindliche Sauerstoffversorgung bedrohlich werden*.

Weiterführende Literatur

E. Basar and Ch. Weiss: Vasculature and Circulation. Elsevier, Amsterdam, New York, Oxford, 1981

R. M. Berne and M. N. Levy: Cardiovascular Physiology, 4th Edition, The C. V. Mosby Company, St. Louis, Toronto, London, 1981

M. J. Brody, J. R. Haywood and K. B. Touw: Neural Mechanism in Hypertension. Ann. Rev. Physiol. 42, 441-453 (1980)

R. Busse, Hrsg., Kreislaufphysiologie, Thieme, Stuttgart, New York, 1982

W. G. Forssmann, D. W. Scheuermann, J. Alt (Eds.): Functional Morphology of the Endocrine Heart, Steinkopff, Darmstadt 1988

---

(33) Aranzio (vgl. 32, S. 117).

K. Golenhofen: Die myogene Basis der glattmuskulären Motorik. Klin. Wchschr. 65, 211-224 (1978)

P. H. Guth: Stomach Blood Flow and Acid Secretion, in: Ann. Rev. Physiol. 44, 3-12 (1982)

A. C. Guyton, C. E. Jones and T. G. Coleman: Circulatory Physiology: Cardiac Output and its Regulation, ed. 2, W. B. Saunders Co., Philadelphia 1973

M. A. Heymann, H. S. Iwamoto and A. M. Rudolph: Factors Affecting changes in the neonatal systemic circulation. Ann. Rev. Physiol. 43, 371-383 (1981)

H. R. Kirchheim: Systemic Arterial Baroreceptor Reflexes. Physiol. Rev. 56, 100-176 (1976)

V. A. W. Kreye und W.-D. Bussmann (Hrsg.): ANP-Atriales natriuretisches Peptid und das Kardiovaskuläre System Steinkopf, Darmstadt 1988

K. Messmer, F. Hammersen, Herausgeber: Struktur und Funktion endothelialer Zellen. Karger, Basel, München, Paris, London, New York, Tokyo, Sydney, 1983

W. R. Milnor: The Circulation in: Medical Physiology, edited by V. B. Mountcastle. The C. V. Mosby Company, St. Louis, Toronto, London, 1980

R. A. Olsson: Local Factors Regulating Cardiac and Skeletal Muscle Blood Flow. Ann. Rev. Physiol. 43, 385-395 (1981)

W. M. Pardridge: Neuropeptides and the Blood-Brain Barrier, in: Ann. Rev. Physiol. 45, 73-82 (1983)

W. Rascher, D. Clough, D. Ganten, Editors: Hypertensive Mechanisms, Schattauer, Stuttgart, 1982

K. E. Rothschuh: Geschichte der Physiologie, Springer, Berlin, Göttingen, Heidelberg 1953

K. E. Rothschuh: Physiologie, Der Wandel ihrer Konzepte, Probleme und Methoden von 16.-19. Jahrhundert, Karl Alber, Freiburg, München, 1968

K. E. Rothschuh: Physiologie im Werden, Fischer, Stuttgart, 1969

A. M. Rudolph and N. S. Heyman: Fetal and neonatal circulation and respiration. Ann. Rev. Physiol. 36, 187-207 (1974)

H. Schmid-Schönbein, G. Grunau und H. Bräuner, Exempla hämorheologica, Albert-Roussel Pharma GmbH, Wiesbaden, 1980

W. Siegenthaler, Hrsg.: Klinische Pathophysiologie, 4. Auflage, Thieme, Stuttgart, 1979

W. Trautwein, O. H. Gauer, H. P. Koepchen: Herz und Kreislauf, in: Gauer/Kramer/Jung: Physiologie des Menschen, Band 3, Urban und Schwarzenberg, München, Berlin, Wien, 1972

P. M. Vanhoutte, J. Leusen, Editors: Vasodilatation, Raven Press, New York 1981

O. L. Wade and J. M. Bishop: Cardiac Output and Regional Blood Flow. Blackwell Scientific Publications, Oxford, 1962

Prüfungsfragen zu diesem Abschnitt finden Sie im Anhang unter den Ziffern: 3.6. ff.

4. Atmung

4.1 Physikalische Grundlagen

Grundlagen   Ideales Gasgesetz. Gasgemische: Fraktion und Partialdruck von Komponenten; Wasserdampf. Volumenmeßbedingungen (ATPS, BTPS, STPD). Zusammensetzung der Außenluft. Luftdruck und Höhe (s. a. GK Physik 4.4). Löslichkeit von Gasen in Flüssigkeiten. Diffusion z. B. Diffusionskoeffizient, Diffusionskonstante, Diffusionsgesetze)

Diffusion   Diffusionsstrecken, Diffusionsleitfähigkeit (= Diffusionskapazität) der alveolär-kapillären Membran. Bestimmung der Diffusionskapazität der Lunge für O_2 und CO. Zusammenwirken von Diffusion und Lungenkapillardurchblutung beim alveolären Gasaustausch.

Für den Umgang mit Gasen darf man ihren wichtigsten Unterschied gegenüber Flüssigkeiten nicht vergessen:

Gase sind kompressibel.

Das **Boyle[1]-Mariotte[2]'sche Gesetz** beschreibt dies:

$$p \cdot V = \text{konstant}$$

Hierbei ist p der Druck, mit welchem ein Gas komprimiert wird, und V das Gasvolumen. Die Gleichung besagt also, daß ein Gasvolumen im gleichen Umfang abnimmt, wie der Kompressionsdruck erhöht wird und umgekehrt. (Graphisch ließe sich das Gesetz als Hyperbel darstellen.)

Der Zustand der Gase – d. h. sowohl ihr Druck wie ihr Volumen – ist stark temperaturabhängig. Mit einer Erwärmung nimmt der Druck und das Volumen von Gasen zu.

Nach **Gay-Lussac**[3] gilt:

$$V_t = V_0 (1 + \alpha t)$$

Die Gleichung besagt, daß ein aktuelles Gasvolumen V_t bei einer *Temperaturzunahme* Δt um das Produkt seines Volumens im Ausgangszustand V_0 mit der Anzahl der Grade und einer Materialkonstante α zunimmt. Voraussetzung ist allerdings, daß der Druck (p) bei dieser Erwärmung gleich bleibt, und sich das Gas während der Erwärmung entsprechend ausdehnen kann. Ebenso gilt unter der Voraussetzung, daß sich das Gasvolumen nicht ändert (also ein Gas eingeschlossen in einem Behälter bleibt):

$$p_t = p_0 (1 + \alpha t)$$

α beträgt für Luft: 0.00367,

α beträgt für Helium: 0.00366.

α für Luft als Bruch ausgedrückt ergibt 1/273, d.h. pro Grad Temperaturzunahme nimmt jeweils Druck oder Volumen 1/273 seines Ausgangsdrucks oder -Volumens zu.

Die Zusammenfassung des Boyle-Mariotte'schen und Gay-Lussac'schen Gesetzes bezeichnet man als die **Zustandsgleichung idealer Gase:**

$$pV = p_0 V_0 (1 + \alpha t) = RT$$

wobei R die allgemeine Gaskonstante darstellt ($R = 8.3 \cdot 10^{-7}$ erg. $\cdot$ Grad$^{-1} \cdot$ mol^{-1}) und T die absolute Temperatur angibt. ($T = 273° + t$).

Für die in der Atemphysiologie wichtige Messung von Atemvolumina folgt daraus, daß man entweder Druck und Volumen (und Temperatur) messen muß oder *Druck* (und Temperatur)

---

(1) Robert Boyle, brit. Physiker und Chemiker (1627-1691), als wohlhabender Privatmann Mitbegründer der Royal Society.
(2) Edm. Mariotte, franz. Physiker (1620-1684), hat auch zuerst den „blinden Fleck" im Gesichtsfeld beschrieben.
(3) Joseph Louis Gay-Lussac, franz. Physiker und Chemiker (1778-1850) (Lehrer und Freund von J. Liebig).

4.1 Physikalische Grundlagen

konstant hält *und* dann nur *Volumenänderungen registrieren* kann. In der Praxis wird es so in der Regel durchgeführt. Hierbei ist es prinzipiell gleichgültig, ob man das Gas in einer „schwimmenden Glocke" einfängt, welche über ein rollendes Gegengewicht für ständigen Druckausgleich sorgt, (*Hutchinson*[4]*'sches* **Spirometer**, vgl. Abb. 4.1) oder über ein *Krogh*[5]*'sches Spirometer*, bei welchem ein schwimmender Kasten über ein Gegengewicht balanciert wird (vgl. Abb. 4.2).

Will man die Meßwerte untereinander vergleichen, sind einheitliche Bezugsgrößen notwendig:

Die Abkürzung **STPD** besagt, daß ein entsprechendes Gasvolumen auf **S**tandard**t**emperatur (= 0°Celsius) und Standarddruck (**p**ressure) (= 760 mmHg) umgerechnet, sowie als trockenes Gas (**d**ry) behandelt wurde. Die meisten chemischen und elektrischen Gasanalyse-Apparaturen benutzen derartige Werte. In dem medizinischen Bereich sind häufiger Werte im Gebrauch, welche mit **BTPS** gekennzeichnet sind. In diesem Fall sind die Gaswerte für Körpertemperatur (37°C = **B**ody **t**emperature), aktuellen Barometerdruck (**p**ressure) sowie auf volle **W**asserdampf-**S**ättigung (**s**aturation) bezogen.

Warme Luft kann mehr Wasserdampf aufnehmen als kalte. Eine Wasserdampfsättigung bei Körpertemperatur (37°C) bedeutet deshalb

---

(4) Jonathan Hutchinson (1828-1913), brit. Chirurg, Augenarzt und Dermatologe.
(5) August Krogh (1874-1949), dänischer Physiologe, für seine Arbeiten über den kapillären Gasaustausch erhielt er den Nobelpreis 1920.

einen höheren Wasserdampfanteil (einen Wasserdampfpartialdruck von **47,0 mmHg**) als bei Zimmertemperatur (20°), bei welcher unter Wasserdampfsättigung nur mit einem Wasserdampfpartialdruck von 17,5 mmHg zu rechnen ist (zum Begriff des Partialdruckes s. unten).

Der Zusatz **ATPS** bedeutet Meßbedingungen bei Zimmertemperatur (**a**mbient **t**emperature), aktuellem Barometerdruck (**p**ressure) und volle Wasserdampfsättigung (**s**aturation). Mit der Ausatmungsluft sind wir deshalb gezwungen, ständig Flüssigkeit abzugeben. Dies entspricht dem respiratorischen Anteil der „Perspiratio insensibilis"* (vgl. S. 212).

Messen wir im Spirometer ein Volumen von 4,5 Litern, bei einer Temperatur von 20°C und einen Barometerstand von 745 mmHg,

wäre

$$V_{STPD} = 4,5 \cdot \frac{273}{273 + 20} \cdot \frac{745 - 17,5}{760}$$
$$= 4,01 \text{ Liter}$$

dagegen

$$V_{BTPS} = 4,5 \cdot \frac{273 + 37}{273 + 20} \cdot \frac{745 - 17,5}{745 - 47,0}$$
$$= 4,96 \text{ Liter}$$

Die wichtigsten **Bestandteile der atmosphärischen Luft** gibt Tabelle 4.1 wieder.

Für die Atmung ist bei einem Gasgemisch der prozentuale Anteil z. B. an Sauerstoff weniger

---

* Perspiratio lat. = „Durchatmung", entspr. durch die Haut atmen, insensibilis lat. = unwillkürlich

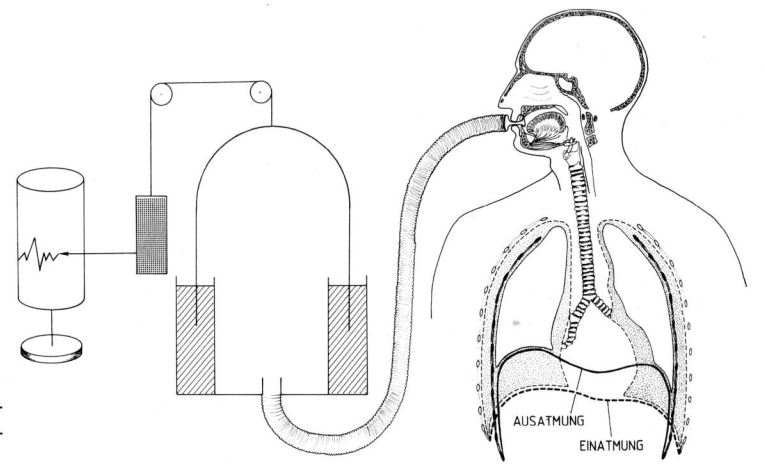

Abb. 4.1. Schematische Zeichnung eines Spirometers nach Hutchinson mit Kymographion

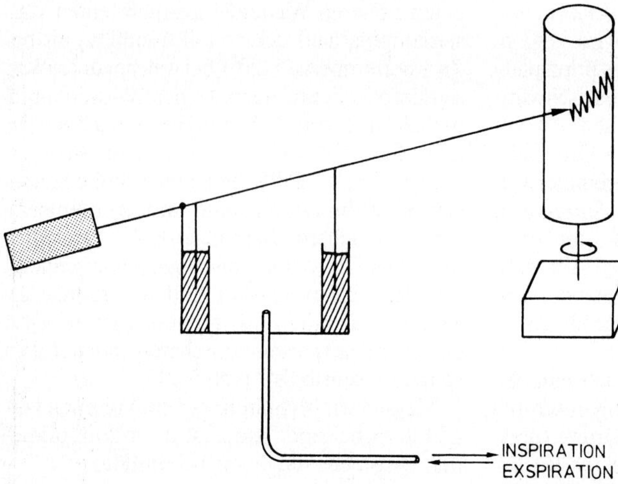

Abb. 4.2. Schematische Zeichnung eines Spirometers nach Krogh mit Kymograhion

INSPIRATION
EXSPIRATION

Tab. 4.1. Prozentualer Anteil von Stickstoff, Sauerstoff, Kohlendioxyd und einigen Edelgasen an der atmosphärischen Luft

Gas	Volumenprozent
Stickstoff, N_2	78,08
Sauerstoff, O_2	20,95
Argon, Ar	0,93
Kohlendioxyd, CO_2	0,03
Neon, Ne	0,0018
Helium, He	0,0005

wichtig als seine absolute Menge, welche vom Gesamtdruck der Gasmischung abhängt. Man benutzt deshalb den Begriff des **Partialdruckes** und meint damit den *prozentualen Anteil eines Gases am Gesamtdruck multipliziert mit dem Gesamtdruck der Gasmischung.* Am einfachsten kann man sich dies daran klar machen, daß mit dem Abstand von der Meereshöhe der Barometerdruck abnimmt, die prozentuale Zusammensetzung der Luft jedoch gleich bleibt. Experimentell simulieren wir einen Höhenaufstieg dadurch, daß wir mit Hilfe einer Vakuumpumpe in einem abgeschlossenen Raum einen Unterdruck erzeugen (vgl. Abb. 4.3). Tab. 4.2 zeigt den Erfolg unseres Pumpens, welchen wir mit Hilfe eines Quecksilber-Manometers messen. Wir lesen die Differenz der Quecksilberspiegel im U-Rohr ab und beginnen bei einem Luftdruck von 760 mmHg mit der Differenz ± 0. Subtrahieren wir diese Differenz vom Atmosphärendruck, haben wir den Druck in der Untersuchungskammer (2. Spalte). Die 3. und 4. Spalte enthalten die gleichen Werte umgerechnet in Millibar oder Hektopascal (1 mb = 100 Pascal oder 1013 mb = 101,3 Kilopascal, kPa). Die 5. Spalte gibt die zugehörigen Höhenwerte an. Die 6. Spalte betont noch einmal, daß der prozentuale Anteil an Sauerstoff beim Aufstieg in die Höhe (wie beim experimentellen Unterdruck) gleich bleibt, aber der **Sauerstoffpartialdruck** drastisch **abnimmt** (7. Spalte) und damit die effektiv vorhandene Sauerstoffmenge massiv reduziert wurde (vergessen wir nicht, daß die Vakuumpumpe unserer Kammer Luft entzogen hat). Die physiologischen Konsequenzen eines Höhenversuches werden wir später (vgl. S. 162) besprechen; hier nur der Hinweis, daß die Kerze zuerst erlischt, während der Frosch extremen O_2-Mangel überlebt. Wie könnte er sonst unterm Eis überwintern?

Gase haben die Fähigkeit – allerdings in ganz unterschiedlicher Weise – sich in Flüssigkeiten zu lösen. Für die physikalische Löslichkeit von Gasen wurden Stoff-Konstanten ermittelt (**Bunsen**[6]**'sche Absorptionskoeffizienten**), welche von Lösungsmittel zu Lösungsmittel verschieden sind.

Für CO_2 gilt bei Lösung in Plasma von 37°C ein Bunsen'scher Absorptionskoeffizient (α) = 0,51 ml gelöstes Gas pro ml Lösungsflüssigkeit pro 760 mmHg.

---

[6] Robert Bunsen (1811-1899), Heidelberger Chemiker, entwickelte zusammen mit dem Physiker G. R. Kirchhoff (1859) die Spektralanalyse.

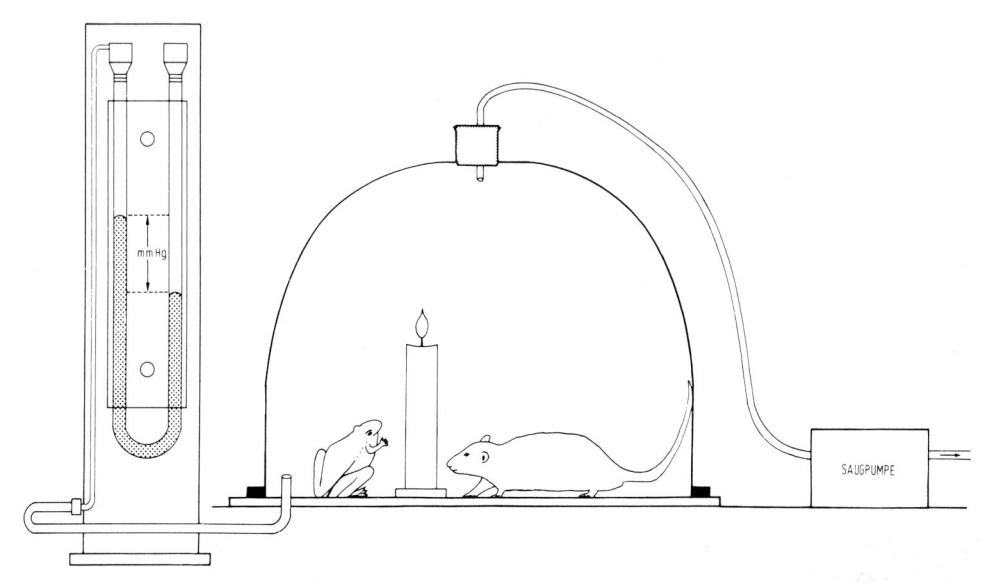

Abb. 4.3. Unterdruckkammer zur Simulation eines Höhenaufstieges

Tab. 4.2. Tabellenwerte zum Höhenversuch (vgl. Abb. 4.3)

Quecksilber-U-Rohr mm-Differenz	Torr = mmHg	millibar mb Hektopascal	Kilopascal kPa	m über Meereshöhe	% O_2	Sauerstoff-Partialdruck P_{O_2} (mmHg)
± 0	760	= 1013	= 101,3	0	20,93	159
− 86	674	= 898	= 89,8	1 000	20,93	141
− 164	596	= 794	= 79,4	2 000	20,93	124
− 235	525	= 701	= 70,1	3 000	20,93	110
− 298	462	= 616	= 61,6	4 000	20,93	97
− 355	405	= 540	= 54,0	5 000	20,93	84
− 407	353	= 471	= 47,1	6 000	20,93	73
− 453	307	= 410	= 41,0	7 000	20,93	64
− 493	267	= 356	= 35,6	8 000	20,93	56
− 530	230	= 307	= 30,7	9 000	20,93	48
− 562	198	= 264	= 36,4	10 000	20,93	41
− 590	170	= 226	= 22,6	11 000	20,93	35
− 615	145	= 193	= 19,3	12 000	20,93	30

Für **Sauerstoff** unter den gleichen Bedingungen gilt α = 0,024 ml gelöstes Gas pro ml Lösungsflüssigkeit pro 760 mmHg. *Kohlendioxyd ist also 20mal besser in Blutplasma löslich als Sauerstoff.* Die praktische Konsequenz hieraus ist, daß *unter physiologischen Bedingungen* (bei einem alveolären Sauerstoffpartialdruck von 100 mmHg, vgl. S. 138) etwa *0,3 ml Sauerstoff pro 100 ml Blutplasma physikalisch gelöst* sind, aber immerhin 2,7 ml CO_2 (bei einem CO_2-Partialdruck von 40 mmHg).

Für die physikalische Lösung von CO_2 in 100 ml Blutplasma bei 37°C und einen CO_2-Partialdruck von 40 mmHg gilt:

$$\frac{0{,}51 \cdot 40 \text{ mmHg} \cdot 100 \text{ ml}}{760 \text{ mmHg}} = 2{,}68 \text{ ml } CO_2 \text{ in physikalischer Lösung.}$$

Für die Henderson-Hasselbalch'sche Gleichung (vgl. S. 145) wird **α = 0,03 mmol · l⁻¹ · mmHg⁻¹** benutzt. (Der Absorptionskoeffizient α ist nicht mit dem Wärmeausdehnungskoeffizient α zu verwechseln.)

Für die physikalische Lösung von O_2 in 100 ml Blutplasma bei 37°C und einem O_2-Partialdruck von 100 mmHg gilt:

$$\frac{0{,}024 \cdot 100 \text{ mmHg} \cdot 100 \text{ ml}}{760 \text{ mmHg}} = 0{,}316 \text{ ml } O_2 \text{ in physikalischer Lösung.}$$

4. Atmung

Der Vollständigkeit halber weisen wir auf die Gesetzmäßigkeiten nach Henry[7] und Dalton[8] hin. Hiernach gilt für *Gasmischungen*, daß Gase *untereinander* entsprechend ihren jeweiligen Partialdrucken *unabhängig voneinander* reagieren: Steht ein Gemisch von Gasen mit einer Flüssigkeit im Gleichgewicht, so wird die jeweils gelöste Gasmenge nur von dem entsprechenden Partialdruck des jeweiligen Gases bestimmt. (Ein weiterer Grund, sich mit den jeweiligen Partialdrucken vertraut zu machen.)

Daß die Atmung primär ein Stoffwechselproblem darstellt, wird uns noch im Kapitel Energie- und Wärmehaushalt zu beschäftigen haben (vgl. S. 201). Hier soll uns zunächst die **Atmung als Diffusionsproblem** beschäftigen. Wäre unser Körper kleiner als ein Stecknadelkopf mit einem Durchmesser von 500 µm, würde er sich in der Umgebung von reinem Sauerstoff noch gerade ausreichend ernähren können. Für größere Strukturen werden die Diffusionszeiten zu lang. Die Diffusion von gasförmigen oder in Flüssigkeit gelösten Molekülen erfolgt über kurze Wege außerordentlich rasch und verlängert sich exponentiell mit der Wegstrecke.

Das **Fick[9]'sche Diffusionsgesetz** beschreibt dies:

$$\frac{M}{t} = -qD\frac{c_2 - c_1}{x}$$

In Worten: Während der Zeit (t) ist die Mengenabnahme eines Stoffes durch Diffusion (M) aus einem Bereich mit der Konzentration (c_1) dieses Stoffes in einen anderen mit der Konzentration (c_2) proportional der Fläche (q), welche einen Diffusionsaustausch erlaubt – also für den Stoff permeabel ist – sowie umgekehrt proportional zu der Schichtdicke (x) des Bereichs, in welchem ein Diffusionsaustausch erfolgt (vgl. Abb. 4.4, im gestrichelten Bereich soll die Diffusion erfolgen). Der Diffusionskoeffizient (D) stellt einen Proportionalitätsfaktor dar[10], in welchen insbe-

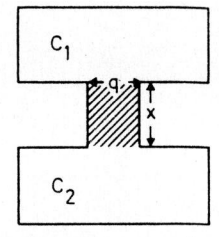

Abb. 4.4. Diffusion unterschiedlicher Konzentrationen (c) über eine Fläche (q) entlang einer Diffusionsstrecke (x)

sondere das Material (die Viskosität) der Diffusionszone, der Molekülradius des diffundierenden Stoffes sowie die Temperatur eingehen. Tatsächlich handelt es sich beim Fick'schen Diffusionsgesetz um eine komplizierte Differentialgleichung:

$$\frac{dM}{dt} = -q \cdot D \frac{dc}{dx}$$

Die Konsequenz dieser Gleichung für die Konstruktion einer Lunge mit maximalem Gasaustausch durch Diffusion besteht in folgenden 4 Bedingungen:

1. *Die* **Austauschfläche** *(q) muß maximal groß sein:* Die Natur hat dieses Problem durch die Kammerung der Lunge mit rund 300 Millionen Alveolen gelöst, welche zusammen eine Fläche von rund 70 m² bilden. (Daß damit neue „Ingenieurprobleme" auftreten, insbesondere beim Anschluß dieser Alveolen an die Außenluft, wird uns noch zu beschäftigen haben.)

2. *Die* **Diffusionsstrecke**(x) *muß möglichst kurz sein:* In der Tat gelang es der Natur, Alveolarepithel, Interstitium, Kapillarendothel – also die 3 Schichten, welche jedes Gas von der Alveolarluft bis zum Blut passieren muß – in der Regel zusammen deutlicher unter 1 µm zu halten. Selbst wenn man noch 1 µm für einen Plasmarandsaum innerhalb der Kapillare hinzu rechnet, bis der Sauerstoff seinen Transporteur, den Erythrozyten, erreicht, dürfte die Diffusionsstrecke unter physiologischen Bedingungen kein limitierender Faktor sein, zumal die genannten Strukturen für O_2 und CO_2 gut diffusibel sind (also einen hohen Diffusionskoeffizienten für O_2 und CO_2 besitzen). Verdicken sich jedoch diese Strukturen unter pathologischen Bedingungen, kann es sehr wohl dadurch zu einer Begrenzung der Diffusionskapazität kommen.

---

(7) William Henry (1775-1836), engl. Arzt u. Chemiker.
(8) John Dalton (1766-1844), engl. Physiker und Chemiker.
(9) Adolf Fick (1829-1901), Würzburger Physiologe.
(10) $D = \dfrac{RT}{N_L \cdot 6\pi\eta \cdot r}$, R = Gaskonstante, T = absolute Temperatur, N_L = Loschmidtsche Zahl ($6 \cdot 10^{23}$), η = Viskosität, r = Molekülradius.

Für beide Gase sind die Diffusionskoeffizienten für zelluläre Strukturen und Flüssigkeiten kaum verschieden: ca. 10-20 $\mu m^2 \cdot s^{-1}$. Auch hier sind die Dinge in Wirklichkeit noch komplizierter: Wir haben bereits dargestellt, daß sich CO_2 in wäßriger Lösung rund 20 mal besser löst als O_2. Unter den physiologischen Bedingungen diffundiert schließlich trotz nicht wesentlich verschiedener Diffusionskoeffizienten CO_2 rund 20-25 mal schneller aus den Lungenkapillaren in die Alveolen als O_2 in umgekehrter Richtung. Zur Abgrenzung gegen den physikalischen Diffusionskoeffizienten (D) spricht man deshalb auch von der **Diffusionsleitfähigkeit** (= **Krogh'scher* Diffusionskoeffizient**), welche für CO_2 20-25 mal größer als für O_2 ist. Deshalb reichen auch die relativ niedrigen Partialdruckdifferenzen für CO_2 (im Gegensatz zum O_2) aus, um während der Passage des Blutes durch die Lungenkapillaren genügend CO_2 an die Alveolen abzugeben.

3. Die *zeitliche Begrenzung* der transalveolären Diffusion liegt *in der Strömungsgeschwindigkeit des Blutes* in den begleitenden Kapillaren (ca. 1 $mm \cdot s^{-1}$) einerseits *und der Länge der einzelnen Kapillaren* (knapp 1 mm) andererseits. Beide Werte zusammen bestimmen die „**Kontaktzeit**", also diejenige Zeit, welche für den effektiven alveolären Gasaustausch zur Verfügung steht. Man rechnet allgemein mit einer Kontaktzeit von ca. 0,75 Sekunden unter Ruhebedingungen und einer Abnahme auf den halben Wert bei Zunahme des Herzminutenvolumens unter Kreislaufbelastung. Unter physiologischen Bedingungen scheinen diese Zeiten voll auszureichen.

4. Schließlich müssen die **Konzentrationsgradienten** *der diffundierenden Gase* zwischen Alveolen und Kapillaren *hoch* sein, um eine Diffusion zu beschleunigen. Um nun auch am Menschen ein Maß für die Größe der Diffusion zu erhalten, hat man die **Diffusionskapazität** (D_L) eingeführt und bezeichnet damit den Quotienten aus der Menge eines in der Lunge aufgenommenen Gases und dem Konzentrationsgradienten des Gases (= Partialdruckdifferenz) zwischen Alveolen und Lungen-Kapillarblut. Für Sauerstoff würde dies heißen:

$$DL_{O_2} = \frac{Sauerstoffverbrauch\ (ml/min)}{mittlerer\ alveolärer\ O_2\text{-}Partialdruck - mittlerer\ P_{O_2}\ in\ Lungenkapillaren\ (mmHg)}$$

Prinzipiell steckt auch hierin das Fick'sche Diffusions-Gesetz (in stark vereinfachter Form).

Praktisch ist es zwar keine Schwierigkeit, die von der Lunge aufgenommene Gasmenge zu bestimmen, jedoch steckt die Bestimmung der alveolären und speziell der pulmonalen kapillären Partialdrucke voller Schwierigkeiten, zumal die Lungendurchblutung selbst die Sauerstoffdiffusionskapazität massiv beeinflußt.

Normwerte liegen *für* DL_{O_2} *bei 30 ml · min^{-1} · mmHg^{-1}*. Daneben wird u. a. CO (Kohlenmonoxyd) zur Bestimmung der Diffusionskapazität benutzt. Der Vorteil dieses Verfahrens liegt darin, daß CO gegenüber Hämoglobin eine 220mal größere Affinität als Sauerstoff hat. Dadurch existiert praktisch kein Druckgradient zwischen Alveolen und Lungenkapillaren für CO, so daß nur die CO-Aufnahme und der alveoläre CO-Partialdruck bestimmt werden müssen, was allerdings keineswegs einfach ist.

Entsprechend der höheren Diffusionsleitfähigkeit für CO_2 gegenüber O_2 (s. oben) werden Normwerte für die Diffusionskapazität von CO_2 mit 150 bis 250 $ml \cdot min^{-1} \cdot mmHg^{-1}$ angegeben.

---
* August Krogh vgl. S. 121

Prüfungsfragen zu diesem Abschnitt finden Sie im Anhang unter den Ziffern: 4.1. ff.

4.2 Atemmechanik

Lungenvolumina und Statik des Atemapparates	Lungenvolumina und ihre Messung (z. B. Spirometrie, Testgasverdünnung); Normalwerte. Druck-Volumen-Beziehung von Lunge und Thorax; Compliance. Oberflächenkräfte in den Alveolen (z. B. Laplace-Beziehung); Surfactant, Surfactantmangel.
Dynamik des Atemapparates	Wirkungsweise der Atemmuskeln; Wirkung maximaler Kraftentfaltung. Drücke im Atemapparat, Messung und zeitlicher Verlauf während normaler und vermehrter Atmung. Elastische und nicht-elastische Atemwiderstände; Beziehung zum Lungenvolumen. Atemarbeit. Grundzüge der Lungenfunktionsdiagnostik (z. B. Tiffeneau-Test).
Künstliche Beatmung	Formen. Besonderheiten im Vergleich zur Spontanatmung (z. B. Drücke im Atemapparat; Gasaustausch; hämodynamische Auswirkungen).
Pathophysiologie	Grundzüge obstruktiver und restriktiver Ventilationsstörungen in ihrer Auswirkung auf die Lungenfunktion.

Atemvolumina

Setzen wir die zuvor beschriebenen Spirometer zur Bestimmung der während der Atmung bewegten Volumina ein, messen wir zunächst dasjenige Volumen, welches in Ruhe während eines einzelnen Atemzuges entweder in- oder exspiriert wird. Es beträgt beim „normalen" Erwachsenen im Mittel etwa *0,5 Liter* und wird **Atemzugvolumen** genannt (früher Atemhubvolumen oder englisch Tidalvolumen, vgl. Abb. 4.5). Forcieren wir die Ausatmung im Anschluß an eine normale Exspiration, können wir etwa nochmals das Doppelte des Atemzugvolumens in ein Spirometer blasen. Wir nennen dieses Volumen das **exspiratorische Reservevolumen**, welches beim normal großen jungen Mann (1,70 cm) *etwa 1,0 Liter* beträgt. Es bleibt bei diesem Mann aber selbst bei maximaler Exspiration noch ein Volumen von *1,6 Liter* in der Lunge und den Atemwegen, welches als **Residualvolumen** bezeichnet wird. Erst bei einem Pneumothorax würde die Lunge diese Luft weitgehend austreiben, weil sie dabei ungehindert ihren elastischen Kräften folgen und sich zusammenziehen könnte. (Allerdings auch dann würde immer noch etwas Luft in der einmal—beim ersten Schrei — entfalteten Lunge bleiben, was ihre Schwimmfähigkeit dem Gerichtsmediziner offenbaren kann, welcher damit eine Totgeburt ausschließen kann.) Das Residualvolumen läßt sich mit der einfachen Spirometrie nicht messen. Man benützt hierzu meist „Fremdgas"-Methoden und einfache Mengenüberlegungen. Am gebräuchlichsten ist die **Helium-Misch-Methode**.

Das *Prinzip* besteht darin, eine *bestimmte Menge* dieses Gases *einer bekannten Atem-Gasmenge in einem geschlossenen Spirometersystem zuzusetzen*. Mittels *Gasanalysator* (Wärmeleitfähigkeitsänderungen ausnutzend) wird nun die Abnahme der Helium-Konzentration während der Untersuchung registriert, wobei eine „Mischzeit" von ca. 3 Minuten als ausreichend angesehen wird. Da Helium praktisch nicht resorbiert wird, stellt seine Konzentrationsabnahme ein Maß für sein Verteilungsvolumen dar, wodurch sich zunächst das gesamte *HeliumVerteilungsvolumen* oder die **Totalkapazität** *der Lunge* errechnen läßt. Schließlich kann

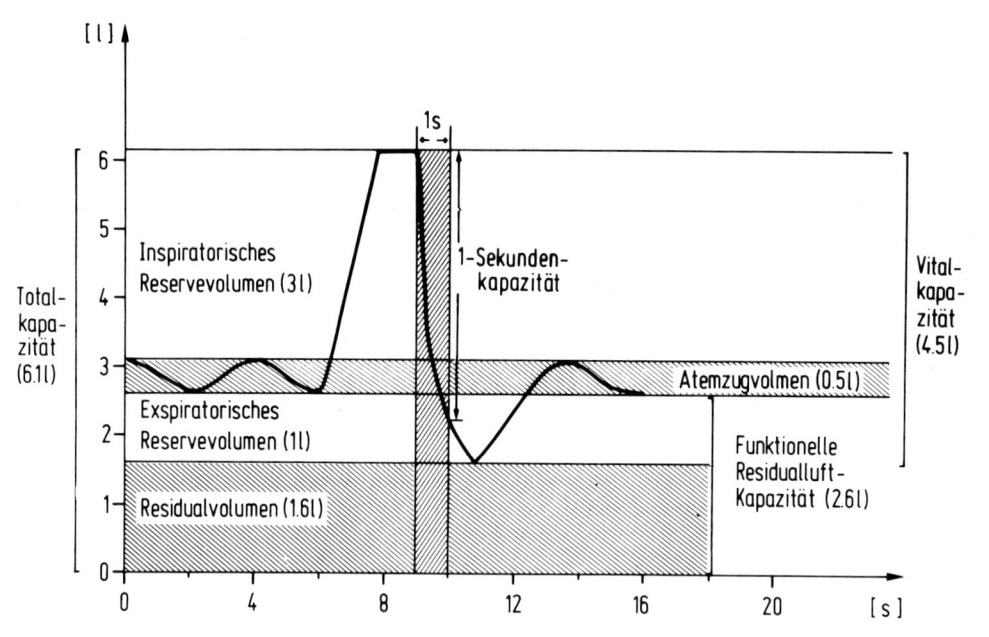

Abb. 4.5. Schematische Zeichnung eines Spirogramms mit Kennzeichnung der Atemvolumina

das Residualvolumen mit einfachen spirometrischen Methoden leicht davon abgegrenzt werden (Totalkapazität minus Vitalkapazität = Residualvolumen, s. unten).

Noch simpler scheint die Überlegung, mit Hilfe reiner Sauerstoffbeatmung allen in der Lunge vorhandenen Stickstoff ausatmen zu lassen und quantitativ mit der gesamten Ausatmungsluft zu sammeln.[12] Aus der ausgeatmeten N_2-Menge läßt sich das *Stickstoffverteilungsvolumen* in der Lunge ebenfalls leicht errechnen, wenn man den Stickstoff-Gehalt von 75% für feuchte Atemluft (vgl. Tab. 4.3) einsetzt[13]. Praktisch scheint jedoch diese Methode wegen der physikalisch gelösten N_2-Anteile des Blutes mit noch mehr Fehlern als die Helium-Methode behaftet.

Weshalb sind diese Volumina eigentlich wichtig? Offenbar ist es für den Gasaustausch des Blutes zweckmäßig, ein möglichst konstantes Gasgemisch in der Lunge zu behalten, um nicht zu große Schwankungen der Gaskonzentrationen zwischen Inspiration und Exspiration entstehen zu lassen. Aus diesem Grund wird das *exspiratorische Reservevolumen (1,0 l) und* das Residualvolumen (1,6 l) auch als Einheit zusammengefaßt und als **funktionelle Residualluftkapazität** (2,6 l) bezeichnet. Mit 0,5 l wird *bei jedem Atemzug* also *nur rund 1/5 dieses Gasreservoirs erneuert.*

Als **Vitalkapazität** bezeichnet man dasjenige Gasvolumen, welches nach maximaler Inspiration maximal ausgeatmet werden kann (vgl. Abb. 4.5). Neben dem Atemzugvolumen und dem exspiratoischen Reservevolumen beinhaltet die Vitalkapaztät das **inspiratorische Reservevolumen**, welches in unserem Beispiel mit etwa 3,0 l etwa 3mal so groß ist wie das exspiratorische Reservevolumen. Die Vitalkapazität ist in erster Linie *mit der Körperlänge korreliert* (vgl. Abb. 4.6). Sie nimmt mit dem Alter ab,[14] wobei Abb. 4.6 erkennen läßt, daß die individuelle Streubreite innerhalb des Normbereiches größer als der Alterseffekt ist. Der Körperbau selbst

---

(12) Hierbei muß die Sauerstoffbeatmung unmittelbar an eine normale Ausatmung anschließen.
(13) Dieses Stickstoffverteilungsvolumen ist identisch mit der Summe aus exspiratorischem Reservevolumen und Residualvolumen.

(14) Im Gegensatz dazu nimmt der Anteil des Residualvolumens an der Totalkapazität mit dem Alter zu.

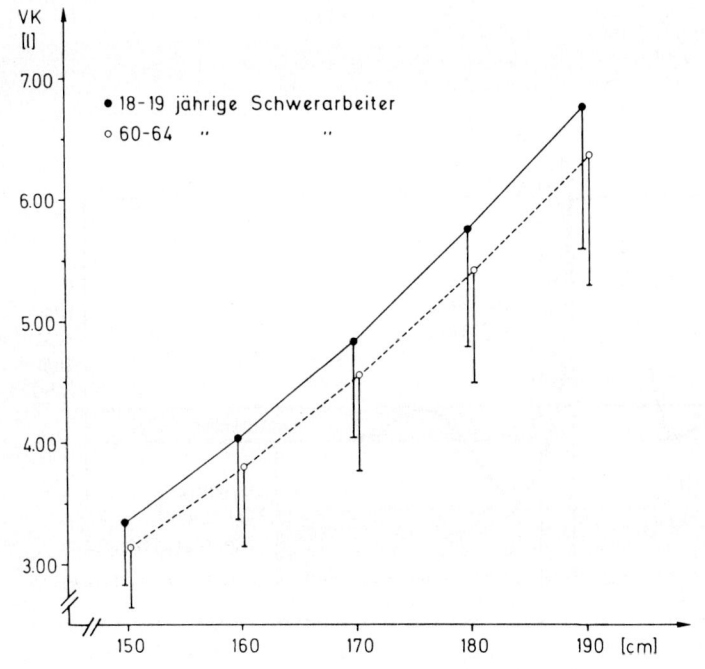

Abb. 4.6. Zunahme der Vitalkapazität mit der Körpergröße bei jüngeren und älteren Schwerarbeitern (Mittelwerte und Streuungen nach Angaben von Ulmer et al. 1983)

ist nur geringfügig für die Vitalkapazität von Bedeutung, viel entscheidender ist der *Trainingszustand* und letztlich der subjektive Wille des Prüflings.

Als „Sollwertformel"[15] zur Errechnung der normalen Vitalkapazität in Litern für Männer wird folgender Ansatz benutzt:

5,76 multipliziert mit der Körpergröße in Metern, abzügliche 0,026 multipliziert mit dem Lebensalter in Jahren, abzüglich 4,34.
Für Frauen gilt entsprechend:
4,43 · x[m] – 0,026 · y[Jahre] – 2,89.

Da Abweichungen vom Normwert bis 20% als „nicht pathologisch" in Kauf genommen werden müssen, sollte man bei Angaben der Vitalkapazität nicht eine Genauigkeit vorzutäuschen versuchen, welche diese Methode nicht hergibt. Immerhin leistet die Methode sehr Brauchbares, wenn zusätzlich ihr zeitlicher Verlauf verfolgt wird und gleichzeitig der Patient aufgefordert wird, so schnell wie möglich zu exspirieren. Der prozentuale Anteil der Exspiration an der Vitalkapazität während der ersten Sekunde dieses Tests wird als **1- Sekundenkapazität** oder *Tiffeneau*[16]*-*Wert angegeben (vgl. Abb. 4.5). Beim Jugendlichen können *über 80%* der Vitalkapazität innerhalb der ersten Sekunde ausgeatmet werden. Auch für diesen Test ist eine deutliche *Altersabhängigkeit* erkennbar (vgl. Abb. 4.7).

Von diagnostischer Bedeutung ist ein Auseinanderklaffen der Werte für Vitalkapazität und 1-Sekundenkapazität. *Ist lediglich die Vitalkapazität erniedrigt* (bei uneingeschränkter 1-Sekundenkapazität), vermutet man eine **restriktive Lungenerkrankung mit** Einschränkung der für die Atmung zur Verfügung stehenden Lungenoberfläche. Hierbei können die Erkrankungsursachen von Pleuraergüssen über Lungenfibrosen bis zu Lungentumoren reichen. Ist die Vitalkapazität nicht reduziert, aber die *1-Sekundenkapazität deutlich erniedrigt,* liegt eine **obstruktive Lungenerkrankung** vor. Der

---

(15) vgl. W. T. Ulmer, G. Reichel, D. Nolte und M. S. Islam: Die Lungenfunktion, 3. Auflage, Thieme, Stuttgart, New York 1983.

(16) R. Tiffeneau et A. Pinelli: Air ciculant et air captif, Paris med. 37, 624 (1941).

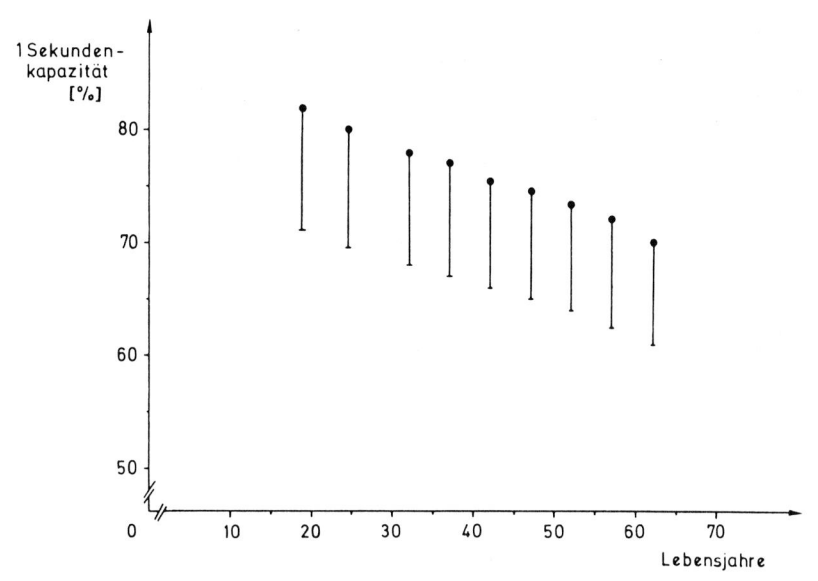

Abb. 4.7. Abnahme der 1-Sekundenkapazität mit dem Lebensalter (Mittelwerte und Streuungen nach Angaben von Ulmer et al. 1983)

Patient atmet gegen einen erhöhten Strömungswiderstand aus. Das *Asthma bronchiale* stellt die häufigste Form dieser Lungenerkrankung (vgl. S. 133).

Statische Compliance

Gase bewegen sich genau wie Flüssigkeiten nur entlang eines Druckgefälles. Soll ein Atemgas die Alveolen erreichen, muß dort entweder ein Unterdruck herrschen oder das Gas muß mit Überdruck hineingeblasen werden. Bei Ausfall der spontanen Atmung eines Patienten hat man beide Prinzipien mit Erfolg verwendet. Entweder wird Luft mit Überdruck in die Lunge eingeblasen (wobei die *Mund zu Nase Beatmung* als „Erste Hilfe-Maßnahme" hier als bekannt vorausgesetzt wird) oder mit Hilfe einer *„Eisernen Lunge"* wird der Thorax eines Patienten durch äußere Anwendung von Unterdruck so bewegt, daß ebenfalls normale Atemzugvolumina erreicht werden. Hierbei überrascht den Anfänger zunächst, daß bei den Beatmungstechniken relativ geringe Druckunterschiede notwendig sind (5 bis 10 cm Wassersäule). Wir wollen uns die wesentlichsten Probleme an vereinfachten Modellen klarmachen.

Wird an der frischen Leiche der *Thorax eröffnet*, hat dieser *die Tendenz auseinander zu klaffen*, während im deutlichen Gegensatz dazu die Lunge „zusammenschnurrt", *kollabiert* (als typisches Zeichen eines Pneumothorax). Schließen wir an der Trachea dieser entnommenen Lungen ein Spirometer und im Nebenschluß ein Manometer (vgl. Abb. 4.8) können wir exakt messen, welche Drucke benötigt werden, um die *elastischen Kräfte der Lunge* zu überwinden. Wir messen dabei die Fähigkeit der Lunge sich zu weiten, ihre *Dehnbarkeit* oder engl. *Compliance*:

$$\text{Compliance} = \frac{\text{Volumen [l]}}{\text{Druck [cm } H_2O]}$$

Eine Emphysemlunge fällt auf dem Sektionstisch bereits dadurch auf, daß sie nicht im gleichen Ausmaß wie eine gesunde Lunge kollabiert, sie braucht deshalb auch geringere Drucke um „aufgeblasen" zu werden, ihre Compliance ist also erhöht. Bei einer pathologisch verfestigten Lunge (z. B. Lungenfibrose) ist umgekehrt eine erniedrigte Compliance zu messen. *Als Normwert gilt etwa 0,2 l/cm H_2O für die Compliance der Lunge.*

Wesentlich für dieses Dehnungsverhalten ist die Luftfüllung der Alveolen, denn Füllung

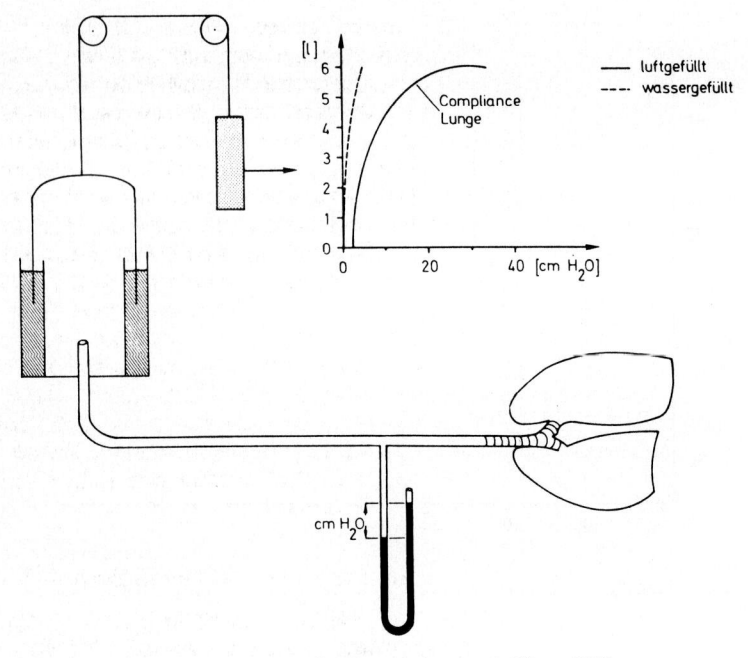

Abb. 4.8. Compliance der Lunge (Meßergebnisse nach Piiper, 1975)

der Lunge mit physiologischer Kochsalzlösung (vgl. Abb. 4.8) würde die Lunge mit wesentlich weniger Druck entsprechend anschwellen lassen. Bei systematischer Analyse dieses Unterschiedes stieß man auf einen *Oberflächen-aktiven* Substanz-Film aus Lezithin und Lipoproteiden (engl. **Surfactant**), dessen Aufgabe darin besteht, die Oberflächenspannung zwischen gasförmiger und flüssiger Phase herabzusetzen. Als entscheidend hierfür gilt, daß die Oberflächenspannung bei Radius- und Druckabnahme in den Alveolen (während der Exspiration) nicht zu groß sein darf, da sonst die Alveolen kollabieren würden (vgl. Laplace'sches Gesetz, S. 106). Offenbar verhindert gerade die zunehmende Schichtdicke des Surfactant bei einer alveolären Durchmesserabnahme diesen Alveolenkollaps. Der Surfactant soll jetzt als dickere Schicht in seiner Wirksamkeit verstärkt sein und könnte so die Oberflächenspannung maximal reduzieren. Entfaltungsverzögerungen der Lunge (z.B. Atelektasen) werden z. T. auf angeborenes Fehlen dieses Surfactant bezogen.

Die Dinge sind aber leider am Lebenden noch komplizierter, denn wir können die Lunge zur Messung der Compliance nicht aus dem Thorax entnehmen, und dieser selbst hat ein eigenes Dehnungsverhalten, welches teilweise dem der Lunge entgegengesetzt ist.

Wiederholen wir das Lungendehnungs-Experiment (s. o.) jetzt am intakten Organismus, aber unter Ausschaltung aller Atemmuskeln, z. B. in tiefer Narkose (vgl. Abb. 4.9) erhalten wir eine S-förmige Kurve, welche im Bereich der normalen Atmung am steilsten (d. h. am günstigsten) verläuft (der *Normwert für* die *Compliance von Lunge und Thorax* wird hiernach mit *0,1 Liter pro cm H_2O* angegeben). Unterhalb der Atemruhelage (also im Bereich des exspiratorischen Reservevolumens) werden sogar negative Drucke gemessen. Dieses Verhalten der Compliance von Thorax und Lunge resultiert daher, daß der Thorax allein im unteren Bereich eine besonders flache Compliance-Kurve hat. (Man bedenke in diesem Zusammenhang: Die äußere *Herzmassage* benutzt die Thoraxkompression. Auf Grund seiner Elastizität kehrt der Thorax nach manueller Kompression passiv in seine Ruhelage zurück.)

Das bisher besprochene Dehnungsverhalten von Lunge und Thorax berücksichtigte ausschließlich die elastischen Kräfte von Lunge und Thorax, theoretisch können wir uns für die Messung unbegrenzte Zeit lassen: Wir nennen

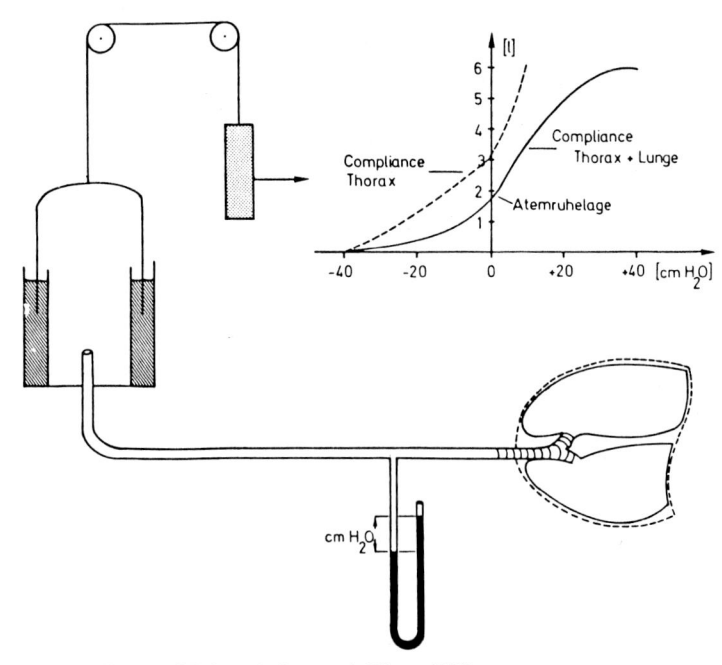

Abb. 4.9. Compliance von Thorax und Lunge (Meßergebnisse nach Piiper, 1975)

diese Form deshalb auch die *„statische Compliance"*. Will man am normalen, nicht eröffneten Thorax die Compliance der Lunge getrennt von der Compliance des Thorax abschätzen, mißt man gleichzeitig das Atemzugvolumen und den Druck im Ösophagus (= intrapleuraler Druck s. unten). Für die Beziehung zwischen der gemeinsamen Compliance von Thorax und Lunge (C_{Th+L}) und der Compliance von Thorax (C_{Th}) und Lunge (C_L) getrennt gilt:

$$\frac{1}{C_{Th+L}} = \frac{1}{C_{Th}} + \frac{1}{C_L}$$

Eigentlich sollte man es dabei belassen, denn mit der *„dynamischen Compliance"* beginnt meist die Verwirrung. Mit einigem guten Willen kann man die statische Compliance sogar im physiologischen Praktikum messen, wenn man die Versuchsperson mit Spirometer und Manometer verbindet und sie auffordert, die Glottis zu öffen und die gesamte Atemmuskulatur zu entspannen, was jedoch leichter gesagt als getan ist.

Unter „dynamischer Compliance" versteht man ein Meßergebnis, welches bei Spontanatmung unter gleichzeitiger Registrierung von Atemvolumen und Ösophagusdruck (vgl. Abb. 4.10) erhalten wird. Hierbei werden die Volumenumschlagspunkte der bei der Registrierung entstehenden „Atemschleife" durch eine Gerade verbunden. Die Steigung dieser Geraden stellt die dynamische Compliance dar. Da dieser Wert jedoch auch von der Atemfrequenz und den Atemwegswiderständen abhängt, ist seine klinische Relevanz gering.

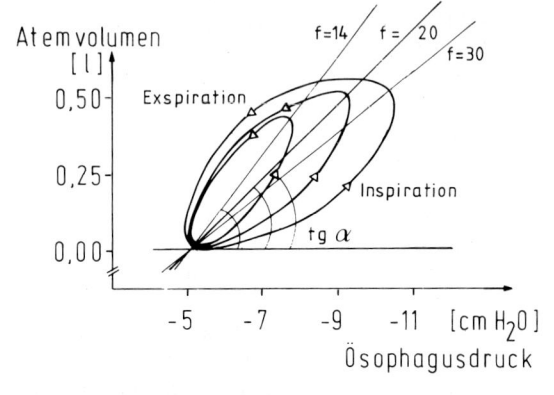

Abb. 4.10: Dynamische Compliance bei unterschiedlichen Atemfrequenzen (f) nach Messwerten von W. T. Ulmer et al., vgl. weiterführende Literatur (für f= 14 beträgt dyn. Compl. 0,173 l/cm H_2O, für 20 → 0,128, für 30 → 0,104)

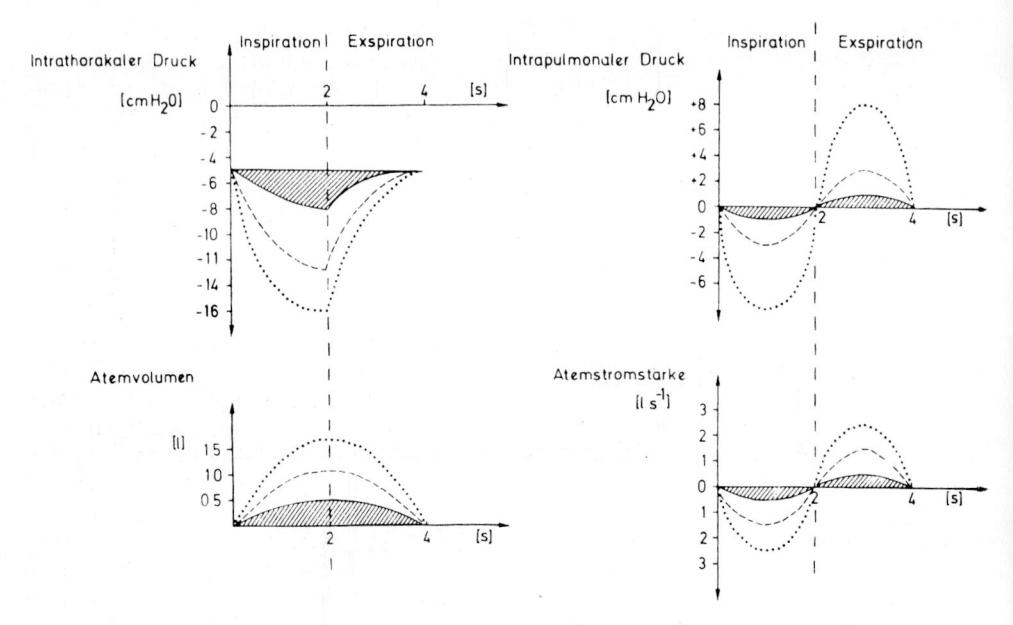

Abb. 4.11. Intrathorakaler und intrapulmonaler Druck, sowie Atemvolumen und -stromstärke während In- und Exspiration bei normaler Ventilation (gerastert), sowie bei mäßig (gestrichelt) und stark forcierter (gepunktet) Atmung

Atemdrucke und Atemwiderstände

Für die Analyse des **Druckverhaltens während Inspiration und Exspiration** wäre es am besten, den Druck in den Alveolen – also den *intrapulmonalen Druck* – kontinuierlich zu messen. Praktisch ist dies zumindest am Menschen nicht möglich, da kein Katheter klein genug ist, um nicht die Bronchioli terminales zu verstopfen. Die schematische Zeichnung des intrapulmonalen Drucks in Abb. 4.11 ist also das Ergebnis von sehr indirekten Verfahren:

Um dieses Problem zu überwinden, hat man nach Donders[18] den *Pleuralspalt eröffnet,* mit wenig Luft gefüllt und dort zuerst gering negative Drucke gemessen. Man spricht von "Dondersschen" oder **"Intrapleuralen Drucken"**. Inzwischen mißt man mit Ballonkathetern, welche nach lokaler Anästhesie (Spray) durch die Nase in den Ösophagus geschoben werden, ohne große Schwierigkeiten den **Ösophagusdruck.** Dieser Druck wird als **intrathorakaler Druck** bezeichnet, praktisch ist er mit dem intrapleuralen Druck identisch. (Oberer und unterer Ösophagussphinkter sorgen für eine ausreichende Abdichtung unseres Druckmeßbezirkes vgl. S. 175.) Bei Atemruhelage – also nach normaler Exspiration – mißt man etwa -4 bis -6 cm H_2O.

Wir können uns nach den Ausführungen über die elastischen Eigenschaften der Lunge (s. o.) vorstellen, daß diese negativen intrathorakalen bzw. *intrapleuralen Drucke darauf basieren, daß die Lunge selbst das Bestreben hat, sich elastisch zusammenzuziehen, während der Thorax eher in die entgegengesetzte Richtung zieht.* Die Adhäsionskräfte innerhalb des pleuralen Spaltes erlauben zwar eine Verschiebung der Lunge an der Thoraxwand, aber nicht deren Ablösung. Könnten wir den intrapulmonalen Druck in Atemruhelage direkt bestimmen, würden wir einen Druck von Null erwarten.

Wie Abb. 4.11 zeigt, wird der *intrathorakale Druck bei normaler Einatmung um 2-3 cm H_2O negativer* und kehrt während der Exspiration auf seinen Wert bei Atemruhelage zurück. Forcierte Inspiration erfordert stärkere intrathorakale Drucksenkungen.

---

(18) Franz Cornelis Donders, Physiologe und Augenarzt, Utrecht (1818-1889). Donders selbst hat einen Manometer in die Trachea von Leichen eingebunden, anschließend den Thorax eröffnet und während der Ausbildung dieses Pneumothorax einen Druckanstieg von 6 mmHg gemessen.

Dies ist ein Hinweis darauf, daß das Bronchialsystem den größeren Atemvolumina einen beträchtlichen nicht-elastischen **Strömungswiderstand** entgegensetzt. Kleine Verengungen von Teilen der Bronchiolen oder des gesamten Bronchialsystems führen zu massiven Strömungswiderstandszunahmen, weil auch hier für laminare Gasströme das Hagen-Poiseuillesche Gesetz (vgl. S. 82) gilt. Der Bronchiolenradius variiert also mit der 4. Potenz den Strömungswiderstand.

Die *glatten Muskeln des Bronchialsystems*, welche zirkulär die Bronchiolen konstringieren können, sind β-*adrenergisch innerviert* (vgl. S. 109). *Stimulierung dieser β-Rezeptoren* führt zu deren Erschlaffung und damit zur *Bronchiolenerweiterung*. Das *Asthma bronchiale* geht mit einer Bronchiolenkonstriktion einher, verursacht also in erster Linie eine Zunahme des Atemwiderstandes. *Antiasthmamittel* sind deshalb bevorzugt β- *Sympathikomimetika* (vgl. S. 107). Aber auch entzündliche Veränderungen der Bronchien mit Absonderung von zähem Schleim erhöhen die Atemwiderstände empfindlich. Im Gegensatz zu den auf S. 128 genannten restriktiven Lungenerkrankungen spricht man bei allen *Erkrankungen*, welche mit *Verengungen* oder Verlegungen *der Atemwege* einhergehen, von **obstruktiven Lungenerkrankungen**. *Typisch* für derartige Erkrankungen ist eine Erniedrigung der 1-Sekundenkapazität oder des *Tiffeneau-Tests* (vgl. S. 128), also eine Erhöhung des Ausatmungswiderstandes. Bei derartigen Erkrankungen müssen die Patienten mehr Kraft für die Atmung aufwenden. Hierbei kann es zu beträchtlichen *Erhöhungen des Residualvolumens* kommen, da die Ausatmung den vorwiegend passiven Teil der Atmung darstellt (im Gegensatz zur Einatmung, welche den Einsatz der Atemmuskulatur erfordert) und für diese passive Ausatmung bei erhöhten Strömungswiderständen die normale Exspirationszeit nicht mehr ausreicht.

Exakte *Messungen des Atemwiderstandes* sind heute klinisch mit Hilfe der *Ganzkörperplethysmographie* möglich. Das Prinzip der Methode besteht darin, den Patienten in eine etwa 1 m³ große, luftdicht abgeschlossene Kammer zu bringen, welche mit so empfindlichen Manometern ausgestattet ist, daß sie bei Erweiterung des Thorax während der Einatmung von Außenluft (über ein entsprechendes Schlauchsystem) einen Druckanstieg in der Kammer registrieren können, welcher auf eine Dekompression der Alveolarluft bezogen wird. Damit ist praktisch ein *Spiegelbild des intrapulmonalen* Druckes registrierbar geworden. Wird gleichzeitig die Atemstromstärke des Patienten gemessen, läßt sich wieder (wie beim Kreislauf, vgl. S. 80) unter Anwendung des Ohmschen Gesetzes der Atemwiderstand als Quotient aus intrapulmonalem Druck und Atemstromstärke berechnen. Normalwerte bei Mundatmung in Ruhe liegen bei 2 cm $H_2O \cdot s \cdot l^{-1}$.

Mit dem Ganzkörperplethysmographen kann man *auch intrathorakale Gasvolumina bestimmen:* Man fordert den Patienten auf zu inspirieren, damit steigt der Druck in der Kammer (vgl. oben), man verschließt aber kurzzeitig sein Einatmungsventil, so daß der Patient keine Luft einatmen kann. Mißt man zwischen Trachea und Einatmungsventil den Druck, so muß dieser bei der (erfolglosen) Einatmung absinken. Nach dem Boyle-Mariotte'schen Gesetz ($p \cdot v =$ const, vgl. S. 120) lassen sich bei bekannten Druckänderungen die entsprechenden Volumenänderungen berechnen und bei entsprechenden Eichungen auch direkt messen.

Schließlich sollte man im physiologischen Praktikum einmal selbst feststellen, welche *Atemdrucke* man durch Blasen gegen ein Manometer maximal erreichen kann. Man wird kurzzeitig Werte zwischen 60 und 100 mmHg über atmosphärischem Druck erreichen. Hierbei sollte man sich aber klar machen, daß diese Drucke nicht auf die Alveolen beschränkt bleiben, sondern sich im ganzen Thorax ausbreiten. Dadurch wird der venöse Rücklauf des Blutes zum Herzen gestoppt, und zum Glück bremst der cerebrale Sauerstoffmangel unser Tun, bevor wir uns mit einer derartigen Technik selbst umzubringen in der Lage wären.

Eine leider nicht jedermann selbstverständliche Konsequenz dieser Druckwerte besteht darin, daß wir höhere Drucke, wie sie in Gasflaschen, Autoreifen etc. in der Regel herrschen, mit unserem Atemapparat nicht auffangen können. So kommt es immer wieder zu akuten Zerreißungen des Lungengewebes mit Todesfolgen dadurch, daß jemand hilfsbereit Öffnungsversuche von Gasventilen mit dem Mund unternimmt.

Die Wirkungen forcierter Ausatmung bei geschlossener Stimmritze auf den Kreislauf ist darüber hinaus als **Valsalva'scher* Preßdruckversuch** bekannt: Hierbei kommt es zu vorübergehender Auswurfsteigerung aus dem linken Herzen, welche jedoch durch Einflußhemmung ins rechte Herz gebremst wird.

---

* Antonio Maria Valsalva (1666-1723) Anatom und Chirurg in Bologna

Prüfungsfragen zu diesem Abschnitt finden Sie im Anhang unter den Ziffern: 4.2. ff.

4.3 Gasaustausch

O_2-Aufnahme und CO_2-Abgabe Meßverfahren, Normalbereiche bei Ruhe und Maximalwerte (z. B. bei körperlicher Arbeit). Respiratorischer Quotient (z. B. Lungen-RQ, Stoffwechsel-RQ).

Ventilation Atemzugvolumen, Atemfrequenz, Atemzeitvolumen. Totraum (z. B. anatomischer, alveolärer, physiologischer) und Totraumventilation. Alveoläre Ventilation. Partialdrücke von O_2 und CO_2 im alveolären Gas. Bestimmungsmethoden und Normalbereiche.

Verteilung Bedeutung des Quotienten aus alveolärer Ventilation und Kapillarperfusion (V_A/Q-Verhältnis) für alveolären Gasaustausch. Regionale Unterschiede im V_A/Q-Verhältnis (Verteilungsstörung) unter normalen Bedingungen und Grundzüge krankhafter Veränderungen. Folgen von Verteilungsstörungen für den alveolären Gasaustausch.

Wir haben bereits auf S. 124 darauf hingewiesen, daß der Preis für die Vergrößerung der Diffusionsfläche oder der inneren Alveolaroberfläche auf rund 70 m² in der nun notwendigen Konstruktion eines Röhrensystems, des Bronchialsystems liegt. Die hierdurch auftretenden lästigen Strömungswiderstände haben uns an anderer Stelle (vgl. S. 133) bereits beschäftigt. Die Notwendigkeit eines stabilen Röhrensystems verbot, die Röhren selbst bereits aus diffusiblen dünnen Membranen herzustellen. Gasaustausch kann in diesen Röhren nicht stattfinden. Sie werden deshalb als „**Totraum**" bezeichnet.

Trotzdem kommen diesen Räumen sehr bedeutende Funktionen für die Atmung zu. Soweit die *Atemluft* nicht schon im Nasen-Rachenraum *angefeuchtet* und *erwärmt* wurde, erfolgt dies hier. Außerdem ist das Bronchialsystem mit einem höchst aktiven *Flimmerepithel* ausgekleidet. Der *Flimmerschlag* ist stets nach außen gerichtet und transportiert nicht nur den Schleim nach außen, welchen spezielle schleimproduzierende Zellen des Bronchialsystems produzieren, sondern auf dieser *Schleimstraße* wandern u. a. auch inspirierte Staubpartikel (etc.) in die Mundhöhle, wo sie entweder verschluckt oder ausgehustet werden können. Vermutlich gefährden sich die Raucher dadurch selbst am meisten, daß sie durch die lokale Applikation von *Nikotin* ihren eigenen Flimmerschlag blockieren und damit Fremdkörpern die Chance eröffnen, durch ständige Reizung chronische Entzündungen der Bronchien auszulösen (Raucherhusten!). Wenn auch im einzelnen bis heute nicht klar ist, warum dies den optimalen „Nährboden" für ein Krebswachstum darstellt, so wird heute ein *Zusammenhang zwischen* dem *Bronchialcarcinom und Zigarettenrauch* praktisch nicht mehr bestritten.

Für den Gaswechsel bedeutet der Totraum in der Tat ein Luftvolumen, welches bei jedem Atemzug hin- und herbewegt werden muß, ohne daß damit Frischluft die Alveolen erreicht. Das Volumen des Bronchialsystems, welches auch als *anatomischer Totraum* bezeichnet wird, beträgt etwa *1/3 des normalen Atemzugvolumens*. Würden wir unser Atemzugvolumen auf 1/3 des Normalwertes reduzieren, dafür aber 3mal häufiger atmen, würden wir sehr bald ersticken. Wir hätten nämlich bei gleichem Atemminutenvolumen nur unser Totraumvolumen hin- und hergeschoben. Wir sehen also, wie *schlecht für die Belüftung unserer Alveolen eine schnelle und flache Atmung ist*[19]. *Von extremer Wichtigkeit* ist die Kenntnis dieses Problems für

---

(19) Zum Glück sind wir — im Gegensatz zum Hund, welcher keine Schweißdrüsen besitzt — aus wärmeregulatorischen Gründen auf ein „Hecheln" nicht angewiesen.

denjenigen, welcher als *Ersthelfer* einen Bewußtlosen *Mund zu Nase* beatmen will. Zu schnelle und zu flache Beatmung erschöpft den Helfer, ohne dem Patienten zu nutzen. Wichtig für den Gasaustausch ist nicht die Menge ventilierter Luft, also nicht das Atemminutenvolumen, sondern allein die **alveoläre Ventilation**. Es gilt:

$$Atemminutenvolumen = Atemzugvolumen \cdot Atemfrequenz$$

Für den Gasaustausch entscheidend ist aber:

$$Alveoläre\ Ventilation = (Atemzugvolumen - Totraumvolumen) \cdot Atemfrequenz$$

Da selbst ein pathologischer Totraum eine relativ konstante Größe darstellt, erreicht man eine Verbesserung der alveolären Ventilation regelmäßig durch tiefere Atmung, also größere Atemzugvolumina unter Reduzierung der Atemfrequenz. Hierbei wird der Anteil der „Totraumventilation" zurückgedrängt*. **Normwerte für das Atemminutenvolumen in Ruhe liegen bei 4,5 bis 6 l · min^{-1} und bei 12-16 Atemzügen pro min** (vgl. Tab. 5.1, S. 168).

Wenn es nur um den anatomischen Totraum ginge, könnte man das Problem getrost den Anatomen überlassen, welche z. B. durch einen Kunststoffausguß das Bronchialsystem ein für alle Mal vermessen würden. Für den Kliniker geht es aber darum, daß gelegentlich nicht nur der anatomische Totraum vom Gasaustausch ausgeschlossen ist, sondern daß unter pathologischen Verhältnissen durchaus auch *größere Räume* existieren können, in denen *zwar eine Ventilation* stattfindet, welche *aber* trotzdem nicht am Gasaustausch mit dem Blut teilnehmen. Hierbei kann es sich entweder um *Alveolen* handeln, welche so *schlecht von Blut umspült* sind, daß sie für den Gasaustausch „tot" sind, *oder* aber z. B. um *Alveolen, deren Membran durch krankhafte Prozesse* so *verdickt* sind, daß die Gasdiffusion hier nur so langsam erfolgen kann, daß sie ebenfalls für den Gasaustausch zwischen Alveolen und Kapillaren ausfallen. Auch hier werden bei der Atmung de facto „tote Räume" belüftet.

Es ist deshalb notwendig, den **funktionellen Totraum** auszumessen, welcher alle intrapulmonalen Luftvolumina einschließt, die während der Messung am alveolärkapillären Gasaustausch nicht beteiligt sind.[20]

Der Gedankengang von **Bohr**[21] für die Messung dieses Totraumes dürfte dabei folgender gewesen sein:

Die *gesamte ausgeatmete CO_2-Menge*[22] *muß aus den Alveolen kommen* (und kann deshalb nicht dem Totraum entstammen). Es muß deshalb gelten:

---

*Alle meditativen Atemschulungen benutzen dieses physiologische Basisprinzip als „Heilmittel"

(20) Für das „Ventilations-Perfusions-Verhältnis" haben wir die Problematik oben angedeutet. Der Quotient aus alveolärer Ventilation und lokaler Lungendurchblutung beträgt vermutlich beim Gesunden nahezu 1. Im übrigen sind lokale Ventilation und zugehörige lokale Durchblutung nur unter Vorbehalt exakten Messungen zugänglich, selbst wenn γ-strahlende Edelgase eingeatmet werden und mit Szintillationskameras ihre Lokalisation verfolgt wird.
(21) Christian Bohr (1855-1911), Physiologe in Kopenhagen, (Schüler C. Ludwigs in Leipzig), entdeckte auch die CO_2-Wirkung auf die O_2-Bindungskurve (vgl. S. 141).
(22) Menge als Produkt aus Volumen und Konzentration. Für die Konzentration verwenden wir den Partialdruck (*P*) (vgl. S. 122).

(1) Atemzugvolumen · P_{CO_2} Exspirationsluft = Alveolarvolumenanteil · P_{CO_2} Alveolarluft

Es gilt außerdem:

(2) Atemzugvolumen = Alveolarvolumenanteil + Totraum

oder:

(3) Alveolarvolumenanteil = Atemzugvolumen − Totraum

Durch Einsetzen von (3) in (1) erhalten wir:

(4) Atemzugvolumen · P_{CO_2} Exspirationsluft = (Atemzugvolumen − Totraum) · P_{CO_2}Alv.

Zur Vereinfachung benutzen wir für die Gleichung (4) Buchstaben:

(4a) $$a \cdot b = (a - c) \cdot d$$

Oder:

(4b) $$a \cdot b = ad - cd$$

Auflösung nach c:

(4c) $$c = \frac{a(d - b)}{d}$$

(5) $$\text{Totraumvolumen} = \frac{\text{Atemzugvolumen}\,(P_{CO_2}\text{Alv.} - P_{CO_2}\text{Exsp.})}{P_{CO_2}\text{Alv.}}$$

Die Gleichung (5) wird als **Bohr'sche Formel** bezeichnet. Die Messung der alveolären CO_2-Konzentration ist nicht ganz einfach. Man hilft sich damit, daß man ganz am Ende der Exspiration im letzten Teil der Ausatmungsluft die CO_2-Konzentration bestimmt. Vermutlich mindestens ebenso exakt ist es, die arterielle CO_2-Konzentration in die Gleichung einzusetzen, da sich praktisch alveoläre CO_2- Konzentration und arterielle CO_2-Konzentration nicht voneinander unterscheiden. Setzen wir für den alveolären P_{CO_2}-Partialdruck (vgl. Tab. 4.3) 40 mmHg ein, für den exspiratorischen P_{CO_2}-Partialdruck 28 mmHg und das Atemzugvolumen (vgl. S. 126) 0,5 Liter, ergibt sich mit Hilfe der Bohr'schen Formel ein *funktioneller Totraum von 0,15 Liter* für den „normalen" Erwachsenen.

Es gibt auch andere Methoden zur Bestimmung des funktionellen Totraums. Am bekanntesten ist die Methode nach *Fowler*: Es wird kontinuierlich die Stickstoffkonzentration in der Ausatmungsluft gemessen. Plötzlich läßt man *für einen Atemzug* den Patienten *reinen Sauerstoff einatmen*. Bei der anschließenden Ausatmung wird zuerst eine Stickstoffkonzentration von Null gemessen, weil der Totraum noch mit reinem Sauerstoff gefüllt ist. Aus der Menge des ausgeatmeten Gases, welches noch nicht den ursprünglichen Stickstoffgehalt erreicht hat, läßt sich in guter Übereinstimmung mit der Bohr'schen Formel der funktionelle Totraum berechnen.

Die *Tab. 4.3.* gibt eine Übersicht über die **wichtigsten Gaskonzentrationen** — hier als Partialdrucke angegeben, vgl. S. 122 — *in* der **In- und Exspirationsluft**, in der **Alveolarluft** sowie im **Blut** bezogen auf Meereshöhe.

(Zumindest die im Druck hervorgehobenen Zahlen sollte man sich einprägen, da sich um dieses Zahlengerippe alles weitere „herumrankt", wenn auch die Werte selbst nur als Mittelwerte gelten können.)

Man beachte, daß aufgrund der Luftbefeuchtung auch der Sauerstoffpartialdruck anteilmäßig abnehmen muß. Schließlich sinkt in den Alveolen der Sauerstoffpartialdruck durch O_2-Abgabe ans Hämoglobin, während der CO_2-Druck durch CO_2-Aufnahme vom Blut ansteigt. Ferner sind in der Tabelle die Werte bei *Ruheatmung* (= *„Eupnoe"*) angegeben sowie bei doppelter alveolärer Ventilation, einem Beispiel *für*

Tab. 4.3. Partialdrucke für Sauerstoff (P_{O_2}), Kohlendioxyd (P_{CO_2}) und Stickstoff (P_{N_2}) der Atemluft und des Blutes in mmHg (im Klammern: Volumenprozente)

Partialdrucke	Inspirationsluft		Alveolarluft			Arterielles Blut	Venöses Mischblut	Exspirationsluft, feucht 37°C
	trocken	feucht 37°C	Ruhe-	Hyper- ventilation	Hypo-	bei Ruheventilation		
			5	10	2,5			
			l/min alveoläre Ventilation					
P_{O_2}	159,1 (20,9%)	149,2	104 (13,7%)	124	64	**95-100**	**40**	116
P_{CO_2}	0,3 (0,04%)	**0,3**	40 (5,3%)	20	80	**40**	**46**	28
P_{H_2O}	0,0 (0,00%)	47,0	47 (6,2%)	47	47	47	47	47
P_{N_2}	600,6 (79,0%)	563,5	569 (74,8%)	569	569	573	573	569
P Gesamt	**760,0** (100%)	760,0	760 (100%)	760	760	760	706	760

Hyperventilation. Hierbei steigt der alveoläre O_2- Partialdruck an, wobei man sich klar machen sollte, daß selbst bei stärkster Hyperventilation der Sauerstoffpartialdruck der Inspirationsluft nicht erreicht werden kann. Gleichzeitig sinkt bei Verdopplung der alveolären Ventilation der alveoläre P_{CO_2} auf etwa die Hälfte seines Wertes bei Ruheatmung. Nahezu *spiegelbildlich* verhalten sich P_{O_2} *bei verminderter alveolärer Ventilation*, hier gezeigt an einem Beispiel für *Hypoventilation*. Der O_2- Partialdruck im arteriellen Blut liegt etwas unter dem alveolären O_2-Partialdruck. Dies beruht kaum darauf, daß das kapilläre Blut wegen der begrenzten Diffusionskapazität nicht ausreichend während seiner Passage entlang der Alveolen mit O_2 aufgesättigt werden könnte, sondern im wesentlichen an der Zumischung von Blut aus schlecht oder gar nicht belüfteten Alveolarbereichen sowie an Beimengung von venösem Blut aus dem (allerdings quantitativ geringen) Bronchialkreislauf. Außerdem zeigt Tab. 4.3 Partialdrucke für die Exspirationsluft. Bedingt durch das inspirierte Totraumvolumen muß hier die O_2-Konzentration höher als in der Alveolarluft sein, während die CO_2-Konzentration der Alveolarluft um den gleichen Bruchteil erniedrigt sein muß.

Für trockene Inspirationsluft sowie für wasserdampfgesättigte Alveolarluft sind auch die Volumenprozente (bezogen auf normalen Barometerstand) angegeben.

Es muß schließlich noch auf den Begriff des *Respiratorischen Quotienten* (RQ) hingewiesen werden, welcher bei der Messung des Energieumsatzes eine wesentliche Rolle spielt (vgl. S. 201). Man versteht darunter das Verhältnis aus abgeatmeter CO_2-Menge zu aufgenommener O_2-Menge:

$$RQ = \frac{\text{Abgeatmete } CO_2\text{-Menge}}{\text{Verbrauchte } O_2\text{-Menge}}$$

Nur bei reiner Kohlenhydratverbrennung ist der $RQ=1$. In der Regel wird aber zur Verbrennung einer gemischten Kost mehr Sauerstoff verbraucht, als CO_2 abgegeben wird, der RQ ist also kleiner als 1, etwa 0,85.

Da das Totraumvolumen bei In- und Exspiration gleich bleibt, liegt das Ausatmungvolumen (bei Ruheatmung) knapp 1% unter dem Einatmungsvolumen.

Prüfungsfragen zu diesem Abschnitt finden Sie im Anhang unter den Ziffern: 4.3. ff.

4.4 Sauerstofftransport im Blut

O_2 Physikalische Lösung und chemische Bindung an Hämoglobin. O_2-Gehalt, O_2-Sättigung, O_2-Partialdruck; Bestimmungsmethoden und Normalbereiche im arteriellen und gemischtvenösen Blut. Beeinflussung der HbO_2-Bindung durch pH und PCO_2, 2,3-Bisphosphoglycerat (2,3 BPG); Temperatur. Unterschiedliche Hämoglobine (z. B. HbA, HbF). Inaktiviertes Hämoglobin (z. B. MetHb, HbCO).

Wir haben bereits darauf hingewiesen, daß die physikalisch im Blut gelöste Sauerstoffmenge 0,3 ml pro 100 ml Blutplasma beträgt (vgl. S. 123). Für den Sauerstoffbedarf des Gewebes ist dies jedoch viel zu wenig, so daß die Natur ein spezielles Transport-Molekül das **Hämoglobin** entwickeln mußte, um den Sauerstoffgehalt des Blutes auf ganze 20 ml pro 100 ml Blut anheben zu können. Die Strukturbetrachtung dieses Moleküls ist Sache der Biochemiker, uns interessiert vielmehr, was dieses Molekül (mit einem Molekulargewicht von 64 000 und einem zweiwertigen Eisenatom in einem Porphyrin-Ring) alles kann.

98 % des Hämoglobins vom Erwachsenen (=Adulten) wird als HbA_1 bezeichnet und besteht aus je 2 α und β Globin-Ketten, während der Rest als HbA_2 (Globin: $α_2 δ_2$) erst Wochen nach der Geburt auftritt. Darüber hinaus gibt es anomale Hämoglobine (HbC, HbD, HbE, HbH, HbM, HbS). HbE ist charakteristisch für die Thalassämie, eine schwere Anämieform, HbS für die Sichelzellanämie. HbF (mit der Globinvariante $γ_2$) ist **fetales Hämoglobin**, welches 80 % des Hämoglobins nach der Geburt darstellt und langsam durch HbA ersetzt wird, so daß im 3. Lebensjahr noch 1-3 % HbF nachweisbar sind. (Zur erhöhten O_2-Affinität des HbF s. unten).

Ein Gramm Hämoglobin kann maximal 1,34 ml O_2 binden (=Hüfner'sche Zahl[23]). Dies wird

---

(23) Gustaf Hüfner, Schüler von Bunsen und Carl Ludwig, Physiologe in Tübingen (1840-1908). Neuere Messungen kommen auf 1,36 bis 1,39 ml/g Hämoglobin.

als **Sauerstoff-Bindungskapazität** des Hämoglobins bezeichnet. Das besondere am Hämoglobin besteht darin, daß diese *O_2-Bindung in Abhängigkeit vom Sauerstoffpartialdruck reversibel* ist. Nur damit ist Hämoglobin als Transportmolekül geeignet, denn was nützt ein Transporteur, der die transportierte Ware nur auflädt, aber nicht wieder abzuliefern bereit ist. Schließlich ist diese reversible O_2-Bindung an Hämoglobin noch in einer ganz charakteristischen Form vom Sauerstoffpartialdruck abhängig. Die **Sauerstoff-Bindungskurve** zeigt einen *S-förmigen Verlauf* (vgl. Abb. 4.12).

Auch hier mögen die Biochemiker daran rätseln, welche molekularen Umlagerungen für diesen S-förmigen Verlauf möglicherweise verantwortlich sind, als Physiologen müssen wir uns mit den Fakten vertraut machen und deren biologischen Konsequenzen nachgehen, (wobei gerade die merkwürdige S-Form der Sauerstoff-Bindungskurve ein vorzügliches Beispiel dafür darstellt, daß die Natur in der Regel keine Kapriolen umsonst schlägt.)

Man erhält die Sauerstoff-Bindungskurve dadurch, daß man eine ausreichende Zahl von Blutproben bekannten Volumens und bekannten Hämoglobingehaltes bei 37° mit verschiedenen Gasmischungen unter Luftabschluß schüttelt. Diese „Äquilibrierung" muß also mit Gasen von unterschiedlichen Sauerstoffpartialdrucken durchgeführt werden, wobei die Testgase niedrigen Sauerstoffgehalts entsprechend mit Stickstoff angereichert sind. Schließlich wird gemes-

Abb. 4.12. Sauerstoff-Bindungskurve des Hämoglobins und des Myoglobins

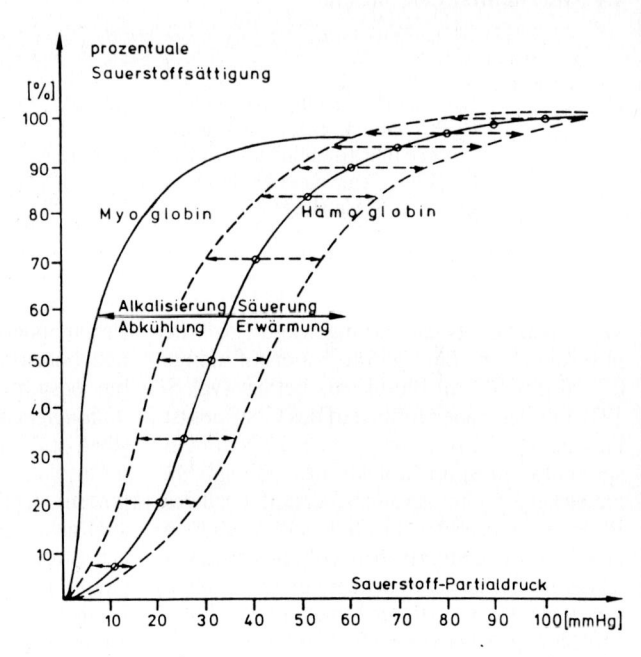

sen, wieviel Sauerstoff in jeder einzelnen Blutprobe enthalten war (vgl. Tab. 4.4).

Geht man davon aus, daß 100 ml „normalen" *Blutes 15 g Hämoglobin* enthalten, so kann dieses Blut entsprechend seiner O_2-Bindungskapazität (s. oben) maximal $15 \cdot 1{,}34 = 20{,}1\ ml\ Sauerstoff$ enthalten. Man verwendet hierfür auch

Tab. 4.4. Sauerstoffgehalt des Blutes (16% Hämoglobingehalt) und prozentuale Sauerstoff-Sättigung bei ansteigenden Sauerstoff-Partialdrucken (nach Comroe)

Sauerstoff-Partialdruck (mmHg)	Sauerstoffgehalt in 100 ml Vollblut (ml)	Prozentuale Sättigung (%)
0	0	0
10	3	14
20	7	35
30	12	57
40	15	75
50	17	84
60	18	89
70	18,5	93
80	19	95
90	19,3	97
100	19,5	98
↓	↓	↓
150	20	100

den Begriff der 100%igen **Sauerstoffsättigung**. In der Regel trägt man deshalb auch als Ordinate der Sauerstoff-Bindungskurve nicht die absoluten Sauerstoffmengen auf, welche beim jeweiligen Sauerstoffpartialdruck ans Blut gebunden sind, sondern die Prozente der maximalen (d. h. 100%igen) Sauerstoffsättigung.

Bei Beladung mit Sauerstoff verändert das Hämoglobin-Molekül seine Farbe und seinen Namen: Man spricht von **hellrotem Oxyhämoglobin** (mit 2 ganz charakteristischen Absorptionsbanden) bzw. von **dunkelrotem desoxygenierten Hämoglobin** (mit nur einem Absorptionsmaximum bei der Spektralanalyse). Beide Hämoglobine liegen entlang der O_2-Bindungskurve in entsprechenden Mischungsverhältnissen vor. Wird Blut unter Luftabschluß aus dem Gefäßsystem gewonnen, läßt sich so spektralphotometrisch der Anteil von oxygeniertem und desoxygeniertem Blut bestimmen und damit die Sauerstoffsättigung ermitteln. Daneben wird heute die *Messung des Sauerstoffpartialdruckes* mit Hilfe von *Sauerstoff-Elektroden* bevorzugt, bei welchen der Sauerstoff einen von außen angelegten „*Polarisations-Strom*" verändert.

Die **Sauerstoff-Bindungskurve** selbst kann in ihrer Form **verändert** werden, (auch dies wurde bereits von Hüfner entdeckt). Bei Temperatur-Anstieg (über Körpertemperatur), sowie bei

Azidose (Abfall unter pH 7,4) und auch bei *Zunahme* des Metaboliten *2,3 Diphosphoglycerat* (DPG) wird die *Sauerstoff-Bindungskurve nach rechts verschoben*, d. h. die *Affinität des Hämoglobins zum Sauerstoff nimmt ab*. Umgekehrt erhöhen Temperaturabfall, Alkalose, 2,3 DPG-Abnahme die Sauerstoffaffinität des Hämoglobins.

Wir haben uns nun mit den *physiologischen Konsequenzen* dieser Phänomene auseinanderzusetzen:

1. *Im oberen Bereich* verläuft die *Sauerstoff-Bindungskurve* außerordentlich *flach*. Für alveoläre Sauerstoffpartialdrucke um 100 mmHg erhalten wir praktisch volle Sauerstoff-Sättigung. Bei normaler Ventilation ist es deshalb für die Hämoglobin-Beladung völlig überflüssig, Patienten mit reinem Sauerstoff zu beatmen, (obwohl dies von „Außenseitern" immer wieder versucht wird). Daneben stellt längere reine O_2-Beatmung sogar einen schädlichen Reiz für die Alveolen — mit Gefahr eines Lungenödems — dar, ganz zu schweigen von der Gefahr der Atemdepression, welche uns noch bei der Steuerung der Atmung (vgl. S. 164) beschäftigen wird. Beim Absinken des Sauerstoffpartialdruckes garantiert das obere Plateau der O_2-Bindungskurve eine *ausgezeichnete Reserve*. Wie könnten wir ohne diese Reserve Berge besteigen (vgl. S. 162)? Hierbei sollte man sich merken, daß bei einem *Sauerstoffpartialdruck von 40 mmHg* noch eine 75% *Sauerstoffsättigung* des Hämoglobins vorliegt. Dies entspricht etwa den Werten des *venösen Mischblutes*, wenn es unter normalen Bedingungen zum Herzen zurückkehrt, also ebenfalls noch über erhebliche Reserven verfügt. (Unter Normalbedingungen liegt der *„Halbsättigungsdruck"* — also derjenige Sauerstoffpartialdruck, bei welchem 50% Oxyhämoglobin und 50% reduziertes Hämoglobin vorliegen — *bei 26 mmHg*).

2. Der *steile Teil der O_2-Bindungskurve* hat den biologischen Vorteil, daß gerade dort *geringe Änderungen des Sauerstoffpartialdrucks die O_2-Bindungsfähigkeit des Hämoglobins verändern, wo* der *Sauerstoff* nun *tatsächlich benötigt* wird. Das heißt, der Sauerstoff wird im Bereich von 20-40 mmHg besonders schnell vom Hämoglobin abgehängt. Nur das venöse Mischblut, wenn es das rechte Herz erreicht, hat noch einen Sauerstoffpartialdruck von 40 mmHg, für arbeitende Muskeln sieht das ganz anders aus. Der hohe lokale Sauerstoff-Verbrauch kann die Sauerstoffpartialdrucke z. B. in Venen von arbeitender Muskulatur auf Werte unter 20 mmHg absenken. Damit steigt die *arteriovenöse Sauerstoff-Differenz*. Diese steigt um so mehr, *je größer der lokale O_2-Verbrauch und* um so *geringer die lokale Durchblutung* ist. (Die arteriovenöse Sauerstoff-Differenz in der Niere ist relativ gering, weil trotz hohen Sauerstoff-Verbrauchs die Nierendurchblutung besonders hoch ist (vgl. S. 238). Auf der anderen Seite ist die arteriovenöse Differenz der Koronarien besonders groß (vgl. S. 113), nicht nur weil die Herzzellen mehr Sauerstoff als die Nierenzellen benötigen, sondern weil die lokale Durchblutung der Herzmuskulatur — bei hohem Sauerstoffverbrauch — eben deutlich geringer als die der Nieren ist).

3. *Ansäuerung und Erwärmung* führt zu einer *Rechtsverschiebung* — insbesondere des steilen Teils — *der Sauerstoff-Bindungskurve*. Dies hat den besonderen biologischen Vorteil, daß gerade *dort, wo Sauerstoff in großen Mengen verarbeitet wird, die hierbei auftretenden Stoffwechsel-Endprodukte CO_2 und Wärme ihrerseits die Bindungsfähigkeit des Hämoglobins erniedrigen und damit die Sauerstoff-Abgabe ans Gewebe unterstützen*. Nach seinem Erstbeschreiber nennt man dies den **Bohr**[24]**-Effekt**.

4. *Abkühlung* führt zu einer *Linksverschiebung der Sauerstoff-Bindungskurve*. Von biologischer Bedeutung ist dies insbesondere für diejenigen Tiere, welche einen *Winterschlaf* zu überstehen haben, da dadurch selbst *bei niedrigen Sauerstoffpartialdrucken* — also extrem erniedrigter alveolärer Ventilation — *noch eine hohe Sauerstoffsättigung* des Blutes gewährleistet ist. Ärztlicherseits wurde der „künstliche Winterschlaf" speziell für Herzoperationen verwendet, bevor „Herz-Lungen-Maschinen" dieses keineswegs risikolose Unternehmen ablösten. Bei Schlafmittelvergiftungen auf winterlichen Park-

---

(24) vgl. S. 136

bänken sollte man sich ebenfalls an die Linksverschiebung der Sauerstoffbindungskurve erinnern, welche erstaunliche Überlebenschancen gewähren kann.

5. Der *Metabolit des Glukosestoffwechsels, 2,3 Diphosphoglycerat* hat den *gleichen Effekt* auf die Sauerstoff-Bindungskurve *wie* eine *Ansäuerung des Blutes*, also eine *Rechtsverschiebung*. Die biologische Bedeutung dieses Phänomens ist nach wie vor unklar. Man meinte zeitweise, daß hier der Schlüssel für die höhere Sauerstoffaffinität des embryonalen Blutes läge, da das *embryonale Blut kein 2,3 DPG* besitzt. Inzwischen scheint aber der viel *höhere Hb-Gehalt des embryonalen Blutes sowie dessen geringere Azidität* wesentlich wichtiger für die nach links verschobene O_2-Bindungskurve des Embryos als sein 2,3 DPG-Mangel zu sein. Damit hat 2,3 DPG wohl mehr „störende" Bedeutung für *alternde* und pathologisch veränderte *Erythrozyten* (Katzen, Kühe, Schafe und Ziegen besitzen im übrigen kein erythrozytäres 2,3 DPG). Der höhere 2,3 DPG-Gehalt alternder Erythrozyten könnte dafür verantwortlich sein, daß ihre Verformbarkeit („Fluidität") abnimmt, und sie bevorzugt in der Milz „hängenbleiben" und damit aussortiert werden.

Neben dem Hämoglobin der Erythrozyten existiert in den Muskelzellen ein Chromoproteid **Myoglobin,** dessen Eiweißanteil nur 1/4 so groß wie derjenige des Hämoglobins ist. Auch dieses Molekül kann Sauerstoff − in Abhängigkeit vom Sauerstoffpartialdruck − binden und wieder freisetzen. Allerdings ist seine *Affinität zum Sauerstoff* viel *größer*, so daß bereits sehr geringe O_2-Partialdrucke zu einer hohen Sättigung führen. Die S-förmige Bindungskurve des Hämoglobins wird beim Myoglobin vermißt (vgl. Abb. 4.12). Die praktische Konsequenz: Für besonderen Bedarf besitzt der Muskel eine eigene *Sauerstoff-Reserve*. Aus der vergleichenden Physiologie möge man erinnern, daß das laufende Wild (sichtbar noch am dunklen Hasenbraten) mit sehr hohen Myoglobinkonzentrationen ausgestattet ist.

Auch das **fetale Hämoglobin** (HbF, s. oben) zeigt ähnlich Myoglobin eine Linksverschiebung seiner O_2-Bindungskurve, wodurch seine höhere O_2-Affinität dem niedrigeren plazentaren P_{O_2} angepaßt ist. Auch hier verbessert der Bohreffekt die kindliche O_2-Aufnahme: Im mütterlichen plazentaren Blut sinkt durch das kindliche CO_2-Angebot die O_2-Bindungsfähigkeit des Hämoglobins, während im kindlichen Blut mit der CO_2-Abgabe die O_2-Affinität steigt („doppelter Bohreffekt"). Darüber hinaus ist aber die wesentlich höhere Hämoglobinkonzentration des Feten (Hämatokrit 59%, vgl. S. 4) vermutlich für die fetale Sauerstoffversorgung noch wesentlicher.

Kohlenmonoxid (CO) ist deshalb so giftig, weil es mit rund 300 fach höherer Affinität als O_2 vom Hämoglobin anstelle des O_2 angelagert werden kann (= Kohlenmonoxidhämoglobin CO-Hb).
Kohlenmonoxidvergiftung wird durch Sauerstoffbeatmung therapiert, gegebenenfalls in Überdruckkammer (vgl. S. 164). Während rund 1% CO-Hb als physiologisch angesehen werden, starke Raucher es auf 15% CO-Hb bringen (Verkehrspolizisten bei starker Autoabgasbelastung auf ca. 10% CO-Hb), kommt es bei 20-30% CO-Hb zu Schwindelerscheinungen mit Bewußtseinseinschränkungen, bei 30-40% CO-Hb werden kirschrote (rosafarbene) Haut, Bewußtlosigkeit, flache Atmung und Kreislaufkollaps beobachtet, während 60-70% CO-Hb in 10-60 min zum Tode führen können.

Methämoglobin (= Hämiglobin) entsteht durch Bildung dreiwertigen Eisens (statt des normalen Fe^{++}) im Hb-Molekül, welches nun zur reversiblen O_2-Bindung nicht mehr befähigt ist. Auffällig ist die braune Schokoladenfarbe von Met-Hb. Glucose-6-phosphatdehydrogenase im Verein mit Met-Hb-Reduktase und Diophorase sorgen im normalen Erythrozyten ständig dafür, daß jede Methämoglobinbildung rückgängig gemacht wird. Vergiftungen durch Oxidationsmittel, Nitrite und Nitroverbindungen führen bei 10-20% Met-Hb zu Sauerstoffmangelsymptomen, welche schließlich im Ergebnis einer CO-Vergiftung sehr ähnlich sind.

Schließlich muß man sich klar machen, daß bei Anämien (vgl. S. 12) zwar die Menge des im Blut transportierten Sauerstoffes abnimmt, nicht jedoch gleichzeitig notwendigerweise der arterielle P_{O_2}. Deshalb sagt der arterielle Sauerstoffpartialdruck ohne Angaben über den Hämatokrit oder die Erythrozytenzahl nichts über die Sauerstoffkapazität des Blutes.

Prüfungsfragen zu diesem Abschnitt finden Sie im Anhang unter den Ziffern: 4.4. ff.

4.5 CO_2-Transport im Blut und Säure-Basen-Haushalt

CO_2	Physikalische Lösung und chemische Bindung als HCO_3^- und Carbamat. Partialdruck von CO_2; Bestimmungsmethoden und Normalbereiche im arteriellen und gemischt-venösen Blut.
	Ionale Austauschvorgänge an der Erythrozytenmembran bei Veränderung des PCO_2 (z. B. HCO_3^-/Cl^--Austausch und Kinetik der Gleichgewichtseinstellung; Carboanhydratase).
Wechselwirkung zwischen O_2- und CO_2-Bindung	O_2-Sättigung und CO_2-Bindung (Bohr- und Haldane-Effekt). Wechselspiel zwischen O_2- und CO_2-Austausch in Lunge und Gewebe.

Säure-Basen-Gleichgewicht und Pufferung
(s. a. GK Biochemie 19.1)

Pufferung und H^+-Ionen	pH-Wert; Meßverfahren. Biologische Puffersysteme, Pufferkapazität. Henderson-Hasselbalch-Gleichung.
Pufferung und CO_2-Austausch	Besonderheiten des HCO_3^-/CO_2-Puffersystems (Pufferung im geschlossenen und offenen System). Pufferung bei Veränderungen des PCO_2. HCO_3^--/pH-/PCO_2-Diagramme.
Säure-Basen-Haushalt	Entstehung von fixen Säuren und Basen im Stoffwechsel. Bedeutung der Niere für ihre Ausscheidung.
	Beurteilung des Säure-Basen-Status (z. B. Standard-Bikarbonat, Basenüberschuß); Bestimmungsmethoden und Normalbereiche. Normalbereiche des pH im arteriellen und gemischt-venösen Blut.
Störungen des Säure-Basen-Gleichgewichtes	Respiratorische und nicht-respiratorische Störungen (Azidosen und Alkalosen); Ursachen und Diagnostik. Mitwirkung von Lunge, Niere und Leber bei kurz- und langfristiger Kompensation.

Daß *Säuren Elektrolyte* darstellen, welche in wäßriger Lösung H^+-Ionen abdissoziieren, und Basen ebenfalls Elektrolyte sind, welche H^+-Ionen aufnehmen können, soll im folgenden ebenso als bekannt vorausgesetzt werden, wie die Tatsache, daß *Pufferlösungen* aus schwach dissoziierten Säuren (oder Basen) mit ihren zugehörigen stark dissoziierten Salzen bestehen. Wir gehen ebenso davon aus, daß man im chemischen oder allerspätestens im biochemischen Praktikum einmal selbst *Titrationskurven* erstellt hat und sich hoffentlich daran erinnert, daß die *Pufferkapazität* am größten am jeweiligen *pk*-Wert ist.

Leider hat der Gebrauch der elektronischen Taschenrechner dazu geführt, daß viele Medizinstudenten in der Schule nicht mehr ausreichend den Umgang mit Logarithmen geübt haben. Sörensen[25] meinte, er würde es den Benutzern erleichtern, als er 1909 statt Dezimalzahlen für die Wasserstoffionen- Konzentration den **negativen dekadischen Logarithmus der H^+-Ionenkonzentration in Gramm-Äquivalent pro Liter** als **pH-Wert** *einführte*. Welche Vereinfachung Sörensen mit dieser Tat erreicht hat, entnimmt man aus Tab. 4.5. Statt pH 7,4 hätte man sich z. B. $3,98 \cdot 10^{-8}$ mmol/l H^+-Ionen merken müssen (so wie man an dem Wert von 144 mmol/l Na^+ für die Plasma-Natriumkonzentration nicht vorbeikommt). Der Preis für die Vereinfachung liegt darin, daß der Ungeübte bei quantitativen Angaben – noch dazu ohne Logarithmentafel, ja selbst mit Taschenrechner – sehr

---

(25) S. P. L. Sörensen (1868-1939), pH lat. **potentia hydrogenii**.

4. Atmung

Tab. 4.5 pH-Werte und ihre Äquivalente im Normbereich, sowie Azidose und Alkalose

Azidose ↑	pH 6,8 = $10^{-6,8}$	= 1,6 · 10^{-7} gH^+ Ionen/l	= 0,000160 mmol/l =	160 nanomol/l
	pH 6,9 = $10^{-6,9}$	= 1,3 · 10^{-7} gH^+ Ionen/l	= 0,000130 mmol/l =	130 nanomol/l
	pH 7,0 = $10^{-7,0}$	= 1,0 · 10^{-7} gH^+ Ionen/l	= 0,000100 mmol/l =	100 nanomol/l
	pH 7,1 = $10^{-7,1}$	= 8,0 · 10^{-8} gH^+ Ionen/l	= 0,000080 mmol/l =	80 nanomol/l
	pH 7,2 = $10^{-7,2}$	= 6,3 · 10^{-8} gH^+ Ionen/l	= 0,000063 mmol/l =	63 nanomol/l
	pH 7,3 = $10^{-7,3}$	= 5,0 · 10^{-8} gH^+ Ionen/l	= 0,000050 mmol/l =	50 nanomol/l
	pH 7,34 = $10^{-7,35}$	= 4,57 · 10^{-8} gH^+ Ionen/l	= 0,000046 mmol/l =	46 nanomol/l
	pH 7,35 = $10^{-7,35}$	= 4,46 · 10^{-8} gH^+ Ionen/l	= 0,000045 mmol/l =	45 nanomol/l
	pH 7,36 = $10^{-7,36}$	= 7,37 · 10^{-8} gH^+ Ionen/l	= 0,000044 mmol/l =	44 nanomol/l
	pH 7,37 = $10^{-7,37}$	= 4,27 · 10^{-8} gH^+ Ionen/l	= 0,000043 mmol/l =	43 nanomol/l
	pH 7,38 = $10^{-7,38}$	= 4,17 · 10^{-8} gH^+ Ionen/l	= 0,000042 mmol/l =	42 nanomol/l
	pH 7,39 = $10^{-7,39}$	= 4,07 · 10^{-8} gH^+ Ionen/l	= 0,000041 mmol/l =	41 nanomol/l
Normal ↑	**pH 7,40 = $10^{-7,40}$ = 3,98 · 10^{-8} gH^+ Ionen/l = 0,000040 mmol/l = 40 nanomol/l**			
	pH 7,41 = $10^{-7,41}$	= 3,89 · 10^{-8} gH^+ Ionen/l	= 0,000039 mmol/l =	39 nanomol/l
	pH 7,42 = $10^{-7,42}$	= 3,80 · 10^{-8} gH^+ Ionen/l	= 0,000038 mmol/l =	38 nanomol/l
	pH 7,43 = $10^{-7,43}$	= 3,72 · 10^{-8} gH^+ Ionen/l	= 0,000037 mmol/l =	37 nanomol/l
	pH 7,44 = $10^{-7,44}$	= 3,63 · 10^{-8} gH^+ Ionen/l	= 0,000036 mmol/l =	36 nanomol/l
	pH 7,45 = $10^{-7,45}$	= 3,55 · 10^{-8} gH^+ Ionen/l	= 0,000036 mmol/l =	36 nanomol/l
↓ Alkalose	pH 7,46 = $10^{-7,46}$	= 3,46 · 10^{-8} gH^+ Ionen/l	= 0,000035 mmol/l =	35 nanomol/l
	pH 7,5 = $10^{-7,5}$	= 3,2 · 10^{-8} gH^+ Ionen/l	= 0,000032 mmol/l =	32 nanomol/l
	pH 7,6 = $10^{-7,6}$	= 2,5 · 10^{-8} gH^+ Ionen/l	= 0,000025 mmol/l =	25 nanomol/l
	pH 7,7 = $10^{-7,7}$	= 2,0 · 10^{-8} gH^+ Ionen/l	= 0,000020 mmol/l =	20 nanomol/l
	pH 7,8 = $10^{-7,8}$	= 1,6 · 10^{-8} gH^+ Ionen/l	= 0,000016 mmol/l =	16 nanomol/l

leicht stolpert. Regelmäßig meint deshalb der unerfahrene Medizinstudent, daß die H^+-Ionen wesentlich exakter als z.B. die K^+-Ionen vom Organismus im Plasma stabil gehalten würden, so lange er sich nicht klar gemacht hat, daß **eine Abnahme des pH-Wertes um 0,3 pH-Einheiten eine Verdopplung der H^+- Ionenkonzentration** bedeutet. (Eine Verdopplung z. B. der Plasma-Kaliumkonzentration kann sehr rasch zum Herzstillstand führen, vgl. S. 38)

Der Organismus ist – wie bei vielen anderen Elektrolyten – nur an eine „relative" Konstanz der H^+-Ionenkonzentration im Blut gebunden. Der **Normwert** für **arterielles Blut (37°C)** liegt bei **pH 7,40 ± 0,05.**

Erniedrigungen der H^+-Ionenkonzentration im arteriellen Blut *unter 36 nanomol/l oder Erhöhungen des pH-Wertes* **über 7,45** werden als **Alkalosen** bezeichnet, während umgekehrt Erhöhung der H^+-Ionenkonzentration über 45 nanomol bzw. *Erniedrigungen des pH-Wertes* **unter 7,35 Azidosen** genannt werden. *Extremwerte, welche akute Lebensgefahr bedeuten, liegen bei 7,0 bzw. 7,8.*

Unser *Stoffwechsel* ist ein *riesiger Säureproduzent*. Unter Grundumsatzbedingungen (vgl. S. 203) werden **pro min** nicht nur **rund 250 ml Sauerstoff verbraucht**, sondern es werden auch **pro min etwa 220 ml CO_2** ausgeatmet, welche im Stoffwechsel entstanden sind. Das ergibt eine CO_2-Produktion von 13,2 Liter/pro Stunde bzw. 316,8 l/pro Tag. Da 22,4 l = 1 mol darstellen, bedeutet dies rund *14 mol CO_2/Tag.* Da

$$CO_2 + H_2O \rightarrow H_2CO_3 \rightarrow H^+ + HCO_3^-$$

bildet, heißt das, daß der *Organismus täglich* mit der Produktion *von 14 mol oder 14 000 000 000 nanomol H^+-Ionen* jede auch noch so relative pH-Konstanz schnell durcheinander bringen könnte, wenn die CO_2-Abgabe (die „Entsorgung") stocken sollte und nicht das Kohlensäure-Puffersystem selbst die größten Sprünge verhindern würde. (Zum Glück handelt es sich bei der **Kohlensäure** um eine **„flüchtige" Säure**, welche wir leicht mit der Atmung „abrauchen" können, im Gegensatz zu allen anderen Säuren, die im Stoffwechsel als *„fixe" Säuren* vorkommen, vgl. S. 150.)

4.5 CO_2-Transport im Blut und Säure-Basen-Haushalt

Die schwach dissoziierte Kohlensäure steht mit ihrem stark dissoziierten (Bikarbonat)- Salz in einem konstanten Verhältnis. Für die Ionenkonzentration gilt daher nach *Massenwirkungsgesetz*:

$$\frac{[H^+] \cdot [HCO_3^-]}{[H_2CO_3]} = k'$$

Auflösung zur hier am meisten interessierenden H^+-Ionenkonzentration

$$[H^+] = k' \frac{[H_2CO_3]}{[HCO_3^-]}$$

Durch beidseitiges Logarithmieren, (wobei die Logarithmenregel gilt, daß Quotienten logarithmiert werden, indem jeweils Zähler und Nenner logarithmiert und subtrahiert werden[26]), gilt:

$$-\log [H^+] = -\log k' - \log \frac{[H_2CO_3]}{[HCO_3^-]}$$

oder

$$pH = pk' + \log \frac{[HCO_3^-]}{[H_2CO_3]}$$

Setzen wir statt der Menge Kohlensäure die gelöste Menge CO_2 in diese Gleichung, gilt ein neuer *pk*-Wert:

$$pH = pk + \log \frac{[HCO_3^-]}{[CO_2]}$$

Weil der Anteil des gelösten Kohlendioxids vom CO_2-Partialdruck bestimmt wird und α den Löslichkeitskoeffizienten angibt, gilt

$$[CO_2] = \alpha \cdot P_{CO_2}$$

Oder:

$$pH = pk + \log \frac{[HCO_3^-]}{\alpha \cdot P_{CO_2}}$$

Der *pk*-Wert für dieses Puffersystem beträgt *6,1*. Für α werden *0,03 mmol · l^{-1} · mmHg^{-1}* angegeben.

Diese Formel hat als **Henderson**[27]- **Hasselbalch'sche**[28] **Gleichung** eine äußerst zentrale Bedeutung für das Verständnis des Säure-Basenhaushaltes erlangt. *Kennt man dieses Puffersystem, kann man – wegen seiner großen quantitativen Bedeutung – auch ermitteln, ob im Organismus die H^+-Ionen-Produktion oder deren Entsorgung gestört ist.*

Die praktische Bedeutung liegt dabei darin, daß aus einem geschickt entnommenen Tröpfchen Blut vom Ohrläppchen und mit Hilfe von pH- und P_{CO_2}-Elektroden zwei Größen der Henderson-Hasselbalch'schen Gleichung direkt gemessen werden können, während die 3. Größe, die *Konzentration der Bikarbonationen* leicht auszurechnen ist.

Ein *Beispiel* möge dies erläutern:
Gemessen im arteriellen Blut (gut geriebenes, also rotes – hyperämisiertes Ohrläppchen!):
pH = 7,4
P_{CO_2} = 40 mmHg
Errechnet durch Umformung der Henderson-Hasselbalch'schen Gleichung:

$\log [HCO_3^-] = pH - 6,1 + \log [\alpha \cdot P_{CO_2}]$
$\log [HCO_3^-] = 7,4 - 6,1 + \log [0,03 \cdot 40]$
$\log [HCO_3^-] = 1,379$
$[HCO_3^-] = 23,98$ mmol/l

Die Dimension ergibt sich aus α [mmol · l^{-1} · mmHg^{-1}] und P_{CO_2} [mmHg], wobei sich die Einheit mmHg herauskürzt.

Es hat nicht an Versuchen gefehlt, die Henderson-Hasselbalch'sche Gleichung graphisch darzustellen bzw. graphische Lösungen zum täglichen Gebrauch anzubieten. Abb. 4.13 zeigt ein derartiges Beispiel: Ein **„Leiternomogramm"**, welches auf der mittleren Leiter den pH-Wert in üblichem Maßstab und auf den äußeren Leitern die Bikarbonat-Konzentration und den CO_2-Partialdruck in logarithmischen Maßstäben zeigt. Wie die Henderson-Hasselbalch'sche Gleichung fordert, müssen diese Maßstäbe in entgegengesetzten Richtungen verlaufen. Es genügt hierbei, 2 Meßpunkte auf 2 verschiedenen Skalen einzutragen, dann erlaubt eine Gerade (oder das Anlegen eines Lineals) den gewünschten Wert (ohne lästige Rechnerei) direkt abzulesen.

---

(26) z. B.:
$+ \log \frac{[H_2CO_3]}{[HCO_3^-]} = \log [H_2CO_3] - \log [HCO_3^-]$
$= -\log \frac{[HCO_3^-]}{[H_2CO_3]}$

(27) Lawrence Joseph Henderson, (1878-1942) amerik. Biochemiker, Harvard Medical School.
(28) Karl Hasselbalch, dän. Biochemiker.

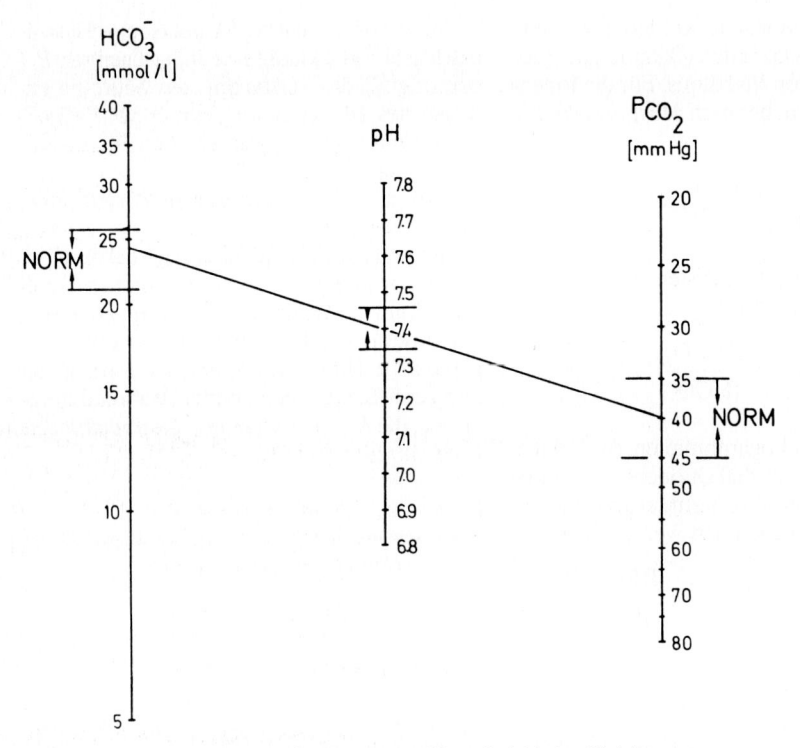

Abb. 4.13. Leiternomogramm für Henderson-Hasselbalch'sche Gleichung

Lassen wir einmal ein Lineal um den pH-Wert 7,4 kreisen (vgl. Abb. 4.14), können wir mit einem Blick erkennen, welche Kombinationen aus CO$_2$-Partialdruck und Bikarbonat-Konzentration bei diesem Puffersystem möglich sind, ohne daß sich dabei der pH-Wert ändert.

Machen wir uns dies an der Henderson-Hasselbalch'schen Gleichung klar, so gilt

$$pH = pk + \log \frac{[HCO_3^-]}{\alpha \cdot P_{CO_2}}$$

oder

$$7,4 = 6,1 + 1,3$$

Wenn der Logarithmus 1,3 sein soll, muß der Numerus 20 gewesen sein. Oder: Das Verhältnis von Bikarbonat zu freier Säure muß bei einem pH 7,4 gerade 20 zu 1 sein. Soll – wie in unserer Abbildung – der pH mit 7,4 gleich bleiben, muß HCO$_3^-$ und P$_{CO_2}$ stets im gleichen Verhältnis (20:1) variieren. (Um das zu überprüfen, müssen wir den P$_{CO_2}$ jeweils mit α (=0,03) multiplizieren.) Praktisch heißt das, wir müssen dem System jeweils sowohl P$_{CO_2}$ wie HCO$_3^-$ entziehen oder hinzufügen.

Die Abb. 4.13 enthält außerdem die Verbindungslinie der Normwerte, mit Anzeige des **Standardbikarbonats**. Definitionsgemäß versteht man darunter **diejenige Bikarbonatkonzentration** im **Sauerstoff-gesättigten Blut (bei 37°C)**, welche man mißt, *wenn* man dieses Blut *mit demjenigen CO$_2$ ins Gleichgewicht* bringt (also schüttelt bzw. überschichtet), welches exakt einen **Partialdruck von 40 mmHg** besitzt. *Bei einer normalen Stoffwechsel-Situation* mißt man unter diesen Bedingungen gerade einen *pH von 7,4*, und Standardbikarbonat muß deshalb – sonst würde die Henderson-Hasselbalch'sche Gleichung nicht erfüllt sein – **24 mmol/l** (oder exakt 23,9) betragen.

Daß *sowohl das Blutplasma wie* erst recht das *Hämoglobin* selbst außerordentlich bedeutsame **Pufferfunktion** haben, kann man experimentell ermitteln, wenn man Blut mit anderen CO$_2$-Partialdrucken als gerade 40 mmHg äquilibriert. Abb. 4.15 zeigt die Situation bei Erniedrigung des CO$_2$-Druckes. Hierbei handelt es sich um Zustände, wie sie in der Klinik als **respiratorische Alkalose** beobachtet werden. *Ausgelöst* werden diese durch *Hyperventilation* mit ver-

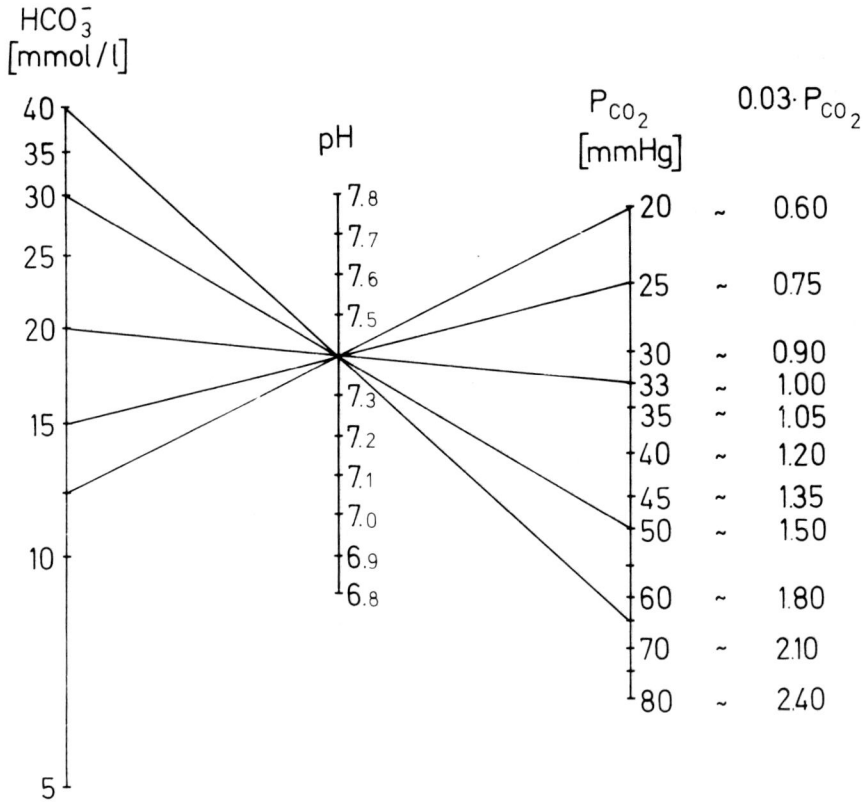

Abb. 4.14. Bikarbonat- und CO_2-Partialdruckkombinationen bei unverändertem pH (vgl. Text)

mehrtem „Abrauchen" von CO_2[29]. Als Gründe hierfür kommen meist *Entzündungen des Gehirns* sowie der Hirnhäute in Frage, aber u. a. auch z. B. *Sauerstoff-Mangel* (vgl. S. 162) beim Aufenthalt in großen Höhen sowie eine *übermäßige künstliche Beatmung* beim Ausfall der Spontanatmung. Wäre das System nicht gepuffert, würden wir gleich gebliebene Bikarbonatkonzentrationen erwarten (oberste Kurve). Aber bereits der *Bikarbonatpuffer* selbst sowie die *Plasmaeiweiße* steuern der Alkalose entgegen, so daß wir eine geringere Alkalose und damit einen *deutlichen Puffereffekt* des Plasmas messen können. *Je mehr Hämoglobin nun das Blut enthält, desto geringer fällt die respiratorische Alkalose aus.* Das Hämoglobin selbst hat also einen ganz beträchtlichen Puffereffekt. Die unterste Kurve wurde so nach experimentell ermittelten Daten gezeichnet[30]. Um die Dinge nicht zu sehr zu komplizieren, haben wir die Verhältnisse für „normale" Hämoglobinwerte (15 g%) (vgl. S. 11) eingesetzt. Außerdem handelt es sich beim Hämoglobin um *Oxyhämoglobin*, also um volle Sauerstoff-Sättigung, welche üblicherweise *zur Standardisierung* eingesetzt wird. Man muß nämlich wissen, daß *Oxyhämoglobin* selbst *gegenüber desoxygeniertem Hämoglobin mehr saure Valenzen besitzt*, also weniger H^+-Ionen „abfangen" (puffern) kann als reduziertes Hämoglobin (als Haldane-Effekt wird uns dies noch beschäftigen, vgl. S. 155).

Abb. 4.16 zeigt die Puffereffekte für Plasma und Blut bei einer Verdopplung des CO_2-Drucks. Ohne Puffer erwarten wir dadurch auch eine Verdopplung der H^+-Ionenkonzentration. In der Tat zeigt die pH-Skala mit der Abnahme

---

(29) Man bezeichnet Zustände mit verminderter Kohlensäurespannung auch als „**Hypokapnie**" (griech.: Kapnos = Dampf), den Gegensatz als **Hyperkapnie**.

(30) Siggaard-Andersen, Ole: The Acid-Base Status of the Blood, 4th Edition, Munksgaard, Copenhagen (1976).

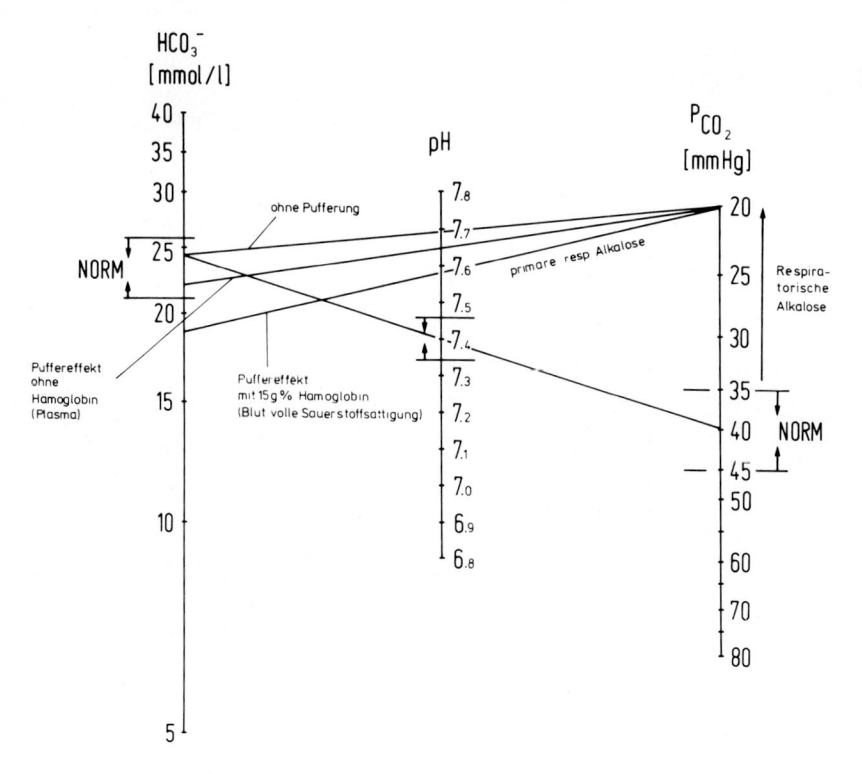

Abb. 4.15. Respiratorische Alkalose (bei Hyperventilation) mit den Puffereffekten des Bikarbonats und der Plasmaeiweiße (mittlere Kurve) sowie den Puffereffekten des Hämoglobins (untere Kurve) auf pH und Bikarbonat

um 0,3 pH-Einheiten diese Verdopplung an (vgl. S. 144), (für die umgekehrte Richtung gilt das ebenso, vgl. Abb. 4.15). Auch hier handelt es sich nicht allein um eine experimentelle, sondern vielmehr um eine wichtige klinische Situation, welche vielfältige Gründe haben kann. Gemeinsam ist allen — primären — **respiratorischen Azidosen** eine *Verminderung der alveolären Ventilation* mit Erhöhung des P_{CO_2}=**Hyperkapnie**. Ausgelöst kann diese z. B. durch *chronische* oder akute *Lungenerkrankungen* sein. Insbesondere das *Lungen-Emphysem* mit chronischer Emphysembronchitis verursacht in schweren Fällen eine respiratorische Azidose, ebenso auch schwere Fälle von *Asthma bronchiale*. Auf der anderen Seite können auch zentrale Störungen der Atmungsregulation, insbesondere *Schlafmittelvergiftungen* die alveoläre Ventilation einschränken und zu respiratorischen Azidosen führen. In Abb. 4.16 sind die Puffereffekte von Plasma und oxygeniertem Blut bei Verdopplung des P_{CO_2} dargestellt.

Aus Abb. 4.15 und 4.16 erkennen wir, daß offenbar bei Verdopplung oder Halbierung der normalen Kohlensäure-Konzentration 1/3 der H^+-Ionen-Abweichung mit dem Puffersystem des Blutes aufgefangen werden kann. Trotzdem bleiben die Abweichungen vom normalen pH-Wert für den Organismus (d. h. für das pH-Optimum zellulärer Stoffwechselvorgänge) ungünstig, so daß langfristig eine Normalisierung über den Elektrolytstoffwechsel der Niere versucht wird.

Man spricht von **metabolischer Kompensation** und meint damit die *Fähigkeit der Niere, die tubuläre Bikarbonat-Resorption dem jeweiligen Bedarf anzupassen*. Den Mechanismus im einzelnen beschreiben wir hierzu unter dem Thema Niere (vgl. S. 257). In unserem Nomogramm (Abb. 4.17) sehen wir, in welchem Umfang bei *respiratorischer Alkalose* „kompensatorisch" alkalische Valenzen – also Bikarbonat –

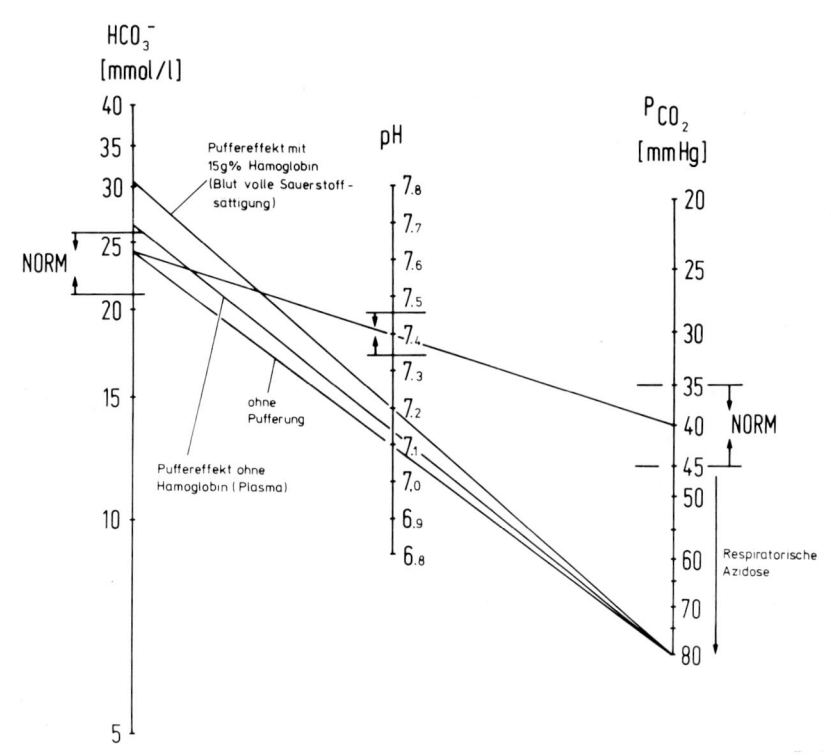

Abb. 4.16. Respiratorische Azidose (bei Hypoventilation) mit den entsprechenden Puffereffekten (vgl. Abb. 4.15.)

reduziert (d. h. *mit dem Harn ausgeschieden*) werden müssen, damit wieder ein pH von 7,4 erreicht wird. Die neue Gerade, welche trotz erniedrigtem P_{CO_2} einen normalen pH-Wert von 7,4 zeigt, ergibt sich wieder aus der Henderson-Hasselbalch'schen Gleichung. *Zusätzlich wurde in dieses Diagramm aber noch eingetragen, wieviel basische Valenzen nun tatsächlich einem sauerstoffgesättigten Blut mit einer Hämoglobinkonzentration von 15% entzogen werden mußten, damit dieses Blut einen pH von 7,4 besitzen kann.* Wir sehen, daß dies 10 mmol sind, welche als Bikarbonat-Ionen dem System entzogen werden müssen, wenn auch die aktuelle Bikarbonat-Ionenkonzentration nur um einen wesentlich geringeren Betrag gesunken ist. Diese tatsächlich gemessenen 10 mmol bezeichnet man als **Base excess (BE)** oder **Basenüberschuß**, welcher selbst positiv oder negativ sein kann (hier: negativ). Der Wert selbst gibt praktisch die *Abweichung vom Normwert der* **Gesamtpufferbasen** an. Unter diesem Stichwort faßt man nämlich *alle basischen Valenzen des Blutes* zusammen, also sowohl die *Bikarbonationen* wie auch die basischen Valenzen des *Hämoglobins* sowie der *Plasmaeiweißkörper*. Unter Standardbedingungen (37°C, volle Sauerstoff-Sättigung des Hämoglobins und $P_{CO_2}=40$ mmHg) betragen die *Gesamtpufferbasen* **48 mmol** *pro Liter Blut* (Normwert bei 15 g Hämoglobin pro 100 ml Blut), also gerade das Doppelte der Standardbikarbonat-Konzentration von 24 mmol. Standardbikarbonat (vgl. S. 146) kann aus der gleichen Graphik – gezeichnet nach Vorlagen von Siggaard-Andersen – abgelesen werden, wenn man P_{CO_2} bei 40 mmHg mit dem Base excess verbindet. *Standardbikarbonat muß infolge der metabolischen Kompensation einer respiratorischen Alkalose erniedrigt sein.*

Man hat es also heute mit Hilfe von pH und P_{CO_2}-Messungen (über entsprechende Elektroden) sowie mit Bestimmung der Hb-Konzentration (einschließlich Kenntnis dessen Sauerstoffsättigung) gar nicht mehr nötig, das Blut mit

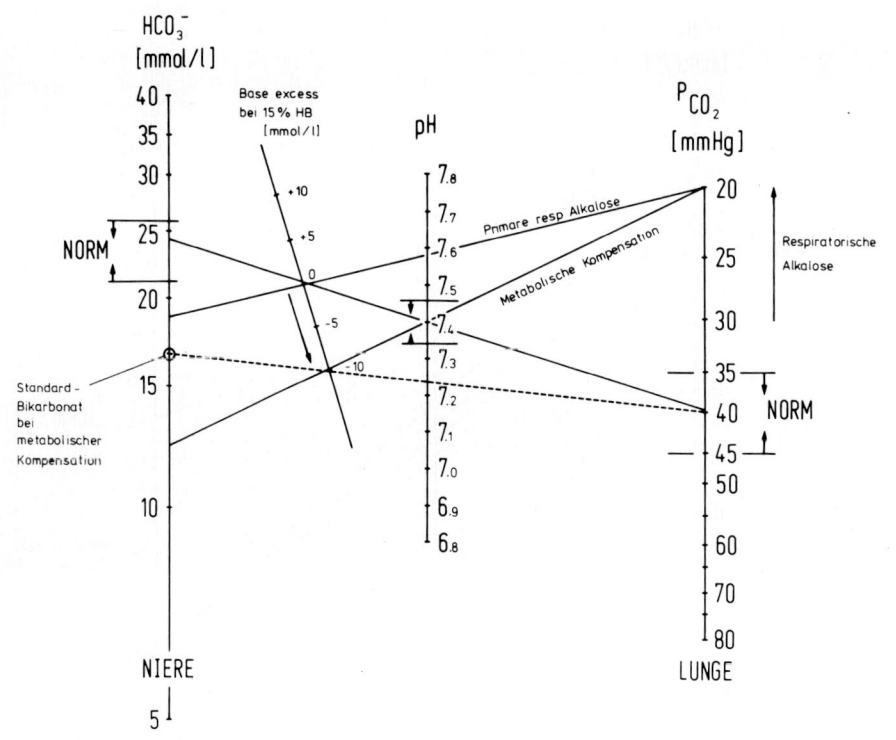

Abb. 4.17. Respiratorische Alkalose mit metabolischer Kompensation; gleichzeitig ist der Base excess sowie Standardbikarbonat eingetragen (nach Meßwerten von Siggaard-Andersen)

CO_2 von 40 mmHg zu äquilibrieren. Einmal erhobene Meßdaten erlauben, aus Nomogrammen – wie dem hier dargestellten – Base excess sowie Standardbikarbonat direkt abzulesen.

Wichtig ist aber, sich die Zusammenhänge klarzumachen, weil man *aus* den *pH-Werten* des Blutes allein keine Diagnose stellen kann, sondern erst in der Kombination mit P_{CO_2} und Standardbikarbonat oder moderner – weil genauer – mit dem *Base excess* eine *eindeutige Diagnose des Säure-Basenstatus* möglich ist.

Nahezu spiegelbildlich sind die Verhältnisse bei der **metabolischen Kompensation einer respiratorischen Azidose** (vgl. Abb. 4.18). Der Organismus – d. h. die *Niere* – muß die tubuläre *Bikarbonat-Reabsorption steigern,* um den pH-Wert wieder zu normalisieren. Hierbei fällt auf, daß *bei Alkalosen BE und Abweichung des Standardbikarbonates vom Normwert untereinander stärker abweichen als im azidotischen Bereich* (vgl. Abb. 4.18), was an den Puffereigen-schaften des Hämoglobins liegt. Dies ist die eigentliche Berechtigung für den moderneren Wert: Base excess.

Von einer primären **metabolischen Azidose** spricht man bei akutem Abfall der HCO_3-Ionenkonzentration, wie er bei vermehrtem Anfall von „fixen" Säuren im Organismus auftritt (vgl. Abb. 4.19). Typisches Beispiel hierfür ist der Anfall von Ketonkörpern beim *diabetischen Koma,* welche durch Bikarbonat neutralisiert werden müssen. Man spricht geradezu von einer „*Ketoazidose".* Daneben kann aber auch *Milchsäure* eine „*Laktazidose"* hervorrufen, wenn bei anaerober Glykolyse vermehrt Milchsäure anfällt. Dies kann durch Sauerstoffmangel im Gewebe (z. B. infolge eines Mangels an zirkulierendem Blutvolumen bei hämorrhagischem Schock) ausgelöst sein. Aber auch der *Verlust von Bikarbonat bei Durchfällen* oder tubulären Reabsorptionsstörungen (auch infolge übermäßiger Diuretika-Therapie) können eine primäre metaboli-

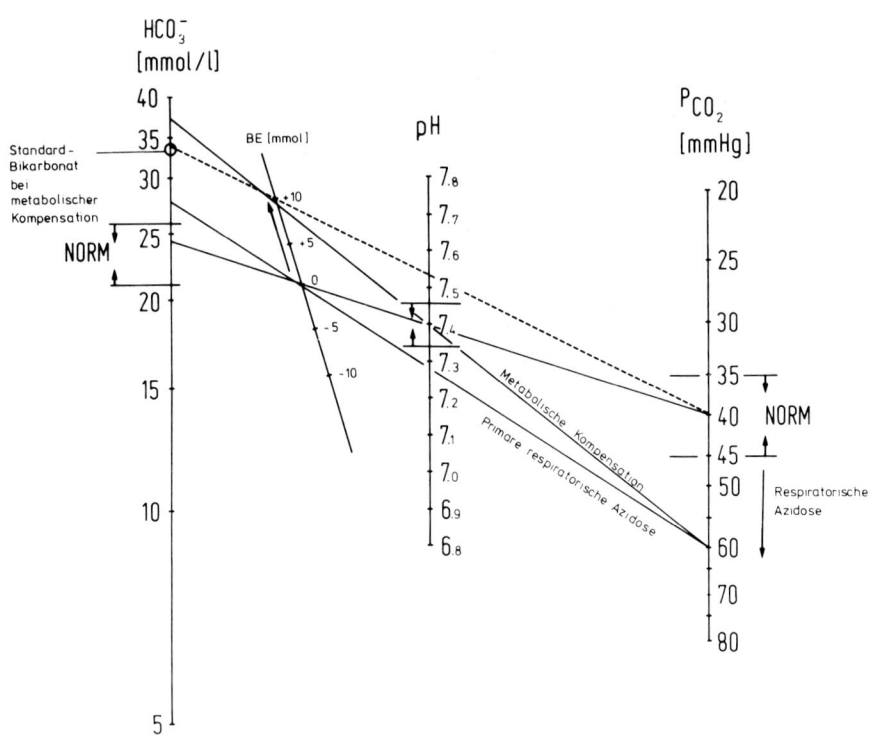

Abb. 4.18. Respiratorische Azidose und metabolische Kompensation (vgl. Abb. 4.17)

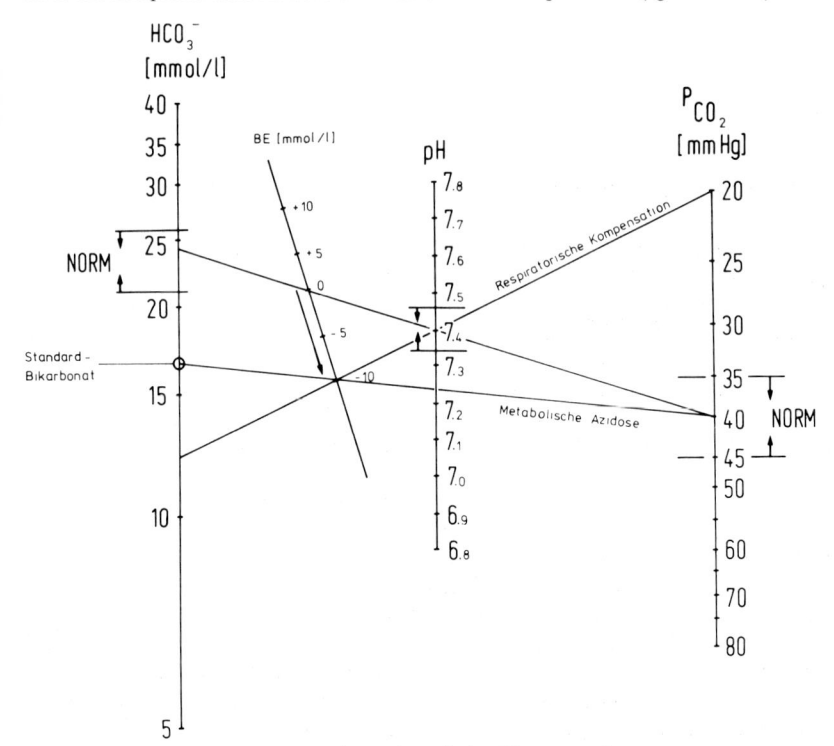

Abb. 4.19. Metabolische Azidose mit respiratorischer Kompensation

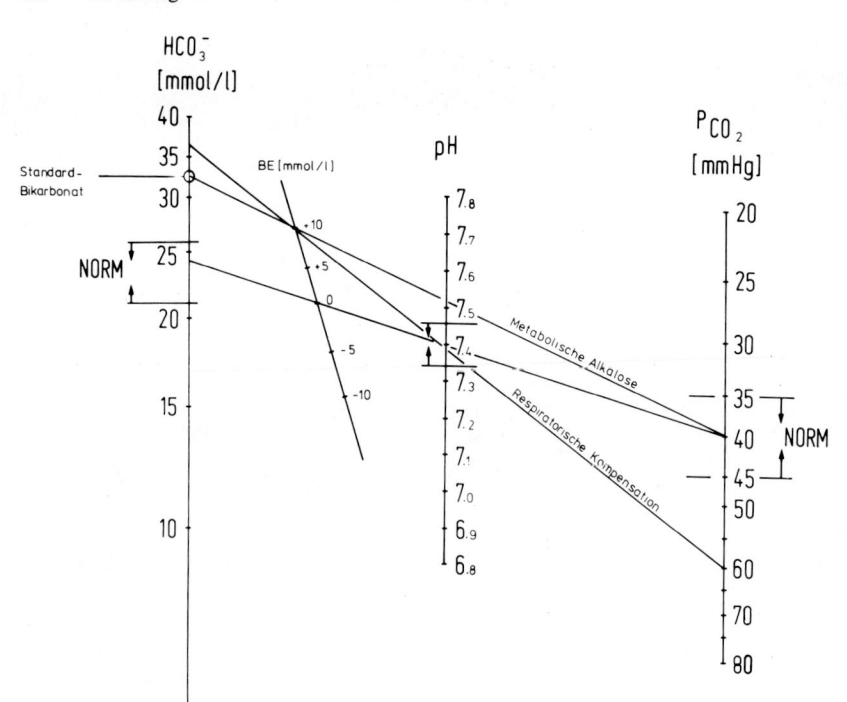

Abb. 4.20. Metabolische Alkalose mit respiratorischer Kompensation

sche Azidose auslösen. Bei der primären *metabolischen Azidose* ist zunächst *die aktuelle und die Standard-Bikarbonat*-Konzentration gleichermaßen erniedrigt. Sowohl H^+-Ionen-Anstieg wie Sauerstoffmangel aktivieren allerdings sehr rasch die Chemorezeptoren, welche die Atmung steuern (vgl. S. 158), so daß die nun einsetzende **Hyperventilation** den P_{CO_2} sinken läßt, was als **respiratorische Kompensation** den pH-Wert wieder in normale Bereiche verlagern kann, (während die aktuelle Bikarbonat-Konzentration weiter sinkt). *Standardbikarbonat* wird *durch* eine *respiratorische Kompensation nicht verändert*.

Als letzte Variation besprechen wir die **metabolische Alkalose** (vgl. Abb. 4.20). Bekanntestes Beispiel hierfür ist der übermäßige *Verlust saurer Valenzen* durch gehäuftes *Erbrechen* und damit *Salzsäure-Verlust*. Daneben können *renale Störungen* mit übermäßiger *Aldosteron-Produktion* zu vermehrter Reabsorption alkalischer Valenzen führen. Standardbikarbonat sowie BE steigen unter diesen Bedingungen. Eine Reduktion des Atemantriebs führt zu einer *respiratorischen Kompensation* durch Drosselung der alveolären Ventilation und Anstieg des P_{CO_2}.

Schließlich muß man nicht erwarten, daß entsprechend unserer Schemata alle Kompensationen in der Klinik auch so komplett erfolgen, wie man das leicht mit dem Lineal einstellen kann. Alle Übergänge sind möglich, wobei der Zusatz *„teilweise kompensiert"* leicht verwirrt. Um dies zu vermeiden, sollte man sich die grundsätzlichen Richtungen der Veränderungen eben doch klar gemacht haben. Unsere Abb. 4.21 faßt diese Richtungen nochmals zusammen.

Nachdem wir bereits einen Überblick über den **CO_2-Transport** im Blut und den allgemeinen Zusammenhang zwischen CO_2-Transport und Säure-Basen-Haushalt gewonnen haben, wollen wir nun noch etwas detaillierter den *Weg des CO_2 vom Ort seiner Produktion bis zum Abatmen mit der Lunge* verfolgen (vgl. Abb. 4.22): *Das im Zellstoffwechsel gebildete CO_2 diffundiert als physikalisch gelöstes CO_2 aus der Zelle*, muß in gleicher Form das Interstitium und die Kapillarwand passieren, um durch einen ganz

Abb. 4.21. Übersicht über respiratorische und metabolische Veränderungen des pH, P_{CO_2} und Base excess und die entsprechenden Kompensationen (vgl. Steinhausen, Physiologie, W. Kohlhammer, Stuttgart 1989)

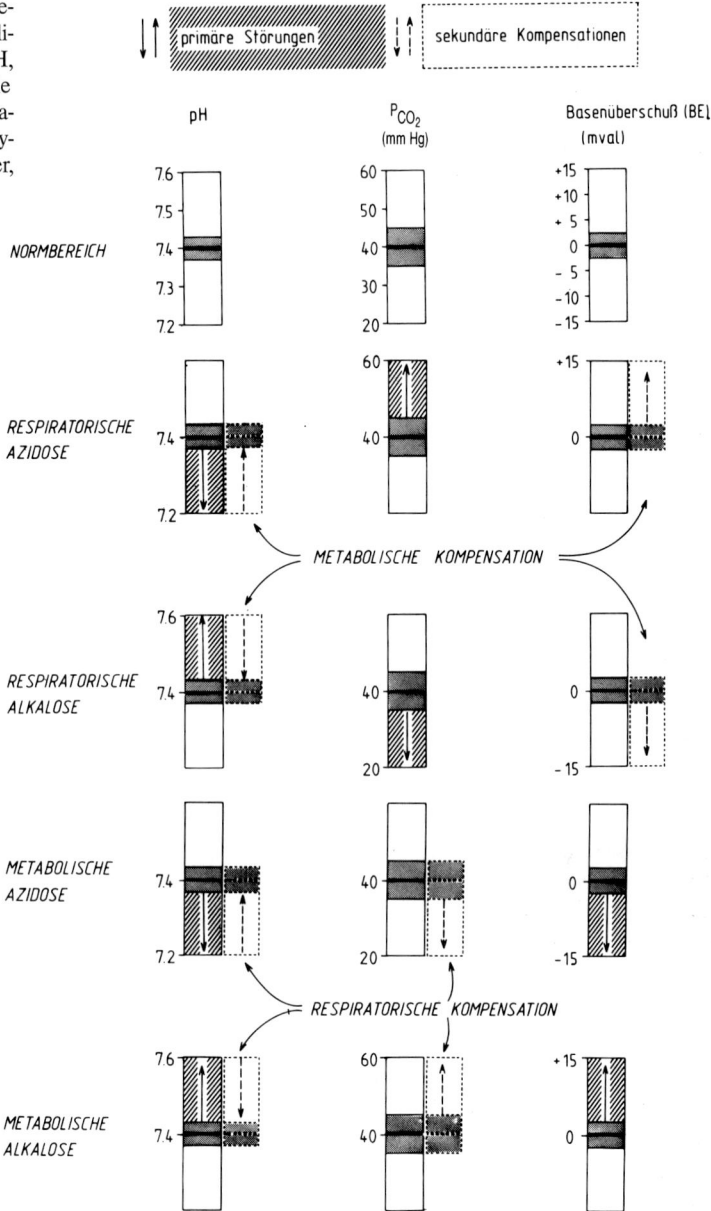

dünnen Plasmasaum (den sog. „*Plasmarandsaum*" der Kapillaren) schließlich den Erythrozyten zu erreichen. Zwar ist die *physikalische Löslichkeit von CO_2 fast 20 mal besser als die von O_2*, aber trotzdem würden wir ohne Erythrozyten nicht nur an einem Sauerstoffmangel ersticken, sondern auch in unserem eigenen CO_2 ertrinken. *Erst in den Erythrozyten wird CO_2 mit Wasser schnell hydriert*, so daß ionale Transportformen entstehen können. Das Ferment, welches diesem Vorgang die für die Biologie notwendige Beschleunigung erteilt, ist die **Carboanhydrase**. Carboanhydrase (= Carbonatdehydratase oder Carbonathydrolyase) ist ein zinkhaltiges Protein, welches mit 13 bis 14 mg pro g Hämoglobin zwar nur den 100sten Teil an Protein

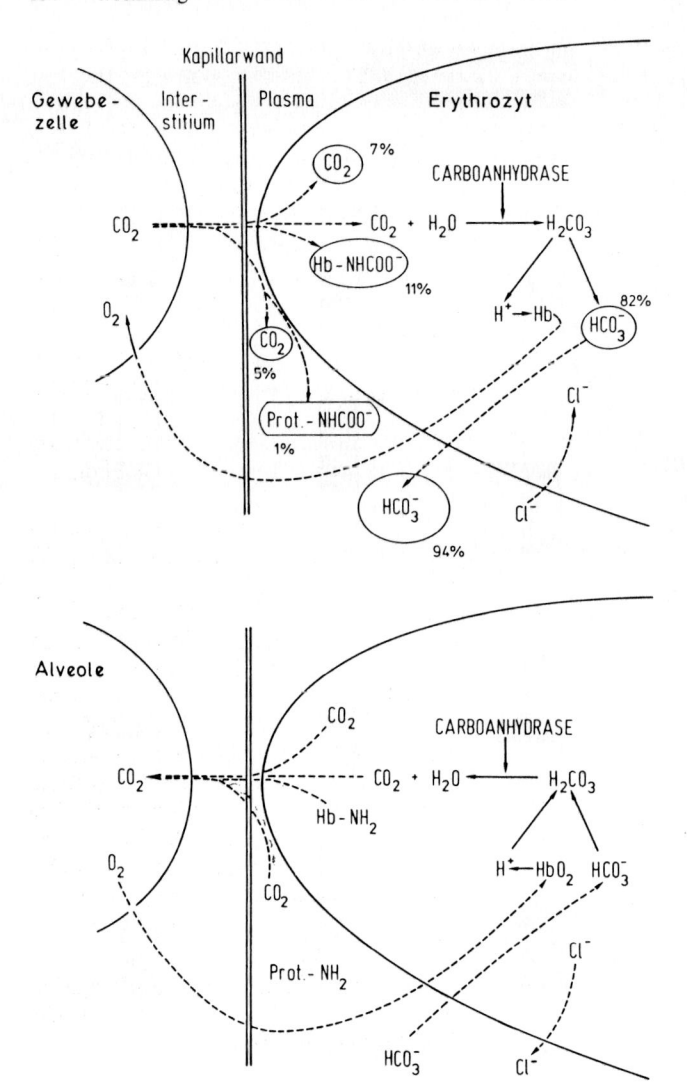

Abb. 4.22. Schematische Darstellung der CO_2-Aufnahme des Blutes im Gewebe (oberer Teil) und CO_2-Abgabe vom Blut an die Lunge (unterer Teil), für Prozentangaben vgl. Tab. 4.6.

im Erythrozyten ausmacht, aber trotzdem den mengenmäßig 2. Platz der Proteine im sonst relativ enzymarmen Erythrozyten einnimmt. Auch die proximalen Tubuli der Niere sowie der Intestinaltrakt besitzen Carboanhydrase (vgl. S. 181), deren Bedeutung darin liegt, die geringe physikalische Löslichkeit von CO_2 „zu überspielen". Hat also CO_2 per diffusionem das Erythrozyteninnere erreicht, katalysiert das Enzym Carboanhydrase den Vorgang

$$CO_2 + H_2O \rightarrow H_2CO_3.$$

Die Dissoziation von H_2CO_3 in H^+ und HCO_3^- erfolgt so rasch, daß dazu kein eigenes Enzym notwendig ist. Die H^+-*Ionen* können dabei *vom Hämoglobin gepuffert* werden (insbesondere von seinen Histidin-Anteilen), während die *Bikarbonationen zur Diffusion ins Plasma „anstehen".*

Allerdings wäre diese Auswärtsdiffusion negativ geladener Bikarbonat-Ionen nur dann unproblematisch, wenn diese Ionen positive Ladungen, z. B. K^+- oder Na^+-Ionen mitnehmen könnten. Die Erythrozyten-*Membranen* haben aber – wie alle übrigen Zellmembranen – eine ganz begrenzte *Kationenpermeabilität* (auch hier sorgen Natrium- und Kalium-Pumpen für die Aufrechterhaltung von stabilen Kationen-Konzentrationsunterschieden). Zum Ladungsausgleich muß also andere negative Ladung in die Zelle diffundieren bzw. gegen Bikarbonat ausgetauscht werden. Als Ion ist hierfür mengenmäßig am geeignetsten: Chlorid. (Diese *Chloridverschiebung* wird auch nach ihrem Erstbeschreiber als „**Hamburger**[32]**-shift**" bezeichnet.[32a]) Weil Diffusionen über kurze Strecken sehr rasch erfolgen, steht der gesamte Vorgang auch bei der CO_2-Abgabe in den Alveolen in der umgekehrten Richtung zur Verfügung.

Ein Teil des CO_2 wird aber auch – reversibel, in Abhängigkeit vom P_{CO2}-Druck – *direkt an Aminogruppen des Hämoglobins* gebunden:

$$CO_2 + HbNH_2 \rightleftarrows Hb\ NHCOO^- + H^+$$

Vergleicht man das Plasma mit den Erythrozyten, kann man aus Blut, welches unter Luftabschluß entnommen wurde, mit starken Säuren folgende CO_2-Anteile extrahieren:[33]

Tab. 4.6. CO_2-Verteilung in Plasma und Erythrozyten

	Plasma	Erythrozyten
physikalisch gelöstes CO_2	5 %	7 %
CO_2 als Bikarbonat gelöst	94 %	82 %
CO_2 in Carbaminoverbindungen	1 %	11 %

Im Plasma ist der CO_2-Transport in Carbaminoverbindung mit Plasmaproteinen, wie wir aus dieser Aufstellung entnehmen, praktisch zu vernachlässigen. Wichtig ist dagegen auch hier der

---

(32) Hamburger (1859-1924), holl. physiol. Chemiker.
(32a) Mit dem Chlorideinstrom steigt der osmotische Druck im Erythrozyten, so daß extrazelluläres Wasser in den Erythrozyten einströmt. Je nach Größe des Chlorideinstroms (z. B. erhöht bei respiratorischer Azidose) kann es durch diesen Wassereinstrom zu einer Erythrozytenschwellung mit erhöhter Viskosität des Blutes kommen.
(33) vgl. Wissenschaftliche Tabelle Geigy, Teilband Hämatologie und Humangenetik, 8. Auflage, Basel, 1979.

Sowohl wegen seiner klinischen Bedeutung wie auch wegen häufiger Verständnisschwierigkeiten bei Medizinstudenten ist der „Säure-Basenhaushalt" besonders beliebtes Prüfungsthema.

Hinweis, daß *Oxyhämoglobin* im Gegensatz zu desoxygeniertem Hämoglobin *eine stärkere Säure* ist und daher *weniger CO_2 transportieren kann* als reduziertes Hämoglobin. Als „**Haldane**[34]**-Effekt**" ist dies für den CO_2-Transport äußerst zweckmäßig, weil so während der Passage des venösen Blutes durch die alveolären Kapillaren und Oxygenierung des Blutes CO_2 förmlich „ausgetrieben" werden kann, während im Sauerstoff verbrauchenden Gewebe der Sauerstofflieferant sich selbst gleichzeitig mit seiner Ablieferungstat zur besseren Entsorgung „umrüstet" und zur Entgegennahme der Abfallprodukte bereit ist.

Betrachten wir die **CO_2-Bindungskurve** des Blutes, zeigt sie im Gegensatz zur O_2-Bindungskurve keine S-Form, dafür *große Unterschiede in der Bindungskapazität bei unterschiedlichen Graden der Sauerstoff-Sättigung*, wie Abb. 4.23 zeigt.

Erinnert man sich, daß nur 20 Vol% Sauerstoff im Vollblut gebunden werden können, so erkennt man aus Abb. 4.23, daß insgesamt die CO_2-Kapazität doppelt so hoch wie die O_2-Bindungskapazität ist. Die Abb. 4.23 zeigt die Unterschiede relativ niedrigster CO_2-Bindungskapazität und dem erheblichen Sprung für venöses Mischblut, welches immer noch rund 70% O_2-Sättigung (vgl. S. 141) enthält. *Bei größeren arteriovenösen Sauerstoff-Differenzen erhöht sich die CO_2-Bindungskapazität erheblich.*

Für neuere, aber keineswegs allgemein akzeptierte Konzepte sei auf das Buch von Stewart (vgl. weiterführende Literatur) hingewiesen.

---

(34) John Scott Haldane, brit. Physiologe (1860-1936), entwickelte ausgezeichnete Apparatur zur Messung der Blutgase, bewies die Wirkung von CO_2 auf die zentrale Atemrhythmik.

Prüfungsfragen zu diesem Abschnitt finden Sie im Anhang unter den Ziffern: 4.5 ff.

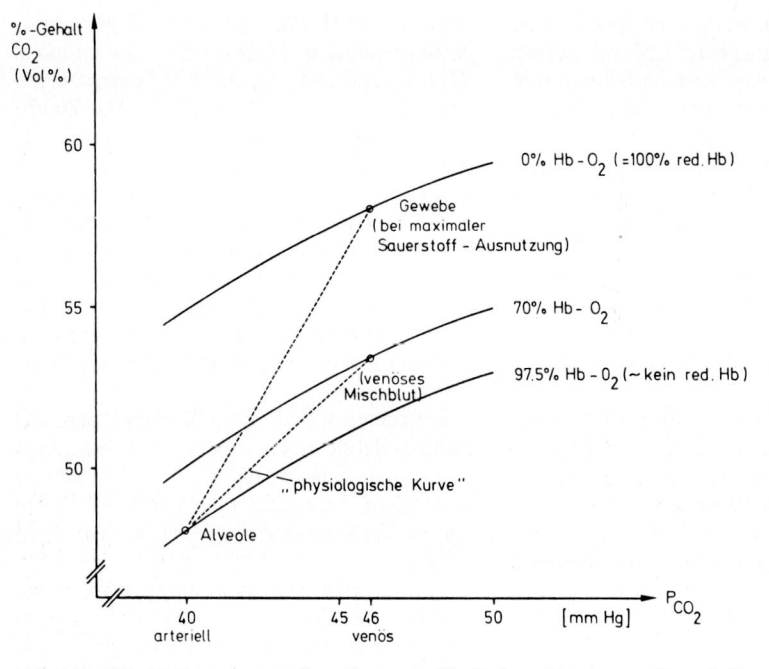

Abb. 4.23. CO_2-Bindungskurven für voll sauerstoffgesättigtes Blut (untere Kurve), für venöses Mischblut (mittlere Kurve) und Blut mit vollständig reduziertem Hämoglobin (obere Kurve)

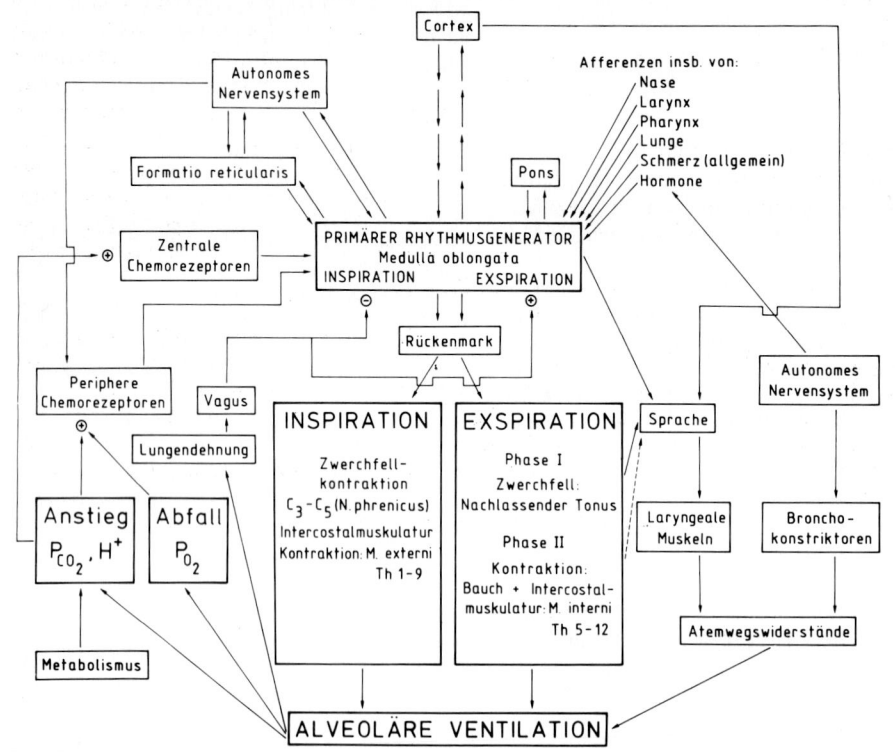

Abb. 4.24. Schematische Darstellung der wichtigsten Vorgänge bei der Atmungsregulation (mit freundlicher Unterstützung durch D. Richter, Göttingen)

4.6 Atmungsregulation

Atemzentren Medulläre Atemzentren.
und Atemreize Rückgekoppelte Atemreize (Lungendehnungsrezeptoren, periphere und zentrale Chemorezeption).
Nicht-rückgekoppelte Atemreize (z. B. willkürliche Beeinflussung der Atmung, Einflüsse von Temperatur- und Schmerzrezeptoren).

Die hervorragende Bedeutung des verlängerten Rückenmarkes für alle Lebensfunktionen ist zumindest seit dem Ende des 18. und Beginn des 19. Jahrhunderts den Physiologen bekannt. Es hat dabei nicht an Versuchen gefehlt, durch „neurochirurgische" Schnitte herauszufinden, wieviel man vom Gehirn abtrennen kann, um schließlich die Atmung zum Stillstand zu bringen. *Im Gegensatz zum Kreislauf, welcher über das Zentrum „nur" gesteuert wird,* **benötigt** *die* **Atmung vom Zentrum** *ihren* **Antrieb.** *Trennt man die Medulla oblongata vom übrigen Rückenmark,* fehlt dieser Antrieb, und es kommt sofort zum *Atemstillstand*[37]. Inzwischen kann man innerhalb der **Medulla oblongata** (und zwar beiderseits) Neuronenpopulationen unterscheiden, welche auf den **inspiratorischen und** – davon auch räumlich differenzierbar – auf den **exspiratorischen Atemantrieb** spezialisiert sind. Über Leitungsbahnen geben diese ihre Informationen schließlich an die Spinalnerven weiter, speziell an die *Nn. phrenici,* aber auch an viele andere motorische Fasern aus dem Cervicalbereich, welche die Atemmuskulatur innervieren. Daneben gibt es auch Verbindungen über Hirnnerven zum Beispiel zur Innervation der Nasenflügel oder zum Kehlkopf und auch direkte Verbindungen „aufwärts" zu pontinen Strukturen. Daß die Dinge im einzelnen auch hier wesentlich komplizierter sind, versteht sich fast von selbst, wenn man sich überlegt, daß die *Antriebe in rhythmischem Wechsel exakt aufeinander abgestimmt* sein müssen. In- und exspiratorische Neurone sind denn auch mit einer Fülle von Interneuronen untereinander verschaltet, wobei hemmende Faktoren genauso wichtig sind wie erregende. Die „*Rhythmogenese*" selbst ist bis heute ein keineswegs abgeschlossenes Forschungsthema.

Inzwischen kann man sogar mit Mikroelektroden lokal elektrisch reizen (so sind exspiratorische von inspiratorischen Arealen getrennt worden) oder – noch moderner – von einzelnen Nervenzellen ihre Aktionspotentiale direkt ableiten: *Exspiratorische Neurone „feuern" während der Exspiration und vice versa.* Eine schematische Übersicht der wichtigsten an der Atmungsregulation beteiligten Strukturen und Faktoren gibt Abb. 4.24.

---

(37) Bereits 1760 sah A. C. Lorry (1726-1783) den sofortigen Tod des Versuchstieres bei Verletzung des verlängerten Rückenmarkes. Als eigentlicher Entdecker des „Lebensknotens", des nœud vital (1837) und damit als Entdecker des medullären Atemzentrums gilt der franz. Physiologe Marie Jean Pierre Flourens (1798-1867).

Oberhalb des wichtigsten — vitalen — medullären oder genauer „*bulbären*"[39] *Atemzentrums* mit verschiedensten heute lokalisierbaren Struktureinheiten, liegen im Bereich unmittelbar darüber — *in der Brücke* (**Pons**) — ebenfalls Neuronenpopulationen, deren mechanische *Abtrennung* ganz *charakterische Störungen der Atemrhythmik* verursacht.

Legt man einen *Schnitt durch das obere Drittel der Brückenregion* (2/3 der Brücke sind jetzt noch mit der Medulla oblongata verbunden) *und durchtrennt man gleichzeitig beide Nervi vagi,* erhält man ein massives *Überwiegen der Inspiration* (bis zum inspiratorischen Atemstillstand) mit leichten exspiratorischen Unterbrechungen. Man spricht von *„Apneusis"* und sogar von einem *apneustischen Zentrum,* welches in den unteren 2/3 der Brückenregion lokalisierbar die Inspiration stimulieren soll. *Im oberen Drittel der Brücke* soll ein *pneumotaktisches Zentrum* die Atemrhythmik koordinieren, insbesondere die *Inspiration hemmen.* Man spricht daher hier auch von einem „Ausschalter" der Inspiration (engl. *„switch off").* Abtragung der gesamten Brücke hebt zwar die Apneusis wieder auf, die Rhythmogenese funktioniert also auch ohne Brücke, aber nun ist sie nicht mehr einwandfrei koordiniert. Die Atmung wird unregelmäßig, man beobachtet eine *„Schnappatmung".*

Daß übergeordnete Hirnregionen bis hin zum Cortex in die Atemrhythmik eingreifen können, ist Voraussetzung für die Möglichkeit, den Atem anzuhalten oder willkürlich zu hyperventilieren, ganz zu schweigen von der Atemtechnik eines Sängers oder Bläsers. Eine weitere automatische „Inspirationsbremse" (ähnlich dem „switch off" der pontinen pneumotaktischen Region, s. oben) ist *in* die *Lunge* selbst eingebaut: *Dehnungsrezeptoren* können *bei* stärkerer inspiratorischer Dehnung über afferente Vagusfasern die *Inspiration stoppen.* Nach den Erstbeschreibern spricht man von dem **Hering-Breuer Reflex.**[40] Vagus-Durchschneidung führt nämlich zu stark verlangsamter und wesentlich tieferer Atmung. Heute nimmt man allerdings an, daß die Ruheatmung des Menschen durch diese pulmonalen Dehnungsrezeptoren kaum beeinflußt wird.

Uns muß aber noch interessieren, wie die Atmung „unbewußt", also über *physiologische Regelmechanismen* an einen veränderten Bedarf angepaßt wird. *Erhöhter Sauerstoffbedarf muß den Atemantrieb steigern,* was uns bereits bei der Kreislaufregulation beschäftigt hat und was uns aus der täglichen Erfahrung beim Laufen oder Treppensteigen nur zu gut bekannt ist. Bei dieser Überlegung ist man schließlich so weit gegangen, den Sauerstoffmangel als Atemantrieb zu bezeichnen, obwohl der Sauerstoffmangel selbst sicher nur einen Reiz darstellt, welcher den zentralen Atemantrieb stimulieren kann. Bei genauerem Hinsehen stellt sich schließlich heraus, daß *Kohlendioxyd einen viel stärkeren Atemreiz darstellt.* Indessen dem arbeitenden Muskel dürfte es am Ende gleichgültig sein, ob ein Energie-Mangel oder das Stoffwechsel-Endprodukt die Energielieferung veranlaßt. Kompliziert wird das Ganze allerdings noch dadurch, daß CO_2 — wie wir ausführlich dargestellt haben — als physikalisch gelöstes Gas praktisch alle Zellmembranen leicht passieren kann (also z.B. auch die sonst für Ionen schlechter permeablen Kapillaren der Gehirnkapillaren, d.h. die sog. „Bluthirnschranke"), daß aber ein Teil immer (auch ohne Carboanhydrase) als Kohlensäure in wäßriger Lösung vorliegt. So liegen mit steigendem P_{CO_2} intrazellulär auch immer steigende H^+-Ionenkonzentrationen bzw. erniedrigte pH-Werte vor. Man erinnere die Henderson-Hasselbalch'sche Gleichung (vgl. S. 145). Die Konsequenz: *Vermutlich nicht einmal CO_2 selbst ist der stärkste Atemreiz, sondern die durch einen CO_2-Konzentrations-Anstieg bedingte erhöhte intrazelluläre H^+-Ionenkonzentration an dafür sensiblen Strukturen.*

Versuchen wir die Dinge im einzelnen zu betrachten und zu ordnen:

Für den zuvorgenannten Mechanismus am wichtigsten ist die **zentrale Chemosensibilität:** Chemosensible Neurone liegen *getrennt von den eigentlichen in- und exspiratorischen Neuronen an der Ventralseite der Medulla oblongata.* Die H^+-Ionenkonzentration des Liquor cerebri ist für die Aktivität dieser Strukturen wichtiger als die H^+-Ionenkonzentration des Plasmas. Bereits unter Normalbedingungen hat der Liquor einen pH von 7,32. Anstieg von P_{CO_2} im

---

(39) Weil es sich um den „Bulbus" der Medulla oblongata handelt.

(40) Ewald Hering (1834-1918) übernahm 1895 das berühmte Carl-Ludwig'sche Physiologische Institut der Universität Leipzig. E. Hering und Josef Breuer: Die Selbststeuerung der Atmung durch den Nervus Vagus. (Sitzungsberichte der Akademie der Wissenschaften, Wien 1868).

Plasma führt zu einer pH-Senkung im Liquor, zumal dieser wegen seiner geringeren Eiweißkonzentration deutlich schlechter als das Blut gepuffert ist. Dieser *H^+-Ionenkonzentrationsanstieg im Liquor* stellt nun den *adäquaten Reiz für die zentralen Chemorezeptoren* dar. Auch eine H^+-Ionenerhöhung im Plasma ohne P_{CO_2}-Erhöhung (metabolische Azidose) kann eine pH-Erniedrigung des Liquors mit Atemsteigerung bewirken. Hierzu wird jedoch eine zeitliche Verzögerung zwischen Plasma und Liquor von fast 10 min angegeben.

Neben den zentralen Neuronen besitzen wir auch **periphere Chemorezeptoren**. Wichtigste periphere Chemorezeptoren sind die beiderseits in der Carotisgabel gelegenen Karotiskörperchen (**Glomus caroticum**, Plural: Glomera carotica), welche (nach ihrem Ursprung) parasympathische „Paraganglien" darstellen. Ihre afferente Information geben sie über einen *Ast des Glossopharyngicus* (den *Carotis-Sinusnerv*) an das bulbäre Atemzentrum. Daneben existieren weitere chemosensible Paraganglien insbesondere im Bereich des Aortenbogens, welche *vagale Afferenzen* besitzen. Das Glomus caroticum stellt in Anbetracht seiner geringen Gesamtgröße (Durchmesser etwa 2 mm) das am besten mit Blut versorgte Organ des Organismus dar. Keineswegs geklärt ist die Frage, warum gerade seine spezialisierten Rezeptorzellen (man unterscheidet größere, epitheloide Zellen = *Glomuszellen Typ A oder I* mit hohem *Dopamingehalt* von kleineren Glomuszellen *Typ B oder II*, welche vermutlich wenig Transmitterstoffe enthalten) *bei Abfall des P_{O_2}* mit einem *Mehr* an fortgeleiteten *Aktionspotentialen* antworten. Allerdings stellt nicht nur ein Abfall des P_{O_2} im Plasma, sondern *auch ein CO_2-Konzentrationsanstieg und ein pH-Abfall* (sowie ein *Temperaturanstieg*) einen *stimulierenden Reiz für die peripheren Chemorezeptoren* dar. Hierbei ist davon auszugehen, daß die Glomuszellen vorwiegend den P_{O_2} des Plasma und nicht etwa die Sauerstoff-Sättigung der Erythrozyten registrieren. Offenbar werden im Glomus extra zu diesem Zweck die Erythrozyten vom Plasma getrennt und separat an den Rezeptoren vorbei geleitet (engl. „*Plasmaskimming*"). Der wesentlichste Unterschied gegenüber den zentralen Chemorezeptoren scheint jedoch bei den peripheren Chemorezeptoren darin zu bestehen, daß nur sie allein einen Abfall des P_{O_2} mit einer Hyperventilation beantworten lassen können.

Atemantwortkurven sind in den Abb. 4.25 und 4.26 wiedergegeben. Hierbei fällt auf, daß insbesondere die *Ventilationssteigerung durch Erhöhung des alveolären P_{CO_2}* großen individuellen Schwankungen unterworfen ist. Läßt man den alveolären CO_2-Druck weiter steigen, kann die Ventilation geradezu „atemberaubend" weiter ansteigen (hier nicht gezeichnet). (Im Schlaf verlaufen die CO_2-Antwortkurven übrigens flacher, so daß wir uns nachts höhere P_{CO_2}-Werte ohne eine Ventilationszunahme „leisten können".) Will man den Effekt der P_{O_2}-Abnahme auf das Atemminutenvolumen untersuchen, muß man berücksichtigen, daß mit einer Hyperventilation auch mehr CO_2 abgeraucht wird und der P_{CO_2} sinkt. Es gilt also, den P_{CO_2} durch Beimischung von CO_2 konstant zu halten, wenn man den Einfluß von Atemgasen mit erniedrigter Sauerstoff-Spannung prüfen will. In Abb. 4.26 wird deutlich, welchen Effekt eine Abnahme des P_{O_2} bei konstantem P_{CO_2} auf das Atemminutenvolumen hat. Im Gegensatz dazu wird ein Abfall des P_{O_2} mit automatischem Abfall von P_{CO_2} auf weiten Strecken nahezu kompensiert (untere Kurve).

Mehr oder minder im Bereich spekulativer Theorien bewegt man sich, wenn man erklären soll, wieso eigentlich das Atemzentrum *bei körperlicher Arbeit* mit erstaunlicher Präzision *das Atemminutenvolumen auf* einen *erhöhten O_2-Verbrauch einstellt. Weder steigt der P_{CO_2} bei körperlicher Arbeit, noch sinkt der P_{O_2}*. Auch der *pH sinkt erst bei sehr schwerer körperlicher Arbeit* und der Bildung von *Milchsäure*. Trotzdem kann der *Sauerstoffverbrauch* bei einem jungen Mann unter Muskelarbeit rasch auf das *15fache des Ruhewertes* ansteigen und das *Atemminuten-Volumen* parallel dazu auf Werte bis *120 Liter pro Minute*. Interessant ist dabei der Befund, daß auch passive Muskelbewegung sowohl am

Abb. 4.25. Erhöhung des alveolaren P_{CO_2} führt zu massiven Steigerungen des Atemminutenvolumens (mit großen Streuungen) = „CO_2- Antwortkurven"

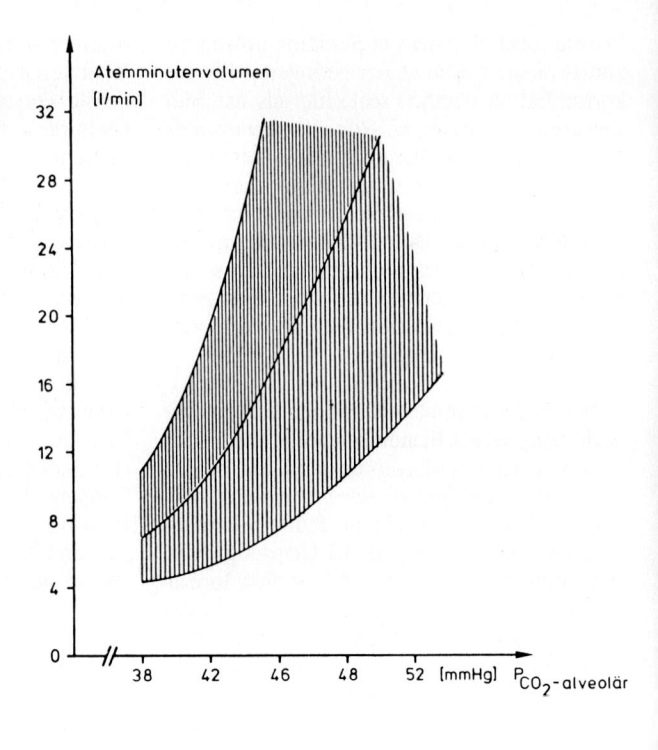

Abb. 4.26. Senkung des alveolaren O_2-Partialdruckes führt auch zu Steigerungen des Atemminutenvolumens (= „O_2-Antwortkurven"), da hierbei jedoch CO_2 abgeraucht wird (und damit der CO_2-Atemreiz wegfällt), werden die O_2-Antwortkurven wesentlich deutlicher, wenn experimentell der alveolare P_{CO_2} konstant gehalten wird (obere Kurve). Nach H. H. Loeschcke und K. H. Gertz, Pflügers Arch. Ges. Physiol. 267, 460 (1958)

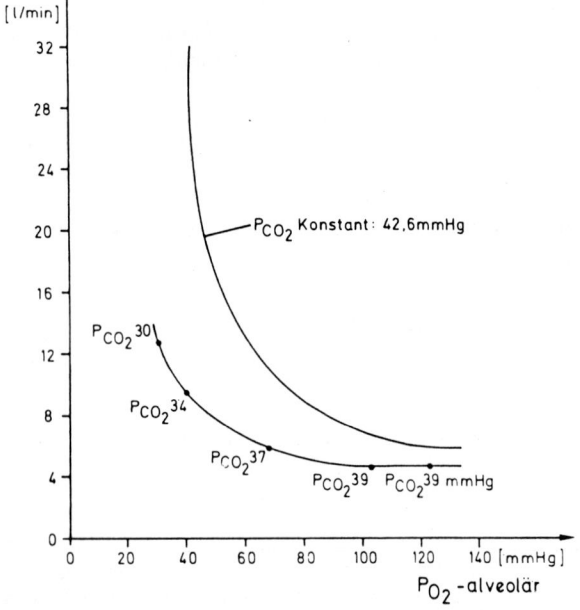

narkotisierten Tier wie am wachen Menschen eine Ventilationssteigerung auslöst.

Wenn man derartige Phänomene als „unspezifische Mit-Innervation" des Atemzentrums bezeichnet, muß man sich darüber im Klaren sein, daß dies nur eine Umschreibung unserer Unwissenheit darstellt. „Unspezifisch" heißt in der Medizin gern das, was man von jemand nicht erwartet hat. (Wofür er nicht „spezialisiert" ist.) Obwohl wir schon gehört haben, daß die Chemorezeptoren auch sehr temperaturempfindlich sind, sprechen wir bei *Fieber-Hyperventilationen* von *„unspezifischen" Atemsteigerungen*. Schmerzen verursachen ebenfalls *„unspezifische" Hyperventilationen,* ebenso wie *Hormone*, insbesondere Adrenalin, Thyroxin, Progesteron (sowohl innerhalb des Zyklus,, wie auch speziell während der Schwangerschaft). Auf der anderen Seite verursacht ein *Druckanstieg* im *Carotissinusgebiet* und damit eine Stimulation der *Pressorezeptoren* eine *„unspezifische" Hypoventilation*.

Prüfungsfragen zu diesem Abschnitt finden Sie im Anhang unter den Ziffern: 6.4. ff.

4.7 Die Atmung unter physiologischen und pathologischen Bedingungen

Atmung in Hypoxie (z. B. Höhe)	Hypoxie als Atemreiz. Kurzfristige und langfristige Auswirkung der Höhenhyperventilation, z. B. auf den Säure-Basen-Haushalt. Hypokapnie und Hirndurchblutung. Höhenakklimatisation.
Kompression und Dekompression	Atmung bei erhöhtem Druck (z.B. Gerätetauchen). Gefahren der Dekompression.
Pathophysiologie	Definition, Diagnose, Ursachen und Folgen von Hyperpnoe und Hyperventilation, Hypopnoe und Hypoventilation. Folgen für Gasaustausch, Kreislauf und Säuren-Basen-Haushalt. Dyspnoe. Grundzüge von Indikation und Kontraindikation der O_2-Atmung (z. B. Toxizität von O_2).

Definitionen von Atemstörungen

„Hyperpnoe" (gr. pneo = ich atme) heißt vermehrte Atmung und wird oft (auch im Englischen) gleichbedeutend mit *„Hyperventilation"* benutzt (lat. ventilare = in der Luft schwenken, belüften). Allerdings wird mit Hyperventilation speziell der Zustand beschrieben, bei welchem übermäßig CO_2 „abgeraucht" und mehr O_2 als benötigt dem Gewebe angeboten wird. Zur Abgrenzung wird (leider) auch der Begriff „Mehrventilation" für Zustände benutzt, welche allgemein eine vermehrte Atemtätigkeit gegenüber Ruhe (z. B. bei Arbeit) aufweisen. Das Gegenteil der Hyperpnoe ist *„Hypopnoe"* bzw. *„Hypoventilation"*. *„Eupnoe"* (gr. eu = gut) entspricht der normalen, gesunden Atmung, während *„Bradypnoe"* (gr. bradys = langsam) verlangsamte Atmung bedeutet und *„Tachypnoe* (gr. tachys = schnell) deren Gegenteil. *Apnoe* bedeutet Atemstillstand, *Asphyxie* heißt wörtlich übersetzt: Pulslosigkeit, wird aber auch für Zustände von Atemstillstand benutzt (Asphyxia neonatorum = Scheintod Neugeborener). Eine *Dyspnoe* ist eine Atemstörung, bei welcher Atemnot oder Kurzatmigkeit im Vordergrund stehen. (Besondere Atemnot bereitet ein Anstieg der CO_2-Konzentration im Blut. Aber Dyspnoe kann auch bei normalen Blutgasen auftreten, so daß die Theorie hierzu noch voller ungelöster Probleme ist.) Sonderformen der Atemstörung sind vor allem die *Kussmaul*[41]*'sche Atmung* (tiefe Atmung, Hyperventilation beim coma diabeticum und im urämischen Coma durch eine metabolische Azidose) sowie die *Cheyne Stokes*[42]*'sche Atmung*. Hierbei handelt es sich um eine „periodische Atmung" mit etwa alle 20 bis 40 Sekunden wechselnden Phasen tiefer und anschließender ganz flacher Atmung (bis hin zur Apnoe).
Während der tiefen Atmungsphasen können normale P_{O_2}- und P_{CO_2}-Werte im Blut gemessen werden, während in den Phasen flacher Atmung bedrohlich niedrige arterielle Sauerstoff-Konzentrationen auftreten können. (Beobachtet wird die Cheyne-Stokes'sche Atmung bei Enzephalitiden, *Schock*zuständen, Fettsucht u. a.) Auch hierzu sind die pathologischen Mechanismen bisher ungeklärt.

Zur Höhenphysiologie

Wir haben bereits auf S. 122 dargestellt, wie wir durch Erzeugung eines Unterdrucks einen Höhenaufenthalt simulieren können. Wir kennen inzwischen auch die Sauerstoff-Bindungskurve (vgl. S. 141) und wissen, welche O_2-Partialdrucke benötigt werden, um eine ausreichende Sauerstoff-Sättigung des Hämoglobins zu erreichen. Hier wollen wir uns mit einigen praktischen Konsequenzen auseinandersetzen: Die *Flughöhe* der im Tourismus eingesetzten *Düsenflugzeuge* liegt gegenwärtig bei 11 000 Metern. Diese Flughöhe ist nicht zuletzt eine Konzession an die Physiologie. Überschallflugzeuge (z. B. die „Concorde") fliegen in Höhen von 18 000 — 20 000 m, Düsenjäger sogar bis 24 km. Je höher ein Flugzeug fliegt, desto geringer ist der atmosphärische Reibungswiderstand, desto geringer ist also auch der Treibstoffverbrauch. Allerdings wird es mit der Zunahme an Höhe um so ungünstiger für die Physiologie, d. h. um so stärker müssen die Flugzeug-Kompressoren arbeiten, um die dünne Luftschicht in die Druckkabine hereinzudrücken. In 11 000 m Höhe können wir unter gar keinen Umständen unseren Sauerstoff-Bedarf ohne Kompression aus der Atmosphäre decken. Wie die Tabelle 4.2 zeigt, beträgt in dieser Höhe der Sauerstoff-Partialdruck der Luft nur noch 35 mmHg. Selbst wenn es uns gelingen sollte, diese 35 mmHg O_2-Partialdruck in den Alveolen dem arteriellen Blut anzubieten, würde unsere *Sauerstoffversorgung kritisch* werden. Wegen des anhaltenden Sauerstoff-Verbrauchs im Gewebe würde insbesondere der venöse Teil der Endstrombahn hypoxisch.

Wir erreichen aber nicht einmal diese *kritischen 35 mmHg P_{O_2}* in den Alveolen, da wir an der Wasserdampfsättigung der Alveolarluft von 47 mmHg sowie an alveolären CO_2-Drucken von mindestens 30 mmHg (also bereits infolge starker Hyperventilation erniedrigt) nicht vorbeikommen. Fallen also die Kompressoren

---

(41) Adolf Kussmaul, geb. 1822, Internist in Heidelberg, Erlangen, Freiburg, Straßburg, gestorben in Heidelberg 1902. (Übrigens gab er mit seinem Freund L. Eichrodt parodistische Gedichte unter dem Pseudonym Gottlieb Biedermaier heraus. Von hier stammt der Begriff „Biedermeier-Zeit" für eine ganze Epoche.).
(42) John Cheyne, Prof. in Dublin (1777-1836), Will. Stokes, Arzt, Dublin (1804-1878).

eines Düsenflugzeuges in 11 000 m Höhe aus oder fällt der Druck deshalb ab, weil plötzlich die Druckkammer undicht geworden ist, muß sofort reiner Sauerstoff eingeatmet werden, welcher dann mit einem Partialdruck von immerhin 170 mmHg eine weitgehende Sauerstoff-Sättigung des Blutes ermöglicht. Je nach Flughöhe sind die Zeiten zur Umstellung auf Beatmung mit reinem Sauerstoff um so kürzer, je höher die Flughöhe ist. Bei 11 000 m muß etwa nach einer *halben Minute mit reiner Sauerstoffbeatmung begonnen werden, anderenfalls setzt sehr rasch Bewußtlosigkeit ein. Nach etwa 5 Minuten* kommt es in diesen Höhen *ohne Sauerstoffbeatmung bereits zu irreversiblen Schäden des Gehirns* bzw. Tod durch Hypoxie. (Diese Zeiten sind sehr ähnlich wie die Hypoxie (oder *Ischämie-)Zeiten des Gehirns* beim Ertrinken.)

Beim Aufenthalt *in noch größeren Höhen* reicht sehr bald auch der Sauerstoffpartialdruck von reinem Sauerstoff nicht mehr zu einer ausreichenden Hämoglobinsättigung aus. Jetzt muß *Sauerstoff im Überdruck* eingeatmet werden, Druckkapseln oder Weltraumanzüge müssen für genügende Sauerstoff-Drucke sorgen.

Höhen-Anpassungmechanismen

Der obere flache Teil der Sauerstoffbindungskurve des Hämoglobins (vgl. S. 141) ist dafür verantwortlich, daß wir ohne größeren Sauerstoff-Mangel in den europäischen Bergen wandern können. Allerdings überschätzt der Unerfahrene bei Sauerstoff-Mangel sehr leicht seine Kräfte. Im Gegensatz zu dem subjektiv sehr unangenehm empfundenen Anstieg von P_{CO_2} im Blut, kann der Abfall von P_{O_2} zu euphorischen Zuständen führen (*„Höhenrausch"*), in welchen Gefahren und eigene Kräfte falsch eingeschätzt werden.

Wir haben bereits gesehen, daß Sauerstoff-Mangel als Atemreiz über die peripheren Chemorezeptoren zur Steigerung des Atemminutenvolumens führt. Dies ist besonders in großen Höhen von Bedeutung. Die hierdurch verursachte *Hyperventilation löst* gleichzeitig eine *respiratorische Alkalose* aus. Vermutlich ist der Sauerstoff-Mangel auch für eine periphere Vasodilatation verantwortlich (vgl. S. 106). Als Reaktion des Kreislaufs sind Zunahmen der Pulsfrequenz (ohne deutlichen Blutdruckanstieg) am auffälligsten. Langfristig wird die respiratorische Alkalose mit vermehrter Bikarbonat-Ausscheidung durch die Niere metabolisch kompensiert (vgl. S. 257).

Als besondere Höhenanpassung wird eine Zunahme der Zahl der Erythrozyten beobachtet. Schon nach wenigen Tagen weist in Abhängigkeit vom P_{O_2} eine *Retikulozytose* auf eine vermehrte Erythrozyten-Neubildung hin (Ausschüttung von *Erythropoietin*, vgl. S. 10). Himalaya-Expeditionen müssen so wochenlang in Trainingslagern bei zunehmender Höhe auf die Erfolge ihrer gesteigerten Erythropoiese warten.

Besonders gründlich sind *chronische Anpassungsvorgänge* an große Höhen bei der *Bevölkerung in den Anden* untersucht worden. Hurtado[43] gibt an, daß bei Versuchspersonen aus Moracocha (in 4540 m Höhe) der systolische Blutdruck bei Dauerbelastung nur von 93 auf 97 mmHg ansteigt, während in der Kontrollgruppe aus Lima (Meereshöhe) der Blutdruck im Mittel von 116 auf 138 anstieg. Dabei zeigten die Höhenbewohner doppelte Ausdauer bei Belastung. Bei gleicher Belastung stieg das Atemminutenvolumen der Höhenbewohner von 8,9 auf 66 l/min, während es bei den Kontrollen von deutlich niedrigerem Ausgangswert von 7,8 auf nahezu identische Werte von 64 l/min anstieg. Die Höhenbewohner hatten *6,44 Mill. Erythrozyten pro mm^3* Blut gegenüber 5,11, ihr *Hb-Gehalt* war *20,1 g%* gegenüber 15,6 g% und der *Hämatokritwert* betrug *60%* gegenüber 47% der Kontrollen. Wir entnehmen daraus, daß die Höhenanpassung im wesentlichen mit Hilfe einer Vermehrung der Erythrozytenzahl und damit des Hämoglobins erfolgt. Allerdings verursacht dies einen Viskositätsanstieg des Blutes, welcher eine ständige Belastung des Herzens darstellt. Vermutlich ist aber bei chronischer Höhenanpassung der periphere Arteriolenwiderstand geringer, worauf sowohl der niedrige systolische Blutdruck in Ruhe wie erst recht der geringere Blutdruckanstieg bei Belastung hinweist. Hierdurch wird die Belastung des Herzens durch den Viskositätsanstieg des Blutes weitgehend kompensiert.

---

(43) A. Hurtado (vgl. weiterführende Literatur).

Sauerstoff-Therapie

Der Einsatz von Sauerstoff zur Therapie hat in der Regel nur dann einen Sinn, wenn anzunehmen ist, daß der alveoläre P_{O_2} zur O_2-Sättigung des Hämoglobins nicht mehr ausreicht. Bei normaler Ventilation, normalem Hämoglobin und unserer „Zimmerluft" ist also eine Sauerstoff-Therapie in der Regel ohne therapeutischen Nutzen, wie ein Blick auf die Sauerstoff-Bindungskurve zeigt (vgl. S. 140). Ganz anders liegen die Verhältnisse *bei gestörter Ventilation*, wobei allerdings zu berücksichtigen ist, daß Atemgas-Verteilungsstörungen sowie Mikrozirkulationsstörungen in der Lunge eine Sauerstoff-Therapie durchkreuzen können. Fallen ganze Lungenabschnitte für die Belüftung aus, kann zwar durch eine Hyperventilation ohne Schwierigkeiten das anfallende CO_2 abgeraucht werden (hohe CO_2-Diffusionskapazität), doch mehr als volle Sauerstoffsättigung im belüfteten Kapillargebiet kann auch eine Hyperventilation nicht bewirken, so daß es viel eher zu einem Abfall des mittleren arteriellen P_{O_2} als zu einem Anstieg des P_{CO_2} kommt. Schließlich kann massiver *Hämoglobinmangel* oder *Vergiftung des Hämoglobins* selbst (z. B. *mit Kohlenmonoxyd*) eine Erhöhung des physikalisch gelösten Sauerstoffs erforderlich machen.

Therapeutisch am zweckmäßigsten ist die Gabe von Sauerstoff über Nasensonden in einer Flußrate von 1 bis 4 Litern pro Minute. Dabei beträgt die eingeatmete Konzentration etwa 25-30% Sauerstoff. Sinnvoll ist die Anfeuchtung des Sauerstoffs (entsprechend Körpertemperatur), um die Verkrustung der Nasenschleimhäute zu verhindern.

Sauerstoffgaben im Überdruck sind mit Hilfe entsprechender *Überdruckkammern* möglich. Notwendig sind derartige Behandlungen u. a. *bei schweren Kohlenmonoxydvergiftungen*, wie auch insbesondere bei *Dekompressions-Erkrankungen* von *Tauchern*. Allerdings wirkt *reiner Sauerstoff toxisch*. Sowohl die Kapillarendothelien der Lunge wie auch die *Alveolaerepithelien* zeigen *Permeabilitätsveränderungen*, welche letztlich zu einem *Lungenödem* führen können. Sauerstoff-Konzentrationen über 50% O_2 können innerhlab von 2 Tagen zu toxischen Zuständen führen, 100% O_2 bereits nach 24 Stunden. (Wird jedoch der Gesamtdruck erniedrigt, kann man auch wesentlich länger mit reinem Sauerstoff leben, wie die Erfahrung mit Astronauten gezeigt hat.)

Als *besonders gefährlich* gilt es, Sauerstoff-Therapie im Wechsel mit Normalluft zu betreiben. (Man hat dies verglichen mit der Rettung eines Ertrinkenden, den man nur zeitweise über die Wasseroberfläche hält.) Besonders bedacht werden muß, daß insbesondere bei *Schlafmittelvergiftungen*, aber auch bei chronischen Lungenerkrankungen die zentralen CO_2-Antwortkurven verschoben sein können, die *zentralen Strukturen* also wesentlich *unempfindlicher gegenüber CO_2* geworden sind. Unter diesen Umständen kommt dem erniedrigten *Sauerstoff-Partialdruck als Atemreiz* eine wesentlich größere Bedeutung zu als unter physiologischen Bedingungen. Fällt dieser Atemreiz durch ärztliche Hilfe – Erhöhung des P_{O_2} mittels Sauerstoff-Gabe – plötzlich weg, kann es entweder zum *Atemstillstand* kommen oder zu so flacher Atmung, daß CO_2 bedrohlich ansteigt. Wird jetzt bei Messung des bedrohlichen CO_2-Anstiegs die O_2-Gabe unterbrochen, ist die Hypoxie noch schlimmer als vorher. Es gilt daher, – unter Verfolgung der Atemgase im Blut – sich hier langsam einzuschleichen. Auch sollte man sich stets die O_2-Bindungskurve des Hämoglobins vor Augen halten, in deren steilem Teil auch geringe Zunahmen des P_{O_2} erhebliche Vorteile für die Sauerstoffsättigung des Hämoglobins bringen.

Prüfungsfragen zu diesem Abschnitt finden Sie im Anhang unter den Ziffern: 4.7. ff.

Weiterführende Literatur

J. H. Comroe, R. F. Forster, A. B. Dubois, W. A. Bricoe, E. Carlsen: Die Lunge. Schattauer, Stuttgart, 1968

H. W. Davenport: Säure-Basen-Regulation. 2. Auflage, Thieme, Stuttgart, 1979

D. G. Davies and Ch. D. Barnes: Regulation of Ventilation and Gas Exchange, Academic Press, New York, San Francisco, London, 1978

W. O. Fenn and H. Rahn, Editors: Respiration, Vol. I and II, Section 3, Handbook of Physiology, Amer. Physiol. Soc., Washington D. C., 1964

L. Garby and I. Meldon: The Respiratory Functions of Blood. Plenum Medical Book Comp., New York, London, 1977

Th. F. Hornbein, Editor: Regulation of Breathing, Marcel Dekker, New York, Basel, 1981

A. Hurtado: Animals in high altitude: Resident man. In: D. B. Dill, E. F. Adolph, C. G. Wilber, Editors: Handbook of Physiology, Section 4, Adaption to the Environment, Amer. Physiol. Soc., Washington D. C., 1964

Ch. J. Lambertsen, Respiration, in: Medical Physiology, edited by V. B. Mountcastle, C. V. Mosby, St. Louis, Toronto, London, 1980

I. F. Murray: Die normale Lunge. F. K. Schattauer, Stuttgart, New York, 1978

J. Piiper, H. P. Koepchen: Atmung, in: Gauer, Kramer, Jung, Physiologie des Menschen, Urban und Schwarzenberg, München, Berlin, Wien, 2. Auflage 1975

D. W. Richter: Generation and maintenance of the respiratory rhythm, J. Exp. Biol. 100, 93-107, 1982

D. W. Richter and D. Ballantyne: A three phase theory about the basic respiratory pattern generator, in: Central Neurone Environment, edited by M. E. Schläfke, H. P. Koepchen and W. R. See, Springer, Berlin, Heidelberg 1983

H. Seller: Einführung in die Physiologie der Säure-Basen-Regulation, Hüthig, Heidelberg, 1978

O. Siggaard-Andersen: The Acid-Base Status of the Blood, 4th Edition, Munksgaard, Copenhagen, 1976

P. A. Stewart, How to understand acid-base, Elsevier North Holland, Inc. New York 1981

W. T. Ulmer, G. Reichel, D. Nolte, M. S. Islam: Die Lungenfunktion, 4. Auflage, Thieme, Stuttgart, New York, 1986

J. B. West: Respiratory Physiology, 2nd Edition, Williams and Wilkins, Baltimore, London, 1979

J. B. West, Editor: High Altitude Physiology, Hutchinson Ross Comp., Stroudsburg, Penn., 1981

5. Arbeits- und Leistungsphysiologie

Wirkung gesteigerter Muskeltätigkeit

Herz und Kreislauf	Einfluß von statischer und dynamischer Muskelarbeit auf Herzschlagvolumen, Herzfrequenz, Organdurchblutung und Blutdruck. Grenzwerte.
Atmung	Anpassung der Ventilation bei Arbeit. Grenzwerte.
Stoffwechsel	Sauerstoffaufnahme, anaerobe Energiebereitstellung, Sauerstoffschuld und Sauerstoffdefizit. Substrate der aeroben Energiegewinnung in Abhängigkeit von Belastungsdauer und Intensität. Auswirkungen auf den Säure-Basen-Haushalt. Hormonelle Umstellung bei Arbeit. Wärmehaushalt Wasser- und Elektrolythaushalt.

Leistungsdiagnostik

Spiroergometrie	Messung der Leistungsfähigkeit. Kriterien und Grenzen der Leistungsfähigkeit (z. B. maximale O_2-Aufnahme, Pulsfrequenz in Relation zur Belastung).
Kurzzeit- und Dauerleistung	Kriterien der Dauerleistungsgrenze (z. B. Blut-Lactat, Herzfrequenz). Anaerobe Kapazität.

Training

Ausdauertraining	Belastungsformen beim Ausdauertraining. Wirkung von Ausdauertraining u.a. auf Herz, Kreislauf, Blut, Atmung, Muskulatur, Stoffwechsel und Hormone.
Kraft- und Schnelligkeitstraining	Trainingsformen (u.a. isometrisches Training). Wirkung auf die Muskulatur und den gesamten Organismus. Trainierbarkeit in Abhängigkeit z. B. von Alter, Geschlecht, Hormonhaushalt.

Ermüdung und Erholung

Ermüdung	Periphere und zentrale Ermüdung. Indikatoren für das Erreichen der Erschöpfungsgrenze bei Beanspruchung großer Muskelgruppen (u. a. Verhalten von Herzfrequenz und RQ).
Erholung	Indikatoren und Zeitgang des Erholungsverlaufs (z. B. Herzfrequenz). Einfluß des Trainingszustands.
Emotionale und mentale Belastung	Alarmreaktion. Ermüdung und Erholung von Zentral-Nerven-System und Sinnes-Organen; Aufmerksamkeit, Konzentration.

Überbelastung

Überbeanspruchung der Muskulatur	„Muskelkater"
Überbelastung des Gesamtorganismus	Kreislaufreaktionen. Einfluß auf Wasser-, Elektrolyt- und Wärmehaushalt.

Muskelarbeit und Sauerstoffschuld

Im folgenden wollen wir einige Vorgänge zusammenfassen, welche durch die vielfältigen Verknüpfungen von unterschiedlichsten Mechanismen keineswegs einfach zu deuten sind: Warum können wir hinter einer Straßenbahn herlaufen? Warum können wir nicht schneller laufen? Warum sind wir bald erschöpft? Welche Mechanismen begrenzen unsere Muskelarbeit? Was ist überhaupt Müdigkeit?

Fragen, welche von der Theorie des Muskelstoffwechsels über den allgemeinen Energiestoffwechsel, die Atmung, den Kreislauf schließlich bei neurophysiologischen und psychologischen Problemen enden, auf welche wir hier nicht eingehen können. Versuchen wir wenigstens, einige Ansätze zu klären:

In der Biochemie lernt man, daß der Muskel seine Energie *in den ersten 10 bis 15 Sekunden* einer starken Belastung aus seinen Vorräten an *Kreatinphosphat* nimmt. Hier ist auf die schnellste Weise energiereiches Phosphat zu gewinnen, was aus Adenosindiphosphat *ATP* werden läßt, welches selbst die Kontraktion mit auslöst und energetisch unterhält. Nach etwa 15 Sekunden können jedoch diese Vorräte bereits aufgebraucht sein, so daß neue Energiequellen erschlossen werden müssen. Der Muskel geht an seine *Glykogenreserven*, wobei selbstverständlich auch die *Glukose* des Blutes „glykolysiert" wird. Diese *Glykolyse* kann bei großem ATP-Bedarf *auch unter Sauerstoff-Mangel* – also anaerob – ablaufen. Erkennbar ist eine *anaerobe Glykolyse* an einem *Anstieg der Milchsäure- bzw. Laktatkonzentration im Plasma.*

Normalerweise finden sich im venösen Plasma *0,8 mmol/l* Milchsäure, *bei schwerer Muskelarbeit* kann dieser Wert auf *das 10- bis 15fache* ansteigen. Bei einer mangelhaften Sauerstoffversorgung des Gewebes unter pathophysiologischen Bedingungen (z. B. infolge eines *Kreislaufschocks,* bei diabetischem Koma oder Nierenversagen etc.) können sogar *Laktazidosen mit 20-30 mmol/l* Milchsäure im Blut beobachtet werden.

Der Vorteil der anaeroben Glykolyse für die *Muskelarbeit* liegt darin, daß hierbei schneller mehr Energie, d. h. mehr ATP bereit gestellt werden kann, als der Muskel nur unter Verbrauch des vorhandenen Sauerstoffs zu bilden in der Lage ist. Folgerichtig hat man deshalb von „*Sauerstoffschuld*" gesprochen, welche der Muskel nach getaner Arbeit wieder einzulösen hat. D. h. nach der Muskelarbeit muß „aerob"– unter zusätzlichem Sauerstoffverbrauch – auch die Milchsäure oxidativ „verbrannt" (oxidiert) werden. Bei mittlerer Arbeit werden Sauerstoffschulden von *4-8 Litern* angegeben, bei *maximaler* sportlicher Leistung sogar *bis zu 20 Litern.* Dieser Sauerstoff wird nicht nur zum Milchsäureabbau verwendet: Kleinere Sauerstoff-Mengen müssen den Sauerstoff ersetzen, welcher bei stärkerer O_2-Ausnutzung (d. h. größerer arteriovenöser Differenz) zunächst vom Hämoglobin abgegeben wurde, ebenso sind die O_2-*Speicher* des Myoglobins aufzufüllen. (Darüber hinaus ist nach der Arbeit – vermutlich über erhöhten Sympathikotonus – mit Umsatzerhöhungen durch erhöhten Muskeltonus, vgl. S. 203, zu rechnen.)

Eine *wesentliche Begrenzung der Muskelleistung* liegt in der Höhe der *Laktazidose,* welche als „metabolische Azidose" unser Bikarbonat „verbraucht". Wir haben bereits dargestellt (vgl. S. 144), in welchem Ausmaß Azidosen toleriert werden können. Auch wurde darauf hingewiesen, daß durch eine Azidose eine *Hyperventilation* ausgelöst wird, welche ihrerseits mit dem dadurch bedingten Abfall des P_{CO_2} diese Azidose wiederum kompensieren kann. *Bei extremen Muskelleistungen reicht diese Kompensation* jedoch *nicht mehr aus.* Auch ein vermehrter O_2-Verbrauch bei Muskelarbeit würde mit einer Zunahme der Ventilation beantwortet werden, wenn es zu einem Abfall des arteriellen P_{O_2} kommen würde, was jedoch meist nicht der Fall ist.

Die Atmung ist selbst *bei* sportlichen *Höchstleistungen* in der Regel *nicht der leistungsbegren-*

Tab. 5.1. Sauerstoffverbrauch sowie Atmungs- und Kreislauf-Meßergebnisse in Ruhe sowie während Belastung beim gesunden jüngeren Mann

	in Ruhe	während Arbeit	
		im Durchschnitt	maximal
		Dauerleistung	Höchstleistungsgrenze
O_2-Verbrauch (ml/min)	250	2500 −3500	5000
O_2-Schuld (Liter)	0	4 − 8	16−20
Milchsäuregehalt im Blut (mmol/l)	0,8	2 − 6	10−20
Atemfrequenz (Atemzüge · min^{-1})	12 −16	30	60
Atemzugvolumen (ml)	350	2000	2200
Atemminutenvolumen (Liter · min^{-1})	4,5− 6	50 − 70	120
Kreislauf Pulsfrequenz (Pulszahl · min^{-1})	70	120 − 150	200
Schlagvolumen (ml)	60 −70	90 − 110	150
Herz-Minutenvolumen (Liter · min^{-1})	4 − 5	10 − 20	35
Systolischer Druck (mmHg)	120	160	180
Temp. Δ°C	0	+ 0,5− 1	+ 2

zende Faktor (vgl. Tab. 5.1), (wenn man nicht gerade Tauchübungen veranstaltet oder ein Spasmus in den Atemwegen vorliegt). Im Vergleich zur Atmung kann das *Herzminutenvolumen bei Muskelarbeit* dagegen *nur etwa 1/4 der Steigerung* erfahren, welche für das Atemminutenvolumen möglich ist. Auch hierzu haben wir über die Regelmechanismen bereits berichtet (vgl. 115). Wir wollen hier nicht in die Spezialprobleme einer Sportmedizin vordringen, welche inzwischen Trainingsprobleme und Höchstleistungen zu eigener Thematik verarbeitet hat.

Der eigentliche physiologische Hintergrund sportlicher „Kraft"-Leistungen (nicht „Geschicklichkeits"-Übungen) besteht in dem Phänomen, daß *Muskeln hypertrophieren* oder *aber auch degenerieren* und zwar *in Abhängigkeit von der Größe der Kraft, die ihnen abverlangt wird*. So kann bereits einige Tage nach Anlegen eines Gipsverbandes der Muskelumfang nicht „benutzter" Muskeln deutlich abnehmen. Auf der anderen Seite genügt ein „*Krafttraining*", bei welchem nur wenige Male — aber dafür täglich — einem Muskel seine Höchstleistung abverlangt wird, um zu einer deutlichen Zunahme des Muskelumfanges innerhalb weniger Wochen zu führen. Histologisch läßt sich dabei eine *Zunahme der Myofibrillen* nachweisen. Keineswegs geklärt ist der Mechanismus einer derartigen Hypertrophie, welche jedoch *im wesentlichen an die nervalen Afferenzen* der Muskeln gekoppelt zu sein scheint. Man kann auch durch alleinige *elektrische Stimulation afferenter Muskelnerven* einzelne Muskeln hypertrophieren lassen, wenn auch das übliche Krafttraining an die „Willkürinnervation" der Sportlermuskeln appelliert. Die Mischung von Pausen (Intervalltraining) und Belastung gehört dabei wiederum zu den Spezialproblemen einer Sportmedizin.

Ein trainierter Läufer besitzt schließlich ein hypertrophiertes Herz, welches mit größerem Schlagvolumen deutlich langsamer schlägt und auch nur eine geringere Frequenzzunahme bei akuter Belastung zeigt als dasjenige eines Schreibtisch-Arbeiters in der gleichen Situation. Offenbar ist also auch unser Vegetativum bis zu einem gewissen Grade trainierbar. Das Erreichen bzw. Überschreiten von „*Höchst-* wie *Dauerleistungsgrenzen*" ist zunächst von unserem Willen abhängig, wenn auch zum Teil sogar gegen unseren Willen automatische Mechanismen (insbesondere des Sympathikus) ganz wesentlich daran beteiligt sind. Am deutlichsten mag uns dies beim „Lampenfieber" bewußt werden, einem Zustand sympathischer Stimulation mit Herzfrequenzanstieg zur Bereitstellung eines höheren zirkulierenden Blutvolumens für höheren muskulären Bedarf. So sinnvoll eine derartige „Kreislaufanpassung" für einen anschließenden Wettlauf auch ist, so störend ist diese Anpassung für einen Bühnenauftritt oder gar für einen Examenskandidaten.

In der „angewandten Physiologie" spricht man vom *Überschreiten einer* **Dauerleistungsgrenze**, *wenn die Pulsfrequenz trotz gleichbleibender Muskelleistung* langsam immer mehr in die Höhe *klettert.* Mehr oder minder parallel hierzu steigt die Laktatkonzentration im Plasma an und damit die Sauerstoffschulden, worauf wir bereits hingewiesen haben.

Messung von Leistungsgrenzen

Die Dinge werden auch hier bei genauerer Betrachtung wesentlich komplizierter, als man auf den ersten Blick hin vermutet. Da nur exakte Messungen wissenschaftlich befriedigende Analysen ergeben, müssen wir uns zunächst einmal über die Meßmethoden einigen, welche die Bestimmung von Leistungsmöglichkeiten des Organismus und schließlich die Festlegung oberer „Leistungsgrenzen" erlauben. Für bettlägerige Patienten ist oft das Aufstehen selbst bereits eine Leistung, welche für den Organismus eine Grenzsituation darstellt, wobei wir auf die Probleme der Orthostase des Kreislaufs bereits hingewiesen haben (vgl. S. 97). Im „klinischen Alltag" bestehen „*Leistungstests*" im „*Treppen- oder Stufensteigen*", welches den Alltagsanforderungen angepaßt ist. Will man die Muskelleistung exakter (normierbarer) prüfen, benutzt man mit Vorliebe ein „*Fahrradergometer*", bei welchem in der Regel – wie auf einem normalen Fahrrad – mit den Beinen ein Schwungrad bewegt wird und das angetriebene „Hinterrad" gebremst werden kann. Aus der Höhe der *Bremskraft* läßt sich bei entsprechender Eichung direkt die *jeweilige Tretleistung in Nm/s oder Watt* angeben.

Es sollte sich von selbst verstehen, daß man einen bereits am „Rande seiner Existenz" arbeitenden Herzmuskel nicht durch Überforderung auf dem Fahrradergometer in eine derartige Sauerstoff-Mangelsituation treiben darf, daß ein akuter Zusammenbruch seiner bereits minimalen Versorgung mit einem Herzstillstand oder einer akuten Herzinsuffizienz beantwortet wird. (Wer Leistungstests bei koronaren Herzerkrankungen durchführt, sollte u. a. auf die Behandlung eines akuten Herzstillstandes mit Hilfe eines Defibrillators vorbereitet sein.) Auf der anderen Seite ist es möglich, den Gesunden bis zu einer oberen Grenze hin zu belasten. Diese Höchstleistungsgrenze ist individuell sehr unterschiedlich, sie hängt u. a. vom Trainingszustand und vom Leistungswillen, aber auch von der Tageszeit ab (vgl. S. 170). „Normalerweise" scheint selbst der Leistungssportler bei Höchstleistungen immer noch eine *Leistungs-Reserve* zu besitzen, welche er auch „bei bestem Willen" nicht in Anspruch nehmen kann. Diese „autonome Hemmung" zur Mobilisierung letzter Leistungsreserven, deren physiologischer Mechanismus keineswegs geklärt ist, kann in psychischen Ausnahmesituationen durchbrochen werden: So wird schon in der Antike von den Söhnen[2] der delphischen Priesterin berichtet, welche sich – in Ermangelung von Zugpferden – selbst vor den Wagen ihrer Priesterin-Mutter spannen ließen, um diese rechtzeitig zu ihrem großen Auftritt nach Delphi zu ziehen (8 km Gebirgsroute). Da hierbei die biologische Höchstleistungsgrenze der Knaben vermutlich mehrfach überschritten wurde (mit maximaler Hämokonzentration durch den Hitzelauf), erwachten die Söhne aus dem anschließenden Tempelschlaf nicht mehr.[3]

Versuchen wir die „Höchstleistungsgrenze" auf einem Fahrradergometer abzuschätzen, gilt dafür folgende Faustregel:

Maximale Soll-Leistung in Watt

für Männer = Körpergewicht in kg mal 3
für Frauen = Körpergewicht in kg mal 2,5

Das heißt für einen 70 kg schweren Mann liegt die Höchstleistungsgrenze bei 200 Watt, bei Frauen etwa 15% darunter. Dies gilt jedoch nur für das „kräftigste" Lebensjahrzehnt zwischen dem 20. und 30. Lebensjahr. Anschließend ist die maximale Soll-Leistung pro Jahrzehnt um 10% je Dekade des Lebensalter zu reduzieren.

---

(2) Kleobis und Biton.
(3) Lassen sich die physiologischen Zusammenhänge heute analysieren, die „Glücklichpreisung" der Priesterin-Mutter durch ihre antiken Zeitgenossen dürfte uns verschlossen bleiben.

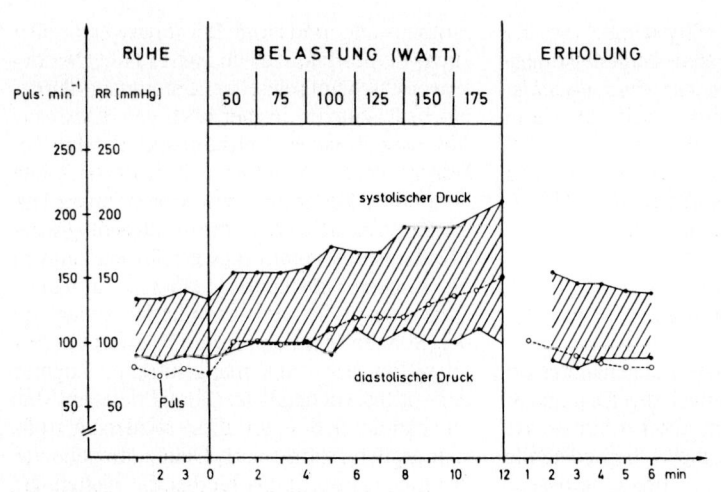

Abb. 5.1. Systolischer und diastolischer Druck sowie Pulsfrequenz in Ruhe, unter Belastung sowie während der Erholungsphase beim gesunden Mann

Es ist *üblich, systolischen und diastolischen* **Blutdruck** sowie die **Herzfrequenz** *als Antwort auf eine muskuläre Belastung zu messen.* Zweckmäßigerweise werden die Untersuchungen am liegenden Patienten mit einem entsprechend konstruierten Fahrradergometer durchgeführt. Alle 2 Minuten wird die Leistung hierbei um 25 Watt erhöht. Wie die Abb. 5.1 zeigt, kommt es *mit zunehmender Leistung zu einem deutlichen systolischen Blutdruckanstieg, während der diastolische Druck nur ganz geringfügig erhöht ist.* (Beim trainierten Langstreckenläufer ist der systolische Blutdruckanstieg — bei insgesamt *deutlich niedrigerer Herzfrequenz* — nur unwesentlich geringer als beim Untrainierten.) Die Ursache dieses systolischen Blutdruckanstiegs beruht auf einem Anstieg der Aktivität des Sympathikus, welcher u. a. durch Frequenzsteigerung und Kontraktilitätszunahme des Herzens das Herzminutenvolumen bis um etwa das 4- bis 5fache ansteigen läßt (vgl. Tab. 5.1).

Klinisch wird dabei gleichzeitig mit der *Belastung* das **EKG** geschrieben (insbesondere Brustwandableitungen). Beim normalen Herz wird das *PQ-Intervall sowie das QT-Intervall, nicht jedoch der QRS-Komplex* unter Belastung kürzer[4]. Eine Senkung der ST-Strecke insbesondere in der Kombination mit Schmerzen in der Herzgegend wird je nach Ausmaß als Zeichen einer Verengung der Koronararterien gedeutet (gleichzeitig wird die Belastung abgebrochen).

Bei gesunden Sportlern hat sich die *Messung* der **maximalen Sauerstoff-Aufnahme** (in Litern pro Minute) *unter Belastung* zur Bestimmung einer Höchstleistungsgrenze besonders bewährt. Höchst-trainierte Männer erreichen hierbei Werte von 4,8 l (Sauerstoffverbrauch pro Minute), im Gegensatz zu Untrainierten von 3,2 l/min. (Die Werte für Frauen liegen etwa 1/3 niedriger.) Beim Radrennen wurden sogar *Höchstwerte* von *80 ml pro min und pro kg* Körpergewicht gemessen, beim Handballspiel etwa 60 ml $\cdot$ min^{-1} $\cdot$ kg^{-1}, während für Spitzensportler beim Geräteturnen knapp 40 ml^{-1} $\cdot$ min^{-1} $\cdot$ kg^{-1} angegeben werden. *Unter* **Grundumsatzbedingungen werden nur etwa 0,25 l Sauerstoff pro Minute oder 3,5 ml $\cdot$ min^{-1} $\cdot$ kg^{-1} verbraucht** (vgl. S. 203).

Tageszeitliche Schwankungen der körperlichen Leistungsfähigkeit

Wird ärztlicherseits die Leistungsfähigkeit fortlaufend geprüft, um z. B. den Erfolg einer Therapie oder das Fortschreiten einer Erkrankung zu

---

(4) Adrenalin verkürzt die Dauer des Aktionspotentials, sowie die Dauer der Kontraktion, nicht jedoch die Anstiegssteilheit der Depolarisation, wodurch bei verkürzter Systolendauer unter erhöhter sympathischer Aktivität eine konstante QRS-Dauer zu erklären ist.

untersuchen, müssen die tageszeitlichen Unterschiede in der Leistungsfähigkeit berücksichtigt werden und die Messungen zur gleichen Tageszeit durchgeführt werden (z. B. Wiederbestellung vormittags um 11 Uhr). Es hat sich nämlich gezeigt, daß der Organismus *rhythmische Schwankungen* seiner *Stoffwechselaktivität* aufweist, welche eine 24 Stunden-Periodik besitzen. Bei Untersuchungen unter Abschirmung üblicher Tageszeit-Einflüsse (Benutzung von Luftschutzbunkern nach dem 2. Weltkrieg) zeigte sich, daß diese Periodik oder „**circadiane**"[5] **Rhythmik** auch ohne äußere „Taktgeber" weitgehend — mit individuellen Schwankungen (häufig etwas länger als 24 Stunden) — erhalten bleibt. Außerhalb eines derartigen Bunkers sorgt die Tageszeit selbst für eine exakte 24 Stunden-Periodik. Sind wir gezwungen, unsere „biologische Uhr" z. B. nach transatlantischen Flügen umzustellen, dauert es in der Regel Tage, bis wir wieder in den neuen Rhythmus eingependelt sind, (wobei es meist am störendsten ist, sich dem neuen „Schlaf-Wachrhythmus" anzupassen).

Leistungsmäßig existieren *tageszeitliche Gipfel im Verlauf des Vormittags sowie am späten Nachmittag.* Tiefpunkte der körperlichen (und geistigen) Leistungsfähigkeit werden *unmittelbar nach dem Mittagessen — also am frühen Nachmittag*[6] und *wesentlich ausgeprägter* in den Stunden *nach Mitternacht bis zum frühen Morgen* erreicht. Die Körpertemperatur zeigt am frühen Morgen gegenüber dem Abend um 1° bis 1,5°C erniedrigte Werte.[7] Als *Leistungsbereitschaft* wird der *Quotient aus Leistung und Leistungsfähigkeit* verstanden.

Wirkungsgrad

Schließlich wollen wir noch über die *Effektivität* unseres Energieumsatzes nachdenken: Nach

---

(5) „circadian" = „ungefähr täglich", „dianus" lat. täglich.
(6) Seit Jahrzehnten der Beginn des Physiologischen Praktikums (zumindest in Heidelberg) und gleichzeitig der Moment zur Feststellung grandioser Unkenntnisse.
(7) Wer diese Zeit benutzt, um auf leeren Autobahnen in den Urlaub fahren zu können, muß bedenken, daß sowohl er wie seine Mitmenschen auf dem Tiefpunkt ihrer Leistungsfähigkeit angekommen sind. Vermutlich ist es doch günstiger, im Stau zu warten, als das Risiko einzugehen, mit am Steuer eingeschlafenen Fahrern zu kollidieren.

dem 2. Hauptsatz der Thermodynamik ist die Umwandlung einer Energieform in die andere nur möglich, wenn ein Teil der ursprünglichen Energie in Wärme verwandelt wird (Entropie). Als Wirkungsgrad (η) oder Nutzeffekt einer Energieumsetzung ist das Verhältnis der geleisteten äußeren Arbeit (= freie Energie) zur insgesamt umgesetzten Energie definiert.
Es gilt:

$$\text{Wirkungsgrad } \eta \text{ (in Prozent)} = \frac{\text{äußere Arbeit} \cdot 100}{\text{umgesetzte Energie}}$$

Da sich beide Größen z. B. in kcal/min bzw. kJ/min angeben lassen (vgl. S. 200), läßt sich der Wirkungsgrad z. B. für Arbeit am Fahrradergometer leicht ausrechnen. Voraussetzung für derartige Messungen ist allerdings, daß während der Messung nicht nur die Belastung gleich bleibt, sondern daß auch der Organismus (z. B. unterhalb der Dauerleistungsgrenze, vgl. S. 169) eine kontinuierliche Arbeit leistet, d. h. unter *„steady state"*-Bedingungen arbeitet und nicht etwa während der Belastung zunehmend in eine Sauerstoffschuld gerät. *Der Wirkungsgrad am Fahrradergometer* liegt so bei 20-25% und damit durchaus im Bereich technischer Systeme, bei welchen ebenfalls das Verhältnis aus abgegebener mechanischer Arbeit und zugeführter Wärmeenergie den Wirkungsgrad ergibt. Hierbei hängt der größtmögliche Wirkungsgrad von der Arbeitstemperatur der benutzten Maschine ab (Werte über 50% sind dabei selten). Optimierte Dampfmaschinen erreichen 27%, der Dieselmotor 17%[8]. Unsere üblichen Bewegungen sind keineswegs mit derartig günstigen Wirkungsgraden (= Bruttowirkungsgraden) ausgestattet, wie die Bewegung am Fahrradergometer vermuten läßt. Allein der aufrechte Gang erfordert eine Fülle von Muskelkontraktionen, welche den Wirkungsgrad unserer Fortbewegung stark einschränken (der Wirkungsgrad kann hierbei bis auf 3% absinken). Darüber hinaus müssen biologische Systeme auch „gefüttert" werden, wenn sie „im Stall stehen", so daß *Maschinen* selbst bei ähnlichen Wirkungsgraden *biologischen Systemen energetisch stets überle-*

---

(8) Da technische Listen häufig den Prozentsatz des maximal möglichen Wirkungsgrades angeben, findet man so auch ganz andere Wirkungsgrade.

gen sind, zumal ihr Arbeitsprogramm auf einen optimalen Nutzeffekt hin konstruiert ist. (Bleibt uns nur die Chance für einen „spezifisch menschlichen Nutzeffekt"?)

Während der **Bruttowirkungsgrad** als Quotient aus Leistung und Gesamtumsatz während der Leistung ermittelt wird, bestimmt man den höheren (!) **Nettowirkungsgrad** als Quotient aus Leistung und Gesamtumsatz abzüglich Halteumsatz (also Zuwachs des Umsatzes durch die Arbeit):

$$\text{Bruttowirkungsgrad} = \frac{\text{Leistung}}{\text{Gesamtumsatz}}$$

$$\text{Nettowirkungsgrad} = \frac{\text{Leistung}}{\text{Gesamtumsatz - Halteumsatz}}$$

Als Halteumsatz bezeichnet man dabei den Umsatz, währendessen die Versuchsperson z. B. ruhig auf einem Fahrradergometer sitzt.

Klarer wird z. T. in der Literatur als Maß für die Arbeitsökonomie statt des Wirkungsgrades die verbrauchte Wärmemenge pro geleisteter Arbeit angegeben (cal/mkp bzw. kJ/mkp).

Weiterführende Literatur

(vgl. auch Kapitel 7)

N. J. Christensen: Sympathetic Nervous Activity during Exercise. Ann. Rev. Physiol. 45, 139-153, 1983

W. Hollmann, Herausgeber: Zentrale Themen der Sportmedizin, 2. Auflage, Springer, Berlin, Heidelberg, New York, 1977

W. Hollmann und Th. Hettinger: Sportmedizin – Arbeits- und Trainingsgrundlagen. F. K. Schattauer, Stuttgart, New York, 1976

H. Howland and J. R. Poortmans: Metabolic adaption to prolong physical exercise. Birkhäuser, Basel, 1975

J. Keul, E. Doll, and D. Keppler: Energie metabolism of human muscle. Karger, Basel, München, Paris, London, New York, Sidney, 1972

P. Markworth: Sportmedizin 1 Physiologische Grundlagen, Rowohlt, Hamburg, 1983

J. Nöcker: Physiologie der Leibesübungen, 4. Auflage, Enke, Stuttgart, 1980

H. Rieckert, Herausgeber: Sport an der Grenze menschlicher Leistungsfähigkeit. Springer, Berlin, Heidelberg, New York, 1981

R. J. Shephard: Human physiological work capacity. Cambridge University Press, Cambridge, London, New York, Melbourne, 1978

J. Stegemann: Leistungsphysiologie: physiolog. Grundlagen der Arbeit und des Sports, 2. Aufl., Thieme, Stuttgart, 1977

J. R. Sutton, N. L. Jones, Ch. S. Houston: Hypoxia: Man at Altitude. Thieme-Stratton Inc., New York, 1982

R. A. Wever: The Circadian System of Man. Springer, New York, Heidelberg, Berlin, 1979

Prüfungsfragen zu diesem Abschnitt finden Sie im Anhang unter den Ziffern: 5. ff.

6. Verdauungstrakt, Leber

6.1 Mundhöhle und Speichelsekretion

Mund, Rachen, Ösophagus — Zusammensetzung und Funktion der Sekrete; Speichelsekretionsrate; Mechanismus und Regulation der Speichelsekretion.

Etwa **1 bis 1 1/2 Liter Speichel** werden *pro Tag* von unseren drei, paarig angeordneten Speicheldrüsen *(Glandula parotis, submandibularis* und *sublingualis)* gebildet. Hierbei wird in den Drüsenazini ein *isotoner Speichel gebildet*, welcher wie in den Schweißdrüsen während seiner Passage durch die *Speichelgänge hypoton* wird (je langsamer der Speichelfluß erfolgt, desto hypotoner wird der Speichel – bis etwa 50 mosmol –, während bei größtem Speichelfluß nahezu plasma-isotone Werte – 300 mosmol – erreicht werden.

Der Sekretionsvorgang selbst ist weder bei den Speicheldrüsen noch bei den übrigen Verdauungsdrüsen im Detail geklärt. Vermutlich ist ein aktiver Natriumtransport wie in den Harnkanälchen auch bei den Drüsenzellen die Basis des Flüssigkeitstransportes, wobei auch hier Wasser osmotisch dem Salztransport folgt. Hierfür spricht sowohl der Befund, daß eine Speichelsekretion noch gegen höhere Drucke erfolgen kann, als sie dem systolischen Blutdruck entsprechen, ferner der Befund, daß die Speichelsekretion durch die gleichen Gifte gehemmt wird, welche die Natrium-Kalium-ATPase z. B. auch in der Niere hemmen (Strophantin). Innerhalb der Ausführungsgänge der Speicheldrüse fällt die Natriumkonzentration, dagegen steigt nahezu spiegelbildlich die Kaliumkonzentration (im Mittel 20 mmol); auch hierbei handelt es sich wie im renalen Tubulussystem um aktive Ionentransporte.

Bei den Anionen des Speichels fällt auf, daß die Konzentration von HCO_3^--Ionen größer (60 mmol/l) als die der Cl^--Ionen (40 mmol/l) ist. Hierin gleicht der Speichel dem Pankreassaft. Der pH-Wert des Speichels beträgt ca. 7.0.

Zum einen ist es die **Aufgabe des Speichels**, unsere Nahrung schlüpfrig zu machen und damit die *Formung einzelner Bissen* zu ermöglichen. Hierfür sind die Glykoproteine sowie die *Mucopolysaccharide* des Speichels von besonderer Bedeutung. Die Ohrspeicheldrüse (Glandula parotis) bildet vorwiegend einen mehr flüssigen (serösen) Speichel, welcher reich an Glykoproteinen ist, während die anderen Speicheldrüsen einen mehr mukösen, d. h. mehr schleimigen Speichel bilden (vgl. Tab. 6.1). Dem Speichel wird auch eine schützende Wirkung vor Karies zugeschrieben, zumal Patienten mit krankhaft vermindertem Speichelfluß (= „Xerostomie") vermehrt unter Karies leiden.* (vgl. Fußnote S. 174)

Zum anderen besteht jedoch die Aufgabe des Speichels darin, den *Chemismus der Verdauung* in Gang zu setzen. Das Wesen dieses Vorgangs besteht darin, *feste Nahrung* in eine gelöste und dadurch *resorbierbare Form zu verwandeln* bzw. von nicht resorbierbaren Anteilen zu trennen. Neben der wäßrigen Lösung und der mechanischen Zerkleinerung beim Kauakt mit *Kaudrukken* bis zu 400 Newton pro Zahn beginnt auch die fermentative Stärkespaltung bereits in der Mundhöhle mit Hilfe des Enzyms **Amylase** (= Ptyalin), welche Stärke bis hin zu den Disacchariden vom Typ der Maltose spalten kann. Diese Spaltung wird innerhalb der Mundhöhle nur eingeleitet, jedoch in den inneren Schichten des Speisebreis innerhalb des Magens noch bis zu

Tab. 6.1. Charakteristika der sechs Speicheldrüsen des Menschen.

Glandulae	Prozentualer Anteil von 1,5 l Speichel/Tag	Parasympathisch innerviert durch	Sekretionstyp
parotes	ca 25 %	N. glossopharyngeus	serös
submandibulares	ca. 70 %	N. facialis	mukös/serös
sublinguales	ca. 5 %	N. facialis	mukös

1,5 Stunden nach der Nahrungsaufahme fortgesetzt. Unterbrochen wird diese fermentative Stärkespaltung erst, wenn auch die inneren Schichten des Speisebreis mit der Salzsäure des Magens und damit H$^+$-Ionenkonzentrationen entsprechend pH 2 vermischt werden. Schließlich wird die Stärkespaltung nach Säureneutralisierung im Duodenum mit Hilfe von Pankreasamylase im Darm fortgesetzt.

Im Gegensatz zur Magensaftsekretion unterliegt die **Steuerung der Speichelsekretion** *ausschließlich nervaler Kontrolle*. Insbesondere die Glandula parotis sowie die Glandula submandibularis erhöhen bei der Nahrungsaufnahme die Enzymkonzentration ihres Speichels. Als *afferente Signale* sind für die reflektorische Speichelsekretion nicht nur die Reizung der *Geschmacksknospen* und damit *sensorische Fasern* des *Nervus facialis*, sowie am hinteren Drittel der Zunge des *Nervus glosspharyngeus* erforderlich, auch der *Geruch*, der *Anblick*, ja allein die Vorstellung appetitlicher Speisen können uns „das Wasser im Munde zusammenlaufen" lassen. Die *Efferenz* dieses „bedingten Reflexes" erfolgt über *parasympathische und sympathische Fasern*. Wird der *Parasympathikus* gereizt, erhöht sich der Speichelfluß, gleichzeitig kommt es zu einer Vasodilatation mit einer Mehrdurchblutung der Speicheldrüsen. Die Sekretionssteigerung erfolgt mit Hilfe des parasympathischen Überträgerstoffes Acetylcholin, während die *Vasodilatation* einen eigenen Chemismus besitzt. Deutlich wird dies dadurch, daß Atropin bei Parasympathikusreizung zwar die Sekretion, nicht jedoch die Mehrdurchblutung der Speicheldrüsen hemmt. Hier wird ein eigenes Enzym freigesetzt, das **Kallikrein**, welches *aus* im Blutplasma vorhandenen *Kininogenen* **Bradykinin** bilden kann. Bradykinin ist ein Oktapeptid mit stark *vasodilatatorischer* Eigenschaft. Die Bedeutung des Sympathikus bei der Speichelsekretion ist bisher keineswegs geklärt. Zwar kann der Sympathikus die Durchblutung der Speicheldrüsen reduzieren, er fördert jedoch auch die Sekretion. Parasympathikus und *Sympathikus* können vermutlich bei der Speichelsekretion nicht als Gegenspieler aufgefaßt werden.

---

*Trotzdem sollte man nicht allein auf seine physiologische Speichelsekretion vertrauen, sondern regelmäßig nach jeder Mahlzeit mit einer harten Zahnbürste Kariesprophylaxe betreiben, wobei blutendes Zahnfleisch keine Gegenindikation zum Zähneputzen darstellt. Beläge zwischen den Zähnen sollten im Abstand von 1-2 Tagen mit Zahnseide entfernt werden, bevor sie sich so verfestigen, daß der Zahnarzt sie nur noch als Zahnstein mit drastischeren Methoden entfernen kann. Mundatmung (z. B. Schlafen mit offenem Mund) scheint die Zahnsteinbildung durch Austrocknung des Speichels zu erhöhen. Der harte Zahnstein „drängt" das normale „Zahnfleisch" zurück, so daß schließlich scheinbar gesunde Zähne nicht mehr zu retten sind.

Prüfungsfragen zu diesem Abschnitt finden Sie im Anhang unter den Ziffern: 6.1. ff.

6.2 Schlucken, Ösophagus

Kauen und Schlucken   Aufgaben, zeitlicher Ablauf, funktionelle Bedeutung der beteiligten Strukturen; Reflexe und andere Steuerungsmechanismen.

Dem Genie Hermann von Helmholtz[1] wird gern das Wort von der Fehlkonstruktion des menschlichen Auges untergeschoben — wieviel eleganter hätte er die Kreuzung zwischen Atem- und Luftwegen vermieden? Damit in den 70 Jahren des menschlichen Lebens kein tödlicher Verkehrsunfall an dieser Kreuzung eintritt, hat die Natur das Schlucken bei Ankunft eines geformten Bissens am Zungengrund mit einem äußerst komplizierten **Schluck-Reflex** ausgestattet. Die Afferenzen werden über Anteile des *Nervus glossopharyngeus* dem *Schluckzentrum*

---

(1) Hermann von Helmholtz (1821-1894), Militärarzt in Potsdam, Anatomielehrer an der Berliner Akademie der Künste, Professor für Anatomie und Physiologie in Königsberg und Bonn, ab 1858 bis 1871 Physiologe in Heidelberg, anschließend Physiker in Berlin, ab 1888 Präsident der neugegründeten Physikalisch-Technischen Reichsanstalt. Bekannteste Entdeckungen: Leitungsgeschwindigkeiten in Nervenfasern, Augenspiegel (1850/51), Bedeutung der Obertöne für die Klangfarbe, Ophthalmometer, Scherenfernrohr, Energieprinzip (sowie thermodynamische Grundlagen).

in der Medulla oblongata gemeldet, während die Efferenzen über 5 verschiedene Gehirnnerven (Trigeminus, Facialis, Glossopharyngeus, Vagus und Hypoglossus) laufen. Beim Schluckakt müssen *5 verschiedene Mechanismen* ablaufen: 1. Damit der Bissen nicht von rückwärts in die Nase gelangt, wird das weiche *Gaumensegel gegen die Rachenhinterwand gedrückt*. 2. Damit der Bissen nicht nach unten in die Luftröhre gelangt, muß der Kehlkopf *höher* treten. 3. Aus dem gleichen Grund wird der Kehldeckel, die *Epiglottis über* den *Kehlkopfeingang geklappt*. 4. Um noch sicherer zu gehen, wird die *Stimmritze verschlossen*. 5. Damit Speisebrei nicht in der falschen Röhre angesogen wird, wird *reflektorisch die Atmung* beim Schluckreflex *angehalten*.

Ist es trotz dieses komplizierten Schutzmechanismus zu einem „Verschlucken" gekommen, befördert ein reflektorischer Hustenstoß irrgelaufene Nahrungsteilchen aus der Trachea. Ausgelöst wird der **Hustenreflex** durch eine Reizung des Flimmerepithels der Trachea oder des Bronchialsystems, wodurch es zu einer rhythmischen − stoßweisen − Unterbrechung der Exspiration kommt. Wie die Atemrhythmik funktioniert dieser autonome Reflex vom ersten Lebenstag an, wobei die zentrale Umschaltung in der Medulla oblongata erfolgt.

Ebenso autonom und medullär verankert wie der Hustenreflex ist der **Saugreflex** des Säuglings, welcher durch die Berührung seiner Lippen auszulösen ist. Hierbei kommt es zur Senkung des Mundbodens und zur Erzeugung eines Unterdruckes in der Mundhöhle. Gelingt eine Nahrungsaufnahme, folgt der Schluckreflex (s. oben).

Da der Schluckreflex ausschließlich über efferente Hirnnerven gesteuert wird, ist leicht einsehbar, daß cerebrale Durchblutungsstörungen zu gefährlichen Schluckstörungen führen können.

Erreicht Speisebrei den obersten Abschnitt des **Ösophagus**, erfolgt der weitere Transport von dort in den Magen durch *aktive peristaltische Kontraktionen* des Ösophagus, dessen glatte Muskulatur vor allem im oberen Drittel mit quergestreifter Muskulatur durchsetzt ist. Die innere glatte Muskelschicht des Ösophagus ist ringförmig angeordnet, während nach außen hin die glatte Muskulatur in Längsrichtung verläuft (vgl. Abb. 6.1).

Am eindrucksvollsten kann man die Fähigkeiten des Ösophagus, notfalls auch gegen die

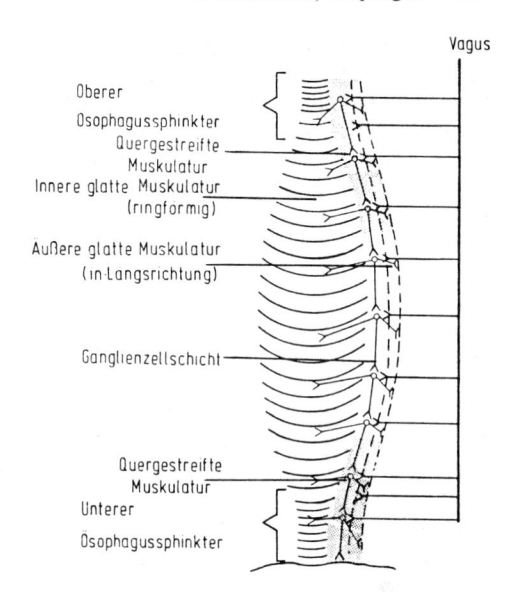

Abb. 6.1. Schematische Darstellung der Ösophagusmuskulatur und ihre nervale Versorgung

Schwerkraft Transportfunktion auszuüben, dadurch demonstrieren, daß man eine im Kopfstand geübte Person mit Hilfe eines Gummischlauches aus einem Behälter trinken läßt. Lediglich die Passagezeiten nehmen dabei zu. (In aufrechter Stellung beträgt die Passagezeit des Wassers von der Mundhöhle bis zum Magen etwa 1 Sekunde.)

Sowohl am Beginn wie am Ende des Ösophagus sorgen ringförmige Verengungen, „**Sphinkteren**", für eine Abdichtung dieses Transportschlauches. Der obere Sphinkter öffnet sich bereits beim Schluckbeginn, während sich der untere *Ösophagus-Sphinkter* im Bereich der „*Cardia*" *einerseits* öffnet, wenn die peristaltische Transportwelle Speisebrei vor sich hergeschoben und die Ösophagus-Anteile oberhalb der Cardia gedehnt hat; *andererseits* kann die Öffnung des unteren Sphinkters auch reflektorisch in unmittelbarem Anschluß an die Öffnung des oberen Sphinkters erfolgen, so daß flüssige Nahrung in Richtung der Schwerkraft wesentlich schneller als die peristaltische Welle den Magen erreichen kann.

Bei einer Gesamtlänge des Ösophagus von ca. 20 bis 22 cm und einer Geschwindigkeit der peristaltischen Welle von ca. 4 cm pro Sekunde benötigt der peristaltische Transport immerhin etwa 5 Sekunden (im Gegensatz zu der erwähnten einen Sekunde für die Flüssigkeitspassage bei aufrechter Stellung.)

Die ersten Druckmessungen während des Schluckvorganges wurden vor 100 Jahren von Kronecker und Meltzer[2] mit Hilfe von Ballonkathetern durchgeführt. Inzwischen sind mit Ballonkathetern sowie mit an der Spitze offenen Kathetern und empfindlichen Manometern zahlreiche Druckmessungen im Ösophagus durchgeführt worden. Wichtigstes Ergebnis hierbei ist der Befund, daß **im Ösophagus** selbst **negative Drucke** gemessen werden können, welche bei der Inspiration -5 bis -15 mmHg betragen, während bei der Exspiration Drucke zwischen -2 und $+3$ mmHg gemessen werden können. Diese Drucke entsprechen weitgehend den intrathorakalen Drucken (vgl. S. 132). Die Konsequenz dieses Soges am und im Ösophagus würde ein ständiges Zurückfluten von Mageninhalt in den Ösophagus bedeuten, wenn nicht muskuläre Kontraktionen der beschriebenen Sphinkteren den Kanal verschließen würden. Im Bereich der Sphinkteren selbst wird daher ständig ein positiver Druck gemessen (vgl. Abb. 6.2).

Beim Schluckvorgang beobachtet man charakteristische Veränderungen. Am oberen Sphinkter wird zuerst ein kurzzeitiger Druckabfall mit einem anschließenden Druckanstieg auf Werte zwischen 50 und 100 mmHg registriert. Am unteren Sphinkter setzt der entsprechende Druckabfall etwas später ein, hält länger an und wird mit einem längeren Druckanstieg beantwortet. Ist der anschließende *Verschluß der Cardia unvollständig,* kann es zum Rücklauf von Magensäure in den Ösophagus kommen, deren Schleimhaut darauf nicht eingerichtet ist. Wir selbst registrieren dies mit schmerzhaftem „*Sodbrennen*".

Die nervale Kontrolle des Ösophagus wird wesentlich über efferente *Vagus*anteile vorgenommen, daneben sind aber auch Afferenzen beteiligt. Zwischen Ring- und Längsmuskulatur findet sich ein Nervenplexus, welcher über den Vagus kontrolliert wird. Die glatte Muskulatur erhält ihre vagalen Informationen über den Umweg der Ganglienzellen dieses Nervenplexus, während die quergestreifte Muskulatur z. T. auch direkt vom Vagus innerviert wird.

---

(2) H. Kronecker und S. Meltzer, Der Schluckmechanismus und seine Hemmung, Arch. Anat. Physiologie, Suppl. 328-362, 1883.

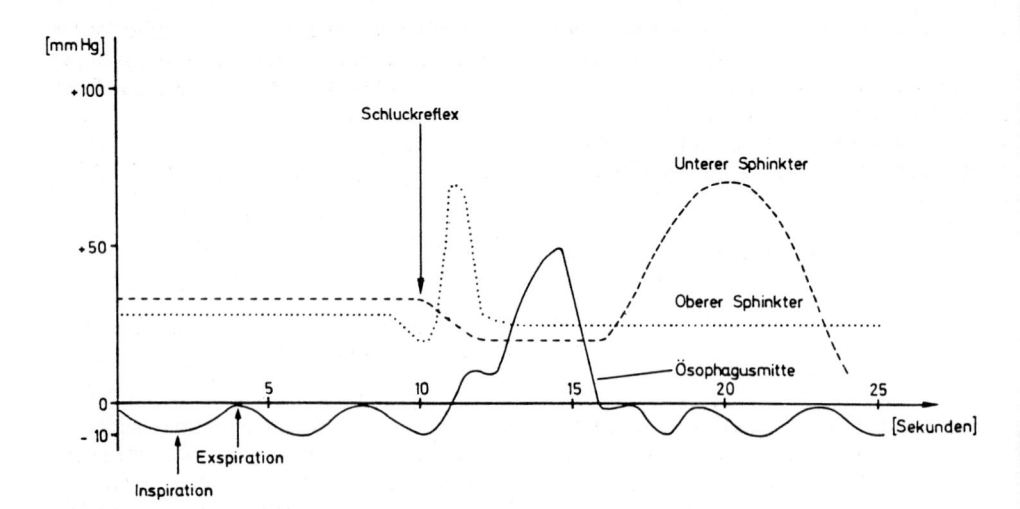

Abb. 6.2. Schematische Darstellung von Drucken im Ösophagus bei Messung am oberen und unteren Sphinkter sowie in Ösophagusmitte

Ein Ausfall der intramuralen Ganglien oder des Plexus myentericus ist charakteristisch für die sog. „Achalasie"*, einer Erkrankung mit fehlender Erschlaffung des unteren Ösophagus-Sphinkters. Während der Muskeltonus hier zu hoch ist, kommt es in den oberen Bereichen des Ösophagus zu dessen massiver Erweiterung mit Ausfall der Peristaltik.

Bei einer operativen Durchtrennung der Ösophagusmuskulatur mit erhaltener vagaler Innervation kann eine peristaltische Welle über die Durchschneidungsstelle hinweglaufen, während beiderseitige Vagotomie die Ösophagusperistaltik ausschaltet.

---

* Chalasia = Entspannung bzw. Schlaffheit eines Schließmuskels

Prüfungsfragen zu diesem Abschnitt finden Sie im Anhang unter den Ziffern: 6.2. ff.

6.3 Motorik des Magen-Darm-Traktes, allgemein

Grundlagen Prinzipielle Eigenschaften und Funktionen der glatten Muskulatur im Verdauungstrakt; regionale Besonderheiten. Neuronale Komponenten; Chemo- und Mechanorezeptoren; Aktivierungs- und Steuerungsmöglichkeiten.

Pathophysiologie Grundzüge (z. B. Ileus, Passagehindernisse)

Die *glatte Muskulatur des Magen-Darmtraktes* ist zu **spontaner rhythmischer Kontraktion** befähigt, ohne daß es hierfür eines nervalen Anstoßes bedarf. Am besten kann man dies dadurch zeigen, daß man ein Stück frisch entnommenen Darmes in einer isotonen Nährlösung aufspannt und seine spontanen rhythmischen Kontraktionen registriert. Diese experimentelle Anordnung hat auch den Vorzug, die Wirkung von Pharmaka direkt prüfen zu können.

So erhöht z. B. die Zugabe von *Acetylcholin* in die Lösung die Kontraktionsfrequenz, während *Noradrenalin* die peristaltischen Kontraktionen hemmt.

Die **elektrophysiologische** *Ursache* dieser spontanen Kontraktionen liegt darin, daß praktisch alle glatten Muskelzellen des Magendarmkanals zu einer *spontanen Depolarisation* befähigt sind. Sie können daher wie die Zellen des Erregungsbildungssystems des Herzens *Schrittmacherfunktion* übernehmen, wobei offenbar die Fähigkeit hierzu unterschiedlich ausgebildet ist. Für den Magen startet die Erregung z. B. im oberen Teil des Corpus.

Eine zweite Besonderheit dieser glatten Muskelzellen ist hervorzuheben: Sie sind untereinander mit elektronenoptisch sichtbaren Zellverbindungen (*Nexus*) verbunden, welche als *„gap junctions"* imponieren und welche für die schlechte Isolierung der glatten Muskelzellen untereinander verantwortlich gemacht werden. Ionenströme können so die Erregung von Muskelzelle zu Muskelzelle fortleiten (= *„myogene Erregungsausbreitung"*).

Das Ruhepotential der glatten Muskelzellen ist deutlich niedriger als bei Skelettmuskelzellen. Die Dauer der einzelnen *Aktionspotentiale* beträgt *etwa 50 ms*, während beim Skelettmuskel nur 1-2 ms gemessen werden. Eine Konsequenz hieraus besteht darin, daß auch die *Refraktärphase beim glatten Muskel sehr lang* ist, so daß schnelle Bewegungen eben nur mit Hilfe der quergestreiften Muskulatur ausgeführt werden können.

Auffällig ist aber bei der elektrischen Ableitung einer großen Zahl von Aktionspotentialen an der glatten Muskulatur – also bei der Ableitung von Summenaktionspotentialen –, daß diese in Schüben auftreten, wobei etwa jede Minute ein Maximum gemessen werden kann (man spricht daher vom *Minuten- Rhythmus*). Die Ursache dieser Rhythmik ist keineswegs aufgeklärt.

Man kann prinzipiell 2 grundsätzlich verschiedene **Kontraktionsformen** unterscheiden:

1. Durchmischungsbewegungen
2. Weiterschiebende = „propulsive" Peristaltik.

Bei den **Durchmischungsbewegungen** kann nochmals unterschieden werden in

a) Segmentationsbewegungen und

b) Pendelbewegungen.

Bei den **Segmentationsbewegungen** kommt es zu rhythmischen Kontraktionen zirkulär angeordneter Muskelzellen, welche zu einer lokalen Einschnürung des Magen- bzw. Darminhaltes führen. Fortgeleitete „Schnürwellen" werden ausgelöst durch *Schrittmacherzellen des oberen Teils des Magen-Corpus;* sie haben eine Frequenz von *etwa 3 Wellen pro Minute.*

Pendelbewegungen kommen durch rhythmische Kontraktionen der Längsmuskulatur des Darmes zustande und verschieben, wie der Name andeutet, den Darminhalt in axialer Richtung des Darmes geringfügig nach oben und unten. Beide Kontraktionsformen dienen der Durchmischung des Speisebreies mit den Verdauungssäften. Im Jejunum beträgt die Frequenz der Mischungsbewegungen etwa 18 pro Minute und nimmt zum Ileum hin ab (dort ca. 12 pro Minute).

Die **propulsive Peristaltik** ist verantwortlich für den Transport des Speisebreis durch das Darmrohr. Hierzu ist eine koordinierte Kontraktion und Erschlaffung notwendig, welche eine *nervale Steuerung benötigt.* Erkennbar ist dies daran, daß *Ganglienblocker* diese Form der Peristaltik unterbrechen können. Allerdings können auch noch am herausgeschnittenen Darm propulsive peristaltische Wellen beobachtet werden, so daß – ähnlich wie am Herzen – bei der Peristaltik eine nervale *Autonomie* beteiligt sein muß. Die für die propulsive Peristaltik notwendigen Ganglienzellen findet man im *Auerbach'schen*[4] *Plexus (Plexus myentericus),* vorwiegend zwischen äußerer Längs- und innerer Ringmuskelschicht gelegen, und im *Meissner'schen*[5] *Plexus (Plexus submucosus),* dessen Ganglienzellen unmittelbar unter der Schleimhaut gelegen sind. Dem Auerbach'schen Plexus wird mehr motorische Aktivität zugesprochen, während wohl dem Meissner'schen Plexus mehr sensible Funktion zukommt. Untereinander sind beide Plexus stark verschaltet. Kontrolliert werden sie beide bevorzugt über den Vagus, aber auch in geringerem Umfang über den Sympathikus (in beiden Fällen über deren Afferenzen und Efferenzen). Der **Vagus stimuliert** die **Peristaltik**, während der **Sympathikus hemmend** wirkt. *Maximale Sympathikusaktivität* (z. B. bei einer Bauchfellentzündung oder bei einem Schock) kann die Darmmotorik so stark lähmen, daß es hierdurch zu einem *paralytischen Ileus (Darmverschluß)* kommt. Schmerzen – insbesondere durch Überdehnung des Darmes – werden vermutlich über afferente Sympathikusfasern geleitet.

Schließlich gilt praktisch *für alle glatten Muskelzellen,* daß **Dehnung** *allein bereits* einen **Kontraktionsreiz** für diese Zellen darstellt. Startet also eine Kontraktion und schiebt diese erst einmal Speisebrei vor sich her, dehnt dieser Brei die Darmwand und löst bereits damit eine Kontraktion des gedehnten Darmabschnittes aus. Gleichzeitig wird die Kontraktion des oberen (bereits vom Speisebrei passierten) Darmabschnittes gehemmt, wobei *möglicherweise Verzögerungsrelais* in Form von *Interneuronen* des Auerbach'schen Plexus die zeitliche Abstimmung besorgen. Wichtig ist allerdings, daß die **propulsive Peristaltik nur in der Richtung zum Darmausgang** hin erfolgt. Diese Richtung muß strukturell festgelegt sein, denn die chirurgische

---

(4) Leopold Auerbach (1828-1897), Anatom und Neurologe in Breslau.

(5) Georg Meissner (1829-1905), Anatom in Göttingen.

Umlagerung von Darmabschnitten in entgegengesetzter Richtung hat katastrophale Folgen für die Darmpassage. Der Organismus kann sich hier nicht anpassen, ein *Ileus* kann ohne rechtzeitige erneute chirurgische Intervention zum Tod führen.

Die propulsiven peristaltischen Wellen laufen mit Geschwindigkeiten von etwa 1 cm pro Sekunde über den Dünndarm, wobei der Vorschub jedoch langsamer erfolgt, so daß mit einer *Verweilzeit des Chymus im Dünndarm von 6-8 Stunden gerechnet wird (im Kolon dagegen* mindestens *12 Stunden).*

Prüfungsfragen zu diesem Abschnitt finden Sie im Anhang unter den Ziffern: 6.3. ff.

6.4 Magen

Magen   Funktionelle Komponenten der Magenmotorik: Aufgaben, Einflüsse und Steuerung (mechanisch, chemisch, neuronal, hormonal). Entleerungszeiten und deren Abhängigkeit von der Nahrungszusammensetzung.

Schematisch sind die wichtigsten Abschnitte des Magens beim stehenden Menschen in Abb. 6.3 dargestellt. Beim Stehenden ist der Magen nahezu steil gestellt, während beim Liegenden der Magen mehr quer zur Körperachse gerichtet ist. Von oben nach unten wird der Magen in 3 Abschnitte unterteilt:
Fundus, Corpus und **Antrum**. Im Röntgenbild ist die strahlendurchlässige *Magenblase* leicht zu erkennen. Bei der Nahrungsaufnahme kommt es vorwiegend im Bereich von *Fundus und oberen Corpus* zu einer Erweiterung, welche man als aktive *Relaxation* bezeichnet. Hierbei kann man z. B. in den menschlichen Magen bis zu 1600 ml Luft einblasen, ohne daß sich der Druck im Magen um mehr als 10 mmHg erhöht. Diese Magen-Relaxation wird *über* afferente und efferente *Vagusfasern kontrolliert,* denn nach Vagusdurchschneidung kann der Magen nur noch wesentlich geringer relaxieren.

Aus dieser Fähigkeit zur Erweiterung im Fundus und oberen Corpus-Bereich ergibt sich in diesem Bereich eine *Speicherfunktion mit langen* **Verweilzeiten,** in welchen die enzymatische Verdauung fortgesetzt wird. Die bereits angesprochenen „*Sinus-Schnürwellen*" sorgen für eine Durchmischung des Speisebreies (= Chy-

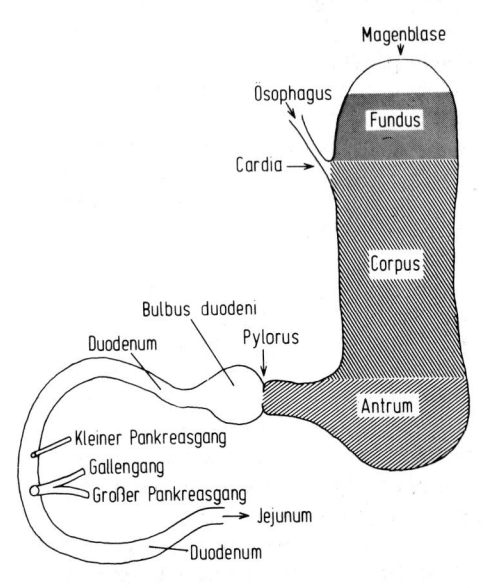

Abb. 6.3. Schematische „Zeichnung" von Magen und Duodenum beim stehenden Menschen

mus), wobei mit einer Frequenz von 3 pro Minute und deren langsamen Fortschreiten meist mindestens 3 Schnürwellen des Magens gleichzeitig im Röntgenbild sichtbar sind. Trotz dieser Segmentationsbewegungen erfolgt die Durchmischung des Speisebreies so langsam, daß noch 1 1/2 Stunden nach der Nahrungsaufnahme die H^+-Ionen der Magensäure die inneren Schichten des Speisebreies kaum erreicht haben, so daß hier noch für längere Zeit die *Stärkespaltung* mit Hilfe der Speichelamylase fortgesetzt werden kann. Die Verweilzeit des Speisebreies im Magen hängt stark von der Menge und der Zusammensetzung der Nahrung ab. Flüssige Nahrung hat Verweilzeiten im Minutenbereich, kohlenhydratreiche Nahrung hat gegenüber eiweiß- und besonders fettreicher Nahrung ebenfalls kürzere Verweilzeiten. Je besser die Nahrung zerkleinert (gekaut) ist, desto kürzer sind die Verweilzeiten. Die maximalen Verweilzeiten für viel und schlecht gekauten, fettreichen Gänsebraten können bereits beim Gesunden über 4-5 Stunden liegen.

Dem Antrum des Magens kommt eine besondere *Transportfunktion* zu. Durch rhythmische Kontraktionen des Antrums mit nachfolgender Öffnung des *Pylorussphinkters* wird der Magen entleert. Der Speisebrei wird nach gründlicher Vermischung mit dem Magensaft „portionsweise" in den *Bulbus duodeni* abgegeben. Die Rhythmik dieser Pyloruspassage hängt nicht nur von der Füllungsmenge des Duodenums ab, sondern ganz besonders von der Zusammensetzung des abgegebenen Mageninhaltes. Der saure *Mageninhalt muß im Duodenum neutralisiert werden. Kann dies nicht rasch genug erfolgen*, weil die Alkalisierung (insbesondere durch den Pankreassaft) die Säuremengen nicht schnell genug bewältigen kann, *muß* der Entleerungsmechanismus über die Antrumperistaltik und den Pylorussphinkter *gestoppt werden*. Gleiches gilt für zu fettreichen Chymus. Für diese Kontrolle verfügt der Organismus über ein eigenes Hormonsystem, welches wir noch ausführlich darstellen werden (vgl. s. 183).

Magensaftsekretion

Magen	Zusammensetzung, Menge und Funktion des Magensaftes. Regelmechanismen der Magensaftproduktion. Zelluläre Sekretionsmechanismen der Haupt- und Belegzellen. Schutz der Magenwand gegenüber dem Magensaft.
Erbrechen	Ursachen, Vorboten, Ablauf, Steuerung und Bedeutung des Erbrechens. Folgen für den Gesamtorganismus.

Mit *2,5 Litern Magensaft pro Tag* ist der Magen des Erwachsenen an der Gesamtproduktion von 8,5 Litern Flüssigkeit im Verdauungstrakt in 24 Stunden mit über einem Viertel beteiligt (vgl. Tab. 6.2). Bei einer Flüssigkeitsbilanz (Ein- und Ausfuhr) des Gesamtorganismus von 2,5 Litern pro Tag (vgl. S. 220) kann man sich leicht vorstellen, daß die **Verdauungssäfte wertvolle Flüssigkeitsvolumina** darstellen, welche nicht nur bei ihrer Produktion Probleme aufweisen, sondern welche auch unbedingt wieder zurückgewon-

Tab. 6.2. Flüssigkeitsproduktion im Verdauungssystem

Organ	In 24 Stunden produziertes Flüssigkeitsvolumen [Liter]
Speicheldrüsen	ca. 1,5
Magen	ca. 2,5
Pankreas	ca. 1,0
Leber (Galle)	ca. 0,5
Dünndarm	ca. 3,0
Summe	ca. 8,5

nen werden müssen, da sonst der Blutkreislauf in kürzester Zeit in dramatische Volumenmangel-Situationen gelangt. Die Mechanismen der Flüssigkeitsresorption werden uns bei der Besprechung des Darms zu beschäftigen haben, beim Magen stehen die Sekretionsvorgänge im Vordergrund.

a) Salzsäuresekretion

In den Drüsenkanälchen der Magenwand von Fundus und Corpus bilden die *Belegzellen (= Parietalzellen)* nahezu 0,1 molare Salzsäure (max. pH = 1, in der Regel pH 1,5 bis 2,0) oder etwa 150-160 mmol pro Liter HCl. Bei einem Blut pH von 7,4 bedeutet dies eine mehr als millionenfache Konzentrationszunahme, welche nur unter enormer Energie — d. h. ATP-Bereitstellung — möglich ist. Das morphologische Äquivalent hierfür ist in dem großen Mitochondrienreichtum der Parietalzellen zu suchen. Die Salzsäuresekretion selbst erfolgt sehr ähnlich wie die H^+-Ionen-Sekretion in der Niere, ja die Parietalzellen schaffen sich für den Sekretionsvorgang offenbar ihre eigenen „Harnkanälchen". Erhalten die Parietalzellen ihren Stimulus zur Salzsäureproduktion, formen sie sich vom ruhenden Stadium in die Sekretionsform durch Ausbildung von *intrazellulären Sekretkanälchen* um, welche sogar *Mikrovilli* besitzen. Dieser Vorgang benötigt Zeit — *etwa 10 Minuten* —[6]. Schematisch kann man sich die Salzsäureproduktion entsprechend Abb. 6.4 vorstellen: *Unter ATP-Verbrauch* werden *H^+-Ionen* in die neugebildeten Mikrotubuli *aktiv sezerniert*, während im gleichen Ausmaß *HCO_3^--Ionen passiv die Parietalzellen verlassen* und den pH-Wert des venösen Blutes aus der Magenregion

ansteigen lassen. Für die Kohlendioxydhydratation ist wie in der Niere das Enzym *Carboanhydrase* in den Parietalzellen des Magens reichlich vorhanden. Schließlich kann das negative Cl^--Ion von den sezernierten H^+-Ionen ins Schlepp genommen werden. Es wird aber auch ein aktiver Cl^--Transport angenommen.

Wasser selbst folgt den sezernierten Ionen über deren osmotische Kräfte (vgl. Tubuläre Flüssigkeitsreabsorption in der Niere, S. 248), wobei der *Magensaft insgesamt plasmaisoton* bleibt.

Wird keine Salzsäure produziert, hat der Magensaft nahezu den gleichen pH-Wert wie das Blutplasma. Unter diesen Umständen enthält er nahezu die gleichen hohen Natrium- und niedrigen Kalium-Konzentrationen wie das Blutplasma.

Die *Aufgabe der Magensalzsäure* besteht neben der *Abtötung von Bakterien* in der *Denaturierung des Nahrungseiweißes* und in der *Freisetzung von Pepsin*, welches die wirksamste „Eiweißzerkleinerungsmaschine" darstellt.

b) Pepsinogen — Pepsin

Das Proenzym *Pepsinogen* (Molekulargewicht 42 500) wird vorwiegend in den Hauptzellen der Drüsenkanälchen von Fundus und Corpus gebildet, daneben aber auch in den Schleimzellen dieser Drüsenkanälchen, sogar in abgewandelter Form in den Schleimzellen des Pylorus und des Duodenums. Die Sekretion derartiger Makromoleküle erfolgt über die Bildung elektronenoptisch sichtbarer *Enzymgranula*. Die *Magensalzsäure* spaltet vom Pepsinogen ein Peptid ab, so daß die wirksame Stufe, das *Pepsin* (MG 35 000) erst *ab pH 5* im Magensaft entsteht. Pepsin selbst ist ein Konglomerat höchst aktiver Proteasen.

---

(6) Die gute Küche weiß dies seit altersher: Eine wohlriechende und fein schmeckende Brühe ist ein optimaler Salzsäurestimulus: 10 Minuten später ist genügend Salzsäure zum Verdauungsangriff auf das Steak bereit. Dies ist der falsche Moment für längere Tischreden, da dann die produzierende Salzsäure nur die eigene Magenwand zur Verdauung vorfindet, was je nach Erziehungsgrad an der zunehmenden Unruhe der Zuhörer abzulesen ist.

c) Magenschleim

Schließlich produzieren die Schleimzellen des Magens einen gelartigen *Schleim aus Mucobzw. Glykoproteiden,* welchem neben einer mechanischen Funktion (Verbesserung der Gleitfähigkeit) möglicherweise auch chemische Schutz-

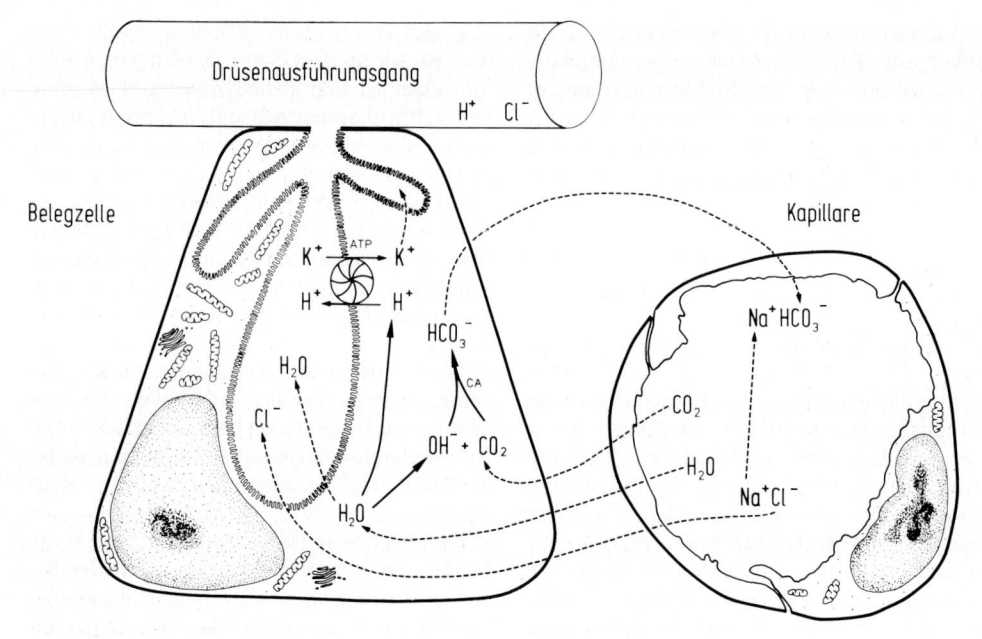

Abb. 6.4. Schematische Darstellung der wichtigsten Schritte bei der Salzsäure-Produktion von Parietalzellen des Magens (mit Hilfe einer H^+-K^+-ATPase und dem Enzym Carboanhydrase, CA)

funktion gegenüber einer Selbstverdauung der Schleimhaut zukommt. Zur Erklärung einer **Magenschleimhaut-Barriere** mit minimaler Durchlässigkeit der Schleimhaut für Säuren und Elektrolyte wird aber darüber hinaus der Befund angeführt, daß die innere Magenwand in Ruhe mit -70 mV gegenüber dem Interstitium hohe negative Ladungen trägt, welche sonst nur an der Innenseite von Zellmembranen gemessen werden. Offenbar können die Schleimhautepithelien aktiv *Chlorid* ins Lumen sezernieren, was einerseits die H^+-Sekretion ladungsgemäß unterstützen würde, andererseits aber eine „elektrische Barriere" für das Eindringen von Elektrolyten (insbesondere H^+-Ionen) in das Schleimhautepithel bedeuten würde.

Steuerung der Magensaftsekretion und der Magenmotorik

Die nervale Steuerung der Magensaftsekretion wurde zuerst durch *Pawlow*[7] nachgewiesen, welcher bei Hunden einen künstlichen Ausgang der Speiseröhre („Ösophagusfistel") anlegte und außerdem operativ eine Verbindung zwischen Magenlumen und Bauchdecke herstellte („Magenfistel"). Über die Magenfistel konnten die Tiere „künstlich" ernährt werden, während das natürliche Futter beim Fressen wieder aus der Speiseröhrenfistel zu Boden fiel. Mit einer Latenz von 5–10 Minuten begann nach dieser *„Scheinfütterung"* die Magensaftsekretion für die Dauer von 1–2 Stunden. Nach Vagusdurchschneidung (ebenso nach Gabe des Vagushemmstoffes Atropin) unterblieb diese Magensaftsekretion[8]. Heute bezeichnen wir diese Form der Magensaftsekretion als **erste** oder **„ke-**

---

(7) Iwan Petrowitsch Pawlow, russ. Physiologe (1849-1936), 1877 zu Gast bei Heidenhain (Breslau), (1884-1886) bei Carl Ludwig (Leipzig) und erneut bei Heidenhain (Breslau), bei welchem er Fisteloperationen übte. 1904 I. Nobelpreis für Physiologie.

phale Phase"[9], weil sie durch Beteiligung der Hirnnerven über den Vagus als Efferenz auszulösen ist (vgl. Abb. 6.5), wobei der Vagus nicht allein die Magensaftsekretion, sondern auch die Magenmotorik stimuliert. Sympathikusstimulierung führt zu einer Hemmung der Magenmotorik.

Von der ersten Phase abzugrenzen ist eine **zweite**, die **gastrische Phase**, welche vorwiegend über die Vermittlung des Hormons **Gastrin** erfolgt. Allerdings stimuliert bereits eine *Dehnung der Magenwand* (durch Nahrungsaufnahme) die Salzsäureproduktion und die Motorik. Hierbei sind neurale *Dehnungsrezeptoren* beteiligt, welche an ihren Synapsen Acetylcholin freisetzen, welches die Parietalzellen schließlich aktiviert. Dies ist ein Effekt, der nach Vagusdurchschneidung zwar weniger gut funktioniert, aber nicht völlig aufgehoben ist, was dafür spricht, daß auch vagale Afferenzen an ihm beteiligt sind. Auf die ebenfalls vom *Vagus* geförderte Relaxation des Fundus während der Nahrungsaufnahme wurde bereits hingewiesen (vgl. S. 179).

Den Beweis für die *Beteiligung eines* **eigenen Hormonsystems** *an der Magensaftsekretion* erbrachte erst folgendes Experiment in der 2. Hälfte unseres Jahrhunderts:

Das Antrum eines Hundemagens wurde operativ mitsamt seiner Blutversorgung vom übrigen Magen getrennt und mit einer Fistel in die Bauchwand eingenäht (vgl. Abb. 6.6). Damit konnte die so entstandene *Antrum"tasche"* allein gedehnt, außerdem künstlicher Futterbrei bzw. verschiedene H^+- Ionenkonzentrationen auf ihre Wirkung hin isoliert getestet werden. Gleichzeitig mußte eine neue Verbindung zwischen Corpus und Duodenum hergestellt werden, damit die Tiere überhaupt überlebten. Schließlich wurde eine *Fundustasche* ebenfalls mit Fistel in die Bauchwand genäht, damit fortlaufend die Magensaftsekretion unbeeinflußt von Speisebrei gemessen werden konnte. Hierbei kann am denervierten wie am nerval intakten Präparat gearbeitet werden[10]. Wird die *Antrumtasche gedehnt* (aber auch durch Vagusreizung sowie durch den Chymus selbst, speziell Aminosäuren), entsteht ein inzwischen chemisch aufgeklärtes Peptidhormon **Gastrin** (17 Aminosäuren), welches vom Antrum an das Blut abgegeben wird und über den Blutweg schließlich den Fundus erreicht (vgl. Tab. 6.3). (Gastrin produzierende G-Zellen sind beim Menschen nicht nur im Antrum, sondern auch im Duodenum nachgewiesen.) Gastrin stimuliert im Fundus die Parietalzellen, welche nach Antrumdehnung ihre Säureproduktion mit einer Latenz von 15-30 Minuten in Gang bringen. Das System regelt sich dabei selbst. *Wird der Chymus zunehmend saurer, wird allein dadurch die Gastrinproduktion wieder gestoppt.* Auch dies war an der Antrumtasche nachzuweisen. Bei einem *pH unter 2 im Antrum wird kein Gastrin mehr gebildet.*

(Experimentelle Dehnung des Antrums im pH-Bereich von 1-2 stellt jedoch immer noch einen Säuresekretionsreiz dar, welcher nerval übermittelt wird.)

Eine **3. Phase**, welche an der Steuerung der Magensaftsekretion beteiligt ist, läßt sich als **intestinale Phase** (vgl. Abb. 6.5) abgrenzen. Der saure Chymus des Magens würde an den Schleimhäuten des Darmes eine Säureverätzung hervorrufen, wenn er nicht schleunigst neutralisiert würde. Dies ist im wesentlichen die Aufgabe des *Pankreas,* auch der Leber, welche für diese *Säureneutralisierung* bikarbonatreiche Verdauungssäfte sezernieren. Gesteuert wird dies wiederum über ein Polypeptidhormon: **Sekretin**, welches im **Duodenum** gebildet wird, (und dessen Sequenz von 27 Aminosäuren ebenfalls in-

---

(8) Pawlow und seine Schüler haben dieses Experiment in unzähligen Variationen weitergetrieben. Wurde die Fütterung zusammen mit einem optischen Signal (z. B. dem Aufleuchten einer roten Lampe) oder einem akustischen Signal vorgenommen, konnte nach einer Gewöhnungsperiode („Konditionierungsphase") schließlich allein durch die äußere „Bedingung" (also allein durch das optische oder akustische Signal) eine massive Magensaftsekretion ausgelöst werden. Pawlow gründete hierauf seine Lehre von den „bedingten Reflexen".

(9) Kephalae, gr. = Kopf.

---

(10) Die Operationstechnik ist prinzipiell recht ähnlich denjenigen Techniken, welche Pawlow von Heidenhain im Jahrhundert zuvor erlernt hatte, wobei Heidenhain seine Taschen denervierte, während Pawlow gerade der nervale Zusammenhang faszinierte.

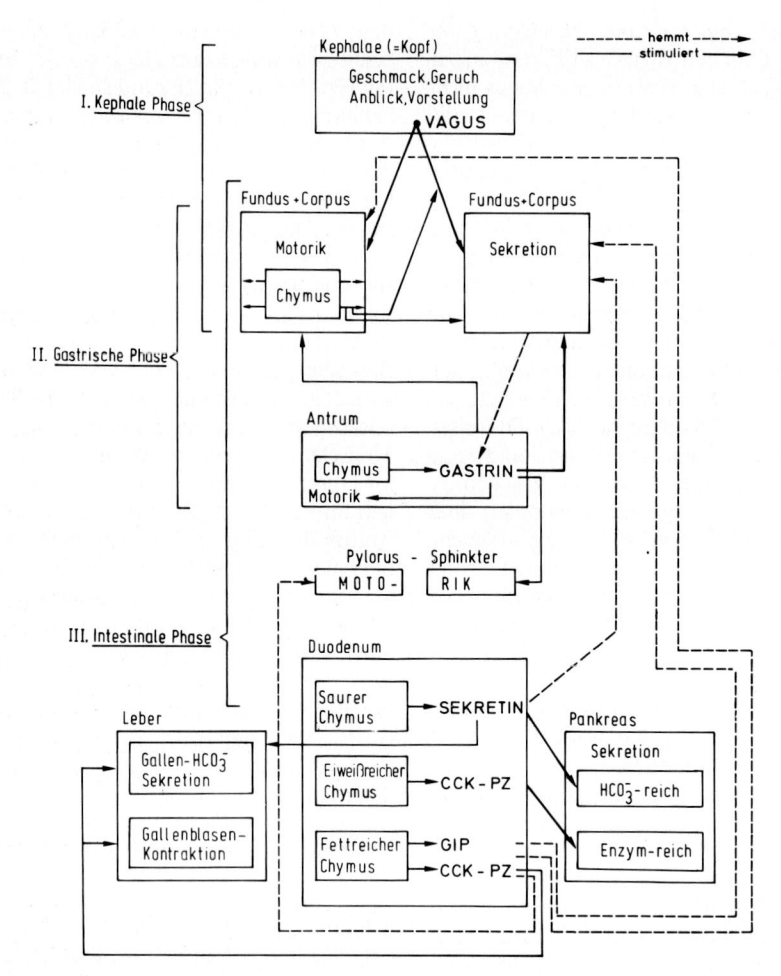

Abb. 6.5. Schematische Übersicht der verschiedenen Phasen der Magensaftsekretion

zwischen aufgeklärt ist). Der adäquate Reiz für die Sekretinausschüttung ist die Azidität im Duodenum. Können Pankreas und Leber ihrer Neutralisationspflicht nicht schnell genug nachkommen, bremst dieses Hormon die Säure-Produktion des Magens.

(Früher wurde sehr allgemein von *„Enterogastronen"* gesprochen, wenn von Hormon-Wirkungen aus dem Intestinum auf den Magen die Rede war. Heute lernt man, die Dinge mehr und mehr zu differenzieren.)

Im Duodenum wird ein weiteres Hormon gebildet, das *Cholecystokinin (CCK),* dessen chemische *Identität mit* dem Polypeptid *Pankreozymin (PZ)* (33 Aminosäuren) inzwischen aufgeklärt ist. Bei eiweißreichem Chymus fördert CCK-PZ die Bildung eines enzymreichen Pankreas-Sekrets, während fettreicher Chymus das gleiche Hormon veranlaßt, für einen erhöhten Gallenfluß ins Duodenum zu sorgen, was im wesentlichen durch Kontraktion der Gallenblase bewirkt wird. Rund 18 weitere *Gewebshormone* des Intestinaltraktes werden gegenwärtig diskutiert, deren reale Existenz aber keineswegs in allen Fällen gesichert ist. (Vermutlich gibt es ähnliche Identitäten wie beim CCK-PZ, welche sich auch erst bei gründlicher Analyse ergeben hat.) Wir nennen hier das *gastric inhibitory peptide (GIP),* welches ähnlich wie Sekretin die Magenmotorik sowie die Magensaftsekretion bremst, wenn das Angebot an eiweißreichem Chymus im Duodenum zu groß wird. Daneben

Tab. 6.3. Bildungsstätte, Wirkung und adäquater Reiz wichtiger Gewebshormone des Magen-Darmtraktes

Bildungsstätte	Hormon	Wirkung	Adäquater Reiz
Antrum + (Duodenum)	Gastrin	vermehrte Salzsäureproduktion + erhöhte Antrummotorik	Dehnung des Antrums sowie Eiweißreiche Kost
Duodenum	Sekretin	vermehrte Ausschüttung HCO_3-reichen Pankreassaftes + Hemmung der Magendynamik	Saurer Chymus im Duodenum
Duodenum	Cholecystokinin = Pankreozymin (CCK-PZ)	Gallenblasenkontraktion + Enzymreicher Pankreassaft	← Fettreicher Chymus ← Eiweißreicher Chymus im Duodenum
Duodenum	Gastritic Inhibitory Peptide	Hemmung der Magensaftsekretion + Hemmung der Magenmotorik	Fettreicher Chymus im Duodenum

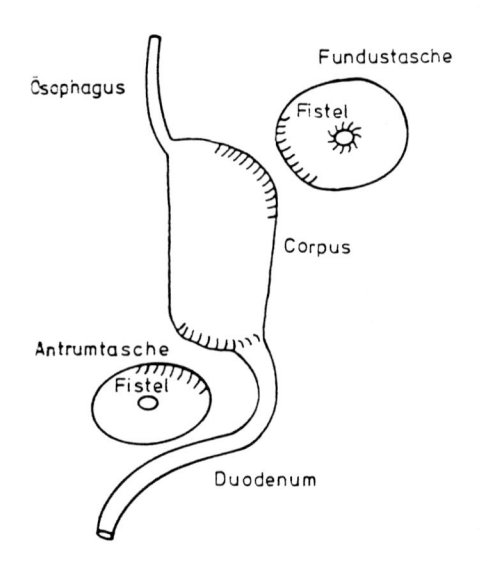

Abb. 6.6. Schematische Zeichnung von Antrum- und fundus-„Tasche" mit Bauchwandfistel

ist VIP *(vasoactive intestinal peptide)*, ein Vasodilatator hervorzuheben, welcher ebenfalls die Magensaftsekretion hemmt, darüber hinaus aber die Elektrolyt- und Wasserausscheidung von Pankreas, Leber sowie Darm stimuliert.

Intrinsic Factor

Eine weitere Spezialität der Parietalzellen besteht darin, den Intrinsic factor zu sezernieren, ein Mucoprotein (MG 55 000), welches das mit der Nahrung aufgenommene Vitamin B_{12} resorbierbar macht. Resorbiertes Vitamin B_{12} kann die Leber für einen Bedarf von 3 Jahren speichern. Chronischer Ausfall der Parietalzellen führt zur typischen Erkrankung einer Vit.-B_{12}-Avitaminose, der *perniziösen Anämie*.

Pharmakologische und pathophysiologische Aspekte

Die Magensaftsekretion ist damit keinesfalls erschöpfend beschrieben: z. B. auch *Histamin* kann an ihrer Regulation beteiligt sein; wenigstens werden Histamin und Histaminabkömmlinge bei der klinischen Untersuchung als starke *Säuresekretionsreize* benutzt. Die pharmakologische Applikation von bestimmten *Antihistaminika* kann die Magensäure-Sekretion bremsen.[11] Daß *Atropin*, der Vagusantagonist, wel-

(11) *Antihistaminika* verdrängen Histamin von seinem „Rezeptor" d. h. von der Bindungsstelle an der Zellmembran, von wo aus Histamin sonst seine Wirkung entfalten könnte. Man macht *spezifische Histamin-2-Rezeptoren* für die *Magensäure-Stimulation* verantwortlich, weil es gelingt, mit speziell entwickelten H_2-Antihistaminika (z. B. Cimetidin, Ranitidin) die Magensäure-Sekretion drastisch zu senken. Bei der Behandlung von Magengeschwüren ist dies von großer Bedeutung. (Im Gegensatz zur Stimulation von H_2-Rezeptoren kann Histamin an „H_1-Rezeptoren" z. B. eine Kontraktion glatter Muskelzellen von Darm, Bronchien und Uterus auslösen.)

cher Acetylcholin verdrängt, die Magensaftsekretion ebenso wie *Ganglienblocker* reduziert, verwundert nicht. Schließlich sind *Coffein* und die Röstprodukte des Kaffees als starke „Säure-Locker" bekannt, wie auch *alkoholische Getränke in niedrigen Dosen* über Geschmack und psychische Wirkung (kephale Phase) die *Säuresekretion stimulieren*.

Erreicht die *Alkoholkonzentration* im Mageninhalt etwa *20%*, und dies hängt naturgemäß auch von dem übrigen Speiseplan ab, wird die *Sekretion des Magensaftes gehemmt*. (Durch Tannine im Wein kann dies aber auch schon vorher erfolgen.) *„Harte" Alkoholika* mit 40% Alkohol und mehr verursachen lokale Hyperämien mit Entzündungen und Plasmaverlusten in den Chymus. Chronische Trinker leiden deshalb häufig an einer chronischen *Gastritis*. Hochprozentiger Alkohol macht die auf S. 182 beschriebene *Magenbarriere für H^+-Ionen* gefährlich durchgängig. Besonders gefährlich für diese Barriere ist die Kombination von *Salizylaten* (z. B. *Aspirin*) mit Alkohol.

Wir können hier nur einige Andeutungen zu *pathophysiologischen Problemen* im Intestinaltrakt geben. Am sensationellsten, dafür aber auch recht selten ist sicher das 1950 zuerst von Zollinger und Ellison beschriebene und deshalb heute nach ihnen benannte *Syndrom* eines *„Gastrinbildenden Tumors"* mit Zellen, welche histologisch und histochemisch den *Inselzellen des Pankreas* sehr ähnlich sind. Hierbei wird soviel Magensäure gebildet, daß sie im Duodenum nicht neutralisiert werden kann, wodurch hier sowie auch in Jejunum, ja sogar im Ösophagus, *„peptische" Geschwüre* entstehen können. Aber auch ohne Tumoren kann eine gesteigerte Magensaftsekretion mit zu viel Salzsäure im Duodenum zu chronischen Entzündungen führen. Psychische Dauerbelastungen („Fremdar-

beiterulkus") lassen vermutlich den Vagus zuviel des Guten tun. Beim chronisch wiederkehrenden *„Magengeschwür"* ist dagegen die Salzsäuresekretion in der Regel normal, so daß die patho-physiologischen Erklärungsversuche schwieriger sind. Therapeutisch verwundert deshalb nicht, daß man gar nicht selten die Vagusversorgung des Magens chirurgisch durchtrennt oder ganze Teile des Magens entfernt.

Abzugrenzen von diesen Erkrankungen ist das eigentliche akute *„Streß-Ulkus"*, welches bei schwerer Streßsituation (vgl. S. 99), z. B. nach Operationsschock zu plötzlicher Magenblutung führen kann. Hier muß man sich vorstellen, daß der erhöhte Sympathikotonus im Bereich der Intestinalschleimhäute an umschriebenen Bezirken eine derart starke lokale Vasokonstriktion mit Sauerstoffmangel verursachen kann, daß auf dem Boden dieser lokalen *Schleimhautischämie* schließlich zu einem umschriebenen Gewebsuntergang mit oft dramatischen Folgen (Blutung, Perforation in die Bauchhöhle etc.) kommen kann.

Erbrechen

Beim Erbrechen (= Emesis = Vomitus) kommt es nach tiefer Inspiration mit Hilfe einer Kontraktion der Bauch- und Zwerchfellmuskulatur zur Entleerung des Mageninhaltes über den erschlafften Ösophagus nach außen. Gesteuert wird dieses reflektorische Geschehen über Vagus und Medulla oblongata (sog. „Brechzentrum"). Ausgelöst werden kann dieser Reflex u. a. durch eine Überdehnung der Magenwände („Überfressen"), pharyngeale Reizung (mit eigenen Fingern oder entspr. antiken Gastmählern mit Pfauenfeder), entzündliche Prozesse im Intestinalbereich, hormonelle Umstellungen (morgendliche Emesis gravidarum) sowie durch Pharmaka (Emetin).

Prüfungsfragen zu diesem Abschnitt finden Sie im Anhang unter den Ziffern: 6.4. ff.

6.5 Pankreas und Leber

Pankreassaft

Pankreas Zusammensetzung, Menge und Funktion des Bauchspeichels. Steuerung von Zusammensetzung und Sekretionsrate.

Aus dem *exokrinen Anteil* des Pankreas werden täglich etwa *0,3 bis 1,5 Liter Pankreassaft* ins Duodenum sezerniert, während die Langerhans'schen[13] Inseln des endokrinen Pankreas ihre Hormone direkt ans Blut abgeben (vgl. S. 286). Wir hatten bereits darauf hingewiesen, daß eine sehr wichtige Aufgabe des Pankreassaftes darin besteht, den sauren Mageninhalt mit Hilfe von Bikarbonat zu neutralisieren. Vermutlich ist die **Bikarbonat-Sekretion** an die Zellen der Drüsenausführungsgänge gekoppelt (und zwar vorwiegend an diejenigen, welche noch innerhalb der Drüsenazini gelegen sind = zentroazinäre Zellen). Den Mechanismus muß man sich ähnlich wie bei der H^+-Ionensekretion im Magen bzw. der Bikarbonat-Sekretion in der Niere vorstellen. Die treibende Kraft dieses Mechanismus ist vermutlich auch im Pankreas die H^+-*Ionensekretion*, welche bei den Pankreaszellen H^+-Ionen aktiv aus dem Zellinneren ins Interstitium und damit in das abführende Blut sezerniert, während OH^--Ionen mit Hilfe des Ferments *Carbonanhydrase* und CO_2 aus dem Stoffwechsel zu Bikarbonat verbunden werden, welches die Zelle passiv in das Lumen der Drüsenausführungsgänge diffundieren läßt. Der Mechanismus wäre damit sehr ähnlich, wie wir ihn bei der Salzsäuresekretion im Magen beschrieben haben, wobei nur die Transportrichtungen im Pankreas umgekehrt verlaufen. Hierbei kann die *Bikarbonatkonzentration im Pankreas-Sekret bis auf 140 mmol/l* ansteigen (im Mittel 125 mmol/l), also fast das 6fache der Normalplasma-Konzentration erreichen. Schematisch ist der Vorgang mitsamt der Säureneutralisierung im Duodenum in Abb. 6.7 dargestellt. (Man vergißt leicht, daß die Darmgase mit den Blutgasen im Gleichgewicht stehen, im Darm gebildetes CO_2 also schnell über die Ausatmungsluft zu regulieren ist, vgl. Säure-Basenhaushalt, S. 144.) Bei maximaler HCO_3^--Sekretion sinkt die Cl^--Konzentration des Pankreassaftes auf rund 1/3 der Werte für das Blutplasma.

Neben der Bikarbonat- und Flüssigkeits-Sekretion des Pankreas (auch hier folgt Wasser osmotisch den Elektrolyten) produziert das Pankreas **Verdauungsenzyme**, meist in Form von *Proenzymen für alle Nährstoffe*, z. B. *eiweißspaltende, fettspaltende und kohlenhydratspaltende Enzyme*. Diese Pro-Enzyme werden in den Azinuszellen der Drüsen sezerniert. Den Sekretionsvorgang selbst — über endoplasmatisches Reticulum, Golgi-Apparat und Zymogen-Granula — kann man sich so vorstellen, daß an der Lumenseite der Azinuszellen Enzyme in Bläschen gelagert sind, welche auf einen spezifischen Sekretionsreiz hin mit der Zellwand verschmelzen und ihren Inhalt in die Spülflüssigkeit der Drüsengänge abgeben (Exozytose). Im einzelnen handelt es sich bei den **Enzymen** um folgende Substanzen:

---

(13) Paul Langerhans (1847-1888), Arzt, als Doktorand Virchows „Inseln" in seiner Doktorarbeit zuerst beschrieben (1869).

Abb. 6.7. Schematische Zeichnung der Bikarbonat-Sekretion des Pankreas mit anschließender Neutralisierung des Magensaftes im Duodenum

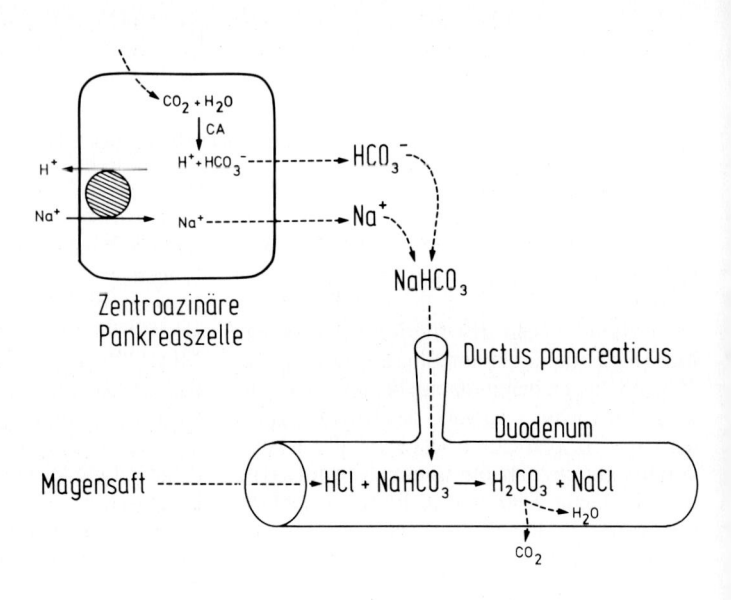

1. **Chymotrypsin, Trypsin** und *Carboxypeptidasen* setzen die *Eiweißspaltung im Dünndarm* fort. Vom *Pankreas* werden nur die Vorstufen dieser Fermente sezerniert, z. B. *Trypsinogen*, welches durch Enterokinase des Duodenalsaftes in Trypsin verwandelt wird. Trypsin aktiviert erstens andere Proenzyme und spaltet zweitens zusammen mit anderen Peptidasen das Eiweiß in Peptide. Die Spaltung der kleinsten Peptide, der Dipeptide in Aminosäuren erfolgt in der Regel erst im Bereich der lumenseitigen Wand des Dünndarms mit Hilfe „membranständiger" Dipeptidasen. Dort existieren auch *für* die einzelnen *Aminosäuren spezialisierte Transportsysteme*, welche letztlich den Übertritt der einzelnen Aminosäuren vom Darm in die Blutbahn veranlassen. Vermutlich funktionieren diese Transportsysteme sehr ähnlich wie die tubulären Reabsorptionsmechanismen für Aminosäuren der Niere (vgl. S. 253).

2. Ferner werden mit dem Pankreassaft *(Pro-)* **Lipasen** und *Prophospholipasen* dem Chymus zugesetzt. Diese Lipasen sind Enzyme, welche *Triglyceride in Fettsäuren und Glycerin* spalten können, wobei ein Teil als Mono- oder Diglycerid erhalten bleibt. Darüber hinaus produziert das exokrine Pankreas *Cholesterin-Esterasen*, welche die mit der Nahrung aufgenommenen Cholesterin-Ester spalten.

3. Schließlich produzieren die Azinuszellen auch ein *Stärke spaltendes Enzym:* die **Pankreasamylase**, welches wie die Speichelamylase *Stärke bis zu den Disacchariden* spaltet und damit die im Mund begonnene Stärke-Verdauung fortsetzt, welche während der Azidifizierung des Chymus im Magen unterbrochen wurde. *Im Darm* können jedoch *nur* einzelne Zuckermoleküle *(Monosaccharide) resorbiert* werden. Die hierzu notwendige, letzte Spaltung der Disaccharide wird ähnlich wie bei der Eiweißresorption *im* Bereich des *Bürstensaumes* der Darmepithelien mit Hilfe hierfür spezialisierter *Disaccharidasen* durchgeführt.

Wie bereits erwähnt, wird die **Ausschüttung des Pankreassaftes** vorwiegend über *Sekretin* und *Cholecystokinin-Pankreozymin* (CCK-PZ) kontrolliert. Darüber hinaus kann aber auch der *Vagus* in erheblichem Umfang die Pankreassaft-Sekretion stimulieren. Die Pankreassaft-Sekretion beginnt bereits während der *kephalischen Phase* der Magensaft-Sekretion, welche nach Vagusdurchtrennung unterbleibt. Gastrin soll beim Menschen nur einen geringen Sekretionsreiz für das Pankreas haben.

Leber — allgemein

Leber und Galle Entgiftungs- und Ausscheidungsfunktionen der Leber. Bildungsmechanismen, Zusammensetzung, Menge und Sekretionssteuerung von Lebergalle. Funktion und Entleerungssteuerung der Gallenblase. Löslichkeit, Aufgaben und enterohepatischer Kreislauf der Gallekomponenten.

Seit der Abspaltung aus dem Fach Physiologie und der Bildung eines eigenen Faches „physiologische Chemie" (oder moderner „Biochemie") „gehört" die Leber praktisch den Biochemikern.[14] Nur die Gallensaftsekretion hatte der GK 1976/77 gerade noch als physiologisches Problem den Physiologen überlassen und auch das nur als „exotische Rarität". Die Gallenblase kann die Galle konzentrieren, und das erfolgt über eine experimentell relativ leicht zugängliche Wand und über einen Mechanismus, wie er zuvor an den viel schwerer zugänglichen und viel kleineren Harnkanälchen viel gründlicher untersucht wurde.

---

(14) „Landmarken" in der chemischen Betrachtung der Physiologie sind:
1. Lavoisiers berühmtes Tierkalorimeter (1780) und damit die biologische Verbrennung (vgl. S. 199);
2. Wöhlers — 1828 — erste experimentelle Synthese eines organischen Stoffes (Harnstoff) und damit die Basis für eine rationale chemische Analyse organischer Substanzen (ohne irrationale „vitalistische" Kräfte);
3. Liebigs experimentelle und vor allem gedankliche Zusammenfassung des Stoffwechsels von Pflanzen von der Eiweißernährung bis zur Stickstoffdüngung;
4. Pasteurs Entdeckung der Hefefermente (1860) als Grundstein der Bakteriologie;
5. Schließlich die Liste der Nobelpreisträger unseres Jahrhunderts, welche unter „Chemie" sowie „Medizin und Physiologie" Biochemiker enthält, deren chemische Methoden Bausteine und Funktionen des Stoffwechsels, Fermente, Hormone und Vitamine erstmals aufzeigten bis hin zur Chemie der Genetik (Nobelpreis 1962 an Crick, Watson und Wilkins für ihre Entdeckungen „über die Molekularstruktur der Nukleinsäuren und ihre Bedeutung für die Informationsübertragung in lebender Substanz").
6. Die praktische Konsequenz war die Errichtung eigener physiologisch-chemischer Institute in unserem Jahrhundert. Dabei kamen manche Universitäten billig an ihre neuen Institute. Sie brauchten nur die Dienst-Wohnung ihres Physiologen in ein Physiologisch-Chemisches Institut zu verwandeln, zumal zu jener Zeit die Dienstwohnungen etwa gleiche Größe wie die keineswegs kleinen Institute besaßen. (Der Autor dieses Buches wurde so als „Hausgeburt" in einem Institut geboren, welches später als biochemisches Institut genutzt wurde.).

Die *Leber, von der Funktion her Kraftwerk, Energiespeicher, chemische Fabrik und Entsorgungsanlage* in einem, wurde in der Tat in den letzten Jahrzehnten von den Physiologen vielfach ausgespart. Das liegt im wesentlichen daran, daß die Lebermikrozirkulation relativ schwer modernen Untersuchungstechniken zugänglich ist, zum anderen daran, daß der scheinbar uniforme Aufbau kaum für Physiologen interessante Ergebnisse erwarten läßt, wie z. B. die kompliziertere Struktur der Niere. Daß aber die Leber doch wichtiger als die Niere sein könnte, belegt schon der Befund, daß Tiere *nur wenige Stunden ein leberloses Dasein überleben,* während das Leben ohne Niere tagelang möglich ist.

Auch wir wollen den Biochemikern nicht ins Handwerk pfuschen, aber auf scheinbar so primitive Fragen, wie die, *warum stirbt der Mensch eigentlich so rasch ohne Leber,* sollten wir wenigstens eine Erklärung versuchen.

Der Kliniker kennt das **Leberkoma** (= Coma hepaticum), an welchem Patienten bei massiver Schädigung ihrer Leber z. B. durch Pilzvergiftung sterben können. Man könnte vermuten, daß der Tod durch Energiemangel erfolgt, weil schließlich die Leber über Glykogenspeicher verfügt, aus denen je nach Bedarf Glukose geliefert werden kann. Auch ist die Leber zur Glukoneogenese aus Aminosäuren befähigt; und außerdem oxidiert die Leber Fette zu Ketonkörpern, die dem Lebervenenblut beigemischt werden, um als wertvolle Energieträger dem Endverbraucher in der Körperperipherie angeboten zu werden. Wir liegen mit unserem spontanen Verdacht gar nicht so schlecht, denn in der Tat können massive Hypoglykämien bis hin zum hypoglykämischen Schock bei schwerer Leberschädigung beobachtet werden. Leider ist damit das Problem nicht gelöst, denn eine intravenöse Glukoseinfusion wäre sonst eine einfache Therapie des Leberkomas.

Offenbar besteht die noch lebensnotwendigere Aufgabe der Leber darin, den Organismus im Rahmen der *„Entsorgung"* vor lebensgefährlichen Toxinen zu schützen. Im einzelnen handelt es sich dabei vermutlich an vorderster Stelle um *Ammoniak,* welches als *freies NH_3 äußerst giftig ist* und alle Schranken durchbrechen kann. Die Niere benutzt dies sogar als Vorzug, um

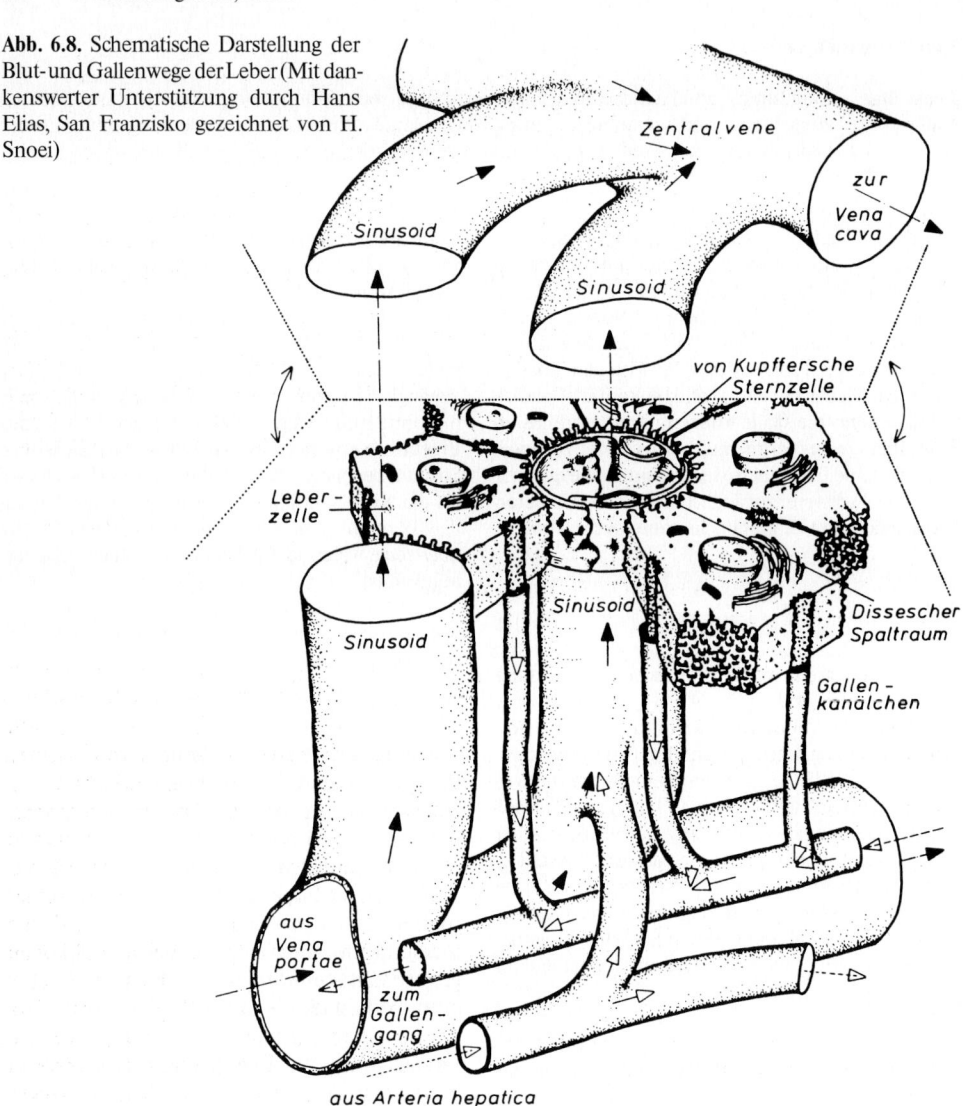

Abb. 6.8. Schematische Darstellung der Blut- und Gallenwege der Leber (Mit dankenswerter Unterstützung durch Hans Elias, San Franzisko gezeichnet von H. Snoei)

H$^+$-Ionen mit Hilfe eines „Tricks" auszuscheiden (vgl. S. 259). Dieses Ammoniak stellt sich aber die Niere selbst her und vermeidet den Übertritt größerer Mengen von freiem NH$_3$ in die Blutbahn durch Abfangen des NH$_3$ als NH$_4$Cl im Harnkanälchensystem. Auch beim Aminosäuren-Abbau vermeidet die Leber tunlichst den Übertritt von freiem Ammoniak ins Blut. Vielmehr benutzt die Leber ein energieaufwendiges System, den Harnstoff-Zyklus, um die lästigen Aminogruppen zu Harnstoff „aufzubereiten", und sie so in einer ungiftigen Form der Niere zur Endausscheidung anzubieten. Nur die Leber ist zur *Harnstoff-Synthese* befähigt, nur sie kann das NH$_3$ aufarbeiten, welches z. B. unsere *Darmbakterien* produzieren. Diese *Bakterien* sind also die *Mit-verursacher* der *Bewußtlosigkeit* und schließlich auch des Atemstillstandes beim *Leberkoma*. Ammoniak erreicht (wie andere giftige Darmgase auch) über die Vena porta die Leberzellen. Kann Ammoniak in der Leber nicht mehr entgiftet werden, durchbricht es mit ansteigender Konzentration im Blut leicht die *„Bluthirnschranke"*, um u. a. die für die Atemrhythmik verantwortlichen Zellen zunächst ladungsmäßig und damit funktionsmäßig zu zerstören. Diese „Barriere" muß man sich als besonders strukturiertes Kapillarendothel der Gehirn-Kapillaren vorstellen[14a], welches geladene Teilchen, z. B. NH_4^+-*Ionen nur sehr schlecht permeieren* läßt, NH_3 jedoch viel leichter. Daneben werden von Bakterien aber auch andere Endprodukte des Eiweiß-Stoffwechsels, deren Entgiftung nicht mehr in ausreichender Form durch die Leber vorgenommen werden kann, als Verursacher eines Leberkomas angesprochen (*Phenole* etc.). Aber auch zur „*Entgiftung*" von ganz anderen Kalibern ist die Leber befähigt. So konnte kürzlich sogar in vivo an der Rattenleber demonstriert werden, in welcher Form die *von Kupffer[15]'schen Sternzellen* ganze Latex-Partikel zu *phagozytieren* in der Lage sind, vgl. Abb. 6.8.

Aber *warum brauchen wir* eigentlich die *Galle*? Keineswegs für die Ammoniak-Entgiftung (s. o.), denn hierbei entsteht wasserlöslicher Harnstoff, welchen wir über die Niere ausscheiden können. Aber *für* den *Transport nicht wasserlöslicher Substanzen* brauchen wir einen Spezialisten: Bereits die *Resorption von Fetten* benötigt Galle, ebenso die *Ausscheidung von Cholesterin, Steroidhormonen* sowie von Abbauprodukten des Häms, vor allem von Bilirubin, ganz zu schweigen von Pharmaka. Einen Mangel an Gallensäuren erkennt der Kliniker am Anstieg des Fettgehaltes des Stuhles *(„Salbenstuhl")*. Man spricht von *„Steatorrhoe",* wenn über 7 g Fett pro Tag im Stuhl erscheint.

Gallensekretion

Die Leber sezerniert kontinuierlich Galle, doch erreicht diese Galle nur das Duodenum, wenn dort eintreffende Nahrungsstoffe die Freisetzung von *Cholecystokinin-Pankreozymin* (CCK-PZ) bewirken (vgl. S. 184, Abb. 6.5). CCK-PZ veranlaßt den Sphincter *Oddi*[15a] zu relaxieren. „Normalerweise" ist dieser *Sphinkter* am Übergang vom *Gallengang* zum Duodenum kontrahiert und sorgt so dafür, daß kein Gallensaft ins Duodenum übertritt und alle produzierte Galle in die Gallenblase fließt. Allerdings würde dieser Gallenspeicher bald überfließen, da er nur etwa 20-50 ml Gallensaft fassen kann, die Tagesproduktion an Lebergalle wird jedoch mit 0,5 bis 1,0 l angegeben. Der Speicher ist deshalb mit einer „Konzentrieranlage" ausgestattet, in welcher die *Lebergalle bis auf das 20fache* ihrer ursprünglichen Konzentration *eingedickt* werden kann. *CCK-PZ öffnet nicht nur den Sphinkter, es führt auch zu einer Kontraktion der Gallenblase.* Dies ist ein relativ langsamer Prozeß, welcher für einen längeren Zeitraum eine kontinuierliche Gallensaft-Abgabe ins Duodenum garantieren kann:

Etwa die Hälfte des Gallenblaseninhaltes wird in einer Stunde abgegeben. In welchem Ausmaß der Vagus an diesem Ausscheidungs-Mechanismus beteiligt ist, ist unklar, da dieser auch noch nach Vagusentfernung funktioniert.

Enterohepatischer Kreislauf
oder *„endloses Transportband"*

Der „Fett-Lösungstrick" der Gallensäuren besteht darin, sich mit Fettsäuren und Monoglyceriden als sogenannte **Micellen** mit einem Durchmesser von 4—5 Nanometer (nm) zusammen zu lagern. Diese kleinsten Bläschen sind *außen wasserlöslich* und können Membranen (z. B. die Bürstensaumschicht der Darmwand) passieren. Man spricht bei den Gallensäuren deshalb auch von *„Emulgatoren".* In den Zellen der *Darmmucosa* wird das Fett in 100 bis 200mal größere Fetttröpfchen, **Chylomikronen** neu aufgearbeitet (mit Durchmessern bis zu 1 µm). Hierbei spielen neben Triglyceriden, Cholesterin und Phosphoglyceriden *Lipoproteine* die Hauptrolle. Die Chylomikronen werden als Sekretgranula gespeichert bzw. via Exozytose in das Interstitium sezerniert und *über das Lymphgefäß- System* und den *Ductus thoracicus* dem zirkulierenden Blut beigemischt (vgl. Abb. 6.9). *Nach einer fettreichen Mahlzeit* kann das *Blutplasma* durch den hohen Anteil von Chylomikronen ganz *trübe* sein[16]. Über den Kreislauf gelangen die Chylomikronen z. B. entweder in die Fettdepots oder aber auch in die Leber, wo das transportierte Fett oxidiert werden kann und die nun freien Gallensäuren zu erneuter Sekretion

---

(14a) u.a. sind die Endothelmembranen des hier nicht gefensterten Endothels untereinander durch eine Zonula occludens = tight junction verbunden.
(15) D. v. Kupffer: Über Sternzellen der Leber Arch. mikrosk. Anat. 12, 353-358 (1876).

(15a) nach Ruggero Oddi (1864-1913), Chirurg in Bologna.
(16) Ein Grund, Patienten „nüchtern" zu Blutuntersuchungen zu bestellen.

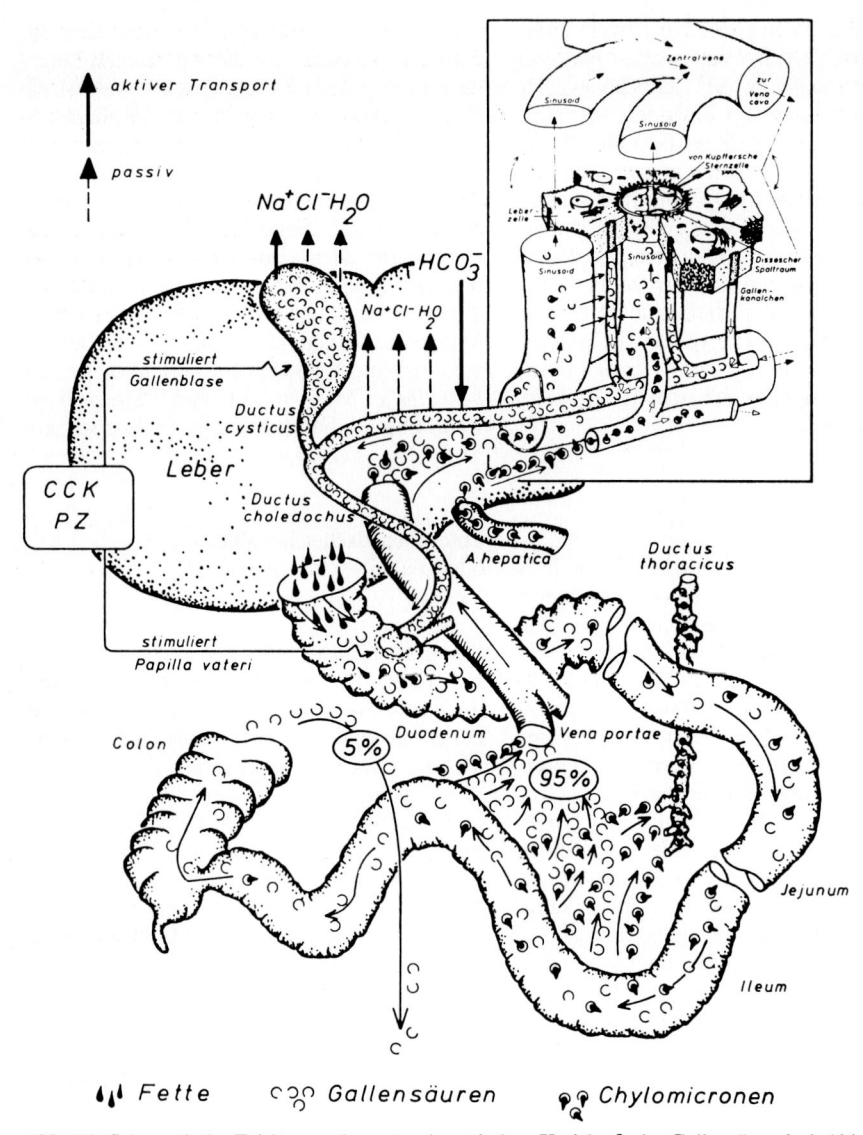

Abb. 6.9. Schematische Zeichnung des enterohepatischen Kreislaufs der Gallensäure (vgl. Abb. 6.8)

zur Verfügung stehen. Daneben existiert aber auch *im Ileum eine aktive Gallensäuren-Resorption,* so daß nicht zur Emulgation benutzte Gallensäuren über die Pfortader die Leber erreichen und ebenfalls erneut verwendet werden können. Praktisch *rezirkulieren* somit *95% und mehr der sezernierten Gallensäuren,* man nennt dies den „enterohepatischen Kreislauf" der Gallensäure. Nur knapp 0,5 g Gallensäure werden täglich mit dem Stuhl ausgeschieden, und nur diese 0,5 g (= 5% des Gallensäuren-Pools) müssen täglich neu in der Leber synthetisiert werden.

Es drängt sich der Vergleich des enterohepatischen Kreislaufs mit einem endlosen Transportband auf, dessen Service beachtlich ist. Da laufend ein wenig Erneuerungsarbeit geleistet wird, funktioniert der Transport so gut. Die ausgewechselten Teile nehmen darüber hinaus gleich noch einige nicht wasserlösliche Abfallprodukte mit (s. oben).

6.5 Pankreas und Leber

Der intrahepatische Sekretionsvorgang der Gallensäuren in die Gallengänge wird als *aktiver Transport des Gallensäureanions* aufgefaßt. Natrium begleitet dieses Anion passiv. Ebenso folgen Wasser sowie weitere Elektrolyte osmotisch den Gallensäuren. Möglicherweise existiert daneben noch ein aktiver NaCl-Transport in den Gallengänge. *Unbestritten existiert ein aktiver Bikarbonattransport in den Gallengängen, dessen Mechanismus man sich ähnlich wie im Pankreas vorstellen muß und welcher ebenfalls durch Sekretin stimuliert* wird (vgl. 6.5). *Die Konzentrierung der Galle* in der Gallenblase erfolgt *durch aktive Natriumresorption*, ohne daß dabei ein elektrischer Gradient auftritt. Der Mechanismus entspricht weitgehend der Natriumreabsorption im proximalen Tubulus der Niere (vgl. S. 248). (Außerdem ist die Gallenblase zur H^+-Sekretion befähigt, so daß der pH-Wert der konzentrierten Galle bis 5,6 absinken kann. Mittelwerte für den pH-Wert der Blasengalle liegen zwischen 7,0 – 7,4, während die Lebergalle mit pH-Werten zwischen 7,8-8,6 deutlich alkalisch ist.)

Prüfungsfragen zu diesem Abschnitt finden sie im Anhang unter den Ziffern: 6.5. ff.

6.6 Dünn- und Dickdarm

Dünn- und Dickdarm; Defäkation
Aktivierungsmechanismen, Typen, Ablauf, Steuerung und Bedeutung der Darmmotorik. Besonderheiten und Funktionen der beteiligten Muskelschichten und der neuronalen Elemente in den einzelnen Abschnitten. Entleerungszeiten und Einflüsse darauf. Ablauf und Organisation des Defäkationsreflexes. Komponenten, Funktion und Kontrolle des analen Schließapparates

Dünn- und Dickdarmsekrete. Stuhl, Darmflora
Herkunft, Zusammensetzung und Bedeutung der Sekrete des Dünn- und Dickdarms. Zelluläre Mechanismen der intestinalen Flüssigkeitssekretion. Zusammensetzung und Ausscheidungsfunktion des Stuhls. Bedeutung der Darmbakterien. Darmgase.

Dünndarm

Wir haben ausführlich dargestellt, daß die Neutralisierung des sauren Chymus durch bikarbonatreichen Pankreas- und Gallensaft erfolgt. Hier müssen wir ergänzen, daß *auch die Brunner'schen Drüsen*[16a] in der Wand des *Duodenums* zu einer *Alkalisierung des Chymus* beitragen. Der pH-Wert ihres Schleimes kann immerhin über 8 bis 9 liegen.

Das soll aber nicht darüber hinwegtäuschen, daß selbst bei einer täglichen Sekretion von rund 3 Litern Flüssigkeit im Dünndarm dessen *wesentliche Aufgabe* darin besteht, *Flüssigkeit zu resorbieren* und zwar nicht nur die 3 selbst produzierten Liter, sondern weitere 5 Liter aus Speicheldrüsen, Magen und Leber sowie rund 2,5 Liter aus der Nahrungsflüssigkeit (vgl. S. 220, Elektrolytbilanz). Ist diese *Resorption gestört* (Cholera-Vibrionen sind die berüchtigsten Resorptionsstörer im Darm), kommt es zu „Spritzenden *Durchfällen"*, welche die Patienten in Kürze in akuten *Kreislauf-Volumen-Mangel* bringen können (vgl. 98), was bei diesen großen Flüssigkeitsmengen leicht einzusehen ist. Die gesamte Flüssigkeitsausfuhr des gesunden Erwachsenen beträgt täglich nur 2,5 Liter, wobei die Flüssigkeitsabgabe mit dem Stuhl mit 0,2 l den allerkleinsten Teil ausmacht.

Für gute Resorptionsbedingungen sollte die resorbierende Oberfläche vergrößert werden. Bei einer *Dünndarmlänge von ca. 2,8 Metern* (in vivo) sorgen zunächst Faltungen (*Kerckring'sche Falten*[17]) für eine Oberflächenzunahme. Die Falten sind mit „*Zotten"* besetzt und die Zotten tragen *Mikrovilli*, so daß man eine innere Oberfläche des Darmes von rund 200 m^2 ausgerechnet hat. (Die proximalen Harnkanälchen-Epithelien sind offenbar aus dem gleichen Grund mit einem Bürstensaum ausgestattet.) Zum Zweck der besseren Vermischung des Chymus können sich die *Darmzotten aktiv bewegen*. Sie sind mit eigenen glatten Muskelzellen versorgt, welche nerval an den *Meissner'schen Plexus* angeschlossen sind. *Vagusreizung erhöht die Bewegungsfrequenz der Zotten,* während der Sympathikus die Durchblutung der Darmzotten drosseln kann.

Die Resorptionsvorgänge selbst laufen *im Darm vielfach ähnlich wie im proximalen Konvolut der Niere* ab, wo wir sie ausführlich besprechen (vgl. 248). *Treibende Kraft* der Flüssigkeitsresorption ist hier wie dort ein *aktiver Natriumtransport,* welcher Energie in Form von ATP verbraucht und welcher, wie in der Niere, im Austausch mit K$^+$ und unter Verwendung von *Natrium-Kalium-ATPase* an der kontraluminalen Zellseite Na$^+$ ins Interstitium pumpt. *Auch Glukose* kann im Darm (wie in der Niere) *gegen einen Konzentrationsgradienten* transportiert werden, wobei es sich in beiden Organen um einen *Kotransport mit Natrium* handelt (vgl. S. 249). Je mehr Natrium aktiv von der Zelle ins Interstitium transportiert wird, desto mehr Glukose soll (mit Hilfe eines hypothetischen Trägermoleküls in der lumenseitigen Zellwand) in die Darmzelle hineingeschleust werden und an der Gegenseite schließlich wieder passiv hinausdiffundieren. Vermutlich funktioniert das System auch so, daß mit mehr Glukose schließlich auch mehr Natrium transportiert wird. Dies wäre eine Erklärung dafür, daß man *Cholera*kranken dadurch helfen kann, daß man ihnen nicht nur Wasser und Kochsalz zum Trinken anbietet, sondern zusätzlich Glukose. *Wasser selbst folgt* im

---

(16a) nach Johann Conrad Brunner (1653-1727), Schweizer Anatom in Heidelberg tätig.
(17) Theodor Kerckring (1640-1693), Arzt in Amsterdam.

Darm wie in der Niere *stets passiv* den jeweiligen osmotischen Gradienten.

Im Darm kann es Zustände geben, bei denen mehr Wasser aus dem Interstitium in das Darmlumen sezerniert wird als umgekehrt.

Für den Darm ist deshalb der Begriff der „**Nettoresorption**" wichtig, d. h. *das Ergebnis einer Bilanz aus resorbierter und sezernierter Flüssigkeitsmenge.* Im Duodenum halten sich beide Flüssigkeitsmengen nahezu die Waage, während im Jejunum und Ileum die Nettoresorption für Flüssigkeiten positive Werte zeigt. *Im Ileum und auch im Kolon* kann die Natriumnettoresorption größer als die Wasserresorption werden, so daß die *Natriumkonzentration* hier *unter die Natriumwerte des Plasmas sinken können.* In diesen Darmabschnitten wird ein aktiver Chloridtransport angenommen. Die durch die Nahrungsaufnahme in der Regel hohen Kaliumkonzentrationen im Chymus sinken im Verlauf der Darmpassage, bleiben aber meist über den Plasmawerten. Im Ileum und auch im Kolon wird z. T. eine *Nettokaliumsekretion im Austausch mit Natrium* angegeben.

(Allerdings sind die meisten derartigen Befunde an isolierten Darmschlingen gewonnen, so daß eine direkte Übertragung der Befunde auf den intakten Organismus nur mit Vorbehalt möglich ist.)

Wir haben bereits bei der Besprechung der Gallensäuren auf die Problematik der *Fettresorption* im Darm hingewiesen (vgl. S. 191). Für die *Kohlenhydrate* haben wir ebenfalls bereits dargestellt, daß die Amylasen von Speichel und Pankreas eine Stärkespaltung nur bis zu den Disacchariden vornehmen, während vom Darm nur Monosaccharide resorbiert werden können. Die Darmwand besitzt eigene Enzyme (z. B. Maltasen), welche Disaccharide in resorbierbare Stücke zerschneiden. Für die *Aminosäurenresorption* im Darm gilt praktisch das gleiche wie für ihre Resorption im proximalen Konvolut der Niere. Auch hier existiert ein *Kotransport mit Natrium.* Auch hier muß mit einem Trägermolekül *("Carrier")* gerechnet werden, welches im Verein mit Natrium offenbar eine hohe Affinität zu der betreffenden Aminosäure hat. Mit Natrium zusammen wird so die Aminosäure vom Carrier durch die Zellwand in die Zelle eingeschleust. Wird nun das Natrium von der „Pumpe" aktiv ins Interstitium geschafft, löst sich auch der Träger wieder von der Aminosäure. Die Aminosäure kann nun dorthin diffundieren, wo ihr Konzentrationsgefälle sie hintreibt (ebenfalls ins Interstitium), während der Träger erneut für den Transport eines anderen Aminosäurenmoleküls zur Verfügung steht.

Quantitativ erfolgt die Resorption von Kohlenhydraten, Aminosäuren und Fetten ebenso wie die Flüssigkeitsresorption überwiegend in den oberen Abschnitten des Dünndarms – speziell im oberen Jejunum. Eine Besonderheit gilt für das Ileum mit eigenen Rezeptoren nicht nur für Gallensäuren (s. oben) sondern auch für die **Vitamin B_{12}-Resorption**. Wir haben bereits erwähnt, daß die Parietalzellen des Magens den sog. "Intrinsic factor" sezernieren (vgl. S. 185). Dieses Protein verbindet sich mit Vitamin-B_{12} (=Cobalamin) und ermöglicht damit seinen aktiven Transport im Ileum. Vitamin B_{12} wird benötigt bei der Umwandlung von Neutralfetten in Phosphatide, bei der Purinsynthese sowie beim Folsäuremetabolismus. Bekanntestes Mangelsymptom ist die makrozytäre, perniziöse Anämie (vgl. S. 12).

Dickdarm und Enddarm

Im Kolon erfolgt die Eindickung des Chymus zur Konsistenz des Stuhles, wobei allerdings die Wasserresorption quantitativ deutlich geringer ist als im Dünndarm. Von den ca. 8,5 l täglich im Verdauungstrakt gebildeten Flüssigkeitsvolumina, ergänzt durch 2 l mit der Nahrung aufgenommener Flüssigkeit, erreicht das Caecum täglich nur etwa 1,5 l. Dies entspricht den Volumenverschiebungen im Harnkanälchensystem mit großen Resorptionsmengen im proximalen Konvolut und immer geringeren Mengen (dafür aber gegen größere Konzentrationsgradienten) im distalen Bereich des Nephrons. *Im Kolon* kann die *Natrium-Chlorid-Konzentration des Darminhaltes auf 30 bis 40 mmol/l absinken.* Treibende Kraft ist auch hier die Na^+-K^+-ATPase, welche in die Colonzellen diffundiertes Na^+ ins Interstitium transportiert, im Austausch dafür jedoch K^+ in die Zelle „pumpt". Ein Teil dieser K^+-Ionen diffundiert zurück ins Darmlumen, so daß schließlich sogar eine Netto-Kaliumsekretion entsteht mit Kaliumkonzentrationen im Kot von ca. 90 mmol/l.

Die Resorption von Nährstoffen wird bereits im Ileum weitgehend abgeschlossen, so daß neben der *Koteindickung* als Funktion für den Dickdarm insbesondere die *bakterielle Vitamin-Synthese*—Folsäure und *Vitamin B_{12} (Cyanocobalamin)* — übrig bleibt. Etwa *1/3* der *Trockensubstanz des Kotes* besteht aus Bakterien (Wassergehalt des Kotes 70-75%, Gesamtmenge nicht mehr als 200 g pro Tag bei üblicher Kost). Ein *weiteres* Drittel der Trockensubstanz soll aus abgeschilferten *Epithelien* des Darmes herrühren, so daß schließlich nur 1/3 der Trockensubstanz unverdauten bzw. unverdaulichen Nahrungsresten (insbesondere Zellulose, aber auch — je nach Nahrungszusammensetzung — Eiweißen und Fetten) zuzuschreiben ist. Daneben kommt es auch im Dickdarm zur Sekretion von *Schleimstoffen*, sowie zur Bildung der typischen *Duftstoffe* des Kots: *Scatol* und *Indol*.

Auch im Dickdarm sind — allerdings nur mit einer Frequenz von etwa 1 pro Minute — Mischbewegungen mit tiefen Einschnürungen sowie einzelne Transportbewegungen zu beobachten. Diese *Einschnürungen dauern etwa 20 bis 60 Sekunden* und sind an dem gefalteten Aussehen des Dickdarms, den *„Haustren"* beteiligt. (Wegen ihrer ständigen Bewegungen spricht man auch von „Haustrenfließen"[17a].)

Am Übergang vom Ileum zum Caecum existiert eine *sphinkterartige Struktur,* „die sog. *Ileocaecalklappe",* welche mit höherem Tonus als die übrige glatte Muskulatur des Darmes ausgestattet ist. Dehnung des Ileums führt zu Relaxation dieses Sphinkters, während Dehnung des Kolons eine Zunahme des Sphinktertonus bewirkt. Damit wird ein Rückstrom des Dickdarminhaltes in den Dünndarm (ähnlich einem Rückschlag*ventil*) verhindert. Bereits bei der Nahrungsaufnahme (oder kurz danach) kommt es zu einer Relaxation dieses Sphinkters mit erhöhter Motilität des Ileums. Man spricht vom *„gastrointestinalen Reflex",* welcher z.T. auf *Gastrin*wirkungen, z.T. auf *Vagus*einfluß zurückgeführt wird.

Auch das Kolon ist mit einem *Plexus myentericus,* einer Ganglienzellschicht zwischen den glatten Muskelfasern ausgestattet, welche peristaltische Bewegungsabläufe steuern kann. *Vagale Fasern* (afferente und efferente) ziehen darüber hinaus zum Caecum, Colon ascendens und zu Teilen des Colon transversum, während die parasympathische Versorgung des letzten Drittels vom Colon transversum, des Colon descendens, des Sigmoids und des Rektums einschließlich des inneren (glatten) Schließmuskels *aus dem Sakralmark* kommt. Die *sympathische Versorgung* erfolgt entsprechend aus den Mesenterialganglien sowie für das Rektum und den Analkanal aus dem Plexus solaris. Der *äußere Schließmuskel* (aus quergestreifter Muskulatur) wird über einen Spinalnerv (*N. pudendus*) versorgt und gehört damit zur *Willkürmotorik. Ein- bis mehrmals am Tag schieben große peristaltische Wellen* den Darminhalt in die letzten Darmabschnitte (Sigmoid und Rektum). Der letzte Darmabschnitt, das Rektum ist normalerweise leer. Die Dehnung dieses Darmabschnittes stellt den adäquaten Reiz für Stuhlgang und Defäkationsreflex dar. Mit Ballonkathetern kann man messen, daß bei einem Druck von 20-25 mmHg in der Ampulla recti der *Defäkationsreflex* ausgelöst werden kann. Das Reflexzentrum für diesen Reflex liegt im Sakralmark. *Dehnung der Ampulla recti* führt zunächst (in der Kombination mit dem Gefühl des *„Stuhldranges"*) *zur Relaxation des inneren Schließmuskels.*

Wird dem Stuhldrang jedoch nachgegeben, öffnet sich auch der äußere Schließmuskel, und eine *propulsive Peristaltik* des Colon descendens, Sigmoids und Rektums führt zu einer Entleerung dieser Darmabschnitte. Zur Unterstützung wird der intraabdominale Druck durch Kontraktion des Zwerchfells sowie der Bauchmuskulatur erhöht (*„Bauchpresse"*), gleichzeitig wird der Beckenboden gesenkt. Wird dem Stuhldrang (durch willkürliche Öffnung des äußeren Sphinkters) nicht nachgegeben, erlischt die Dehnungsempfindung wieder, und es kommt zu Stapelungen von Kot in der Ampulla recti mit weiterer Eindickung. Offenbar ist das System so leicht *adaptierbar,* daß der chronische Zeitmangel vieler Menschen diesen Reflex so gut zu unter „drücken" gelernt hat, daß sein Versagen selbst zum Problem der *Obstipation* geführt hat. (Nicht ganz zu unrecht hat man deshalb auch den Begriff der „Kulturverstopfung" geprägt.)

(17a) haustrum lat. = Schöpfgefäß. Die Beschreibung des „Haustrenfließens" wird u.a. dem Internisten Gerhard Katsch (1887-1961) zugeschrieben, welcher darüber hinaus zu den „Rettern der Stadt Greifswald" gehört, weil er 1945 die kampflose Übergabe der Stadt an die Sowjetarmee mitorganisierte.

Passagezeiten für den Darm lassen sich mit nicht resorbierbaren Partikeln messen. Hierbei erreicht eine Test-Nahrung das Caecum bereits nach 4 Stunden. 8-9 Stunden nach Nahrungsaufnahme befinden sich nahezu alle nicht resorbierten Nahrungsbestandteile im Colon, dessen Passagezeit jedoch überraschend lang ist. Noch nach 3 Tagen wird ein Viertel der nicht resorbierten Teststoffe im Rektum gefunden, so daß die komplette Rückgewinnung von Testnahrung rund 1 Woche dauern kann. Die Colonpassage kann jedoch stark beschleunigt werden, wenn statt unserer üblichen faserarmen faserreiche Kost (Ballaststoffe z. B. Vollkornbrot, Sauerkraut etc.) verabreicht wird. „Natürliche" Abführmittel sind deshalb nicht resorbierbare Stoffe, welche durch Quellung die Colonfüllung vergrößern und damit die Colonpassagezeit verkürzen (z. B. Leinsamen, Agar agar, Methylcellulose usw.). Es muß jedoch einem weit verbreiteten Irrtum entgegengetreten werden, daß ein täglicher Stuhlgang speziell bei faserarmer Kost durch Abführmittel erzwungen werden muß. Speziell chronische Elektrolytverluste (Na^+, K^+, Ca^{++}) können durch ständigen Laxantiengebrauch u. a. sogar zu Osteoporosen mit deutlichen Knochenaufhellungen im Röntgenbild führen.

Für *pathophysiologische Aspekte* ist es wichtig zu wissen, daß dem *Plexus myentericus* offenbar wesentlichste Bedeutung für die Kontraktionshemmung zukommt. *Angeborenes Fehlen des Plexus myentericus (Hirschsprung[18]'sche Erkrankung)* in distalen Kolonabschnitten führt dort zu spastischen Verengungen, so daß sich die vorgelegenen Kolonabschnitte infolge Abflußbehinderung drastisch erweitern (Megakolon).

(Die Fortschritte in der Narkosetechnik haben das Operationsrisiko für Säuglinge mit dieser Erkrankung heute erheblich verringert.)

Daß unsere *Psyche* (vor allem via Sympathikus) wesentlichen Einfluß auf Magen und Darm (einschließlich Kolon) nehmen kann, ist heute Allgemeinwissen. Wie man sich allerdings die Pathogenese vom *„Streß-Ulkus"* bis hin zu *Kolon-Motilitätsstörungen* oder gar *Kolon-Divertikeln (Aussackungen der Kolonwand)* außer durch lokale Vasokonstriktionen, übermäßige muskuläre Konstriktionen und unkontrollierte Ausschüttungen von Gewebshormonen wirklich vorzustellen hat, dürfte bei der Kompliziertheit der beteiligten Vorgänge noch länger unklar bleiben. Wegen der klinischen Bedeutung wäre hier intensive Forschungsarbeit besonders wünschenswert.

---

(18) Harald Hirschsprung (1830-1916), Arzt in Kopenhagen.

Prüfungsfragen zu diesem Abschnitt finden Sie im Anhang unter den Ziffern: 6.6. ff.

Weiterführende Literatur

J. M. Arias, H. Popper, D. Schachter und D. A. Shafritz: The Liver, Biology and Pathobiology, Raven Press, New York, 1982

K. H. Bäßler, W. Feke und K. Lang: Grundbegriffe der Ernährungslehre, 3. Auflage, Springer, Berlin, Heidelberg, New York, 1979

Ch. F. Code, Editor: Alimentary Canal, Vol. I-IV, Section 6, Handbook of Physiology, Amer. Physiol. Soc., Washington D. C., 1967

R. K. Crane, Editor: Gastrointestinal Physiology III, University Park Press, Baltimore, 1979

H. Elias, J. E. Pauly, E. R. Burns: Histology and Human Microanatomy, 4th Edition, Piccin Medical Books, Padua, 1978

V.L.W. Go (Ed. et al.): The Exocrine Pankreas, Raven Press, New York 1986

F. Krück, Herausgeber: Pathophysiologie: physiologische und pathophysiologische Grundlagen Innerer Erkrankungen, Urban u. Schwarzenberg, München, Wien, Baltimore, 1988

Th. R. Hendrix: The absorptive function, the secretory function and the motility of the alimentary canal. In: Vernon B. Mountcastle: Medical Physiology, 14th Edition, The C. V. Mosby Company, St. Louis, Toronto, London, 1980

N. B. Javitt, Editor: Liver and Biliary Tract, Physiology I, University Park Press, Baltimore, 1980

L. R. Johnson, Editor: Gastrointestinal Physiology, 2nd Edition, The C. V. Mosby Company, St. Louis, Toronto, London, 1981

L. R. Johnson, Editor: Physiology of the Gastrointestinal Tract, Vol. I and II, Raven Press, New York, 1981

K. Kramer: Physiologie der Verdauung. In: Gauer, Kramer, Jung, Physiologie des Menschen, Band 8, Urban und Schwarzenberg, München, Berlin, Wien, 1972

D. P. Mertz und G. Brand: Die „Vernünftige Diät", F. K. Schattauer, Stuttgart, New York, 1979

G. Salen und S. Shefer: Bile Acid Synthesis, in: Ann. Rev. Physiol. 45, 679-685, (1983)

7. Energie- und Wärmehaushalt, Ernährung

7.1 Energiehaushalt und Ernährung

Grundlagen	Formen der Energie (z. B. mechanische, elektrische, osmotische, chemische, thermische). Hauptsätze der Thermodynamik (s. a. GK Physik 4.2)
Energielieferung	Energiebereitstellung im Stoffwechsel (s. a. GK Biochemie Kap. 18). Physikalischer und biologischer Brennwert der Nahrungsstoffe. Energetisches Äquivalent.
Energieumsatz	Messung (z. B. direkte und indirekte Kalorimetrie). Grundumsatz: Bedingungen (Tageszeit, Ruhe, Nüchternheit, Indifferenztemperatur) und Einflußfaktoren (z. B. Körpergröße, Alter, Geschlecht, Endokrinium). Verteilung des Grundumsatzes im Organismus (insbesondere spezifische O_2-Aufnahme einzelner Organe). Ruheumsatz. Tätigkeitsumsatz: bei Muskelarbeit (z. B. Ergometrie; Wirkungsgrad äußerer Arbeit); bei Nahrungsaufnahme; bei Temperaturregulation (z. B. Muskelzittern; RGT-Regel).
Nahrungsmittel	Normale Nahrung: Zusammensetzung, täglicher Bedarf und funktionelle Bedeutung der Bestandteile. Ausmaß der gegenseitigen Ersetzbarkeit der Bestandteile. Biologische Wertigkeit von Proteinen. Verwertbarkeit der aufgenommenen Nahrung.
Regulation der Nahrungsaufnahme	Hunger, Sättigung, Appetit. Durst (s. Kap. 8). Speicherung und Entspeicherung von Nahrungsbestandteilen im Körper.
Inadäquate Ernährung	Über- und Unterernährung. Einseitige Ernährung. Fasten.

Einleitung

Die Vorstellung, daß tierisches Leben durch einen ständigen Verbrennungsvorgang gekennzeichnet ist, stammt von Lavoisier[1], welcher neben Scheele[2] und Priestley[3] als Entdecker des Sauerstoffs gilt. Daß alle drei ihre wissenschaftlichen Lorbeeren nicht persönlich „auskosten" konnten, mag ihre Bedeutung nur unterstreichen: Lavoisier endete unter der Guillotine. Robespierre hatte verkündet: „Frankreich braucht keine Wissenschaftler mehr" (— geradezu lieblich lauteten dagegen die Brecht-Zitate 1968/69 an unseren Universitäten: „Die Wissenschaftler sind mietbare Zwerge"). Dem Theologen Priestley brannte der Mob sein Haus in England nieder, er mußte nach Amerika auswandern, während es dem Stralsunder Apotheker Scheele unter schwedischer Besatzung wohl noch am besten erging. Er konnte wenigstens seine Apotheke in Schweden eröffnen und wurde sogar Mitglied der schwedischen Akademie der Wissenschaften.

---

(1) Antoine Laurent Lavoisier, franz. Chemiker (1743-1794)
(2) Karl Wilhelm Scheele, Apotheker (1742-1786)
(3) Joseph Priestley, engl. Prediger (1733-1804)

Lavoisier baute 1780 zusammen mit Laplace[4] das erste *Kalorimeter*. Kleine Versuchstiere wurden in einen mit Eis umgebenen Käfig gesetzt, anschließend wurde aus der Menge des entstandenen Schmelzwassers auf die gebildete Wärmemenge geschlossen. In der gleichen Apparatur ließen sich auch Stoffe verbrennen und deren Verbrennungswärme messen. Dies erfolgte immerhin 70 Jahre vor der Entdeckung des „Gesetzes zur Erhaltung der Energie" oder dem *„Thermodynamischen Grundgesetz"*, welches 1845/47 völlig unabhängig voneinander durch *Robert Mayer*[5] sowie von dem 26jährigen *Helmholtz*[6] und *Joule*[7] gefunden wurde. Darüber hinaus geht fast alles, was heute zum Examenswissen bezüglich indirekter Kalorimetrie, Ernährung und Wärmebildung gehört, auf Max *Rubner*[8] zurück, welcher u. a. nicht nur die „Isodynamieregel" (vgl. S. 205) aufstellte, sondern auch die Gründung des Instituts für Arbeitsphysiologie der Kaiser-Wilhelm-Gesellschaft in Berlin veranlaßte, welches — später nach Dortmund verlegt — heute als „Max-Planck-Institut für Systemphysiologie" bekannt ist.

Energieumsatz — Kalorimetrie

Betrachten wir mit Lavoisier *Leben als einen Verbrennungsprozeß*, benötigen wir dafür Sauerstoff und erhalten CO_2, *Wasser und Energie*. Die Menge dieser Energie können wir als entstandene Wärmemenge messen.

Zur Bestimmung der Wärmemenge von Stoffen, welche diese bei ihrer Verbrennung abgeben können, wird bevorzugt die *„Berthelot'sche*[9] *Bombe"* benutzt: Das Prinzip dieser Apparatur besteht darin, innerhalb eines gut wärmeleitenden Metallmantels in reiner Sauerstoffatmosphäre eine definierte Substanzmenge zu verbrennen und aus der Temperaturerhöhung eines Wasserbades, welches den granatenförmigen Metallmantel oder die „Berthelot'sche Bombe" umgibt, die Verbrennungswärme zu messen.

Verbrennen wir so z. B. **Glukose**, läuft folgende Reaktion ab:

$$C_6H_{12}O_6 + 6\ O_2 \rightarrow 6\ CO_2 + 6\ H_2O$$
$$+ 2855\ kJ^{10}\ (= 675\ kcal)$$

Bei dieser „Grundgleichung" der Kohlenhydratverbrennung wird 1 Mol Glukose oder 180 g Glukose mit 6 Mol Sauerstoff (oder 6 mal 22,4 Litern Sauerstoff) zu 6 x 22,4 Litern CO_2 verbrannt.

Um nun Einblick in den Energieumsatz des Organismus zu erhalten, sind grundsätzlich 2 verschiedene Wege möglich:

Entweder man mißt die abgegebene *Wärmemenge* eines Organismus und schließt daraus auf die Substanzmengen, welche der Organismus hierfür verbrannt haben muß: Diese Technik — von Lavoisier zuerst beschritten — nennen wir *„direkte Kalorimetrie"*. Oder man mißt die *Menge* des vom Organismus *verbrannten Sauerstoffs*, welcher für jede Verbrennung notwendig ist, und schließt von dort aus auf den Energieumsatz. Dieses Verfahren nennt man *„indirekte Kalorimetrie"*. Beide Verfahren haben ihre Probleme:

Die **direkte Kalorimetrie** wird technisch immer schwieriger, je größer der untersuchte Orga-

---

(4) Laplace, vgl. S. 106.
(5) Julius Robert Mayer, Heilbronner Arzt u. Physiker (1814-1878).
(6) Hermann von Helmholtz (1821-1894), vgl. S. 174.
(7) James Prescott Joule, engl. Physiker, Brauereibesitzer u. Privatgelehrter (1818-1889).
(8) Max Rubner (1854-1932)
(9) Marcelin Berthelot, franz. Chemiker (1827-1907).

(10) Eine Kalorie (cal) ist diejenige Wärmemenge, welche 1 ml Wasser von 14,5°C um 1°C erwärmt, eine „große" Kalorie oder Kilokalorie (kcal) bedeutet entsprechend die 1000fache Wärmemenge. Heute gilt die Einheit *Joule* (J) bzw. Kilojoule (kJ), wobei folgende Umrechnung gilt: **1 cal = 4,1855 J.** Physikalisch handelt es sich dabei um eine Einheit für die Arbeit: 1 Joule = 1 Wattsekunde = 1 Newtonmeter (Nm), wobei Leistung = Arbeit/Zeit ist. Dimensionsmäßig kürzt sich hierbei die Zeit heraus (Ws/s), so daß der Energieumsatz auch in Watt (W) angegeben werden kann. Man vergesse dabei nicht, daß wir in einer *„Leistungsgesellschaft"* leben, welche z.B. die Beantwortung von Multiple-Choice-Fragen und damit eine gewisse *Arbeit* in einer bestimmten *Zeit* erfordert. Die gleiche Gesellschaft verspeist aber Arbeit (KJ) oder verbraucht Arbeit als elektrischen Strom (Kilowattstunden).

nismus ist, so daß Untersuchungen am Menschen für Routine-Verfahren ausscheiden. Hierbei sollte man nicht vergessen, daß die Verbrennung im Organismus keinesfalls mit höheren Temperaturen als 40 bis 41 Grad Celsius ablaufen darf, da sonst unsere sehr thermolabilen Eiweißverbindungen irreversible Schäden erleiden würden. Unser *Stoffwechsel* bedeutet deshalb eine relativ „kalte" Verbrennung, welche den ganzen Aufwand der Biochemie erfordert, wobei die entstehende Energie selbst immer wieder „energiereichen" Verbindungen (ATP) zur Speicherung zugespielt wird. Noch exakter wäre es deshalb, die Menge des gebildeten ATP zu bestimmen, was jedoch technisch nicht möglich ist. (Man schätzt, daß täglich etwa 70 kg ATP vom Menschen gebildet werden.)

Bei der **indirekten Kalorimetrie** fiel (zu unserer Überraschung) Lavoisier bereits vor 200 Jahren auf, daß der Mensch weniger Kohlendioxyd ausatmet, als er Sauerstoff verbraucht. (Hierbei untersuchte er auch die Gasgemische in welchen Tiere schließlich „erstickten", entfernte daraus das CO_2 mittels Kalkwasser und behielt als Rest „*Stickstoff*"[11], welcher weder brennt noch die Verbrennung unterhalten kann.)

Respiratorischer Quotient (RQ)

Wir sprechen heute vom „*Respiratorischen Quotienten*" und meinen damit das Verhältnis von ausgeatmeter CO_2-Menge zu verbrauchter Sauerstoffmenge:

$$RQ = \frac{\text{ausgeatmete Kohlendioxydmenge}}{\text{verbrauchte Sauerstoffmenge}}$$

Diese dimensionslose Zahl muß 1 betragen, wenn die obige Gleichung der Glukoseverbrennung erfüllt sein soll. Der gleiche *RQ von 1* gilt *für alle Kohlenhydrate*. Das Verhältnis von produziertem CO_2 zu verbrauchtem O_2 wird grundsätzlich anders, wenn z. B. statt Kohlenhydraten *Fett* verbrannt wird. Als Beispiel hierfür wird häufig Tripalmitin benutzt, welches wie alle übrigen Fette *zur Oxidation seiner langen aliphatischen Ketten wesentlich mehr Sauerstoff benötigt* als die bereits sauerstoffreichen Kohlenhydratverbindungen:

$$2\ C_{51}H_{98}O_6 + 145\ O_2$$
$$\rightarrow 102\ CO_2 + 98\ H_2O + 15\ 250\ \text{kcal}$$

Hierfür gilt:

$$RQ = \frac{102\ CO_2}{145\ O_2} = 0{,}703$$

Schließlich ergibt die entsprechende Untersuchung einer Eiweißverbrennung einen RQ von rund 0,8.

Wir können somit allein *aus dem RQ* bereits einen *Anhalt* dafür gewinnen, *welcher Stoff* vorwiegend vom Organismus *verbrannt wurde*. Allerdings gilt eine derartige Abschätzung nur dann, wenn der RQ auf stabile Gleichgewichte bezogen werden kann.

Kürzere *Hyperventilationen* werden uns — wie wir bei der Betrachtung der Atmung gesehen haben (vgl. S. 147) — *zunächst* einmal *relativ viel CO_2 aus dem Blut „abrauchen"* lassen, ohne daß etwa gleichzeitig mehr Sauerstoff gebunden werden könnte, da das Blut bei normaler Atmung bereits zu fast 100% mit Sauerstoff gesättigt ist. Im Anfang einer Hyperventilation kann also der *RQ deutlich über 1 ansteigen.*

Wird durch kurzzeitige, schwere *Muskelarbeit* mit *anaerober Glykolyse* eine „*Sauerstoffschuld*" eingegangen (vgl. S. 167), kann der *RQ* ebenfalls *deutlich über 1* ansteigen.

Ferner werden *RQ-Werte über 1* bei der *Kohlenhydrat-Mast* gemessen. Der Organismus wird unter diesen Bedingungen gezwungen, Kohlenhydrate in Fette zu verwandeln, wobei zusätzliches CO_2 entsteht. Bei der Schweinemast wurden deshalb *RQ-Werte bis 1,58* gemessen. *Umgekehrt* wurden bei der *Umwandlung von Fetten in Kohlenhydrate*, wie sie insbesondere bei „winterschlafenden" Tieren erfolgt, *RQ-Werte bis 0,33* gemessen. (Hierbei nahm nur der Fettbestand der Tiere ab, während ihre Glykogenreserven nicht aufgebraucht wurden.)

---

(11) *Azot*, aus dem Griech. abgeleitet: „Nicht" mit dem „Leben" vereinbar, seit Lavoisier franz. Bezeichnung für Stickstoff.

Physikalischer und physiologischer Brennwert

Unter *Brennwert* verstehen wir allgemein diejenige Wärmemenge, welche bei der Verbrennung eines Grammes einer bestimmten Substanz erzeugt werden kann.

Wir sahen bereits, daß man durch Verbrennung aus 180 g **Glukose** 675 kcal oder 2855 kJ „herausholen" kann. Im Mittel lassen sich *4,1 kcal bzw 17 kJ pro Gramm Kohlenhydrat gewinnen*. Dieser Wert wird als *physikalischer Brennwert* der Kohlenhydrate bezeichnet. Da der Organismus letztlich Kohlenhydrate ebenso ausschließlich zu CO_2 und H_2O „verbrennt", gewinnt er aus ihnen im Stoffwechsel die gleiche Energiemenge, welche jedoch hier als *„physiologischer Brennwert"* bezeichnet wird (vgl. Tab. 6.1). *Beide Werte sind für Kohlenhydrate identisch.*

Der Brennwert der Fette ist mehr als doppelt so hoch (9,3 kcal bzw. 39 kJ pro Gramm Fett). Bei großem Energiebedarf — insbesondere in der Kälte — ist daher fettreiche Nahrung günstig. Da wir jedoch in der Regel nicht unter Eskimo-Bedingungen leben, benötigen wir in der Regel die vielen Kalorien des Fettes gar nicht. Auf der anderen Seite schmecken viele fettige Speisen besonders gut, was der Organismus nun leider nicht (etwa wie die Niere bei übermäßiger Wassereinfuhr) mit vermehrter Ausscheidung von Fett beantwortet: dieses Fett wird vielmehr „zur Reserve" als *„Depotfett"* eingelagert. Dies stellt für viele Patienten ein beherrschendes Gesundheitsproblem dar.[12] *Auch für Fette ist der physikalische und physiologische Brennwert identisch*, da wir Fette ebenfalls vollständig bis zu CO_2 und H_2O abbauen können.

Im Gegensatz zu Kohlenhydraten und Fetten kann der Organismus **Eiweiß** nur zum Teil zu CO_2 und Wasser verbrennen. Die Stickstoffmoleküle lassen sich keineswegs so leicht abbauen und vielleicht noch abatmen, wie man sich das so schön vorstellen könnte. Im Gegenteil, der Organismus synthetisiert mit relativ großem Energieaufwand zur Stickstoffabgabe *Harnstoff* und benötigt sogar ein eigenes Organ,

Tab. 7.1. Physikalische und physiologische Brennwerte von Grundnahrungsmitteln

	Physikalischer Brennwert		Physiologischer Brennwert	
	kcal pro g verbrannter Substanz	kJ pro g verbrannter Substanz	kcal pro g verbrannter Substanz	kJ pro g verbrannter Substanz
Kohlenhydrate	4,1	17	4,1	17
Eiweiße	5,5	23	4,1	17
Fette	9,3	39	9,3	39

die Niere, um diesen Harnstoff zusammen mit Wasser und Elektrolyten auszuscheiden. Der ausgeschiedene Harnstoff selbst enthält *immer noch rund 1/5 der Energie*, welche bei einer vollständigen Eiweiß-Verbrennung in der Berthelot'schen Bombe (s. o.) erzielt worden wäre. Wir müssen deshalb *beim Eiweiß zwischen dem physikalischen und dem um rund 20% niedrigeren physiologischen Brennwert unterscheiden* (vgl. Tab. 7.1).

Das kalorische Äquivalent

Der Gedankengang der indirekten Kalorimetrie besteht darin, *aus dem Sauerstoffverbrauch des Organismus auf die entstandenen Wärmemengen zu schließen.* Nun haben wir jedoch gerade dargestellt, daß wir unterschiedlich große Wärmemengen zu erwarten haben, wenn unterschiedliche Stoffe verbrannt werden. Umgekehrt benötigen nun wieder die einzelnen Stoffe unterschiedliche Sauerstoff-Mengen zu ihrer Verbrennung. Am einfachsten ist es deshalb, für jede Stoffklasse ihr *„kalorisches Äquivalent"* auszurechnen: Man versteht darunter *diejenige Wärmemenge* für einen bestimmten Stoff, welche im Stoffwechsel *bei Verbrauch* gerade nur *eines Liters Sauerstoff* entstehen kann. Wir wiederholen die Grundgleichung der Kohlenhydratverbrennung (vgl. S. 200)

$$C_6H_{12}O_6 + 6\ O_2 \rightarrow 6\ CO_2 + 6\ H_2O + 675\ \text{kcal}$$

Da 1 Mol eines Gases ein Volumen von 22,4 l besitzt, bedeutet das, daß hier 6 x 22,4 l oder 134,4 l Sauerstoff eine Wärmemenge von 675 kcal erzeugen.

---

(12) Dezent spricht man heute vom „Risikofaktor" (vgl. S. 100). Luther war deutlicher und sprach vom verderblichen „Fressen und Saufen".

Das *kalorische Äquivalent für Kohlenhydrate* errechnet sich daher aus:

$$\frac{675}{134{,}4} = 5{,}02 \text{ kcal pro Liter Sauerstoff}$$

Für *Fette* ergibt sich das *kalorische Äquivalent* (entspr. S. 201) aus:

$$\frac{15\,250 \text{ kcal}}{145 \cdot 22{,}41\, O_2}$$
$$= 4{,}71 \text{ kcal pro Liter Sauerstoff.}$$

Mittelwerte der kalorischen Äquivalente für die Grundnahrungsmittel sowie für gemischte Kost sind der Tab. 7.2 zu entnehmen. Die Unterschiede sind im einzelnen relativ gering, doch darf man hier nicht übersehen, daß bei allen Bilanzen auch Pfennigbeträge enorme Summationsfolgen haben können.

Fassen wir das Vorgehen der indirekten Kalorimetrie zusammen: Es ist *zunächst* der *respiratorische Quotient* zu bestimmen, um daraus abzuleiten, *welche Stoffe verstoffwechselt werden* und *welches kalorische Äquivalent* eingesetzt werden muß. Ferner ist der Sauerstoffverbrauch über eine definierte Zeit zu messen. *Aus dem Produkt aus Sauerstoffverbrauch und kalorischem Äquivalent wird der Energie-Umsatz berechnet.* Der Grundumsatz (siehe unten) wird dabei meist auf 24 Stunden bezogen; seine prozentuale Abweichung von der Norm ist aus Tabellen abzulesen.

Tab. 7.2. Respiratorischer Quotient und kalorisches Äquivalent für Kohlenhydrate, Eiweiße, Fette und gemischte Nahrung

	Respiratorischer Quotient (RQ)	Kalorisches Äquivalent	
		kcal	kJ
		pro Liter verbrauchten Sauerstoffs	
Kohlenhydrate	1,00	5,02	21,0
Eiweiße	0,81	4,48	18,6
Fette	0,70	4,71	19,7
Gemischte Nahrung	ca. 0,85	4,87	20,4

Grundumsatz

Unter „Grundumsatz" versteht man denjenigen Energie-Umsatz bzw. diejenige Wärmemenge, welche der Organismus zu seiner reinen „Erhaltung" – ohne Leistung irgendeiner äußeren Arbeit – produziert. Praktisch sind deshalb für entsprechende Messungen folgende „*Grundsatzbedingungen*" einzuhalten:

1. Bett*ruhe* (liegend), mit körperlicher und geistiger „*Entspannung*"
2. Nüchtern
3. Warm (Behaglichkeits- bzw. Indifferenztemperatur, vgl. S. 215).

Während die Bedingungen 2. und 3. relativ leicht einzuhalten sind, ist die Bedingung 1. vermutlich die Quelle für die größten Fehler bei Grundumsatzmessungen. Der *„unwillkürliche Muskeltonus"* oder die ständig unabhängig von unserem Willen ablaufenden kleinsten Kontraktionen der quergestreiften Muskulatur führen oft zu erheblichen und kaum normierbaren Steigerungen des Grundumsatzes (bis 30%). Man hat deshalb auch während der Grundumsatzmessungen Summenpotentiale von großen Muskelgruppen abzuleiten versucht, um entsprechende Korrekturfaktoren zu bestimmen. (Die klinische Bedeutung der Grundumsatzbestimmungen hat jedoch inzwischen deshalb so stark abgenommen, weil man heute *Schilddrüsenfunktionen,* welche mit starken Grundumsatzsteigerungen einhergehen, nicht mehr mit Hilfe der indirekten Kalorimetrie diagnostizieren muß, sondern mit *Radiojod-Tests* oder direkten Thyroxinspiegelbestimmungen (vgl. S. 280) wesentlich exakter bestimmen kann.)

Als **Normwert des Grundumsatzes** für den *Erwachsenen* gilt: *1 kcal pro kg Körpergewicht und pro Stunde. Für* einen *70 kg schweren Erwachsenen* bedeutet dies

$$24 \cdot 70 = 1680 \text{ kcal pro Tag} = 7030 \text{ kJ} \cdot d^{-1}$$

Bereits *Rubner* bezog den Grundumsatz jedoch nicht auf das Körpergewicht, sondern auf die *Körperoberfläche,* weil sonst nicht einzusehen war, warum der Elefant nicht direkt proportional zu seinem Körpergewicht gegenüber der Maus einen riesigen Energieumsatz aufweist. Im Gegenteil: Die Maus kann den Energieumsatz eines Elefanten (jeweils bezogen auf das Körpergewicht) bis zu 50fach übertrumpfen. Wahrscheinlich ist allerdings weder Körperoberfläche noch *Körpergewicht* der korrekte Bezugsparameter für den Grundumsatz, sondern ein eigener Parameter zwischen beiden Werten. Trotzdem ist der Bezug auf das Körpergewicht bei den relativ geringen Schwankungen der absoluten Körpergröße des Menschen für praktische Belange ausreichend.

Arbeitsumsatz

Bereits „einfaches im Bett liegen" erfordert mehr Kalorien, als der Grundumsatz erwarten läßt, weil schon ein Hin- und Herbewegen einen „*Leistungszuwachs*" bis zu 20% des Grundumsatzes erforderlich machen kann. Darüber hinaus liegen wir höchstens 1/3 des Tages im Bett und verbrauchen während des übrigen Tages zusätzliche Energie, wir sprechen jetzt von „*Arbeitsumsatz*".

Bei beruflicher Schwerstarbeit mit mehrjähriger Belastung kann dieser Arbeitsumsatz das bis zu 3fache des Grundumsatzes (oder das Doppelte des Freizeitumsatzes) betragen. Ein trainierter Langstreckenläufer kann sogar 1000 kcal oder 4200 kJ pro Stunde über mehrere Stunden hin umsetzen. Diese Werte sind deshalb so wichtig, weil sich nach ihnen die Größe der als Nahrung anzubietenden Kalorien richtet.

Die Tab. 7.3 gibt Kalorienmengen an, wie sie für den gesunden Menschen, welcher in klimatisch gemäßigten Zonen lebt, bei mäßiger körperlicher Arbeit empfohlen werden. Die Werte wurden für Standardgrößen und -gewichte nach den Empfehlungen der *National Academy of Sciences* den wissenschaftlichen Tabellen der Documenta Geigy entnommen. Die praktisch wichtigste Konsequenz des Studiums dieser Tabellenwerte kann man sich nicht fest genug einprägen:

Mit dem Wachstum steigt der Kalorienbedarf besonders bei Knaben an, wird aber bei Mädchen bereits zwischen dem 15. und 18. Lebensjahr rückläufig und nimmt für beide Geschlechter mit Erreichen des Erwachsenenalters ständig ab.

Da in der Regel Einkommen und Lebensstandard bei den meisten Menschen sich gegensinnig zum Kalorienbedarf entwickeln und auch für viele mit zunehmendem Lebensalter die physische Arbeit (z. B. zugunsten der Schreibtischarbeit) abnimmt, muß hier „bewußt" gegengesteuert werden, wenn der „Risikofaktor" „Übergewicht" nicht zu groß werden soll. Die Deutsche Gesellschaft für Ernährung empfiehlt bei Schwerarbeit folgende tägliche Zulagen: Mittelschwerarbeit + 600 kcal, Schwerarbeit + 1200 kcal, Schwerstarbeit: + 1600 kcal.

Tab. 7.3. Kalorienmengen zur täglichen Nahrung empfohlen

	Alter in Jahren	Größe cm	Gewicht kg	Kalorien kcal	kJ
Männer	18–35	175	70	2900	12 100
	35–55	175	70	2600	10 000
	55–75	175	70	2200	9200
Frauen	18–35	163	58	2100	8800
	35–55	163	58	1900	7900
	55–75	163	58	1600	6700
Kinder	1– 3	87	13	1300	5400
	3– 6	107	18	1600	6700
	6– 9	124	24	2100	8800
Knaben	9–12	140	33	2400	10 000
	12–15	156	45	3000	12 500
	15–18	172	61	3400	14 200
Mädchen	9–12	140	33	2200	9200
	12–15	158	47	2500	10 400
	15–18	163	53	2300	9600

Isodynamie der Nahrungsstoffe und spezifisch dynamische Wirkung des Eiweiß

Auf Rubner (vgl. S. 200) geht ebenfalls die Feststellung zurück, daß Nahrungsstoffe energetisch untereinander weitgehend austauschbar sind. Für die Energiebilanz ist es also gleichgültig, ob man die notwendigen Kalorien als Fette oder Kohlenhydrate verfüttert. Rubner verwandte hierfür den Begriff der *„Isodynamie"*[13]. Bei der Eiweiß-Ernährung fiel ebenfalls bereits Rubner auf, daß Eiweiß selbst den Umsatz „anheizt". Seit dieser Zeit spricht man von der *„spezifischen dynamischen Wirkung des Eiweiß"*. Etwa 1/3 bis 1/4 der zugeführten Eiweißkalorien muß der Organismus zusätzlich aufbringen, um das Eiweiß z. B. zu desaminieren und abzubauen. (Eine Eiweißspeicherung ist nur sehr begrenzt möglich, wenn man von einer Muskelhypertrophie durch Bewegungs„training" absieht). Daß unsere Ernährung trotzdem nicht ausschließlich nach energetischen Gesichtspunkten zusammengestellt werden kann, muß hier nochmals betont werden. So ist der Organismus z. B. zur Auffüllung seines „Eiweiß-Pools" täglich an die Zufuhr von mindestens *30 g Eiweiß* gebunden. Diese Zahl wird auch als **Eiweißminimum** bezeichnet.

Der Organismus ist auf eine Reihe essentieller Aminosäuren angewiesen, deren Synthese ihm allein nicht gelingt. Außerdem ist er nicht in der Lage, seinen Stickstoffumsatz so zu bremsen, daß etwa kein Eiweiß-Abbau mehr erfolgt. Bei der *„Nulldiät"*, der eingreifendsten Form einer „Abmagerungskur", oder dem totalen Fasten wird z. B. die Harnstoffbildung erst im Laufe von einigen Tagen reduziert, aber keineswegs komplett gestoppt. Als *„negative Stickstoffbilanz"* bezeichnet man allgemein eine größere Ausscheidung von Harnstoff-Stickstoff, als sie der Stickstoff-Aufnahme aus dem Nahrungseiweiß entspricht. Daneben ist bei der Nulldiät die Lipolyse erhöht, was schließlich in einer Ketoazidose mündet. (Besonders wichtig ist es deshalb hierbei, den Wasser- und Elektrolythaushalt nicht aus der Balance geraten zu lassen (vgl. S. 219.)

Beim **kompletten Fasten** reichen unsere Kohlenhydratreserven nur knapp für einen Tag, während bei normaler Ernährungsausgangslage unsere Fettdepots sowie unser Eiweißbestand ca. 50-80 Tage Energie für unser Leben bei körperlicher Ruhe zur Verfügung stellen können. Voraussetzung ist hierbei aber eine ausgeglichene Flüssigkeits- und Elektrolytbilanz sowie ausreichende Vitaminzufuhr*. Ohne Flüssigkeitszufuhr liegt die maximale Überlebensdauer bei normaler Außen- und Körpertemperatur bei 12 Tagen.

Man spricht von einem **„Eiweißoptimum"** der Ernährung und versteht heute darunter die *tägliche Eiweißzufuhr* von *1 g pro kg Körpergewicht* oder rund 10-15% der zugeführten Kalorien als Eiweiß. (Für trainierende Sportler wird das Eiweiß-Optimum mit 1,2 g Eiweiß pro kg Körpergewicht angegeben.) Bei Kindern, Schwangeren und -überraschenderweise- auch bei alten Menschen ist der Eiweißbedarf erhöht. Ferner werden für eine *ausgewogene Ernährung etwa 50% der Kalorien als Kohlenhydrate* empfohlen und der *Rest als Fett bzw. Lipide.*

Will man sich seinen energetisch ausgewogenen **Diätplan** aufstellen, kann man nach folgendem Beispiel vorgehen: Für einen 20jährigen Medizinstudenten mit einem Körpergewicht von 70 kg und einer Größe von 175 cm sind zur Nahrung entsprechend Tab. 7.3 2900 kcal (12 138 kJ) erforderlich. Bei einer Diät mit 1 g Eiweiß pro kg bedeutet dies:

70 g Eiweiß · 4,1
(physiologischer Brennwert, vgl. Tag. 7.1.)
= 287 kcal (1201 kJ)

50% der Kalorien sollen als Kohlenhydrate zugeführt werden, dies bedeutet:

1450 kcal (6069 kJ) : 4,1 (vgl. Tab. 7.1)
= *354 g Kohlenhydrate.*

Für die Fette bleibt ein Rest von 1163 kcal (4867 kJ), welche dividiert durch den physiolgischen Brennwert für Fette von 9,3 (vgl. Tab. 7.1) eine Menge von *125 g Fett* ergeben. Wenn wir es ganz genau nehmen, müssen nochmals 70 kcal (=300 kJ) zusätzlich – wegen der isodynamischen Wirkung der Eiweiße – gereicht werden. Schließlich muß man aus entsprechenden Tabellen (vgl. Tab. 7.4) den Anteil der verschiedenen Nahrungsmittel an Kohlehydraten, Eiweiß und Fetten entnehmen, um einen konkreten Speiseplan aufstellen zu können.

---

(13) Isos, griech. = gleich, Dynamis, griech. = Kraft.

* Nach der Versuchsgeschichte hat Christus 40 Tage gefastet (Matth. 4.2).

Prüfungsfragen zu diesem Abschnitt finden Sie im Anhang unter den Ziffern: 7.1. ff.

Tab. 7.4. Zusammensetzung von Lebensmitteln (vgl. Geigy-Tabellen)

100 g eßbare Substanz enthalten:	g Kohlenhydrat	g Eiweiß	g Fett	Kalorien		g Wasser	Mineralien in mg					Vitamine in mg				
				kcal	kJ		Na	K	Ca	Cl	Fe	A.I.E.[+]	B_1	B_2	B_6	C
Äpfel	15	0,3	0,6	58	240	84	1	116	7	4	0,3	90	0,04	0,02	0,03	5
Bananen	22	1,1	0,2	85	360	76	1	420	8	125	0,7	190	0,05	0,06	0,32	10
Bier, hell	5	0,5	3,6[a]	47	200	91	5	38	—	4	—	—	0,004	0,03	0,05	—
Bohnen, grün	7	1,9	0,2	32	130	90	2	256	56	33	0,8	600	0,07	0,11	0,14	19
Brötchen	58	6,8	0,5	269	1120	34	486	115	24	450	0,6	—	0,07	0,04	—	—
Butter	0,7	0,6	81	716	2990	17	10	23	16	—	0,2	3300	Spur	0,01	Spur	Spur
Champignon	3,7	2,8	0,2	22	90	91	5	520	9	25	0,8	—	0,1	0,44	0,05	5
Eigelb, roh	0,6	16	32	360	1500	50	50	123	141	142	7,2	3400	0,32	0,52	0,3	—
Eiweiß, roh	0,8	11	0,2	51	210	88	192	148	9	161	0,2	—	0,02	0,23	0,22	0,3
Forelle	—	19	2	101	420	78	39	470	19	—	1	150	0,09	0,25	—	—
Haselnüsse, trocken	18	13	61	627	2620	6	3	618	250	10	4,5	100	0,47	0,55	0,54	7,5
Hering	—	17	19	243	1020	63	118	317	57	122	1,1	130	0,06	0,24	0,45	0,5
Honig	82	0,3	—	304	1270	17	7	51	5	29	0,5	—	Spur	0,04	0,01	1
Huhn, gebraten	—	21	5,6	138	580	73	83	359	12	85	1,8	30	0,1	0,2	0,5	2,5
Karotten	9,1	1,1	0,2	40	170	89	50	311	37	40	0,7	11000	0,06	0,06	0,12	2–10
Kartoffeln	18	2,1	0,1	76	320	80	3	410	14	35	0,8	Spur	0,11	0,04	0,2	20
Käse, Emmentaler	3,4	28	31	398	1660	35	620[b]	100	1180	1210[b]	0,9	1140	0,05	0,33	0,09	0,5
Knäckebrot	79	10	1,4	349	1460	7	463	436	55	—	4,7	—	0,2	0,18	0,3	—
Margarine	0,4	0,5	78	698	2920	20	104	7	—	134	0,05	3000	—	—	—	—
Milch, frisch	4,6	3,2	3,7	64	270	89	75	139	133	105	0,04	140	0,04	0,15	0,05	1
Orangen	12,2	1	0,2	49	205	87	0,3	170	41	4	0,4	200	0,1	0,03	0,03	50
Reis, Vollreis ungek.	77	7,5	1,9	360	1500	12	9	150	32	—	1,6	—	0,29	0,05	—	—
Rinderfilet	—	19	4,4	122	510	75	51	340	3	—	—	—	0,1	0,13	—	—
Roggenbrot	53	6,4	1	227	950	39	220	100	22	—	1,9	—	0,16	0,12	0,22	8
Salat	2,5	1,3	0,2	14	60	95	12	140	35	60	2	970	0,06	0,07	0,07	—
Schinken, geräuchert	0,3	17	35	389	1630	42	2530	248	10	2060	2,5	—	0,7	0,19	0,4	—
Schokolade, Milch	57	7,7	33	520	2170	0,9	86	420	228	154	1,1	270	0,06	0,34	—	—
Schweinekotelett	—	15	31	341	1430	54	62	326	9	—	2,3	—	0,8	0,19	0,48	—
Sonnenblumenöl	—	—	99,9	883	3690	Spur	—	—	—	—	—	—	—	—	—	—
Spaghetti, ungekocht	75	13	1,2	369	1540	10	5	—	—	—	1,5	—	0,09	0,06	—	—
Spinat	4,3	3,2	0,3	26	109	90,7	62	662	106	65	3,1	8100	0,1	0,2	0,2	51
Tomaten	4,7	1,1	0,2	22	90	94	3	268	13	51	0,6	900	0,06	0,04	0,1	23
Wein durchschnittlich	0,2—	—	8,8[a]—	60—	250—	—	4—	20—	7	2	0,3—	—	0,001	0,01	0,09	—
	8		12,5	120	500		7	120			5					
Weißbrot	51	8,2	1,2	253	1060	38	385	132	58	450	0,95	—	0,086	0,06	0,14	—
Weizenmehl, fein	76	11	1	363	1520	12	2	150	16	—	0,8	—	0,06	0,05	—	—
Wurst, Salami	—	18	50	524	2190	28	1260	302	35	2390	—	—	0,18	0,2	—	—
Joghurt	4,5	4,8	3,8	71	300	86	62	190	150	—	0,2	145	0,045	0,024	0,05	2
Zucker	99,5	—	—	385	1610	Spur	0,3	0,5	—	—	0,04	—	—	—	—	—

[a] Alkohol   [b] abhängig vom NaCl-Zusatz   [+] I.E. = Internationale Einheiten

7.2 Wärmehaushalt und Temperaturregulation

Körpertemperatur	Topographie (Kern und Schale; Homoiothermie und Poikilothermie). Temperaturmessung. Normalwerte der Kerntemperatur und Einflüsse (z. B. Tagesrhythmik, Ovarialzyklus).
Wärmebildung und Wärmespeicherung	Bei äußerer Arbeit (z. B. Wirkungsgrad; s. a. S. 171); bei innerer Arbeit (z. B. Stoffwechselprozesse, Organarbeit); thermoregulatorisch (z. B. Muskelzittern, zitterfreie Thermogenese). Wärmekapazität.
Wärmeabgabe	Äußerer Wärmestrom: Leitung und Konvektion, Strahlung, Verdunstung (Perspiratio sensibilis und insensibilis). Innerer Wärmestrom: Hautdurchblutung (u. a. Gegenstrom-Wärmeaustausch).
Temperaturregulation	Normothermie, Hypothermie und Hyperthermie in Abhängigkeit von der Umgebungstemperatur. Bereiche chemischer und physikalischer Temperaturregulation. Überwärmungsgrenzen; Auskühlungsgrenzen. Temperaturregelkreise. Periphere und zentrale Wärmerezeptoren. Wärmezentren. Efferenzen der Temperaturregulation (z. B. für Muskelzittern, Haut-Durchblutung, Schweißbildung). Behaglichkeitstemperatur und Temperaturregulation durch Verhalten. Fieber (Temperaturregulation im Fieber; Grundzüge der Pathogenese).
Akklimatisation	Kälte- und Hitzeakklimatisation.

Allgemein

Es war die Entdeckung von *Claude Bernard*[14], daß das Blut des rechten Herzens etwas wärmer als das des linken Herzens ist. Damit mußte die Vorstellung von *Lavoisier*[15] falsch sein, daß die Lunge den Verbrennungsplatz des Organismus darstellt. Durch Claude Bernard wurde der Gewebestoffwechsel insbesondere der Leber als Quelle der Wärmeproduktion erkannt. Mit Hilfe konstanter physikalisch-chemischer Bedingungen, insbesondere einer konstanten Wärmeproduktion schafft sich der Organismus so sein adäquates *„Inneres Milieu"*.[16]

Warum allerdings ausgerechnet 37°C für uns Menschen das scheinbare Temperaturoptimum darstellt, ist bis heute keineswegs geklärt. Immerhin wissen wir spätestens seit *van't Hoff*[17], daß chemische *R*eaktionen mit einer 2-4fach höheren Geschwindigkeit bei einer *T*emperaturerhöhung um 10°C ablaufen *(RGT-Regel)*, während physikalische Vorgänge im Wasser (wie Diffusion, Osmose, Leitfähigkeit, Fluidität) bei einer entsprechenden Temperaturerhöhung um 10°C ($=Q_{10}$) nur 1,1- bis 1,4 fach schneller erfolgen. Nun laufen in unserem Organismus so viele chemische Reaktionen ab, daß Änderungen der Temperatur die Stoffwechselvorgänge, insbesondere deren Enzymkinetiken etc. empfindlich stören müssen. Vermutlich wurde also unsere Körpertemperatur deshalb auf 37°C eingestellt, weil diese Temperatur einerseits hoch genug liegt, um chemische Vorgänge in wäßrigen Lösungen möglichst rasch aktivieren zu können, andererseits aber noch ein genügender Sicherheitsabstand eingehalten werden kann, damit nicht Temperaturen von *43 bis 44°C* auftreten. Bei diesen Temperaturen kommt es nämlich zu *irreversiblen Eiweißveränderungen (Hitze-Denaturierung),* so daß eine Rektaltemperatur von 44° vom Menschen bisher nicht überlebt wurde (allerdings auch ein Fieber von 42°C (vgl. S. 215) ist bereits kritisch genug).

Der Mensch gehört zur Minderheit der *homöothermen* (= „gleichwarmen") Lebewesen, welche auch allgemein als Warmblüter bezeich-

---
(14) vgl. S. 217.
(15) vgl. S. 199.
(16) vgl. S. 217.
(17) Jacobus Hendricus van't Hoff, niederländischer Chemiker (1852-1911), seit 1896 Professor an der Preußischen Akademie der Wissenschaften in Berlin, erhielt 1901 den 1. Nobelpreis für Chemie.

net werden. (Es sind dies die Säuger und Vögel.) Innerhalb der Warmblüter haben die urtümlichen Säugetiere die niedrigsten Temperaturen (Ameisenigel = 30°C, Igel 33,5-35,5°C im Gegensatz zum Menschen 36,5-37,5°C, während z. B. Hunde bei etwas höheren Temperaturen leben: 37,5-39,5°C). Die Temperatur der Vögel liegt sogar bei 40°C. (Bei kleinsten Vögeln mißt man die höchste Temperaturen: Zaunkönig 42-44°C.) Das „Haustier der Physiologen", der Frosch, gehört zum Heer der wechselwarmen oder „poikilothermen" Tiere, auch als „Kaltblüter" bezeichnet. Die Körpertemperatur dieser Tiere steigt und fällt mit der Umgebungstemperatur. Welche Folgen daraus resultieren, daß der Frosch seine Körpertemperatur der Umgebung anpassen muß, kann man (zum Beispiel im physiologischen Praktikum) sehr gut daran messen, daß man die Herzfrequenz des Frosches in Abhängigkeit seiner Umgebungstemperatur auszählt. Entsprechend der vant' Hoff'schen Regel sinkt die Herzfrequenz mit abnehmender Temperatur rasch (Q_{10} = 2-3), alle Stoffwechselprozesse werden gedrosselt, und der Sauerstoffverbrauch wird entsprechend reduziert. Winterschlafende Säuger machen sich diesen Effekt zum Zwecke der Energieeinsparung zunutze, wobei die Temperaturabsenkung sehr unterschiedlich ist (Bären „schlafen" bei 31°C, während Fledermäuse ihre Temperatur bis auf 2°C absenken können).

Auch die Herzchirurgie hat sich dies zeitweise zunutze gemacht, um bei „kontrollierter Hypothermie" des narkotisierten Patienten länger am nicht schlagenden Herzen operieren zu können, ohne daß dabei bleibende Sauerstoffmangel-Schäden im Organismus auftreten.

Kern- und Schalentemperatur

In der Wärmelehre faßt man *Bauch- und Brustraum sowie das Gehirn als Kern* des Organismus zusammen und grenzt davon den *Rest* als *Körperschale* ab. Der Körperkern mit seinen wärmeproduzierenden Organen besitzt eine weitgehend homogene Temperatur, die sog. *Kerntemperatur,* welche für den praktischen Gebrauch am einfachsten und zuverlässigsten über die *Rektaltemperatur* erfaßt wird. Der *Normbereich* wird *zwischen 36,0 und 37,5°C* angegeben. Die niedrigsten Werte werden am Morgen, die höchsten am späten Nachmittag gemessen*. (Für zyklusbedingte Schwankungen der „Basaltemperatur" vgl. S. 306.) Temperaturschwankungen innerhalb des Kerns kommen dadurch zustande, daß das Blut von den Organen aufgeheizt wird, so daß das arterielle Blut der Organe ein wenig (< 0,5°C) kühler als das venöse ist.

Das *Temperaturgefälle zwischen dem wärmeren Körperkern und* der äußeren kühleren *Körperschale* beträgt *bei Zimmertemperatur etwa 6°C*. Mit steigender Raumtemperatur breitet sich das homogene, homöotherme Temperaturfeld immer weiter zur Schale hin aus. Die *Sublingualtemperatur* (= eine Spezialform der *Oraltemperatur)* ist 0,2 bis 0,5°C niedriger als die Rektaltemperatur, während die *Axillartemperatur* die *Kerntemperatur* mindestens um 0,5°C zu *niedrig* angibt und dabei stets stärkeren Meßfehlern ausgesetzt ist.

Wärmebildung durch innere Organe

Nachdem Claude Bernard zuerst die Wärmebildung durch die Leber erkannt hat (s. o.), können wir heute aus der Höhe des Sauerstoffverbrauchs (vgl. Kreislaufkapitel, Tab. 3.4, S. 113) ableiten, wo im Organismus die wichtigen „Heizkörper" installiert sein müssen. In der Tat *produziert die Leber unter Grundumsatzbedingungen etwa 1/4 der gesamten Wärme, ebensoviel wie die gesamte Skelettmuskulatur (in Ruhe).* Gewichtsmäßig ist die Skelettmuskulatur aber 20mal schwerer als die Leber, so daß die lokale Wärmeproduktion der Muskulatur (wie der lokale Sauerstoffverbrauch) 20mal niedriger ist. Als *zweitwichtigster Wärmeproduzent* gilt das *Gehirn*, es liefert rund 2/3 der Wärmemenge der Leber. Das *Herz* stellt wegen seines *höchst lokalen Sauerstoffverbrauchs* sogar den wärmsten „Ofen" unseres Organismus dar. Doch ist das Herz nur ein Fünftel so schwer wie die Leber, so daß sein Anteil der gesamten Wärmeproduktion des Organismus weniger als ein Zehntel ausmacht. Ebensoviel Wärme liefern auch beide Nieren zusammen. Insgesamt produzieren unsere *inneren Organe* zusammen mit dem Gehirn unter Grundumsatzbedingungen 70% aller Wärme.

---

* Circadiane Rhythmik, vgl. S. 171.

Wärmebildung durch Muskelkontraktion

Neben der stoffwechselbedingten Wärmeproduktion (auch des Muskels) besteht eine *Möglichkeit, diese Wärmebildung durch Erhöhung des Muskeltonus* (d. h. durch vermehrte motorische Innervation) zu steigern. Hierbei treten zunächst noch keine sichtbaren Muskelkontraktionen auf. Verstärkung dieses Mechanismus führt jedoch zu sichtbarem „*Kältezittern*". Andererseits kann aber auch durch „willkürliche" *Muskelarbeit* soviel Wärme produziert werden, daß nicht nur (trotz niedriger Außentemperatur) das Temperaturgefälle zwischen Körperkern und -schale verschwindet, sondern daß es auch zu einer *Erhöhung der Kerntemperatur* (je nach Arbeitsbelastung und Außentemperatur) *bis auf* Werte um *38,5°C* kommt*. Hierbei kehrt sich das normale Verhältnis der Wärmeproduktion von Schale und Kern zugunsten der Schale um. Plötzlich übernimmt — *bei mittelschwerer Arbeit* — *die Schale*, d. h. die arbeitende Muskulatur *3/4 der gesamten Wärmeproduktion*.

Wärmebildung durch braunes Fettgewebe

Eine Sonderform der „zitterfreien" Wärmebildung über das sog. „braune Fettgewebe" erfolgt beim Menschen ausschließlich beim Neugeborenen (vgl. S. 215).

Wärmeabgabe

Alle meßbaren Temperaturen im Organismus stellen das Ergebnis aus Wärmebildung und Wärmeabgabe dar. Bevor wir uns mit den Problemen der Thermoregulation auseinandersetzen, sollten wir deshalb zunächst die Möglichkeit der Wärmeabgabe kennenlernen.

In 4 verschiedenen Formen kann der Organismus Wärme abgeben:

1. Wärmetransport durch Wärmeleitung

Wärme kann durch *Wärmeleitung (Konduktion)* an die Umgebung abgegeben werden. Bei diesem Wärmeabstrom handelt es sich um einen *reinen Energietransport* (also ohne Materietransport). Die transportierte Wärmemenge wird hierbei durch die Größe des untersuchten Gebietes, durch das *Temperaturgefälle* innerhalb dieses Gebietes sowie durch eine Stoffkonstante, die sog. *Wärmeleitzahl (k)* bestimmt. Es gilt hierfür:

$$Q_{Konduktion} = k \cdot F \frac{t_1 - t_2}{l}$$

$Q_{Konduktion}$ stellt hierfür die transportierte Wärmemenge pro Sekunde dar, k entspricht der Wärmeleitzahl (vgl. Tab. 7.5), F steht für die betrachtete Querschnittsfläche und l für die untersuchte Strecke, an deren Enden t_1 und t_2 die jeweilige Temperatur angibt.

Weil Eisen ein so guter Wärmeleiter ist (100 mal größeres k als für Wasser), fühlt sich Eisen bei Zimmertemperatur kalt an, Holz dagegen warm. Blut ist wie Wasser ein *relativ schlechter Wärmeleiter*. Noch besser isoliert allerdings — wie jeder weiß — eine gute Speckschicht, obwohl k für Wasser nur 3mal größer als für Fett ist. Soweit unsere Kleidung uns vor Auskühlung schützen soll, bewirkt sie dies durch eine Reduktion der Wärmekonduktion mit Hilfe des besonders schlechten Wärmeleiters: Luft.

Muß man sich vor *Auskühlung im Wasser* schützen, sollte man bei entsprechenden Unglücksfällen (oder Rettungsaktionen) seine Kleidung keinesfalls ausziehen, da man sich dann der wäßrigen „Isolationshülle" beraubt. Der Fachmann spricht von *„Grenzschicht"* z. B. zwischen Haut und Umgebung, deren Dicke und Konstanz wesentlich für die Wärmegabe ist. Wird diese Grenzschicht ständig weggeweht oder weggespült, kann sie nicht für eine Wärmeisolation eingesetzt werden. Hierin liegt der Grund, warum wir im Wasser so leicht frieren.

Tab. 7.5. Wärmeleitzahlen unterschiedlicher Stoffe

Stoff	Wärmeleitzahl (cal $\cdot$ C^{-1} $\cdot$ cm^{-1} $\cdot$ s^{-1})
Eisen	$1400 \cdot 10^{-4}$
Wasser	$14 \cdot 10^{-4}$
Blut	$12 \cdot 10^{-4}$
Fett	$4 \cdot 10^{-4}$
Holz	$3 \cdot 10^{-4}$
Luft	$0,56 \cdot 10^{-4}$

---

* Bei extremer körperlicher Arbeit (z. B. Dauerlauf, Marathonlauf) werden Rektaltemperaturen bis 40°C angegeben.

2. Wärmetransport durch Wärmekonvektion

Unter *Wärmekonvektion* versteht man den *Wärmetransport,* soweit er *durch* einen *Stofftransport* bewerkstelligt wird. Mit Hilfe des Kreislaufs wird die im Stoffwechsel gebildete Wärme durch Wärmekonvektion zur Körperperipherie gebracht. Allerdings erfolgt hierbei die Wärmeaufnahme aus den Organen ins Blut sowie die Wärmeabgabe aus dem Blut an das Gewebe der Haut wiederum durch Konduktion.

Wegen der Schwierigkeit, die Anteile von Konduktion und Konvektion beim Wärmetransport vom Körperkern zur Peripherie („der Schale") auseinander zu halten, faßt man meist 1. und 2. als *„innerer Wärmestrom"* zusammen. Es gilt daher:

$$Q_{\text{Innerer Wärmestrom}} = \alpha \, (T_k - T_H)$$

T_k ist hierbei die Kerntemperatur, T_H die Hauttemperatur. Q ist hierbei der innere Wärmestrom in kcal pro Stunde und pro Fläche (m²). Der Faktor α wird als *Wärmedurchgangszahl* bezeichnet, wobei häufiger $1/\alpha$ als *Wärmedurchgangswiderstand* benutzt wird und als Maß für die Wärmeisolation der Körperschale gilt. Im Gegensatz zum „inneren Wärmestrom" versteht man unter *„äußerem Wärmestrom"* die Wärmeabgabe von der Haut an die Umgebung. Hierzu genügt aber nicht die Bestimmung von Konduktion und Konvektion, sondern wir müssen dazu noch zwei weitere Mechanismen (Strahlung und Verdunstung) addieren.

3. Wärmetransport durch Wärmestrahlung

An Körperoberflächen wird Wärme auch durch *Strahlung* abgegeben. Es handelt sich wie bei der Wärmekonduktion um einen reinen *Energietransport,* hier allerdings *im Infrarotbereich.* (Subjektiv können wir uns selbst am schnellsten von dieser Form der Wärmeabgabe überzeugen, wenn wir die innere Handfläche gegen die Backe halten ohne jedoch die Backe zu berühren.)

Bei Zimmertemperatur und Grundumsatzbedingungen übertrifft die Wärmeabgabe durch Strahlung alle anderen bei weitem (ca. 60%). Die Temperaturdifferenz der strahlenden Flächen (z. B. Haut, Fußboden, Wände, aber nicht Luft, wohl aber Sonnenstrahlen) zu ihrer Umgebung geht nach dem Stefan[18]- Boltzmann[19]'schen Gesetz sogar mit der 4. Potenz in die transportierte Wärmemenge ein. Es gilt:

$$Q_{\text{Strahlung}} = \sigma \cdot \varepsilon \, (T_0^4 - T_u^4) \, F$$

$Q_{\text{Strahlung}}$ entspricht hier der durch Strahlung transportierten Wärmemenge, σ der *Strahlungskonstanten,* T_o der Temperatur der strahlenden Fläche *(F)* und T_u der Umgebungstemperatur. ε steht hier sowohl für die *Emissionskonstante* eines strahlenden Körpers, als auch für die *Absorptionskonstante* eines Strahlung aufnehmenden Körpers. Beide Konstanten sind aber *keineswegs identisch.* Für die *Emissions*konstante ist die *Hautfarbe unerheblich*, weil sie im Infrarotbereich erfolgt, so daß wir uns hierin kaum von schwarzen Körpern unterscheiden. Die *Temperaturstrahlung* kann aber *auch (genau wie Konduktion und Konvektion) in umgekehrter Richtung* zu einer *Wärmeaufnahme* des Organismus führen, wenn wir uns z. B. in die Sonne begeben. Hier zeigt sich, daß die *Wärmeabsorption um so größer* ist, *je dunkler* ein *Körper* ist. Für die Absorption schwarzer Körper ist $\varepsilon = 1$, für dunkle Hautfarbe $\varepsilon = 0{,}8\text{-}0{,}85$, für den „weißen Mann" ist $\varepsilon = 0{,}7\text{-}0{,}5$. Für die Temperaturregelung in den Tropen ist die dunkle Hautfarbe demnach keineswegs zweckmäßig. Die Natur hatte trotzdem einen Grund, die Menschen in den Tropen mit einer starken *Pigmentschicht* zu versehen: Dieser *Strahlungsfilter* stützt tiefere Regionen vor Ultraviolett-(UV), Licht- und Wärmestrahlen nach dem Motto: lieber schwitzen als verbrennen.

Schließlich mag noch auf ein Phänomen hingewiesen werden, welches nur über Wärmestrahlung zu erklären ist. Wir frieren oft in steinernen Gemäuern, selbst wenn sie kurzfristig aufgeheizt wurden und die Raumtemperatur

---

(18) Josef Stefan (1835-1893), Wiener Physiker, welcher 1879 das mit nach ihm benannte Gesetz experimentell aus der Strahlung schwarzer Körper begründete.
(19) Ludwig Eduard Boltzmann (1844-1906), Wiener Physiker, welcher 1889 das mit nach ihm benannte Gesetz theoretisch — unter thermodynamischen Gesichtspunkten — ableitete.

behagliche Werte anzeigt. Die noch nicht erwärmten Steinwände veranlassen jedoch unsere Haut zu erheblicher Wärmeabstrahlung. Der *„zusammengekauerte"* Mensch schützt sich dann gegen Auskühlung durch *Reduktion seiner strahlenden Oberfläche*, wenn er nicht gar ein ebenso frierendes „Gegenüber" findet, an das er sich anlehnen und damit ganz erheblich seine Wärmeabstrahlung reduzieren kann.

einer Wasserdampfsättigung der Luft (= 100% Luftfeuchtigkeit) spätestens dann keine Wärmeabgabe mehr durch Verdunstung des Schweißes erfolgen, wenn die Hauttemperatur eine Außentemperatur von rund 36°C erreicht hat. Dies ist der Grund dafür, daß feuchte Hitze so leicht unerträglich empfunden wird. Durch *die Verdunstung von 1 Liter Schweiß auf der Haut kann der Organismus 580 kcal (2790 kJ) abgeben*. In den Schweißdrüsen wird der Schweiß zunächst isoton sezerniert, durch aktive Natriumresorption in den Drüsengängen jedoch *hypoton* ausgeschieden. Unter „Normalbedingungen" beträgt die Schweißsekretion im gemäßigtem Klima etwa *0,5 Liter pro Tag*. Bei Hitze kann die Schweißmenge bis auf etwa 8 l pro Tag ansteigen (als Extremwerte werden 4 l pro Stunde angegeben). Die *Schweißdrüsen* werden *über cholinerge sympathische Fasern erregt*. Atropin verdrängt auch hier Acetylcholin von seinem Rezeptor und *hemmt* damit die *Schweißsekretion*. Hemmung der Acetylcholinesterase (z. B. durch Physostigmin) führt umgekehrt zu einer vermehrten Schweißsekretion.

4. Wärmeabgabe durch Schweißsekretion

Steigt die Umgebungstemperatur über die Hauttemperatur, ist weder durch Konduktion noch Konvektion oder Strahlung eine Wärmeabgabe möglich. Im Gegenteil: Im warmen Bad kommt es zu einer Wärmeaufnahme durch Konduktion und Konvektion, während wir die Wärmeaufnahme beim Sonnenbaden durch Strahlung bereits erwähnt haben. Befinden wir uns nicht im Wasserbad, kann dem Organismus bei steigenden Temperaturen über die *Verdunstung des Schweißes* Wärme entzogen werden (**=evaporative* Wärmeabgabe**). Je niedriger hierbei die Luftfeuchtigkeit ist, um so leichter erfolgt die Verdunstung, (was die Touristen als trockene Hitze zu schätzen wissen). Allerdings kann bei

Viele Tiere (z. B. Hunde, auch Ratten) besitzen keine Schweißdrüsen. Bei Hitze können diese Tiere ihre Wärme nur über Wasserverdunstung ihrer Atemluft abgeben (sie „hecheln"). Dieser Faktor darf auch bei der quantitativen Erfassung unserer Wärmeabgabe nicht vernachlässigt werden.

---
*) vapor lat. = Dampf

Die *Tropenfestigkeit* oder eine „*Hitzeanpassung*" besteht im wesentlichen darin, möglichst große Mengen eines möglichst hypotonen Schweißes zu sezernieren. Männer können offenbar fast doppelt so gut schwitzen wie Frauen, d. h. sie können praktisch mehr Durst für früher einsetzendes, elektrolytärmeres Schwitzen entwickeln (vgl. S. 222). Zur echten Tropenanpassung scheinen gelegentlich Saunabesuche nicht ausreichend. Man muß wohl mindestens 2-3 Wochen in den Tropen körperlich arbeiten, um gut hitzeadaptiert bereits bei mäßig erhöhten Außentemperaturen und niedrigeren Kerntemperaturen kräftig schwitzen zu können. Hitzeadaption verbessert dazu auch die Kreislaufbelastung bei Hitzearbeit (ein vermehrtes Blutvolumen erlaubt ein größeres Schlagvolumen ohne stärkere Schlagfrequenzzunahme).

Die beim Schwitzen auftretenden NaCl-Verluste müssen mit salzhaltigen Speisen und reichlicher Flüssigkeitsaufnahme ersetzt werden, um einem Hitzekollaps — d. h. meist einem Volumenmangelschock (vgl. S. 98) — zu entgehen. Unter **„Hitzschlag"** versteht man im Gegensatz zum Hitzekollaps eine *akute Überwärmung des Gehirns* (= „Hyperpyrexie"). Die *Schweißbildung sistiert,* der Patient hat eine *trockene Haut,* er leidet an *Bewußtseinstrübung,* und es können Krämpfe auftreten. Bei Kerntemperaturen von 40,5 - 41,5°C beobachtet man *Bewußtlosigkeit,* spätestens bei 43,5°C tritt der Tod ein.

Als **insensiblen Wasserverlust** oder **Perspiratio insensibilis** (= nicht spürbare Hautatmung) wird derjenige Teil der Flüssigkeitsabgabe durch Haut und Schleimhäute bezeichnet (einschließlich der Befeuchtung der Atemluft), welcher **nicht durch Schweißdrüsen** bedingt ist. Je trockener die äußere Luft und je wärmer die Haut ist, desto größer wird dieser Anteil. Unter unseren Normalbedingungen rechnet man mit 0,5-0,8 l pro Tag für die Perspiratio insensibilis, wobei rund 0,5 l über die Anfeuchtung der Atemluft abgegeben werden.

Thermoregulation

Nachdem wir die einzelnen an der Wärmebildung und -abgabe beteiligten Mechanismen besprochen haben, müssen wir jetzt fragen, wie das Zusammenspiel dieser Mechanismen „geregelt" ist (vgl. Abb. 7.1). *Voraussetzung für jede Regelung* sind *„Fühler",* d. h. Meßinstrumente eines „Meßwerkes" welche die *zu regelnde Größe* (= „Regelstrecke") erfassen. In der Sinnesphysiologie nennt man diese Fühler „Rezeptoren". Ein *Regelwerk* muß die Meßgrößen mit dem *„Sollwert"* vergleichen und entsprechende Korrekturanweisungen an das *Stellwerk* mit seinen *Stellgliedern* geben.

Vor mehr als 100 Jahren (1882) gelang es erstmals, an der Haut des Menschen *„Kalt- und Warmpunkte"* voneinander abzugrenzen. Bei diesen Experimenten wurden spezifische Rezeptorareale gefunden, welche entweder nur auf warme oder nur auf kalte Reize (Metallstifte) ansprechen. Bereits zu dieser Zeit wurde vermutet, daß Fieber eine Verstellung des Sollwertes darstellt. 1936 wurden erstmals Potentiale von *thermosensiblen Nervenfasern der Katzenzunge abgeleitet, während 1960 sogar die elektrophysiologische Potentialableitung thermosensibler Nervenfasern am Menschen gelang. Hierbei wurden einzelne Hautnerven unter mikroskopischer Kontrolle freigelegt.*[20]

---

(20) Hieran war führend beteiligt: Herbert Hensel (1920-1983), Physiologe bis 1955 in Heidelberg, anschl. in Marburg.

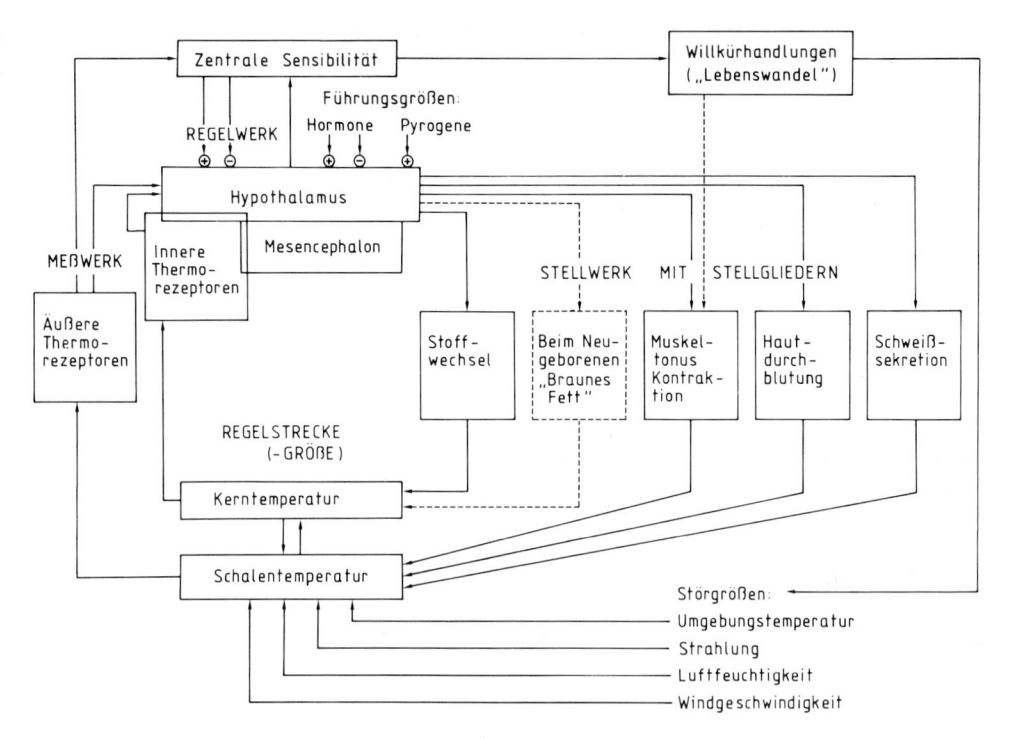

Abb. 7.1. Regelkreis zur Steuerung von Kern- und Schalentemperatur

Bei den „*äußeren Thermorezeptoren*" der Haut handelt es sich um freie Nervenendigungen, welche sich histologisch z. B. von Schmerzrezeptoren nicht unterscheiden lassen. *Die Kaltrezeptoren* stoßen bis an die Basalzellen der Epidermis vor, während die *Warmrezeptoren* meist etwas tiefer gelegen sind. Die fortleitende Nervenfaser ist in der Regel unmyelinisiert, doch gibt es auch „Kaltfasern" mit einer dünnen Myelinscheide. (Bei Durchmessern von 2-4 µm betragen die Leitungsgeschwindigkeiten 2–20 m · s^{-1}.) Neben den „äußeren Thermorezeptoren" sind „*innere Thermorezeptoren*" vor allem in umschriebenen Arealen des Hypothalamus, im Mesencephalon, im Rückenmark, aber auch in der Muskulatur und in inneren Organen beschrieben worden. Die histologische Differenzierung ist hier noch schwieriger, so daß nur die elektrophysiologische Antwort auf spezifische Wärmereize die Erkennung als Thermorezeptor ermöglicht. Für eine *Temperaturempfindung* (über *aufsteigende sensible Bahnen*) sind 3 Größen wichtig:

1. Die *absolute Temperatur*
2. Die *Geschwindigkeit einer Temperaturänderung*
3. Die Größe des Areals (Haut*fläche*), auf welche die Reiztemperatur einwirken kann.

Kaltrezeptoren haben – bei langfristig veränderter Temperatur – ihr *Aktivitätsmaximum* bei *Hauttemperaturen* von *etwa 27°C*. Sowohl bei Temperaturabnahmen im Bereich der Rezeptoren (bis 5°C) wie auch Zunahmen (bis 42°C) nimmt ihre Entladungsfrequenz ab. *Warmrezeptoren* senden ihre meisten Aktionspotentiale *bei einer Hauttemperatur von etwa 46°C* aus. Sie beginnen erst bei etwa 30°C zu „feuern" und stoppen kurz nach ihrem Maximum. (Bei höheren Temperaturen – ab etwa 48°C – melden Schmerzrezeptoren die Verbrennungsgefahr.)

Grundsätzlich anders verhalten sich die Thermorezeptoren *bei sprunghaften Temperaturänderungen*. Unmittelbar nach einem Temperatursprung antworten *Kaltrezeptoren mit einer Zunahme der Entladungsfrequenz bei Temperaturabnahmen und Abnahme der Entladungsfrequenz bei Erwärmung*. Warmrezeptoren antworten *spiegelbildlich*.

Allerdings dauert diese Frequenzzunahme nur kurz. Sie steigt aber „*proportional*" zum Ausmaß der Abkühlungsgeschwindigkeit (dem „Differentialquotienten nach der Zeit), so daß man hier von **PD**-*Rezeptoren* spricht. Problematisch ist die relativ rasche Adaptation der Kaltrezeptoren, welche uns die Temperaturempfindung kalt eigentlich viel länger und intensiver vermitteln sollten. Vermutlich liegt hierin ein Grund für viele Erkältungskrankheiten, da wir gern die schwachen Signale des Frierens überhören. Die wichtigste Temperaturregelung liegt nämlich — trotz aller „autonomer" Temperaturregelung unseres Organismus — in unserem eigenen Verhalten, weil der Mensch nach allgemeiner Auffassung als tropisches Wesen geboren wurde und nur mit Hilfe ganz besonderer Aufwendungen außerhalb der Tropen überleben kann.[21]

Wie die schematische Abb. 7.1 zeigt, vermitteln äußere und innere Thermorezeptoren der *zentralen Sensibilität* eine Temperaturempfindung, welche die Basis einer willkürlichen Änderung unserer Wärmesituation darstellt. (Hier summarisch als „Lebenswandel" bezeichnet.) Für die autonome Temperaturregelung arbeiten Abschnitte des *Hypothalamus als Regelwerk* (bei Abtrennung des Hypothalamus können auch andere Abschnitte des Mesencephalon diese Funktion übernehmen). Abweichungen von Schalen- oder Kerntemperatur, welche die Thermorezeptoren dem Hypothalamus melden, werden von dort mit einer veränderten Steuerung der *„Stellglieder"* zu kompensieren versucht. Erreicht den Hypothalamus die Meldung „es ist *zu kalt*", wird von dort sehr rasch und effektiv der *Muskeltonus erhöht*, wobei der Hypothalamus mit Hilfe direkter Verbindungen zu den extrapyramidalen Kerngebieten und den Basalganglien die gesamte quergestreifte Muskulatur nach Bedarf *„zittern"* lassen kann. Gleichzeitig wird durch den Hypothalamus über eine *Erhöhung des sympathischen Tonus* — durch α-adrenerge *Vasokonstriktion* — die **Hautdurchblutung** *gedrosselt*, so daß der konvektive Wärmetransport vom Körperkern zur Schale reduziert und damit die Wärmeabgabe durch die Haut gedrosselt wird. Hervorzuheben sind dabei die Enden der Extremitäten, in welchen die Durchblutung in extremster Weise verändert werden kann (für die Finger werden Durchblutungsabnahmen bis zum 600fachen angegeben[22]). Auf der anderen Seite können gerade die Hände durch ihre im Vergleich zum Volumen besonders große Oberfläche auch vorzüglich zur Abgabe überschüssiger Wärme genutzt werden. Als *weiteres Stellglied* in diesem Regelkreis funktionieren die *Schweißdrüsen* (vgl. S. 211) ebenfalls auf hypothalamisches Kommando über sympathische Aktivierung. (Besondere Bedeutung scheint hierbei den *Thermorezeptoren im Stellwerk selbst* — also *im Hypothalamus* — zuzukommen, da es im Tierexperiment gelang, durch lokale Wärmeapplikation im Hypothalamus eine Schweißsekretion auszulösen.)

---

(21) Alte Sprüche lauten deshalb so richtig: „Gesundheit kauft man nicht im Handel, sie liegt im eigenen Lebenswandel", oder: „Wer friert ist arm, dumm oder Soldat". Dumm ist dies insbesondere deshalb, weil eine massive thermoregulatorische Gegensteuerung sich einer keineswegs gefahrlosen Vasokonstriktion bedient, auf deren Boden entzündliche Prozesse vorzüglich gedeihen. Ganz besonders gilt dies für die ableitenden Harnwege und auch für die Niere, welche bei hohem sympathischen Tonus genauso wie die Haut von einer Minderdurchblutung betroffen werden kann. Wer also lange genug mit kalten Füßen herumsitzt, die Füße vielleicht sogar noch länglich ins kalte Wasser steckt oder mit nasser Badehose bei kühler Witterung lange genug seine Thermoregulation stimuliert, muß sich nicht wundern, wenn Coli-Bakterien die Gelegenheit ausnützen und eine Cystitis oder gar Pyelonephritis auslösen. Bei unzureichender Ausheilung können sich dann Erkrankungen entwickeln, welche schließlich nur noch mit Hilfe der künstlichen Niere zu behandeln sind.

---

(22) Derartige Angaben sind allerdings immer sehr problematisch, weil bei einer Minimaldurchblutung, welche kaum von Null verschieden ist, alle bekannten Meßtechniken sehr unzuverlässig werden.

Langsamer — dafür langfristiger — kann aufgrund hypothalamischer Meldungen die Kerntemperatur selbst durch *hormonelle Steuerung des Stoffwechsels* beeinflußt werden. Im Kapitel „Hormone" (vgl. S. 280 f.) besprechen wir, in welcher Form insbesondere die Hormone der Schilddrüse, aber auch der Nebenniere den Stoffwechsel steigern und damit die *„zitterfreie Wärmebildung"* erhöhen.

Im Tierexperiment zeigt sich, daß bei *tagelanger Kälteexposition* das *Kältezittern* abnimmt und der Grundumsatz — oder die *zitterfreie Wärmebildung* — erhöht ist. Ähnliche Beobachtungen sind *auch am Menschen* gemacht worden, so daß sicher eine gewisse *Kälteadaptation* möglich ist.

Die Grundumsatzsteigerungen bei Kälteadaption des Erwachsenen sind jedoch niedrig im Vergleich zum *Neugeborenen*, welches kurzfristig bei Senkung seiner Umgebungstemperatur von 28 auf 16°C seinen Umsatz um 100% steigern kann. Über *β-adrenerge Sympathikusaktivität* wird unter diesen Bedingungen das nur *beim Neugeborenen* vorhandene „braune Fettgewebe" verbrannt. Hierbei ist diese Sicherheits-Heizung dringend notwendig, denn das Neugeborene ist durch seine *relativ große Körperoberfläche* — im Vergleich zu seinem noch geringen Volumen (Kugelvolumen $4/3\,\pi r^3$, -oberfläche $4\,\pi\,r^2$) — und seine *geringe Wärmeisolationsschicht (dünne Unterhautfettschicht) gegen Auskühlung* äußerst empfindlich.

Die *„kritische Temperatur"* liegt beim Neugeborenen bei etwa 32-34° (und höher), beim unbekleideten Erwachsenen etwa bei 26°, d. h. *bei niedrigeren Umgebungstemperaturen* als die genannte kritische Temperatur *muß zusätzliche Stoffwechselenergie zur Temperaturregelung eingesetzt werden*. Hierzu ist ein gesunder Säugling nur bis zu Umgebungstemperaturen von 23°C in der Lage. Der Regelbereich des Erwachsenen reicht dagegen fast bis an den Gefrierpunkt.

Als *Indifferenztemperatur* bezeichnet man diejenige Umgebungstemperatur, bei welcher der ruhende Erwachsene keine zusätzliche Wärme (durch Muskelzittern) produzieren muß, aber auch nicht zu einer Wärmeabgabe durch Schweißsekretion gezwungen ist. *Beim Unbekleideten* liegt diese Temperatur, welche auch als *thermische Neutralzone* bezeichnet wird, *bei 28-30°C,* beim Bekleideten bei etwa 20-22°C.

Synonym zur „Indifferenztemperatur" wird auch der Ausdruck „Behaglichkeitstemperatur" benutzt, wobei eine Zunahme der Luftfeuchtigkeit von einer Abnahme der Behaglichkeitstemperatur begleitet ist.

Im Wasser liegt die Indifferenztemperatur für den unbekleideten Menschen — selbst bei vollständiger Ruhe — bei 35-36°C, weil insbesondere die Wärmeleitfähigkeit und die Wärmekapazität des Wassers gegenüber der Luft um ein Vielfaches höher ist (vgl. Tab. 7.5).

Fieber

Fieber wird seit über 100 Jahren als eine *Verstellung des Sollwertes* interpretiert. Hierfür werden *„Pyrogene"*[23] verantwortlich gemacht, welche im wesentlichen *„endogen"* durch körpereigene *Phagozyten* gebildet werden. Hierbei können die Phagozyten „exogen" oder „endogen" aktiviert werden. Hierbei kommt es zu einer Freisetzung von **Interleukin 1** (vgl. S. 24), welches vermutlich die Aktivierung von **Prostaglandinen** (vgl. S. 10) veranlaßt, die nun ihrerseits zentral eine Verstellung des Sollwertes bewirken.[23a]

---

(23) „Pyrogen" wird als Name für fiebererzeugende Substanzen verwendet. „Exogene Pyrogene" lassen sich aus gramnegativen Bakterienmembranen gewinnen. Sie bestehen aus Lipopolysacchariden. Man benutzt sie tierexperimentell zur Testung fiebersenkender Pharmaka.

(23a) = Als Beweis für die Richtigkeit dieses Konzepts gilt der Befund, daß Aspirin (seit 1899 erfolgreich zur Fiebersenkung und Schmerzlinderung benutzt) die Prostaglandin-Synthese (speziell die hierfür notwendige Cyclooxygenase) hemmt. Auch andere CyclooxygenaseHemmer (z. B. Indometacin) haben einen fiebersenkenden Effekt.

Von *exogener Aktivierung* spricht man bei bakteriellen Infektionen, Viren etc., von endogener Aktivierung bei Stimulation durch körpereigene Faktoren (u. a. *Gewebsuntergang = Nekrosen).*

Ein *Fieberanstieg* kann je nach Pyrogenfreisetzung „schleichend" oder akut – dramatisch – verlaufen. Im letzten Fall kann man einen *„Schüttelfrost"* beobachten, d.h. die Sollwertverstellung ist so stark, daß die Temperaturerhöhungen nur durch ein *massives Muskelzittern* in der Kombination mit starker Drosselung der peripheren Wärmeabgabe, also starker *Vasokonstriktion* erreicht werden kann. (Schüttelnde Patienten klagen über Frostgefühl, zeigen eine *blasse Hautfarbe* (bis zur Zyanose), einen kleinen, frequenten Puls sowie beschleunigte Atmung.) Hohe Temperaturen über 39,5°C stellen auch eine Gefahr für die empfindlichen Strukturen des Gehirns – insbesondere des Kleinkindes – dar *(„Fieberkrämpfe").*

Ein akuter *Fieberabfall* (eine *„Krisis")* geht umgekehrt mit starkem *Schweißausbruch* und einer massiven peripheren Vasodilatation einher, welche besonders für den Kreislauf des Patienten belastend ist (*Kollapsgefahr*).

Ungeklärt ist die Frage, ob das Fieber als Selbsthilfe des Organismus gegen eingedrungene Krankheitserreger von Vorteil ist. Im Zeitalter der Antibiotika sind eindeutige Aussagen aus Beobachtungen am Menschen kaum möglich. Außerhalb des Patienten zeigen die meisten Bakterien ein Wachstumsoptimum bei 36–37°C und viele einen Teilungsstop bei Temperaturen über 40°C. Für Viren gilt Ähnliches. Auch die Antikörperproduktion des Menschen ist bei höheren Temperaturen vermehrt. Das Fieber könnte also durchaus mehr Freund als Feind des Menschen sein. Sicher hat es — ähnlich wie der Schmerz — die Aufgabe, den Menschen vor einer bestehenden Gefahr zu warnen.[24]

---

(24) „Schweig, damit Dich niemand warnt" ist der Rat des Bösen im „Freischütz", woran man sich vielleicht erinnern könnte, wenn man später in Versuchung ist, zu großzügig mit fiebersenkenden Mitteln umzugehen.

Prüfungsfragen zu diesem Abschnitt finden Sie im Anhang unter den Ziffern: 7.2. ff.

Weiterführende Literatur

J. Aschoff, B. Günther, K. Kramer: Energiehaushalt und Temperaturregulation, In: Gauer, Kramer, Jung: Physiologie des Menschen, Bd. II, Urban und Schwarzenberg, München, Berlin, Wien, 1971

H. Bader, H. W. Heldt, W. Karger und D. W. Lübbers: Bioenergetik, In: Gauer, Kramer, Jung: Physiologie des Menschen, Bd. I, Urban und Schwarzenberg, München, Berlin, Wien, 1972

M. A. Baker: Brain cooling in endotherms in heat and exercise, Ann. Rev. Physiol. 44, 85-96, 1982

L. A. Cioffi, W. P. T. James, T. B. van Itallie, Editors: The Body Weight Regulatory System: Normal and Disturbed Mechanisms, Raven Press, New York, 1981

L. I. Crawshaw: Temperature regulation in vertebrates, Ann. Rev. Physiol. 42, 473-491, 1980

D. B. Dill. Editor: Adaption to the Environment, Section 4, Am. Physiol. Soc., Washington D. C., 1964

H. Hensel: Thermoreception and Temperature Regulation, Academic Press, London, New York, Toronto, Sydney, San Fransisco, 1981

J. Le Magnen: Body Energy Balance and Food Intake: a Neuroendocrine Regulatory Mechanism, In: Physiological Reviews 63, 314-385, 1983

E. R. Nadel, Editor: Problems with Temperature Regulation during Exercise, Academic Press, New York, San Fransisco, London, 1977

H. Precht, I. Christophersen, H. Hensel, W. Larcher: Temperature and Life, Springer, Berlin, Heidelberg, New York, 1973

D. Robertshaw, Editor: Environmental Physiology, Physiology Series One, Vol. 7, Butterworths, London, University Park Press, Baltimore, 1974

8. Wasser- und Elektrolythaushalt, Nierenfunktion

8.1 Wasser- und Elektrolythaushalt

Allgemeine Grundlagen	Beziehungen zwischen Zelle und Zellumgebung; „inneres Milieu" und Homöostase; biologisch bedeutsame Eigenschaften des Wassers und der in den Körperflüssigkeiten gelösten Elektrolyte.
Flüssigkeitsräume	Wassergehalt des Körpers; Volumenanteil und Zusammensetzung der intrazellulären, interstitiellen und intravasalen Flüssigkeit; Bestimmung. Bedeutung der jeweiligen Lösungsbestandteile und sonstiger Faktoren für die Volumenkonstanz dieser Flüssigkeitsräume. Ursachen, Mechanismen und Folgen der Volumenverschiebung zwischen diesen Räumen.
Wasser	Aufnahme, Abgabe, Bildung und Bilanzierung des Wassers: Ort, Ausmaß, Einflüsse und Regelung. Durst. Ursachen und Folgen von Wassermangel und -überschuß.
Osmoregulation	Osmolalität und Tonizität der Körperflüssigkeiten. Bedeutung und Mechanismen der Osmoregulation. Ursachen und Funktion des onkotischen Druckes. Verbindung zwischen Osmo- und Volumenregulation.

Allgemein

Die Aufgabe der paarig angelegten *Nieren* besteht darin, bei der *Konstanthaltung des „Inneren Milieus"*[1] mitzuwirken. Insbesondere der Elektrolythaushalt wird durch die Niere reguliert, die Ionenkonzentrationen des Plasmas werden über die Nieren auf weitgehend konstante Größen eingestellt, man nennt dies: **Isoionie** (vgl. Tab. 8.1). Da alle Erregungsvorgänge Konzentrationsdifferenzen von Elektrolyten an Zellmembranen zur Voraussetzung haben, muß die Niere dafür Sorge tragen, daß z. B. mit der Nahrung aufgenommene Elektrolyte wieder im „richtigen" Umfang ausgeschieden werden. Ebenso wie unsere eigenen Zellen enthalten tierische und pflanzliche Zellen, welche wir *mit der Nahrung* aufnehmen, *sehr viele Kaliumionen*. In der Abhängigkeit von dem Kaliumgehalt unserer Nahrung kann die Niere den *Kaliumgehalt des Harnes variieren* (vgl. Tab. 8.2). Es verwundert deshalb nicht, daß bei einem vollständigen *Ausfall der Nierenfunktion* die *Plasma-Kaliumkonzentration ansteigt,* was über Erregungsleitungsstörungen (zuerst als EKG-Veränderungen sichtbar) bis zum Herzstillstand führen kann.

Aber nicht nur die Konzentration einzelner Ionen, sondern auch die *Gesamtheit aller im Plasma gelösten Teilchen* wird über die Niere konstant gehalten: damit gehören zum „Inne-

---

(1) Der Begriff des „Inneren Milieus" stammt von Claude Bernard (1813-1878), dem vermulich größten Physiologen Frankreichs, welches ihn als ersten französischen Wissenschaftler sogar mit einem Staatsbegräbnis ehrte. (In Deutschland wurde diese Ehre 1859 zuerst Alexander von Humboldt zuteil.) Das Bernard'sche Konzept vom „Inneren Milieu" war insofern bahnbrechend, als es die Basis für unser heutiges Verständnis der Selbstregulation vitaler Vorgänge darstellt. Bei Claude Bernard ist dieses Konzept nicht auf die Nieren bezogen (vielmehr auf die allgemeine Temperaturregulation), doch ist sein Einfluß auf die allgemeine Wissenschaftsentwicklung kaum hoch genug anzusetzen.

Tab. 8.1. Extra- und intrazelluläre Ionenkonzentrationen (Skelettmuskel des Warmblüters)

Extrazelluläre Ionenkonzentrationen
Plasmakonzentrationen[a]

Intrazelluläre Ionenkonzentrationen

KATIONEN

Na^+	143 (138 – 146) mmol/l	Na^+	12 mmol/l
K^+	4 (3,7 – 4,2) mmol/l	K^+	155 mmol/l
Mg^{++}	0,8 (0,7 – 0,9) mmol/l	Mg^{++}	15 mmol/l
Ca^{++}	2,4 (2,2 – 2,7) mmol/l	Ca^{++}	0,00012 mmol/l

ANIONEN

Cl^-	103 (98 – 110) mmol/l	Cl^-	3,8 mmol/l
HCO_3^-	25 (23 – 28) mmol/l	HCO_3^-	8 mmol/l
HPO_4^{--}	1 (0,7 – 1,4) mmol/l	HPO_4^{--}	50 mmol/l
SO_4^{--}	0,5 (0,3 – 0,6) mmol/l	SO_4^{--}	10 mmol/l
org. Säuren	5 mmol/l		

[a] Man unterscheidet hiervon die Konzentration im „Plasmawasser": Bei 7g% Eiweiß im Plasma wird für den eiweißfreien Anteil eine höhere Ionenkonzentration errechnet.

Tab. 8.2. Harn- und Plasmakonzentration sowie ausgeschiedene Substanzmengen für Kalium-, Natrium-, Chlorid- und Magnesium-Ionen

Substanz	Plasmakonzentration (P) [mmol/l]	Harnkonzentration (U) [mmol/l]	$\dfrac{U}{P}$	In 24 Stunden ausgeschiedene Menge [g]
K^+	4	ca. 50 Sehr vom Kaliumgehalt der Nahrung abhängig!	10–20	2,5–3,5
Na^+	143	meist < 143 Bei kochsalzarmer Ernährung wesentlich niedriger	0,2–2	4–6
Cl^-	103	ca. 140 Bei kochsalzarmer Ernährung wesentlich niedriger	0,5–1,5	6–9
Mg^{++}	0,8	ca. 7	ca. 9	0,2–0,3

ren Milieu" auch *gleichbleibende osmotische Drucke*. Die Niere ist also auch für die **Isotonie** verantwortlich.

Ferner sind zwar kurzfristige pH-Verschiebungen des Plasmas leicht durch Variation der pulmonalen CO_2-Abgabe möglich, *langfristige pH-Einstellungen* werden aber sehr wesentlich von der Niere mitbestimmt, sie ist also auch für die **Isohydrie** zuständig.

Daß die *Konstanthaltung des Plasmavolumens* selbst ebenfalls eine ganz ausschlaggebende Aufgabe der Niere darstellt, vergißt man leicht: Wir sprechen hierbei von **Isovolämie**.

Betrachten wir den Organismus von der Seite seines Stoffwechselsystems, ist die Niere zur **Ausscheidung der Endprodukte des Eiweißstoffwechsels** unverzichtbar. Während Kohlenhydrate und Fette als Endprodukte CO_2 und Wasser ergeben, (wobei CO_2 über die Lunge abgegeben wird und das entstehende Oxydationswasser notfalls transpiriert (vgl. S. 211) werden könnte), muß der Organismus zur Umwandlung toxischer Stickstoffverbindungen noch Energie aufwenden, um in der Form von **Harnstoff** ein ausscheidungsfähiges Endprodukt des Eiweißstoffwechsels zur Verfügung zu haben. Bei einer *Plasma-Harnstoffkonzentration* von *10-45 mg%* werden immerhin etwa *20-35 g Harnstoff täglich mit dem Harn ausgeschieden*. *Eiweißernährung*, ebenso wie *vermehrter Eiweißabbau* durch Gewebeeinschmelzung bei Hunger, entzündlichen Prozessen, Fieber sowie schwerer körperlicher Arbeit (unter ungenügender Kalorienzufuhr) führen zu *vermehrter Harn-*

stoff-Ausscheidung, während *Eiweißmangelernährung,* bakterielle *Harnstoff-Zersetzung* in den Harnwegen, Leberzirrhose (d. h. Gewebsuntergang des Harnstoff-synthetisierenden Organs) wie auch ein Nierenversagen die *ausgeschiedene Harnstoff-Menge herabsetzen.*

Neben Harnstoff wird noch eine ganze Reihe anderer Abbauprodukte des Eiweißstoffwechsels im Harn ausgeschieden, allerdings in deutlich geringeren Mengen (vgl. Tab. 8.3). Ist die renale Ausscheidung gestört, steigt die Plasmakonzentration oder der „Plasmaspiegel" der genannten Substanzen an. Neben Harnstoff hat sich inzwischen **Kreatinin** als *sehr empfindlicher Indikator* für eine *normale Nierenfunktion* erwiesen, (zumal der Kreatininspiegel geringer als der Harnstoffspiegel mit der Eiweißzufuhr ansteigt). *Als Normalwert* für die Plasmakonzentration des *Harnstoffes* gelten *25 bis 40 mg%* (=mg pro 100 ml), für *Kreatinin ca. 1mg%.* Bei chronischen Nierenerkrankungen sind Harnstoffspiegel von 50 bis 80 mg% oder Plasmakreatininspiegel um 2 mg% mit relativ langen Überlebenszeiten (3-4 Jahre) vereinbar. Harnstoffspiegel über 200 mg% bzw. Kreatinkonzentrationen im Plasma über 4 mg% weisen auf ein komplettes Nierenversagen hin und führen — ohne Einsatz von Dialysemaßnahmen — innerhalb weniger Tage zum Tode, obwohl weder Harnstoff noch Kreatinin giftig sind. (Auf die Gefährlichkeit einer Hyperkaliämie beim Nierenversagen wurde bereits hingewiesen.)

Flüssigkeitsbilanz und Verteilungsräume des Wassers

„Haushalt", „Ein- und Ausfuhr" sowie Bilanzen sind Methoden der Wirtschaft, welche aber auch in der Anwendung auf biologische Systeme und besonders auf das Claude Bernard'sche Konzept vom inneren Milieu (vgl. S. 217) äußerst zweckmäßig erscheinen. Derartige Bilanzstudien sind nicht nur von theoretischem Interesse, sondern von äußerster praktischer Wichtigkeit, wenn z. B. Patienten ihre Nahrungs- und Flüssigkeitsaufnahme nicht mehr selbst regeln können und künstlich ernährt werden müssen.

Eine grobe Abschätzung der **täglichen Flüssigkeitsaufnahme und -abgabe** mit rund 2,5 Litern gibt Abb. 8.1. Je nach Form der Festnahrung enthält diese wesentlich mehr Flüssigkeit als man gemeinhin annimmt. Bei allen Verbrennungsvorgängen entsteht im Energiestoffwechsel neben CO_2 auch *Oxidationswasser* in nicht unbeträchtlichem Umfang. Bei der *Flüssigkeitsabgabe* kann der *Harn* in der Regel *nur zur Hälfte* in die *Gesamtbilanz* eingesetzt werden, während die andere Hälfte sich zum kleineren Teil auf die Flüssigkeitsanteile des Stuhls, zum überwiegenden Anteil auf den *„insensiblen Wasserverlust"* beziehen. Hierbei ist der Wasserverlust mit der angefeuchteten Exspirationsluft relativ konstant, während Wasserverluste über die Haut stark von der Hauttemperatur und der Luftfeuchtigkeit abhängen. (Die Schweißabsonderung wird in der Regel nicht zur Perspiratio insensibilis gerechnet, vgl. S. 212.)

Tab. 8.3. Mit dem Harn ausgeschiedene Abbauprodukte des Eiweißstoffwechsels

Substanz	g pro 24 Stunden im Harn
Harnstoff	20 —35
Kreatinin	1 — 2
Harnsäure	0,1— 2,0
Ammoniak	0,5— 1,0
Aminosäuren	0,5
Hippursäure	0,7
Phenole	0,1— 0,3
Proteine	0,003—0,06

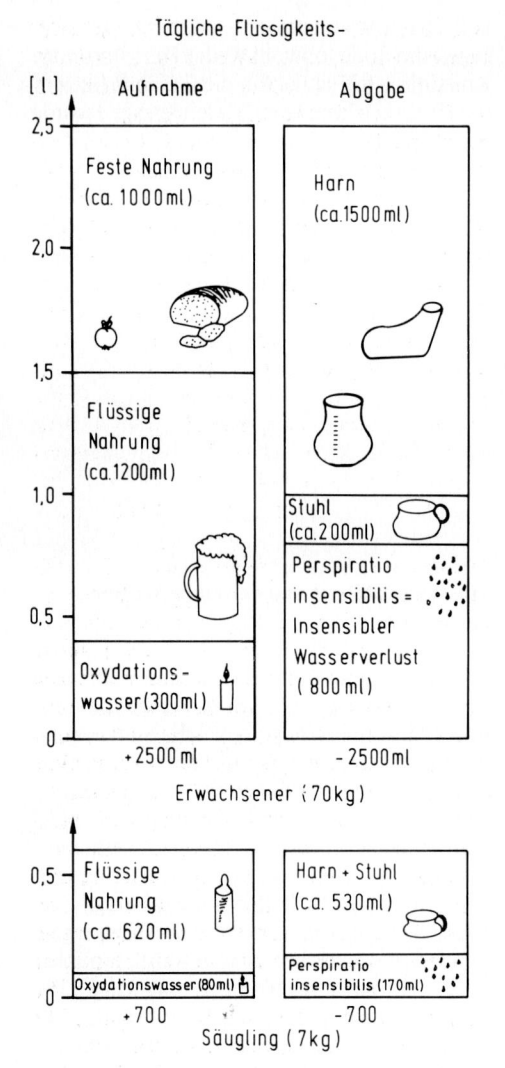

220 8. Wasser- und Elektrolythaushalt, Nierenfunktion

In grober Vereinfachung enthält Abb. 8.1 auch den Hinweis, daß der *Wasser- und Elektrolytumsatz bei* einem *Säugling* unverhältnismäßig *höher* ist als beim Erwachsenen. Einschränkungen der Wasserzufuhr beim Säugling oder nicht ersetzte Abgabeverluste bei einem Säuglings-Durchfall können sehr schnell zum Bankrott dieses Haushalts führen.[24]

Wir werden zunächst die **Verteilungsräume des Wassers** besprechen, um uns anschließend zu fragen, wie kann der Organismus hier eine gleichmäßige Bilanz organisieren. Abb. 8.2 gibt eine Übersicht über die *Wasserverteilung* in % des Körpergewichtes. Wie kommt man zu derartigen Ergebnissen? Auch hier gelten einfache Mengenüberlegungen. (Die Menge eines Stoffes ist das Produkt aus Konzentration und Volumen, vgl. S. 3.) Hat man einen Teststoff, welcher sich gleichmäßig in einem Volumen verteilt, kann man aus der Kenntnis der injizierten Teststoffmenge dividiert durch die Teststoff-Konzentration nach der Verteilung in einem unbekannten Volumen dieses Lösungsvolumen leicht errechnen.

---

[24] Cholera-Epidemien lassen die Patienten ohne Therapie ebenfalls relativ rasch an einem Wasser- und Elektrolyt-Defizit sterben, weil hierbei die Flüssigkeitsverluste mit dem Stuhl beängstigende Ausmaße annehmen können (vgl. S. 194).

Abb. 8.1: Flüssigkeitsbilanz beim Erwachsenen und Kleinkind

Tab. 8.4.: Veränderungen des Gesamtwassergehaltes sowie der Wasserverteilung auf Intra- und Extrazellulärraum von Mann und Frau im Verlauf des Lebens (ca.-Werte in % des Körpergewichtes)

	Gesamtwassergehalt	Anteil des Wassers	
		Intrazellulärraum	Extrazellulärraum
Embryo	85	70	15
Säugling	75	60	15
Junger Mann	65	45	20
Junge Frau	60	40	20
Alter Mann	55	30	25
Alte Frau	50	25	25

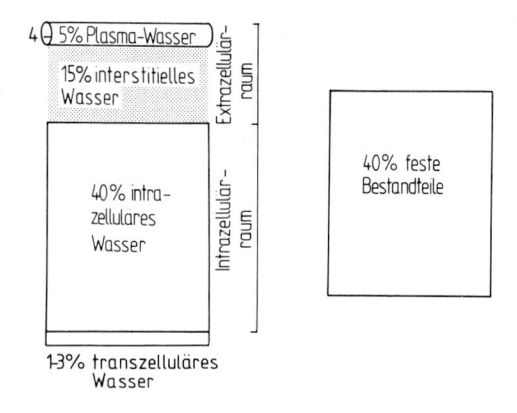

Abb. 8.2. Wasserverteilung in den verschiedenen Räumen des Körpers

Zur Bestimmung des *Gesamtkörperwassers* wird entweder **D$_2$O (Deuterium)-haltiges Wasser oder ^{3}H (Tritium)-markiertes Wasser** benutzt, welches sich nach kurzer Zeit gleichmäßig in allen von der Zirkulation leicht erreichbaren Geweben verteilt. Das kleine Wassermolekül diffundiert hierbei sehr leicht aus den Blutgefäßen ins interstitielle Gewebe und von dort aus in die Zellen. Lediglich in Knochensubstanz, verhornten Strukturen und Fett-Tröpfchen diffundiert Wasser nicht. Je nach Alter, Körperbau und Fettanteil beträgt der *Verteilungsraum des Wassers ca. 50-85% des Gesamtkörpergewichtes* (vgl. Tab. 8.4). Allerdings sind derartige Wasserbestimmungen mit Fehlern für Wasserräume behaftet, welche von der Zirkulation nur sehr mangelhaft erreicht werden: z. B. Teile des Glaskörpers des Auges oder Wasser in Gelenkspalten. Derartige Fehler betragen jedoch kaum mehr als 1 bis 3%. Man spricht hierbei von *„transzellulärem" Wasser*.

Um nun den intrazellulären Verteilungsraum des Wassers vom extrazellulären abzugrenzen, benötigt man Substanzen, welche sich gleichmäßig im **Extrazellulärraum** verteilen. Als besonders geeignet hierfür hat sich Inulin erwiesen, so daß man geradezu vom **Inulin-Raum** spricht. Die kapilläre Inulin-Filtration ist zwar quantitativ nur in der Niere exzellent, doch bei ausreichender Geduld verteilt sich Inulin auch im *interstitiellen Raum* (= zwischen Gefäßen und Zellen) über den Weg der Kapillarfiltration nahezu gleichmäßig. Die Schwierigkeit bei diesen Techniken liegt allerdings darin, daß Inulin bereits mit der renalen Filtration kräftig ausgeschieden wird, bevor es sich gleichmäßig im in-

terstitiellen Raum verteilt hat. Praktisch geht man deshalb so vor, daß man über mehrere Stunden eine Inulin-Infusion so einreguliert, bis sich ein gleichmäßiger Plasmaspiegel für Inulin eingestellt hat. Sorgt man dann für eine vollständige Entleerung der Harnblase, kann man die Infusion abrupt unterbrechen und nun das gesamte im Körper verteilte Inulin mit dem Harn auffangen. Aus der aufgefangenen Inulin-Menge und dem zuvor gemessenen, stabilen Plasmaspiegel läßt sich wiederum durch einfache Division das Volumen errechnen, in welchem das aufgefangene Inulin zuvor enthalten gewesen sein muß. Rund *20% des Körpergewichtes* entspricht diesem *„Inulin-Raum"* bzw. dem *extrazellulären Raum*. Die Abhängigkeit der genannten Räume vom Lebensalter sowie vom Geschlecht (Unterhautfettgewebe) sind der Tab. 8.4 zu entnehmen.

Innerhalb des Extrazellulärraums läßt sich der **intravasale Raum** (= *Gesamtblutmenge*) durch Testsubstanzen abgrenzen, welche ausschließlich innerhalb der Blutbahn bleiben. Man verwendet hierzu entweder *radioaktiv markiertes Eiweiß* oder mit Vorliebe den Farbstoff *Evans blue*, welcher eine so hohe *Plasmaeiweißbindung* besitzt, daß er nach intravenöser Infusion bereits an Plasmaeiweiße gebunden ist, bevor er aus den Kapillaren hinaus diffundieren kann. Hierbei erhält man das Plasmawasser-Volumen welches (korrigiert mit dem Hämatokrit) die Größe des intravasalen Raumes zu errechnen erlaubt. Entsprechende Bestimmungen des intravasalen Raums sind auch mit Hilfe *markierter Erythrozyten* (z. B. mit Chrom-51 oder mit Fluoreszenzfarbstoffen) möglich. Die Größe dieses Raumes beträgt etwa *7-8% des Körpergewichtes*. (Im einzelnen bereits dargestellt, vgl. S. 3.)

Wasserverschiebung und osmolare Konzentrationsänderungen von Intra- und Extrazellulärraum unter Belastung

Nachdem wir über die Ionen-Zusammensetzung des extra- und intrazellulären Raumes bereits auf Seite 218 berichtet haben, müssen wir uns hier klarmachen, in welcher Form **Eingriffe in den Wasser- und Elektrolythaushalt** die genannten Räume beeinträchtigen können. Die wichtigste Überlegung hierbei ist, daß *Wasser* außerordentlich *rasch zwischen intra- und extrazellulärem Raum ausgetauscht* werden kann, daß jedoch *für die Elektrolyte* die speziellen

8. Wasser- und Elektrolythaushalt, Nierenfunktion

		EXTRAZELLULÄR		INTRAZELLULÄR	
		OSMOT. KONZ.	VOLUMEN	OSMOT. KONZ.	VOLUMEN
H_2O	MANGEL: Durst, Diabetes Insipidus, osmot. Diurese	↑	↓	↑	↓
		Hypertone Dehydratation			
	ÜBERSCHUSS: Infusion hypotoner NaCl-Lösung, isot. Glukose	↓	↑	↓	↑
		Hypotone Hyperhydratation			
H_2O + NaCl Isoton	MANGEL: Chron. Erbrechen, Durchfall, Blutverlust, Verbrennungen, Diuretica	—	↓	—	—
		Isotone Dehydratation			
	ÜBERSCHUSS: Infusion physiol. Kochsalzlösung	—	↑	—	—
		Isotone Hyperhydratation			
NaCl	MANGEL: Schwitzen + Trinken ohne NaCl	↓	↓	↓	↑
		Hypotone Dehydratation			
	ÜBERSCHUSS: Infusion hypertoner NaCl	↑	↑	↑	↓
		Hypertone Hyperhydratation			

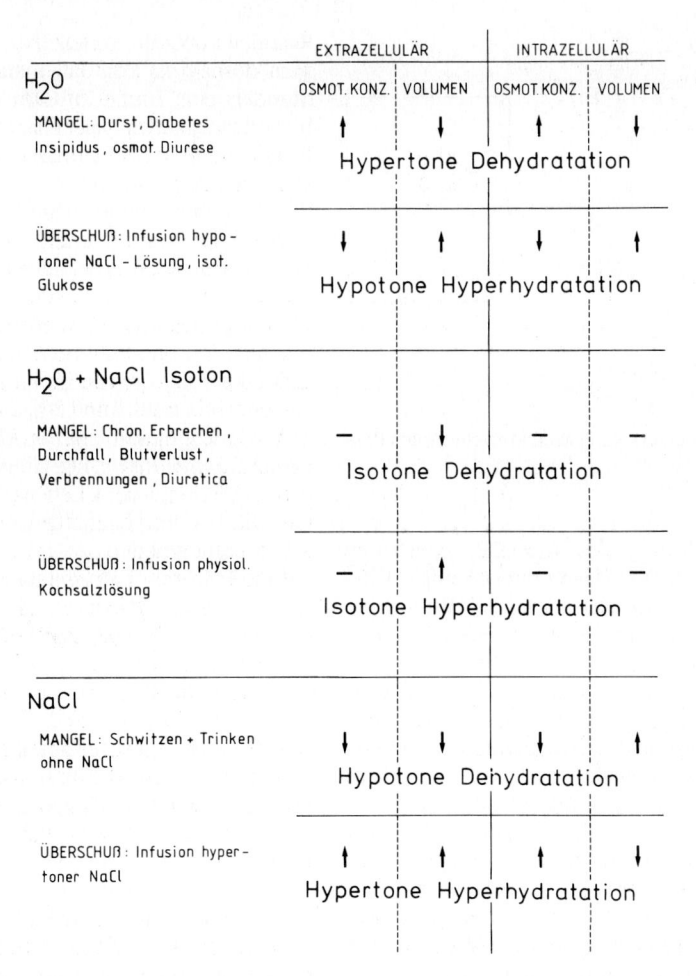

Abb. 8.3. Osmotische Konzentrations- und Volumenänderungen im Intra- und Extrazellulärraum nach unterschiedlicher Belastung

Eigenschaften der *Zellmembran* (insbesondere ihre aktiven Transportsysteme für Natrium und Kalium) eine *Diffusions-Barriere* darstellen. Wie in Abb. 8.3 und 8.4 dargestellt ist, kann ein akuter Wassermangel, wie er z. B. durch Wasserentzug entsteht, zu einer gleichmäßigen Abnahme des extra- und intravasalen Raumes führen. Dabei kommt es zunächst zu einem Anstieg der Elektrolytkonzentrationen im Extrazellulärraum, diese führen zu einem osmotischen Sog von Wasser aus den Zellen, so daß diese regelrecht schrumpfen können = *hypertone Dehydratation* (auch „Dehydration"). Solche Zustände können z.B. auch bei Wassermangel nach starkem *Schwitzen* auftreten. Die Bedeutung des Schweißes für die Temperaturregulation wurde auf Seite 211 besprochen.

Hier muß erneut darauf hingewiesen werden, daß der **Schweiß** selbst hypoton ist (Gefrierpunktsdepression des Schweißes zwischen 0,05 bis 0,35°C, des Serums 0,56°C). Je nach Fähigkeit zur Hitzeanpassung kann der Organismus einen hypotoneren Schweiß produzieren. Unter normalen Umständen produzieren wir etwa 1/2 Liter Schweiß pro Tag. Innerhalb der Schweißdrüse wird der Schweiß isoton sezerniert, jedoch in den Schweißdrüsengängen wird mehr Natrium als Wasser reabsorbiert, wodurch es zu einem hypotonen Schweiß kommt.

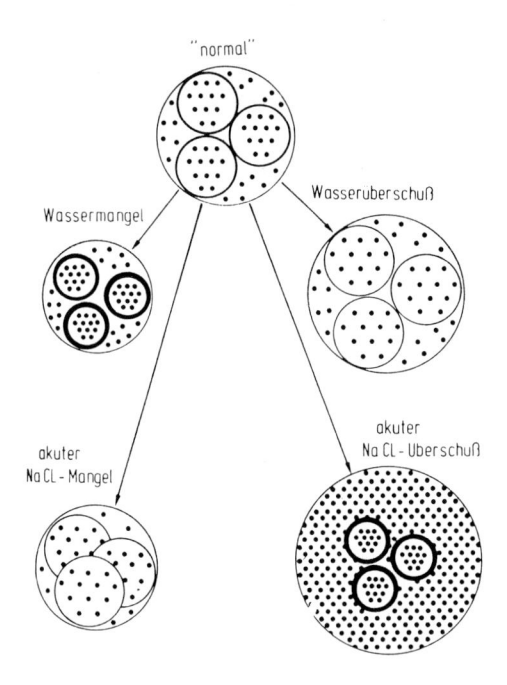

Abb. 8.4. Schematische Zeichnung von Zellschwellung und -schrumpfung bei unterschiedlichen Störungen im Wasser- und Elektrolythaushalt

Zustände des *Wassermangels* können ebenfalls beim *Diabetes insipidus* auftreten, wenn die mit dem Harn verlorenen Wassermengen nicht ersetzt werden. Auch *Diuretika im Übermaß*, speziell osmotische Diuretika (auch renale Zuckerausscheidung beim Diabetes mellitus) können zu Wassermangelzuständen führen.

Der gegenteilige Effekt kann dadurch ausgelöst werden, daß **Wasser im Überschuß** (= *hypotone Hyperhydratation*) eingeführt wird. Praktisch erfolgt dies durch intravenöse *Infusion hypotoner Kochsalzlösungen*. Sogar durch die Infusion isotoner Lösungen kann der gleiche Effekt ausgelöst werden, wenn man dabei gelöste Substanzen verwendet, welche der Organismus schnell im Stoffwechsel verbrennt (z. B. *isotone Glukoselösungen*). Unter diesen Umständen kommt es zu einer Vergrößerung des extrazellulären Raumes mit gleichzeitigem Absinken seiner osmolaren Konzentration. Die Folge hiervon ist, daß Wasser von den hohen osmolaren Konzentrationen in den Zellen angesogen wird, die *Zellen* selbst *schwellen*, und ihre osmolare Konzentration sinkt ab. Besonders gefährlich sind derartige Zellschwellungen dort, wo die Strukturen mechanisch keine Ausdehnungsmöglichkeiten besitzen. Wir erkennen so die Gefahr eines *Gehirnödems* als Folge falscher Infusionstherapie.

Ein **Zuviel oder Zuwenig an isotonen Kochsalzlösungen** *belastet* nahezu ausschließlich den *Extrazellulärraum*. Typische Beispiele für die Ursachen derartiger Mangelzustände sind chronisches Erbrechen (wobei mit dem Säureverlust gleichzeitig eine metabolische Alkalose ausgelöst wird), ferner starke Durchfälle, Blutverlust, Hautverbrennungen (gekennzeichnet durch starke Plasmaverluste vorwiegend aus dem interstitiellen Raum) sowie übermäßiger Gebrauch moderner Diuretika. Bei diesen Zuständen wird vorwiegend der Kreislauf belastet, wobei eine *Hämokonzentration* (erkennbar am Anstieg des Hämatokrits, vgl. S. 4) schließlich zu so hohen Strömungswiderständen des Blutes führt, daß die Schubkraft des Herzens für eine ausreichende Gefäßperfusion nicht mehr ausreicht. Auch der *umgekehrte* Fall, die Übertransfusion mit isotonen Lösungen führt schließlich zu einer derartigen *Volumenbelastung des Herzens,* daß auch diese Maßnahme speziell bei einem vorgeschädigten Herzen zu dessen Versagen führen kann.

Ein **akuter Kochsalzmangel** (= *hypotone Dehydratation*) kann dadurch ausgelöst werden, daß bei starkem Schweiß nur Wasser getrunken wird. Hierbei ist zu beachten, daß *selbst hypotoner Schweiß* noch Natrium-Chlorid enthält. Bei starker Hitze können bis zu 8 Liter Schweiß pro Tag produziert werden, was selbstverständlich *erhebliche Kochsalzverluste* bedeutet. (Beim Besuch von „heißen Ländern" ist deshalb darauf zu achten, daß nicht nur die Flüssigkeit, sondern auch der Natriumchloridverlust ersetzt wird.) Eine Abnahme der Kochsalzkonzentration im Extrazellulärraum führt zum Wassereinstrom in die höher osmotisch konzentrierten Zellen, welche dadurch schwellen. Es besteht also auch hier wieder die Gefahr des *Gehirnödems*. Gleichzeitig nimmt hierbei der extrazelluläre Raum ab, so daß schließlich auch hier wieder eine *Hämokonzentration* zu einer Belastung des Herzens werden kann.

Der umgekehrte Fall, ein **akuter NaCl- Überschuß** (= *hypertone Hyperhydratation*), kann beispielsweise dadurch auftreten, daß *hypertone Kochsalzlösungen* infundiert werden. Diese Lösungen saugen osmotisch Wasser aus dem Intrazellulärraum an, der Extrazellulärraum nimmt zu, während die *Zellen* selbst *schrumpfen*. Es gehört nicht viel Phantasie dazu, um sich vorstellen zu können, daß schrumpfende Gehirnzellen wohl kaum ihre normale Funktion aufrecht erhalten können. Sehr ähnliche Zustände erhält man, wenn **Schiffbrüchige** stark hypertones Meerwasser trinken.

Wir haben bereits einige Mechanismen zur physiologischen Regulation der Elektrolyte durch die Niere besprochen, doch gilt es hier zu fragen, wie kommt eigentlich die „Allgemeinempfindung" **Durst** zustande, über welche wir unsere Wassereinfuhr regulieren. Es ist dies sicher *nicht nur* unsere *„Trockenheit im Munde"*, welche uns durstig macht, da Tiere auch noch nach operativer Entfernung ihrer Speicheldrüsen oder medikamentöser Hemmung der Speichelsekretion, also mit sehr trockenem Mund ihre Wassereinfuhr unter Kontrolle halten können. Zwar spielt vermutlich die orale, pharyngeale Trinkphase sowie die Dehnung des Magens bei der Bestimmung der Trinkmenge eine gewisse Rolle. Tiere hören schon auf zu trinken, wenn ihr Magen gefüllt ist, also noch bevor die Flüssigkeit resorbiert ist. Ferner scheint das Trinken selbst (bei Hunden wenigstens) eine zeitweise Durststillung zu verursachen, selbst wenn das getrunkene Wasser über eine Ösophagusfistel wieder ausgeschieden wird, bevor es überhaupt den Magen erreicht hat. Trotzdem besitzt der Organismus wesentlich feinere Rezeptoren zur Kontrolle seiner Elektrolytkonzentrationen und sogar zur Kontrolle seines Extrazellulärvolumens. Versuchstiere beginnen spontan zu trinken, wenn ihnen eine hypertone Kochsalzlösung in die Arteria carotis interna infundiert wird. Gleichzeitig wird die Wasserausscheidung gedrosselt, es kommt zur Antidiurese. Hierfür werden **Osmorezeptoren** insbesondere im Bereich des *Nucleus supraopticus wie des Nucleus paraventricularis* im Bereich des *Hypothalamus* verantwortlich gemacht. In diesen Kerngebieten findet man Ganglienzellen, welche ihre Axone zum Hypophysenhinterlappen senden. Entlang dieser Axone wird das **antidiuretische Hormon (Adiuretin)** zum Hypophysenhinterlappen gebracht, man spricht von „Neurosekretion". Beim Anstieg der osmolaren Konzentrationen in den genannten Kerngebieten kommt es schließlich zur Freisetzung von Adiuretin aus dem Hypophysenhinterlappen (vgl. S. 278).

Möglicherweise sind die Dinge jedoch noch komplizierter, so daß spezielle Natrium-Rezeptoren am Boden des 3. Ventrikels gegenwärtig diskutiert werden. Überraschenderweise gelang es sogar kürzlich, durch lokale Applikation des Oktapeptids Angiotensin II in dieser Region Tiere zum Trinken zu veranlassen. Ferner wurde von anatomischer Seite inzwischen festgestellt, daß gerade in diesem Gebiet bevorzugt gefensterte Kapillaren gefunden werden, so daß in diesem Gebiet ein besonders guter transvasaler Austausch möglich scheint, während für die üblichen Gehirnkapillaren eine geringere Permeabilität bekannt ist, die als „Bluthirnschranke" den Stoffaustausch für Peptidmoleküle nicht zuläßt.

Neben diesen Osmo- oder (eventuellen Natrium-)Rezeptoren im Bereich des Hypothalamus verfügt der Organismus auch über **Volumenrezeptoren** im Bereich der Vorhöfe des Herzens. Ein geringer Druckanstieg in diesem Gebiet des Niederdrucksystems wird mit einer Wasserdiurese beantwortet, welche überwiegend durch eine Hemmung der Adiuretin- Ausschüttung des Hypophysenhinterlappens verursacht ist. Nach ihren ersten Beschreibern Gauer und Henry (vgl. S. 102) wird dieses Phänomen auch als *Gauer-Henry-Reflex* bezeichnet. Der Reflex reagiert auch in der umgekehrten Richtung, d. h. eine Druckabnahme im Niederdrucksystem der Vorhöfe führt zu einer Ausschüttung von ADH und damit zu einer Antidiurese.

Neuerdings weiß man, daß die Vorhöfe selbst ein Peptid synthetisieren, welches einen akuten Anstieg der Natriumausscheidung im Harn, eine **Natriurese** auslösen kann. Dieses Peptid, dessen Aminosäurensequenz inzwischen aufgeklärt ist, wird als **Atrionatriuretischer Faktor (ANF)** bezeichnet. Experimentelle Vorhofdehnung führt zur Freisetzung von ANF. Intravenöse Applikation von ANF bewirkt — zumindest in höheren Dosen — eine Durchblutungszunahme der Nieren mit Filtratsteigerung (s. u.) und Natriurese. In welchem Umfang es sich bei ANF um ein körpereigenes Hormonsystem handelt und vor allem die Frage seines physiologischen Wirkungsmechanismus wird gegenwärtig von zahlreichen Forschungsgruppen untersucht.

Wichtigste Elektrolyte

Natrium Vorkommen in der Nahrung. Extra-, intrazelluläre Konzentrationen. Aufnahme, Abgabe, Verteilung, Bilanzierung und Funktionen von Natrium: Ort, Ausmaß, Einflüsse, Regelung. Ursachen und Folgen von Natriummangel und -überschuß.

Kalium Vorkommen in der Nahrung. Extra-, intrazelluläre Konzentration. Aufnahme, Abgabe, Verteilung, Bilanzierung und Funktion von K^+: Ort, Ausmaß, Einflüsse, Regelung. Ursachen und Folgen von K^+-Mangel und -überschuß. Zusammenhang zwischen K^+- und Säure-Basen-Haushalt.

Ca^{2+}- und Phosphat Vorkommen in der Nahrung. Extra- und intrazelluläre Konzentration. Aufnahme, Abgabe, Verteilung, Bilanzierung und Funktionen von Ca^{2+} und anorganischem Phosphat: Ort, Ausmaß, Einflüsse, Regelung, Löslichkeit, Proteinbindung und Komplexbildung; pH-Einflüsse. Ursachen und Folgen von Mangel/Überschuß von Ca^{2+} und Phosphat. Verbindungen zwischen Ca^{2+}- und Phosphathaushalt.

Mg^{2+} Verteilung im Körper. Mg^{2+}-Mangelsymptome.

Für die wichtigsten Elektrolyte gibt Tab. 8.5, S. 226 eine Übersicht ihrer Verteilung im Körper, Folgen von Überschuß und Mangel sowie die wesentlichsten an ihrer Regulation beteiligten Hormonsysteme.

Prüfungsfragen zu diesem Abschnitt finden Sie im Anhang unter den Ziffern: 8.1. ff.

Tab. 8.5. Tabellarische Übersicht zur Bedeutung der wichtigsten Elektrolyte für den Organismus

	Natrium	Kalium	Calcium	Phosphat	Chlorid	Magnesium
Verteilung im Körper vgl. Tab. 8.1, S. 218	ca. 80% *extrazellulär*	ca. 99% *intrazellulär*	über 99% im Knochen	ganz überwiegend *intrazellulär* 85% Knochen 8% Muskel	ca. 88% *extrazellulär*	2/3 im Knochen, 1/3 *intrazellulär*, weniger als 1% extrazellulär
Gesamtbestand (g)	100	90–150	1000–1500	700	80	21–28
Symptome bei Überschuß	Hypertonie (Zunahme des Extrazellulärvolumens)	Herzflimmern Hyperreflexie	Störungen in der Erregungsausbreitung, Ca-Steine	Pathologische Gewebeverkalkungen		Erbrechen, Adynamie, Bradycardie
Mangelsymptome	Zellschwellungen (Zunahme des Intrazellulärvolumens) Hypotonie	Herzrhythmusstörung, Darmlähmung (Ileus) Blasenlähmung, Muskelschwäche (Adynamie) bei metabolischer Alkalose	Tetanie, Störungen der Erregungsausbreitung, verminderte Herzkraft, Adynamie, Knochenabbau (Osteomalazie)	Adynamie, Herzinsuffizienz, Osteomalazie	Metabolische Alkalose gefolgt von Hypokaliämie, Adynamie	Krämpfe Hyperreflexie Tachycardie
Vorkommen in der Nahrung (vgl. Tab. 7.4, S. 206)	Als Kochsalzzusatz im „täglichen Brot" etc-(Wurst-Käse)	Pflanzliche und tierische Zellen	Vorwiegend Milch und Milchprodukte	Pflanzliche und tierische Zellen (Obst, Gemüse, Fleisch, Fisch)	gesalzene Speisen (vgl. Natrium)	Pflanzliche und tierische Zellen
Zur täglichen Einfuhr empfohlen (g, für Erwachsene)	2–3	2–3	0,7–0,8	0,7–0,8	3–5	0,22–0,26
An der Regulation vorwiegend beteiligte Hormone	Aldosteron (Renin-Angiotensin-System)	Aldosteron	Parathormon, Thyreocalcitonin, 1,25 (OH)$_2$, Vit. 3	Thyreocalcitonin, Parathormon, 1,25 (OH)$_2$, Vit. 3		

8.2 Morphologie der Niere

Bau und Funktion Funktionelle Bedeutung der Anordnung und prinzipiell Eigenschaften des Gefäßsystems und der Nephronabschnitte (s. a. GK Anatomie).

Die meisten modernen Ergebnisse zur Nierenphysiologie sind an der Ratte gewonnen, deshalb erscheint zunächst ein Vergleich dieser Niere mit der menschlichen notwendig. Die Ordnung in Abb. 8.5 erhebt keineswegs Anspruch auf eine entwicklungsgeschichtliche Reihe (etwa eine vom Einfachen zum Komplizierten), da nicht einmal festliegt, wo eigentlich die kompliziertere Niere zu suchen ist. Auf den ersten Blick könnte dies die Delphin-Niere mit ihren vielen Einheiten sein, während der Kenner in der *langen Papille des Wüstennagers* Psammomy eine Spitzenentwicklung erkennt, welche eine *maximale Harnkonzentrierung* ermöglicht. Die *menschliche Niere* – im Mittelfeld unserer Nierenreihe – verfügt über ein *verzweigtes Nierenbecken-Kelch-System mit mehreren Papillen*. Das ausgedehnte Gebiet der *Nierenrinde* ist von den gestreckten Anteilen des *Nierenmarkes* schematisch abgegrenzt. Volumenmäßig verhält sich Nierenrinde zu Nierenmark etwa wie 2,6 zu 1.

Die **Blutversorgung** der Niere ist in Abb. 8.6 schematisch dargestellt. Der Übersicht halber ist das *nahezu parallel verlaufende arterielle und venöse Gefäßsystem* getrennt dargestellt. In der unteren Bildhälfte ist der arterielle Zufluß bis zu den peritubulären Kapillaren gezeichnet, in der oberen Bildhälfte der anschließende venöse Gefäßanteil. Man beachte, daß die **Glomerula** *nur im Bereich der Nierenrinde* zu finden sind.

Für die Niere typisch sind *zwei hintereinander geschaltete Kapillarsysteme* (vgl. Abb. 8.7): Die vom **Vas afferens** ausgehenden Kapillarschlingen des glomerulären Netzwerkes (vgl. S. 239), welche sich im **Vas efferens** sammeln, bilden das erste Kapillarsystem. Anschließend verzweigen sich die Gefäße noch einmal als *peritubuläre Kapillaren der Nierenrinde* oder als *Vasa recta des Nierenmarkes*. (An der Nierenoberfläche der Ratte ist die Verzweigungsstelle des Vas efferens – der *"Quellpunkt"* – besonders gut sichtbar.)

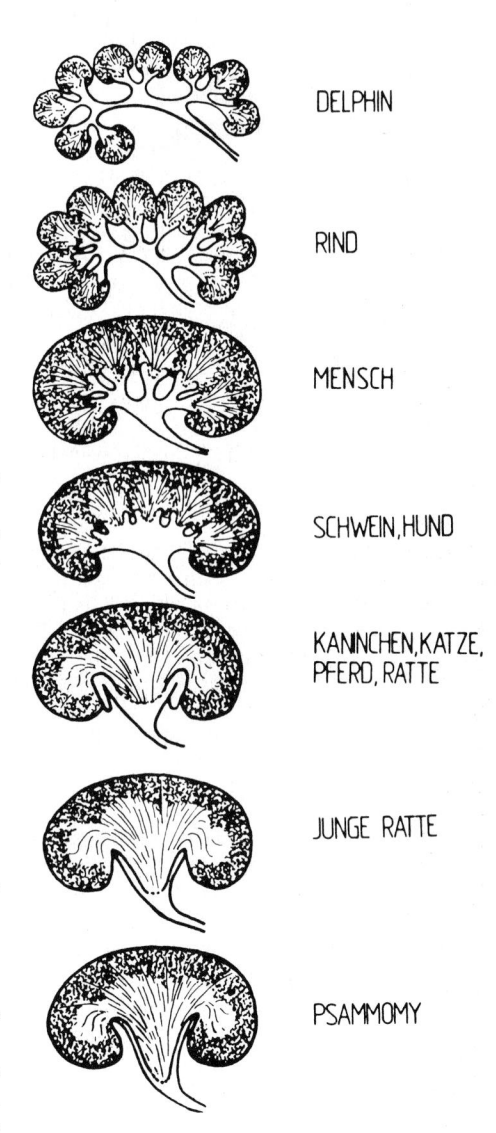

Abb. 8.5. Schematische Querschnitte durch verschiedene Nierenformen, geordnet nach der Anzahl der Papillen und ihrer Länge (ohne Berücksichtigung der natürlichen Größe). Das Nierenmark mit seinen gestreckten Anteilen und die Papille ist jeweils durch besondere Schraffur gezeichnet. (Nach H. Elias, I. E. Pauly und E. R. Burns, verändert)

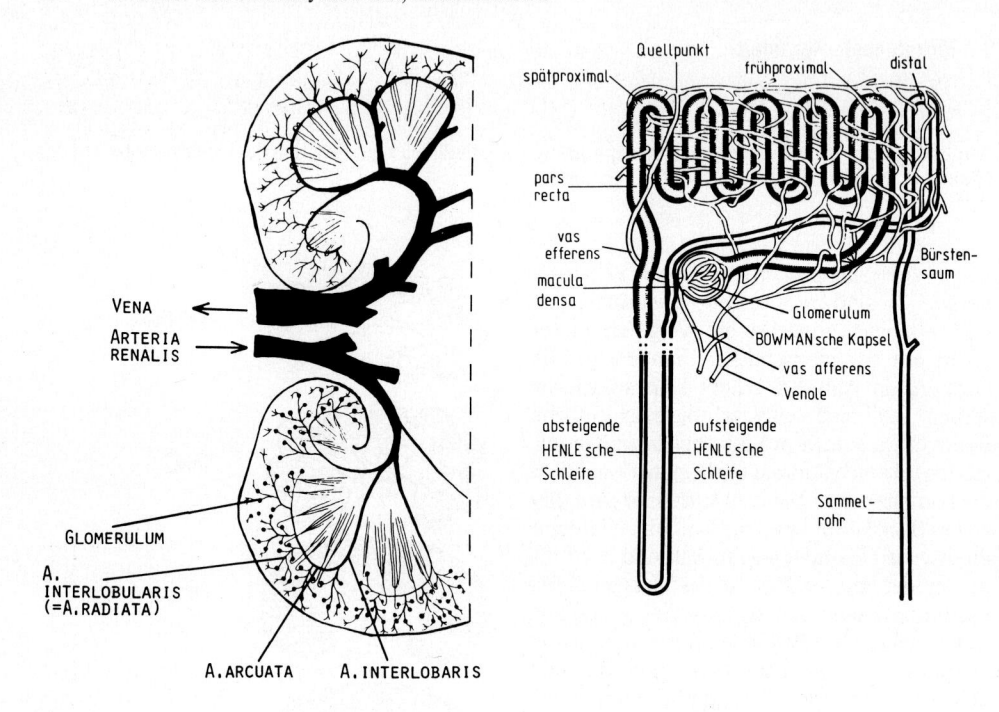

8. Wasser- und Elektrolythaushalt, Nierenfunktion

Abb. 8.6. Schematischer Querschnitt durch einen Teil der menschlichen Niere. Untere Bildhälfte: Arterielles System (die gestreckt verlaufenden Vasa recta kennzeichnen Mark und Papillenregion, während die Glomerula das Rindengebiet andeuten). Obere Bildhälfte: Zugehöriges Venensystem

Abb. 8.7. Schematische Darstellung eines Nephrons mit Gefäß- und Tubulussystem

An jedes Glomerulum ist ein eigenes, charakteristisches Kanälchensystem angeschlossen. Hierzu gehören *proximale und distale Tubulusschlingen,* welche ihre gewundenen Bahnen ebenfalls nur in der Nierenrinde ziehen. Die gestreckten Anteile dieses Systems, *Henle[2]'sche Schleifen* und *Sammelrohre* bilden zusammen mit den hier ebenfalls gestreckt verlaufenden Gefäßen—den Vasa recta—das Nierenmark. Als „**Nephron**" bezeichnet man die Kanälcheneinheit vom Glomerulum bis zu Beginn des Sammelrohres (vgl. Abb. 8.7).

Eine Rattenniere (Gewicht ca. 1 bis 1,5 g) besitzt rund 33 000 Nephrone (bestimmt aus der Zahl der Glomerula). Der *Mensch* besitzt mit 2 Nieren *rund 2 000 000 Glomerula,* wobei die einzelne menschliche Niere etwa 125 bis 150 g wiegt.

Der Gesamtdurchmesser eines Glomerulums beträgt bei der Ratte etwa 0,1 mm. Der Lumendurchmesser des proximalen Konvolutes wurde am lebenden Tier unter Kontrollbedingungen (Antidiurese, vgl. S. 245) mit etwa 0,02 mm gemessen, bei extremer osmotischer Diurese mit 0,03 mm. Diese Lumendurchmesser erreichten damit Werte, welche den Kontrollwerten eines großen Hundes entsprechen. Die Gesamtlänge des proximalen Konvolutes beträgt bei der Ratte mit knapp 5 mm etwa die Hälfte des Wertes vom Hund. Für den Menschen kann mit sehr ähnlichen Werten gerechnet werden.

---

(2) Friedrich Gustav Jacob Henle (1809-1885), Anatom in Zürich, Heidelberg und Göttingen

Einzelne, an der Grenze zum Nierenmark (= juxtamedullär) gelegene Glomerula sind deutlich größer als die übrigen in der Nierenrinde gelegenen Glomerula ((vgl. Abb. 8.8.)). Auffallend für diese juxtamedullären Glomerula ist ihr extrem langes Vas efferens, welches die Henle'schen Schleifen bis in die Papille verfolgen kann. Diese Gefäße werden auch als Vasa recta bezeichnet. Ihre Bedeutung für die Harnkonzentrierung (s. u.) ist noch nicht abschließend geklärt.

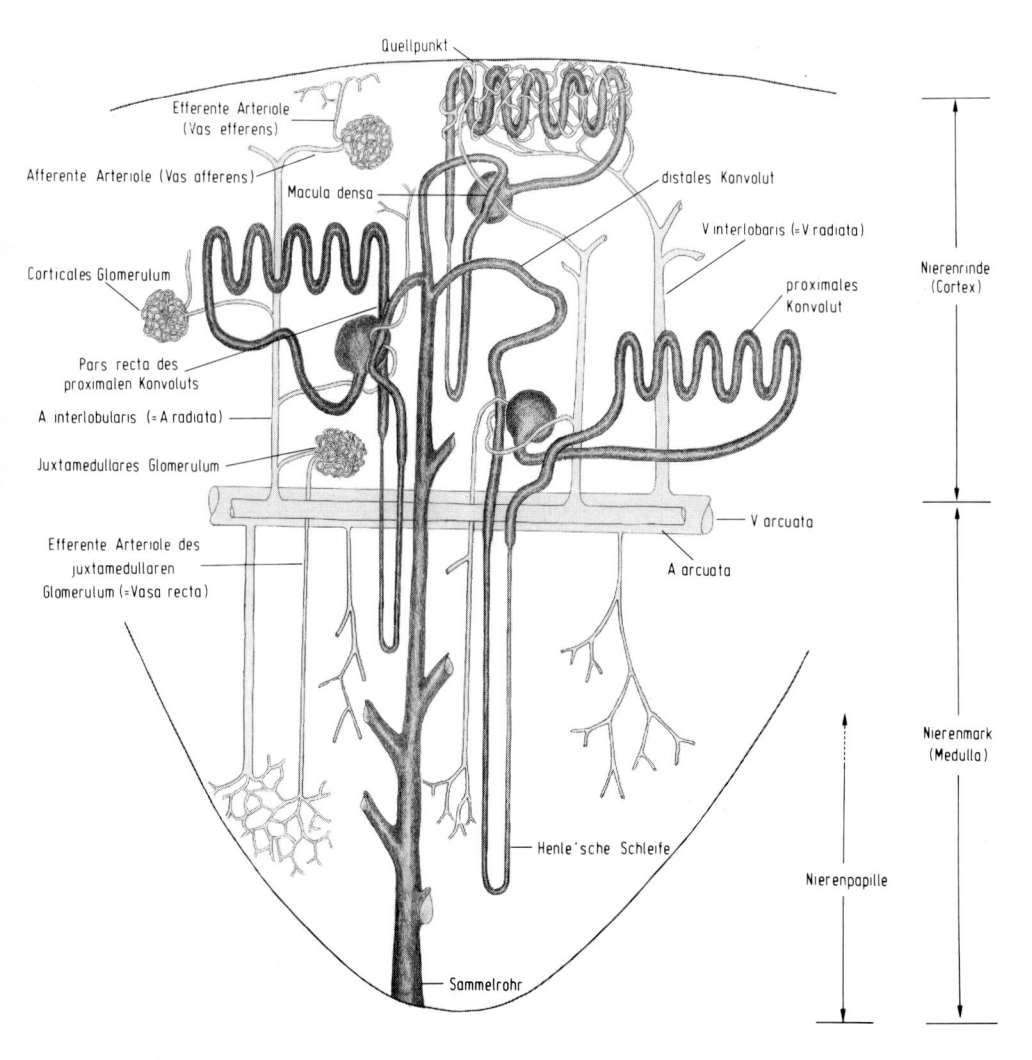

Abb. 8.8. Schematische Zeichnung von corticalen und juxtamedullären Nephronen der Säugerniere mit zugehöriger Gefäßversorgung

8.3 Methoden zur Beurteilung der Nierenfunktion

Meßverfahren für Durchblutung, Filtration, Resorption und Sekretion (z. B. Clearance)
Glomeruläre Filtrationsrate (GFR): Normalbereich, Regelung, physiologische Schwankungen; Zusammenhang zwischen GFR und den Plasmakonzentrationen harnpflichtiger Substanzen (z. B. Kreatinin).

Allgemein

Wir haben bereits ausgeführt, daß man ein Versagen der Nieren daran erkennt, daß das „Innere Milieu" (= internal environment) durch eine Veränderung des Plasmaelektrolytspiegels bzw. ein Ansteigen der Endprodukte des Eiweißstoffwechsels im Plasma aus seinem Gleichgewicht geraten ist. Darüber hinaus gibt der Harn selbst Aufschluß über die Nierenfunktion.

Der Kliniker beobachtet zunächst die Farbe des Harns, mißt seine Menge (1 bis 1,5 l pro 24 Stunden) exakter: Er bestimmt das **Harnzeitvolumen** (gleichbedeutend die „**Diurese**") und untersucht den Gehalt des Harnes an mikroskopisch sichtbaren, festen Bestandteilen, das sog. **Sediment**.

Praktisch werden dazu 10 ml frischen Harnes (sog. „Nativharn") *3-5 Minuten* bei 1500 bis 2000 Umdrehungen pro Minute *zentrifugiert*, der Überstand dekantiert, der Schleudersatz aufgeschüttelt und davon 1 Tropfen auf einem Objektträger mit einem Deckglas abgedeckt und bei *100facher Vergrößerung mikroskopiert*. Für den Kliniker hat sich dabei folgendes — halb quantitative — *Rezept* bewährt:

Der Harn eines Gesunden darf *nicht mehr als 1 bis 2* **Erythrozyten** *pro Gesichtsfeld* enthalten, welche als schwach gelbrote Scheiben mit „Doppelrandkontur" erkennbar sind (Ausnahme: menstruierende Frauen). Bei hypotonem Harn können die Erythrozyten zu „Blutschatten" aufquellen, bei hypertonem Harn „stechapfelförmig" schrumpfen.

Für **Leukozyten** gilt, daß bis zu 4 Leukozyten in verschiedenen Gesichtsfeldern bei der gesunden Frau auftreten können. Finden sich jedoch regelmäßig 3 und mehr Leukozyten pro Gesichtsfeld, gilt dies als pathologisch. Beim Mann gilt nur *0 bis 1 Leukozyt* pro Gesichtsfeld als normal. Da der Harn in der Regel nicht steril entnommen wird, finden sich bereits nach kurzem Stehen zahlreiche *Bakterien* im Harn, welche aber noch keineswegs zur Diagnose einer Harnwegsinfektion berechtigen. Dagegen praktisch immer *pathologisch* ist das Auftreten sog. Harnzylinder: z. B. *Erythrozytenzylinder, Epithelzylinder, Hämoglobinzylinder* etc. Es handelt sich dabei um Strukturen, welche sich im Kanälchensystem der Niere „verklumpt" haben oder einmal „zusammengesintert" schließlich mit dem tubulären Harnstrom in das Nierenbecken geschoben wurden.

Ferner untersucht der Kliniker den Harn auf seinen Gehalt an *Zucker, Eiweiß*, Blutfarbstoffen etc. (der Harn eines Gesunden soll praktisch zucker- und eiweißfrei sein) und bestimmt das *spezifische Gewicht des Harnes* oder seine **Osmolarität** mittels Aräometer oder Gefrierpunktsmometer (vgl. Mechanismen der Harnkonzentrierung S. 260).

Die osmotische Konzentration des menschlichen Harnes kann zwischen *50 und 1400 mosm/l* schwanken, dies entspricht einem spezifischen Gewicht von *1,001 bis 1,050 kg · l^{-1}*. Eine sehr effektive Methode, über den Funktionszustand der Nieren Aufschluß zu erhalten, ist der *Konzentrationsversuch nach Volhard*[3], Normalwerte vgl. Tab. 8.6. Als *Isosthenurie* bezeichnet man den Zustand des renalen Verlustes der Konzentrierfähigkeit mit identischen osmolaren Konzentrationen von Plasma und Harn trotz 24stündigem Durst.

---

(3) Franz Volhard (1872-1950), Frankfurter Internist (Der Volhard'sche *Verdünnungsversuch* — Trinken von 1,5 l Flüssigkeit mit halbstündlicher Ausscheidungskontrolle über 4 Stunden — hat inzwischen wegen seiner geringeren Aussagekraft und der durch die Trinkmenge verursachten nicht unerheblichen Kreislaufbelastung seine klinische Bedeutung eingebüßt.)

Tab. 8.6. Spezifisches Gewicht und osmolare Konzentration des Harns nach Volhard'schem Konzentrationsversuch

		Spez. Gewicht (kg/l)	m osm/l Harn
normal ca.	18 Std Durst:	1,028—1,030	940—1000
Hyposthenurie	24 Std Durst:	1,022—1,028	720— 940
Isosthenurie	24 Std Durst:	1,010—1,011	330— 360
Asthenurie	Durst:	1,001—1,009	30— 300

Clearance-Methoden

Das Prinzip der Clearance-Methoden besteht in einem quantitativen Vergleich zwischen der ausgeschiedenen Menge einer Substanz und ihrer Plasmakonzentration während einer definierten Zeit. Wie beim Fick'schen Prinzip (vgl. S. 60) werden *Mengen miteinander verglichen*, die sich in Produkte aus Konzentration und Volumen zerlegen lassen.

Der Gedankengang basiert darauf, die *Größe eines Plasmavolumens zu berechnen, in dem die ausgeschiedene Substanz vor ihrer Ausscheidung — bei bekannter Plasmakonzentration — enthalten gewesen sein könnte*. Es handelt sich also um ein rein rechnerisch ermitteltes Volumen pro Zeiteinheit:

Clearance der Substanz X
$$= \frac{\text{Im Harn ausgeschiedene Menge der Substanz X}}{\text{Plasmakonzentration der Substanz X}}$$

oder

$$C_x = \frac{\text{Harnkonzentration der Substanz X} \cdot \text{Harnzeitvolumen}}{\text{Plasmakonzentration der Substanz X}}$$

Es ergeben sich folgende Dimensionen:

$$C_x = \frac{\left[\frac{mg}{ml}\right]\left[\frac{ml}{min}\right]}{\left[\frac{mg}{ml}\right]}$$

gekürzt:

$$C_x = \left[\frac{ml}{min}\right]$$

Zur Veranschaulichung des Clearance-Begriffes dient Abb. 8.9. Die Teilchen der Substanz X sind als schwarze Punkte dargestellt, der Abstand der Punkte untereinander soll ihre Konzentration symbolisieren. Vergleichen wir die Konzentration der Teilchen im Harn mit ihrer Plasmakonzentration, ist der Schluß sicher nicht falsch, die ausgeschiedenen Teilchen hätten zuvor ein bestimmtes Plasmavolumen eingenommen, welches nun — in der Beobachtungszeit - von ihnen befreit oder „geklärt" worden sei. In Wirklichkeit ist natürlich nicht dieses errechnete Plasmavolumen vollständig von der untersuchten Substanz befreit worden, sondern ein viel größeres Volumen hat jeweils einen kleinen Teil beigetragen.

Grundsätzlich läßt sich *von jeder Substanz ein Clearance-Wert berechnen*[4], *sofern* nur die *Konzentration* dieser Substanz *im Harn und* im *Plasma bestimmt* werden kann.

Systematische Untersuchungen ergaben dabei 3 grundsätzlich verschiedene Verhaltensmuster je nach verwendeter Substanz:

1. Bei einer Gruppe von Stoffen (hierzu gehört insbesondere **Inulin**, mit gewissen Einschränkungen auch *Kreatinin*[5]) ist die *im Harn ausgeschiedene Menge* beim Gesunden stets linear *proportional zur Plasmakonzentration* (vgl. Abb. 8.10). Inulin selbst ist ein Polyfruktosan mit einem Molekulargewicht von ca. 5000 (vgl. Abb. 8.11). Für Clearance-Untersuchungen

---

(4) Die ersten Clearance-Berechnungen stammen von Rehberg (1926), welcher im Selbstversuch die ausgeschiedenen Harnstoffmengen mit der Plasmakonzentration verglich, man sprach zuerst deshalb auch von der „Rehberg"-Zahl. Inulin für Clearance-Messungen verwendete Richards zuerst 1934 im Tierexperiment, H. W. Smith 1935 zuerst am Menschen.

(5) *Kreatinin* wird bei verschiedenen Tierarten (z. B. Hühner und Primaten) und auch beim Menschen zusätzlich tubulär sezerniert, so daß die Kreatinin-Clearance um rund 10-40% die Inulin-Clearance übersteigt. (Bei Fröschen, Kaninchen, Hunden, Katzen u. a. findet keine — proximale — Kreatinin-Sekretion statt.)

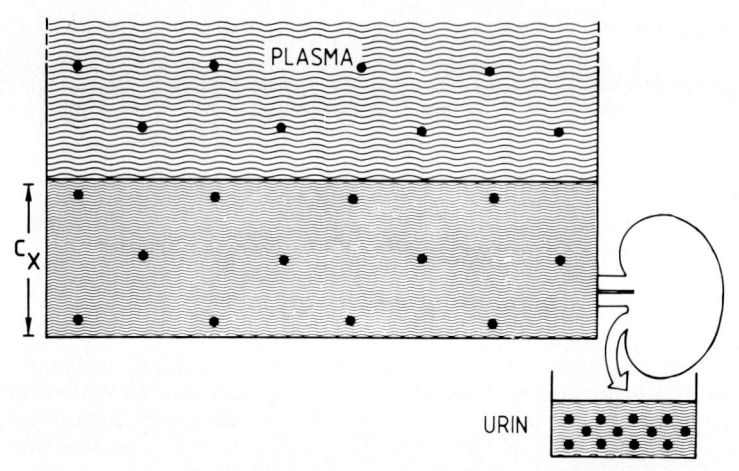

Abb. 8.9. Schema zum Verständnis des Clearance-Begriffes: Die schwarzen Kreise sollen eine Substanz (z. B. Inulin) darstellen, ihr Abstand untereinander entspricht der Substanz-Konzentration. Aus der Zahl der Kreise im Urin läßt sich angeben, in welchem Plasmavolumen sie gelegen haben könnten (nach M. Steinhausen, Physiologie, Kohlhammer, Stuttgart 1989)

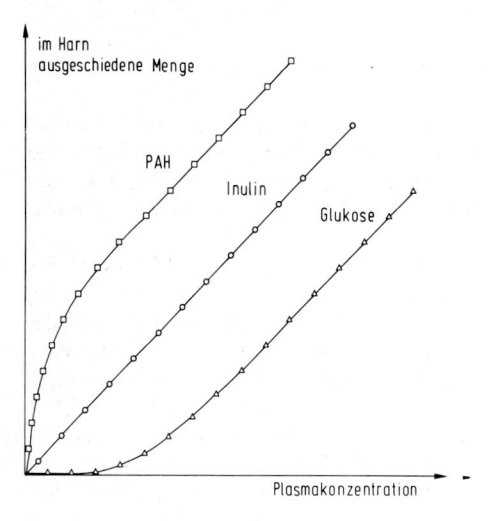

Abb. 8.10. Die Beziehung zwischen Plasmakonzentration und ausgeschiedener Substanzmenge im Harn für Inulin, Glukose und PAH

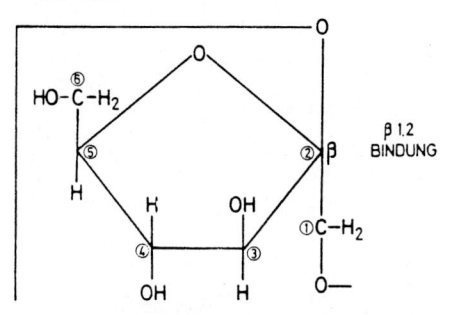

Abb. 8.11. Strukturformel zum Inulin

muß Inulin intravenös infundiert werden. Um konstante Plasma-Inulinspiegel zu erreichen, muß zunächst eine größere Menge schnell infundiert werden, um den gesamten Inulin-Verteilungsraum (ca. 20% des Körpergewichtes) gleichmäßig mit Inulin anzureichern. Anschließend muß die Infusionspumpe so eingestellt werden, daß nur die jeweils renal ausgeschiedene Inulin-Menge ersetzt wird. Errechnet man die Clearance von Inulin, dividiert man also die ausgeschiedene Inulin-Menge durch die jeweilige – für die entsprechende Harnsammelperiode geltende – Plasmakonzentration, stellt man fest, daß die *Clearance von Inulin für alle Plasmaspiegel nahezu gleich* bleibt (Abb. 8.12). *Normwerte* der *Inulin-Clearance* des Menschen betragen *120 bis 130 ml/min*.

2. Bei einer zweiten Stoffgruppe – insbesondere von schwachen organischen Säuren, vor allem **Paraaminohippur-Säure** (PAH, vgl. Abb. 8.13) und Phenolrot – zeigt sich, daß bei niedrigen Plasmakonzentrationen (etwa 1 mg%) vergleichsweise große Substanzmengen im Harn erscheinen. Untersucht man *bei* diesen *niedrigen Plasmaspiegeln* die arteriovenöse Differenz z. B. für PAH, stellt sich sogar heraus, daß das *venöse Blut der Niere praktisch PAH-frei* ist. (PAH muß wie Inulin infundiert werden.)

Abb. 8.12. Clearancewerte für Inulin, PAH und Glucose (Man beachte die unterschiedlichen Plasmakonzentrationen für die angegebenen Substanzen)

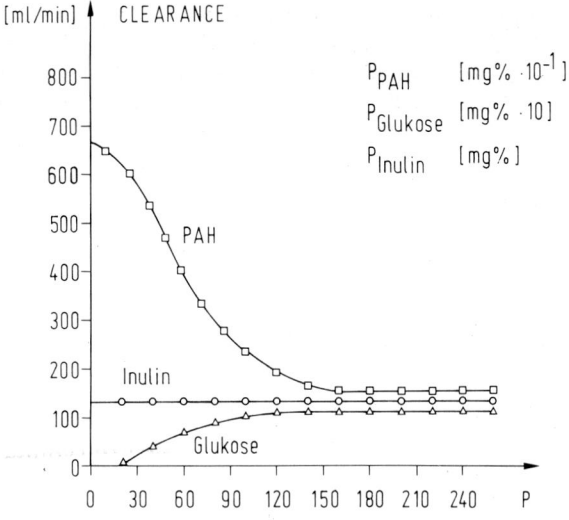

P_{PAH} [mg% $\cdot 10^{-1}$]
$P_{Glukose}$ [mg% $\cdot 10$]
P_{Inulin} [mg%]

Errechnet man unter diesen Bedingungen die Clearance von PAH, ist sie nahezu fünfmal größer als die von Inulin. Erhöht man die Plasmaspiegel, wird die *PAH-Clearance* immer kleiner und *unterscheidet sich bei hohen Plasmakonzentrationen* schließlich *kaum* noch *von* der *Inulin-Clearance*.

Die *Normwerte* für die *PAH-Clearance* bei niedrigen Plasmaspiegeln liegen bei *600 bis 650 ml/min*.

Abb. 8.13. Strukturformel der Paraaminohippursäure

3. Eine dritte Stoffgruppe — hierzu gehört insbesondere die **Glukose** — zeigt ein völlig entgegengesetztes Verhalten: *Bei niedrigen Plasmakonzentrationen* findet man zunächst praktisch *keine Glukose im Harn*. Steigert man die Konzentrationen, finden sich schließlich ebenfalls erhebliche Mengen Glukose im Harn, so daß sich *bei* sehr *hohen Plasma-Glukose-Konzentrationen* die Glukose-Clearance *der Inulin-Clearance angleichen* kann.

Die **Interpretation** dieser Befunde ist inzwischen einheitlich: *Inulin* wird *ausschließlich glomerulär filtriert* und *weder tubulär sezerniert noch reabsorbiert*. Der Konzentrationsunterschied von Inulin in Harn und Plasma ist durch alleinige Resorption seines Lösungsmittels innerhalb der Niere bedingt. Damit wird das **U/P von Inulin** (d. h. der Quotient *aus U*rin- und *P*lasmakonzentration von Inulin) *zum Maß der renalen Konzentrierleistung.*[6] Die Clearance von Inulin selbst oder das *U/P* mal $\dot{V}$ (d. h. das Konzentrationsverhältnis von Inulin im Harn und Plasma multipliziert mit dem Harnzeitvolumen $\dot{V}$ oder der „Diurese") wird unter der gleichen Voraussetzung (nämlich der alleinigen glomerulären Filtration von Inulin) zum Maß des filtrierten Volumens oder zum Maß der **glomerulären Filtrations**rate (**GFR**). Da Inulin unter Kontrollbedingungen am Menschen im Harn etwa 100fach konzentrierter als im Plasma vorliegt, folgt aus unseren Behauptungen, daß das Filtratvolumen in der Regel 100fach größer als die Diurese sein muß. Es hat länger gebraucht, bis diese einigermaßen erstaunliche Vorstellung allgemein akzeptiert wurde, daß nämlich die Niere offenbar immer — wenn nicht ganz besondere Umstände vorliegen — 99% ihres glomerulär filtrierten Harnes wieder in ihrem Tubulussystem reabsorbiert. Die moderne Nephrologie mit Intravitalmikroskopie und Mikropunktionstechnik hat jedoch die auf der Inulin-Clearance basierenden Konzepte voll bestätigt.

Hat man jedoch erst einmal eine Basis für quantitative Konzepte (hier: für die glomeru-

---

[6] Je höher das U/P von Inulin, desto besser konzentriert die Niere. (vgl. Tab. 8.8, S. 248)

läre Filtration), ist es relativ einfach, die übrigen Ergebnisse danach einzuordnen:

Substanzen mit einer größeren Clearance als Inulin müssen neben der Filtration über einen speziellen Mechanismus verfügen, um zusätzlich in den tubulären Harnstrom zu gelangen. Dieser Vorgang heißt **„tubuläre Sekretion"**. Hierzu sind Transportmechanismen notwendig, welche durch höhere Plasmakonzentrationen schließlich überladen werden können, sie besitzen also ein *tubuläres* **T***ransportm*aximum* **(T_M)**. Die Sekretions-Mechanismen können auch pharmakologisch geblockt werden (die PAH-Sekretion z. B. durch Probenecid), dann gleicht selbst unterhalb des T_M-Bereichs die PAH-Clearance der Inulin-Clearance (vgl. Abb. 8.12). Auf der anderen Seite wird das kleine Glukosemolekül genauso gut filtriert wie PAH, unter physiologischen Bedingungen aber wieder vollständig dem tubulären Harnstrom entnommen. Es müssen also tubuläre **„Reabsorptions"**-Mechanismen vorhanden sein. Übersteigt das tubuläre Glukoseangebot (oder das Glukose „load") die tubuläre Reabsorptions-Kapazität – also wiederum ein System mit einem T_M (Transportmaximum) – kommt es zum Auftreten von Glukose im Harn, wie es als Zeichen eines Diabetes mellitus bekannt ist. Die Glukose-Clearance (physiologischerweise praktisch=null) nähert sich mit höheren Plasmaglukosespiegeln

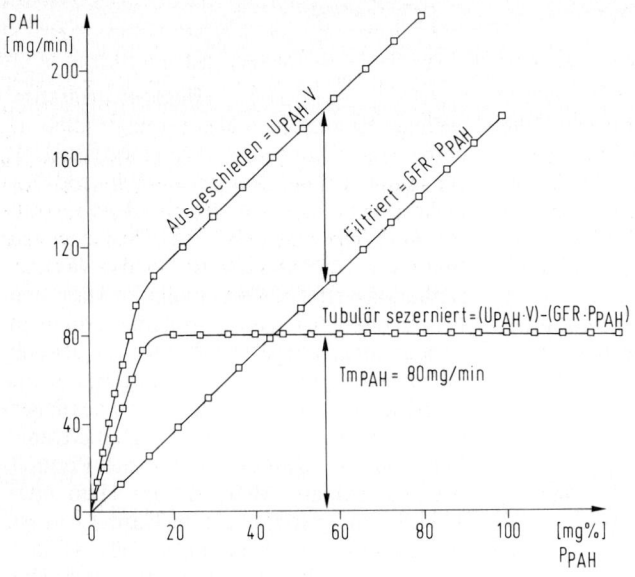

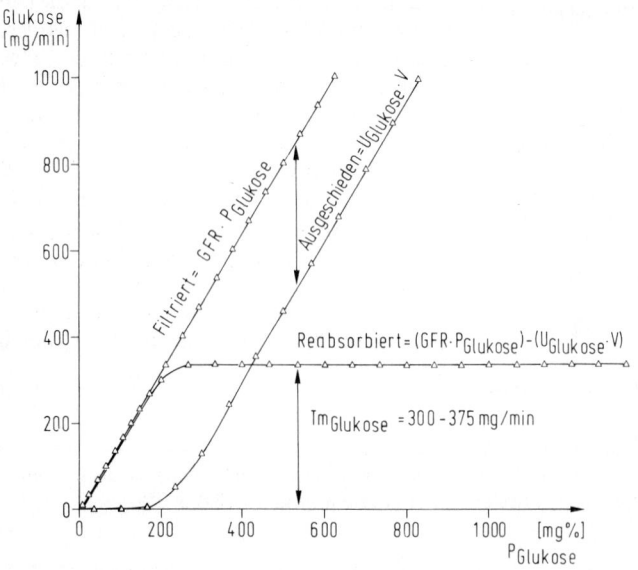

Abb. 8.14 a u. b. Beziehung zwischen ausgeschiedener Substanzmenge (jeweils Ordinate) und Plasmakonzentration (Abszisse) für Paraaminohippursäure und Glucose. Mit Hilfe der Clearance von Inulin (= GFR) lassen sich jeweils die tubulär sezernierten wie reabsorbierten Substanzmengen von den ausgeschiedenen Mengen unterscheiden. Tm = tubuläres Transportmaximum. (Nach R. F. Pitts)

8.3 Methoden zur Beurteilung der Nierenfunktion

immer mehr der Inulin- Clearance (vgl. Abb. 8.12).

Quantitativ lassen sich mit Inulin als Standard die sezernierten Anteile von PAH bzw. die reabsorbierten Glukosemengen von ihren filtrierten Anteilen leicht abtrennen (vgl. Abb. 8.14 a und b). Die *filtrierten* PAH- bzw. Glukose*mengen* erhalten wir dabei dadurch, daß wir die *Plasmakonzentrationen* dieser Substanzen *mit* der Clearance von Inulin (= *GFR*) *multiplizieren*. Da wir die ausgeschiedenen Mengen beider Substanzen in Abhängigkeit von ihrer Plasmakonzentration kennen, ist es nur nötig die Differenz zwischen filtrierter und ausgeschiedener Menge einer Substanz zu bilden, um zu wissen, in welchem Umfang eine Substanz sezerniert oder reabsorbiert wurde.

Als „**fraktionelle Ausscheidung**" einer Substanz x wird das *Verhältnis zwischen der ausgeschiedenen Menge dieser Substanz* ($U_x \cdot V$ = Urinkonzentration der Substanz multipliziert mit dem Harnzeitvolumen V) *und der filtrierten Substanzmenge* ($P_x \cdot C_{IN}$ = Plasmakonzentration der Substanz x multipliziert mit der glomerulären Filtrationsrate oder der Clearance von Inulin bezeichnet. Es gilt:

$$\frac{U_x \cdot V}{P_x \cdot C_{IN}} = \frac{C_x}{C_{IN}}$$

Als fraktionelle Ausscheidung einer Substanz gilt deshalb *auch der Quotient aus Clearance der Substanz und Clearance von Inulin*. Ist dieser Quotient = 1 wird die Substanz x vermutlich wie Inulin nur durch Filtration ausgeschieden, bei Werten < 1 kann man auf tubuläre Resorption, bei Werten > 1 auf tubuläre Sekretion schließen (s. unten).

Unter pathophysiologischen Bedingungen kann die Konzentration von Kreatinin im Plasma (von Normwerten um 1 mg/dl) ansteigen (vgl. Abb. 8.15). In der Regel ist dies ein Hinweis auf eine Einschränkung der glomerulären Filtration (in Ausnahmefällen kann ein erhöhter Kreatininspiegel auch auf einer Muskelerkrankung beruhen). Bei gleichbleibender Kreatininproduktion bedeutet eine Verdoppelung der Plasma-Kreatinin Konzentration bereits eine Reduktion der glomerulären Filtrationsrate um 50%. Ein Anstieg von Plasmakreatinin auf 4 mg/dl zeigt entsprechend eine Einschränkung der Filtration auf rund 1/4 des Normwertes an. (Unter diesen Umständen kann die im Harn ausgeschiedene Kreatininmenge praktisch unverändert bleiben. (Es gilt dann $U_{Kreat} \cdot V = GFR \cdot P_{Kreat}$ = constant.)

Wenn auch Kreatinin selbst nicht toxisch ist, so signalisiert jedoch ein Anstieg der Plasma Kreatinin- Konzentration über 4 mg % die Notwendigkeit einer Dialyse mit Hilfe der sog. „Künstlichen Niere". Das Prinzip dieser Behandlung besteht darin, das Blut der Patienten für etliche Stunden (im Abstand von 2-3 Tagen) durch künstliche Membranen zu pumpen. Die Dialysemembranen sind für kleinmolekulare Stoffe (einschl. Peptide) durchlässig und werden auf der dem Blut abgewendeten Seite mit großen Mengen von Elektrolytlösungen gespült. Bei der sog. Peritonealdialyse stellt das Peritoneum selbst die Dialysemembran dar, während die Spülflüssigkeit über Katheter direkt in die Bauchhöhle geleitet wird.

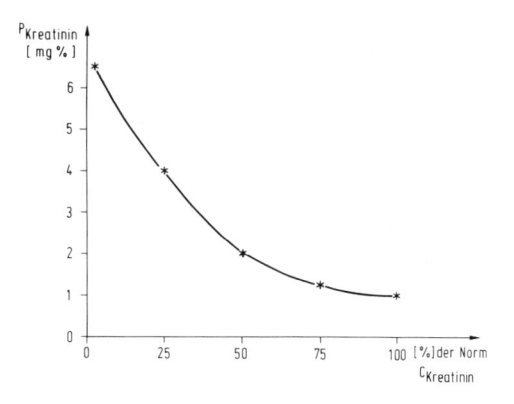

Abb. 8.15. Abhängigkeit des Plasmakreatininspiegels von der Kreatininclearance in % des Normalwertes

Nierendurchblutungsmessung

Renaler Blut- und Plasmafluß (Normalbereich, Meßverfahren). O_2-Verbrauch und -Verwendung. Drücke in den renalen Gefäßabschnitten; Rinden-/Markdurchblutung, kortikale/juxtamedulläre Nephrone.

Wir haben bereits dargestellt (vgl. S. 60), in welcher Form das *Fick'sche Prinzip* die Bestimmung des Herzminutenvolumens erlaubt. Mit Hilfe des gleichen Prinzips läßt sich auch die **Nierendurchblutung** bestimmen, wenn man statt des von der Lunge aufgenommenen und in den Kreislauf abgegebenen Sauerstoffs einen Teststoff verwendet, welcher *vom Kreislauf in die Niere abgegeben und mit dem Harn ausgeschieden* wird. Wiederum muß die Menge des Teststoffs, welche von der Niere aufgenommen wird, gleich derjenigen Teststoffmenge sein, welche mit dem Harn ausgeschieden wird. Es gilt:

| Aufgenommene Menge | = | Ausgeschiedene Menge |

oder

| Gesuchtes Blutvolumen pro Minute multipliziert mit der arterio-venösen Konzentrationsdifferenz der verwendeten Testsubstanz |

=

| Harnkonzentration der Testsubstanz (U) mulitpliziert mit dem Harnzeitvolumen oder der Diurese ($\dot{V}$). |

Benutzen wir als Testsubstanz PAH, können wir das Verfahren sehr vereinfachen, wenn wir PAH-Konzentrationen im Plasma *unterhalb des tubulären Transportmaximums* wählen. Unter diesen Bedingungen ist das Nierenvenenblut praktisch PAH frei. Wir können uns die lästige Entnahme von Venenblut sparen, brauchen also nur die ausgeschiedene PAH-Menge durch die Plasmakonzentration von PAH zu dividieren, d. h. die **PAH-Clearance** zu messen und benutzen diese *als Maß für das Plasmavolumen*, welches während der Clearance-Periode

die Nieren durchströmt hat. Da das Nierenvenenblut in Wirklichkeit trotz niedriger arterieller Plasma-PAH-Konzentrationen immer noch ca. 10% PAH enthält, die renale Extraktion von PAH also nur *90%* beträgt, bezeichnet man einschränkend die *PAH-Clearance* als **e***ffektiven* **r***enalen* **P***lasma* **F***luß* (C_{PAH} = **ERPF**, *e*ffective *r*enal *p*lasma *f*low).*) Für den wahren renalen Plasmafluß (RPF) gilt:

$$RPF = ERPF + ca.\ 10\%$$

Will man die Durchblutung der Niere messen, muß man den Hämatokrit (Hct) berücksichtigen. Für den effektiven renalen Blutfluß gilt:

$$ERBF = ERPF \cdot \frac{1}{1 - Hct}$$

Als Filtrationsfraktion (FF) bezeichnet man den prozentualen Anteil der glomerulären Filtration am effektiven Plasmafluß:

$$FF = \frac{GFR}{ERPF} = \frac{C_{IN}}{C_{PAH}}$$

In der Regel beträgt dieses Verhältnis beim Menschen etwa 1:5 oder 20%. Im Tierexperiment (bei Ratten) messen wir Kontrollwerte bis 40%.

Nur im Tierexperiment läßt sich die Nierendurchblutung kontinuierlich mit Flowmetern messen, welche um die Nierenarterie angelegt werden. Darüber hinaus existieren zahlreiche Methoden (von Edelgasauswaschverfahren bis zur radioaktiven Micro-

---

*) Der Ausdruck „effektiv" ist allerdings mißverständlich, besser aber ungebräuchlich wäre stattdessen „nominaler" renaler Plasmafluß.

spheres, vgl. S. 109), um im Tierexperiment in verschiedenen Regionen den Blutfluß zu bestimmen, ohne daß diese Methoden bei den komplizierten Strukturen der Niere bisher voll befriedigen. Neuerdings lassen sich sogar im Fluoreszenzfarbstoff markierte Erythrozyten an der Nierenrinde und an dem äußersten Ende des Nierenmarkes, der Papillenspitze direkt intravitalmikroskopisch verfolgen. Durchmesseränderungen des renalen Gefäß-Systems (einschließlich der Vasa afferentia und efferentia) lassen sich nun auch an der gespaltenen hydronephrotischen Rattenniere intravitalmikroskopisch sichtbar machen. Das Prinzip dieser Methode besteht darin, einen Ureter für die Dauer von ca. 8 Wochen zu unterbinden. Unter diesen Bedingungen kann der Harn nicht abfließen. Dabei kommt es zu einer nahezu vollständigen Atrophie der Harnkanälchen, während die Nierengefäße mit ihren Glomerula nahezu unverändert erhalten bleiben.* Eine operative Spaltung einer derartig hydronephrotischen Rattenniere erlaubt, z.B. druckabhängige Durchmesseränderungen von Gefäßen, d. h. Autoregulationsantworten direkt zu beobachten. Ebenso ist die Wirkung vasoaktiver Substanzen in den verschiedensten Nierengefäßen direkt nachzuweisen.

---

* Bei größeren Säugern (z. B. Hund oder Mensch) erfolgt eine Tubulusatrophie nach Ureterblockade wesentlich langsamer.
**) juxta lat. = neben, medulla lat. = Mark

Eine Sonderstellung in der Nierendurchblutung nehmen diejenigen Glomerula ein, welche dicht an der Grenze zum Nierenmark gelegen sind und deshalb als „juxtamedulläre"** Glomerula zu den „juxtamedullären Nephronen" gehören. Ihre Zahl ist geringer als 5% (im Vergleich zu den übrigen Nephren der Nierenrinde, den sog. corticalen Nephronen). Die Besonderheit dieser größeren Glomerula liegt darin, daß ihre efferenten Arteriolen als lang gestreckte Gefäße (= vasa recta) in Begleitung von Henle'schen Schleifen bis zur Papillenspitze ziehen. Insgesamt ist die Nierenmarkdurchblutung *deutlich geringer als* die Nieren*rindendurchblutung*. Auf die Bedeutung der Markdurchblutung für das Gegenstromsystem des Nierenmarkes werden wir später eingehen (vgl. S. 262).

Wir haben den *Bayliss-Effekt* oder die arterioläre Gefäßkontraktion bei erhöhten intravasalen Drucken (genauer: bei erhöhten transmuralen Druckgradienten) bereits besprochen (vgl. S. 104), ein Phänomen, welches durch *„autoregulatorische" Erhöhung des Gefäßwiderstandes bei intravasalen Druckzunahmen* eine Zunahme der Organ-Durchblutung verhindern kann. Die Niere ist lange Zeit als Musterbeispiel für wohl funktionierende Autoregulation präsentiert worden, das typische Beispiel ist in Abb. 8.16 dar-

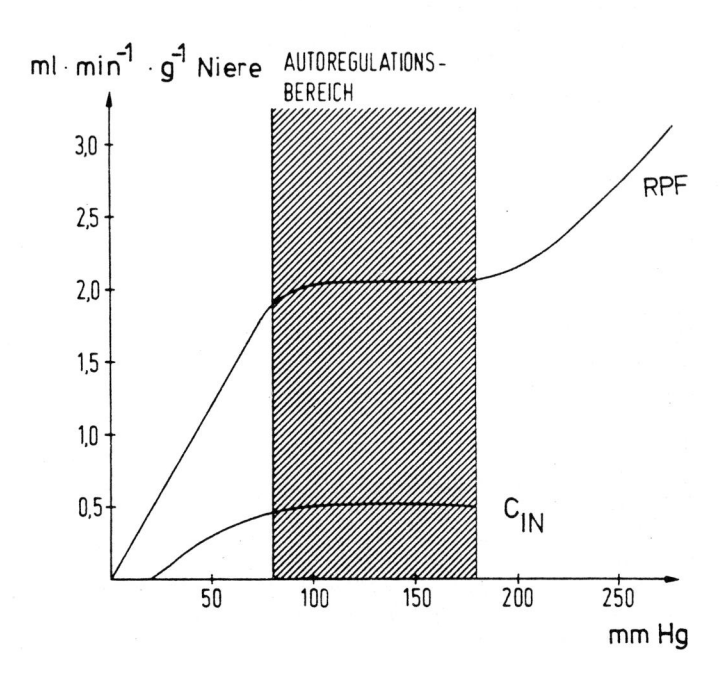

Abb. 8.16. Schematische Zeichnung der Clearance von Inulin und des renalen Plasmaflusses in Abhängigkeit vom arteriellen Druck.

gestellt. Im sog. *„renalen Autoregulationsbereich"* zwischen *etwa 80 bis 180 mmHg* arteriellen Mitteldrucks bleibt nämlich sowohl der renale Plasmafluß wie auch die glomeruläre Filtrationsrate weitgehend konstant. Dieses Verhalten ist sowohl bei „spontanen" Blutdruckschwankungen am narkotisierten Tier sichtbar, wie auch bei der künstlichen Perfusion isolierter Nieren. Unter physiologischen Bedingungen sind jedoch die Dinge wesentlich komplizierter. Die Niere ist sicher nicht das passive Organ, welches seine Durchblutung nur an die im großen Kreislauf herrschenden Drucke anpaßt. Sowohl über ihre *reiche sympathische Innervation* wie über die ihr eigenen vasoaktiven Hormone (insbesondere Renin, vgl. S. 264) können die renalen Widerstände massiv geändert werden. Im Extremfall, z. B. im *Schock* durch Unfall, Blutverlust etc. kann der *Nierenwiderstand* zur Aufrechterhaltung der Durchblutung in noch wichtigeren Organen (Herz und Gehirn) über den Sympathikus so *erhöht* werden, daß die Niere selbst durch Sauerstoffmangel Schaden nimmt. Nach Überstehen der akuten Gefahr für den Kreislauf kann es sogar später zu einem *„Akuten Nierenversagen"* kommen, welches je nach Dauer des Sauerstoffmangels reversibel sein kann (evtl. unter zeitweisem Einsatz einer künstlichen Niere). Unter Normalbedingungen dagegen ist die vasokonstriktorische Sympathikusaktivität gering. Denervierung der normalen Niere ist nicht etwa von einer massiven Durchblutungszunahme gefolgt.

Mit rund *21% des Herzminutenvolumens* (für beide Nieren zusammen) ist die *Niere das am besten durchblutete Organ*[7]. Nach dem Herzen hat die Niere den zweitgrößten lokalen Sauerstoff-Verbrauch (vgl. S. 113). Mit nur knapp 0,5% des Körpergewichtes, verbraucht die Niere immerhin rund 7% des gesamten Sauerstoffs. Als Substrat werden in der Nierenrinde bevorzugt freie Fettsäuren (weniger Glukose) verbrannt, während umgekehrt das Nierenmark bevorzugt Glukose (aerob und anaerob) als Energielieferant verstoffwechselt. Die Hauptmenge der Energie wird für aktive Transportprozesse (vgl. S. 247) benötigt, wobei sich tierexperimentell zeigen ließ, daß der *Sauerstoff-Verbrauch der Niere signifikant mit der Menge des transportierten Natriums* (wiederum bezogen auf die Inulin- Clearance) *zunimmt.*

---

(7) Nur das Glomus caroticum (vgl. S. 159) und die Schilddrüse (vgl. S. 280) erhalten mehr Blut.

Prüfungsfragen zu diesem Abschnitt finden Sie im Anhang unter den Ziffern: 8.3. ff.

8.4 Glomeruläre Filtration

Aufbau und Durchlässigkeit des glomerulären Filters; Zusammensetzung des Primärharns. Bedeutung der Plasmaprotein-Bindung für die Filtrierbarkeit einer Substanz. Funktion und Gesetzmäßigkeiten des Ultrafiltrations-Prozesses.

Die Idee einer glomerulären Filtration in Kombination mit tubulärer Reabsorption wurde zuerst in der Habilitations-Schrift von Ludwig[8] (1842) dargelegt, zu einer Zeit, als die eigentliche Entdeckung der Malphighi[9]'schen Körperchen (1666) bereits fast 200 Jahre zurücklag. Das **Glomerulum** selbst besitzt eine ausgedehnte *Netzwerkstruktur* (Abb. 8.17), welche einerseits die filtrierende Oberfläche maximal vergrößert, andererseits durch viele Querverbindungen genügend Umleitungen ermöglicht, falls es zu korpuskulär bedingten Verstopfungen innerhalb des Strömungssystems kommen sollte.

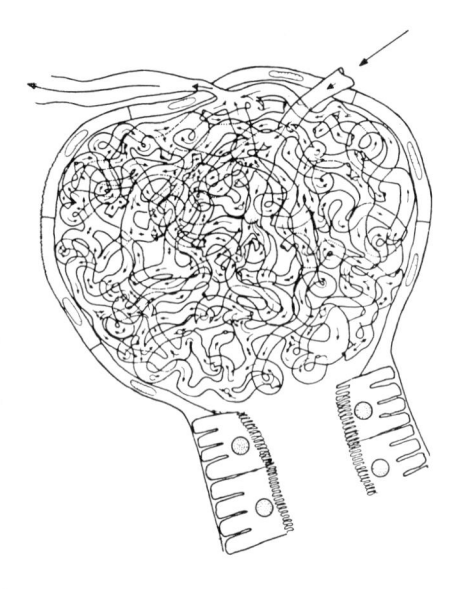

Abb. 8.17. Das glomeruläre Netzwerk (der Ratte) nach intravitalmikroskopischer Untersuchung. Es ist nur das oberste Drittel des gesamten Netzwerkes gezeichnet. Die Pfeile markieren die Strömungsrichtung des Blutes. (nach M. Steinhausen, H. Snoei, N. Parekh, R. Baker and P. C. Johnson: Kidney Int. 23: 794-806 (1983))

Vom Gefäßlumen bis in den tubulären Harnstrom — beginnend im Bereich der Bowman[10]-schen Kapsel — passiert das Filtrat zunächst die *Lamina fenestrata des Gefäßendothels*, welches mit Porendurchmessern bis zu 1000 A (= 0,1 μm) zwar für Blutzellen, nicht jedoch für irgendwelche gelösten Bestandteile des Blutes ein Hindernis darstellt (vgl. Abb. 8.18). Die eigentliche *Filtrationsbarriere* ist die *glomeruläre Basalmembran* sowie die daran angrenzende *Slitmembran* zwischen den Füßchen der Podozyten.

Die Aufgabe der Podozyten selbst ist unklar, wenn auch gegenwärtig viel über elektrische Ladungen der Podozytenmembranen für großmolekulare Substanzen nachgedacht wird, welche mit ihren eigenen Ladungen diese Membranen zu passieren haben. Die Poren in der Basalmembran sowie in der Slitmembran haben sich der elektronenmikroskopischen Darstellung bisher entzogen. Lediglich elektronen-dichte Indicatormoleküle lassen sich in Anschnitten dieser Membran verfolgen. Die Membran selbst hat man sich vermutlich als einen Gel- Filter vorzustellen, in welchem sich auf „verschlungenen" Wegen die größeren Moleküle hindurch winden.

Die Tabelle 8.7 mit für die glomeruläre Filtration wichtigen Molekülen ist nach Literaturangaben insbesondere von Pappenheimer[11] zusammengestellt. Neben den Molekülgrößen ist in der letzten Spalte das Verhältnis von Filtrat- und Plasmakonzentration angegeben. Mit zunehmendem Molekülradius nimmt die glomeruläre Filtrierbarkeit ab. Hämoglobin liegt mit rund 3% Filtratkonzentration gegenüber dem Plasma an der Grenze der Filtrierbarkeit, was jedoch ausreicht, um bei einer Hämolyse des Blutes (z. B. nach Infusion stark hypotoner Lösungen, vgl. S. 12) den Harn trotzdem rot zu färben. Auf der anderen Seite wird Inulin praktisch ungehindert filtriert. Inulin als Testsubstanz zur Messung der glomerulären Filtrationsrate (GFR), sowie der Filtrationsfraktion (FF) wurde bereits bei der Besprechung der Inulin-Clearance ausführlich dargestellt (vgl. S. 231).

Das glomeruläre Filtrat selbst stellt ein „Ultrafiltrat" dar, wie man es auch mit Celluloseester-Filtern (z. B. Kollodium) erhalten kann, welche die „Kolloide" zurückhalten. Als Kolloide des Blutplasmas werden die Plasma- Eiweißkörper von der Filtermembran des Glomerulums zu-

---

(8) Carl Ludwig (1816-1895), Mitbegründer der modernen Physiologie in Leipzig, über 200 Schüler aus aller Welt.
(9) Marcello Malphighi (1628-1694), Bologna, Arzt, kein Anatom, aber Begründer der Histologie, entdeckt 1661 mit Hilfe der Intravitalmikroskopie auch die Kapillaren.
(10) Sir William Bowman (1816-1892), Augenkliniker, Physiologe und Anatom, London.

(11) Über die Permeabilität der Glomerulummembranen in der Niere, Klin. Wschr. 33, 362, 1955.

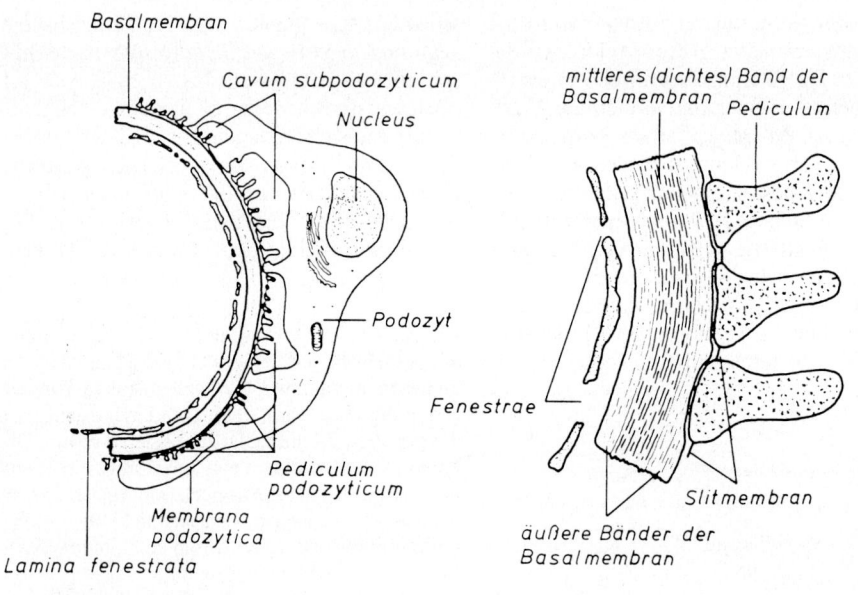

Abb. 8.18. Schematischer Querschnitt durch die Wand einer Glomerulum-Kapillare (rechts bei stärkerer Ausschnittsvergrößerung)

Tab. 8.7. Für die glomeruläre Filtration wichtige Molekülgrößen (nach R. F. Pitts)

Substanz	Molekulargewicht	Durchmesser [Å]	Länge [Å]	Filtratkonz. Plasmakonz.
Wasser	18	1,97	–	1,00
NaCl	58	2,44	–	1,00
Harnstoff	60	2,7	–	1,00
Glukose	180	3,6	–	1,00
Inulin	*5000*	14,8	–	*0,98*
Myoglobin	*17000*	19,5	54	*0,75*
Hämoglobin	*68000*	32,5	54	*0,03*
Serumalbumin	*69000*	35,5	150	*0,01*
γ-Globuline	*156000*	44,0	235	0,00
α-Globulin	200000	50,0	300	0,00
Fibrinogen	400000	38,0	700	0,00

($1 \text{Å} = 10^{-10}$ m $= 0,1$ m µm $= 0,1$ nm)

rückgehalten, so daß das *glomeruläre Ultrafiltrat praktisch eiweißfrei* ist. Wenn sich Substanzen an Plasmaeiweiße binden (z. B. Evans blue vgl. S. 3 oder auch diverse Pharmaka), entziehen sie sich damit einer kapillären Filtration. (Bei Mikropunktionsversuchen wurde eine Albuminkonzentration von nur noch 1,5 mg pro 100 ml im glomerulären Ultrafiltrat von Ratten gemessen.[12])

Die **glomeruläre Filtrationsrate (GFR)** wird im wesentlichen durch 3 Größen bestimmt:

1. Durch den für die Filtration zur Verfügung stehenden Druck, den sog. mittleren **effektiven Fil-**

(12) Eisenbach et al., Kidney Int. 8, 80-87, 1975.

trationsdruck ($\bar{P}_{EFF}$). Dieser Druck wird zunächst bestimmt vom Blutdruck, d. h. dem *hydrostatischen Druck in den glomerulären Kapillarschlingen* (P_G). Für den Filtrationsvorgang selbst steht jedoch der hydrostatische Druck jenseits der glomerulären Kapillarschlinge, also der Druck am Harnpol nicht mehr zur Verfügung. Dieser Druck wirkt jetzt vielmehr der Filtration entgegen. Praktisch identisch mit diesem Druck am Harnpol oder innerhalb der Bowman'schen Kapsel jenseits der Kapillarlumina ist der *intratubuläre proximale Druck* (P_T). Zur Ermittlung von $\bar{P}_{EFF}$ muß also von P_G P_T subtrahiert werden. Darüber hinaus wirken die wasserbindenden Kräfte der Kolloide der Filtration entgegen, d. h. *der kolloidosmotische Druck des Plasmas (π_G) muß zur Ermittlung des effektiven Filtrationsdruckes vom glomerulären Kapillardruck ebenfalls subtrahiert werden.* Würde das Filtrat selbst nennenswerte Mengen von Eiweiß enthalten, würde der kolloidosmotische Druck der Tubulusflüssigkeit (π_T) die Filtration unterstützen (praktisch ist jedoch π_T zu vernachlässigen). Es gilt daher:

$$P_{EFF} = P_G - P_T - \pi_G + \pi_T$$

Welche Zahlen sind nun in diese Gleichung einzusetzen? Der glomeruläre Kapillardruck (P_G) ist an oberflächlich liegenden Glomerula der Ratte inzwischen direkt meßbar geworden, die Werte liegen zwischen 45 und 60 mmHg. Der proximale intratubuläre Druck (P_T) beträgt (bei Ratten) etwa 12–14 mmHg. Der kolloidosmotische Druck des Plasmaeiweißkörpers (π_G) steigt mit deren Konzentration – in nicht linearer Form (vgl. Abb. 8.19) – an. Für den Menschen werden etwa 25 mmHg als kolloidosmotischer Druck des Plasma angesetzt. Somit bleibt schließlich für den effektiven Filtrationsdruck ein Wert um 20 mmHg übrig, welcher vermutlich auch beim Menschen nicht wesentlich höher ist. *Durch den nicht-linearen steilen Anstieg*

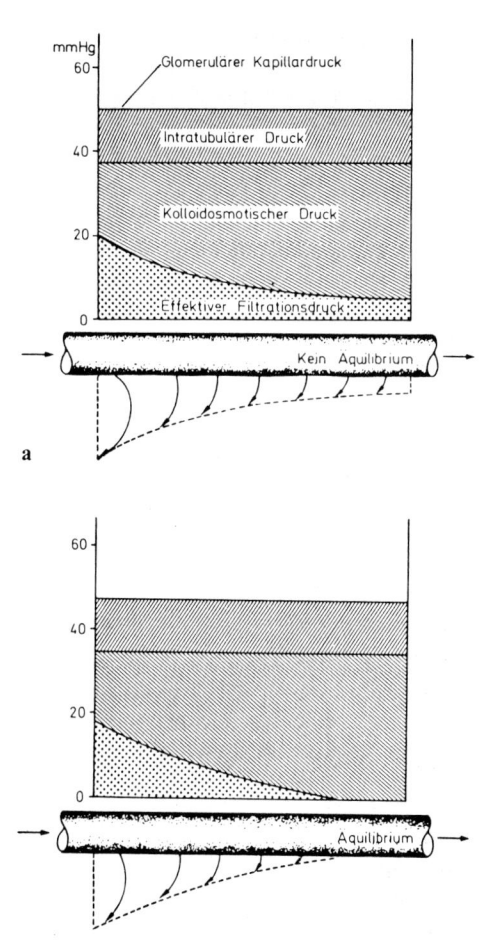

Abb. 8.20 a u. b. Schematische Zeichnung der Filtration entlang einer einzelnen glomerulären Kapillarschlinge. Bei **a** erfolgt die Filtration über die gesamte Kapillarstrecke (kein Äquilibrium), bei **b** sistiert die Filtration am Ende der Kapillarstrecke (Äquilibrium)

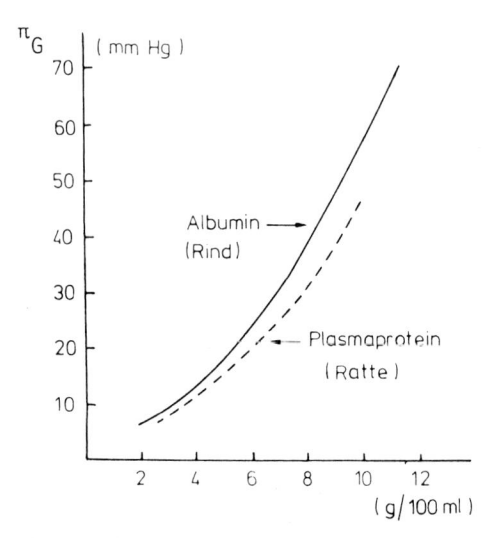

Abb. 8.19. Nichtlinearer Anstieg des kolloidosmotischen Druckes (in mmHg) mit zunehmender Eiweißkonzentration

des kolloidosmotischen Druckes mit zunehmender Proteinkonzentration nimmt der effektive Filtrationsdruck entlang filtrierender Kapillaren ab, da der Filtratverlust zu einem Konzentrationsanstieg der nicht filtrierten Eiweißmoleküle im Kapillarlumen führt. Allerdings führt dies unter physiologischen Bedingungen vermutlich nicht zu einem *Filtrationsäquilibrium*, d. h. nicht zu Zonen innerhalb des glomerulären Kapillargebietes, in welchem der effektive Filtrationsdruck gegen Null geht (vgl. Abb. 8.20a und 8.20b).

8. Wasser- und Elektrolythaushalt, Nierenfunktion

Wenn auch unter physiologischen Bedingungen nicht mit einem glomerulären Filtrationsäquilibrium zu rechnen ist, so steigt trotzdem die Filtrationsrate mit der Durchblutung an (allerdings nur solange die Durchblutung nicht mehr als das 2 bis 3fache des Kontrollwertes erreicht). Eine Zunahme der Durchblutung verringert den Abfall des effektiven Filtrationsdruckes entlang der glomerulären Kapillarstrecke (vgl. Abb. 8.20), selbst wenn der glomeruläre Kapillardruck (z. B. durch autoregulatorisch bedingte präglomeruläre Vasokonstriktion) nicht angestiegen sein sollte. Eine Senkung des Hämatokrits (z. B. eine Hämodilution) kann für diese Form einer renalen Durchblutungs- und Filtrationssteigerung verantwortlich sein.

2. Für die glomeruläre Filtration ist ferner die Größe der **filtrierenden Kapillar-Oberfläche (S)** von entscheidender Bedeutung. Hierin liegt geradezu der Existenzgrund des Glomerulums, mit vielen Schlingen eine maximale Filterfläche herzustellen. Aus intravitalmikroskopischen Beobachtungen heraus müssen wir davon ausgehen, daß die *Filterfläche selbst weitgehend konstant* gehalten wird. Die *Regelung* der glomerulären Filtration erfolgt vielmehr *über Widerstandsänderungen am Vas afferens und Vas efferens*, wobei z. B. Angiotensin II den Strömungswiderstand der afferenten und efferenten Arteriole erhöhen kann. Andererseits kann es bei einer generellen Abnahme des glomerulären Blutflusses funktionell doch zu einer Abnahme der Filterfläche kommen, weil dann in besonders langen Schlingen ein Filtrationsäquilibrium (s. oben) nicht mehr auszuschließen ist.

3. Schließlich hängt das Maß jeder kapillären Filtration von der **hydraulischen Filtrationspermeabilität** (k) der Gefäßwand ab. Diese Größe ist für Glomerulumkapillaren mindestens 100mal größer als für jede andere Kapillare (ca. $2{,}7 \cdot 10^{-5}$ ml·min^{-1}·µm^{-2}·mmHg^{-1}). Ob sich unter Hormoneinflüssen (z. B. durch Angiotensin II) die hydraulische Permeabilität ändern kann, ist bisher nicht eindeutig entschieden.

Zusammengefaßt gilt daher für das glomeruläre Filtrat eines einzelnen Nephrons (SNGFR[13]):

$$\mathrm{SNGFR} = k \cdot S \cdot \bar{P}_{\mathrm{EFF}}$$

Aus methodischen Gründen wird häufig auch das Produkt aus Permeabilität und Oberfläche (K_F) gebildet:

$$K_F = k \cdot S$$

Daher findet man häufig auch:

$$\mathrm{SNGFR} = K_F \cdot \bar{P}_{\mathrm{EFF}}$$

---

(13) **S**ingle **n**ephron **g**lomerular **f**iltration **r**ate.

Prüfungsfragen zu diesem Abschnitt finden Sie im Anhang unter den Ziffern: 8.4. ff.

8.5 Tubulärer Transport I: Resorption, Sekretion

Normale Zusammensetzung des Endharns. Transportmechanismen an Zellmembranen und Zellverbänden Prinzipielle Eigenschaften der renalen Epithelien. Spezifische Mechanismen, Triebkräfte, Beeinflussung und Regulation des Transportes von Wasser und anderen endogenen und exogenen Bestandteilen der Tubulusflüssigkeit. Konzentrationsprofile entlang des Nephrons. Lokalisation der Transportmechanismen entlang des Nephrons und Koppelung untereinander. Bedeutung des Stoffwechsels für renale Transport- und Ausscheidungsprozesse (z. B. ATP-Bildung und Verwertung, Carboanhydrase, Glutaminasen, lysosomale Enzyme, luminale Peptidasen).

Das Produkt der glomerulären Filtration, das Ultrafiltrat passiert als **tubulärer Harnstrom** das proximale Konvolut, die Henle'-sche Schleife, das distale Konvolut und das Sammelrohr. Im Tierexperiment läßt sich diese Passage besonders gut mit dem Intravitalfarbstoff *Lissamingrün* demonstrieren. Dieser Farbstoff wird genau wie Inulin nur glomerulär filtriert, aber nicht tubulär reabsorbiert oder sezerniert. Injiziert man eine kleine Menge dieses Farbstoffes als Bolus, d. h. im Stoß in die Blutbahn, kann man eine grüne Farbstoffwelle durch das ganze Nephron verfolgen und damit Passagezeiten für die einzelnen Abschnitte messen (vgl. Abb. 8.21). Da an der Nierenoberfläche in der Regel nur peritubuläre Kapillaren sowie proximale und distale Tubuli gelegen sind, macht man sich deren charakteristische Anordnung zunutze, um intravitalmikroskopisch Passagezeiten zu

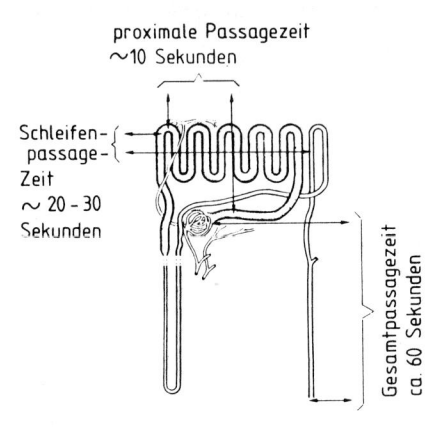

Abb. 8.21. Schematische Zeichnung für tubuläre Passagezeiten. Praktisch ist der Beginn der Filtration mit der Ankunft des Farbstoffs in peritubulären Kapillaren identisch, so daß die proximale Passagezeit zwischen Farbstoffankunft in peritubulären Kapillaren und spätproximalen Tubuli gemessen wird

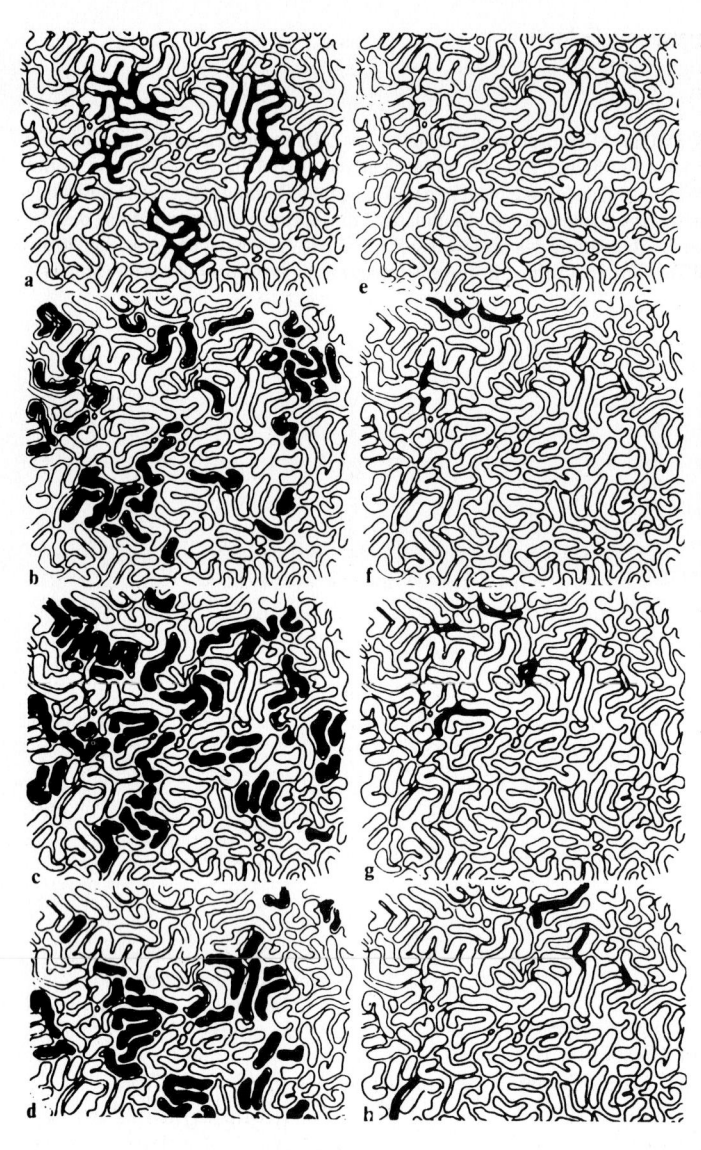

Abb. 8.22 a–h. Ein identischer Abschnitt der Nierenoberfläche wird zu verschiedenen Zeiten nach Injektion eines Farbstoffbolus beobachtet. **a:** Ankunft des Farbstoffs in peritubulären Kapillaren = Beginn der Farbstoffiltration im Nephron. **b:** Zwei Sekunden später Farbstoff in frühproximalen Tubulusschlingen. **c:** Drei Sekunden später Farbstoff in der Mitte des proximalen Konvoluts aller Nephren. **d:** Rund zehn Sekunden nach Farbstoffankunft in peritubulären Kapillaren Färbung spätproximaler Tubulusschlingen. **e:** 15-20 Sekunden nach der Farbstoffankunft in der Niere ist die Nierenoberfläche wieder entfärbt. **f, g, h:** 30-40 Sekunden nach der ersten Färbung der Niere erfolgt die Farbstoffpassage durch distale Tubulusschlingen (nach M. Steinhausen, Pflügers Arch. ges. Physiol. 277, 23-35, 1963)

messen (vgl. Abb. 8.22). Mit der Bestimmung der proximalen Passagezeit gewinnt man einen sofortigen direkten Anhalt für die glomeruläre Filtrationsrate (GFR) des untersuchten Areals. Allerdings variieren die Passagezeiten nicht nur von Tierart zu Tierart mit der unterschiedlichen Länge des Nephrons, sie werden auch durch das Ausmaß der tubulären Resorption beeinflußt. Bei der Ratte beträgt so z. B. die proximale Passagezeit = unter antidiuretischen Kontrollbedingungen — etwa 10 s, beim Hund 16 s. Beim Menschen liegt vermutlich die proximale Passagezeit in sehr ähnlicher Größenordnung.

Aus der Inulin-Clearance leiteten wir bereits ab (vgl. S. 233), daß rund 99% des Filtratvolumens tubulär reabsorbiert werden müssen. *Wie können wir eine derartige* **tubuläre Resorption** *demonstrieren?*

1. Am überzeugendsten läßt sich die tubuläre Reabsorption sichtbar machen, wenn man die glomeruläre Filtration plötzlich unterbricht und intravitalmikroskopisch beobachtet, wie durch anhaltende Resorption das Tubuluslumen geleert wird und die Innenwände, d. h.

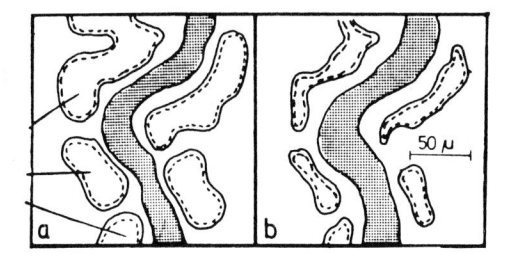

Abb. 8.23. Schematische Zeichnung der Nierenoberfläche in vivo **a)** vor, **b)** nach plötzlichem Stoppen der Nierendurchblutung (Aortenabklemmung). Man erkennt die Lumenabnahme proximaler Tubulusschlingen, hier weiß gezeichnet (in a sind die offenen Lumina mit Hinweislinien markiert), deren Bürstensäume intravitalmikroskopisch als weiße Linien erkennbar sind (hier gestrichelt). Die distalen Tubulusschlingen kollabieren nicht (hier dunkel gerastert) (nach M. Steinhausen, J. Jravani, G. E. Schubert, R. Taugner, Virchows Arch. path. Anat. 336, 503-527, 1963)

die Bürstensäume der proximalen Tubuli aufeinander fallen (vgl. Abb. 8.23). Die *Halbwertszeit* dieses **Tubuluskollaps** oder *Tubulusocclusion* liegt unter 10 s. Die Konsequenz dieses Vorganges besteht darin, daß der Pathologe im histologischen Schnitt meist nur kollabierte proximale Tubuli – ohne Lumen – beobachtet, (es sei denn, die Niere war bereits zu Lebzeiten in ihrer Resorptionsfähigkeit eingeschränkt). Im Tierexperiment läßt sich ein Tubuluskollaps z. B. durch „intravitale" Fixierung verhindern.

2. Eine weitere Methode zur optischen Darstellung der *tubulären Resorption* ist die Beobachtung (und mikrophotographische Registrierung) *eines gespaltenen Öltropfens* nach *Gertz*[14], welche trotz deutschsprachiger Herkunft nur noch als **„Split-drop"-Methode** bekannt ist (vgl. Abb. 8.24). Das Prinzip dieser Methode besteht darin, mit Hilfe einer doppelläufigen Mikropunktions-Glaskapillare zunächst schwarz gefärbtes Rizinusöl in eine proximale Tubulusschlinge zu füllen, anschließend über den anderen Schenkel der Kapillare einen „künstlichen

(14) Karl Heinz Gertz, Physiologe, Hannover (1920-1979).

Harn" (meist physiologische Kochsalzlösung) in den Tubulus zu füllen und diesen Testtropfen wiederrum mit Öl abzuschließen. In *11 bis 12 Sekunden* ist jeweils etwa die Hälfte der Testflüssigkeit resorbiert (= Split-drop Halbwertszeit).

3. Quantitativ beruhen die Angaben über die *tubuläre Flüssigkeits-Resorption* in verschiedenen Abschnitten des Nephrons in der Regel auf *Mikropunktionsanalysen mit Inulin* als Standard. In der gleichen Form, wie das U/P von Inulin im Harn (U) und Plasma (P) als Maß für die tubuläre Resorption der gesamten Niere gilt (vgl. S. 233), kann aus dem **TF/P von Inulin** (dem Verhältnis der Inulinkonzentration in der Tubulusflüssigkeit (TF) und dem Plasma (P)) auf die Flüssigkeits- oder Wasserresorption bis zu der jeweiligen Punktionsstelle im Nephron geschlossen werden. Die Abb. 8.25 stellt das Ergebnis derartiger Analysen der Flüssigkeitsresorption nach zahlreichen Mikropunktionsmessungen von Inulin im proximalen und distalen Tubulus dar. (Am Ende des proximalen Konvolutes wurden nämlich (TF/P Werte von Inulin zwischen 2 und 3 gemessen, TF/P Inulin = 2 bedeutet 50% Resorption, TF/P Inulin = 3 entsprechen 66% Resorption, 10 → 90%,, 100 → 99% etc.) *Rund 60% des Filtrates wird proximal resorbiert,* 20% zwischen proximalem und distalem Konvolut und nochmals *20% in distalen Tubuli sowie im Sammelrohr.*

Die *Wasser-Resorption* nur im distalen und Sammelrohrbereich steht *unter der Kontrolle von* **ADH**, dem **a**nti**d**uretischen **H**ormon des Hypophysenhinterlappens (vgl. S. 277). Osmorezeptoren vorwiegend im Hypothalamus steuern die ADH-Ausschüttung. Das Hormon *erhöht* im distalen Tubulus sowie im Sammelrohr die *Wasserpermeabilität.* Unter Hemmung der ADH-Freisetzung bei **Wasserdiurese** läßt sich experimentell etwa 15% des glomerulären Filtrates als Harn gewinnen. Ähnlich erhöht (bis zu 20 Litern Harn pro 24 Stunden und mehr) sind die Diuresen bei pathologischem ADH-Mangel *(Diabetes insipidus)*. Die Patienten müssen dann praktisch die gleichen Volumina trinken, welche sie als Harn ausscheiden, wenn sie nicht durch Verdursten in einen Schock geraten wollen.

Ferner zeigt die gleiche Abb. 8.25, daß mit dem Einsatz *osmotischer Diuretika* (z.B. Mannitol aber auch Glukose in hoher Konzentration)

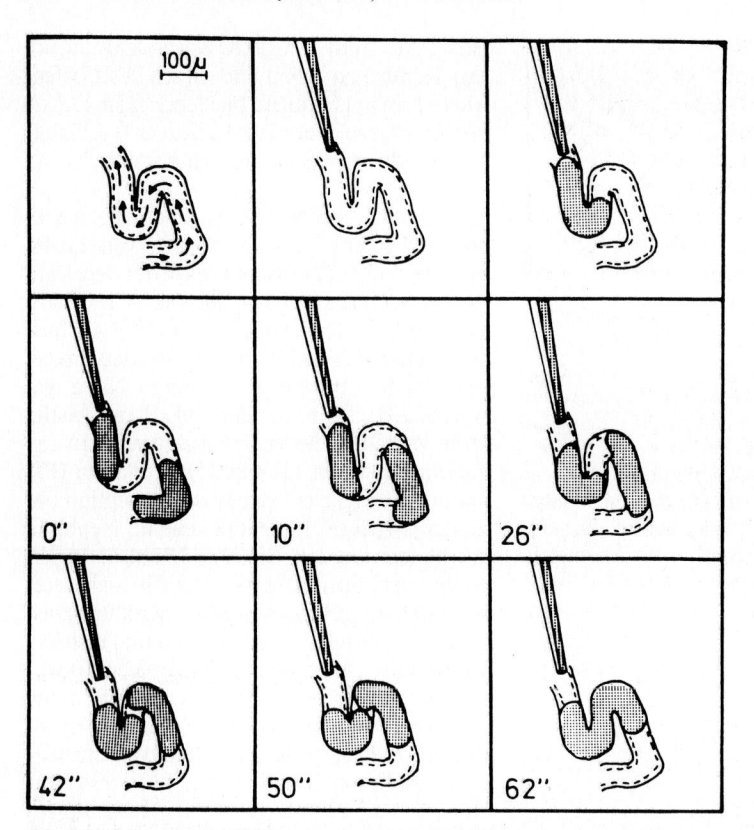

Abb. 8.24. Messung der Halbwertszeit der tubulären Reabsorption mit Hilfe des gespaltenen Öltropfens nach Gertz: Split-drop-Methode

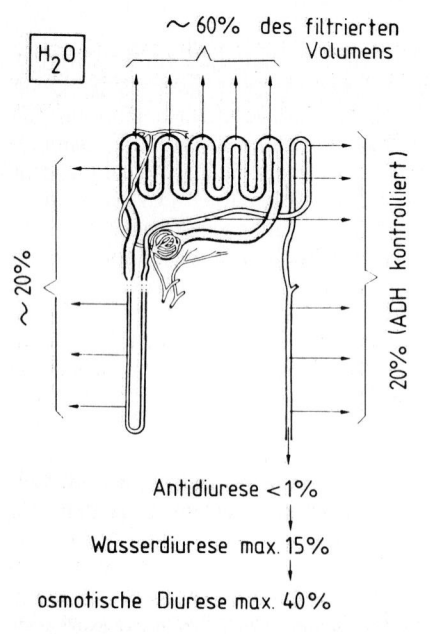

Antidiurese < 1%
Wasserdiurese max. 15%
osmotische Diurese max. 40%

Abb. 8.25. Wasserreabsorption entlang des Nephrons

die Harnflut experimentell sogar kurzfristig bis auf 40% des Filtrates gesteigert werden kann, was nur durch eine zusätzlich weiter proximal gelegene Hemmung der Resorption zu erklären ist.

Nettoresorption von Natrium und Kalium

Nachdem es gelingt, mit Hilfe der lokalen Inulinkonzentration die resorbierte Wassermenge zu bestimmen, erlaubt die zusätzliche Konzentrationsbestimmung anderer Substanzen im tubulären Harnstrom, auch deren transportierte Mengen auszurechnen. Für Natrium zeigte sich bei derartigen Konzentrationsbestimmungen (mit Hilfe von Mikroflammenphotometern), daß *am Ende des proximalen Konvolutes das TF/P für Natrium = 1* ist; d.h. tubulärer Harnstrom und Plasma haben hier die gleichen Natriumkonzentrationen. Hieraus folgt, daß im proximalen Konvolut der gleiche Anteil von filtriertem Wasser wie filtriertem Natrium resorbiert wird, also auch rund 60%, vgl. Abb. 8.26. Man spricht deshalb hier auch von *isotoner Natriumresorption*. Die Henle'sche Schleife — bevorzugt deren dicker aufsteigender Schenkel —, aber auch das distale Konvolut können dagegen mehr Natrium als Wasser resorbieren, so daß das TF/P für Natrium nach der Henle'schen Schleife unter 1 absinken kann. Zunächst aufmerksam wurde man auf diese Fähigkeit durch Beobachtung hypoosmolarer Konzentrationen in frühdistalen Tubulusschlingen. Bei der Besprechung der Harnkonzentrierung werden wir auf dieses Phänomen zurückkommen.

Aldosteron (das Mineralocorticosteroid der Nebennierenrinde, vgl. S. 295) kontrolliert im distalen Tubulus zwar nur einen geringen Anteil der Natriumresorption (vgl. Abb. 8.26), für langfristige Regulationsmechanismen muß man sich aber angesichts der großen filtrierten Natriummengen klar machen, daß ein ± von wenigen Prozenten sehr schnell außerordentlich große Gesamtmengen für den Natrium- und Wasserhaushalt bedeuten können.

Die *Netto-Kaliumresorptionen* sind in Abb. 8.27 dargestellt. Hierbei fällt auf, daß jenseits der Henle'schen Schleife der K^+-Transport außerordentlich stark von der zugeführten K^+-menge abhängt. Bei K^+-reicher Ernährung kann die ausgeschiedene K^+-Menge gegenüber der filtrier-

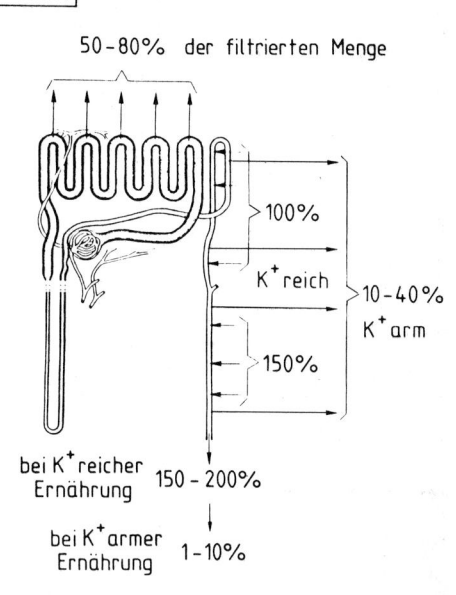

Abb. 8.27. Kaliumreabsorption entlang des Nephrons

ten verdoppelt werden, ohne daß die proximale K^+-Resorption wesentlich verändert wird. Über die K^+-Sekretion in distalen Tubuli und im Sammelrohrsystem vgl. S. 251.

Für Inulin, Natrium, Kalium, sowie für die osmolare Konzentration, H^+-Ionen und Paraaminohippursäure sind einige *TF/P bzw. U/P Werte* in Tab. 8.8 zusammengefaßt.

Transtubuläre Transportmechanismen

Bei tubulär reabsorbierten wie sezernierten Substanzen unterscheidet man zunächst grundsätzlich zwischen aktivem und passivem transtubulärem Transport.

Aktiv nennt man den *Transport* der mit *ATP-Verbrauch* einhergeht und deshalb auch mit *Stoffwechselgiften* hemmbar ist. Ein weiteres Zeichen für einen aktiven Transport eines Elektrolyten besteht darin, daß er *entgegen einem elektrochemischen Konzentrationsgradienten* erfolgen kann.

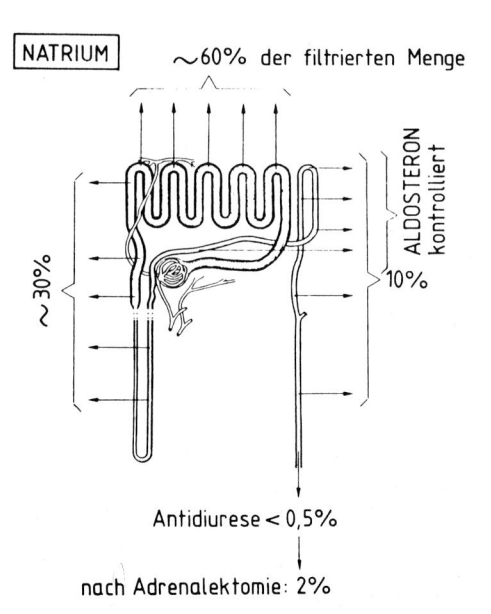

Abb. 8.26. Natriumreabsorption entlang des Nephrons

Tab. 8.8. Ergebnisse von Mikropunktionsanalysen an Ratten sowie Messungen von Plasma- und Harnkonzentrationen am Menschen nach unterschiedlichen Literaturangaben. TF = Konzentration in der Tubulusflüssigkeit, P = Plasmakonzentration, U = Urinkonzentration

Substanz	TF/P	TF/P	U/P
	Lokalisation		
	spätproximal	distal	Harn
INULIN (KREATININ)			
Kontrolle = Antidiurese	ca. 2	ca. 10	ca. 100–400
Wasserdiurese	ca. 2	ca. 10	ca. 5-20
NATRIUM	1	0,6–0,2	0,2–2,0
KALIUM			
K^+ reiche Kost	1	10–15	20–50
K^+ arme Kost	1	1	5–10
CHLORID	1,25	ca. 0,25	ca. 0,5–1,5
OSMOLARITÄT			
Antidiurese	1	früh: 0,5 spät: 1,0	4–6
Wasserdiurese	1	0,5	0,5–1,0
H^+-Ionen	2	ca. 2	4–6
PAH Antidiurese	ca. 6	ca. 60	ca. 600

Von *passivem Transport* spricht man, wenn die betrachteten Substanzen ihren *physikalischen Gradienten* (wie *Diffusion, Filtration* etc.) folgen.

Das gegenwärtige Konzept der **proximalen Flüssigkeitsresorption** kann man etwa wie folgt *zusammenfassen:*

1. *Wasser* wird grundsätzlich — wie vermutlich überall in der Biologie — *nur passiv* transportiert, es folgt bei der tubulären Reabsorption den transportierten Teilchen (insbesondere Na^+).

2. Die *treibende Kraft* für die Flüssigkeitsresorption liegt im aktiven Natriumtransport. Er wird veranlaßt durch Na^+ und K^+-*ATPasen,* Enzyme, welche *an der „kontraluminalen" Tubulusmembran* gelegen sind. Die Abb. 8.28 symbolisiert dieses Enzym-System als Kreiselpumpe, welche *Natrium entgegen seinem Konzentrationsgradienten aus der Zelle* herausschafft (wie in allen Zellen ist auch in den Nierenzellen im Gegensatz zum Plasma die Natriumkonzentration mehr als 10fach niedriger, vgl. Tab. 8.1, S. 218).

Im Austausch gegen Na^+ wird K^+ ebenfalls entgegen seinem elektrochemischen Gradienten *in die Zelle* hinein *„gepumpt".*

3. Da die Zelle bei den großen Nettotransportraten mit K^+ überlaufen würde, muß K^+ nach seinem aktiven Transport in die Zelle *wieder passiv hinaus* diffundieren.

4. *Von der Lumenseite* — aus dem tubulären Harnstrom — diffundiert Na^+ *zum großen Teil passiv entsprechend seinem Konzentrationsgefälle* in die proximalen Tubuluszellen. *Zum Teil* wird es *gegen* ins Lumen *sezernierte H^+-Ionen ausgetauscht* (vgl. S. 257).

5. Wir hatten unter 1. bereits erwähnt, daß das Wasser osmotisch den gelösten Teilchen, d. h. praktisch den Na^+-Ionen folgt. Bei diesem osmotischen Wasserfluß treibt nun das strömende Wasser selbst wieder gelöste Teilchen (also vor allem Natrium) mit sich fort. Diese Transportform „im Lösungsstrom" nennt man *„solvent drag".* Da Na^+ vermutlich vorzugsweise in die Interzellularspalten gepumpt wird, scheint es dort

Abb. 8.28. Mechanismen des proximalen Natrium- und Kaliumtransportes in einem angeschnittenen proximalen Harnkanälchen. Zwischen basaler Einfaltung („kontraluminale Membran") und Kapillarwand befindet sich der interstitielle Raum. In diesen Raum münden die hier stark vergrößert gezeichneten Interzellularspalten

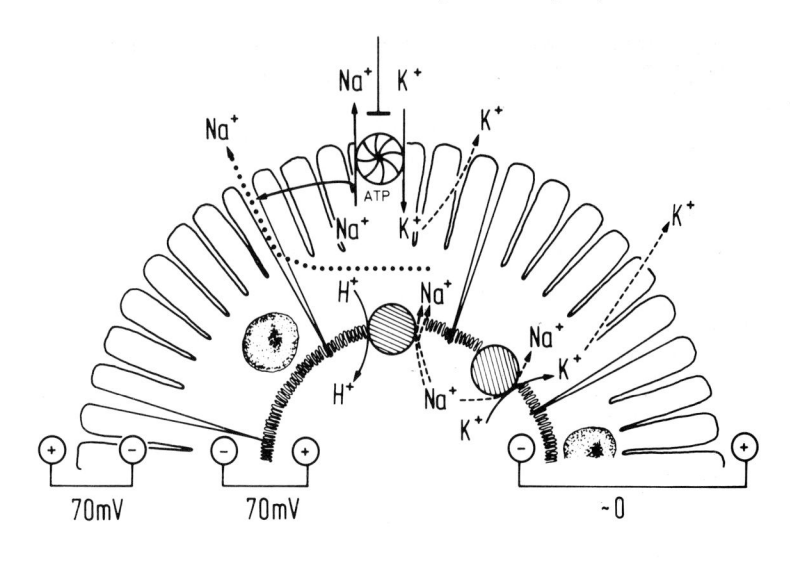

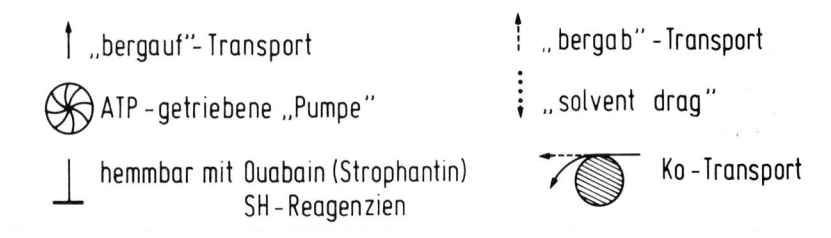

↑ „bergauf"-Transport
⊛ ATP-getriebene „Pumpe"
⊥ hemmbar mit Ouabain (Strophantin) SH-Reagenzien

↑ „bergab"-Transport
⋮ „solvent drag"
⟲ Ko-Transport

auch „Vorzugsstraßen" für den Wasserfluß und damit für den solvent drag zu geben (vgl. Abb. 8.28). Allerdings ist dieser Transport nun wieder keineswegs für alle „mitgerissenen" Ionen gleich, sie werden unterschiedlich stark an der Zellwand zurückgeworfen, d. h. sie haben *unterschiedliche Reflexionskoeffizienten*.

6. Schließlich soll noch der Begriff der „erleichterten" oder „begünstigten" Diffusion (engl. *„facilitated diffusion"*) erwähnt werden. Hierbei wird die Diffusion durch eine vorübergehende Anlagerung an einen — in der Membran befindlichen — Träger (engl. *carrier*) begünstigt, wobei der *Substrat-Trägerkomplex schneller* als das Substrat allein *durch die Membran* wandert. Eine Sonderform dieses ohne ATP-Verbrauch, aber mit Carriern arbeitenden Transportes ist der sog. **Kotransport**, wobei die betreffende Substanz nur dann durch die Membran wandern kann, wenn gleichzeitig z. B. auch Na^+ durch die Membran geschleust wird. Als *typisches Beispiel* für einen Kotransport gilt heute die *proximale* **Glukoseresorption** an der luminalen Membran (bzw. dem Bürstensaum), welche mit dem Natriumeinstrom in die Zelle gekoppelt ist. (Ebenso wird der K^+-Einstrom vom proximalen Tubuluslumen in die Zelle heute als Kotransport gedeutet.)

Man verwendet bei Kotransporten auch die Begriffe „Symport" und „Antiport". **Symport** beschreibt ein Transportphänomen, bei welchem Natrium und der in seinem Schlepp transportierte Stoff (z. B. Glukose) in der gleichen Richtung transportiert werden, während man als **Antiport** einen Transport einer Substanz in entgegengesetzter Richtung zum Natrium versteht.

Die H^+-**Sekretion** wird heute überwiegend als Kotransport im Antiport-System verstanden. Es muß aber angemerkt werden, daß gerade bei der H^+-Sekretion die Auffassungen sich häufig geändert haben. In jüngster Zeit wurde wenigstens für einen Teil der H^+-Ionen-Sekretion doch ein aktiver (also ATP-verbrauchender) Mechanismus gezeigt.

Wir haben bereits früher darauf hingewiesen, daß bei normalen Plasmaglukosekonzentrationen die *Glukose*-Clearance praktisch null ist, d.h. alle filtrierte Glukose wird tubulär reabsorbiert. Diese Reabsorption erfolgt vorwiegend in den frühproximalen Tubulusschlingen mittels des erwähnten *Kotransportes mit Na^+* bis zu Plasma- bzw. Filtratkonzentrationen von *180 mg% = 10 mmol/l*. Diese Konzentration nennt man deshalb auch *Schwellenkonzentration*. Höhere Konzentrationen erschöpfen das proximale Transportsystem, es kommt zur Glukoseausscheidung, wobei die Glukose selbst osmotische Flüssigkeit „an sich reißt" und damit den tubulären Harnstrom erhöht, d. h. eine *„osmotische Diurese"* verursacht.

Einen Eindruck über das gegenwärtig angenommene Verhältnis von aktivem zu passivem tubulären Transport im proximalen Konvolut vermittelt Tab. 8.9.

Tab. 8.9. Quantitative Aspekte der transtubulären proximalen Resorption (nach unterschiedlichen Literaturangaben)

Substanz	Anteil der proximalen Resorption	
	aktiv	passiv (Diffusion und solvent drag)
Na^+	30%	70%
Cl^-	?	95%
HCO_3^-	230%	−130%
Ca^{++}	50%	50%
Harnstoff	?	90%
K^+	?−30%	(?) 130%

Bikarbonat (vgl. S. 257) wird zwar einerseits in erstaunlichen Mengen *aktiv reabsorbiert*, es kommt dabei aber wieder zu einer erheblichen *Rückdiffusion* in den tubulären Harnstrom. **Harnstoff** wird vermutlich ausschließlich passiv transportiert (vgl. S. 252).

Die Abb. 8.28 zeigt ferner, daß die proximalen Tubuluszellen zwar – wie praktisch alle Zellen unseres Organismus – innen gegen außen eine negative elektrische Ladung (von ca. 70 mV) tragen, daß jedoch zwischen proximalem Tubuluslumen und Interstitium keine Potentialdifferenz besteht.

Das **Chlorid-Anion** wird nach heutiger Vorstellung vorwiegend *passiv transportiert*. Neuerdings wird jedoch ein Carrier-vermittelter Chloridtransport in der aufsteigenden **Henle'schen Schleife** angenommen, vgl. S. 262). Die Abb. 8.29 demonstriert das gegenwärtige Konzept des 2 Chlorid, 1 Kalium und 1 Natriumion transportierenden Kotransportsystems an der luminalen Membran der dicken aufsteigenden Henle'schen Schleife. Treibende Kraft ist auch hier die aktive Natrium-Kaliumpumpe an der basolateralen Zellseite.

Es soll hier vermerkt werden, daß Schleifendiuretika (z. B. Furosemid) an diesem $2\,Cl^-\,1\,Na^+\,1\,K^+$-Carrier angreifen und damit die Natriumresorption hemmen können. Furosemid (Lasix®) kann hier deshalb so gut angreifen, weil es nicht nur gut filtriert, sondern auch wie PAH sezerniert wird. Bis zur aufsteigenden dicken HENLE'schen Schleife ist deshalb die Furosemid-Konzentration im Harnkanälchenlumen mindestens 50fach höher als im Plasma, was seine gute Wirksamkeit bei intakter Nierenfunktion erklärt.

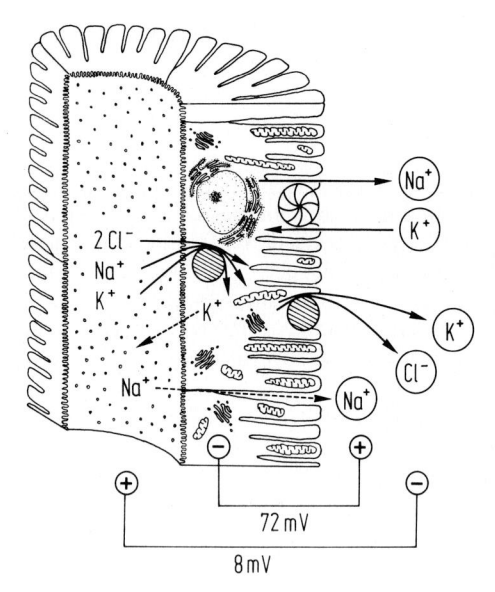

Abb. 8.29. $2\,Cl^- - 1\,K^+ - 1\,Na^+$ −Transportsystem im dicken Teil der aufsteigenden Henle'schen Schleife (vgl. S. 262).

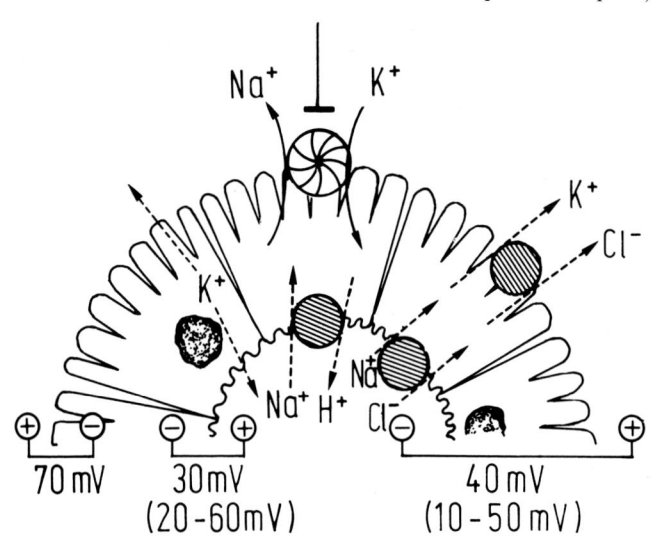

Abb. 8.30. Schematische Zeichnung des Natrium- und Kaliumtransportes im distalen Tubulus.

Distale Kaliumsekretion

Anders ist dies im *distalen Tubuluslumen*. Hier zeigt das *Lumen* eine *bis zu 50 mV negativere Ladung* gegenüber dem peritubulären Interstitium (vgl. Abb. 8.30). Der Weg positiver Na^+-Ionen aus dem Lumen ins Interstitium erfolgt hier also gegen einen elektrischen Gradienten. Vermutlich nicht ohne Grund: hier wird nur wenig Na^+ transportiert (vgl. S. 247). Dafür erfolgt hier die *feinere Regulierung unter der Kontrolle von* **Aldosteron**, welches die Netto-Menge der resorbierten Na^+-Ionen erhöht, dabei gleichzeitig aber die Menge des ausgeschiedenen Kaliums erhöht. Kalium gelangt dabei „passiv" vermehrt in den tubulären Harnstrom. Aktiv wird Kalium nur in die Zelle hinein gepumpt, die *Kaliumsekretion* ins Tubuluslumen selbst ist also *kein aktiver Transport*. Die distale *Kaliumsekretion ist abhängig*:

1. *Von der Menge des mit Nahrung zugeführten Kaliums, und damit von der Extra- und Intrazellulären K^+-Konzentration.*

2. *Vom Harn-pH: Eine Alkalose erhöht die K^+-Sekretion.*

3. *Von der hormonellen Situation: Die Plasma-Aldosteron-Konzentration erhöht die K^+-Sekretion.*

Die **Aldosteron**sekretion der Nebennierenrinde (vgl. S. 292) wird ihrerseits durch eine erhöhte K^+-Konzentration im Plasma stimuliert. Außerdem führen sowohl erniedrigte Plasma-Na^+-Konzentrationen wie ein vermindertes Plasmavolumen zu einer vermehrten Aldosteron-Konzentration im Plasma.

Calcium- und Phosphattransport

Zu den *tubulär reabsorbierten* Substanzen gehören auch *Calcium und Phosphat,* deren Resorption *über Parathormon gesteuert wird.* Die quantitativen Aspekte gibt Abb. 8.31a und 8.31b wieder. Das von den Nebenschilddrüsen gebildete *Parathormon* erhöht die *distale Ca^{++}-Resorption,* während es die *proximale Phosphatresorption hemmt.*

Parathormon stimuliert auch die Calcium-Phosphat-Freisetzung aus den Knochen. Gewie bei der Calciummobilisation) für niedrige Plasmacalciumspiegel sorgt. Bei der Hemmung der proximalen Phosphatresorption wirkt es synergistisch zum Parathormon (vgl. Abb. 8.32). Phosphat wird im Kotransport mit Na^+ durch die proximale luminale Membran transportiert, diffundiert von dort in das Interstitium, ein kleinerer Teil aber auch zurück ins Tubuluslumen. Für Ca^{++} werden heute sogar spezielle Austauschpumpen von Na^+ gegen Ca^{++} sowie Ca^{++}-ATPasen angenommen (Abb. 8.33 a und b).

Harnstoffausscheidung

Das kleine *Harnstoff*molekül wird wie Zucker anstandslos filtriert, anschließend wird es im proximalen Konvolut zusammen *mit Wasser passiv reabsorbiert* (vgl. Abb. 8.34). Ebenso *diffundiert Harnstoff im distalen Konvolut sowie im Sammelrohr* mit Wasser *zurück*, allerdings zeigt sich im distalen Konvolut eine gewisse Impermeabilität für Harnstoff. Diskutiert wird auch eine Rezirkulation von Harnstoff über die Sammelrohre zurück in die Henle'sche Schleife und damit zurück über die distalen Tubuli wieder ins Sammelrohr. Unter Antidiurese, d. h. unter Kontrollbedingungen (U/P Inulin 100–200) werden schließlich nur 30–40% des filtrierten Harnstoffes mit dem Harn ausgeschieden. Bei Wasserdiurese – d. h. Blockade der Adiuretinausschüttung (U/P Inulin 10) – findet man bis zu 60% des filtrierten Harnstoffs im Harn, was man sich unschwer mit einer verringerten Harnstoff-Rückdiffusion erklären kann. (Bei starker osmotischer Diurese (U/P Inulin bis ca. 2) können sogar bis zu 80% des filtrierten Harnstoffes ausgeschieden werden.) Die *Harnstoffausscheidung* ist also eindeutig *diureseabhängig*.

Abb. 8.31 a u. b: Schematische Zeichnung der Calcium- und Phsophatresorption entlang des Nephrons TPTX: Zustand nach Entfernung von Schilddrüse und Nebenschilddrüse

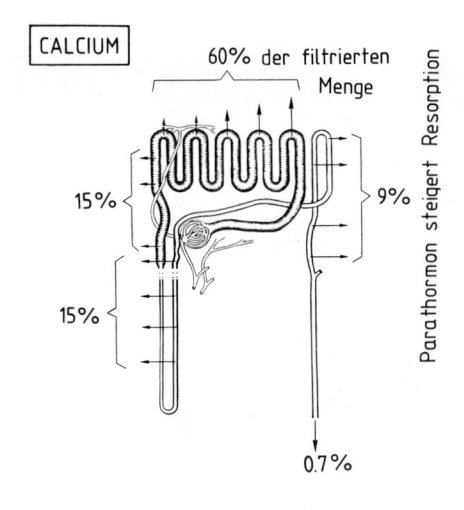

genspieler bei dieser $CaPO_4$-Mobilisierung ist das *Thyreokalzitonin* aus den C-Zellen der Schilddrüse (vgl. Abb. 8.32), welches *auch bei der distalen Ca^{++}-Resorption* als *Gegenspieler zum Parathormon* auftritt und dadurch (ebenso

Neben dem allgemein akzeptierten passiven Harnstofftransport wird von mancher Seite auch eine aktive Harnstoffresorption im Sammelrohr angenommen, weil bei Ratten unter eiweißarmer Ernährung in der Papille eine Harnstoffkonzentration gefunden wurde, welche höher war als die des Harnes. Ferner wird auch eine aktive Harnstoffsekretion diskutiert, weil bei chronischen Nierenerkrankungen sowie bei sehr hoher experimenteller Harnstoffbelastung die Clearance von Harnstoff größer als die Inulin-Clearance sein kann. Eine Harnstoffsekretion wurde bisher nur am Frosch nachgewiesen.

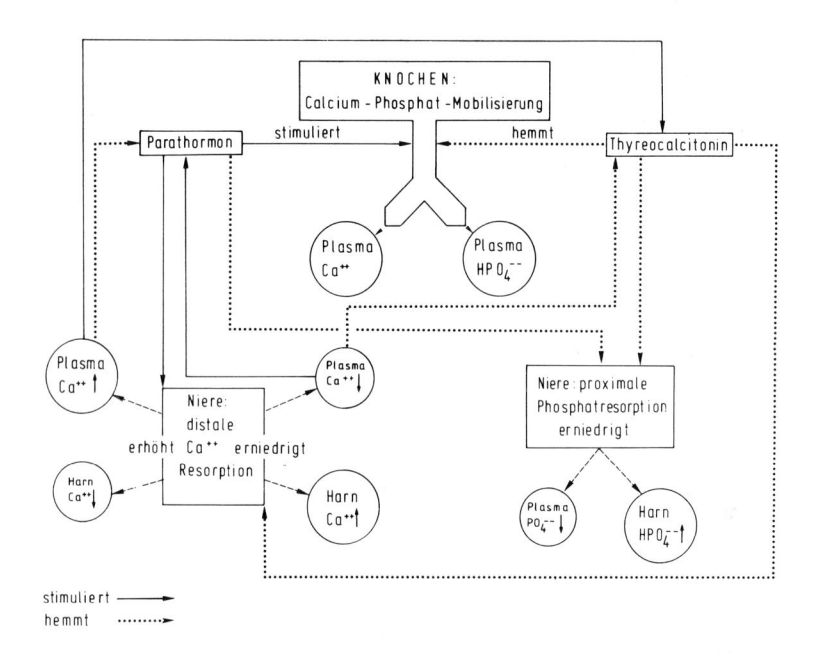

Abb. 8.32. Schematische Darstellung des Parathormon- und Thyreocalcitonineffektes auf Plasma und Harn, Calcium- und Phosphatkonzentrationen: Beide Hormone sind Antagonisten bei der Knochenmobilisierung sowie bei der distalen Calciumresorption, während sie bei der Hemmung der proximalen Phosphatresorption synergistisch wirken

Aminosäurenresorption

Aminosäuren werden wegen ihres kleinen Moleküls frei filtriert und ähnlich wie Glukose im *proximalen* Konvolut fast *vollständig* wieder *reabsorbiert*. Gegenwärtig werden bereits 7 *eigene Transportsysteme* für Aminosäuren angenommen, welche sich gegenseitig beeinflussen können. Als Mechanismus dieser Transportsysteme wird — ähnlich wie für Glukose — ein *Kotransport mit Na^+* an der luminalen Membran angenommen.

Die einzelnen Transportsysteme sind spezialisiert auf:

I. Basische Aminosäuren (Diamino-Monocarbonsäuren: z. B. Lysin, Ornithin, Arginin)
II. Saure Aminosäuren (Monoamino-Dicarbonsäuren: z. B. Glutamin, Asparagin)
III. Neutrale Aminosäuren (Monoamino-Monocarbonsäuren: z. B. Phenylalanin)
IV. Iminosäuren (z. B. Prolin, Hydroxyprolin, Glycin, Cystin)

Von den Störungen des Aminosäurentransports ist pathophysiologisch am bedeutendsten eine *Erbkrankheit*, die *Cystinurie*, bei welcher es zur Bildung von *Cystinsteinen* im Nierenbecken kommen kann. Bei dieser Erkrankung liegt ein genetischer Defekt im System IV vor, daneben kann es aber auch zu Störungen im System I kommen, so daß auch Lysin, Ornithin und Arginin im Harn gefunden werden.

Renale Sekretion

Wir haben bereits bei der Darstellung der PAH-Clearance auf die Fähigkeit der Niere hingewiesen (vgl. S. 236), *Paraaminohippursäure zu*

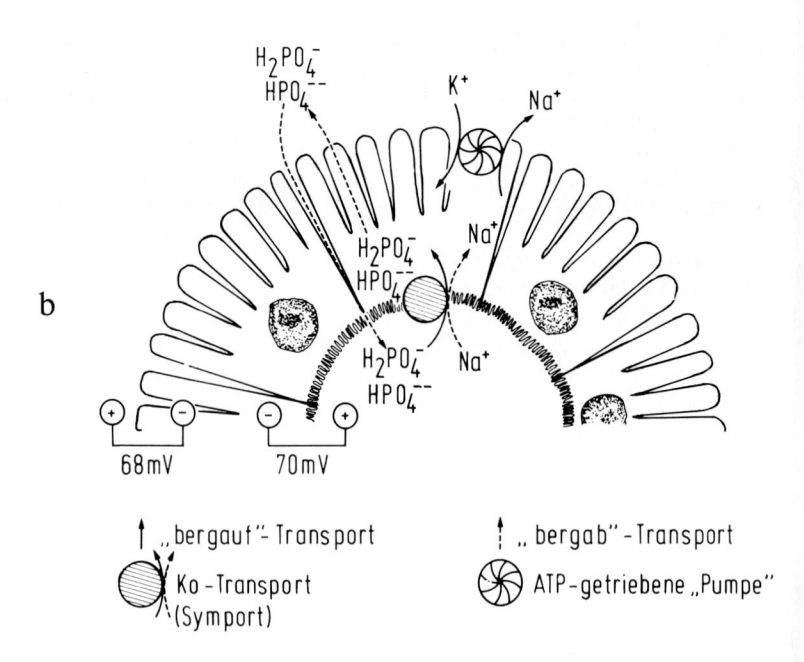

Abb. 8.33 a u. b. Schematische Zeichnung der bei der Calcium- und Phosphatresorption beteiligten Transportmechanismen

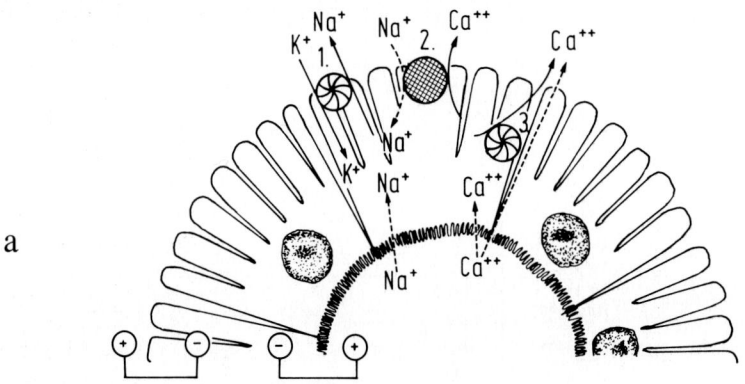

a

1. Na^+-K^+-ATPase notwendig für Na^+ Gradient
2. Na^+-Ca^{++} Austauschpumpe
3. Ca^{++}-ATPase

b

68 mV   70 mV

↑ „bergauf"- Transport   ↑ „bergab"- Transport
Ko-Transport (Symport)   ATP-getriebene „Pumpe"

8.5 Tubulärer Transport I: Resorption, Sekretion 255

HARNSTOFF

∼ 50% der filtrierten Menge

20%

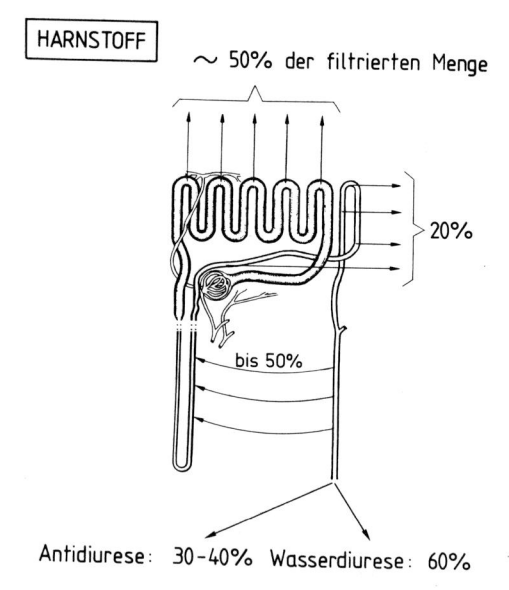

bis 50%

Antidiurese: 30-40%   Wasserdiurese: 60%

Abb. 8.34. Schematische Zeichnung der Harnstoffbehandlung im Nephron

sezernieren. Hierbei haben die proximalen Tubuluszellen, insbesondere die spätproximalen Abschnitte die Fähigkeit, von der Blutseite her (an ihrer basalen Außenseite) α- **Ketoglutarat, Zitrat sowie freie Fettsäuren** für ihren Stoffwechsel aufzunehmen. Über diesen Mechanismus werden auch *schwache organische Säuren aktiv* ins Tubuluslumen *sezerniert*, wobei die passive Rückdiffusion ins Kapillargebiet gering ist. Charakteristisch für diesen *Transport* ist seine **Hemmbarkeit durch Probenecid („Benemid")**, sowie die Hemmung des Transportes durch bestimmte Substanzen untereinander (= *„kompetitive Hemmung"*).

Neben PAH gehört zu den bekanntesten sezernierten Substanzen **Harnsäure** (welche allerdings in größeren Mengen vor allem in der Henle'schen Schleife wieder passiv rückdiffundiert), außerdem **Penicillin, Phenolrot sowie Sulfonfluorescein**.

Auch *Barbitursäure,* ebenfalls eine schwache organische Säure (in vielen Schlafmitteln enthalten), wird wie PAH sezerniert, allerdings wird normalerweise ein größerer Teil wieder reabsorbiert. Der Grund dieser Reabsorption liegt darin, daß die pK-Werte der Barbiturate zwischen 7 und 8 liegen, so daß beim normalerweise leicht sauren Harn der undissoziierte Anteil hoch ist. Gleichzeitig sind diese undisoziierten Barbiturate gut fettlöslich. Da im Verlauf des Nephrons die Barbituratkonzentration durch die tubuläre Wasserresorption ansteigt, können nicht dissoziierte Barbiturate leicht die Lipoidmembranen passieren, um zurück ins Blut zu diffundieren: man nennt dies **Non-Ionic-Diffusion**. Eine starke *Alkalisierung des Harns* mit Bikarbonat, sowie eine starke Diurese können bei Barbiturat-Vergiftung die *Gift-Ausscheidung verbessern*.

Abb. 8.35 stellt eine Zusammenfassung wichtiger Transporte im proximalen Konvolut dar.

Abb. 8.35. Schematische Übersicht von Transportmechanismen im proximalen Tubulus

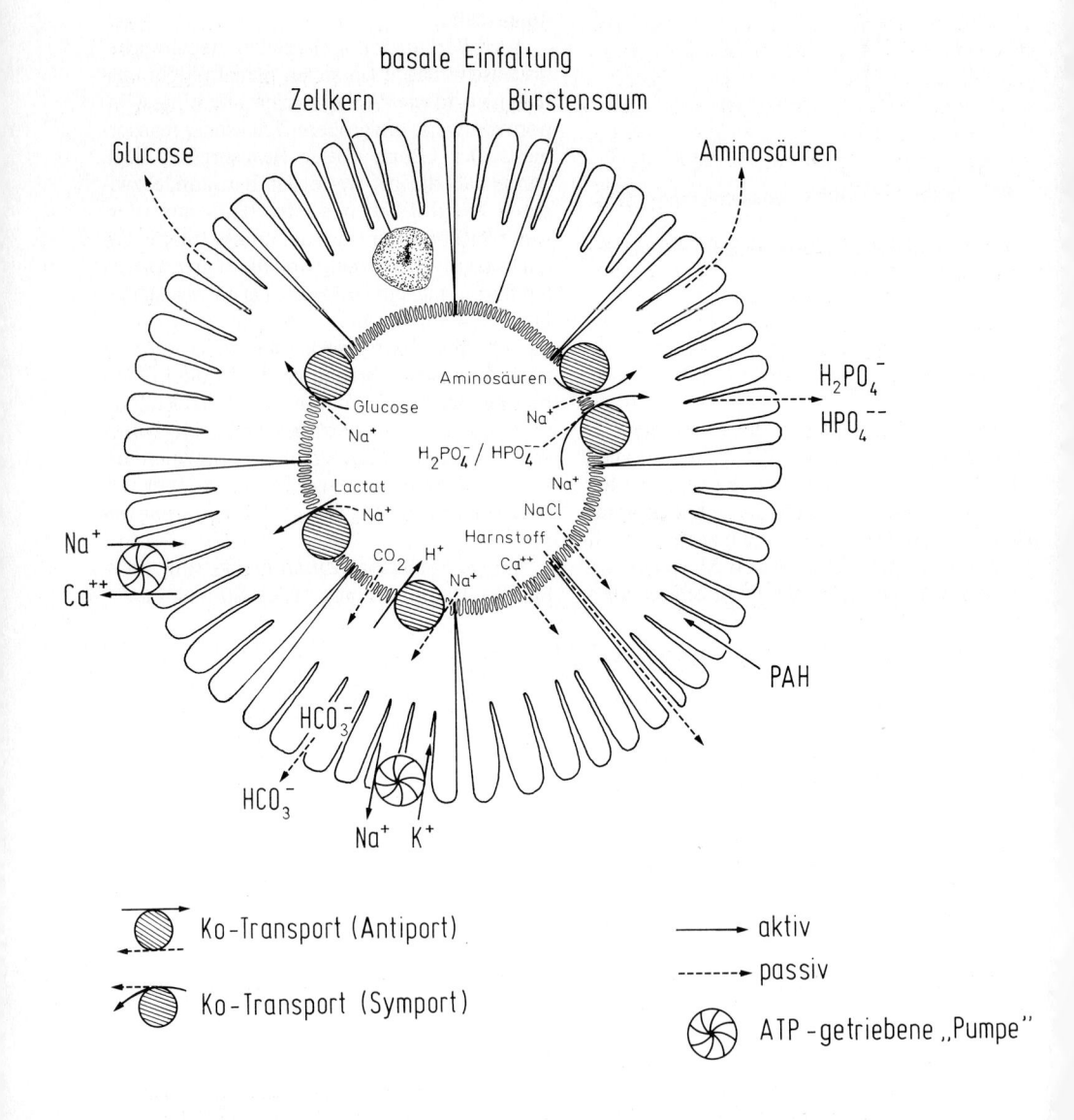

Prüfungsfragen zu diesem Abschnitt finden Sie im Anhang unter den Ziffern: 8.5. ff.

8.6 Tubulärer Transport II: Renale Ausscheidung von Säuren und Basen

Formen, Mechanismen und Anpassungsvorgänge der Ausscheidung fixer Säuren

Die Grundlagen des Säure-Basen-Haushaltes wurden mit der Atmung (vgl. S. 143) besprochen. Aus gutem Grund: Die Lunge ist mit der Ausatmung von CO_2 im Tagesverlauf über 200mal stärker an der Abgabe saurer Valenzen und damit der pH-Regelung beteiligt als die Niere. So werden täglich etwa 14 Mol H^+-Ionen durch die CO_2-Ausatmung neutralisiert, aber nur 0,04–0,08 Mol als „fixe Säuren" mit dem Harn abgegeben. Schnelle H^+-Ionenregelungen müssen deshalb über die Lunge erfolgen, während langfristig auch die Niere in dieses System eingreifen kann, weil eben auch halbe Prozente sich summieren.

Die Niere kann prinzipiell in dreierlei Weise den Säure-Basen-Haushalt beeinflussen:

1. Durch Änderung der **Natrium-Bikarbonat-Resorption**

2. Durch Variation der H^+-**Sekretion** und damit auch der PO_4-**Pufferausscheidung**

3. Durch unterschiedlich starke **Ammoniak-Sekretion**

Zu 1:
Wir hatten in Tab. 8.9 bereits darauf hingewiesen, daß jedes filtrierte *Bikarbonat-Ion proximal reabsorbiert* wird, (wegen starker Rückdiffusion sogar in der Regel gleich 2mal). Die wichtigsten Teile dieses Mechanismus sind in Abb. 8.36 dargestellt. Es handelt sich dabei um einen Kotransport oder eine sekundär *aktive H^+-Ionensekretion,* welche H^+-Ionen gegen einen elektrochemischen Konzentrationsgradienten aus der Zelle ins Tubuluslumen pumpt und im Austausch mit Na^+ als „*Bikarbonatfänger*" dient, wobei schließlich CO_2 in die Zelle diffundieren kann. Mit Hilfe des Enzyms *Carboanhydrase* (vgl. S. 153), welche in der proximalen Tubulus-

zelle reichlich vorhanden ist, wird daraus intrazellulär wieder sehr schnell Kohlensäure gebildet, deren H^+-Ionen zur erneuten Sekretion ins Tubuluslumen bereitstehen und deren Bikarbo-

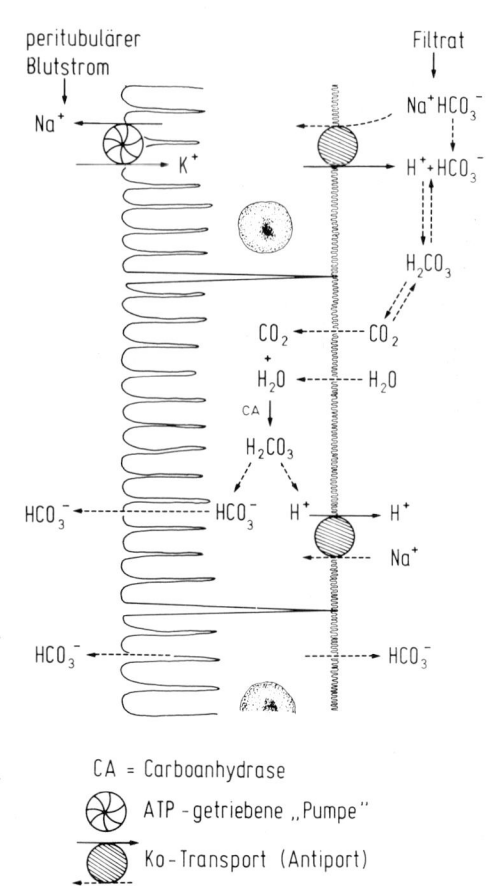

Abb. 8.36. Schematische Zeichnung der Natriumbikarbonatreabsorption mit *H^+*-Sekretion (CA = Carboanhydrase)

nat-Anion zurück in den peritubulären Blutstrom diffundiert.

Praktisch muß man davon ausgehen, daß unter Kontrollbedingungen nur 90% des filtrierten Bikarbonats bis zum Ende des proximalen Konvolutes reabsorbiert werden (bei einem Gesamtfiltrat von 180 Litern pro Tag und einer Plasma-, d. h. Filtratkonzentration von etwa 24 mmol sind das immerhin rund 4 Mol). Eine *Azidose* mit einem erhöhten intrazellulären P_{CO_2} und vermehrter H^+-Ionenkonzentration *treibt den „Bikarbonat-Fänger"* an, während umgekehrt eine Alkalose die H^+-Ionensekretion bremst. Dadurch wird das filtrierte Bikarbonat in zunehmendem Umfang nichtresorbiert mit dem tubulären Harnstrom ausgeschieden.

Zu 2:

Die *H^+-Ionensekretion* ist nicht nur im proximalen Konvolut für die HCO_3^--Resorption tätig, sie kann auch im *distalen* Konvolut und im *Sammelrohr* zur Steuerung des Säure-Basen-Haushaltes eingesetzt werden. Die wichtigste Rolle hierbei spielt die mögliche *Rückgewinnung basischer Valenzen*, d. h. von Na^+- Ionen, welche *sonst* zusammen *mit* **Phosphat** ausgeschieden werden. Wir hatten früher bereits dargestellt (vgl. S. 252), daß unter Kontrollbedingungen bis zu 20% des filtrierten PO_4^{3-} nicht reabsorbiert werden. Dieses Phosphat kann je nach tubulärem pH in unterschiedlichen Mengen als *primäres* (NaH_2PO_4) oder *sekundäres Phosphat* (Na_2HPO_4) ausgeschieden werden. Es handelt sich dabei um ein Puffersystem:

$$\frac{[H^+] \cdot [HPO_4^{--}]}{[H_2PO_4^-]} = K,$$

in welchem wir das sekundäre Phosphat als stark dissoziiertes Salz auffassen können (pH = 9,5), und das primäre Phosphat (pH = 4,5) als schwach dissoziierte Säure. Bei einem Blut-pH von 7,4 haben wir ein Verhältnis von sekundärem zu primärem Phosphat wie 4:1, beim pK-Wert dieses Puffers von 6,8 wie 1:1, bei einem Harn pH von 5,4 jedoch wie 1:25, bei einem extremen Harn-pH[19] von 4,4 sogar wie 1:250 (vgl. Abb. 8.37). Das heißt also, je mehr H^+-Ionen distale Tubuli und Sammelrohr produzieren, desto weniger sekundäres Phosphat wird ausgeschieden. Bei einer Ausscheidung als primäres Phosphat ist nur *eine* alkalische Valenz, sprich *1* Na^+- Ion notwendig, das andere Na^+-Ion kann für die Kompensation einer azidotischen Stoffwechsellage reabsorbiert werden. Umgekehrt kann allein durch Reduktion der H^+-Ionensekretion und die Produktion eines alkalischen

---

(19) Man bedenke, daß derartig extreme pH-Werte des Harnes, welche die Niere bei schwerster Azidose produzieren kann, eine 1000fache Steigerung der H^+-Ionenkonzentration gegenüber der normalen Plasmakonzentration bei 7,4 bedeuten.

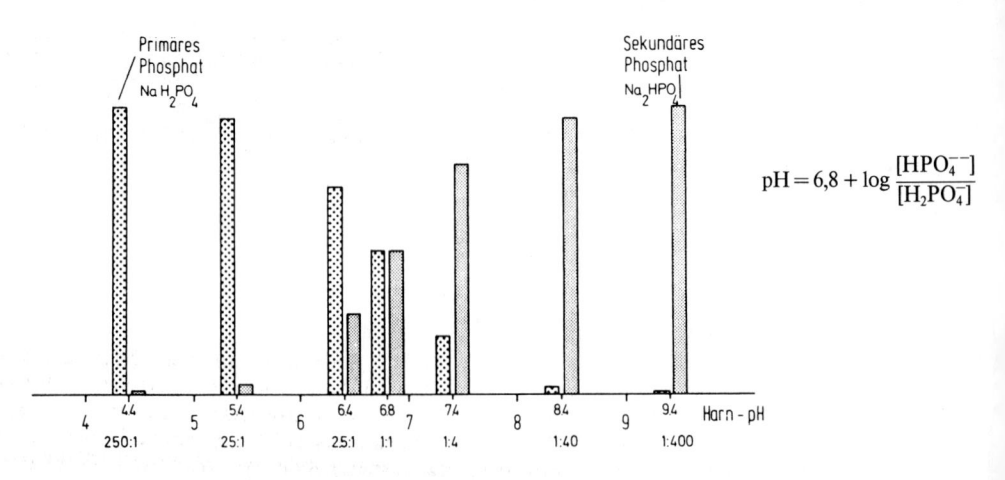

$$pH = 6{,}8 + \log \frac{[HPO_4^{--}]}{[H_2PO_4^-]}$$

Abb. 8.37. Verteilung von primärem und sekundärem Phosphat in Abhängigkeit vom Harn-pH

Harns vermehrt sekundäres Phosphat ausgeschieden werden. Damit können überschüssige alkalische Valenzen, also Na^+-Ionen abgegeben werden. Unter physiologischen Bedingungen ist deshalb der *Phosphat-Puffer* unbestritten das *wichtigste Puffersystem des Harnes*.

Zu 3:
Schließlich sind die Tubuluszellen in der Lage, *aus Aminosäuren Ammoniak* (NH_3) zu produzieren. Vorwiegend erfolgt dies *aus Glutamin mit* Hilfe einer *Glutaminase* (vgl. Abb. 8.38). Das Ammoniak selbst würde toxische Kreislauf-Reaktionen u. a. hervorrufen, wenn nicht folgender Mechanismus seine renale Ausscheidung ermöglichen würde: Als NH_3 ist Ammoniak leicht *lipoid-löslich* und diffundiert (passiv) durch die Lipoidmembranen der Nierenzellen und damit auch in den tubulären Harnstrom. Dort erfolgt jedoch mit Hilfe der sezernierten H^+-Ionen eine Umwandlung zum NH_4^+-Kation. Dieser Vorgang erfolgt um so rascher, je niedriger der Harn-pH ist. Als NH_4^+-Kation ist das Ammoniak nun seinerseits im tubulären Harnstrom gefangen und wird *als Ammoniumchlorid (NH_4Cl) ausgeschieden*. Damit wird wiederum ein Na^+-Ion zur Rückresorption als alkalische Valenz freigegeben, welches sonst als NaCl ausgeschieden worden wäre.

Dieses System funktioniert offenbar deshalb so gut, weil durch Umwandlung von NH_3 in NH_4^+ im tubulären Harnstrom für die passive Auswärtsdiffusion aus der Ammoniak produzierenden Zelle das extrazelluläre NH_3 verschwunden ist und damit erneut ein optimales Diffusionsgefälle von innen nach außen hergestellt wird.

Auch dies ist also ein Mechanismus, mit welchem z. B. respiratorische Alkalosen oder Azidosen metabolisch kompensiert werden können (vgl. S. 148).

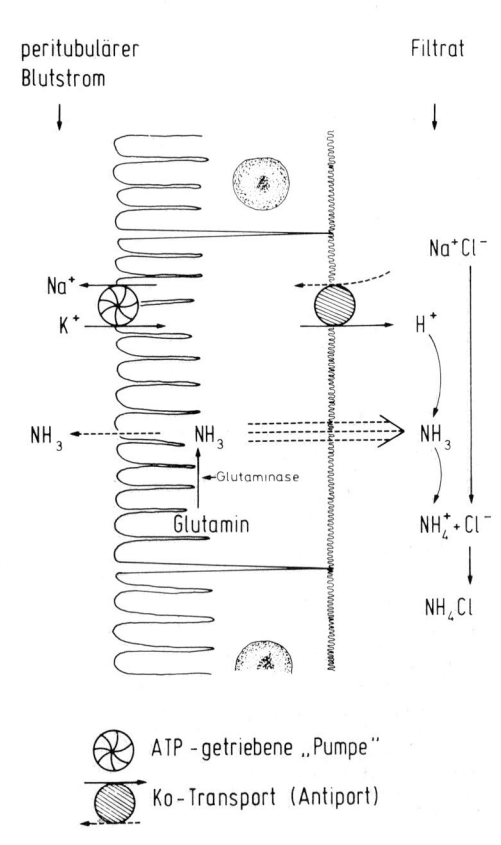

Abb. 8.38. Schematische Zeichnung der Ammoniumchlorid-Ausscheidung

Prüfungsfragen zu diesem Abschnitt finden Sie im Anhang unter den Ziffern: 8.6. ff.

8.7 Harnkonzentrierung

Funktionelle Elemente und Einflußfaktoren. Gegenstrom-Austausch und -Multiplikation. Mechanismen und Bereiche von Wasser- und Antidiurese. Harn-Osmolalität.

Bereits zu Beginn unseres Jahrhunderts ist K. Peter[16] aufgefallen, daß bei Tieren mit der *Länge der Henle'schen Schleifen*, d. h. mit der Länge der *Nierenpapille* auch die Fähigkeit zunimmt, den Harn zu konzentrieren. Allerdings erst der theoretische Physiker Kuhn[17] und der Physiologe Wirz legten die theoretischen und experimentellen Grundlagen für die *Gegenstromtheorie der Harnkonzentrierung.* Wichtigste Befunde hierbei waren eine zunehmende osmolare Konzentration in Henle'scher Schleife, Interstitium und Sammelrohr und zwar in Richtung auf die Papillenspitze hin, sowie eine hypotone Konzentration des tubulären Harnstroms im Beginn des distalen Konvolutes (vgl. Abb. 8.39).

Die entscheidende Aussage der Gegenstromtheorie besteht darin, daß ein *kleiner Konzentriereffekt* zwischen den beiden Schenkeln der Henle'schen Schleife durch deren haarnadelförmige Struktur beim Fluß in entgegengesetzter Richtung zu immer größeren Konzentrationsunterschieden führt. Schließlich werden am Scheitelpunkt der Schleifen höchste osmotische Konzentrationen erreicht. Man spricht deshalb von der *Gegenstrommultiplikation eines Einzelkonzentriereffektes.* Wie man sich einen derartigen Mechanismus vorstellen kann, wurde in Abb. 8.40 dargestellt. Hierbei wurde in Anlehnung an R. F. *Pitts aus didaktischen Gründen Strömung und Harnkonzentrierung in einzelne Schritte zerlegt.* Abb. 8.40/1 zeigt schematisch eine Henle'sche Schleife, in welcher sich gerade Harn mit isotoner Konzentration (=300 mosm) befinden soll. (In der Tat ist am Ende des proximalen Konvolutes der tubuläre Harn isoton.) Besitzt nun die aufsteigende Schleife gegenüber ihrer Umgebung die Fähigkeit, einen geringen Konzentrationsunterschied herzustellen, z. B. dadurch, daß aus dem aufsteigenden Schleifenschenkel mehr Natrium als Wasser heraus transportiert wird, so mag bei einem angenommenen Strömungsstillstand ein Zustand erreicht werden, in welchem die osmotische Konzentration der aufsteigenden Schleife nur 200 mosm beträgt, während ihre Umgebung und damit die absteigende Schleife 400 mosm aufweist (Situation Abb. 8.40/1a). Jetzt soll es dem Harnstrom erlaubt sein, wieder neu ins System mit 300 mosm hinein zu strömen: wir lassen aber nur die oberen zwei Sechstel der absteigenden

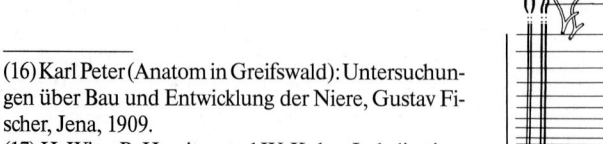

---

(16) Karl Peter (Anatom in Greifswald): Untersuchungen über Bau und Entwicklung der Niere, Gustav Fischer, Jena, 1909.
(17) H. Wirz, B. Hargitay und W. Kuhn: Lokalisation des Konzentrierungsprozesses in der Niere durch direkte Kryoskopie, Helv. physiol. pharmacol. Acta 9, 196, 1951.

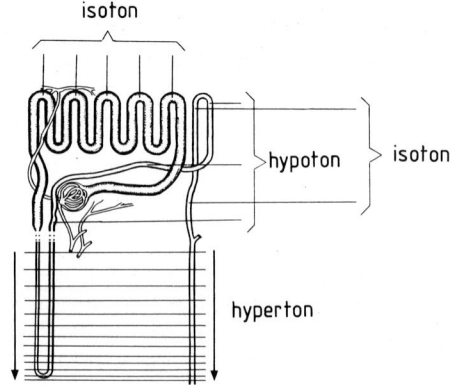

Abb. 8.39 Schematische Zeichnung der Osmolaritätsverteilung innerhalb des Nephrons

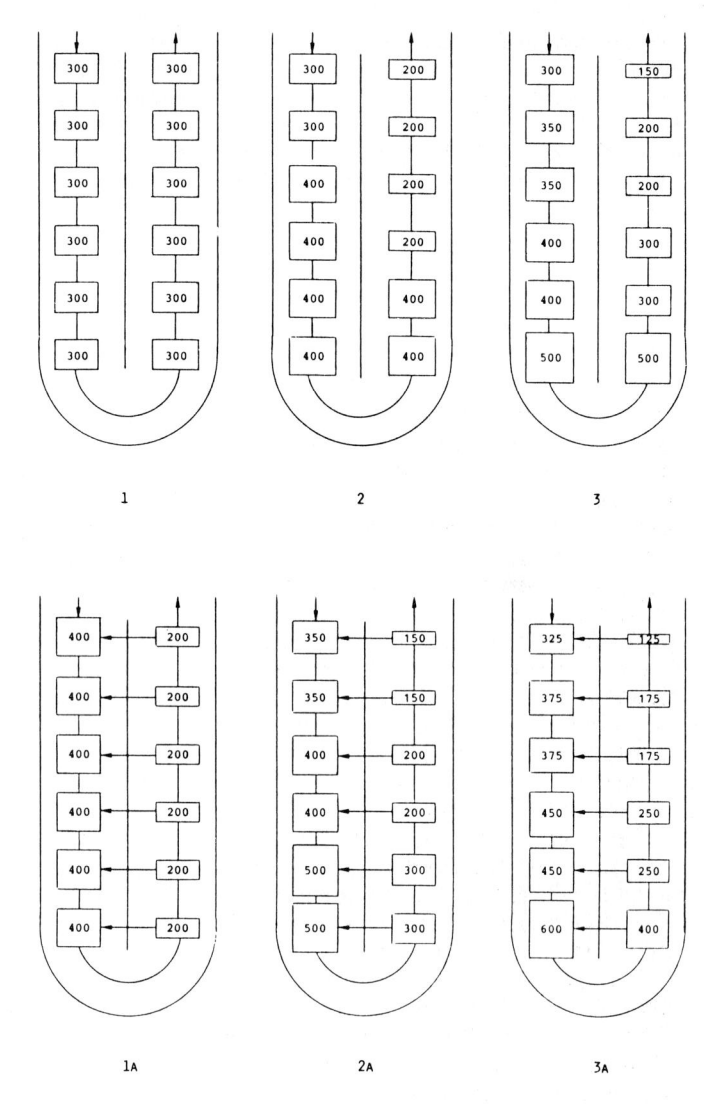

Abb. 8.40. Schematische Aufteilung der Gegenstromkonzentrierung in Strömung (1, 2, 3) und Einzelkonzentriereffekt (1a, 2a, 3a) nach R. F. Pitts

Schleife sich mit neuem Harn füllen, der übrige Harn läuft entsprechend aus dem System heraus (Abb. 8.40/2). In dieser Situation lassen wir den Harn wieder anhalten und die aufsteigende Schleife die gleiche Konzentrierarbeit mit einer Differenz von 200 mosm leisten (Abb. 8.40/2 a). Das Spiel wiederholt sich in Abb. 8.40/3 bzw. 3a. Das Ergebnis zeigt eine Konzentrationszunahme zum Schleifenscheitel hin bei isotonem Einstrom und hypotonem Ausstrom aus dem System. Die Theorie deckt sich also mit der Beobachtung der Isotonie am Ende des proximalen Konvolutes, einer osmotischen Konzentrationszunahme zur Papillenspitze hin und einer Hypotonie im Beginn des distalen Tubulus. *Voraussetzung* für das Funktionieren eines solchen Systems wäre ein aktiver *Substanztransport aus der aufsteigenden Henle'schen Schleife* sowie eine relative Wasserimpermeabilität dieses Schleifenteiles, da anderenfalls wie im proximalen Konvolut das Wasser den transportierten Ionen folgen würde.[18]

Der Zweck einer Gegenstromkonzentrierungsanlage besteht offenbar darin, durch *hohe Konzentrationen an den Schleifenscheiteln* die **Wasserreabsorption aus** den *Sammelrohren* zu erhöhen, wie dies Abb. 8.41 schematisch andeutet. Dabei werden die gelösten Teilchen (insbesondere Harnstoff) je nach Permeabilität der Sammelrohre in deren Lumen zurückgehalten. Es wäre gewiß am sinnvollsten, wenn das resorbierte Wasser über die langen Vasa recta zurück in den Kreislauf gelangte. Eindeutige Beweise hierfür — wie überhaupt für den ganzen Gegenstrom-Konzentrierungsmechanismus — sind trotz vielfältiger experimenteller Ansätze sehr schwer zu führen. Daß neben der Größe des Einzelkonzentriereffektes auch die Größe des tubulären Harnstromes durch die Henle'sche Schleife für die Effektivität eines derartigen Gegenstrommultiplikators von Bedeutung ist, kann man sich leicht vorstellen. Ein zuviel an Strömung mag zum „Überfahren" bzw. „Auswaschen" eines einmal erzeugten Gradienten führen. Die gleiche Problematik gilt für die Markdurchblutung. Die Vasa recta der Papille scheinen zudem eine besonders hohe Permeabilität zu besitzen, so daß Auswascheffekte für hohe osmolare Konzentrationen bei einer Zunahme der Nierenmarkdurchblutung möglich sind. (Die experimentellen Ergebnisse hierzu sind allerdings bisher keineswegs eindeutig.) Unbestritten ist das Phänomen, daß **ADH (Antidiuretisches Hormon,** in hypothalamischen Kerngebieten gebildet und im Hypophysenhinterlappen freigesetzt, vgl. S. 278) die Wasserpermeabilität des Sammelrohres sowie des distalen Konvolutes erhöht, so daß bei vermehrter ADH-Ausschüttung die Harnkonzentration beim Menschen das *4 bis 6fache der Plasmaosmolarität* erreichen kann (vgl. S. 230), wobei diese Konzentrierung nicht etwa 4fache Elektrolytkonzentration bedeutet, sondern überwiegend durch die Konzentrierung von Harnstoff bedingt ist.

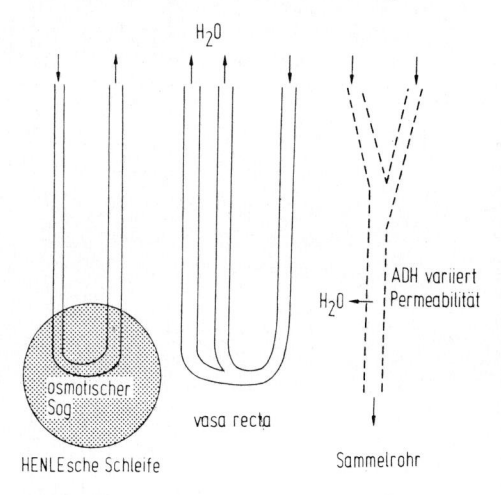

Abb. 8.41. Schematische Zeichnung des Effekts einer papillären Gegenstromkonzentrierung

Wider Erwarten führt eine ADH-Ausschüttung mit einer Antidiurese zu einer Zunahme der osmolaren Konzentration aller Abschnitte der Papillenspitze. Das von den Sammelrohren reabsorbierte Wasser wird offenbar so schnell über die aufsteigenden Vasa recta wieder abtransportiert, daß es nicht etwa zu einer „Verdünnung" des papillären Interstitiums kommt. Wird dagegen die Wasserpermeabilität der Sammelrohre durch ADH-Mangel erniedrigt, sollte man annehmen, daß nun das Gegenstromsystem viel besser konzentrieren könnte, weil nun weniger Harn aus dem Sammelrohrsystem reabsorbiert wird. Erstaunlicherweise ist aber das Gegenteil der Fall: Bei Wasserdiurese sinkt die osmolare Konzentration in der Papillenspitze. Dieser Widerspruch läßt sich nur so auflösen: Auch bei ADH-Mangel sind die Sammelrohre der Papille keineswegs impermeabel für Wasser. Wird in höher gelegenen distalen Tubulusabschnitten unter ADH-Mangel bereits weniger Wasser reabsorbiert, schafft ein noch so stark arbeitendes Gegenstromsystem seine Konzentrierarbeit nicht mehr. Überfüllte herabstürzende „Bäche" treten hemmungslos über die „Ufer" und führen zu den hier unerwarteten „Überschwemmungen" speziell in ihren Ausflußregionen oder hier in der Papillenspitze.

---

(18) Das ursprüngliche Modell des Einzelkonzentriereffektes von Kuhn u. a. arbeitete umgekehrt: Der hydrostatische Druck in der absteigenden Schleife sollte Wasser aus der absteigenden Schleife ins Interstitium bringen, aber keine osmotisch wirksamen Substanzen. Die hydrostatischen Drucke reichen aber für solch ein System nicht aus. Die Multiplikation dieses Effektes würde jedoch genauso verlaufen wie nach heutiger Auffassung.

Prüfungsfragen zu diesem Abschnitt finden Sie im Anhang unter den Ziffern: 8.7.ff.

8.8 Regulation der Nierenfunktion

Regulation der Nierenfunktion Regulation der Nierendurchblutung; Konsequenzen für die GFR. Regulation der Funktionen von Glomerulus, Tubulus und Sammelrohr. Abstimmung von glomerulärer Filtration und tubulärer Resorption. Einflüsse des vegetativen Nervensystems und des systemarteriellen Druckes auf die Nierenfunktion. Regulation der tubulären Wasser-und Elektrolyt-Resorption. Mechanismen und Konsequenzen hormonaler Einflüsse auf die Funktion von Tubuluszellmembran, Epithelzelle und Nephronabschnitt.

Hormonbildung Renin. Renale Hormone (z. B. Calcitriol vgl. S. 284, Erythropoetin vgl. S. 10 u. 163).

Seit es H. *Goldblatt* und Mitarbeitern 1934 gelungen war, durch *Nierenarteriendrosselung* einen anhaltenden systolischen *Hochdruck* zu produzieren (vgl. S. 100), ist die Niere in zunehmendem Umfang das Ziel für die Hochdruckforschung geworden, obwohl bereits vor der Jahrhundertwende[20] Blutdruck erhöhende Substanzen aus der Niere extrahiert wurden. Allerdings muß man heute (etwas enttäuscht) zur Kenntnis nehmen, daß nur ein geringer Prozentsatz aller Hochdruck- Patienten an einem „*renalen Hochdruck*"leidet, während bei der überwiegenden Mehrheit der Patienten die pathophysiologische Ursache des Hochdrucks bisher unklar geblieben ist. Im folgenden sollen unsere gegenwärtigen Vorstellungen zum **Renin-Angiotensin- System** zusammengefaßt werden:

Im *Vas afferens* befinden sich spezalisierte Muskelzellen (granulierte, epitheloide Zellen), in welchen u. a. mit immunhistologischen Methoden *Renin* nachgewiesen wurde.[21]

---

[20] Tigerstedt u. Bergmann, Scand. Arch. Physiol. 8, 223, 1898.

[21] Allerdings findet sich Renin auch an anderen Orten: z. B. in der Arteria interlobularis der Niere, daneben aber auch im Uterus (in besonders hohen Konzentrationen im graviden Uterus), in der Speicheldrüse der Maus sogar in höheren Konzentrationen als in der Niere und in niedrigen Konzentrationen in vielen Strukturen des Zentralnervensystems (z. B. Hypothalamus, Hypophyse, Pons, Cortex u. a.). Die Aufklärung der physiologischen Bedeutung dieses Renins ist gegenwärtig ein sehr aktuelles Forschungsziel.

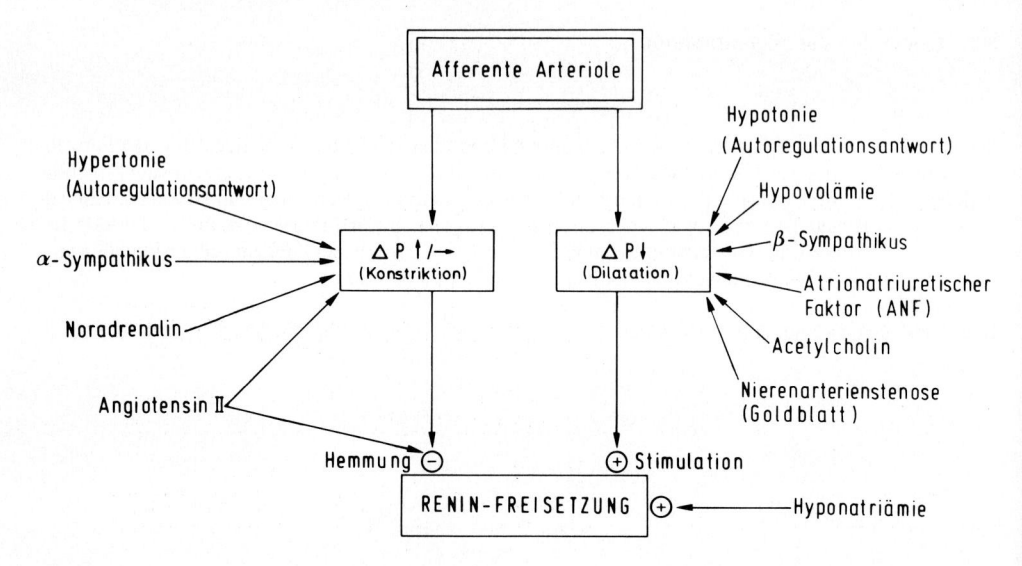

8. Wasser- und Elektrolythaushalt, Nierenfunktion

Abb. 8.42. Faktoren zur Stimulation und Hemmung der Reninfreisetzung aus granulierten Zellen der afferenten Arteriole. ΔP = transmurale hydrostatische Druckdifferenz zwischen intra- und extravasalem Druck

Renin (MG etwa 40-50 000) ist ein Enzym, welches die *Umwandlung von Angiotensinogen in Angiotensin I* bewirkt (vgl. Abb. 8.43). Angiotensinogen wird von der Leber synthetisiert und ans Blutplasma abgegeben (MG 55 000, wandert in der α_2-Globulinfraktion). Die Plasmakonzentration von Angiotensinogen beträgt beim Menschen etwa 50-80 µg/ml.

Die eigentlich blutdruckwirksame Substanz ist **Angiotensin II**, ein Oktapeptid, welches um mehrere Zehner-Potenzen *stärker vasokonstringierend* wirkt *als Noradrenalin*. Neben der direkten vasokonstriktorischen Wirkung *setzt Angiotensin II das Mineralocorticoid Aldosteron* (vgl. S. 292) aus der Nebennierenrinde *frei*. (Die normalen Plasma-Renin-Konzentrationen liegen beim Menschen bei 10-30 pg/ml.) Angiotensin II wird aus Angiotensin I mit Hilfe des fast ubiquitär anzutreffenden *Converting enzyme (C. E.)* gebildet. Vorwiegend findet sich C. E. allerdings in den Endothelien der Lungengefäße, aber auch im Vas afferens und efferens.

Als Argument für die Beteiligung von Angiotensin II an der normalen − akuten − Kreislauf-regulation wird angeführt, daß durch Blockade des Renins mit Reninantagonisten sowie durch Angiotensinogen-Antagonisten Blutdrucksenkungen erzielt werden können, welche jedoch keineswegs von Dauer sind.

Der Organismus ist in der Lage mit Hilfe von Angiotensinasen = Peptidasen (bevorzugt im Nierengewebe und in der Leber, aber auch im Blut) Angiotensin II sehr schnell (Minutenbereich) zu spalten und damit zu inaktivieren. In der Behandlung von Hochdruckerkrankungen hat sich inzwischen die Hemmung der Umwandlung von Angiotensin I in Angiotensin II mit Hilfe von Converting-Enzym-Hemmern (= ACE-Hemmer, z. B. Captopril, Enalapril, Quinapril) vielfach bewährt.

Problematisch, d. h. keineswegs unumstritten, ist der physiologische bzw. patho-physiologische Stimulus zur Reninfreisetzung.

Unbestritten führt eine *Durchblutungsabnahme der Niere* (Hypotonie, Hypovolämie) zu einer Reninfreisetzung. Barorezeptoren in Vas afferens und efferens werden daher für diesen Reninstimulus verantwortlich gemacht (vgl. Abb. 8.42).

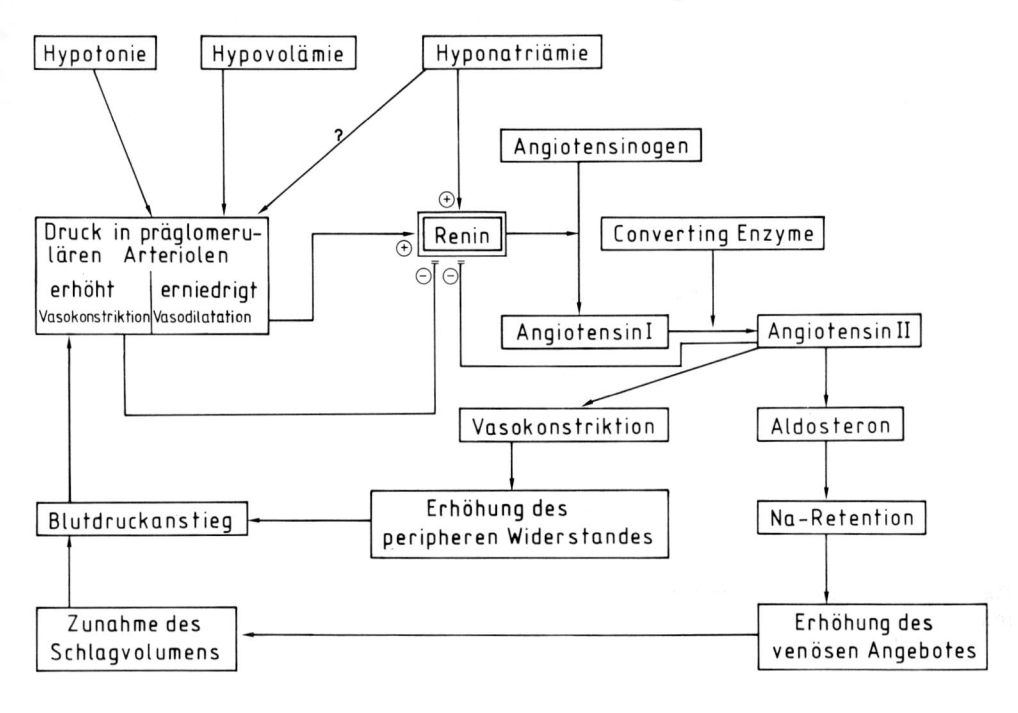

Abb. 8.43. Das Renin-Angiotensin-System und seine mögliche Beteiligung an der Kreislaufregulation

Es ist anzunehmen, daß der adäquate Reiz für eine Reninfreisetzung bevorzugt eine Lumenzunahme der afferenten Arteriolen (= afferente Dilatation) in Kombination mit einer Abnahme des intravasalen Druckes unmittelbar am Eingang des Glomerulums ist, während afferente Vasokonstriktion bzw. Druckzunahme in der afferenten Arteriole die Reninfreisetzung hemmt. Allerdings konnte bei intravitalmikroskopischer Beobachtung des kurzen reninreichen Abschnittes der afferenten Arteriole unmittelbar vor dem Glomerulum im Gegensatz zu den übrigen präglomerulären Gefäßen bei Perfusionsdruckänderung keine Lumenänderung festgestellt werden. Deshalb könnte gerade dieser Abschnitt als Drucksensor für die Reninfreisetzung fungieren.

Langfristig ist sicher auch Hyponatriämie ein Stimulus für die Reninausschüttung. Wie man sich die Konsequenzen einer Nierendurchblutungsabnahme für die Kreislaufregelung vorstellen könnte, soll Abb. 8.43 demonstrieren.

Sinkt der renale Perfusionsdruck durch systemischen Druckabfall oder auch durch eine arteriosklerotisch veränderte Nierenarterie (ebenso durch eine Klammerung nach Goldblatt s. o.) wird gegenregulatorisch durch vermehrte Angiotensin-II-Bildung der periphere Widerstand erhöht und über eine Aldosteronausschüttung das venöse Angebot erhöht. Ob auch die NaCl-Konzentration an der Macula densa des distalen Konvolutes als regelndes Signal zur Reninfreisetzung benutzt wird, ist gegenwärtig nicht entschieden.

Daß Angiotensin II-Ausschüttung zugleich einen Stimulus für die *Aldosteronfreisetzung* darstellt, ist seit dem Ende der 50er Jahre unseres Jahrhunderts vermutet und inzwischen vielfältig bestätigt worden. Allerdings wird für die Aldosteronfreisetzung neben Angiotensin II eine Fülle anderer Faktoren benannt (vgl. Abb. 8.44). Im Zentrum der Aldosteronwirkung steht unbestritten die Natriumretention mit erhöhter Kaliumausscheidung.

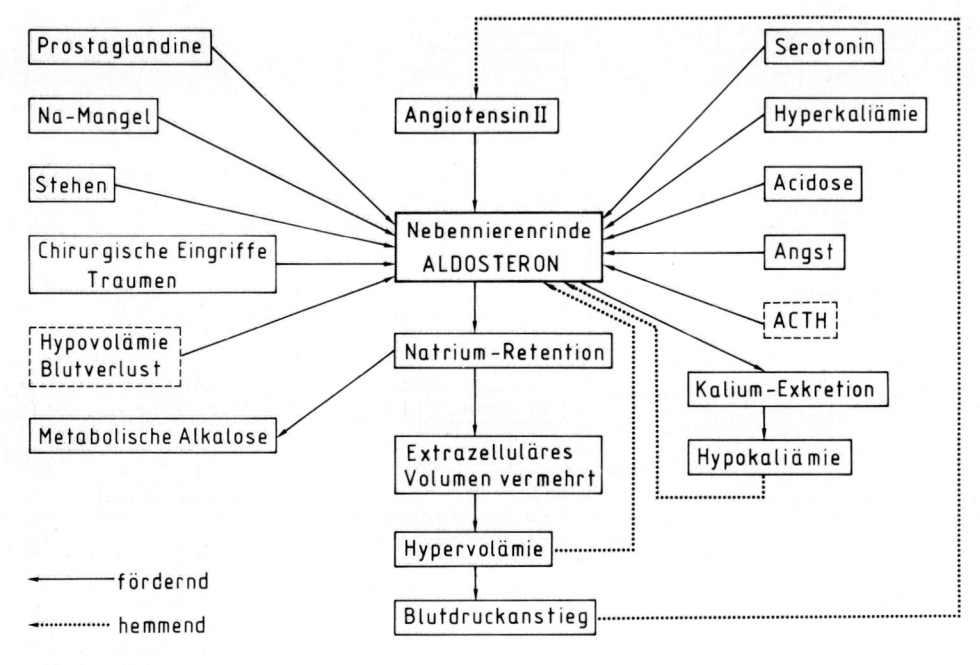

Abb. 8.44. Faktoren, welche die Aldosteron-Ausschüttung stimulieren und hemmen

Die **Pathophysiologie** gibt hierzu einige interessante Perspektiven: Man kennt dort das Krankheitsbild des *primären Hyperaldosteronismus* (genannt *Conn*[22]- *Syndrom*), ausgelöst durch ein vermehrt Aldosteron produzierendes Adenom in der Nebennierenrinde. Der Renin-Plasmaspiegel ist dabei niedrig, es kommt trotzdem zu einem erhöhten Blutdruck, welcher auf eine vermehrte Natrium-Retention bezogen wird.

Daneben leiden die Patienten an einer Hypokaliämie, welche bis zur Muskelschwäche führen kann.

Ferner kennt man das Krankheitsbild des *sekundären Hyperaldosteronismus*, wie es zum Beispiel durch eine Nierenarterienstenose ausgelöst werden kann. Hierbei wird das Renin-Angiotensin-System maximal stimuliert, schließlich entwickelt sich ebenfalls eine Hochdruckerkrankung. In diesem Fall sind sowohl

---

(22) Conn, J. W.: Primary aldosteronism. II. A new clinical syndrome. J. Lab. clin. Med. 45, 661, 1955.

die Plasmareninspiegel wie auch die Aldosteronspiegel erhöht. Somit können chronische Verengungen der Nierenarterie mit renaler Minderdurchblutung wie im Tierexperiment (Goldblatt-Hochdruck s. o.) auch beim Menschen zu einer Hochdruckerkrankung führen. Weitgehend ungelöst ist bisher allerdings die Frage, warum die große Mehrzahl der „Hochdruckpatienten" trotz einer normalen Nierendurchblutung und trotz normaler Angiotensin II-Blutspiegel an einem hohen Blutdruck leidet.

Zum Problem des **Natrium-Verlustes bei Aldosteron-Mangel** vgl. S. 295.

Angiotensin-II wird noch eine ganze Reihe anderer Wirkungen nachgesagt: Tonuserhöhung am Hirnstamm mit Sympathikusaktivierung, wodurch die lokale Angiotensin-II-Wirkung auf die Arteriolen verstärkt wird. Möglicherweise ist Angiotensin-II auch ein Durst-Stimulator (vgl. S. 224) und setzt darüber hinaus Hypophysenhormone frei.

Prüfungsfragen zu diesem Abschnitt finden Sie im Anhang unter den Ziffern: 8.8 ff.

8.9 Ureter und Harnblase, Miktion

Ableitende Harnwege

Funktion von Ureter und Harnblase, Miktion

Bereits im Nierenmark beginnen die Züge glatter Muskelfasern, welche sich zum Nierenbecken und **Ureter** formieren. Rhythmische Ureterkontraktionen, welche schließlich als peristaltische Wellen den Harn in die Harnblase treiben, beginnen bereits in der Niere.

Diese Ureterkontraktionen können (speziell bei Nagern mit nur einer Nierenpapille) die Papille regelrecht „melken". Es wird vermutet, daß dieses Papillenmelken für die Harnkonzentrierung (u. a. durch eine gleichmäßige Verteilung des konzentrierten Harnes auf die gesamte äußere Papillenwand) von Bedeutung ist.

Die Frequenz der Ureterperistaltik, für welche ein Schrittmacher in den obersten intrarenal gelegenen Ureterabschnitten anzunehmen ist, liegt bei 5-6 min^{-1} (mit Schwankungen von 0,5 bis 10). Die Wellengeschwindigkeit beträgt etwa 3 $cm \cdot s^{-1}$. Der Parasympathikus stimuliert die Ureterperistaltik, der Sympathikus wirkt hemmend. Verlagerung des Ureterlumens (z. B. durch einen Ureterstein) führt zu äußerst schmerzhaften Koliken (schmerzlindernd wirken Parasympathikolytika, vg. S. 351).

Eine Sammlung des Harns erfolgt in der glattmuskulären **Harnblase**, welche unter psychischer Kontrolle entleert werden kann. In Abhängigkeit von Körpergröße und Trainingszustand werden bei unterschiedlichen Füllungszuständen (beim Erwachsenen etwa ab 150-200 ml) Dehnungsrezeptoren stimuliert, welche den Miktionsreflex einleiten können.

Abb. 8.45 zeigt schematisch die nervale Verschaltung der Harnblase. Die nervalen Vorgänge bei der Miktion sind allerdings keineswegs abschließend aufgeklärt. Die normale Blase des Jugendlichen kann (bei großen individuellen Schwankungen) bis zu 600 ml Harn ohne wesentliche intravesikuläre Drucksteigerungen (ca. 10 cm H_2O) aufnehmen. Während des Beginns der **Blasenfüllung** (50-250 ml) wird der glatte Blasenmuskel (Musculus detrusor) elastisch gedehnt. Bei leichten intravesikulären Drucksteigerungen kommt es zunächst über afferente Fasern des N. pelvinus und synaptische Übertragung im unteren Thorakalbereich reflektorisch zu einer Verstärkung der Blasenfüllung auf dreierlei Weise:

1. Eine Sympathikusaktivierung über den Plexus pelvicus stimuliert beta-adrenerge Rezeptoren in der Blasenmuskulatur. Dies führt zur Entspannung (Relaxation) des M. detrusors und damit zu einer Zunahme der Füllungskapazität der Blase.

2. Eine Sympathikusaktivierung kann auch über eine alpha-Stimulation und Kontraktion des inneren (proximalen) Blasensphinkters einen Harnausfluß aus der Blase bei intravesikaler Drucksteigerung verhindern. Allerdings wird die Existenz dieses inneren Sphinkters neuerdings bestritten. Unbestritten wird die Gefäßmuskulatur der Blase vom Sympathikus auch efferent innerviert.

3. Möglicherweise erfolgt auch eine Hemmung des Parasympathikus (auf Ganglionebene), wodurch der Miktionsreflex (s. u.) gehemmt wird.

Als **Miktionsreflex** (Blasenentleerungsreflex) wird folgender Reflexbogen bezeichnet: Somatische Afferenzen ziehen zu einem eigenen Blasenreflexzentrum im Hirnstamm nahe des Locus coeruleus der Brücke. Efferente descendierende Bahnen erreichen das Sakralmark, von welchem parasympathische Fasern zum M. detrusor ziehen und eine Blasenkontraktion auslösen können. Außerdem kommt es zu einer motorischen Kontraktionshemmung des äußeren Blasensphinkters.

Beim Neugeborenen läuft dieser Reflex 20-30mal am Tag ungehemmt ab. Mit zunehmendem Lebensalter wird die Hemmung dieses Reflexes durch corticale Kontrolle des Miktionsreflexzentrums im Hirnstamm und im Sakralmark geübt.

Nach Rückenmarksdurchtrennung oberhalb des Sakralmarks (z. B. durch Wirbelfraktur oberhalb von Thorakale 11) kommt es zunächst zu einem vollständigen Tonusverlust der Blase mit „Harnsperre" (vgl. spinaler Schock S. 387). (Das sakrale Miktionszentrum (S_2-S_4) liegt in Höhe der Wirbelkörper Th12 bis L1). Nach Abklingen des spinalen Schocks, welcher beim Menschen bis zu einem halben Jahr anhalten kann, ist die Ausbildung einer „Reflexblase" möglich.

Man geht hierbei davon aus, daß auf Sakralmarkebene eine direkte Umschaltung der soma-

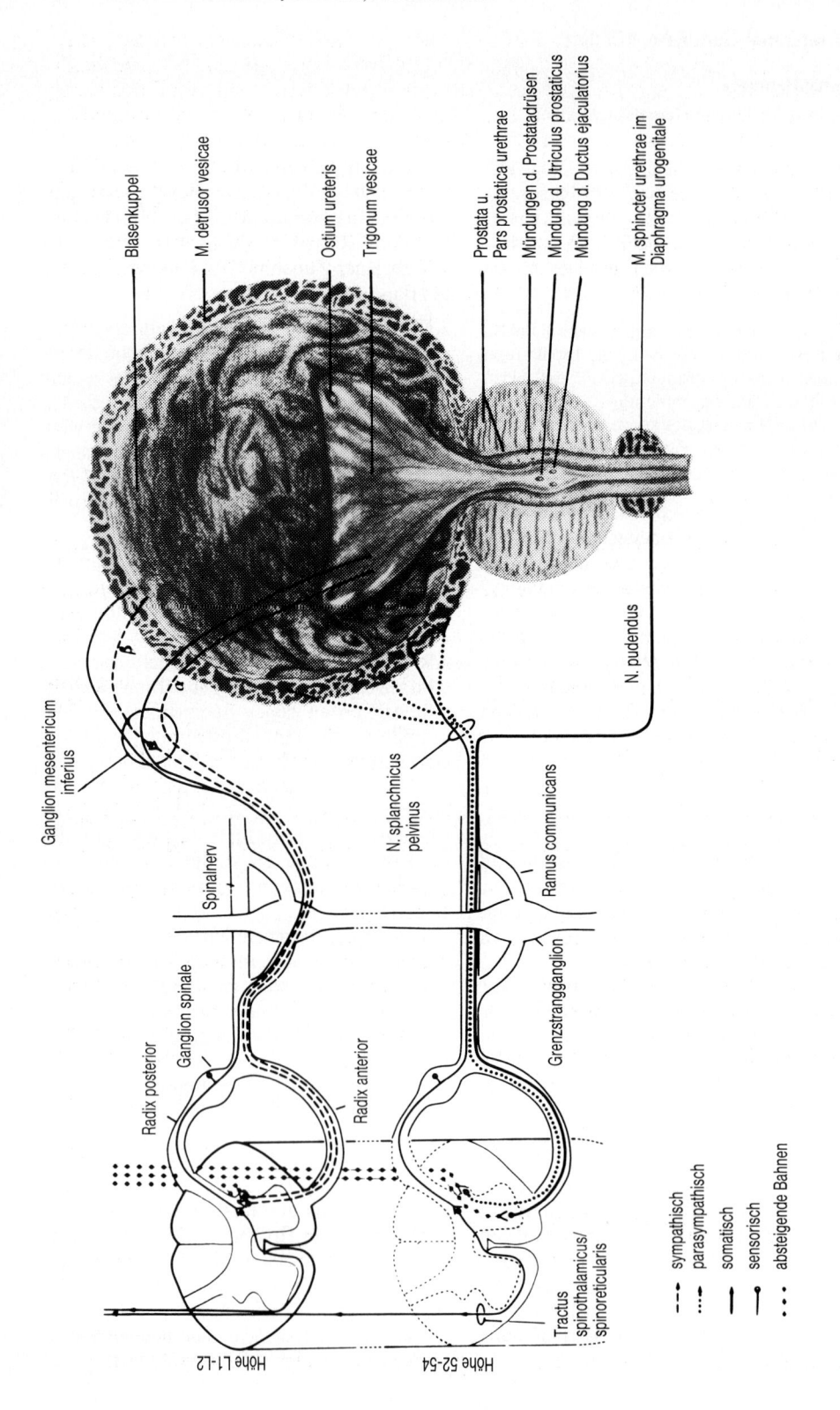

268 8. Wasser- und Elektrolythaushalt, Nierenfunktion

Abb. 8.45. Schematische Zeichnung zur nervalen Steuerung der Harnblase

tischen Afferenz auf die parasympathische Efferenz möglich ist. Querschnittsgelähmte Patienten können nämlich erneut lernen (z. B. durch leichtes Beklopfen ihrer gefüllten Harnblase), den Miktionsreflex rechtzeitig direkt auszulösen.

Bei der Untersuchung von **Bewußtlosen** gehört der „Griff zur Blase" zu den wichtigsten Aufgaben des erstbehandelnden Arztes, um ggf. durch Katheterisierung eine **Blasenruptur** mit Erguß des Blaseninhaltes in den Bauchraum zu verhindern.

Bei geriatrischen Patienten bereitet (neben der Abflußbehinderungen z. B. durch ein Prostataadenom) die „nicht-inhibierte neurogene Blase" ein besonderes Problem. Zwar erreicht hier über die Vorderseitenstrangbahnen (vgl. S. 425) noch die Meldung über eine gefüllte Blase das Bewußtsein, aber es scheinen in den Seitenhörnern des Rückenmarks die absteigenden Bahnen bevorzugt zu degenerieren, wodurch die Hemmung des Miktionsreflexes auf spinaler Ebene gestört ist, so daß ein „Einnässen" oft nicht zu verhindern ist.

Weiterführende Literatur

Th. E. Andreoli: Disturbances in Body Fluid Osmolality. Am. Physiol. Soc., Bethesda, 1977

C.A. Baldamus, P. Scigalla, L. Wieczorek and K.M. Koch: Erythropoietin: From Molecular Structure to Clinical Application, Karger, Basel, 1989

B. M. Brenner and F. C. Rector, Editors: The Kidney, Vol. I and II. W. B. Saunders, Philadelphia, London, Toronto, 1976

J. Brod: The Kidney. Butterworth & Co., London, 1973

H. Elias, J. E. Pauly and E. R. Burns: Histology and Human Microanatomy, 4th Edition, John Wiley and Sons, New York, Toronto, 1978

R. Greger, F. Lang, S. Silbernagl, Editors: Renal Transport of Organic Substances, Springer, Berlin, Heidelberg, New York, 1981

D. B. Gordon, Editor: Hypertension, the Renal Basis. Dowden, Hutchinson and Ross, Stroudsburg/ Pen., 1980

F. Gross: Physiologie und Pathologie des Renin/ Angiotensin-Systems. In: Handbuch der Inneren Medizin, hrg. v. H. Schwiegk, 8. Band, 2. Teil, 5. Auflage. Springer, Berlin, Heidelberg, New York, 1968

R. L. Jamison and W. Kriz: Urinary Concentrating Mechanism: Structure and Function. Oxford University Press, New York, Oxford, 1982

S. Klahr and S. G. Massry, Editors: Contemporary Nephrology, Vol. 1, Plenum Medical Book Comp., New York, London, 1981

F. G. Knox: Textbook of Renal Pathophysiology, Harper and Row, Hagerstown, New York, San Francisco, London, 1978

F. Lang: Pathophysiologie, Pathobiochemie: eine Einführung 4. Auflage, Enke, Stuttgart 1990

A. Leaf, G. Giebisch, L. Bolis, S. Gorini: Renal Pathophysiology, Recent Advances, Raven Press, New York, 1980

D. J. March: Renal Physiology, Raven Press, New York, 1983

A. B. Maunsbach, T. St. Olsen, E. I. Christensen: Functional Ultrastructure of the Kidney. Academic Press, London, New York, Toronto, Sydney, San Francisco, 1980

J. Orloff, R. W. Berliner, Editor: Renal Physiology, Section 8. In: Handbook of Physiology, American Physiological Society, Washington D. C., 1973

R. F. Pitts: Physiology of the Kidney and Body Fluids, Year Book Medical Publishers, Chicago, 1968

R. W. Schrier and C. W. Gottschalk, Editors: Diseases of the Kidney (Vol. I – bis Vol. III), Fourth Edition, Little, Brown and Company, Boston/ Toronto, 1988

H. W. Smith: The Kidney, Structure and Function in Health and Disease, Oxford University Press, New York, 1958

M. Steinhausen, K.H. Endlich and D.L. Wiegman: Glomerular Blood Flow, Editorial Review, Kidney International 38, 769-784, 1990

R. Taugner and E. Hackenthal: The Juxtaglomerular Apparatus, Structure and Function, Springer, Heidelberg 1989

H. Valtin: Funktion der Niere, Schattauer, Stuttgart, New York, 1978

L. G. Wesson: Physiology of the Human Kidney, Grune and Stratton, New York, London, 1969

Prüfungsfragen zu diesem Abschnitt finden Sie im Anhang unter den Ziffern: 8.9 ff.

9. Hormonale Regulation

9.1 Grundlagen und Allgemeines

Funktionelle Struktur des Hormonsystems	Hormonproduzierende Zellen und Organe; Entspeicherung und Synthese-Aktivierung; Hormontransport; Zielzellen; Hormon-Rezeptoren; Zellantwort; Hormonabbau. Hormon-Hierarchie. Regelkreise. Geregelte Größen. Kompensatorische Hypertrophie und Atrophie von Hormondrüsen.
Hormontypen	Einteilung z. B. nach chemischer Struktur und nach Bildungsort.
Signalkette	Zelluläre Mechanismen der Hormonfreisetzung. Extra- und intrazelluläre Rezeptoren der Zielzelle. Signalübertragung von Membranrezeptoren auf sekundäre Botenstoffe (z.B. Second messenger). Typen, Herkunft, Wirkung und Beeinflußbarkeit der Second messenger. Signalkette bei intrazellulärer Hormon-Rezeptor-Bindung. Prinzipielle Hormonwirkungen auf die Zelle.
Neuroendokrine Signalübertragung	Typen, Freisetzung und Funktionen der hypothalamischen Liberine und Statine und der Hypophysenhinterlappen-Hormone. Herkunft der Ausschüttungssignale. Regelkreise. Einflüsse des vegetativen Nervensystems auf Freisetzung der Nebennierenmarkhormone und Pankreas-Inselhormone.

Der Begriff *„Hormon"*[1] wurde von *Starling*[2] 1905 für Stoffe geprägt, welche von *„innersekretorischen Drüsen"* an das Blut abgegeben werden. Hormone mußten von *„Enzymen"*[3] abgegrenzt werden, welche zuerst von *Kühne*[4] an Hand des von ihm entdeckten *Trypsins* (vgl. S. 188) so benannt wurden. Heute „gehören" Hormone und Enzyme weitgehend den Biochemikern, und wir wollen uns hier auch nur so weit mit ihnen beschäftigen, wie wir sie für ein Verständnis physiologischer Mechanismen und Zusammenhänge benötigen, ohne uns dabei in das heute nahezu unübersehbare Detail der Hormonchemie zu verlieren.

Die Schwierigkeit beginnt bereits mit der **Einteilung der Hormone**: Soll man sie nach ihrer *chemischen Struktur, ihrem Wirkungsmechanismus,* dem *Ort ihrer Bildung* oder dem *Ort ihrer Wirkung* unterteilen? Für alles lassen sich gute Gründe finden:

Man kann nach der *Struktur* Steroidhormone (z.B. Corticosteroide) von *Peptidhormonen* (z.B. Adiuretin) sowie von *einzelnen Aminosäureabkömmlingen* (z. B. Katecholamine) abgrenzen. Ganz modern kann man aber auch die Hormone nach ihrem *Wirkungsmechanismus* einteilen in diejenigen, welche zunächst ihre Wirkung an der Zellmembran entfalten (man spricht von *„ektozellulärem Angriffspunkt"*) und einer davon abzugrenzenden Art von Hormonen, welche – wie z. B. die Steroidhormone – die Zellmembran passieren können und über einen primären *„intrazellulären* Angriffspunkt" verfügen.

Wir werden hier die Hormone vorwiegend nach ihren Bildungsorten besprechen.

Daß die Dinge rund 80 Jahre nach Starling viel komplizierter sind, verwundert nicht: So bedarf es für die Anerkennung als Hormon nicht mehr des Vorhandenseins einer Drüse mit innerer Sekretion. Es genügen *hormonbildende Zellen* innerhalb irgendeines Organs. Man denke nur an das Erythropoietin der Niere. Auch die „Gewebshormone" werden ohne eine eigene Drüse gebildet. Schließlich werden für die synaptische Übertragung *Neurotransmitter* von Nervenzellen gebildet, welche ebenfalls zum großen Teil mit Hormonen identisch sind.

---

(1) Hormon, griech. hormáo: ich treibe an, ich rege an.
(2) vgl. S. 7.
(3) Enzym, von griech. zymae = Sauerteig, Gärstoff (gr. en = in).
(4) Willy Kühne (1837-1900) Physiologe, seit 1871 als Nachfolger von Helmholtz in Heidelberg tätig.

Fragen wir zuerst, **warum** *brauchen wir eigentlich Hormone*, so ist die Frage leichter zu stellen als zu beantworten. Zwar kann man das Fehlen von Hormonen an ganz bestimmten Krankheitssymptomen erkennen (und die Entdeckungsgeschichte gerade der Hormone verdankt meist diesen Symptomen[5] ihren Erfolg), doch ist die Frage wohl erlaubt, warum reichten der Natur die Nerven als „Anreger" und „Antreiber" (oder moderner als „Informationsübermittler") nicht? Haben wir aber nicht eben gerade gehört, daß selbst die Nerven untereinander nicht ohne verbindende Chemie (Neurotransmittersubstanzen) auskommen? Das von den Nerven fortgeleitete Signal, das sogenannte Aktionspotential ist vermutlich viel *zu einförmig* und die chemischen Zellfabriken viel zu kompliziert, als daß sie ohne *modulierende Kraft chemischer Signale* auskommen könnten.

Wie wirken Hormone? (vgl. Abb. 13.14, S. 373)

Um überhaupt eine Wirkung entfalten zu können, benötigen Hormone „*Rezeptoren*". In der Physiologie stellt ein Rezeptor eigentlich eine Sinneszelle dar, welche z. B. als „Stäbchen" oder „Zapfen" in der Netzhaut auf spezifische (− in diesem Falle auf Lichtreize hin −) reagiert und welche schließlich über Veränderungen ihres Rezeptorpotentials ein fortgeleitetes Aktionspotential auslöst. Wir haben bereits bei der Besprechung von α- und β-Rezeptoren (vgl. S. 107) gesehen, daß man diesen Rezeptorbegriff inzwischen auch auf Zellmembranen ausgedehnt hat und hier von Rezeptoren für Wirkstoffe spricht, obwohl man nicht in der Lage war, diese Rezeptoren nach ihrer äußeren Struktur zu unterscheiden. Schließlich spricht man heute nicht mehr allein von Hormon-Rezeptoren der Zellmembran, sondern auch von Rezeptoren im Zellinneren (z. B. für Steroidhormone). Diese Rezeptoren (welche auch selbst Enzyme sein können) produzieren nun unter *Hormonwirkung* keine fortgeleiteten Aktionspotentiale wie die Sinneszellen, sondern sie *bewirken* unter hormoneller „Besetzung" entweder *direkte Änderungen der Membraneigenschaften* der Zelle, oder sie *regen andere Enzyme* an, die Zellfunktion zu ändern, *oder* − und das ist der wichtigste, von *Sutherland*[6] entdeckte Mechanismus − sie entfalten ihre Wirkung über das *cyclische Adenosinmonophosphat (cAMP)*. Hierbei wurde das Konzept entwickelt, daß das *Hormon* als erster Bote *(first messenger)* den membran-ständigen Rezeptor besetzt. Dieser Vorgang veranlaßt das *auf der Innenseite der* Membran gelegene Enzym *Adenylatcyclase* aus ATP das cAMP und *Pyrophosphat zu bilden. Das cAMP steht nun als zweiter Bote (second messenger) zur Verfügung*, welcher die eigentliche Hormonwirkung in der Zelle mit einer *Enzymaktivierung* auslöst. *Gebremst wird* der Konzentrationsanstieg von cAMP durch ein eigenes Enzym: Die *Phosphodiesterase*, welche *cAMP* spaltet und damit inaktiviert. Eine Methode, die cAMP-Wirkung zu steigern, besteht deshalb auch darin, dieses inaktivierende Enzym zu hemmen, was z. B. durch *Theophyllin* und *Coffein* möglich ist.

Der Vorteil der Einschaltung von cAMP als second messenger besteht offenbar darin, daß dadurch nur die „Briefkästen" der Zellen (die Rezeptoren) individuell gestaltet werden müssen. Die Hormone benötigen, um in diesem Bild zu bleiben − ähnlich wie moderne Scheckkarten − einen Code, um ihre Briefkastenschlitze öffnen zu können. Wurde die Botschaft einmal „geschluckt", kann die intrazelluläre Informationsverarbeitung weitgehend gleichförmig gestaltet werden. (Nur zur Sicherheit sei angemerkt, daß die Messenger-Ribonucleinsäure (mRNA) mit dem hier in Rede stehenden „second messenger", dem cAMP nichts zu tun hat.)

Der moderne „Aufschwung" der Hormonforschung wurde entscheidend durch die Entwicklung des *„Radioimmuno-assays" (ab 1960)*

---

(5) Am berühmtesten ist die Entdeckungsgeschichte des Insulins: I. Mering (1849-1908, Pharmakologe und Internist, seit 1890 Prof. in Halle) entfernte zusammen mit O. Minkowski zwischen 1886-1890 Hunden das Pankreas. Dies führt zu einer massiven Diurese mit Zuckerausscheidung (Glykosurie) als Zeichen eines entstandenen Diabetes mellitus. Erst 1921 isolierte der 30jährige kanadische Arzt Banting (Nobelpreis 1923) zusammen mit dem Studenten Best das Insulin. Für die Aufklärung der Aminosäuresequenz des Insulins erhielt schließlich der Cambridger Chemiker Frederick Sanger 1958 einen Nobelpreis.

---

(6) Earl W. Sutherland, Jr., USA (1915-1974), Nobelpreis 1971

bestimmt. *Zuvor* war man weitgehend auf einen „*Bioassay*" angewiesen, da wegen der äußerst niedrigen Hormonkonzentration eine chemische Bestimmung von Hormonen z. B. im Blut in den meisten Fällen nicht möglich ist, so daß *Hormonkonzentration nach ihrer Wirkung an bestimmten biologischen Organen* gemessen werden (z. B. am Wachsen des Hahnenkamms nach Testosteroninjektion). Es versteht sich von selbst, daß dies langwierige Experimente bedeutet.

Das *Prinzip des Radioimmuno-assays* besteht darin, eine bekannte Menge eines radioaktiv markierten Hormons an einen Antikörper zu binden. Wird der bekannten Menge des radioaktiven Hormons eine unbekannte Menge eines nicht-markierten Hormons zugesetzt, konkurrieren radioaktives und nicht-radioaktives Hormon um ihre Bindungsplätze am Antikörper. Je mehr nicht-markiertes Hormon im Ansatz war, desto weniger markiertes Hormon kann einen Platz am Antikörper erhalten: Unter diesen Umständen findet sich deshalb viel „freies" radioaktiv-markiertes Hormon im Ansatz. Mit Hilfe eines geeigneten Trennschrittes (organische Lösungsmittel, Aktivkohle, 2. Antikörper etc.) läßt sich nun das freie vom proteingebundenen radioaktiven Hormon trennen. Aus dem Grad der „Verdünnung" der Radioaktivität — man spricht geradezu von Isotopen-Verdünnungstechnik — läßt sich die physiologische Konzentration vieler Hormone heute schnell und exakt bestimmen.

Hypothalamus

Bei dem Versuch, das Zusammenwirken der Organe zu erfassen, d. h. integrierende Mechanismen der Physiologie zu entdecken, spielte der „*Zuckerstich*" von Claude *Bernard*[7] eine große Rolle. Wir haben zwar heute Schwierigkeiten, exakt zu erklären, wieso ein Stich ins verlängerte Rückenmark von Versuchstieren gerade die Blutzuckerkonzentration steigen läßt, denn die beteiligten Mechanismen sind sehr vielfältig. Immerhin ist es sicher erlaubt anzunehmen, daß der Claude Bernard'sche Stich den *Hypothalamus* traf, den wir heute als *Bindeglied zwischen nervaler und hormoneller Regulation* betrachten.[8] Die sensa-

tionellsten Ergebnisse bei definierter Reizung bestimmter Hypothalamus-Areale erzielte W. R. *Hess*[9], der Katzen Reizelektroden ins Zwischenhirn implantierte und später — nach Einheilung dieser Elektroden — an wachen Tieren nicht nur Blutdruck- und Atmungsantworten auf elektrische Reizungen hin registrierte, sondern auch Verhaltensänderungen vom „Haaresträuben", Fressen, Fluchtreaktionen bis hin zum Schlaf, sowie Änderungen von Stoffwechselvorgängen exakten Messungen unterzog. Als W. R. Hess 1949 den Nobelpreis „für die Entdeckung der funktionellen Organisation des Zwischenhirns für die Koordination der Tätigkeit von inneren Organen" erhielt — seine wesentlichsten Arbeiten stammen aus Jahrzehnten davor —, begann allerdings erst die eigentliche Aufklärung der Zusammenhänge insbesondere zwischen Hypothalamus und Hypophyse.

Erst in den 50er Jahren wurden die „*Releasing-Hormone*" entdeckt: Hormone, welche im Hypothalamus gebildet werden und die Ausschüttung (und Bildung?) der Hypophysenvorderlappenhormone kontrollieren (vgl. Abb. 9.1).

Hierbei machen sich die Releasing-Hormone eine *Besonderheit* der *Blutversorgung* dieses Gebietes zunutze: Der *Hypothalamus* wird *arteriell* aus der *Arteria hypophysialis superior* versorgt. Das zugehörige Kapillargebiet mündet in „*Portalvenen*", die mit dem Hypophysenstiel zum *Hypophysenvorderlappen* ziehen und dort *ein zweites Kapillargebiet* bilden, welches nun „endgültig" an das Venensystem angeschlossen ist. Die „*Releasing-Hormone*" können so *auf dem direkten Blutweg vom Hypothalamus an den Ort ihrer Wirkung im Hypophysenvorderlappen* gelangen. Der Vorteil eines derartigen Systems liegt auf der Hand: Die Konzentrationen dieser Releasing-Hormone (und ihre Halbwertszeiten) können um ein Vielfaches niedriger gehalten werden als bei anderen Hormonen, welche den großen Kreislauf benutzen müssen, um an den Ort ihrer Wirkung zu gelangen. (Das Nachsehen haben die Hormonforscher, welche mit entsprechend geringen Konzentrationen zu experimentieren haben.)

Für den *Hypophysenhinterlappen* ist die Verzahnung mit dem Hypothalamus noch enger. Die Hypophysenhinterlappen-Hormone *Ocytocin und Vasopressin (= Adiuretin)* (s. unten)

---

(7) vgl. S. 217.
(8) Den Namen „Hypothalamus" erhielt diese Region erst 1893 durch Wilhelm His.

(9) Walter Rudolf Hess (1881-1973), Züricher Physiologe.

9.1 Grundlagen und Allgemeines

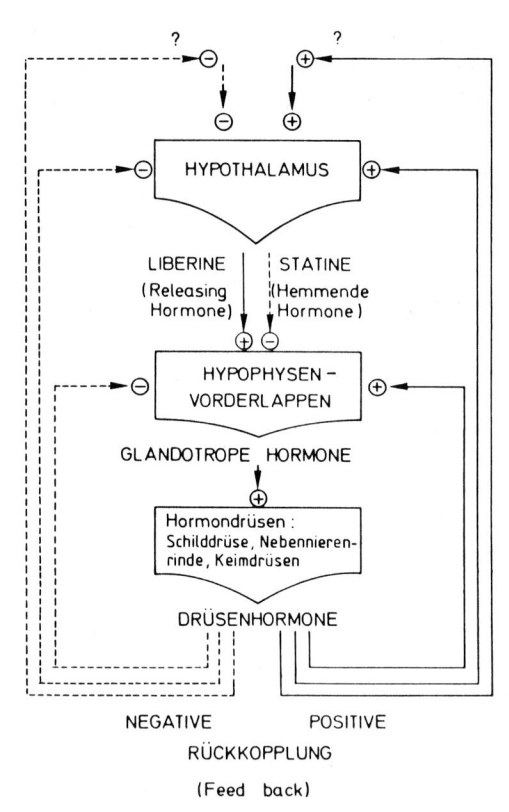

Abb. 9.1. Schematische Zeichnung der Beziehung von Releasing-Hormonen, glandotropen Hormonen und Drüsenhormonen mit positiver und negativer Rückkoppelung

werden *bereits im Hypothalamus gebildet* und gelangen in den Axonen von Nervenzellen des Hypothalamus in den Hypophysenhinterlappen. Diese Form der Hormonsynthese mit *axonalem Transport und hypophysärer Ausscheidung* wird auch als *„Neurosekretion"* bezeichnet.

Die amerikanische Abkürzungsliebe hat heute die Hormone voll ergriffen, wobei trotz internationaler Nomenklaturabsprache neben „Mehrfachnamen" nun auch für Hormone „Mehrfachabkürzungen" herumschwirren. Soweit die *chemische Struktur aufgeklärt* ist, spricht man bevorzugt von *echten Hormonen*, ist dies noch nicht der Fall, die Wirkung aber nachgewiesen, spricht man nur von *„Faktoren"*.

Im Hypothalamus werden u. a. *folgende Releasing-Hormone bzw. -Faktoren gebildet, welche die Hormonausschüttung des Hypophysenvorderlappens stimulieren*:

Thyroliberin = TRH = Thyrotropin Releasing Hormon (TSHRH = *T*hyroidea *s*timulierendes *H*ormon *R*eleasing *H*ormon), vgl. Schilddrüsenhormone, S. 280

Gonadoliberin = GnRH = LHRH = Luteinisierungs*h*ormon Releasing Hormon (vermutlich identisch mit *F*ollikel *s*timulierendem *H*ormon *R*eleasing Hormon, FSHRH), vgl. Sexualhormone, S. 300

Corticoliberin = CRF = Corticotropin Releasing Factor (= Adrenocorticotropes Hormon (ACTH) – Releasing Factor), Struktur kürzlich aufgeklärt, vgl. S. 274 und Nebennierenrindenhormon, S. 296

Melanoliberin = MRF = Melanocyten stimulierendes Hormon (MSH) Releasing Factor, vgl. S. 275

Somatoliberin = GRF = Wachstumshormon (= Growth-hormone) Releasing Factor (= GHF), Struktur zwischenzeitlich aufgeklärt, vgl. S. 275

Prolactoliberin = PRF = Prolactin Releasing Factor, vgl. S. 276

Daneben werden im Hypothalamus auch Hormone gebildet, welche die hypophysäre *Hormonausschüttung hemmen*. Am wichtigsten sind:

Somatostatin = Wachstumshormon-Freisetzung hemmendes Hormon = *G*rowth *h*ormone *r*elease *i*nhibiting *h*ormone = **GH-RIH**

Prolactostatin = Prolactin hemmender (inhibiting) Factor = **PIF**

Wir wiesen bereits darauf hin, daß der *Hypothalamus das Bindeglied zwischen humoraler und neuronaler Steuerung* darstellt. Afferente und efferente *Verschaltungen* erfolgen von hieraus insbesondere zum *limbischen System (Hippocampus, Nucleus amygdalae)* sowie zum *Thalamus und Mesencephalon*. Da diese Strukturen auch mit dem Großhirn „verschaltet" sind, ist es nicht verwunderlich, daß auch unsere Hormonausschüttungen gewisser psychischer Kontrolle unterliegen können, was besonders im „Streß" (vgl. S. 99) massive Folgen haben kann. Aber auch eine Prolactinausschüttung bei Berührung einer laktierenden Brust mit anschließender Milchabsonderung (vgl. S. 276) ist ohne Nervenleitung bis zum Hypothalamus kaum vorstellbar.

Hypophysenvorderlappen (Adenohypophyse)

Die Hypophyse — nur 0,5 Gramm schwer — ist eine so auffällige Struktur (am Stiel), daß sie bereits 1543 von *Vesalius*[10] als Glandula pituitaria beschrieben wurde. Heute kann man histologische mit Hilfe der Immunfluoreszenz- Technik vielen einzelnen Zellen der Hypophyse die von ihnen produzierten Hormone direkt zuordnen. Besonders hervorzuheben sind die **glandotropen Hormone** des Hypophysenvorderlappens, also diejenigen Hormone, welche eine spezielle „Hormondrüse" steuern:

1. Thyrotropin = TSH = Thyreoidea stimulierendes Hormon, ein *Glykoprotein* (Molekulargewicht 28 000), welches in den *thyrotropen β-Zellen des Hypophysenvorderlappens* gebildet und nach Kreislauf-Passage von den Rezeptoren in der Zellmembran der Schilddrüsenzellen erkannt wird.

Über die Aktivierung der Adenylatcyclase und des *cAMP* (vgl. S. 271) *stimuliert TSH die Bildung und Ausschüttung von Trijodthyronin (T_3) und Thyroxin (T_4)* in der Schilddrüse. Steigt der T_3- und T_4-Spiegel im Blut, wird sowohl die TSH-Ausschüttung der Hypophyse, wie auch die Ausschüttung des zuständigen Releasing Hormons (TRH) gebremst. Es besteht also eine „*negative Rückkopplung*", wobei auch der Konzentrationsanstieg von TSH die Ausschüttung von Releasing-Hormon direkt bremsen kann. *Kälte stimuliert* die Freisetzung von *TRH*, während *Streß* die Freisetzung dieses Releasing-Hormons *hemmt*.

2. Follitropin = FSH = Follikel stimulierendes Hormon und

3. Lutropin = LH = Luteinisierendes Hormon sind ebenfalls Glykoproteine, welche in den gonadotropen Zellen des Hypophysenvorderlappens gebildet werden. Sie werden deshalb auch als **Gonadotropine** bezeichnet. Man rechnet dazu auch das Prolaktin.

Unmittelbar vor der Ovulation kommt es bei der Frau zu einem *drastischen Anstieg der LH-Konzentration* im Plasma, welche jedoch nur 1-2 Tage anhält. (Auch in der Menopause ist die LH-Konzentration erhöht.) Beim Mann sind — mit Ausnahme der nur bei der Frau auftretenden Zyklusbedingten Schwankungen — die absoluten Hormonkonzentrationen von FSH und LH sehr ähnlich wie bei der Frau (im übrigen vgl. S. 306).

4. Corticotropin = ACTH = Adrenocorticotropes Hormon ist ein Polypeptid der Adenohypophyse mit 39 Aminosäuren und einem Molekulargewicht von fast 4 500. (Für die Wirkung entscheidend sind die ersten 24 Aminosäuren — inzwischen sogar als Arzneimittel erhältlich — während die folgenden 9 Aminosäuren für Species-Unterschiede verantwortlich sind.) *ACTH stimuliert* in der *Nebenniere* gleichzeitig *die Steroidsynthese und* die *Ausschüttung* der fertigen Hormone: insbesondere *Glukokortikoide (Cortisol* und *Cortison)* und Androgene (im wesentlich geringerem Umfang auch das Mineralokortikoid Aldosteron). Im Gegensatz zur Schilddrüse (und auch zum Nebennierenmark) ist die Nebennierenrinde nicht in der Lage, einmal produzierte Hormone zu speichern. Es handelt sich also *stets* um eine *„frische" Steroid- Produktion* aus Cholesterin. (Auch hier wird zunächst durch ACTH die Adenylatcyclase aktiviert, worauf cyclisches AMP die Hormonbildung vermittelt). Eine längerfristige Zunahme der ACTH-Konzentration läßt insbesondere die Zona fasciculata und die Zona reticularis der Nebennierenrinde wachsen (Bereiche der Glukokortikoid-Produktion, vgl. S. 292), während ein *Ausfall der ACTH-Produktion* zu einer *Atrophie der Nebennierenrinde* führt, wie dies bei der *Simmonds'-schen Krankheit* beobachtet wird (vgl. S. 296).

Die *ACTH-Ausschüttung* wird im wesentlichen über den hypothalamischen *Releasing-Faktor CRF* gesteuert. *Streß induziert* eine *ACTH-Ausschüttung*, stärkster Reiz ist jedoch eine *Entblutungshypotonie*. Man nimmt deshalb an, daß Dehnungsrezeptoren in Gefäßwänden — speziell aus dem Carotissinusgebiet — den Hypothalamus zur CRF-Ausschüttung veranlassen können. Daneben kann aber auch

---

(10) Vesalius, vgl. S. 79.

Adrenalin, Histamin, Vasopressin die ACTH-Freisetzung stimulieren. Wegen der streßbedingten Freisetzung (auch *Schmerzen* veranlassen eine ACTH-Ausschüttung) ist die nervale Verkabelung des Hypothalamus mit Hirnstamm, limbischem System und schließlich Großhirnrinde immer wieder zu betonen.

Von den glandotropen Hormonen lassen sich folgende **weitere Hormone des Hypophysenvorderlappens** abgrenzen:

5. Melanotropin = MSH = Melanocyten stimulierendes Hormon

Dieses Hormon ist ebenfalls ein Polypeptid, welches in seiner α-Form mit den ersten 13 Aminosäuren des ACTH identisch ist, in seiner β-Form beim Menschen aus 22 Aminosäuren besteht. Beim Säuger wird MSH *im Zwischenlappen der Hypophyse —* also zwischen Adeno- und Neurohypophyse — gebildet. An der Froschhaut führt MSH (auch ACTH) zu Pigmentverschiebungen in den Melanocyten, was ihm zu seinem Namen verholfen hat. Die *physiologische Wirkung* dieses Hormons *beim Menschen* ist *völlig unklar.* Die starke Pigmentierung bei Patienten mit Morbus Addison (vgl. S. 295) wird auf extrem erhöhte MSH-Aktivität im Blut zurückgeführt.

6. Somatotropin = STH = GH = Growth Hormone = **Wachstumshormon**

Somatotropin ist ein Protein aus knapp 200 Aminosäuren und mit einem Molekulargewicht von rund 20 000. Auffällig sind nächtliche Sekretionsmaxima für GH während tiefer Schlafphasen. Allerdings darf man sich nicht vorstellen, daß Somatotropin ganz allein nur Knorpel- und Knochenwachstum fördert, da es in vielfältiger Weise den *Stoffwechsel der verschiedensten Zellen beeinflußt.* Zwar kann bei *Hypophysentumoren* ein *Riesenwachstum* beobachtet werden. GH stimuliert dabei sowohl Knorpel- wie Knochen-, aber auch Eingeweidewachstum. Sind die Epiphysenfugen bereits verknöchert, kommt es bei übermäßiger Somatotropin-Produktion (ebenfalls meist durch Hypophysentumoren) sogar zu einem typischen „appositionellen" Wachstum am Schädel, der Zunge, den Fingerendgliedern, also den Körperspitzen: den „Akren", was dem Krankheitsbild den Namen „*Akromegalie*" verschafft hat (meist kombiniert mit einer Fülle weiterer hormoneller und psychischer Störungen). Auch kann es inzwischen mit GH gelingen, Wachstumsrückstände bei Kindern (z. B. hypophysärer Zwergwuchs durch GH-Mangel) therapeutisch[11] anzugehen. Trotzdem sind die Dinge auch hier bei näherer Betrachtung viel komplizierter als zunächst angenommen.

Das GH wirkt zum größten Teil offenbar erst über Wuchsfaktoren, die *„Somatomedine",* welche u. a. in der Leber und der Muskulatur gebildet und durch einen GH-Stimulus ausgeschüttet werden. *Zum Teil* besitzen dabei *Somatomedine* ähnliche Wirkungen wie Insulin (vgl. S. 286). Die Einschleusung von Glukose und Aminosäure in die Muskulatur wird erhöht, die *Proteinsynthese gefördert.* Dies führt schließlich zu einer *positiven Stickstoff-Bilanz* (d. h. mehr Stickstoff wird vom Organismus einbehalten als ausgeschieden, was an einer Abnahme der Harnstoffausscheidung erkannt werden kann.)

Umgekehrt kann Somatotropin auch die Insulinwirkung hemmen. Im Tierexperiment gelingt es sogar durch anhaltende GH-Applikation einen richtigen Diabetes mellitus auszulösen, weil die Inselzellen des Pankreas unter diesen Bedingungen offenbar den erhöhten Insulin-Bedarf nicht mehr decken können. Es wundert deshalb nicht, daß bei Akromegalie häufig eine Glukosurie und schließlich auch ein Diabetes beobachtet werden kann.

Im übrigen ist eine *anhaltende Somatotropin-Wirkung auf das Wachstum* an ausreichende Konzentrationen von *Glukokortikoiden* und *Thyroxin* gebunden, so daß die Wirkung dieses Hormons sehr komplex ist.

Schließlich wollen wir noch anmerken, daß eine einseitige Nephrektomie ein *kompensatorisches Wachstum* der verbleibenden *Niere* auslöst. Woher die verbleibende Niere ihren plötzlich auftretenden Wachstumsreiz erhält, ist bisher völlig unklar. Interessant ist aber der Befund, daß bei Fehlen von GH dieses kompensatorische Wachstum ausbleibt.

---

(11) Für therapeutische Zwecke wird gegenwärtig GH noch aus Leichenhypophysen gewonnen. Tierisches Somatotropin ist beim Menschen nicht wirksam.

7. Prolactin = PRL = *mammotropes* oder *lactogenes* oder *lactotropes* Hormon

Molekulargröße und Primärstruktur von Prolactin ist dem Somatotropin sehr ähnlich. Es wird ebenfalls im Hypophysenvorderlappen gebildet. Während sich die Prolactinkonzentrationen im Serum von Mann und Frau normalerweise kaum unterscheiden, kommt es *während der Schwangerschaft* zu einem *Konzentrationsanstieg* auf das 20fache. *In Verbindung mit Somatotropin* vermag *Prolactin sowohl* das *Wachstum der Brustdrüse wie* insbesondere die *Milchsekretion auszulösen*. Berührung der Brustwarzen — speziell während des Saugaktes — führt zu *sprunghaftem* — kurzdauerndem — *Prolactinanstieg* im Serum. Hierfür wird vor allem eine nerval ausgelöste, hypothalamische Hemmung des bereits beschriebenen *Hemmfaktors PIF* verantwortlich gemacht. Die eigentliche Milchbildung nach der Geburt kommt unter Prolactin-Einfluß vermutlich dadurch zustande, daß mit Ausstoßung der Plazenta die hohe Östrogen- und Progesteronaktivität wegfällt, welche während der Schwangerschaft auf Prolactin hemmend wirkt. Östrogene und Progesteron hemmen die Milchsekretion, aber stimulieren das Wachstum der Brustdrüse. (Zur Milchejektion unter Ocytocin vgl. S. 279).

Da ein hoher *Prolactinspiegel* im Serum die LH-Empfindlichkeit der ovariellen Zielzelle vermindert, tritt während der Stillzeit in der Regel *kein Eisprung* auf (vgl. S. 308), was die Stillzeit zu einer natürlichen Periode der Unfruchtbarkeit macht.

Epiphyse

Die Epiphyse oder das **Pinealorgan** hat am Gehirn einen so hervorgehobenen Platz, daß Descartes[12] hier den Sitz der Seele vermutete. Beim Bronchosaurier mag die Epiphyse als drittes Auge funktioniert haben und *bei Amphibien* führt noch heute Bestrahlung mit Licht definierter Wellenlänge zu einer Ausschüttung des Tryptophan-Abkömmlings **Melatonin**. Als Hormon kann Melatonin — ähnlich wie MSH — Pigmentverschiebungen verursachen. Beim Säuger ist die Epiphyse nerval an die Retina angeschlossen. Belichtung der Retina kann schließlich in der Epiphyse Serotonin zu Melatonin umwandeln (auch hier sind die Dinge im einzelnen viel komplizierter). Melatonin übt zwar beim Säuger keinen Einfluß auf die Hautpigmente aus, scheint aber die *Gonadotropine zu hemmen*. Die (umstrittene) Bedeutung der Epiphyse für den Menschen wird deshalb heute meist darin gesehen, eine *vorzeitige Geschlechtsentwicklung zu verhindern*. Gestützt wird diese Auffassung durch klinische Beobachtungen von Epiphysentumoren mit gleichzeitiger Pubertas praecox.

---

(12) René Descartes (1596-1650), franz. Philosoph und Mathematiker (Cogito ergo sum = ich denke, also bin ich)

Prüfungsfragen zu diesem Abschnitt finden Sie im Anhang unter den Ziffern: 9.1. ff.

9.2 Hypophyse, effektorische Hormone

Hormone der Neurohypophyse oder des Hypophysenhinterlappens: Antidiuretisches Hormon (ADH) (= Vasopressin) und Ocytocin

ADH und *Ocytocin* (= Oxytocin) sind *Oktapeptide* (besitzen also 8 Aminosäuren) und haben ein Molekulargewicht von rund 1000. Das *menschliche ADH* enthält in Position Nr. 8 ein Arginin und wird deshalb auch *Arginin-Vasopressin* genannt (Pferd, Rind und Schaf besitzen das gleiche ADH), während Schweine z. B. in der entsprechenden Position Lysin enthalten. Man spricht deshalb hier vom *Lysin-Vasopressin*.[13] *Ocytocin wie Vasopressin* werden in *Kernregionen des Hypothalamus* gebildet, wobei *Vasopressin* vorwiegend in den Ganglienzellen der paarig vorhandenen *Nuclei supraoptici* und *Ocytocin* bevorzugt in den ebenfalls paarig vorhandenen *Nuclei paraventriculares* synthetisiert wird. Es gilt heute als erwiesen, daß beide Hormone nur hier gebildet werden und anschließend entlang der Axone ihrer Ganglienzellen in die Neurohypophyse gelangen („Neurosekretion", vgl. S. 273).

Entwicklungsgeschichtlich stellt die Neurohypophyse oder der Hypophysenhinterlappen eine Ausstülpung des *Diencephalon* dar, entspricht also einem vorgeschobenen Gehirnteil. Die genannten Axone bilden im Hypophysenteil den Tractus supraopticohypophysialis. (Im Gegensatz zur Neurohypophyse stammt die *Adenohypophyse* embryologisch *aus* dem *Ektoderm*.) Histologisch sind die Hormone Vasopressin und Ocytocin als Granula zu erkennen, welche in den Nervenfasern der Neurohypophyse gespeichert werden. (Und auch hier sind die Dinge bei näherer Betrachtung noch viel komplizierter: Beide Hormone sind in den Granula z. T. an weitere Polypeptide gebunden, sog. *Neurophysine,* welchen teils Träger- teils Schutzfunktion für die Hormone nachgesagt wird.) Der *Freisetzungsmechanismus* der Hormone aus den Nervenenden ist zwar keineswegs im Detail geklärt, doch ist anzunehmen, daß Aktionspotentiale hieran beteiligt sind (aber auch Calcium-Ionen).

---

(13) Diese Oktapeptide stellen die ersten Peptidhormone dar, welche im Labor synthetisiert werden konnten, wofür der amerikanische Biochemiker Vincent du Vigneaud 1955 einen Nobelpreis erhielt: Vigneaud, V. du, Gish, D. T., Katsoyannis, P. G.: A synthetic preparation possessing biological properties, associated with arginin-vasopressin. J. Amer. chem. Soc. 76, 475, 1954.

Antidiuretisches Hormon (ADH, Vasopressin)

Als *adäquater Reiz* für eine ADH-Ausschüttung aus den Enden der Nervenfasern mit anschließender Diffusion von ADH in die zahlreichen Kapillaren der Neurohypophyse wirkt ein Anstieg der osmotischen Konzentration auf **Osmorezeptoren** im Bereich des Hypothalamus (speziell der *Nuclei supraoptici*), aber auch im Gebiet um den 3. Ventrikel. Daneben wurden Osmorezeptoren auch für die Leber beschrieben. Wer schließlich als Osmorezeptor fungiert ist immer noch unklar. Konzentrationsänderungen von etwa 3 mosmol oder *Schwankungen des osmotischen Druckes* des Blutplasmas um nur 1% müssen von den Osmorezeptoren registriert werden, dem Hypothalamus gemeldet, von dort über die Axone den intrahypophysären Nervenendigungen mitgeteilt werden, um dort eine Hormonfreisetzung zu veranlassen, welche schließlich zu einem Anstieg oder Abfall der ADH-Konzentration im Plasma führt. Wie wir bereits im Nierenkapitel besprochen haben, *ändert ADH* (ebenfalls über die Stimulation der Adenylatcyclase und cAMP) *die Permeabilität des distalen Konvolutes und des Sammelrohres für Wasser* (nicht für Harnstoff). Der Organismus verfügt also über einen sehr wirkungsvollen Mechanismus, seine Wasserausscheidung durch Änderung der Rückresorptionsrate dem aktuellen Bedarf anzupassen. Steigt der osmotische Druck des Blutes durch verminderte Wassereinfuhr (z. B. Durst) oder vermehrte Wasserabgabe (z. B. Schweiß), kann *durch eine ADH-*Freisetzung *10-15% des glomerulären Filtratvolumens* (am Tag sind das immerhin rund 20 Liter) *im* Bereich des *distalen Konvolutes und des Sammelrohres wieder reabsorbiert* werden.[14] Umgekehrt kann durch ADH-Mangel maximal dieses Volumen als Harn ausgeschieden werden, ohne daß z. B. die Filtrationsrate selbst sich ändern muß.

Als Krankheitsbild ist der *hypophysäre* **Diabetes insipidus** bekannt, welcher in der Tat mit Harnvolumina in dieser Größenordnung einhergeht und auf ein Fehlen von ADH zurückzuführen ist. Wird diesen Patienten nicht gestattet, ihr riesiges Harnvolumen durch entsprechende Trinkmengen zu ersetzen, geraten sie in kürzester Zeit in lebensbedrohliche Volumenmangel-Situationen. Mit Hilfe von Vasopressin gelingt es schnell, diese Patienten wieder auf normale Flüssigkeitsbilanzen zurückzuführen. Allerdings gibt es auch *renale* Formen eines Diabetes insipidus, bei welchen die distale Wasserresorption tubulär beeinträchtigt ist. Diesen Patienten kann mit einer ADH-Behandlung nicht geholfen werden.

Schließlich existiert auch ein Krankheitsbild, welches durch einen *Überschuß an Vasopressin* gekennzeichnet ist: das sog. **Schwartz-Bartter**[15]-Syndrom. Hierbei kann Vasopressin plötzlich auch von ganz anderen Zellen gebildet werden, insbesondere z. B. von Tumorzellen beim *Bronchialcarcinom*. Die vermehrte Wasserresorption führt zu einer bedrohlichen *Hyponatriämie* („Verdünnungsnatriämie") des Blutes mit einem *Absinken des osmotischen Druckes* bei sonst normaler Nierenfunktion und Ausscheidung eines natriumreichen, konzentrierten Harns. (Neuerdings wird hierbei therapeutisch versucht, durch Tetracycline das cAMP im distalen Tubulus und Sammelrohr zu hemmen und dadurch diese Strukturen gegenüber Vasopressin weniger empfindlich zu machen.)

(Tierexperimentell konnte der hypophysäre Diabetes insipidus besonders intensiv aufgeklärt werden, weil 1961 in einer amerikanischen Tierversuchsanlage plötzlich ein Rattenwurf durch riesige Trinkmengen auffiel. Durch Weiterzüchtung dieser „Brattleborotats" existiert heute ein Rattenstamm, dessen offenbar einziger genetischer Defekt darin besteht, kein Vasopressin synthetisieren zu können.)

Vasopressin selbst hat seinen Namen daher, daß *bei* Injektionen *pharmakologischer Mengen*

---

(14) Diese Reabsorption erfolgt unabhängig von der — viel größeren — Reabsorption in den weiter proximal gelegenen Abschnitten des Nephrons.

(15) Schwartz, W. B., Bennet, W., Curelop, S., Bartter, F. C.: A syndrome of renal sodium loss and hyponatremia probably resulting from inappropriate secretion of antidiuretic hormone. Amer. J. Med. 23, 529 (1957).

zuerst seine *blutdrucksteigernde Wirkung* beobachtet wurde. Da aber seine antidiuretische Wirkung schließlich viel auffallender war, hat es als antidiuretisches Hormon (ADH) nur auf dem Gebiet der Wasserpermeabilität seine physiologische Bedeutung zugesprochen erhalten. (In jüngster Zeit gibt es jedoch Hinweise, daß Vasopressin auch für die physiologische und pathophysiologische Blutdruckregulation von Bedeutung sein könnte.)

Wir haben bereits bei der Kreislaufregulation darauf hingewiesen, daß bisher angenommen wurde, daß die *ADH-Ausschüttung* auch über *Dehnungsrezeptoren* im linken (und rechten) Vorhof kontrolliert werden kann, was als Teil des *Henry-Gauer-Reflex* (vgl.. S. 102) in die Literatur eingegangen ist und was die *Volumenregulation* des Kreislaufs unterstützen kann. Hier muß noch darauf hingewiesen werden, daß ADH auch *infolge Streß,* bei *Schmerzen* sowie bei *psychischer Erregung* ausgeschüttet wird. Auch *Nikotin* und speziell *Barbiturat-Narkose* führen zu starken „Antidiuresen", *während Alkohol hemmend* auf die ADH-Ausschüttung wirkt.

Ocytocin

Ocytocin erreicht *während der Schlußphase der Geburt* Spitzenkonzentrationen im Plasma und wirkt dann auf die *Uterusmuskulatur* stark *kontrahierend.* Es ist allerdings keineswegs geklärt, auf welchen Stimulus hin diese plötzliche Ocytocin-Ausschüttung aus der Hypophyse während der Geburt erfolgt. Die Geburtseinleitung selbst bzw. der Wehenbeginn wird nicht auf Ocytocin zurückgeführt. Die Uteruswirksamkeit von Oxytocin ist vom Östrogenspiegel abhängig, so daß Ocytocin vor der Pubertät keinerlei Wirkung auf den Uterus zeigt.

Daneben wirkt *Ocytocin kontrahierend* auf die *myoepithelialen* Strukturen der *Brustdrüsen* und führt damit zur *Milchejektion.* Der adäquate Reiz für diese hypophysäre Hormonausschüttung besteht im Saugakt, wobei der sensible Reflexbogen bis zum Hypothalamus gelangen muß. (Daß dieser Reflex psychisch zu beeinflussen ist, dürfte nicht verwundern, wenn wir auch psychologischen Überinterpretationen gegenüber nicht skeptisch genug sein können.) Schließlich ist darauf hinzuweisen, daß Ocytocin und Vasopressin nicht nur sehr ähnliche Hormone darstellen, sondern auch sehr ähnliche Effekte auslösen können. Allerdings sind die Konzentrationen für gleiche Wirkungen sehr unterschiedlich.

Prüfungsfragen zu diesem Abschnitt finden Sie im Anhang unter den Ziffern: 9.2. ff.

9.3 Schilddrüse

Die etwa 25-30 g schwere Schilddrüse des Erwachsenen *gehört zu den am besten durchbluteten Organen.* Ihre spezifische Durchblutung ist sogar besser als die der Niere (ca. 5 ml pro min und g Gewebe). Histologisch besteht die Schilddrüse aus *Follikeln,* welche von Kapillaren umsponnen werden. Die Follikel selbst stellen kleine „Bläschen" dar, deren Wand aus *einschichtigem Epithel* aufgebaut ist, während das Innere des Follikels mit *„Kolloid"* angefüllt ist. Zum Inneren des Follikels hin sind die Epithelzellen mit *Mikrovilli* ausgestattet, was stets als Hinweis auf Sekretions- oder Resorptionsaufgaben einer Epithelzelle verstanden werden kann. Die Zelle verfügt so zum Kolloid hin über eine größere Oberfläche. Neben eigentlichen Epithelzellen besitzt die Schilddrüse sog. *parafolikuläre Zellen* oder *C-Zellen* (= *helle Zellen* mit großem Mitochondrien-Reichtum), welche z. T. ebenfalls in den Follikeln gelegen sind, z.T. innerhalb des Bindegewebes zwischen den Follikeln. Die C-Zellen tragen ihren Namen deshalb, weil sie für die *Calcitonin*-Bildung verantwortlich sind. Calcitonin als *Antagonist des Parathormons* (vgl. Niere, S. 252 und Nebenschilddrüse, S. 284) wird trotz seines Bildungsortes nicht zu den eigentlichen Schilddrüsenhormonen gerechnet.

Als *Schilddrüsenhormone bezeichnet man* vielmehr *die Abkömmlinge* des *Tyrosins: Trijodthyronin* =T_3 und *Thyroxin* (=*Tetrajodthyronin*) =T_4 (vgl. Abb. 8.2). Wegen des hohen Atomgewichtes ihrer Jodatome (126) enthalten die Schilddrüsenhormone rund 60% ihres Gewichts an Jod. Die biologische Aktivität von T_3 wird fast 10mal *stärker* angegeben als die von T_4, welches ein Jodatom mehr besitzt. Darüber hinaus ist es bisher nicht gelungen, durch experimentelle Änderung der Molekülstruktur der Jodthyronine biologisch aktivere Verbindungen zu synthetisieren.

Jod muß als Jodid mit der Nahrung aufgenommen werden. Die Fähigkeit zur *Jodidspeicherung* ist am stärksten in der *Schilddrüse* vorhanden, aber auch *Schleimhäute, Haut, Speicheldrüsen* etc. können Jodid speichern. Wegen

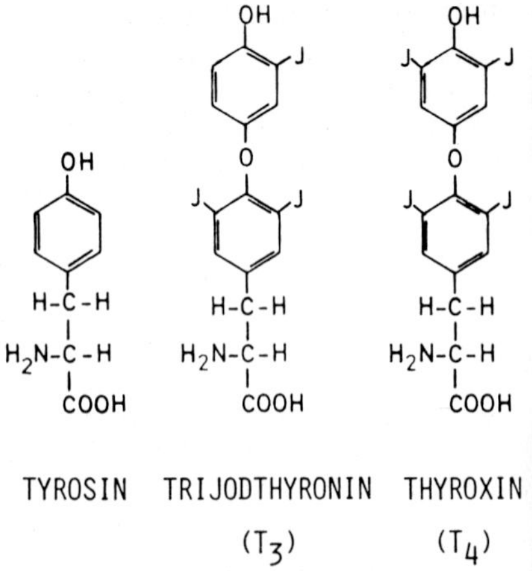

Abb. 9.2. Struktur des Tyrosins, sowie der Schilddrüsenhormone Trijodthyronin und Thyroxin

ihres großen Volumens besitzt die *Muskulatur* mit 50% des gesamten Jodids des Organismus sogar mehr Jod als die Schilddrüse, welche nur 20% speichert. (Immerhin ist ihre lokale Jodkonzentration 150mal größer als die der Muskulatur.)

Geographisch ist das Jodangebot sehr unterschiedlich verteilt, so daß der *„Jodmangelkropf"* schon zu Beginn des 19. Jahrhunderts auffiel. Besonders Gebirgsgegenden der Schweiz und der *Steiermark* sind als *endemische Kropfgebiete* wegen Fehlens von Jod bekannt geworden (Myxödem, vgl. S. 283), während höchste Jodangebote insbesondere in Japan (mit starker Ernährung durch Meeres-Produkte) in der Regel zu einer reduzierten Jodaufnahme führen. Insgesamt scheint der Organismus sowohl bei Jodüberschuß wie auch bei Jodmangel über weitgehende Anpassungsmechansimen der Resorption zu verfügen. (Als Normalwerte für anorganisches Jod werden 0,2–0,5 µg pro 100 ml Serum angegeben. Zur *Kropfprophylaxe* wird in entsprechenden Gebieten dem Speisesalz mit gutem Erfolg etwa 65 mg/kg Kaliumjodid zugesetzt.)

Wie die Schilddrüse T_3 und T_4 bildet, scheint bisher keineswegs abschließend geklärt. Zunächst werden *Thyreoglobuline* in der Zelle gebildet, deren *Tyrosinreste* dann *zur Jodierung zu Verfügung* stehen. Diese Thyreoglobuline sollen in das Follikellumen sezerniert werden. In das Jodierungsgeschäft sind *Peroxidasen* verwickelt, welche das in die Zelle eingeschleuste Jodid zu Jod oxydieren, während die eigentliche Jodierung wohl erst im Follikellumen (im Kolloid) erfolgt, wohin das Jod mit Hilfe von *Jodtransferasen* gelangt. Dem *Kolloid* selbst kommt offenbar eine *Speicherfunktion* zu. Bei Bedarf soll das jodierte Thyreoglobulin in die Zelle zurückgeholt werden. Anschließend bauen lysosomale *Proteasen* das Trägerprotein ab, und nun kann das fertige Hormon ohne Globulin aus der Zelle über das Interstitium in die Kapillaren diffundieren. Bereits beim Gesunden gelangt allerdings immer auch etwas Thyreoglobulin ins Plasma, während bei einer Schilddrüsenentzündung (auch gelegentlich bei Hyperthyreosen) erhebliche Thyreoglobulinmengen im Plasma gemessen werden können. *Im Blut* wird im übrigen praktisch alles T_3 und T_4 an *Plasmaproteine* gebunden. (Und zwar 3/4 an ein ganz spezielles *Thyroxinbindendes Globulin* „TBG", das restliche Viertel an Albumin und thyroxinbindendes Präalbumin „TBPA". Der freie Anteil von T_3 liegt unter 1%, der von T_4 noch niedriger: 3-5°/oo.)

In welcher Form *Hypothalamus* und *Hypophyse* die *Ausschüttung von T_3 und T_4 kontrollieren* (einschließlich ihrer *„negativen Rückkopplung"*) wurde bereits ausführlich dargestellt (vgl. S. 274). Hierbei kommt es unter TSH-Einfluß zu einer vermehrten Synthese von Thyreoglobulin, einer vermehrten Jodierung, und insbesondere auch zu einer vermehrten Sekretion des Kolloids aus dem Follikel durch die Epithelzelle (mit histologisch sichtbarer Zunahme intrazellulärer Sekrettropfen). Steigt der T_3- und T_4-Spiegel im Blut, scheidet der Hypothalamus vermutlich weniger TRH aus, ferner wird die Hypophyse weniger ansprechbar auf TRH und produziert weniger TSH, was schließlich wieder zur Senkung des T_3 und T_4-Spiegels führt (=negative Rückkopplung).

Wirkungen von T_3 und T_4

Beim Krankheitsbild der **Hyperthyreose** scheint oft (neben Rezeptordefekten) gerade dieser Rückkopplungsmechanismus gestört, so daß das vorhandene Thyroxin die Produktion seines stimulierenden Hormons nicht mehr bremst und damit die Plasmakonzentrationen der Schilddrüsenhormone ansteigen. Daneben spielen aber auch Schilddrüsen-stimulierende Immunglobuline (*l*ong *a*cting *t*hyroid *s*timulators, *LATS*) bei der Entstehung der möglicherweise als Autoimmunkrankheit aufzufassenden Hyperthyreose eine Rolle.

Die klassische Beschreibung dieses Krankheitsbildes wurde durch den Merseburger Arzt Basedow[17] bereits 1840 vorgenommen und ist als *Basedow'sche Krankheit*[18] mit der *„Merseburger Trias"* bekannt: *Exophthalmus, Kropf* und *Trachykardie*.

---

(17) Karl Adolf von Basedow (1799-1854), Arzt in Merseburg.
(18) Im angelsächsischen Sprachraum spricht man von Graves'scher Krankheit, weil der irische Arzt Robert James Graves (1797-1853) bereits 1835 ein ähnliches Krankheitsbild beschrieben hat.

Allerdings nimmt man heute an, daß der *Exophthalmus*[19] (das Hervortreten der Augen infolge einer Größenzunahme des retrobulbären Fettgewebes) keine direkte Thyroxinwirkung dargestellt. Hierfür wird z. T. ein *eigener* **E**xophthalmus **p**roduzierender **F**aktor **(EPF)** postuliert, welcher in der Hypophyse gebildet werden soll, z. T. werden aber auch Autoimmunreaktionen dafür verantwortlich gemacht. Immerhin ist eine Exophthalmus häufig bei einer Hyperthyreose anzutreffen.

Auch ein *Kropf* oder eine vergrößerte Schilddrüse ist keineswegs obligatorisch für eine Hyperthyreose. Wie wir vielmehr bereits ausgeführt haben, ist gerade für Jodmangel ein Kropf als Symptom einer Hypothyreose wichtiges Indiz. Häufig geht eine Hyperthyreose nur mit einer ganz geringen Schilddrüsenvergrößerung einher. Daneben können auch nur einzelne, meist knotenförmige Bezirke in der Schilddrüse eine übermäßige Hormonproduktion veranlassen. Einzelne oder mehrere Knoten (= Tumoren) stellen histologisch meist „*Adenome*" dar. Ob diese Knoten hormonell aktiv sind, läßt sich am leichtesten *szintigraphisch* am Einbau radioaktiven Jods erkennen. Der Kliniker spricht in diesem Fall von „heißen Knoten".

Übrig bleibt also von der Merseburger Trias die *Trachykardie*, welche nun wiederum zahlreiche andere Ursachen haben kann. Entscheidend für die Thyroxinwirkung ist eine generelle *Erhöhung des Stoffwechsels*, meßbar als *Erhöhung des Grundumsatzes*. Die Tachykardie dürfte also nur Symptom innerhalb dieses größeren Zusammenhangs sein. Energetisch entspricht eine 10%ige Grundumsatzzunahme der Situation einer Temperaturerhöhung des Körpers um 1,1 °C, so daß Patienten mit 30% Grundumsatzsteigerung energetisch einem bei 40°C *fiebernden* Patienten entsprechen. Es wundert

deshalb nicht, daß diese Patienten durch *warme, feuchte Haut* mit *vermehrter Schweißabsonderung* auffallen. *Gegen Kälte* scheinen sie überraschend *unempfindlich*, während Hitze ihnen „*arg zu schaffen*" macht. *Trotz großem Appetit* und *großer Kalorienzufuhr verlieren sie* eher an *Körpergewicht*.

Wie kann man sich nun den *Wirkungsmechanismus* der Schilddrüsenhormone im einzelnen erklären? Die Wirkungen sind außerordentlich vielseitig, so daß wir nur einige Schwerpunkte herausgreifen können. Die *Schilddrüsenhormone* benötigen offenbar keinen Rezeptor an der Zelloberfläche, sie können vielmehr praktisch in allen Zellen direkt bis zum Zellkern vordringen. An schilddrüsenlosen Tieren sieht man bereits 1 Stunde nach Thyreoidhormon-Applikation eine *Aktivierung der Ribonukleinsäure-Synthese im Zellkern*. Mit einer *Latenz* von Stunden bis zu Tagen kommt es anschließend zu einer *Steigerung der mitochondrialen Proteinsynthese und des mitochondrialen Sauerstoffverbrauchs*. Es handelt sich mithin nicht um eine direkte Mitochondrien-Aktivierung durch Thyreoidhormone, sondern um eine *vom Zellkern induzierte Wirkung*. Die *stärkste Zunahme des Sauerstoffverbrauchs* unter T_3 und T_4 wird dabei in der *Herzmuskulatur* gemessen, ebenso wie in *Leber, quergestreifter Muskulatur, Niere, Pankreas, Speicheldrüsen, während Gehirn*, Geschlechtsorgane, Milz, lymphatisches Gewebe und glatte Muskulatur auf Thyreoidhormone praktisch nicht mit einer Zunahme des O_2-Verbrauchs reagieren. Hierbei wird *nicht nur* der *Eiweiß-Stoffwechsel* aktiviert, *Thyreoidhormone steigern auch* die *Lipolyse* und den *Kohlenhydratumsatz*.

Die *Zunahme der Herzfrequenz* mit Zunahme des Herzminutenvolumens (einschließlich positiver Inotropie) bei Hyperthyreose, muß entweder auf eine vermehrte Katecholamin-Ausschüttung unter Thyreoidhormonen oder auf eine durch T_3 und T_4 gesteigerte Empfindlichkeit der β-Rezeptoren zurückgeführt werden. Durch β-Rezeptoren-Blocker (vgl. S. 74) läßt sich die Tachykardie jedenfalls erfolgreich behandeln.

---

(19) Weitere Zeichen bei Basedow'scher Erkrankung sind: 1. das Zurückbleiben des oberen Lides beim Blick nach untern (Graefe'sches Zeichen), 2. erschwerte Konvergenz (Moebius'sches Zeichen) und 3. seltener Lidschlag (Stellwag'sches Zeichen).

Weitere sehr *auffallende Symptome der Basedow'schen Krankheit* sind die *gesteigerte Antwort auf Reflexauslösungen* (gesteigerter Patellarsehnenreflex), ein feinschlägiges Zittern der ausgestreckten Hände (*„Tremor"*), sowie eine *deutlich gesteigerte psychische Erregbarkeit*. Bisher gibt es allerdings zur Erklärung gerade dieser neurologischen Symptome, d. h. der *gesteigerten Erregbarkeit im Zentralnervensystem* nur Hypothesen.

Umgekehrt führt ein Mangel an Schilddrüsenhormon, die **Hypothyreose** bei Kindern zu geistigen Entwicklungsstörungen. Der Extremfall, der angeborene *Kretinismus,* stellt eine Kombination aus Intelligenzschwäche und neurologischen Ausfällen (z. B. Schwerhörigkeit oder Taubstummheit und Gangstörungen) bei vorgeburtlicher Hypothyreose dar. Hierbei ist es wichtig zu wissen, daß *Schilddrüsenhormone –* offenbar wegen ihrer Bindung an Plasmaeiweißkörper *– die Plazenta nicht passieren können* („Plazentarschranke"). Der *Fötus* kann also *von der Mutter* nur Jodid erhalten und *muß seine eigenen Schilddrüsenhormone produzieren*.

Der Kretinismus ist auf endemische Jodmangel-Kropfgebiete beschränkt. Nachdem die Schweiz 1922 das *Speisesalz jodierte,* konnte dort der Kretinismus zum Verschwinden gebracht werden. (Übrigens gibt es noch heute Entwicklungsgebiete mit Kretinismus, u. a. dort, wo die Eingeborenen die lästige Salzgewinnung aus eigenen jodhaltigen Salinen aufgaben und billiges jodfreies Salz importierten.)

Neben dieser angeborenen Form der Hypothyreose entwickelt sich besonders *bei älteren Menschen* eine *Hypothyreose oft schleichend,* wobei als erstes Symptom ein *„ständiges Frieren"* trotz gut geheizter Umgebung auffallen kann (Ausdruck einer Grundumsatzerniedrigung). Geistige Verlangsamung, Initiativelosigkeit und schließlich Schläfrigkeit können im Extremfall in ein (myxödematöses) Koma führen. Hypothyreotische Patienten können auch durch ihr verquollenes – myxödematöses – Gesicht auffallen. Das für eine ausgeprägte Hypothyreose charakteristische *Myxödem* ist Folge einer Wassereinlagerung (und damit Quellung) vor allem der Subcutis (aber auch der Skelettmuskulatur und des Herzens).

Und noch ein Symptom ist für die *Hypothyreose* charakteristisch: Die *Wachstumsverzögerung,* der Kleinwuchs bis zum Zwergwuchs bei angeborenem Kretinismus. Die Ursache hierfür wird darin gesehen, daß Thyreoidhormonmangel die Ausschüttung von Somatotropin (STH) hemmt und zusätzlich dessen Wirkung auf das Knochenwachstum reduziert.

Während sich viele Symptome der Hypothyreose durch Thyreoidhormone therapieren lassen, sind die angeborenen Defekte des Kretinismus praktisch therapieresistent. Um so wichtiger ist daher eine angemessene Jodid-Prophylaxe.

Prüfungsfragen zu diesem Abschnitt finden Sie im Anhang unter den Ziffern: 9.3. ff.

9.4 Epithelkörperchen (= Nebenschilddrüsen = Glandulae parathyreoideae)

Wir haben im *Nierenkapitel* (vgl. S. 253 Abb. 8.32) bereits dargestellt, daß **Parathormon** $Ca^{++} HPO_4^{--}$ *aus dem Knochen mobilisieren kann, während Calcitonin diesen Vorgang hemmt.* In der Niere *fördert Parathormon die distale Calciumreabsorption, Calcitonin bremst* diesen Vorgang. *Parathormon führt also zum Anstieg der Calciumkonzentration im Plasma,* während sein *Gegenspieler* **Calcitonin** das Gegenteil bewirkt. Schließlich wird der Calciumspiegel im Blut auch von der *Calciumresorption im Darm* bestimmt. Diese wird im wesentlichen durch das **Vitamin D** kontrolliert, welches nur bei ungenügender UV- Bestrahlung (Sonnenmangel) als Vitamin „gefüttert" werden muß, sonst aber alle Eigenschaften eines Hormons besitzt.

Als Cholesterin-Abkömmling zeigt Vitamin D strukturelle Verwandtschaft mit den Steroidhormonen: *7-Dehydrocholesterol* — in ausreichender Menge vom Organismus produziert – wird bei *Sonnenbestrahlung* in der Haut *zu Cholecalciferol (= Vitamin D_3-inaktiv) umgewandelt,* welches mit Hilfe *von Leber und* **Niere zum aktiven Vitamin D_3, dem 1,25-Dihydroxy-cholecalciferol hydroxyliert** wird.

Neben Vitamin D_3 unterstützt auch Parathormon die Calciumresorption im Darm.

Parathormon (= Parathyrin, PTH) selbst ist ein *Polypeptid* mit 84 Aminosäuren und einem Molekulargewicht von 9500. Es wird in den Hauptzellen der – in der Regel 4fach vorhandenen – *Nebenschilddrüsen = Glandulae parathyreoideae* (Epithelkörperchen) gebildet.

Die unauffälligen Glandulae parathyreoideae sind vor 100 Jahren zum ersten Mal beschrieben worden. Um die Jahrhundertwende wurden erstmals im Tierexperiment (am Hund) durch *Entfernung der Nebenschilddrüsen tetanische Krämpfe erzeugt* (= **Hypoparathyreoidismus**). Es folgte bald die Deutung, daß für diese **Tetanie** ein Absinken des Plasma-Calciumspiegels die Ursache sei. Das Parathormon wurde in den 20er Jahren als solches „entdeckt", während seine Struktur 1970 aufgeklärt wurde.

Die *Normalwerte der Calciumkonzentration* liegen *zwischen 8,9 und 10,2 mg pro 100 ml Serum = 2,2 − 2,7 mmol · l^{-1},* wobei die *Hälfte* dieses Calciums *an Plasmaeiweißkörper gebunden ist.* Schon *bei geringfügigem Abfall der freien Calciumkonzentration* im Serum kommt es zu einer *Erregbarkeitssteigerung im ZentralnervenSystem* (bis hin zu **tetanischen Krämpfen**). Man sollte sich jedoch einprägen, daß selbst bei massiver Hypocalcämie der Calciumspiegel kaum unter 6 mg% absinkt.

Viel „jünger" als das Parathormon ist das *Calcitonin aus den C-Zellen der Schilddrüse,* welches überhaupt erst in den 60er Jahren „entdeckt" wurde. (Bis dahin hatte man für diese Schilddrüsen-Zellen keinerlei „Aufgabe". Mit Hilfe der Immunhistochemie läßt sich heute ein Hormon relativ schnell einem Zelltyp zuordnen, wenn man erst einmal den richtigen Antikörper gewonnen hat.) Auch *Calcitonin* ist ein *Polypeptid* (32 Aminosäuren). Beim Menschen wird es nicht nur in den C-Zellen der Schilddrüse, sondern *auch im Thymus und* in den *Nebenschilddrüsen* gebildet.

Die *Ausschüttung* sowohl *von Parathormon wie Calcitonin* wird weder vom Hypothalamus oder der Hypophyse noch über nervale Mechanismen gesteuert: Sie ist offenbar *allein von der aktuellen Calciumkonzentration im Blut abhängig*. Nachweisen ließ sich dies durch experimentelle Perfusion der Schilddrüse bzw. der Nebenschilddrüse mit Blut unterschiedlichen Calciumgehaltes. Erhöhte Calciumkonzentrationen führten im Venenblut dieser Schilddrüsen praktisch sofort zu einem Anstieg des Calcitoningehaltes, während im venösen Blut der Nebenschilddrüsen der Parathormonspiegel sank. Erniedrigte Blut-Calcium-Werte hatten den umgekehrten Effekt.

Unter pathophysiologischen Bedingungen kann eine Überproduktion von Parathormon (z.B. Nebenschilddrüsenadenom) zu massiv erhöhten Calciumspiegeln im Plasma führen = **Hyperparathyreoidismus**. Neben Knochenentkalkungen (Osteoporose) kommt es dabei zu Kalkeinlagerungen in Gefäßen sowie bevorzugt in der Niere mit Nierensteinen.

Beim Hyperparathyreoidismus werden sowohl (Knochen-abbauende) Osteoklasten wie (bildende) Osteoblasten mobilisiert, ja Osteoblasten sollen sich unter Parathormon in Osteoklasten umwandeln können. Die Osteoblasten bilden bevorzugt *alkalische Phosphatase*, welche leicht im Plasma bestimmt werden kann und deshalb gern als Maß für den Knochenstoffwechsel verwendet wird. Allerdings findet man auch bei Lebererkrankungen erhöhte Werte für die alkalische Phosphatase (ebenso bei Gravidität).

Prüfungsfragen zu diesem Abschnitt finden Sie im Anhang unter den Ziffern: 9.4. ff.

9.5 Inselorgan des Pankreas

Bereits in der Antike war der *Diabetes mellitus* bekannt. Den antiken Ärzten ist dabei nicht nur das *große Harnvolumen* aufgefallen, sie haben sich offenbar auch nicht gescheut, den Harn mit der Zunge auf seinen Geschmack hin zu testen. Dieser Harn war eindeutig *süß*. Galen[20] hielt deshalb den Diabetes mellitus für eine Nierenerkrankung. Aus dem Nierenkapitel wissen wir in-

_____
(20) Galen (121-201 nach Christi Geburt), vgl. S. 78.

zwischen besser als Galen, daß die Niere bei normalen Plasmakonzentrationen praktisch die gesamte filtrierte Glukose tubulär reabsorbieren kann und daß nur ein Überschreiten des tubulären Transportmaximums für Glukose eine Blockade der Nettowasser-Resorption bewirkt. Die Glukosurie als frühes Symptom des Diabetes mellitus entschlüsselt sich uns somit als eine *osmotische Diurese*. Auf einige Meilensteine bei der Entdeckung des *Insulins* haben wir bereits hingewiesen (vgl. S. 271). Im folgenden müssen wir uns mit den Wirkungen des Insulins auseinandersetzen, welches von den β-Zellen (oder *B-Zellen*) der 1869 von **Langerhans**[21] entdeckten und nach ihm benannten, bis zu 300 μm großen Pankreas-„Inseln" sezerniert wird. Etwa 80% dieser Zellinseln besteht aus β-Zellen, während sich ca. 10% als α-Zellen (=*A-Zellen*) histologisch davon abgrenzen lassen. Die α-Zellen produzieren das Hormon Glukagon. Die restlichen 10% der Inselzellen lassen sich ebenfalls histologisch differenzieren, sie werden als δ-*Zellen* (=*D-Zellen*) bezeichnet und sind wie der Hypothalamus, vgl. S. 273, für die Produktion von Somatostatin verantwortlich.

Insulin

Insulin ist ein Proteohormon mit einem *Molekulargewicht* von knapp 6000. Es besteht aus *2 Polypeptid-Ketten,* welche durch 2 Disulfidbrücken untereinander verbunden sind. Eine weitere Disulfidbrücke befindet sich innerhalb der A-Kette. Wie Abb. 9.3 zeigt, obliegt dem Insulin eine *Fülle von Aufgaben,* welche sich vielleicht am ersten so zusammenfassen lassen: *Insulin fördert* besonders die *Speicherungsvorgänge der Grundnahrungsstoffe* im Organismus: *Glukose, Proteine und Fette.*

Wie die übrigen Peptidhormone vermittelt Insulin seine Wirkung vermutlich über einen eigenen Membran-Rezeptor und einen „second messenger".

Die *bekannteste Aufgabe des Insulins* besteht darin, die **Glukosekonzentration im Blut zu senken.** Hierfür sind mindestens **5 Mechanismen** verantwortlich:

a) *Insulin erleichtert* die *Glukoseeinwärtsdiffusion in Muskel- oder Fettzellen* (facilitated diffusion). Allerdings können speziell die *Leber,* aber auch das *Zentralnervensystem* und die *Erythrozyten* Glukose *unabhängig von Insulin* resorbieren. *Darm und Niere* schleusen Glukose im *Kotransport mit Natrium* in die Zelle, auch dies erfolgt unabhängig von Insulin. Das Ergebnis dieses Glukosetransports in die Zelle ist eine Abnahme der Glukosekonzentration im strömenden Blut.

Der *arbeitende Muskel* hat ebenfalls die Fähigkeit, mehr *Glukose* in seine Zellen einzuschleusen als der ruhende. Dies haben sich Ärzte schon lange zunutze gemacht, indem sie *Diabetiker Muskelarbeit verrichten ließen, um ihren Insulinbedarf zu senken.* Umgekehrt muß der Insulin verordnende Arzt bedenken, daß sein Patient weniger Insulin benötigt, wenn er plötzlich z. B. intensiv Sport betreibt. Anderenfalls kann er durch ein Zuviel an Insulin in einen hypoglykämischen Schock (vgl. S. 289) geraten.

b) und c) Durch *Senkung der Phosphorylaseaktivität und Vermehrung der Glykogensynthetaseaktivität* wird in der Leber die *Glykogenolyse gebremst* und statt dessen die *Glykogensynthese* durch Insulin *gesteigert.* Beide Vorgänge reduzieren die Glukosekonzentration im strömenden Blut.

d) Insulin kann im Muskel und in der Leber auch die *Glykolyse fördern* und zwar durch Stimulierung der hierfür wichtigen Enzyme Phosphofruktokinase, Pyruvatkinase und Pyruvat-Dehydrogenase. Auch hierdurch kann die Glukosekonzentration im strömenden Blut reduziert werden.

e) Schließlich *hemmt Insulin* in der Leber die Glukosebildung aus Eiweiß (die *Glukoneogenese*), was ebenfalls die Blutzuckerkonzentration fallen läßt, aber dafür dem *Proteinaufbau („Proteinanabolismus")* zugute kommt.

Für den *Proteinaufbau* ist außerdem von Vorteil, daß Insulin offenbar den transmembranösen Aminosäurentransport stimuliert, welcher z. T. als aktiver Transport abläuft.

Daß *Insulin* den *Proteinabbau hemmt* und evtl. sogar die Proteinsynthese fördert, unterstützt die Vorstellung, daß Insulin ein Hor-

---

(21) vgl. S. 197.

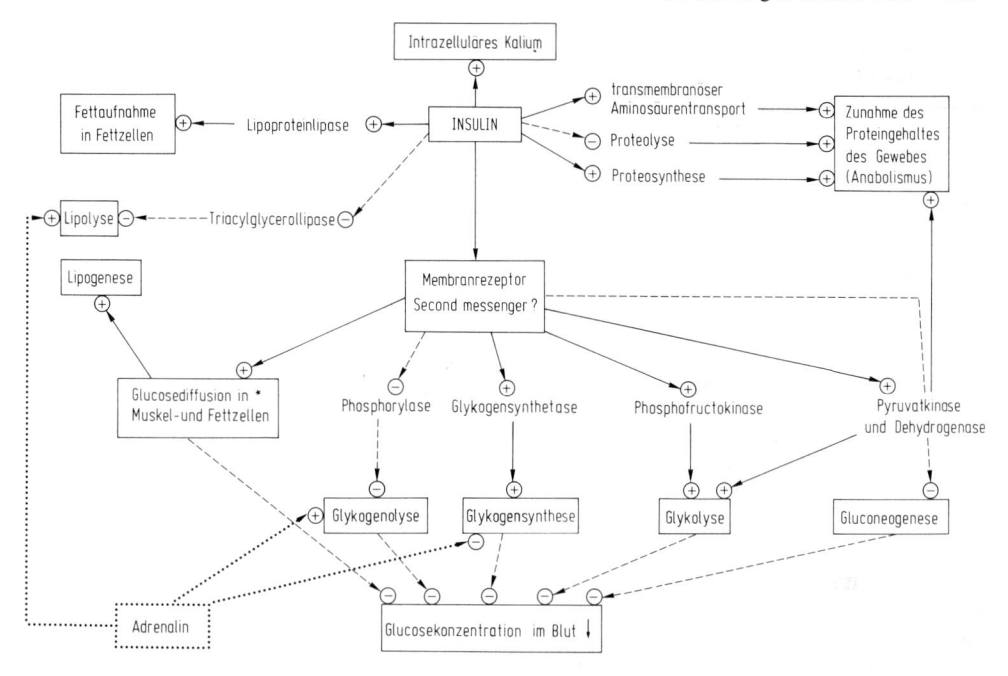

Abb. 9.3. Schematische Zeichnung der vielfältigen Insulinwirkungen

mon darstellt, welches für die *Speicherung der Grundsubstanzen* zuständig ist. In gleicher Richtung arbeitet Insulin auf dem „Fettsektor". Durch Aktivierung der Lipoproteinlipase *fördert Insulin die intrazelluläre Fettspeicherung, wirkt dem Fettabbau* durch Verminderung der Triacylglycerollipase-Aktivität *entgegen* und *unterstützt die Lipogenese.*

Glukagon

Glukagon ein Polypeptid (mit nur einer Kette aus 29 Aminosäuren) *aus* den α-*oder A-Zellen* der Langerhans'schen Inseln hat geradezu *spiegelbildliche Aufgaben* (vgl. Abb. 9.4), welche insbesondere einen **Anstieg des Blutzuckers** zum Ziel haben. *Glukagon fördert* in der Leber die *Glykogenolyse* sowie die *Glukoneogenese*, wobei seine allgemeine *proteolytische Aktivität* durch Bereitstellung von Aminosäuren wiederum die Glukoneogenese unterstützt. Gleichzeitig *hemmt Glukagon die Glykogensynthese* in der Leber. Der Erfolg dieser Aktivitäten ist ein Anstieg der Glukosekonzentration im strömenden Blut. Ausgelöst werden die Glukagoneffekte in der Leber über Adenylatcyclase und cyclisches AMP. Über denselben Weg wird die *Triacylglycerollipase stimuliert*, die *Lipolyse* und die *Proteolyse* erhöht.

Daß ein Hormonsystem mit so vielfältigen Aufgaben auch aus vielfältigen Quellen seine Sekretionsreize bezieht verwundert nicht (vgl. Abb. 9.5). *Wichtigster Stimulus für die* **Insulinsekretion** der β-Zellen des Pankreas ist der *Anstieg der Glukosekonzentration im Blut* (z. B. durch Nahrungsaufnahme). *Allerdings* steigt nun die Insulinsekretion nicht fortlaufend mit der Glukosekonzentration im Blut auf immer höhere Werte, sondern der *Insulinspiegel kontrolliert sich selbst. Die Insulinkonzentration im Blut hemmt die Insulinsekretion.*

(Dies scheint schon deswegen nötig, weil die Halbwertszeit des zirkulierenden Insulins nur Minuten

288 9. Hormonale Regulation

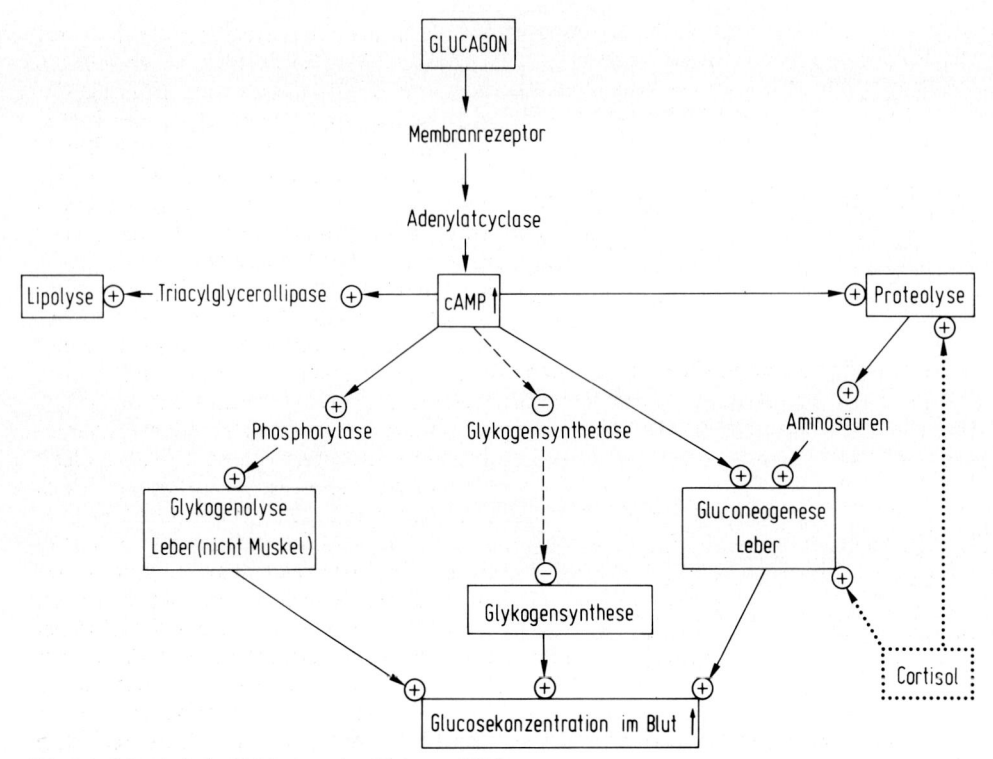

Abb. 9.4. Schematische Zeichnung der Glukagon-Wirkungen

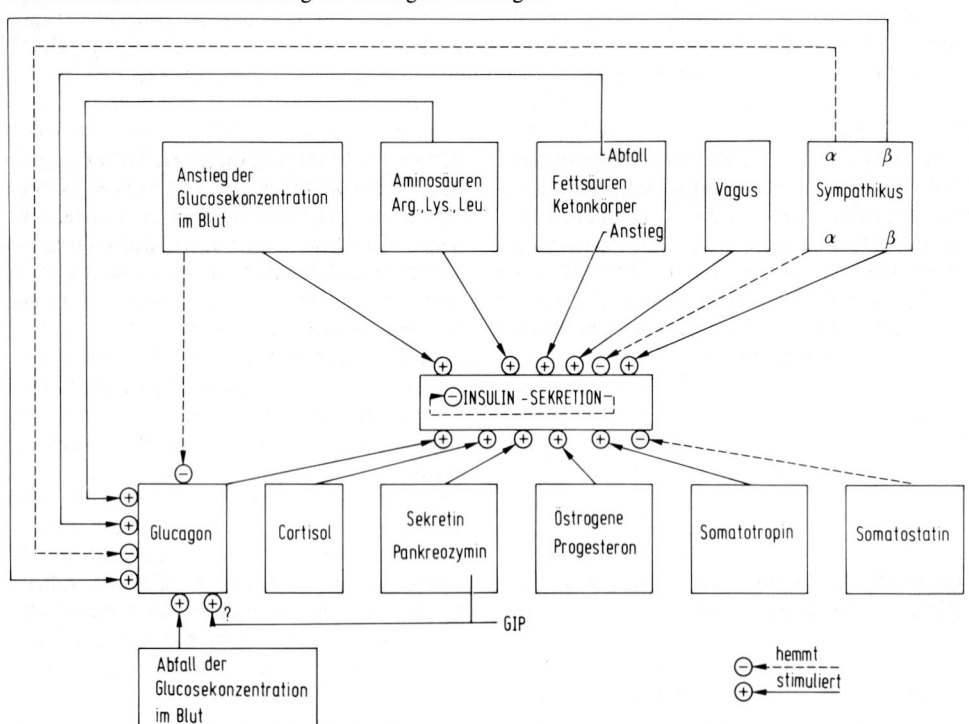

Abb. 9.5. Schematische Zeichnung der vielfältigen Wirkungen auf die Insulin-Sekretion

beträgt, während die Senkung der Glukosekonzentration durch Insulin eine über Stunden verteilte Aufgabe darstellt. Vor allem in der Leber wird Insulin rasch abgebaut; die Insulin-Glutathion-Transhydrogenase trennt die beiden Insulin-Ketten voneinander.)

Bei der Behandlung des Insulinmangel-Diabetes wird neuerdings versucht, durch kleine Infusionspumpen, welche vom Patienten getragen werden, die Insulinsekretion des Pankreas nachzuahmen. Hierbei werden die Pumpen über Glukose-Sensoren gesteuert.

Mit dem Anstieg des Blutzuckers wird die *Glukagonsekretion* gebremst. Glukagon selbst wirkt bei intravenöser Injektion als starker Reiz für eine Insulinsekretion.

(Die *physiologische* Wirkung von Glukagon auf die Insulinsekretion könnte darin bestehen, daß zunächst Sekretin, Pankreozymin und GIP eine Glukagonsekretion bewirken, welche die Insulinsekretion auslöst. Hierfür spricht der Befund, daß über den Magen-Darmkanal aufgenommene Glukose eine stärkere Insulinsekretion veranlaßt als eine intravenöse Glukoseapplikation.)

Auch einige *Aminosäuren (z.B. Leucin* und *Arginin) stimulieren die Insulinsekretion,* vielleicht auch Fettsäuren und Ketonkörper. Der Vagus fördert, der Sympathikus – soweit er α-Rezeptoren stimuliert – hemmt die Insulinsekretion. Ob β-Anteile des Sympathikus die Insulinsekretion stimulieren ist fraglich. Immerhin hemmen β-Blocker die Insulinsekretion. *Neben Glukagon stimulieren insbesondere Cortisol, Sekretin, Pankreozymin, Östrogene, Progesteron sowie Somatotropin die Insulinsekretion, während Somatostatin die Insulinsekretion hemmt.* Dieses Somatostatin, welches wir bereits vom Hypothalamus her kennen (vgl. S. 273), wird auch in den δ- oder D-Zellen der Langerhans'schen Inseln produziert. Die unmittelbare Nachbarschaft dieser Zellen zu den β-Zellen prädestiniert sie zu einer physiologischen Insulin-Kontrolle, die jedoch noch der Aufklärung bedarf.

**Pathophysiologische Aspekte
(Diabetes mellitus)**

Sowohl ein Insulinmangel mit zu hohen Blutzuckerwerten wie auch ein Überschuß an Insulin mit zu niedrigen *Blutzuckerwerten (Normwerte beim Menschen* zwischen *6,7 mmol/l* nach einer Mahlzeit, *4,4 mmol/l* nach 12 Stunden Fasten, *um 3,6 mmol/l nach 72 Stunden Fasten)* kann zu akutem Bewußtseinsverlust führen: Wir sprechen im ersten Fall vom **diabetischen Koma**, im zweiten vom **hypoglykämischen Schock** bzw. hypoglykämischen Koma. Für den Patienten ist die Diagnose des zu Hilfe gerufenen Arztes, welche Art eines Komas vorliegt, von entscheidender Bedeutung. Pathophysiologische Überlegungen können uns leiten: Handelt es sich um einen *Diabetiker* mit hohem Blutzuckerspiegel, ist er vermutlich *durch eine osmotische Diurese* stark *dehydriert;* er kann sogar allein hierdurch in ein hyperosmolares Koma geraten sein. Die *Haut* ist *trocken,* durch Hochziehen gebildete *Hautfalten* bleiben wesentlich länger *stehen* als beim Gesunden. Ferner hat der Diabetiker durch Insulinmangel *vermehrte Lipide und Ketonkörper* im Serum. Im diabetischen Koma können diese Ketonkörper sogar zum Hauptenergielieferanten der Muskulatur werden. Wir hatten bereits besprochen, daß Insulin die Lipolyse bremst, also Insulinmangel die Lipolyse fördert; hierdurch fallen vermehrt freie Fettsäuren an, welche bereits unter normalen Umständen von der Leber zu Ketonkörpern oxydiert werden. Im lipolytischen Übermaß (mit erhöhter Ketonkörperproduktion) fällt beim *diabetischen Koma* als sicheres Indiz der Azetongeruch des Patienten deshalb auf, weil Azeton ein Endglied im Ketonkörperstoffwechsel darstellt. Das Übermaß der Ketonkörper führt aber auch zu einer *Ketoazidose,* welche im diabetischen Koma zu der typischen „Kompensations"-*Hyperventilation* führt, der früher erwähnten tiefen *Kussmaul'schen Atmung.* Sichern wird der moderne Arzt seine Diagnose mit einer sofortigen Blutzuckerbestimmung. Ist dies nicht möglich und bestehen immer noch Zweifel, um welche Form eines Komas es sich handelt, ist die intravenöse Applikation einer Zuckerlösung immer vorzuziehen. Handelt es sich um einen hypoglykämischen Schock, tritt die therapeutische Wirkung sehr schnell ein. Handelt es sich um ein diabetisches Koma, ist durch diese Maßnahme wesentlich weniger verloren als durch die Gabe von 100 E Insulin, welche einen fraglichen hypoglykämischen Schock lebensbedrohlich machen können.

Prüfungsfragen zu diesem Abschnitt finden Sie im Anhang unter den Ziffern: 9.5. ff.

9.6 Nebennierenmark (NNM)

Wir sind bereits bei der Besprechung des Kreislaufs auf Struktur und Funktion der *Katecholamine* eingegangen (vgl. S. 107). (Ihren Namen haben sie wegen ihrer chemischen Verwandschaft mit *Brenzkatechin*.) In Abb. 3.16 haben wir ihre Abstammung vom Tyrosin dargestellt und ausgeführt, daß nur *Nebennierenmark Adrenalin* produzieren kann, während die postganglionären sympathischen *Fasern Noradrenalin* ausschütten. (Bei genauer Betrachtung ist das allerdings nicht ganz richtig. Es gibt nämlich auch Paraganglien, welche z. B. retroperitoneal — an verstreuten Orten — liegen können und ebenfalls Adrenalin—in chromaffinem Gewebe—bilden können.)

In Nebennierenmark sind die *chromaffinen Zellen* für die *Katecholaminsynthese* zuständig. „Chromaffin" heißen sie deshalb, weil sie bei histologischer Anfärbung mit Chrom braune Granula besitzen. Diese Granula stellen das Ergebnis der Noradrenalinsynthese, d. h. einer Speicherform von Noradrenalin dar, wobei die Granula selbst neben Noradrenalin auch ATP und Eiweiß enthalten. Soll nun Adrenalin gebildet werden, wandert Noradrenalin aus den Granula ins Zellplasma der chromaffinen Zellen und wird dort enzymatisch methyliert. Anschließend wird das gebildete Adrenalin erneut in granulärer Form gespeichert. Solange die Katecholamine granulär *gespeichert* sind, sind sie biologisch *inaktiv*. Auch in den (postganglionären) sympathischen Nervenendigungen liegt Noradrenalin in granulärer—inaktiver—Speicherform vor. Die das Nebennierenmark sympathisch versorgenden Nerven (Äste der Nervi splanchnici) sind aber cholinerg (!), d. h. sie setzen an ihren Enden im Nebennierenmark Acetylcholin frei. Man hat deshalb das Nebennierenmark auch mit einem „sympathischen Ganglion" verglichen.

Ob die **Ausschüttung** von *Adrenalin und Noradrenalin* durch einen *sympathischen Nervenimpuls* zunächst über eine Ausschüttung von Acetylcholin erfolgt, (welches sowohl an den sympathischen Nervenendigungen wie an den chromaffinen Zellen die Zellmembran für Calcium permeabel macht und dann die Noradrenalin- bzw. Adrenalinausschleusung bewirkt) oder ob die lokale Depolarisation den Ausschüttungsmechanismus für Noradrenalin aus den Granula direkt veranlaßt, müssen wir offen lassen. Ebenso ungelöst ist die Frage, welches Signal das Nebennierenmark benötigt, um zwischen Adrenalin- oder Noradrenalinausschüttung (oder auch Dopamin, welches ebenfalls in Spuren im Nebennierenmark vorhanden ist) zu unterscheiden. Auf jeden Fall werden *Calciumionen* (evtl. auch Magnesiumionen) *für die Freisetzung von Noradrenalin* bzw. *Adrenalin aus den Granula benötigt*. Die Katecholamine können nun ins strömende Blut übertreten, soweit sie von den sympathischen Nervenendigungen aus ihren Rezeptor nicht direkt erreichen. Durch Wiederaufnahme (engl. **„reuptake"**) aus dem synaptischen Spalt *in die Granula* wird Noradrenalin größtenteils schnell wieder *inaktiviert*. Auch aus dem strömenden Blut können die sympathischen Nervenendigungen(insbesondere von Herz und Milz) Noradrenalin entnehmen und durch erneute granuläre Speicherung inaktivieren. *Daneben* erfolgt der *enzymatische Abbau* der Katecholamine durch die **C**atechol-**O**-**M**ethy**l**transferase (=**COMT**) und die **M**ono**a**min**o**xidase (=**MAO**).

Vorwiegend die *Leber* liefert mit Hilfe dieser Enzyme als wichtigstes Abbau-Produkt der Katecholamine die *3-Methoxy-4- hydroxymandelsäure* (= *Vanillinmandelsäure*), welche *von der Niere ausgeschieden* wird und diagnostische Bedeutung besitzt: In — allerdings seltenen — Fällen können Patienten an plötzlichen Blutdrucksteigerungen leiden (sog. „Blutdruckkrisen"), welche durch *Adrenalin- und Noradrenalinproduzierende Tumoren* (Phäochromozytome) ausgelöst sein können. In solchen Fällen kann der sprunghafte Anstieg der Harnkonzentration von 3-Methoxy-4-hydroxymandelsäure die Diagnose sichern.

Man muß davon ausgehen, daß das sympathische Nervensystem durch ständige Aktivierung einen relativ konstanten, niedrigen Adrenalin-Noradrenalinspiegel im Blut aufrecht erhält (*„sympathischer Tonus"*). Wir haben bereits bei der Kreislaufregulation gesehen, daß *Druckentlastung der Pressorezeptoren* zu einer Gegenregulation mit *sympathischer Aktivierung* führt. Es kommt zu einer Zunahme der Herzfrequenz und einer peripheren Vasokonstriktion. Der Pressorezeptoren-Reflex sorgt vorwiegend für eine Noradrenalin-Ausschüttung aus sympathischen Nervenendigungen. Hierbei überrascht, daß ein *totaler Ausfall des* beiderseitigen *Nebennierenmarks* die *Kreislaufregulation nicht beeinflußt*. (Die Voraussetzung für derartige Experimente mit Nebennierenexstirpation ist allerdings, daß man die Hormone der Nebennierenrinde ausreichend substituiert.) *Die Stimulation des Nebennierenmarkes* bedarf offenbar *stärkerer Reize*. Hierbei führt nicht nur ein massiver *Entblutungsschock* zu drastischer Adrenalin-Noradrenalin-Ausschüttung insbesondere aus der Nebenniere, sondern auch Gefühle besonderer Intensität (vom starken Ärger bis zur großen Freude) führen via Hypothalamus, sympathische Areale in der Medulla oblongata und Nervi Splanchnici zu massiver Adrenalin-Ausschüttung. Von *Cannon*[22] stammt der Begriff der *Notfall-Reaktion* (emergency-reaction), mit deren Hilfe die letzten Kreislaufreserven mobilisiert werden können. Aber auch die *„Alarmreaktion"* mit Flucht, Abwehr und Angriff (nach W.R. *Hess*[23] als *„ergotrope Reaktion"* bezeichnet) führt zu massiver Sympathikus-Stimulation. (Der nach entsprechender Reizung infolge akuten Blutdruckanstiegs mit hochrotem Kopf laut schimpfende und türenschlagende Chef ist oft erstaunlich schnell wieder „normal", weil sich einerseits seine *Adrenalinfreisetzung* durch die erhöhte Adrenalinkonzentration *selbst hemmt*, andererseits COMT und MAO einen raschen Adrenalin-Abbau garantieren.) Für die Gesundheit viel gefährlicher als diese spontanen Reaktionen sind offenbar langfristig zu hohe oder zu häufige Katecholamin-Ausschüttungen, wie sie bei einem ständigen *Streß* (vgl. S. 99) auftreten.

Wir müssen schließlich noch darauf hinweisen, daß *Adrenalin* (ähnlich wie Glukagon) ein potentieller *Gegenspieler des Insulins* ist. Eine massive Hypoglykämie wirkt als Stimulus für eine Adrenalinfreisetzung.

(Hunger macht schließlich auch aggressiv. Die Reizung eines hungrigen Chefs ist deshalb doppelt gefährlich. Im Sinne Darwins[24] ist diese Reaktion strategisch notwendig, um bei der Nahrungssuche den „Kampf ums Dasein" zu bestehen.)

Adrenalin fördert in der Leber und der Muskulatur die *Glykogenolyse* (Phosphorylaseaktivierung über cAMP) und veranlaßt dadurch einen *Anstieg der Blutzuckerkonzentration*. Außerdem wirken sowohl *Adrenalin wie Noradrenalin lipolytisch*, wodurch die Konzentration der freien Fettsäuren im Blut erhöht werden kann.

---

(22) Walter Bradfort Cannon (1871-1945), Physiologe in Harvard, benutzte u. a. die Röntgenstrahlen 3 Jahre nach ihrer Entdeckung erstmals, um mit Hilfe von Kontrastbrei die Motorik des Magen-Darmtraktes zu studieren (1898).
(23) vgl. S. 272.
(24) Charles Robert Darwin (1809-1882), engl. Biologe, ab 1842 Arbeit an „Selektionstheorie".

Prüfungsfragen zu diesem Abschnitt finden Sie im Anhang unter den Ziffern: 9.6. ff.

9.7 Nebennierenrinde (NNR)

4/5 des **Nebennieren**gewebes besteht aus **Rinde**. *Histologisch* lassen sich von außen (unterhalb der Kapsel) nach innen 3 Schichten abgrenzen: I. Zona glomerulosa, II. Zona fasciculata, III. Zona reticularis.

Die **Zona glomerulosa** (= Zona multiformis) bildet sich erst nach der Geburt aus und erreicht während der Pubertät die gleiche Schichtdicke wie die Zona fasciculata. Mit dem Klimakterium nimmt diese Zellschicht stark ab, um im Senium fast ganz zu verschwinden. Die *Aldosteronproduktion* wird dieser Zona glomerulosa zugeschrieben. Da Aldosteron als Mineralokortikoid die Natriumbilanz kontrolliert — wir haben seine Funktion ausführlich im Nierenkapitel besprochen —, würde diese senile Atrophie der Zona glomerulose bedeuten, daß man im Alter schließlich auch ohne Aldosteronproduzierende Zellen auskommt, was allerdings unwahrscheinlich klingt.

Die **Zona fasciculata** hat ihren Namen daher, daß ihre Zellen „strangförmig" angeordnet sind. Diese Schicht ist während des ganzen Lebens nachweisbar. Bei den üblichen histologischen Verfahren werden besonders in dieser Schicht Fett-Tröpfchen aus den Zellen gelöst, so daß sie scheinbar eine wabenartige Struktur besitzt. Elektronenoptisch lassen sich bei Osmium-Fixierung helle und dunkle Zellen voneinander abgrenzen (bei insgesamt großem Mitochondrien-Reichtum). Der Zona fasciculata wird die Produktion von *Glukokortikoiden* sowie *Androgenen* zugeschrieben.

Die **Zona reticularis** fällt durch eine ungegliederte Struktur mit sehr unterschiedlich großen Zellen auf, welche elektronenoptisch ebenfalls als helle und dunkle Zellen differenziert werden können. Wie die Zona glomerulosa besitzt auch die Zona reticularis nur während der Geschlechtsreife ihre volle Ausbreitung.

Im Gegensatz zum Nebennierenmark wird die *Nebennierenrinde praktisch nicht innerviert*. Daraus folgt, daß nur humorale Reize eine Ausschüttung der Nebennierenrindenhormone veranlassen können. Die Vergrößerung der Zelloberfläche der Nebennierenrinden-Zellen durch *Mikrovilli* sowie die intensive Kapillarisierung dieses Gewebes (mit fenestriertem Kapillarendothel) garantieren eine rasche humorale Information. Hierbei muß betont werden, daß die *Nebennierenrindenzellen im Gegensatz zum Nebennieremark oder der Schilddrüse ihre Hormone nicht speichern*. Eine *vermehrte Nebennierenhormon-Sekretion* ist deshalb *gleichbedeutend mit* einer *vermehrten Syntheserate*.

Chemisch leiten sich die Nebennierenrindenhormone oder die **Cortico**[25]-**Steroide** vom *Steran* ab, von welchem sie auch ihren (halben) Namen haben. (Steran ist identisch mit Cyclopentanoperhydrophenanthren.) Auch hier wollen wir die Details der Synthese mit einer Fülle von Zwischenstufen den Chemikern überlassen. *Ausgangspunkt der Synthese* ist *zum einen Cholesterin*, welches auf dem Blutweg den Nebennierenrindenzellen angeboten wird, *zum anderen* können diese Zellen das Steran-Skelett aber auch selbst aus Acetat synthetisieren. Die Strukturformeln der *wichtigsten von der Nebenniere synthetisierten Steroide — Cortisol, Corticosteron, Aldosteron, Dehydroepiandrosteron —* sind in Abb. 9.6 wiedergegeben. Vermutlich werden nur diese Hormone in physiologisch wirksamen Konzentrationen von der Nebenniere sezerniert.

---

(25) Cortex lat. „Rinde".

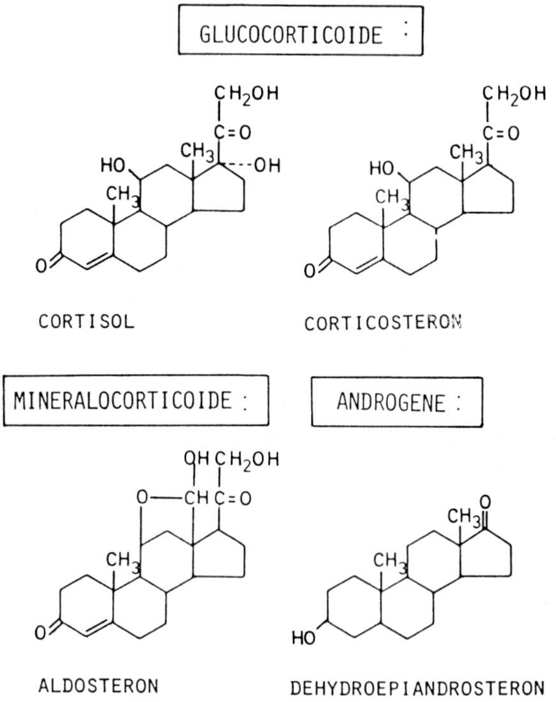

Abb. 9.6. Struktur der Glucocorticoide im Vergleich zu Mineralcorticoiden und Androgenen

Der **Wirkungsmechanismus** *der Steroid-Hormone* unterscheidet sich grundlegend von dem der Polypeptide, er ähnelt vielmehr dem Thyroxin. Auch Steroide können ohne Schwierigkeiten die Zellmembranen passieren, sie erreichen im Zellplasma ihre spezifischen Rezeptoren. Diese Rezeptoren sind Eiweiße, welche den Steroiden das Eindringen in den Zellkern ermöglichen. Es wird angenommen, daß die Steroide im Zellkern direkt die Produktion der Messenger-Ribonucleinsäure induzieren, wodurch dem Zellplasma schließlich ein neues Produktionsprogramm für eine neue Protein- oder Enzymsynthese geliefert wird.

Im folgenden müssen wir unsere besondere Aufmerksamkeit der **Funktion der Glukokortikoide (Cortisol**[26] **und Corticosteron)** zuwenden. Wie das Insulin haben die Glukokortikoide *vielfältige Wirkungen*. Im *Kohlenhydratstoffwechsel* **erhöhen** die Glukokortikoide den **Blutzucker** wie Glukagon (vgl. Abb. 9.7). Im einzelnen

---

(26) Therapeutisch wird mit Vorliebe Cortison verwendet, welches sich vom Cortisol nur dadurch entscheidet, daß es am 11. C-Atom statt einer OH-Gruppe eine Keto-Gruppe (O=C) besitzt. Der Organismus hydroxiliert aber das inaktive Cortison zum aktiven Cortisol.

9. Hormonale Regulation

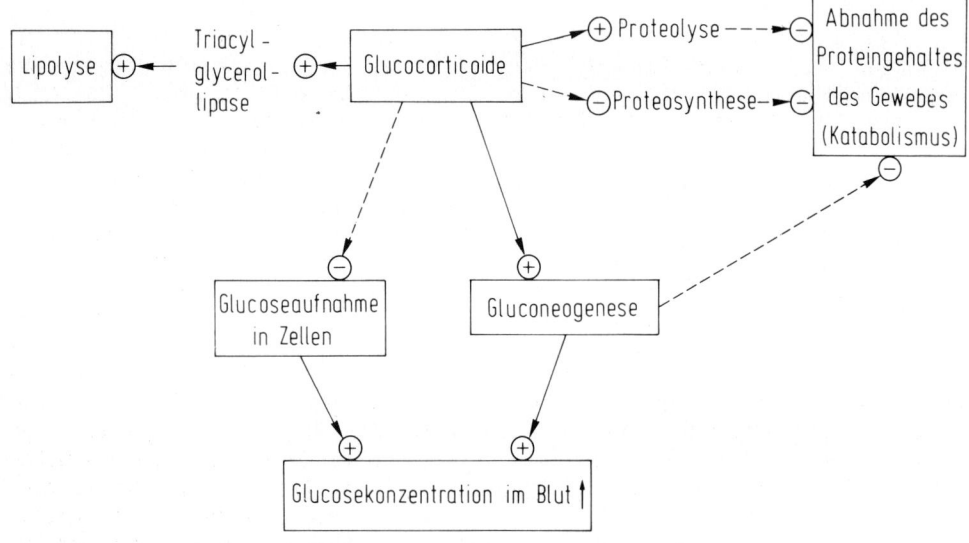

Abb. 9.7. Schematische Zeichnung der wichtigsten Glucocorticoid-Wirkungen

hemmen sie den *Glukosetransport* in die *Zelle (speziell im Muskel und Fettgewebe)* und *fördern die Glukoneogenese in Leber und Niere.* Sowohl durch diese Glukoneogenese wie auch durch eine Hemmung der Proteinsynthese und Förderung der *Proteolyse* haben die *Glukokortikoide* **im Eiweißstoffwechsel** eine abbauende = *Protein***katabole Wirkung.**

Im *Fettstoffwechsel* ist die *Glukokortikoid-*Wirkung ebenfalls spiegelbildlich zum Insulin. Glucocorticoide *fördern hier die Lipolyse.* Dies ist deshalb besonders schwer zu verstehen, weil für das **Cushing**[27]**-Syndrom** gerade die *„Stammfettsucht"* mit dem *„Vollmondgesicht"* charakteristisch sind. Ursache eines Morbus *„Cushing"* ist aber eine Erhöhung des Cortisol-Spiegels im Blut, wie er entweder durch *Nebennierenrindentumoren* hervorgerufen sein kann oder aber auch durch eine Überproduktion von *ACTH* (= *A*dreno*c*orti*c*o*t*ropes *H*ormon) bei einem Tumor des *Hypophysenvorderlappens* oder schließlich durch *therapeutische Cortisonapplikation* in hoher Dosierung. Man erklärt diese — eigentlich nicht ins Konzept passende — Fettsucht durch eine Überproduktion von Insulin (vgl. S. 287).

Cortisol hat ferner bei entsprechend hoher Dosierung eine *entzündungshemmende Wirkung,* wobei typische *Entzündungsreaktionen* wie *„Bindegewebsproliferation", „Gefäßeinsprossung"* und *Kapillarpermeabilität* gehemmt werden. So können weniger Leukozyten im entzündeten Gebiet tätig werden. Sinnvoll und deshalb auch therapeutisch nutzbringend erscheint dies zur **Hemmung allergischer Entzündungsvorgänge.** Der Bekämpfung eingedrungener Bakterien durch phagozytierende Leukozyten wird hierdurch allerdings in den Rücken gefallen. Es wundert deshalb nicht, daß die Kliniker eine Cortisontherapie allergischer Erkrankungen bevorzugt mit einer Antibiotika-Therapie kombinieren. In die gleiche Richtung weist die Beobachtung, daß „Cushing-Patienten" besonders *infektanfällig* sind.

Mit steigender Cortisolkonzentration im Blut nimmt die Zahl der eosinophilen Granulozyten im strömenden Blut ab. Die Ursache dieser charakteristischen *„Eosinopenie"* unter Cortisol ist keineswegs geklärt. Ebenso fällt unter Cortisol — wenigstens vorübergehend — die Zahl der Lymphozyten ab, während die Zahl der *neutrophilen Granulozyten* unter Cortisol einen *leichten Anstieg* zeigen, was zu einer verminderten Leukozyten-Auswanderung aus den Kapillaren paßt.

Cortisol hat auch *„Kreislauf-Effekte".* Cushing-Patienten leiden meistens an einem *arteriellen* **Hochdruck.** Dem Cortisol wird hierbei eine empfindlichkeitssteigernde — *„permissive"* — *Wirkung für Noradrenalin auf die glatte Ge-*

---

(27) Harvey Cushing (1869-1939), Harvardprofessor für Gehirnchirurgie, Erstbeschreibung der nach ihm benannten Erkrankung 1932.

fäßmuskulatur zugeschrieben. Die besondere physiologische Bedeutung der Glukokortikoide liegt vermutlich in ihrer Fähigkeit, bei *akutem Streß* den Organismus an besondere Belastung zu adaptieren; insofern sind sie in jedes Notprogramm integriert (vgl. Cannon, S. 291, vgl. Selye, S. 99).

Die Mineralokortikoid-Wirkung von Cortisol an der Niere ist verschwindend gering (1:1000), aber Cortisol ist offenbar notwendig, um das *distale Konvolut* und die *Sammelrohre* für Wasser geringer permeabel zu machen. Bei Ausfall der Nebenniere führt die Gabe von Cortisol zur Diurese und zwar nicht nur deshalb, weil durch seine Kreislaufwirkungen der Filtrationsdruck angehoben wird, sondern auch weil die vorher nahezu vollständige distale *Wasserrückdiffusion* durch Cortisol gestoppt wird.

Schließlich muß noch darauf hingewiesen werden, daß die *Glukokortikoide* eine tageszeitliche Schwankung in ihrer Sekretionsweise besitzen. Diese *„circadiane Rhythmik"* (vgl. S. 171) zeigt ein *Sekretionsmaximum* am Ende des Schlafs *in den frühen Morgenstunden*.

Die im Nierenkapitel (vgl. S. 247) dargestellten **Mineralokortikoid-**, d. h. **Aldosteronwirkungen** *fassen wir hier* wie folgt *zusammen:*

Aldosteron kontrolliert die *distale Na^+-Resorption und K^+-Sekretion,* wobei ein Aldosteron-Konzentrationsanstieg die Na^+-Resorption und die K^+-Sekretion erhöht. Für die Kreislauf-Regulation bedeutet dies, daß *bei Aldosteron-Mangel ein Na-Verlust* in Kombination mit einer *Hyperkaliämie* auftritt. Die Na^+-Ionen bestimmen — wegen ihrer im Vergleich zu Kalium großen Zahl im Extrazellulärraum — weitgehend die Größe des Extrazellulärvolumens, weswegen ein renaler Natriumverlust *gleichbedeutend mit einem Wasserverlust im Extrazellulärraum ist. Umgekehrt* führt eine Natrium- und Wasserretention wie sie bei vermehrter Aldosteron-Produktion auftritt, zu einer Zunahme des venösen Angebotes, des Schlagvolumens und damit des zirkulierenden Blutvolumens. Wir haben bereits darauf hingewiesen, daß der *primäre Hyperaldosteronismus* oder das *Conn-Syndrom* mit einem Bluthochdruck einhergeht, (dessen Genese jedoch noch komplizierter sein dürfte, als es hier angedeutet wurde).

An dieser Stelle müssen wir noch eine spezielle Form des *Mangels an Nebennierenrinden-Hormonen* hervorheben, die seit der Erstbeschreibung durch Addison[28] (1855) als **Addison'sche Krankheit** bekannt ist. Tierexperimentell kann man durch beidseitige Nebennierenexstirpation in wenigen Tagen eine zum Tode führende *Addison'sche Krise* auslösen. Hierbei stehen die Symptome des Aldosteronverlustes im Vordergrund, es kommt zur *Hypotonie, Hypovolämie, Abnahme des Herzminutenvolumens* und schließlich zum *Kreislaufschock* durch *Natrium- und Wasserverlust, Hyperkaliämie* und *Azidose*. Die eigentliche Addison'sche Krankheit verläuft indessen in der Regel über lange Zeiträume, weil bei entzündlichen (meist tuberkulösen) und degenerativen Nebennierenrinden- Veränderungen kleinste funktionierende Teile des Organs ausreichen, um die lebensnotwendige Minimalproduktion an Hormonen aufrecht zu erhalten. Neben den Symptomen des Aldosteronmangels mit Hypotonie, Hyponatriämie, Hyperkaliämie erscheinen bei der Addison'schen Krankheit Zeichen eines Cortisonmangels wie *Gewichtsverlust*, allgemeine *Müdigkeit* (Konzentrationsschwäche), Abnahme der − muskulären − Leistungsfähigkeit (=*Adynamie*) und *Hypoglykämie*, um nur einige wichtige Symptome zu nennen. Daneben ist die *„Abwehrkraft"* geschwächt. Es besteht eine *Resistenzschwäche* gegen spezielle Belastungen, wie *Operationen, Infekte* oder allgemein gegenüber *Streß*-Situationen. Das vermutlich auffälligste Symptom des Addison-Patienten besteht in einer *Hyperpigmentation* von Haut und Schleimhäuten, welches auf eine erhöhte MSH-Aktivität (vermutlich durch ACTH) zurückgeführt wird (vgl. S. 275). (Man hat deshalb auch von „*Bronzekrankheit*" gesprochen.)

Schließlich produziert die Nebenniere von Mann und Frau außer Gluko- und Mineralokortikoiden noch **Androgene**, deren Bedeutung allerdings keineswegs endgültig geklärt erscheint. Speziell bei der Frau werden diese Androgene (es handelt sich im wesentlichen um Dehydroepiandrosteron, vgl. S. 300) für die Ausbildung der *Schambehaarung* verantwortlich gemacht.

---

(28) Thomas Addison (1793-1860), engl. Arzt.

Bei Androgen-Überschuß (z. B. durch Nebennierenrindentumoren) kommt es bei der Frau zu einer *Virilisierung*, erkennbar u. a. durch männlichen Behaarungstyp, Senkung der Stimmlage und Klitorishypertrophie.

Während wir die vielseitigen *Stimuli* zur *Aldosteron-Sekretion* bereits dargestellt haben (ACTH hat hier sicher eine untergeordnete Funktion), steht die **Glukokortikoidsekretion** ausschließlich **unter der Kontrolle von ACTH**. ACTH ist für nahezu jegliche Glukokortikoidsekretion notwendig. Fehlt ACTH, z. B. durch *Hypophysektomie,* kommt es sogar zur *Atrophie der gesamten Nebennierenrinde* mit allen Zeichen einer Nebenniereninsuffizienz (aber keiner Hyperpigmentierung, eher eines Pigmentverlustes). Umgekehrt *hemmt Cortisol im Hypothalamus die Freisetzung des CRF (Corticotropin releasing factor) sowie die hypophysäre ACTH-Ausschüttung* im Sinne einer *negativen Rückkopplung*. Greift der Arzt in diesen Rückkopplungsmechanismus durch *künstliche Zufuhr von Glukokortikoiden* ein, wird die Ausschüttung von *ACTH* aus der Hypophyse *gestoppt*. In kürzester Zeit „verlernt" dann die *Nebennierenrinde*, auf normale ACTH-Konzentrationen *Glukokortikoide zu sezernieren*. Allerdings sind derartige Phänomene zum Glück reversibel, d. h. nach Tagen nimmt die Nebenniere ihre ACTH-stimulierte Glukokortikoidproduktion wieder auf. Hierin liegt die Begründung für die Notwendigkeit, eine Cortison-Therapie durch ein langsames „Ausschleichen" zu beenden.

Ein *Ausfall des Hypophysenvorderlappens* ruft klinisch sehr unterschiedliche Krankheitsbilder hervor, wobei je nach Ausmaß des Ausfalls von **Hypophysenvorderlappeninsuffizienz** *oder* **Panhypopituitarismus** gesprochen wird. Die Entstehungsursache des Hypophysenausfalls ist von besonderer Bedeutung, weil akute Ausfälle (z. B. Traumen) insbesondere die „Notfallfunktionen" der Nebenniere beeinträchtigen, während chronische Ausfälle (z. B. langsam wachsende Tumoren) den Stoffwechsel, das Wachstum und besonders den Sexualbereich belasten.

Am berühmtesten ist in diesem Zusammenhang die **Simmonds**[29]**'sche Kachexie** bei chronischem Hypophysenausfall mit extremer Magersucht, Amenorrhö und Ausfall der Achsel- und Schambehaarung. Allerdings sind auch hier die Dinge bei näherer Betrachtung viel komplizierter, weil die Mehrzahl der Patienten mit Simmonds'scher Kachexie gar keine Magersucht zeigt, sondern eher adipös ist. (Als *Sheehan-Syndrom* sind Ausfälle insbesondere der hypophysären Prolactinsynthese unmittelbar nach der Geburt bekannt. Hier kommt es aus keineswegs geklärter Ursache zu einem Gewebsuntergang in der Hypophyse, wobei später sehr ähnliche Symptome wie bei der Simmonds'schen Krankheit auftreten können.)

---

(29) Morris Simmonds, Hamburger Pathologe (1855-1925).

Prüfungsfragen zu diesem Abschnitt finden Sie im Anhang unter den Ziffern: 9.7. ff.

Weiterführende Literatur

H. Breuer, D. Hamel, H. L. Krüskemper, Herausgeber: Methoden der Hormonbestimmung. Thieme, Stuttgart, 1975

S. M. Mc Cann, Editor: Endocrine Physiologie II. International Review of Physiology, University Park Press, Baltimore, London, Tokyo, 1977

R. S. Dillon: Handbook of Endocrinology, Lea and Febiger, Philadelphia, 1980

R. O. Greep, E. B. Astwood, Editors, Section 7: Endocrinology Vol. I-VII, in: Handbook of Physiology, American Physiological Society, Washington, 1972-1976

L. J. de Groot, Editor: Endocrinology, Vol. 1-3, Grune and Stratton, New York, San Fransisco, London, 1979

F. Gross, H. G. Vogel, Editors: Enzymatic Release of Vasoactive Peptides. Raven Press, New York, 1980

T. H. Hamilton, J. H. Clark, W. A. Sadler: Ontogeny of Rezeptors and Reproductive Hormone Action. Raven Press, New York, 1979

K. Hierholzer, D. Neubert, F. Neumann, H. J. Quabbe: Endokrinologie I bis III, Band 18 bis 20, in: Gauer/ Kramer/Jung, Physiologie des Menschen, Urban und Schwarzenberg, München, Wien, Baltimore, 1977

R. B. Jaffe, Editor: Prolactin, Elsevier, New York, Oxford, 1981

S. L. Jeffcoate and J. S. M. Hutchinson: The Endocrine Hypothalamus, Academic Press, London, New York, San Francisco, 1978

K. Jungermann, H. Möhler: Biochemie, Springer, Berlin, Heidelberg, New York, 1980

A. Labhart: Klinik der inneren Sekretion, Springer, Berlin, Heidelberg, New York, 1978

G. Litwack, Editor: Biochemical Actions of Hormones, up to Vol. X, Academic Press, New York, London, u. a. 1983

Friedrich Marks: Molekulare Biologie der Hormone, Gustav Fischer, Stuttgart, New York, 1979

B. Samuelsson, R. Paoletti, P. W. Ramwell: Advances in Prostaglandin, Thromboxane, and Leukotriene Research, up to Vol 12, Raven Press, New York, 1983

R. W. Schrier, Editor: Vasopressin, Raven Press, New York 1985

R. H. Williams, Editor: Textbook of Endocrinology, W. B. Saunders, Philadelphia, London, Toronto, 1981

10. Fortpflanzung

Allgemein

Es überrascht sicher zu erfahren, daß eigentlich erst der berühmte, allerdings alternde französische Physiologe *Brown-Séquard*[1] die wissenschaftliche Welt mit Hilfe aufsehenerregender Selbstversuche auf die Sexualhormone stieß. Durch Hodenextrakte meinte er eine verjüngende Wirkung zu spüren. Meilensteine in der wissenschaftlichen Forschung sind jedoch nicht allein subjektive Konzepte, sondern neue Methoden, welche diese Konzepte objektivieren lassen. Für die Sexualhormone waren dies zunächst biologische Methoden (Bioassays, vgl. S. 271), mit denen die Wirksamkeit von Sexualhormonen getestet werden konnte. Zu den berühmtesten zählt die 1927 veröffentlichte Aschheim-Zondek'sche Reaktion[2], welche darin besteht, infantilen weiblichen Mäusen den Harn von schwangeren Frauen zu applizieren. Das darin enthaltene *Choriongonadotropin* verursacht bei diesen Mäusen eine Gelbkörperbildung sowie eine Frühreife des gesamten Genitale. Auf dem Boden biologischer Konzepte und Methoden kann die Chemie jeweils ihren Siegesmarsch antreten. So gelang fast zu gleicher Zeit (1929) dem 26jährigen A. *Butenandt* in Göttingen und dem Amerikaner E. A. *Doisy* in St. Louis die Kristallisation des Östrons. Der Grundstein für die Steroidhormon-Chemie war damit gelegt, welcher 1939 mit einem ersten Nobelpreis belohnt wurde. Allerdings erzwangen die Nationalsozialisten hier die Ablehnung des Preises, ebenso wie die beim Heidelberger Vitamin-Chemiker Richard Kuhn und dem Entdecker der Sulfonamide Gerhard *Domagk*. Diese Preise wurden jedoch nach dem Krieg überreicht. Kleine Kränkungen im Vergleich dazu, daß für die Aschheims und Zondeks Deutschland zu jener Zeit nicht einmal Luft zum Atmen anzubieten hatte.

---

(1) Charles Éduard Brown-Séquard (1818-1894), als Nachfolger von Claude Bernard (vgl. S. 230) wurde er insbesondere durch Durchschneidungsexperimente am Rückenmark — im Rahmen von Reflexstudien — bekannt.

---

(2) Selmar Samuel Aschheim (1878-1965), Laborleiter an der Charité-Berlin bis 1935.
Bernhard Zondek (1891-1966), Gynäkologe in Berlin bis 1933.

10.1 Gonadotropine

Als wir Hypothalamus und Hypophyse zu besprechen hatten, haben wir bereits die *Gonadotropine* der Adenohypophyse, die Glykoproteine *FSH* (=*F*ollikel *s*timulierendes *H*ormon) und *LH* (*L*uteinisierungs*h*ormon) dargestellt (vgl. S. 274 und Tab. 10.1).

Auch das Peptidhormon *Prolactin* (= mammotropes oder lactogenes oder lactotropes Hormon) des Hypophysenvorderlappens wurde bereits erwähnt. Prolactin wird ebenfalls zu den Gonadotropinen gerechnet, obwohl es primär nicht auf die Gonaden − die Keimdrüsen − wirkt, sondern auf die Brustdrüsen.

Neuerdings ist aber auch seine luteotrope Wirkung in den Vordergrund des Interesses gerückt. Zwar wird dem Prolactin unter physiologischen Bedingungen kaum eine Wirkung auf die Uterusschleimhaut zugesprochen, eine größere Zahl von *Amenorrhöen*, Zyklusstörungen, *Libido- und Potenzstörungen* werden heute aber auf *Hyperprolactinämien* zurückgeführt, welche *durch hypophysäre Prolactin-Überproduktion* (z. B. Tumoren) *oder hypothalamische Überproduktion des Prolactin Releasing-Faktors* bedingt sind. (Mit Bromocriptin, einem Sekalealkaloid mit Dopamin- ähnlicher Wirkung existiert inzwischen sogar ein Prolactin-hemmendes Pharmakon.)

Ferner gehört zu den Gonadotropinen das *Choriongonadotropin* (=*H*uman *C*horion *G*onadotropin = hCG), ein Glykoprotein-Hormon der *Plazenta* mit sehr ähnlichen Eigenschaften wie das Luteinisierungshormon (LH). Der *Trophoblast* beginnt etwa 10 Tage *nach der Befruchtung* mit der Produktion dieses Hormons, so daß *Spitzenwerte von hCG zwischen dem 2. und 3. Schwangerschaftsmonat* erreicht werden. Danach kommt es wieder zu einem drastischen Abfall der Choriongonadotropin-Produktion durch die Plazenta. Die wesentlichste *Aufgabe* des Choriongonadotropin besteht offenbar darin, den zyklusbedingten Abbruch der Uterusschleimhaut zu verhindern. Es besitzt somit *LH-Aktivität* (vgl. S. 306). Da Choriongonadotropin *mit dem Harn ausgeschieden* wird, besteht in seinem Nachweis dort auch die Möglichkeit, *frühzeitig* eine *Schwangerschaft festzustellen*.

Schließlich bildet die Hypophyse noch das „*Human Menopausal Gonadotropin = hMG*", welches nach Ausfall der ovariellen Hormonproduktion verstärkt gebildet wird. In seiner Wirkung entspricht hMG einer Mischung von FSH und LH.

Da die Gonadotropine die Bildung der Sexualhormone stimulieren, müssen wir uns zunächst einen Überblick über diese verschaffen.

Tab. 10.1. Zusammenstellung der wichtigsten Gonadotropine

Gonadotropine		Bildungsort	Wirkung
FSH	*F*ollikel *s*timulierendes *H*ormon	Hypophyse	♀ Follikelreifung ♂ Spermatogenese
LH	*L*uteinisierungs*h*ormon	Hypophyse	♀ Follikelreifung ♂ Spermatogenese
PRL	*Pr*o*l*actin	Hypophyse	♀ Laktopoese (Regulation LH, hCG ♂♀)
hCG	*H*uman *C*horiongonadotropin	Plazenta	♀ wie LH
hMG	*H*uman *M*enopausal *G*onadotropin	Hypophyse	♀ wie FSH und LH

10.2 Sexualhormone, allgemein

Die Sexualhormone sind wie die Nebennierenrindenhormone Steroide. Es handelt sich auch bei ihnen um Induktoren der vom Zellkern gesteuerten Transskription der Proteinsynthese. Auch ihr Angriffspunkt sind also Bauformen und Baupläne *(Messenger-Ribonucleinsäuren)* des Proteinaufbaus, soweit intrazelluläre Rezeptoren ihre Tätigkeit anfordern bzw. ihre Wirksamkeit ermöglichen.

Die Sexualhormone werden beim Mann überwiegend als *Testosteron in den Leydig'-schen*[4] *Zwischenzellen* des *Hodens* gebildet, bei der Frau als *Östrogene* und *Gestagene in den Follikeln* des *Ovar*. Daneben werden in der Nebennierenrinde bei beiden Geschlechtern Androgene gebildet; auch von den Leydig'schen Zwischenzellen werden geringe Mengen Östrogene und Gestagene produziert, und schließlich gibt auch das Ovar geringe Mengen Androgene an das Blut ab. Dies ist deshalb nicht verwunderlich, weil der Syntheseweg der Sexualhormone für beide Geschlechter wie bei den Nebennierenrindensteroiden nicht nur von gleichen Ausgangsprodukten beginnt (Coenzym A bzw. Cholesterin) und über eine Fülle gleicher Zwischenstufen (die den Biochemiker mehr als uns interessieren) bis zum Pregnenolon läuft, sondern weil der weitere Syntheseweg *von Pregnenolon* entweder zuerst *in Progesteron* oder *von Progesteron direkt* (oder über Umwege) *zu Testosteron* geht (vgl. Abb. 10.1 u. .10.2). Schließlich kann auch *Östradiol* wiederum nur über *Testosteron* synthetisiert werden. Viel verwunderlicher ist eigentlich die Frage, warum stoppt die Hormonsynthese an so verschiedenen Punkten? Weil spezielle Enzyme (Hydroxylasen und

---

(4) Franz Leydig (1821-1908), Zoologe in Tübingen und Bonn.

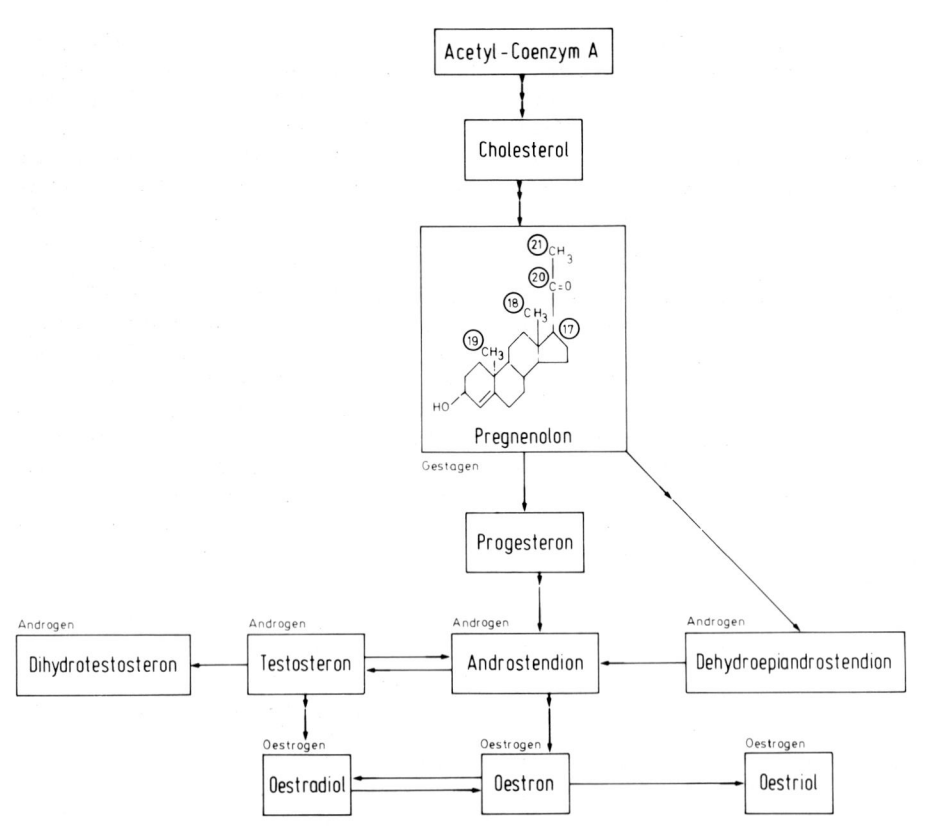

Abb. 10.1. Schematische Zeichnung des Synthese-Wegs für Gestagene, Androgene und Östrogene aus Coenzym-A und Cholesterol

10.2 Sexualhormone, allgemein

```
    GESTAGENE              ANDROGENE              OESTROGENE
        ↓                      ↓                      ↓
    21 C-ATOME             19 C-ATOME             18 C-ATOME
```

PROGESTERON   TESTOSTERON   OESTRADIOL

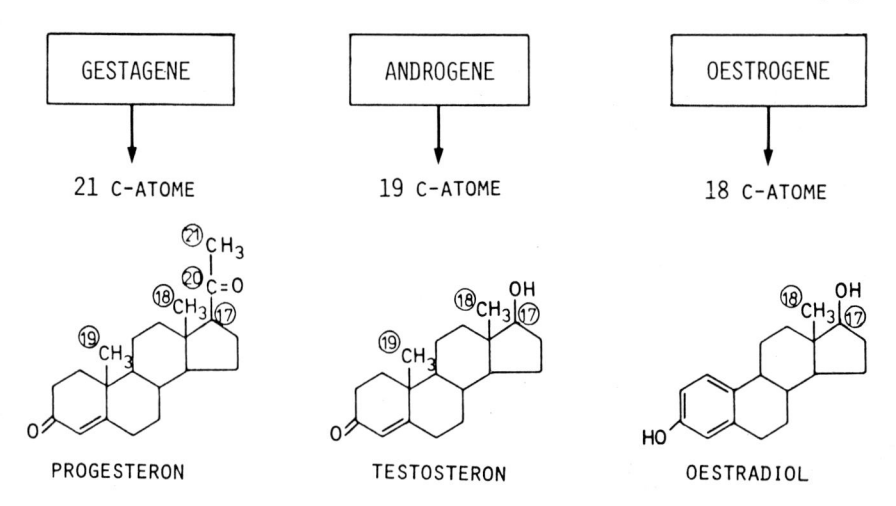

Abb. 10.2. Wichtigste Beispiele für Gestagene, Androgene und Östrogene

---

Dehydrogenasen) die Synthese gerade an einem ganz speziellen Punkt beenden. Und gerade durch diesen Enzym-Besitz unterscheiden sich die Leydig'schen Zwischenzellen von den ovariellen Follikelzellen.

Worin besteht nun die *Aufgabe der Sexualhormone?* Sie werden bereits im *Embryonalstadium* benötigt, um die Ausbildung unterschiedlicher Geschlechtsorgane zu garantieren. Zwar ist das *genetische Geschlecht mit der Befruchtung festgelegt,* doch ist es im Tierexperiment möglich, durch Hormonapplikation während des Embryonalstadiums die äußeren („primären") Geschlechtsmerkmale „umzukehren". Das Krankheitsbild der *angeborenen Intersexualität* mit einem vom genetischen Geschlecht abweichenden äußeren Geschlecht wird deshalb auf eine *fehlerhafte embryonale Sexualhormonproduktion* zurückgeführt. Hierbei sind die verschiedensten Ausprägungen von Störungen in der embryonalen Entwicklung möglich, auf welche wir jedoch im einzelnen hier nicht eingehen können.

Mit der Pubertät steigen mit den Gonadotropien *die Sexualhormonkonzentrationen im Blut drastisch an.* Allerdings ist bisher keineswegs klar warum. (Vermutlich geht die Führung und Reifung vom Hypothalamus aus, so daß der Hypothalamus schließlich selbst mehr Testosteron verkraften kann, vgl. S. 302 negative Rückkopp-

lung.) Notwendig sind jetzt die Sexualhormone zur *Ausbildung funktionsfähiger* Geschlechtsorgane sowie der *sekundären Geschlechtsmerkmale, wie Körperbau, Stimme, Behaarung etc.* Das Knochenwachstum wird mit der Pubertät gebremst, die *Epiphysenfugen* beginnen unter Sexualhormoneinfluß zu *verknöchern.* Je früher die Pubertät einsetzt, um so geringer erscheint das individuelle Längenwachstum. Bei der vorzeitigen Pubertät (Mädchen vor dem 8. Lebensjahr, Knaben vor dem 10. Lebensjahr), der sog. *Pubertas praecox* sind *die Betroffenen auffallend klein,* während das *Fehlen der Sexualhormone* zu *Riesenwachstum* führen kann. Für unsere heutige Gesamtbevölkerung gilt allerdings, daß die Menschen zwar früher in die Pubertät kommen, aber trotzdem größer als ihre Vorfahren werden, was auf eine Längenzunahme bereits vor der Pubertät zurückgeführt wird.

Androgene erscheinen inaktiviert durch die Leber und konjugiert mit Sulfat als **17-Ketosteroide** (biochemisch handelt es sich um C_{19}-Steroide, die an C_{17} eine Ketogruppe tragen) im Harn. Auffällig sind erhöhte Harnspiegel von 17-Ketosteroiden während der Pubertät und der Schwangerschaft sowie Tag-Nachtrhythmen mit Maximalwerten am Morgen. Körperliche Arbeit erhöht ebenfalls die 17-Ketosteroidausscheidung; sie sinkt im Alter.

10.3 Männliche Geschlechtshormone

Androgene Bildungsorte (s. oben), Regulation, Zielzellen, Wirkung und Inaktivierung bei Mann und Frau. Einflüsse auf Geschlechtsdifferenzierung.

Während die *weniger wirksamen androgenen Sexualhormone,* die Vorstufen des Testosterons, *Androstendion* und *Dehydroepiandrosteron bei Mann und Frau in gleicher Konzentration* vorhanden sind, liegt das wirksamste androgene Sexualhormon *Testosteron beim Mann* in etwa *20fach höherer Konzentration* als bei der Frau vor. Dort wo dieses Testosteron der Leydig'schen Zwischenzellen schließlich benötigt wird, wird es vom Endverbraucher erst in seine *wirksame Form* enzymatisch umgewandelt: Es entsteht so das *5α-Dihydrotestosteron* (1968 erstmals nachgewiesen), welches für Wachstum und Erhaltung sowohl der primären männlichen Geschlechtsorgane (Penis, Hoden, Nebenhoden, Samendrüsen und Prostata) wie der sekundären männlichen Geschlechtsmerkmale (Körperbau, männlicher Behaarungstyp, Stimme) verantwortlich ist. Testosteron hat eine besondere „eiweißaufbauende", *anabole* "Wirkung. Die *Testosteronproduktion* selbst steht unter der hypophysären *Kontrolle von LH (= Luteinisierungshormon,* vgl. Abb. 10.3). Früher meinte man, daß hierfür ein eigenes Hypophysen-Hormon notwendig sei, das *ICSH (Interstitial cell stimulating hormon),* welches sich aber inzwischen als mit LH identisch herausgestellt hat. Die *Spermatogenese* steht vorwiegend unter der Kontrolle von *FSH (Follikel stimulierendes Hormon),* wobei *FSH* (und Testosteron) auch die *Sertolizellen* des Hodens stimulieren. Diese Zellen sind deshalb von besonderem Interesse, weil sie für die Bildung eines *Androgen-bindenden Proteins (ABP)* verantwortlich gemacht werden. Dieses ABP bindet den überwiegenden Teil des Testosterons im Plasma, so daß *nur ein kleiner — nicht an Proteine gebundener — Testosteron-Anteil als wirksames Hormon* zur Verfügung steht. Etwa mit dem 25. *Lebensjahr* erreichen die mit Beginn der Pubertät ansteigenden *Konzentrationen von* freiem *Testosteron im Plasma* ihr *Maximum,* um dann langsam und individuell keineswegs einheitlich bis ins hohe Alter abzusinken. Dieses *Absinken der freien Testosteronkonzentration* im Alter wird auf eine vermehrte Bindung von Testosteron an Plasmaeiweißkörper zurückgeführt, da die Konzentrationen am gesamten Testosteron beim Mann zwischen 18. und 70. Lebensjahr praktisch gleich bleiben.

Auch die *Testosteronproduktion* wird über das Prinzip der *negativen Rückkopplung* gesteuert. *Steigt die Testosteronkonzentration,* führt dies zu einer Hemmung der *hypothalamischen Ausschüttung von LHRH* und *damit* zu einer *Verminderung der FSH- und LH-Konzentration im Blut, wodurch die Testosteronproduktion gedrosselt wird.*[4a] Als *„Rebound-Phänomen"* wird therapeutisch gelegentlich der *umgekehrte Effekt* genutzt. Man appliziert zunächst körperfremdes Testosteron, wodurch es zu einer hypothalamischen Hemmung der erwähnten Releasing-Hormone kommt. An einem bestimmten Zeitpunkt der Therapie wird die Testosterongabe plötzlich abgebrochen. Hierdurch wird ein starker körpereigener Reiz zu Produktion und Freisetzung von Releasing-Hormonen, Gonadotropinen und schließlich zur Testosteronproduktion gesetzt, was zu einer Potenzsteigerung des Mannes führen soll.

Kastration vor der Pubertät führt in der Regel zu einem verspäteten Epiphysenschluß insbesondere der langen Röhrenknochen (bekannt als „eunuchoides Riesenwachstum"), vermindertem Wachstum der äußeren Geschlechtsorgane mit Zeugungsunfähigkeit (Impotentia generandi und coeundi) sowie weitgehendem Fehlen der sekundären Geschlechtsmerkmale.[5]

Interessant ist der Befund, daß beim Frühkastraten — also vor der Pubertät kastrierten —

(4a) Die Sertoli-Zellen bilden vermutlich ein noch nicht aufgeklärtes Hormon „Inhibin", welches die FSH—Freisetzung hemmen kann.

(5) Der ausbleibende Stimmbruch sängerisch begabter Kinder hat im 18. Jahrhundert zur Kastration als Basis einer Karriere geführt.

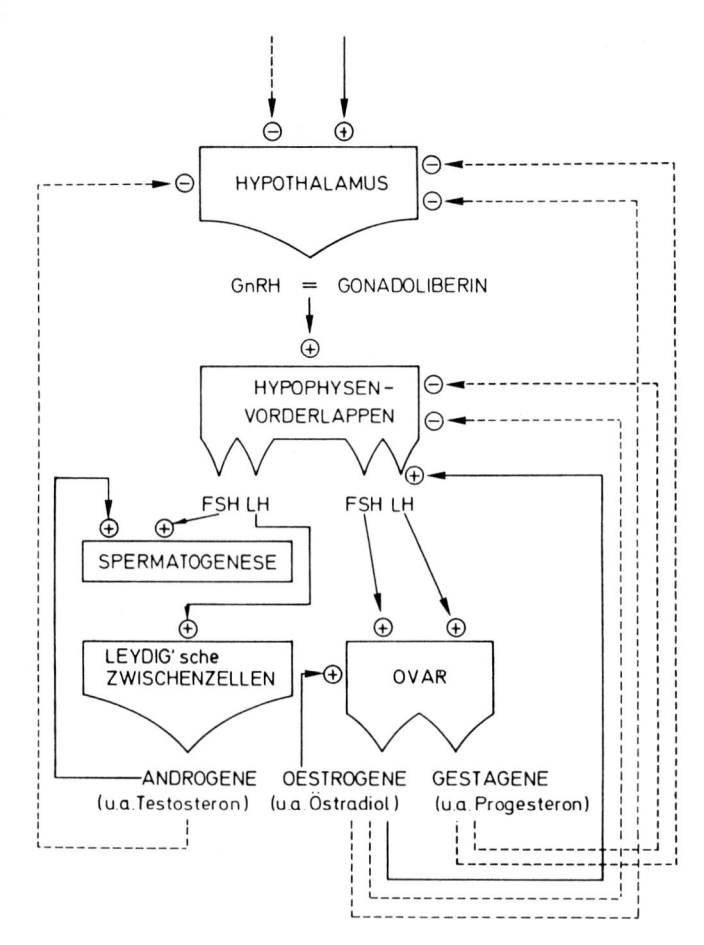

Abb. 10.3. Schematische Zeichnung der Beziehung zwischen Hypothalamus, Hypophysenvorderlappen sowie männlichen und weiblichen Geschlechtsorganen

das Fehlen der Sexualität in der Regel nicht als Mangel empfunden wird.

Die *Kastration des Mannes* (nach der Pubertät) führt äußerlich nur zu geringen Veränderungen (geringe Abnahme des Bartwuchses, Größenabnahme der Prostata), während mit dem Fehlen der Potentia generandi auch die Potentia coeundi und der Geschlechtstrieb in den meisten Fällen massiv abnehmen, was insbesondere für den Problemkreis der „Triebtäter" von besonderer Bedeutung ist.

Prüfungsfragen zu diesem Abschnitt finden Sie im Anhang unter den Ziffern: 10.1.-10.3. ff.

10.4 Weibliche Geschlechtshormone

Menstruationszyklus	Zyklusphase. Bildungsorte, Plasmatransport, Steuerung, Zielorgane, Wirkung und Inaktivierung der beteiligten Hormone. Veränderungen während des Menstruationszyklus. Neuroendokrine Einflüsse. Regelkreise. Ausgeschiedene Hormon-Metaboliten. Zeit der Empfängnisbereitschaft während des Zyklus. Pubertät und Menopause. Grundzüge der hormonalen Kontrazeption, der Schwangerschaftstests und der prinzipiellen Ursachen der weiblichen Infertilität.
Schwangerschaft	Bildungsorte, Regulation, Wirkung und Zielorgane der beteiligten Hormone; „Fetoplazentare Einheit". Zeitgang der Hormon-Plasmakonzentrationen während der Schwangerschaft (z. B. HCG, Progesteron, Östrogene). Hormonelle Beeinflussung der Uteruskontraktion.

Von rund 600 000 bei der Geburt vorhandenen Primordialfollikeln wachsen während des gesamten Lebens der Frau nur ganze 300 bis 400 zu sprungreifen Graaf'schen Follikeln[7] mit befruchtungsfähigen Eizellen heran. Das Heranwachsen einer Eizelle erfolgt in *28 ± 3tägigen Zyklen*. Die Zyklen beginnen während der Pubertät mit der *Menarche*, der 1. Regelblutung von *13± 3jährigen Mädchen* (Pubertas praecox: vgl. S. 301). Die Zyklen enden mit der *Menopause* im Alter von *48 ± 3 Jahren*. Die Zählung innerhalb eines einzelnen Zyklus beginnt mit dem ersten Tag der Regelblutung (=Menstruationsbeginn) und endet entsprechend mit dem letzten Tag vor der neuen Blutung. Die Menstruations-Blutung selbst dauert *im Mittel 4-5 Tage* (± *2 Tage*). Während dieser Menstruations-Phase wird die äußere Schicht der Uterusschleimhaut, (die Zona compacta und Teile der Zona spongiosa des Endometriums) abgestoßen. Man spricht deshalb auch von der *Desquamationsphase*. Während des *4 bis 14. Tages des Zyklus*, der *Proliferationsphase*, erfolgt der erneute Aufbau der Schleimhaut. Histologisch sichtbar ist dies an der großen Häufigkeit der Mitosen und der zunehmenden Schichtdicke.

---

(7) Reinier de Graaf (1641-1673), niederländischer Anatom, 1672 Erstbeschreibung des ovariellen Follikels der Frau.

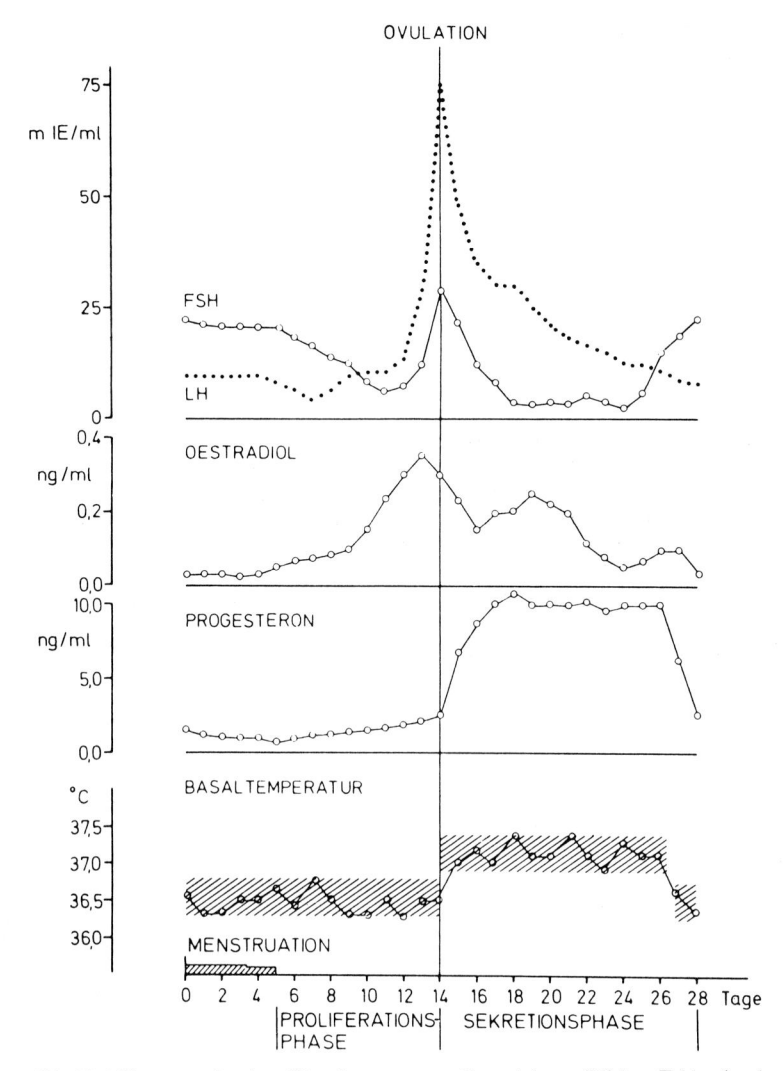

Abb. 10.4. Hormonspiegel und Basaltemperatur während des weiblichen Zyklus (nach unterschiedlichen Literaturangaben)

Die zunächst gestreckt verlaufenden Drüsenschläuche der Schleimhaut zeigen zunehmende Verzweigung und beginnende Schlängelung. Bis zur *Ovulation* erreicht die Zona functionalis eine Schichtdicke von 3-4 mm. *Während* der *Proliferationsphase* steht die *Uterusschleimhaut unter der zunehmenden Wirkung von Östrogenen* (Östradiolspiegel vgl. Abb. 10.4). *Nach der Ovulation gerät* die *Uterusschleimhaut unter zunehmenden Progesteron-Einfluß*. Es beginnt (bis zum Ende des Zyklus) die *Sekretionsphase*, sichtbar an den weiten *schleimgefüllten Drüsen-Lumina*, welche sich jetzt *spiralig winden*. Der histologische Schnitt durch derartige Spiralen verleiht ihnen ihre charakteristische — *sägezahnartige* — Form. Dieser Umbau der Uterusschleimhaut ist offenbar für die evtl. Einnistung (Nidation) eines befruchteten Eis notwendig. Ist es hierzu nicht gekommen, kann das Ende der Sekretionsphase der Schleimhaut durch Sauerstoffmangel eingeleitet werden. Diese Hypoxie wird auf Vasokonstriktionen einzelner Spiralarterien zurückgeführt, wodurch Gewebsuntergänge (Nekrosen) eingeleitet werden. Schließlich wird die Schleimhaut während der Desquamationsphase abgestoßen. Durch fibrinolytische Enzyme (vgl. S. 20) ist das – durch eröffnete Kapillaren austretende – *Menstruationsblut* weitgehend ungerinnbar, seine Menge beträgt pro Zyklus etwa 25 bis 50 ml.

Hypothalamisch-hypophysäre Steuerung der weiblichen Sexualhormone

Im Gegensatz zum Testosteron, welches allein über eine negative Rückkopplung (oder ein negatives Feed-back-System) auf konstante Plasmaspiegel einreguliert werden kann, muß der weibliche Zyklus rhythmisch kontrolliert werden. Auch hier erfolgt zentral vom Hypothalamus aus die Steuerung über Releasing-Hormone, wenn auch der Mechanismus der Rhythmizität selbst keineswegs geklärt erscheint. Unbestritten stimuliert FSH die *Östrogenbildung* in den *Thecazellen* des *Graaf'schen Follikels*. Unter *Hohlweg-Effekt*[8] versteht man eine positive Rückkopplung in dem Sinne, daß schließlich steigende Östrogen-Konzentrationen (über eine hypothalamische Vermittlung) einen Anstieg der LH-Konzentration verursachen sollen. In jedem Fall kommt es *am Ende der Proliferationsphase zu Spitzenwerten für LH, wodurch die Ovulation* – oder das Platzen des Graaf'schen Follikels und die Ausstoßung des befruchtungsfähigen Eis in die Tube – *ausgelöst* werden soll. *Gleichzeitig stimuliert LH* nun die *Progesteronproduktion des* zum *Corpus luteum* umgebildeten Graaf'schen Follikels. Auch FSH zeigt während der Ovulation einen scheinbar nutzlosen Konzentrationsgipfel (vgl. Abb. 10.4), doch *steigt* – wegen des sinkenden Östrogenspiegels – *FSH* im Gegensatz zu LH *gegen Ende des Zyklus erneut an* und kann nun die Kontrolle der nächsten Proliferationsphase übernehmen.[9]

---

(8) Hohlweg beobachtete 1934/35, daß bei infantilen weiblichen Ratten eine einmalige Östrogenapplikation ovarielle Gelbkörper entstehen läßt.
(9) Neben diesen Menstruationsrhythmen werden aber auch „90 Minuten-Rhythmen" beobachtet, welche einem „zyklischen Sexualzentrum" im Hypothalamus zugeschrieben werden. Dieses Zentrum soll für Plasma-Konzentrationsgipfel von Gonadotropin-Releasing-Hormonen (Gn-RH) im Abstand von jeweils 1 1/2 Stunden verantwortlich sein.

Wie wir bereits geschildert haben, übernimmt offenbar der *Trophoblast nach der Nidation* eines befruchteten Eis in die Uterusschleimhaut mit Hilfe seiner *Choriongonadotropinsekretion* die Kontrolle über die Uterusschleimhaut und *verhindert* ihre *Desquamation*. Hierbei stimuliert Choriongonadotropin vermutlich das mütterliche *Corpus luteum gravitatis*, so daß dessen *Progesteronproduktion* über das Ende der normalen Zykluslänge hin *anhält*. Spitzenwerte für Choriongonadotropin werden zwischen dem II. und III. Schwangerschaftsmonat gemessen. *Im Verlauf der Schwangerschaft* übernimmt *die Plazenta selbst* die *Bildung von Progesteron*, so daß der Embryo von der mütterlichen Progesteronbildung unabhängig wird. *Ebenso* werden vom Synzitium der Plazenta in zunehmendem Umfang *Östrogene* (Östradiol, Östriol und Östrol) gebildet.

Basaltemperatur

Die einfachste und sehr sichere Methode zur Bestimmung des Ovulationstermins ist die Messung der Basaltemperatur. Hierzu wird zweckmäßigerweise die Rektaltemperatur morgens *vor* dem Aufstehen – nach mindestens 6stündigem Schlaf – gemessen. Als Zeichen für eine stattgefundene Ovulation gilt ein Temperaturanstieg von 0,4 bis 0,6°C innerhalb 1 bis 2 Tagen. Während der Proliferationsphase liegt die Basaltemperatur in der Regel zwischen 36,3 und 36,8°C, während für die Sekretionsphase im Mittel Werte zwischen 36,9 und 37,4°C angegeben werden (vgl. Abb. 10.4). Unmittelbar vor der Menstruation fällt nahezu parallel zur Progesteronkonzentration im Blut auch die Basaltemperatur wieder ab. Ist es während des Zyklus zu einer Konzeption mit Nidation des befruchteten Eis in die Uterusschleimhaut gekommen, sind das Ausbleiben der Menstruationsblutung sowie eine erhöht bleibende Basaltemperatur am Ende des Zyklus die ersten Hinweise auf eine bestehende Schwangerschaft. Der Nachweis von Choriongonadotropin – je nach Empfindlichkeit des Testverfahrens – sichert sehr bald diese Diagnose.

Prüfungsfragen zu diesem Abschnitt finden Sie im Anhang unter den Ziffern: 10.4. ff.

10.5 Kopulation und Konzeption

Das Volumen des *normalen Ejakulates,* welches bei einer Fertilitätsprüfung nach 4- bis 6tägiger Karenz durch Masturbation gewonnen wird, soll *2-6 ml* betragen. Es besitzt einen spezifischen *Geruch* (ähnlich wie Kastanienblüten), eine *grau-weißliche Farbe* und eine *zähflüssige Konsistenz,* welche sich *innerhalb* von 15-30 Minuten in eine *flüssige Form verwandelt.* Bei mikroskopischer Zählung soll die Zahl der *Spermatozoen* über *40 Millionen pro ml* betragen (Mittelwert 90 Millionen pro ml). *Etwa die Hälfte der Spermatozoen soll sich sehr lebhaft bewegen,* nur maximal ein Drittel darf unbeweglich erscheinen. Für die Verflüssigung des Ejakulats sind *Prostataenzyme* verantwortlich. Insgesamt sind die Sekrete der Prostata und der Samenblase wesentliche Bestandteile des Ejakulats, welche zunächst die Überlebenszeit der aus den Nebenhoden – den Samenspeichern – beigemischten Spermien verlängern. In der Regel müssen die (am besten?) wanderungs- und überlebensfähigen, bereits durch den Uterus in den Tubenkanal aufwärts geschwommenen Spermien dort auf die befruchtungsfähige Eizelle warten. (Die Schwimmgeschwindigkeit wird mit 3mm/min angegeben.) Ihre *Überlebensfähigkeit beträgt in saurem Vaginalmilieu nur wenige Stunden,* dafür *im alkalischen Zervixschleim vor der Ovulation etwa 2-3 Tage (im Extremfall* werden *sogar 5-6 Tage* angegeben). Die Befruchtungsfähigkeit der Eizelle ist wesentlich kürzer, sie beträgt nach der Ovulation etwa 2-6 Stunden (maximal 24).

Die Potentia coeundi ist an das Funktionieren des *Erektionsreflexes* gebunden, welcher eine *Durchblutungszunahme* der *Corpora cavernosa bei gleichzeitiger Abflußdrosselung* innerhalb derselben bewirkt. Das *parasympathische Reflexzentrum* liegt *im Sakralmark* unter Beteiligung des *Lumbalmarkes*. *Afferente Fasern* des *N. pudendalis* erlauben eine Reflexauslösung über mechanische Reize der Glans penis. Der *efferente Reflexbogen* verläuft über die *Nn. erigentes*. Der Erektionsreflex kann aber auch durch Sinneseindrücke, ja allein durch sexuelle Vorstellungen ausgelöst, verstärkt und gehemmt werden. Da nach einer anhaltenden Reizung des Nervus pudendalis schließlich eine *Ejakulation* ausgelöst werden kann, muß das *lumbale Reflexzentrum* eine Informationsspeicherung im Sinne einer „Summation" vornehmen. Die Steuerung der Ejakulation selbst erfolgt über das Lumbalmark, den Grenzstrang und *sympathische* Efferenzen, welche eine rhythmische *Kontratktion des Ductus deferens* bewirken. Hierdurch gelangt das Sperma in die Harnröhre und löst nun einerseits durch Dehnung des *Musculus bulbocavernosus* dessen *rhythmische Kontraktionen* aus, welche zu einem Hinausschleudern des Ejakulats[10] führen. Hierbei kommt es gleichzeitig generell zu einer kurzzeitigen *Stimulation des* gesamten *sympathischen Nervensystems mit Herzfrequenzansteigerung, Blutdruckanstieg, Pupillenerweiterung* und maximaler emotionaler Erregung. Man bezeichnet diesen gesamten Vorgang als Orgasmus, ohne daß man jedoch über den Mechanismus dieses Vorganges eindeutige Erklärungen geben könnte.

Der weibliche Orgasmus als Höhepunkt genitaler Stimulation steht ebenfalls im Zeichen maximaler sympathischer Aktivierung mit rhythmischen Kontraktionen im Bereich der Vagina und des Uterus sowie Herz- und Atemfrequenzanstieg, Blutdruckerhöhung und maximaler emotionaler Erregung.

Konzeptionsverhütung

Es wird heute kaum noch jemand die Notwendigkeit einer *Familienplanung* bestreiten, nicht zuletzt weil die Segnung der Medizin Säuglingssterblichkeit und Infektionsepidemien erfolgreich zurückgedrängt haben.[11]

Der Erfolg von Verhütungsmethoden wird in der Regel mit Hilfe des *Pearl-Index* angegeben, welcher die *Zahl der ungewollten Schwangerschaft pro 100 Frauenjahre angibt*. Hierbei werden die Beobachtungsmonate der kontrollierten, geschlechtsreifen Patientinnen summiert.

Am „physiologischsten" dürfte die *Bestimmung „unfruchtbarer" Tage* mit Erfassung des *Ovulationstermins* sein. Bei *systematischer Kontrolle der Basaltemperatur* läßt sich dieser Ovulationstermin recht exakt bestimmen, wie wir eben dargestellt haben. Berücksichtigt man eine Überlebenszeit der Spermien von maximal 6 Tagen, so sind zur Konzeptionsverhinderung 6 *Tage vor der Ovulation und − aus Sicherheitsgründen − 2 Tage* danach als Karenztage anzusetzen. Diese Methode stellt also an die Disziplin ihrer Benutzer gewisse Anforderungen. *Vom 3. Tag der hyperthermen Phase bis zur Menstruation* ist bisher *nie eine Konzeption* nachgewiesen, so daß die Sicherheit für diese Phase sehr groß ist (Pearl-Index ca. 1). Auch die Menstruationsphase selbst gilt (bis zum 6. Tag) als sicher *unfruchtbar*, während die Versagerquote in der präovulatorischen − postmenstruellen − Phase deshalb größer ist, weil der *Ovulationstermin Verschiebungen* aufweisen kann (Pearl

---

(10) eiaculare lat. hinauswerfen.

(11) Wir betrachten es aber als ein Versagen moderner Erzieher, wenn diese nicht umhin kommen sollten, bereits Schulkinder mit Antikonzeptiva auszustatten. Der Vorwurf gilt dabei gleichermaßen Eltern, Schule und „anonymer" Gesellschaft, auf welche die beiden Erstgenannten so gerne ihre Verantwortung abzuschieben belieben.

10.5 Kopulation und Konzeption

Index ca. 3). Schließlich wird die Gonadotropinausschüttung zentral hypothalamisch gesteuert; wir haben darauf hingewiesen, wie stark die zentrale neuronale Verschaltung ist, wodurch hier auch unterschiedliche Umwelteinflüsse auf den Ovulationstermin einwirken können. Bei gewissen Tierspezies löst sogar die Kohabitation selbst die Ovulation aus, was jedoch für den Menschen in der Regel nicht zutrifft.

Übernimmt der Mann die alleinige Verantwortung für die Geburtenregelung, bietet sich der *Coitus condomatus* (evtl. in der Kombination mit dem Coitus interruptus) als ebenfalls relativ sichere Methode an, zumal die Condome selbst technisch immer perfekter produziert werden. (Der Coitus interruptus allein gilt als sehr unsichere Methode.) Selbstverständlich erhöht eine Kombination aus Temperatur-Methode und Coitus condomatus die Sicherheit.

Unbestritten wird die sicherste Konzeptionsverhütung – neben der Sterilisation – durch die im Handel befindlichen *Ovulationshemmer* erzielt. (Der Pearl-Index wird meist mit < 1 angegeben.) Das Prinzip der Ovulationshemmer besteht darin, durch Applikation von Sexualhormonen Hypophyse und Hypothalamus über den tatsächlichen Hormonspiegel so zu täuschen, daß die *„LH-Spitze"* oder der *drastische Konzentrationsanstieg* des gonadotropen *Luteinisierungshormons unterbleibt.* Dadurch unterbleibt die Ovulation. Prinzipiell ist eine Ovulationshemmung *sowohl mit Östrogenen* (synthetische Östrogene: Äthinylöstradiol und Mestranol) *wie auch mit Gestagenen* (u. a. Testosteronabkömmlinge: Norethisteron, Lynestrenol u.a.) möglich, wobei man *meist Kombinationen beider Wirkprinzipien* verwendet. Daneben werden aber auch sog. „Sequentialpräparate" benutzt, in welchen der physiologische Zyklus dadurch nachgeahmt wird, daß in der 1. Hälfte des Zyklus Östrogenpräparate und in der 2. Hälfte Gestagene verordnet werden. Es ist hier nicht der Ort, in die spezielle Pharmakologie der synthetischen Ovulationshemmer vorzudringen. Es mag aber noch angemerkt werden, daß man unter der *„Minipille"* niedrige dosierte Gestagen-Präparate versteht, welche nicht die Ovulation verhindern, aber bei kontinuierlicher, äußerst diziplinierter Einnahme über eine Veränderung des Zervikalsekrets und der Uterusschleimhaut eine Schwangerschaft verhindern. Als *„Mikropille"* werden dagegen Kontrazeptiva benannt, deren Östrogengehalt weniger als 50μg beträgt. Ansonsten stellen sie meist Kombinationspräparate mit Gestagen dar.

Wir können hier auch nicht ausführlich auf die *Nebenwirkungen* der Ovulationshemmer eingehen, welche unbestritten das *Risiko* erhöhen, an einer Venenthrombose zu erkranken oder an einer Lungenembolie, an Erkrankungen der Hirngefäße, am Herzinfarkt, an Bluthochdruck, um nur die wichtigsten zu nennen. Daneben werden von vielen Frauen Übelkeit, Erbrechen, Nervosität, Kopfschmerzen, Abnahme der Libido, Appetitsteigerung, Gewichtszunahme, Akne, Zwischenblutungen etc. als Nebenwirkungen von Ovulationshemmern in Kauf genommen.

Wenn man sich schließlich als Physiologe klar zu machen versucht, wie kompliziert die hormonelle Steuerung durch das hypothalamisch-hypophysäre System ist und welche Fülle von Enzymsystemen durch hormonelle Botschaften ihre Arbeitsanweisung erhalten, wird man Hemmungen haben, Kontrazeptiva zu empfehlen, selbst wenn 1977 bereits ca. 55 Millionen Frauen auf der Welt (vgl. Tab. 10.2) damit lebten.

Tab. 10.2. Weltweite Verbreitung der wichtigsten Verfahren zur Empfängnisverhütung und Geburtenregelung: 1970 versus 1977 (aus: Population Reports. Special Topic Monographs, 1978/2. M-38). Zitiert nach J. Hammerstein in: F. Gross, A. Schretzenmayr, 1981

	1970 Millionen	1977 Millionen
Freiwillige Sterilisation	20	80
Orale Kontrazeption	30	55
Coitus condomatus	25	35
Intrauterinpessar	12	15
Diaphragma, Spermizide, Rhythmus, Coitus interruptus u. a.	60	60
Insgesamt	147	250
Schwangerschaftsabbruch (jährlich)	40	40

Prüfungsfragen zu diesem Abschnitt finden Sie im Anhang unter den Ziffern: 10.5. ff.

Weiterführende Literatur
(vgl. a. Literatur zu Kapitel 9)

G. Benagiano, E. Diczfalusy, Editors: Endocrine Mechanisms in Fertility Regulation, in: Comprehensive Endocrinology series, Raven Press, New York, 1983

H. Burger, D. de Kretser, Editors: The Testis, in: Comprehensive Endocrinology series, Raven Press, New York, 1981

F. Gross, A. Schretzenmayr (Hrsg.): Therapie mit Sexualhormonen, Deutscher Ärzte-Verlag GmbH, Köln-Lövenich, 1981

E. Knobil, J. D. Neill, Eds.: The Physiology of Reproduction (Vol. 1 and 2) Raven Press, New York, 1988

G. B. Serra, Editor: The Ovary, in: Comprehensive Endocrinology series, Raven Press, New York, 1983

TEIL II (Animalische Physiologie)

11. Grundlagen der Erregungs- und Neurophysiologie

Allgemein

Nach *Galens*[2] Vorstellung fließt durch die Nerven das „Pneuma psychikon" vom Gehirn zu den Muskeln, wobei die Muskeln über eine eigene Fähigkeit verfügen, sich selbst zu verkürzen. Noch fast eineinhalb Jahrtausende später sind nach Descartes[3] Ansicht die Nerven hohl und leiten vom Gehirn zu den Muskeln den „Spiritus animalis". Weitere 100 Jahre später (zu Johann Sebastian Bachs Zeiten) hat man bereits mechanistischere Vorstellungen und läßt die Nerven ihren „Saft" in die Muskeln hineindrükken, um eine Kontraktion auszulösen[4]. Jedoch erst 1791 durch *Galvanis* berühmt gewordene Kontraktionsexperimente an Froschmuskeln und -nerven mit Hilfe der 1745 erfundenen Leydener Flasche und Elektrisiermaschine (d.h. mit Kondensatorentladung) wurde die Aufgabe der Nerven erkannt, elektrische Signale vom Gehirn an die Muskeln weiterzuleiten[5]. Es gehört zu den vielen Verdiensten von *Helmholtz*[6], 1850 auch eine Methode entwickelt zu haben, mit der er erstmals *Nervenleitungsgeschwindigkeiten* messen konnte. Diese waren überraschend niedrig (am Frosch 20-30 m/s). Das Ruhe- und Aktionspotential selbst war kurz zuvor (1840-1843) endeckt worden[7].

Ein weiterer Höhepunkt in der Geschichte der Neurophysiologie war die Entwicklung der *Membrantheorie* durch den Helmholtz-Schüler *Bernstein*[8] 1902, welcher die Membran im Ruhezustand nur für Kalium permeabel hielt, aber bei ihrer Erregung eine plötzliche hohe Permeabilität insbesondere für Anionen annahm. Ausgerüstet mit dem richtigen experimentellen Modell, dem Riesenaxon des Tintenfisches, konnten schließlich *Hodgkin*[9] und *Huxley*[10] ab 1939 die wesentlichen Ionenprozesse an erregbaren Membranen aufklären.

Während des gesamten 19. Jahrhunderts hatte man indessen keine gedanklichen Schwierigkeiten, eine elektrische Ionenleitung entlang der verschiedenen Nerven anzunehmen, wobei sich höchstens die Verfechter der neuen Zelltheorie gegen ihre Gegner zu verteidigen hatten. Nach älterer Vorstellung sollten die Nerven durch Protoplasmabrücken verbunden sein.

---

(2) Claudius Galenos (129-199 nach Christi Geburt, vgl. S. 78) postuliert auf der Basis der Beschreibungen des Alexandriner Arztes Erasistratos (ca. 250 *vor* Chr.) und der Bücher eines der letzten alexandrinischen Anatomen Marinos (ca. 130 *nach* Chr.) erstmals den einheitlichen Zusammenhang zwischen Gehirn, Rükkenmark und Nervensystem. In für uns heute unvorstellbar grausamen Tierexperimenten klärt er mit Hilfe von Durchschneidungen die Bedeutung der verschiedensten Abschnitte des Rückenmarks.
(3) René Descartes (1596-1650, vgl. S. 276).
(4) Hermann Boerhaave (1668-1738), Inhaber der Leydener Lehrstühle für Botanik, praktische Medizin und Chemie in Personalunion.

(5) Luigi Galvani (1737-1798), Professor an der Universität Bologna, verglich den Muskel mit einer Leydener Flasche, wobei das Innere des Muskels in Ruhe positiv, das Äußere negativ geladen sei. Durch die vom Gehirn über den Nerven in den Muskel gelangende Elektrizität komme es zum Ladungsausgleich und zur Kontraktion.
(6) vgl. S. 174
(7) Emil du Bois-Reymond (1818-1896), Professor der Physiologie in Berlin.
(8) Julius Bernstein (1839-1917), Physiologe in Halle.
(9) Alan Lloyd Hodgkin (geb. 1914), Physiologe in Cambridge.
(10) Andrew Fielding Huxley (geb. 1917), Physiologe in London, 1963 Nobelpreis zusammen mit Hodgkin und Eccles (vgl. S. 336).

(Der Begriff „*Neuron*" stammt dabei von Waldeyer[11], der Nachweis für das Fehlen eines Synzytiums für die Verbindung von Neuronen wurde von Ramon y Cajal[12] erbracht, der Terminus „*Synapse*" wird Sherrington[13] zugeschrieben.)

Geradezu sensationell und unglaubwürdig wirkte dann als Alternative zur Theorie der elektrischen Leitung das Konzept der *chemischen Erregungsübertragung*, welchem sich zu Beginn unseres Jahrhunderts Dale[14] und Loewi[15] verschrieben hatten. Am überzeugendsten war Loewis Experiment von 1921, den Vagus eines Froschherzens zu reizen und in der Spülflüssigkeit des so gereizten Froschherzens einen chemischen Stoff nachzuweisen, welcher an einem zweiten isolierten Froschherzen Vaguswirkungen hervorbrachte. (Später wurde dieser Stoff als Acetylcholin identifiziert.) Daß die moderne Elektrophysiolgie schließlich doch auch eine elektrische Erregungsübertragung an „gap junctions" (vgl. S. 333) nachweisen konnte, nachdem man gerade allgemein die ausschließlich chemische Erregungsübertragung an Synapsen akzeptiert hatte, mag als Hinweis darauf gelten, wie kompliziert und wie schwierig physiologische Vorgänge im Detail sind.

Daß schließlich rund 10 Milliarden kompliziertester Nervenzellen (mit jeweils Tausenden von Synapsen) die Leistungen des menschlichen Gehirns ermöglichen, deutet Aufgabe und Aussichtslosigkeit zugleich an, das Zusammenspiel dieser Zellen aufzuklären. Diese Aufgabe hat in zunehmendem Umfang Menschen angezogen, die Funktionsweise nervaler Strukturen zu ergründen. Im folgenden müssen wir uns deshalb einen Überblick über den derzeitigen Stand dieser Bemühungen machen. Die scheinbar grenzenlose Ansammlung von Detailwissen wird uns jedoch nicht darüber hinwegtäuschen, daß wir über so spezifisch menschliche Eigenschaften wie „Wille", „Spontaneität" oder auch „nur" Gedächtnis, ganz zu schweigen von emotionalen oder gar moralischen Kategorien, mit Hilfe physiologischer Methoden und Ergebnisse praktisch keine Aussagen machen können. Zwar gehört es zu dem Einmaligen, was den Menschen vom Tier unterscheidet, über seine Existenz, sein Wesen, seine Sinne, und dazu gehört auch seine Neurophysiologie, nachzudenken, doch wie sollte je ein System sich selbst erklären? Begreifen wir uns als geschaffenes System, liegt allein in der Unmöglichkeit, uns selbst zu schaffen, auch die prinzipielle Grenze unserer Selbsterkenntnis. Verstehen wir uns dagegen als alleiniges Produkt der Evolution, verzweifeln wir meist an der Kürze unseres Lebens im Vergleich zu den schier endlosen Zeiten zwischen dem Anfang der biologischen Evolution und dem Beginn unserer menschlichen Erkenntnismöglichkeit. De facto ergibt sich auch hier die Aussichtslosigkeit unseres Selbsterklärungsversuches, so daß gerade die bedeutendsten Neurophysiologen immer wieder zum Offenbarungseid gezwungen waren: „Ignorabimus[16]!"

---

(11) Heinrich Wilhelm Gottfried von Waldeyer-Hartz (1836-1921), Berliner Anatom.
(12) Santiago Ramon y Cajal (1852-1934), Professor der Histologie, Histochemie und pathologischen Anatomie in Madrid, erhielt 1906 den Nobelpreis (zusammen mit Golgi) für seine Arbeiten über den Bau des Nervensystems.
(13) Sir Charles Scott Sherrington (1857-1952), Physiologe in Oxford, 1932 Nobelpreis (zusammen mit E.D. Adrian) „für ihre Entdeckung auf dem Gebiet der Funktionen der Neuronen".
(14) Sir Henry Hallet Dale (1875-1968), Direktor des Nat. Inst. of Med. Research in London, Nobelpreis 1936 zusammen mit Loewi.

(15) vgl. S. 71. Es wird berichtet, daß Loewi die Idee zu diesem Experiment im Traum gekommen sein soll. Er sei in der Nacht aufgewacht und habe den Traum aufgeschrieben, ohne jedoch am nächsten Morgen seine Aufzeichnungen entziffern zu können. Zum Glück habe sich der Traum wiederholt, dieses Mal habe er anschließend noch in der Nacht das Experiment begonnen.

(16) lat. = „Wir werden es nie erkennen".

11.1 Ruhepotential der Membran

Grundphänomene Membranpotentiale; elektrochemische Gleichgewichtspotentiale (Nernst); transmembranales und transzelluläres Potential. Elektrogener Transport. Membrankapazität.

Alle Zellen unseres Körpers sind mit einer *doppelschichtigen Phospholipidmembran* umgeben (vgl. Abb. 11.1), wobei die hydrophoben Lipidschwänze gegeneinander gelagert sind, während die hydrophilen Phosphatidenden sowohl nach außen wie zum Zellinneren die Membran begrenzen. In die Membran eingelagert sind Proteine, welche z.T. durch die ganze Membran reichen, z.T. aber auch nur bis zu ihrer Mitte. Lipidstrukturen können gut von fettlöslichen Substanzen durchquert werden, während wasserlösliche Substanzen, speziell Elektrolyte die Proteine als Passagewege benutzen müssen.

gemacht. Man spricht von *„Pumpen"*, welche *unter ATP-Verbrauch* Ionen *gegen einen elektrochemischen Gradienten* transportieren können. Wie derartige Pumpen im einzelnen funktionieren, ist keineswegs geklärt. Prinzipiell stellt man sich den Mechanismus folgendermaßen vor: Im

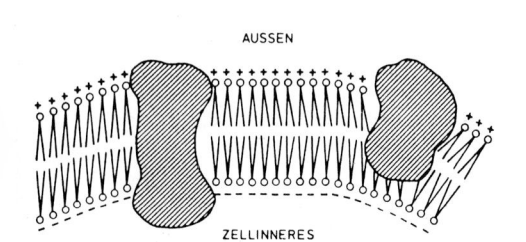

Abb. 11.1. Schematische Zeichnung der zellulären doppelschichtigen Phospholipidmembran mit eingelagerten Proteinen (gestrichelt)

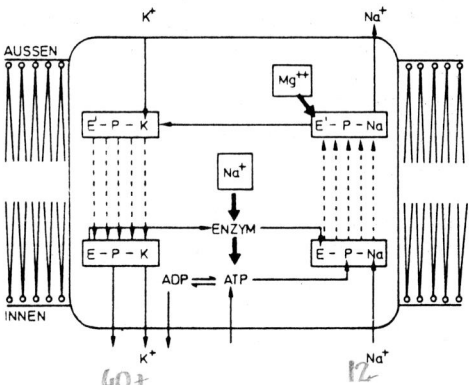

Abb. 11.2. Schematische Zeichnung des transmembranären Kalium-Natrium-Austausches mit Hilfe des Enzyms (E) Natrium-Kalium-ATPase

Wie wir aus der Besprechung des Elektrolythaushaltes wissen, ist die *Ionenverteilung zwischen Extra- und Intrazellulärraum* sehr unterschiedlich (vgl. Tab. 8.1, S. 218). Der auffälligste Unterschied besteht in der gegenüber dem Extrazellulärraum fast *40fach höheren intrazellulären Kaliumkonzentration* und der *12fach niedrigeren intrazellulären Natriumkonzentration*. Für dieses Phänomen, das bei praktisch allen Warmblüterzellen auftritt (Kaltblüter zeigen prinzipiell sehr ähnliche Konzentrationsunterschiede), werden vor allem **aktive Transportprozesse** in allen Zellmembranen verantwortlich

Bereich aller Zellmembranen (besonders reichlich in Nerven-, Muskel- und Nierenzellen) kann man ein spezielles Enzym finden, die **Natrium-Kalium-ATPase**, welche – durch steigende Natriumkonzentrationen aktiviert – ATP spaltet, wodurch Energie frei wird (Abb. 11.2).

Diese Energie (bzw. das energiereiche Phosphat des ATP, welches selbst zu ADP wird) veranlaßt eine Bindung von Natrium mit dem Enzym (oder auch seinen Vorstufen). In dieser Verbindung diffundiert Natrium von der inneren an die äußere Seite der Zellmembran. An der äußeren Zellmembran angelangt, kommt es (vermutlich unter Beteiligung von Magnesium) zur Ablösung von Natrium von seinem Enzym, wodurch Natrium in den Extrazellulärraum abgegeben werden kann. Bei diesem Ablösungsvorgang soll sich die Konfiguration der Natrium-Kalium-ATPase ändern, so daß jetzt Kalium angelagert werden und das Enzym ohne zusätzlichen ATP-Verbrauch an seinen Ausgangsort zurückwandern kann. Mit erneuter Konfigurationsänderung des Enzyms wird Kalium abgelöst, und der gesamte Vorgang kann von neuem beginnen. Bei unserem Beispiel mit einem 1:1 Austausch von Natrium gegen Kalium erfolgt ein *elektroneutraler Transport*. Von einer „*elektrogenen Pumpe*" spricht man dagegen, wenn der Transport der geladenen Ionen ladungsmäßig verschieden ist[17].

Eine weitere Modellvorstellung für den aktiven transzellulären Na^+K^+-Austausch zeigt Abb. 11.3. Im Verhältnis 2:3 wird hier (elektrogen) K^+ gegen Na^+ ausgetauscht, wobei ein Öffnen und Schließen von Eiweißstrukturen unter Energieverbrauch mit jeweils unterschiedlichen Affinitäten für die verschiedenen Ionen verbunden ist. In der schematischen Zeichnung ist die unterschiedliche Ionen-Affinität durch unterschiedliche Paßformen angedeutet.

Als spezieller *Hemmer der Natrium- Kalium-ATPase gilt* **Ouabain** (= g-Strophanthin), während eine Hemmung der Energiebereitstellung, d.h. *Hemmung der Phosphorylierung* z.B. durch **DNP** (*Dinitrophenol*), Blausäure (bzw. **KCN** = Kaliumcyanid), *Phlorizin* oder auch allein durch *Abkühlung* erfolgen kann.

Elektrische Potentialdifferenzen zwischen Zellinnerem und der Umgebung hat man [seit ihrer Entdeckung in der Mitte des vorigen Jahrhunderts (vgl. S. 311) bis zur Mitte unseres Jahrhunderts] durch den Anschnitt vieler Zellen als sog. „Verletzungspotentiale" gemessen. Inzwischen kann man mit Mikroelektroden einzelne Zellen anstechen (vgl. Abb. 11.4). Das Ergebnis ist in beiden Fällen prinzipiell gleich: Man mißt unter Kontroll- bzw. Ruhebedingungen eine Po-

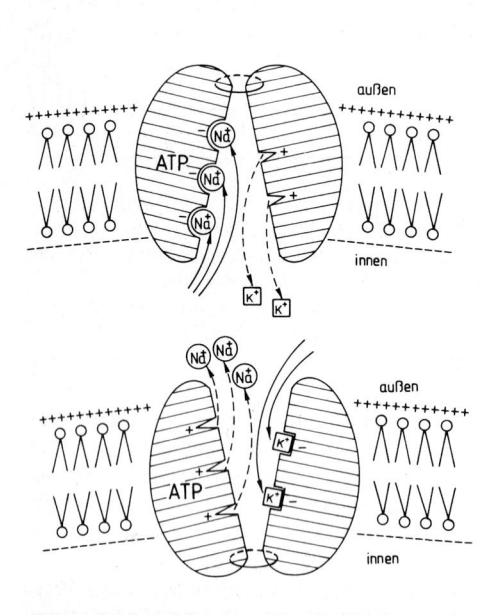

Abb. 11.3. Modell für eine aktive Na^+K^+-Pumpe (vgl. M. Steinhausen, Physiologie, Kohlhammer 1989)

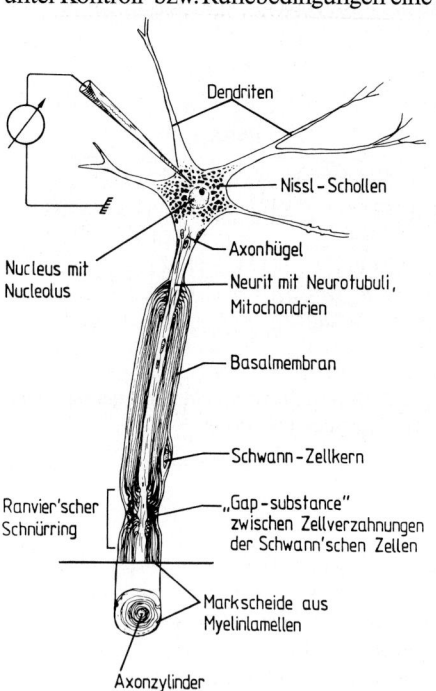

Abb. 11.4. Schematische Zeichnung einer multipolaren Nervenzelle mit Dendriten, Neurit, Axonkegel und Myelinscheide einschließlich Ranvier'schem Schnürring

---

(17) Praktisch muß sogar mindestens *eine* elektrogene Pumpe passive Ionenbewegungen ausgleichen, wenn das Ruhemembranpotential stabil bleiben soll. Aber auch für Nachpotentiale (vgl. S. 324) wird ein höherer Na^+-Ausstrom als K^+-Einstrom verantwortlich gemacht.

11.1 Ruhepotential der Membran

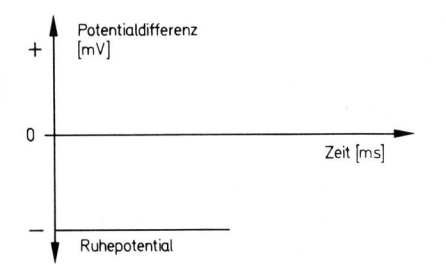

Abb. 11.5. Schematische Zeichnung der konventionellen Registrierung des Ruhepotentials

tentialdifferenz. Hierbei zeigt die *Innenseite* der Membran eine *negative Ladung*. Beim Säuger beträgt diese Potentialdifferenz nahezu in allen Zellen (also keineswegs nur in erregbaren Strukturen wie Nerven- und Muskelzellen) rund −40 bis −80 mV. Diese Potentialdifferenz wird **Ruhepotential** genannt (vgl. Abb. 11.5).

Potentialdifferenzen in Elektrolytlösungen wurden von **Nernst**[18] als **Diffusionspotentiale** beschrieben: Befinden sich in einer Lösung unterschiedliche Konzentrationen von Elektrolyten, so haben sie einerseits das Bestreben, sich überall hin gleichmäßig – per diffusionem – auszubreiten. Andererseits können aber z.B. Kationen höhere Wanderungsgeschwindigkeiten als Anionen haben, so daß es innerhalb derartiger Lösungen zu unterschiedlichen Ladungsverteilungen kommen kann, welche als Diffusionspotentiale meßbar sind. Kennt man die einzelnen Wanderungsgeschwindigkeiten, kann man bei bekannten Konzentrationsunterschieden mit Hilfe der Nernst'schen Gleichung die Größe eines Diffusionspotentials ausrechnen. Der Gedankengang ist dabei folgender:

In einem Gleichgewichtszustand muß die nach gleichmäßiger Verteilung strebende Diffusionsarbeit (= osmotische Arbeit = Produkt aus infinitesimalem Druck [p] und Volumen [V] = $dp \cdot V$) quantitativ gleich groß sein wie die elektrische Arbeit, welche gleiche Ladung tragende Ionen abstößt. Diese ergibt sich als das Produkt aus Ladung (F = Faradaykonstante), infinitesimaler Spannung (dE) und Wertigkeit des betrachteten Ions (z).

Es gilt daher:

$$dE \cdot F \cdot z = dp \cdot V$$

Weil nach Boyle-Mariotte (vgl. Bd. I, S. 120)

$$p \cdot V = RT$$

beträgt bzw.

$V = \dfrac{RT}{p}$ ist (R = allgemeine Gaskonstante, T = absolute Temperatur),

können wir auch schreiben:

$$dE \cdot F \cdot z = \frac{dp}{p} RT$$

oder $\quad dE = \dfrac{RT}{Fz} \dfrac{dp}{p}$

oder $\quad E = \dfrac{RT}{Fz} \displaystyle\int \dfrac{dp}{p} = \dfrac{RT}{Fz}(\ln p_2 - \ln p_1)$

oder $\quad E = \dfrac{RT}{Fz} \ln \dfrac{p_2}{p_1}$

Für Lösungen können statt der Gasdrucke die osmotischen Konzentrationen C_2 und C_1 eingesetzt werden. Außerdem werden die Konstanten in der Regel bereits verrechnet, für den Warmblüter eine Temperatur von 37°C angenommen und statt natürlicher Logarithmen eine Umrechnung für dekadische Logarithmen vorgenommen.

Für den Warmblüter ist deshalb folgende **Nernst'sche Gleichung** für die Spannung (E) in Millivolt gebräuchlich[18a].

$$E_{(mV)} = 61 \cdot z^{-1} \cdot \log \frac{C_2}{C_1}$$

Praktisch hielten es die Physiologen meist umgekehrt wie Nernst: Sie haben eine *Potentialdifferenz gemessen und mit Hilfe der Nernst'schen Gleichung spekuliert, welche Ionenkonzentrationsdifferenzen für das gemessene Potential verantwortlich sein könnten.* Anstatt unterschiedliche Wanderungsgeschwindigkeiten für einzelne Ionen anzusetzen, gingen die Physiologen meist davon aus, daß die Membran unter bestimmten Bedingungen nur für bestimmte Ionensorten durchlässig (permeabel) ist. *Unter*

---

(18) Walther Hermann Nernst (1864-1941), Physikalischer Chemiker in Berlin, erhielt 1920 Nobelpreis für Chemie (für seine thermochemischen Arbeiten).

(18a) Bei Angaben vom Kaltblüter findet man meist statt des Faktors 61 den Faktor 58 entsprechend Zimmertemperatur von 20°C. Für Anionen muß eine negative Wertigkeit eingesetzt werden.

11. Grundlagen der Erregungs- und Neurophysiologie

Ruhebedingungen hat man guten Grund anzunehmen, daß die Membran praktisch nur für Kalium durchlässig ist. Früher sprach man zur Erklärung dieser Permeabilitäten von *Poren,* heute spricht man von spezifischen *Kanälen* (mit eigener Kinetik). Die Kanäle stellen Membranproteine dar und sollen mit Hilfe von Toren („*gates*") den Ionenaus- und -eingang kontrollieren. Ihre subelektronenmikroskopische Größe hat bisher ihre Sichtbarmachung verhindert, obwohl elektrophysiologische Messungen keinen Zweifel mehr an ihrer Existenz zulassen. Abb. 11.6 gibt den Ruhezustand einer Zellmembran mit geöffneten Kanälen für Kalium schematisch wieder. Die hohe intrazelluläre Kaliumkonzentration muß Kaliumionen veranlassen, die Gelegenheit zu nutzen, durch die offenen Kanäle einen Konzentrationsausgleich mit dem Extrazellulärraum zu suchen. Diese positiven Ionen werden von negativ geladenen Anionen (Protein) nur bis zu den Membrantüren „begleitet". Die Molekülstruktur dieser im Vergleich zum Kalium riesigen Proteinanionen verhindert ihre gemeinsame Passage durch die Membran. Das Ergebnis ist deshalb eine Anreicherung negativer Ladungen an der Innenseite der Membran und von dort aus eine elektrostatische Anziehung positiver Kaliumionen an der Außenseite der Membran.

Setzen wir allein die Konzentrationsdifferenzen für (einwertiges!) Kalium zwischen intra- und extrazellulärem Raum in die Nernst'sche Gleichung ein, können wir das sog. **Kaliumgleichgewichtspotential** errechnen, wobei wir annehmen, daß die Wanderungsgeschwindigkeit der negativen Ionen Null ist:

$$E_{K^+} = 61 \log \frac{C_{K^+ \text{extra}}}{C_{K^+ \text{intra}}} = 61 \log \frac{4}{155}$$

$$= 61 \log \frac{1}{39} = -97 \text{ mV}$$

Vergleichen wir das errechnete Kaliumgleichgewichtspotential mit dem *tatsächlich gemessenen Ruhepotential,* so finden wir, daß dieses stets *geringer als* das errechnete *Kaliumgleichgewichtspotential* ist. Wir müssen deshalb davon ausgehen, daß die ursprüngliche Annahme der alleinigen Kaliumpermeabilität der Membran selbst unter Ruhebedingungen *nicht* zutrifft. Um zu prüfen, welchen Einfluß Membranpermeabilitäten für *andere* Ionen auf das Ruhepotential ausüben können, müssen wir zunächst die Gleichgewichtspotentiale der wichtigsten anderen Ionen berechnen (vgl. Tab. 11.1). Hierbei zeigt sich, daß das *Chloridgleichgewichtspotential* dem *Kaliumgleichgewichtspotential* sehr *ähnlich* ist, so daß das Ruhepotential prinzipiell auch durch eine hohe Chloridpermeabilität der Membran bedingt sein könnte. In der Tat hat man an Muskelmembranen eine höhere Permeabilität für Chlorid als für Kalium gefunden, während die Nervenmembranen unter Ruhebedingungen eindeutig für Kalium stärker permeabel sind. Dagegen liegen die Natrium- und Calciumgleichgewichtspotentiale in völlig anderen Bereichen.

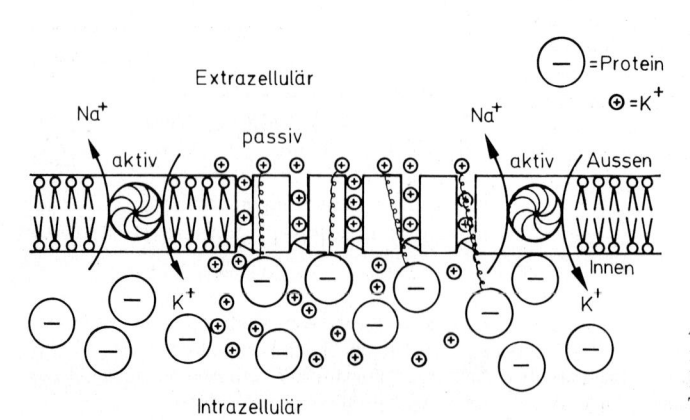

Abb. 11.6. Schematische Zeichnung zur Erklärung des negativen Ruhemembranpotentials (vgl. Text)

$$E_{K^+} = 61 \log \frac{4}{155} = 61 \log \frac{1}{39} = -97 \text{ mV}$$

$$E_{Na^+} = 61 \log \frac{143}{12} = 61 \log \frac{12}{1} = +66 \text{ mV}$$

$$E_{Cl^-} = \frac{61}{-1} \log \frac{103}{3,8} = -61 \log \frac{27}{1} = -87 \text{ mV}$$

$$E_{HCO_3^-} = \frac{61}{-1} \log \frac{25}{8} = -61 \log \frac{3}{1} = -29 \text{ mV}$$

$$E_{Ca^{++}} = \frac{61}{2} \log \frac{2,4}{0,00012} = \frac{61}{2} \log \frac{20\,000}{1} = +131 \text{ mV}$$

Tab. 11.1. Gleichgewichtspotentiale nach der Nernst'schen Gleichung für Kalium-, Natrium-, Chlroid-, Bikarbonat- und Calciumionen für Skelettmuskulatur des Warmblüters

Die *niedrigen intrazellulären Chloridkonzentrationen* werden in der Regel nicht einem aktiven Chloridtransport zugeschrieben. Vielmehr begünstigt das negative Ruhepotential den passiven Diffusionsausstrom negativer Chloridionen aus der Zelle. Darüber hinaus kann die niedrige intrazelluläre Chloridkonzentration zum Teil auch als „Begleiterscheinung" des aktiven Natriumtransportes aufgefaßt werden. Hierbei könnten die Na$^+$K$^+$- Pumpen so funktionieren, daß eben nicht nur ein Na$^+$- gegen eine K$^+$-Ion ausgetauscht würde, sondern daß im Schlepp von einem Na$^+$-Ion auch noch ein Cl$^-$-Ion (oder Na$^+$Cl$^-$) aus der Zelle geschafft wird. Eine Verarmung der Zellen an Anionen würde dies nicht bedeuten, da intrazellulär genügend anionische Proteine vorhanden sind, so daß ladungsmäßig intra- und extrazellulärer Raum ausgeglichen bleibt.

Als Beweis der gegenüber Natrium hohen Kaliumpermeabilität[19] der Zellmembran unter Ruhebedingungen wird gern folgendes Experiment angeführt: Man messe das Ruhepotential einer Nervenzelle und erhöhe bzw. erniedrige die Kaliumkonzentration der extrazellulären Flüssigkeit. Setzt man in die nach Nernst gebildete Gleichung für die Errechnung des Kaliumgleichgewichtspotentials andere extrazelluläre Kaliumkonzentrationen ein, erhält man die in Abb. 11.7 dargestellte Gerade[20]. Variiert man nun im Experiment die extrazellulären Kaliumkonzentrationen, stimmen die erhaltenen Meßwerte (für biologische Messungen erstaunlich gut) mit der errechneten Kurve überein. Aller-

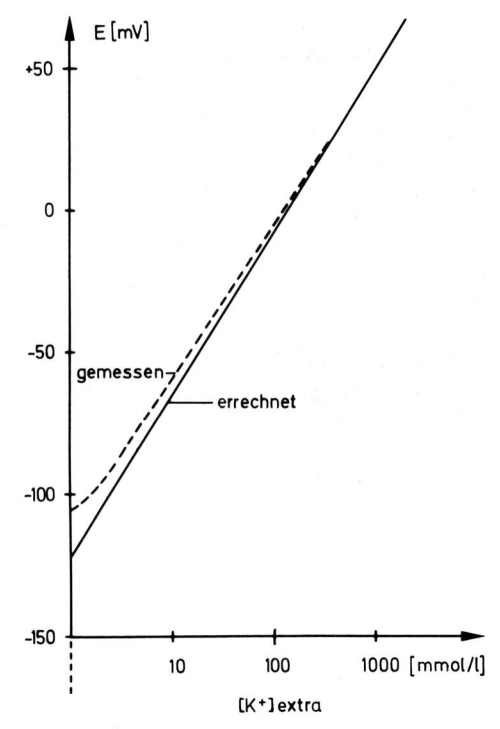

Abb. 11.7. Änderung des Ruhepotentials einer Nervenzelle in Abhängigkeit von der extrazellulären Kaliumkonzentration

---

(19) Im Vergleich zu einer Wasserschicht von der Dicke einer Zellmembran ist die Zellwand allerdings 10^{7}mal undurchlässiger für Kalium!

(20) Man geht dabei so vor, daß man z.B. für die extrazelluläre K$^+$-Konzentration 10 oder 100 einsetzt (es

gilt der Faktor 58 für Kaltblüter sowie eine intrazelluläre K$^+$-Konzentration von 139). Es folgt:

$$E_{K^+} = 58 \log \frac{10}{139} = 58\,(1,0 - 2,14) = -66,1 \text{ mV}$$

$$E_{K^+} = 58 \log \frac{100}{139} = 58\,(2,0 - 2,14) = -8,3 \text{ mV}$$

dings ergeben sich *bei sehr niedrigen K^+-Werten* immer stärkere Abweichungen, d.h. immer geringere Negativitäten des Ruhepotentials gegenüber den für Kalium errechneten Werten. Für diese Abweichungen des gemessenen Ruhepotentials vom errechneten K^+-Gleichgewichtspotential wird eine zwar geringe, aber doch *nicht zu vernachlässigende Permeabilität* der Zellmembran *für Natrium* verantwortlich gemacht, welche mit Abnahme der extrazellulären K^+-Konzentration mehr ins Gewicht fällt.

Als Beweis für diese Behauptung gilt der Befund, daß bei Austausch des extrazellulären Natriums durch das größere Ion **Strontium** (Sr, Atomgewicht 87,6) z.B. als Strontiumchlorid ($SrCl_2$) die besprochene experimentelle Abweichung von der errechneten Kurve verschwindet.

Grundsätzlich hat die Membranphysiologie zwei verschiedene Möglichkeiten der Analyse: Entweder sie mißt vorwiegend die elektrophysiologischen Phänomene an der Membran und schließt von dort auf die dabei ablaufenden Ionentransporte, oder sie versucht, die Ionenvorgänge direkt zu verfolgen. In praxi hat die Kombination beider Ansätze bisher die überzeugendsten Erfolge gebracht. Gegen das direkte Verfolgen von Ionenprozessen an Membranen sprachen zunächst methodische Probleme. Einerseits werden *quantitativ* meist nur relativ wenig Ionen transportiert (etwa 12 Pikomol pro g und min), andererseits erfolgen viele Vorgänge zu *schnell*, um sie mit den vorhandenen Techniken erfassen zu können. Es war deshalb ein großer methodischer Fortschritt, als Hodgkin und Huxley (vgl. S. 311) das **Tintenfischaxon** als experimentell geeignete Nervenmembran einzusetzen begannen. Der Tintenfisch besitzt so dicke Axone, daß ihr Achsenzylinder (wie eine Leberwurst) ausgepreßt werden kann und die Nervenmembranen (wie Wursthüllen) für das Experiment zur Verfügung stehen, so daß sie z.B. mit radioaktivem NaCl gefüllt werden können. Anschließend kann der $^{24}Na^+$-*Aus-und -Einstrom* (in sog. *Efflux*- bzw. *Influxstudien*) gemessen werden. Diese Versuche dauern oft Stunden und haben besonders Aufschlüsse über den Effekt von Stoffwechselgiften sowie Stoffwechselhemmungen (z.B. Dinitrophenol, Abkühlung etc.) gegeben, also Phänomene erklärt, welche wir bereits unter dem Stichwort „aktiver Transport" beschrieben haben. Wird z.B. der *aktive Natriumtransport pharmakologisch blockiert*, nimmt der $^{24}Na^+$-*Efflux* für die Dauer der Blockade drastisch *ab*. Für schnelle Änderungen der Membranpermeabilitäten, wie sie uns im folgenden bei der Besprechung des Aktionspotentials beschäftigen werden, sind derartige Messungen viel zu träge, zumal die de facto transportierten Ionenmengen extrem gering sind. Zwar verfügt man heute auch über *„ionensensitive Mikroelektroden"*, doch basieren unsere Vorstellungen der Elektrolytverschiebungen an Membranen nach wie vor auf elektrophysiologischen *Potentialmessungen,* da auch für diese Elektroden die akut transportierten Ionenmengen in der Regel zu gering sind. Es ist deshalb nicht verwunderlich, daß die Elektrophysiologen ihre *Analogien* aus der *Elektrotechnik* bezogen haben. Elektrochemische Kräfte verursachen in einer Batterie eine Ladungstrennung und damit ein Potential. Warum sollte man deshalb nicht eine Ladungstrennung, wie sie an der Membran erfolgt, als *„Kaliumbatterie"* betrachten? Ebenso können z.B. Natriumionenkonzentrationsdifferenzen zwischen Extra- und Intrazellulärraum als *„Natriumbatterie"* aufgefaßt werden etc. Die Potentialdifferenz, welche durch eine Batterie aufrechterhalten wird, fällt in einem Stromkreis entlang eines Widerstandes ab. Nach dem *Ohm'schen Gesetz*[21] ist dieser Widerstand (R) proportional der Spannung (E) und umgekehrt proportional dem fließenden Strom (I):

$$R = \frac{E}{I}$$

In der Membranphysiologie bedeutet z.B. eine Durchlässigkeitszunahme der Membran für ein spezielles Ion, d.h. eine Permeabilitätserhöhung für dieses Ion, eine Abnahme des elektrischen Widerstandes für den Stromkreis der betreffenden *„Ionenbatterie".* In der Membranphysiologie ist es allerdings üblich, Zunahmen der

---

(21) vgl. S. 80.

Permeabilität nicht als Abnahmen des elektrischen Widerstandes zu bezeichnen, sondern als Zunahmen des *reziproken Widerstandes* (1/R), d.h. als Zunahmen der *elektrischen Leitfähigkeit* (g)[22]:

$$\frac{1}{R} = g = \frac{I}{E}$$

Mit Hilfe dieser „**Batteriehypothese**" (besser: „Batterieanalogie") können wir nun das *Ruhepotential als überwiegende Wirkung der „Kaliumbatterie"* mit hoher Kaliumleitfähigkeit deuten, wobei die umgekehrt gepolte Natriumbatterie daran mit nahezu zehnfach geringerer Natriumleitfähigkeit beteiligt ist. Die Abb. 11.8 zeigt die Parallelschaltung einer derartigen Kalium- und Natriumbatterie mit entgegengesetzter Polung. Wäre z.B. $g_K = g_{Na}$, würden wir eine Potentialdifferenz von -15 mV erwarten[23]. Bei einem gemessenen Ruhepotential von -75 mV muß bei dieser Schaltung $g_{K^+} \gg g_{Na^+}$ sein.

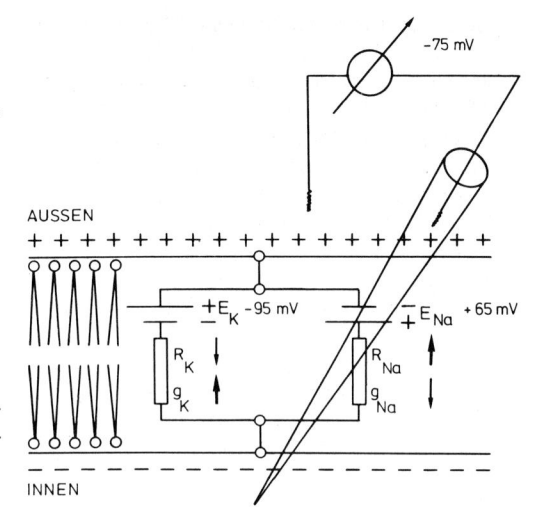

Abb. 11.8. Schematische Zeichnung einer „Ionenbatterie" zur Erklärung des Ruhepotentials (vgl. Text)

---

(22) Um korrekt zu sein, müssen wir darauf hinweisen, daß Permeabilität und Leitfähigkeit keine identischen Größen sind, da für die Permeabilität auch noch andere, thermodynamisch definierte Größen bestimmend sind. Nur am Ruhepotential selbst sind beide Größen gleich.

(23) weil $\dfrac{-95 + 65}{2} = -15$

Prüfungsfragen zu diesem Abschnitt finden sie im Anhang unter den Ziffern: 11.1. ff.

11.2 Erregung von Nerv und Muskel, Ionentheorie

Phänomene an erregbaren Zellen

Ruhepotential; Depolarisation; Hyperpolarisation; Schwellenpotential; Aktionspotential; Nachpotential. Steuerung der Leitfähigkeit von Ionenkanälen (elektrisch, chemisch). Modulation der Erregbarkeit; lokale und fortgeleitete Erregung. Aktivierung und Inaktivierung von Ionenkanälen.

Allgemein

Im Gegensatz zu allen anderen Zellen des Körpers haben die *Zellmembranen von Nerven- und Muskelzellen* die Fähigkeit, auf einen bestimmten Reiz hin ihr negatives Ruhepotential für kurze Zeit zu verändern, sogar ein positives Potential zu bilden, um dann – unterschiedlich schnell – wieder zum negativen Ruhepotential zurückzukehren. Diese reversible Potentialänderung bezeichnet man als **Aktionspotential**. Durch die Fähigkeit, Aktionspotentiale auszubilden, unterscheiden sich *„erregbare" Strukturen* von nicht erregbaren. Wir werden uns zunächst mit dem Mechanismus der Bildung von Aktionspotentialen auseinanderzusetzen haben. Dabei vergißt man allerdings leicht, daß dieses recht einförmige Geschehen die *Bildung eines Signals* bedeutet, welches am Ort seiner Bildung nichts bewirkt, und welches nur dadurch interessant wird, daß es selbst in seiner Umgebung wieder ein Aktionspotential auslösen und damit (wie eine Botschaft innerhalb einer Menschenkette von einem Menschen zum anderen) *weitergereicht* werden kann. Die Aktionspotentiale stellen im Gegensatz zu den Hormonen (vgl. S. 271) **genormte elektrische Signale** dar, welche (nur im physiologischen Praktikum durch einen elektrischen Reizgenerator ausgelöst werden, sonst in der Regel) **von Rezeptorzellen** der verschiedenen Sinnesorgane *auf* **adäquate Reize**[23a] *hin* **gebildet**, über (afferente) Nervenkabel weitergeleitet, nach ihrer Wichtigkeit von dafür besonders geeigneten Strukturen (Synapsen) gefiltert und schließlich in immer komplizierteren nervalen Strukturen gegeneinander verrechnet werden. Das Rechenergebnis ist wieder eine Botschaft in Form unterschiedlich vieler Aktionspotentiale, welche entlang anderer Kabel (Efferenzen) dorthin weitergeleitet werden, wo die Botschaft in Handlung oder Unterlassung (Hemmung) umgesetzt werden soll (vgl. S. 336 und 343).

(23a) „Adäquate" Reize entsprechen den natürlichen (spezifischen) Reizen, für welche die einzelnen Sinnesorgane jeweils spezialisiert sind.

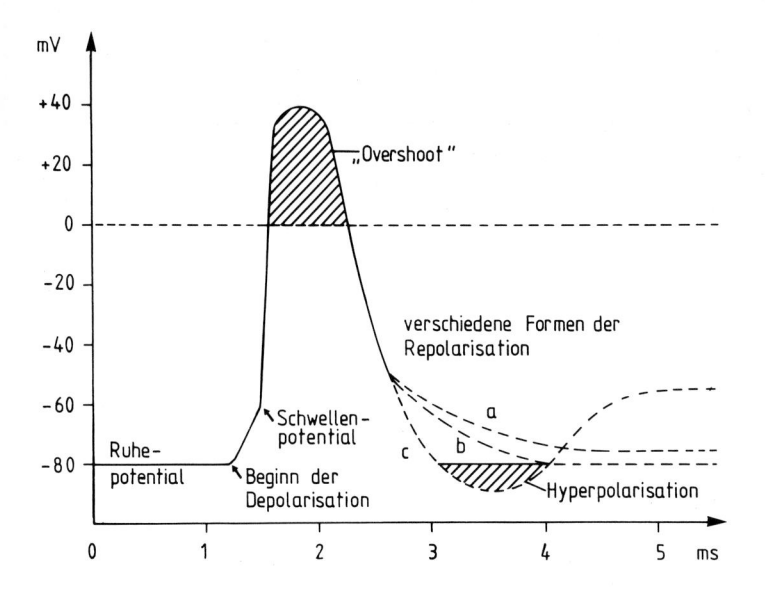

Abb. 11.9. Schematische Zeichnung des Aktionspotentials mit verschiedenen Formen der Repolarisation. Das Aktionspotential mit der Variante a ist typisch für eine Skelettmuskelfaser, jedoch ist das Aktionspotential am Skelettmuskel insgesamt um den Faktor 5 langsamer als am Nerven. Die Variante b ist typisch für das Aktionspotential eines Axons, während die Variante c typisch für das Soma einer Vervenzelle ist

Aktionspotentiale

Abb. 11.9 zeigt die typische Form des Aktionspotentials einer Nervenzelle. Das Aktionspotential kann von Gewebe zu Gewebe variieren, wobei der erste Teil, der „Aufstrich" oder die Depolarisation praktisch überall gleichförmig verläuft, aber die Repolarisation verschieden ist. Beim Skelettmuskel sind die Aktionspotentiale sehr ähnlich wie in der Abb. 11.9, die Dauer der Repolarisation beträgt jedoch 4-5 ms. Am auffälligsten ist die lange Dauer des Aktionspotentials des Myocards (200 bis 300 ms, vgl. S. 32).

Der **Mechanismus des Aktionspotentials** wird heute folgendermaßen gedeutet: Ein „*depolarisierender*" Reiz aus einer Rezeptorzelle, einer Synapse oder einem benachbarten Aktionspotential (wie wir bei der Erregungsfortleitung darstellen werden) *erhöht die Permeabilität* der ruhenden Membran *für Natrium,* hierdurch strömt etwas Natrium in die Zelle ein und führt zu einer Abnahme des Ruhepotentials (=**Depolarisation**). Diese Depolarisaton erhöht weiter die Natriumpermeabilität.

Gleichzeitig bewirkt die Depolarisation aber einen Ausstrom von Kaliumionen aus der Zelle, weil die Entfernung vom K^+-Gleichgewichtspotential der elektrischen Kraft entgegenwirkt, welche unter Ruhebedingungen den Kaliumionenausstrom verhindert (vgl. Abb. 11.6). So kann zunächst bis zu einer bestimmten Schwelle der Na^+-Einstrom durch einen entsprechenden K^+-Ausstrom kompensiert werden.

Ist schließlich ein *Schwellenwert* der Depolarisation erreicht, verläuft der Vorgang geradezu mit explosiver Dynamik, wobei die Depolarisation die Permeabilität für Natrium immer mehr erhöht und damit die Depolarisation immer weiter getrieben wird. Schließlich nähert sich das Membranpotential dem positiven Natriumgleichgewichtspotential. Das *Natriumgleichgewichtspotential* wird jedoch *nicht erreicht,* weil

1. die schnelle Zunahme der Natriumpermeabilität wieder gebremst wird – man spricht von einer *Inaktivierung des schnellen Natriumsystems,* welche ebenfalls potentialabhängig bei einer bestimmten Stufe der Depolarisation einsetzt – und

2. bereits die normale Kaliumpermeabilität der Zellmembran dem entgegensteht und zusätzlich mit einer geringen Verzögerung die *Permeabilität* der Membran *für* Kaliumionen plötzlich *erhöht* und damit die **Repolarisation** eingeleitet wird.

Basis für diese Deutung des Aktionspotentials sind die **Voltage clamp-Versuche** (=*Spannungsklemme*), welche nach dem Vorschlag von Cole (1949) Hodgkin, Huxley und Katz (1952)[23b]

(23b) J. Physiol. 116, 424-448, 1952.

durchführten, und welche in vielfältiger Modifikation seither immer wieder die Elektrophysiologen beschäftigt haben. Als experimentelles Modell diente dabei das Tintenfischaxon (vgl. Abb. 11.10), in das man zwei Elektroden einführen konnte. Der Gedankengang war folgender: Wenn man schon die Wanderung der Ionen durch die Membran während des Aktionspotentials nicht verfolgen kann, so sollte es doch möglich sein, die von den Ionen transportierten Strommengen zu erfassen. *Hierbei muß um so mehr Strom durch Ionen transportiert werden, je weiter sich das Membranpotential vom Gleichgewichtspotential des jeweiligen Ions entfernt.* Mit Zunahme der Membranpermeabilität für das betreffende Ion wächst die Anzahl der Ionen, welche die Membran passieren, und deshalb im gleichen Ausmaß auch die transportierte Strommenge. *Umgekehrt spielt eine Permeabilitätszunahme* (hier gleichbedeutend mit einer Leitfähigkeitszunahme, vgl. S. 319) *direkt am Gleichgewichtspotential eines Ions für den Nettostrom dieser Ionensorte keine Rolle,* weil hier der durch *Diffusion* bedingte Ausstrom z.B. des K^+ dem durch das *Potential* bedingten K^+-Einstrom gerade die Waage hält.

Die Entfernung vom Gleichgewichtspotential bedeutet so eine Abnahme des potentialbedingten K^+-Einstroms in die Zelle, während der diffusionsbedingte K^+-Ausstrom gleichbleibt. Für den Nettotransport resultiert so ein K^+-Ausstrom, welcher z.B. am Ruhepotential höher ist als am K^+-Gleichgewichtspotential.

Es gilt für die *transportierte Strommenge* z.B. des Kaliums (I_K) in Anwendung des Ohm'schen Gesetzes

$$I_K = \frac{E - E_K}{R}$$

Hierbei stellen E das gemessene Membranpotential und E_K das Gleichgewichtspotential für Kalium dar. R ist der Widerstand der Membran. Wir haben schon früher darauf hingewiesen, daß man in der Regel den reziproken Widerstand ($1/R$) als Leitfähigkeit (g) für die jeweilige Ionensorte angibt.

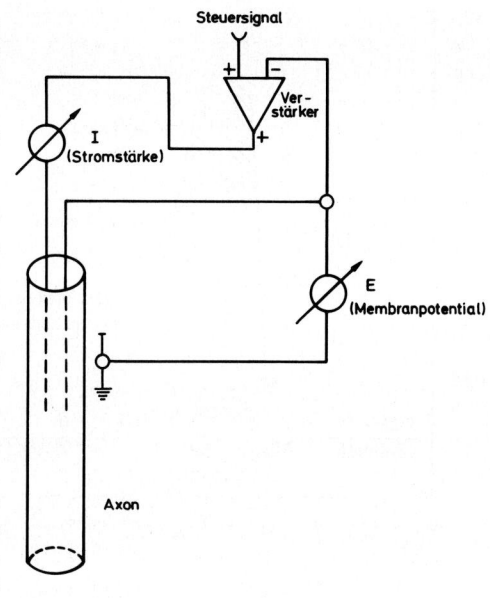

Abb. 11.10. Schematische Zeichnung des Versuchsaufbaus zur Durchführung von Spannungsklemmen (Voltage clamp-Versuche)

Die Gleichung heißt daher üblicherweise

$$I_K = g_K (E - E_K)$$

und entsprechend für Natrium

$$I_{Na} = g_{Na} (E - E_{Na})$$

Der „Trick" besteht nun darin, mit Hilfe der in Abb. 11.10 dargestellten Anordnung den durch Ionenwanderung verursachten Strom I zu messen, wenn plötzlich ein ganz bestimmtes Membranpotential eingestellt („geklemmt"), d.h. die Membran künstlich auf einen bestimmten Betrag hin depolarisiert wird. Mit anderen Worten: Der erste Teil eines Aktionspotentials wird technisch induziert. Zu diesem Zweck wird *über die eine Elektrode,* welche innerhalb des Axons (oder entsprechend *intrazellulär*) gelegen ist, *fortlaufend das Membranpotential gemessen* und *über die andere dicht daneben liegende Elektrode* gerade diejenige Strommenge in das Axon (bzw. die Zelle) *appliziert, welche bei* einer ganz bestimmten *Depolarisationsstufe* den dabei ablaufenden *Ionenstrom kompensiert.*

Auch hier ist das Detail komplizierter: Man benötigt nicht nur schnelle Verstärker, sondern auch eine entsprechende elektronische Verrechnung, welche dafür sorgt, daß für eine vorher festgelegte Depolarisationsstufe – die gewählte Klemmspannung – gerade die notwendige Strommenge appliziert wird, um dieses Klemmpotential stabil zu halten. Es zeigt sich nämlich, daß in den ersten Millisekunden einer derartigen künstlichen Potentialänderung je nach vorgewählter Depolarisatonsstufe ganz charakteristische Strommengen erforderlich sind.

Im Beispiel der Abb. 11.11 wurde ein *Klemmpotential von etwa –10 mV* gewählt (vgl. Abb. 11.11a). Die Stromkurve (vgl. Abb. 11.11b) zeigt zuallererst einen kurzen positiven Ausschlag, welcher nur einige Mikrosekunden dauert und dem Zusammenbruch des elektrischen Feldes (d.h. der Membrankapazität) entspricht. Man spricht deshalb von *kapazitivem Strom*. (Für unsere Überlegungen ist diese Stromkomponente unerheblich.) Anschließend ist zuerst ein *negativer – in die Zelle gerichteter – Strom* nötig, welcher so gedeutet wird, daß jetzt der Einstrom positiver Natriumionen (entsprechend dem Anfangsteil des Aktionspotentials) durch diesen Stromfluß kompensiert werden muß. *Schließlich ist ein positiver Strom* zur Aufrechterhaltung des Klemmpotentials notwendig. Hier bietet sich die Deutung an, daß während dieser Phase des Klemmpotentials die Membranpermeabilität für Kalium zugenommen hat und nun der Ausstrom positiver Ionen aus der Zelle durch einen *nach auswärts gerichteten Strom* kompensiert werden muß. Entsprechend dieser Deutung wurde der gemessene Strom aus Abb. 11.11b graphisch in zwei Teilströme zerlegt: als zuerst einsetzender Na-Einwärtsstrom (Abb. 11.11c) und später folgender K-Auswärtsstrom (Abb. 11.11d).

Wie war die Schlüssigkeit dieser **Hypothese zu prüfen?**

1. Hodgkin und Huxley *ersetzten* sukzessive die *natriumhaltige äußere Spülflüssigkeit,* welche das Tintenfischaxon umgab, *durch* **natriumfreie Cholinchloridlösung** und wiederholten im übrigen das gleiche Experiment. *Jetzt wurde kein Natriumeinwärtsstrom mehr gemessen, sondern nur ein positiver Auswärtsstrom,* welcher in seinem Anfangsteil als reiner Natriumausstrom

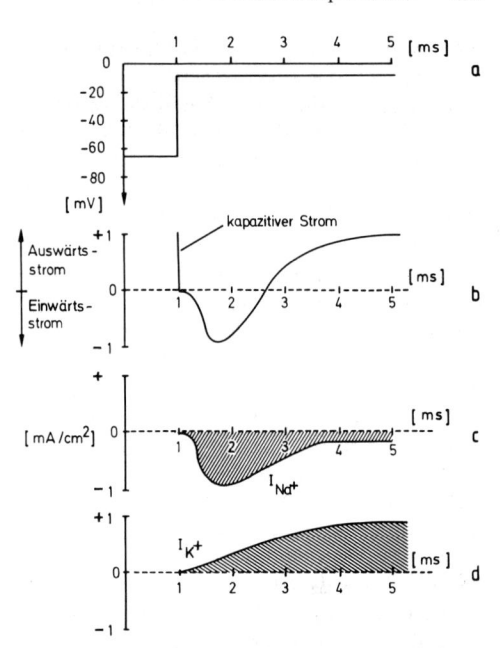

Abb. 11.11. Ergebnisse von Voltage clamp-Versuchen nach Hodgkin und Huxley (vgl. Text)

und anschließend als Summe von Natrium- und Kaliumausstrom wie im ursprünglichen Experiment angesehen werden konnte.

2. Eine *zweite Variation* des Experiments bestätigte ebenfalls die Hypothese. Wurde die *Klemmspannung* nicht mit einem Potential von etwa –10 mV gewählt, sondern immer mehr *in den positiven Bereich verschoben, verlor sich* ebenfalls der *Natriumeinwärts*strom, so daß **bei einer Klemmspannung, welche dem Natriumgleichgewichtspotential** entsprach, **nur** noch ein **Kaliumausstrom** registriert werden konnte. Auch dies bestätigte die Hypothese, da im Bereich des Gleichgewichtspotentials eines Ions keine Ionen transportiert werden müssen, um das Potential aufrechtzuerhalten (vgl. S. 316).

Eine weitere Bestätigung dieses Konzepts wurde später durch den Einsatz von Pharmaka, speziell von **Tetrodotoxin**[24] **(TTX)** am Tinten-

---

(24) J.W. Moore, M.P. Blaustein, N.C. Anderson and T. Narahashi: J. Gen. Physiol. 50, 1401-1411, 1967.

fischaxon gewonnen. Wird diese hochgiftige Substanz aus den Ovarien ostasiatischer Pufferfische (Kugelfische, Tetraodontiden) von außen an die Membran gebracht, *entfällt* bei den gleichen Voltage clamp-Versuchen der *primäre Natriumeinstrom*, während der auswärtsgerichtete – spätere – Kaliumausstrom unverändert bleibt (von der Innenseite der Membran ist TTX unwirksam). Im Gegensatz dazu ist durch **Tetraäthylammonium (TEA)** sowohl am Tintenfischaxon wie auch an myelinisierten Froschnerven *selektiv* die *Kaliumpermeabilität blockierbar*. Unter TEA ist bei den gleichen Spannungsklemmversuchen nur der primäre Natriumeinstrom zu registrieren, während der Kaliumausstrom entfällt. (Allerdings wirkt TEA nur von innen an der Zellmembran, muß also in das Axon appliziert werden.)

Aus der systematischen Auswertung von Voltage clamp-Versuchen läßt sich *somit* folgern, daß **während eines Aktionspotentials zuerst** die **Leitfähigkeit der Membran für Natrium** (g_{Na}) kurzzeitig **erhöht** wird, **anschließend** die **Leitfähigkeit für Kalium** (g_K) (vgl. Abb. 11.12). Die verzögerte Leitfähigkeitsänderung für Kalium ist nicht nur die Ursache der schnell einsetzenden „**Repolarisation**" (der Rückkehr zum negativen Ruhepotential), welche durch die alleinige Inaktivierung der Leitfähigkeitszunahme für Natrium (also des *schnellen*[25] Natriumsystems) nicht erklärt wäre, sondern kann auch der Anlaß für sog. *„Nachpotentiale"* sein. Unter diesen Nachpotentialen versteht man z.B. eine „überschießende" Rückkehr zum Ruhepotential, was einer *„Hyperpolarisation"* entspricht (= „Nachhyperpolarisation"). Allerdings muß nicht jedes Aktionspotential mit einer Hyperpolarisation verbunden sein, auch „Nachdepolarisationen"

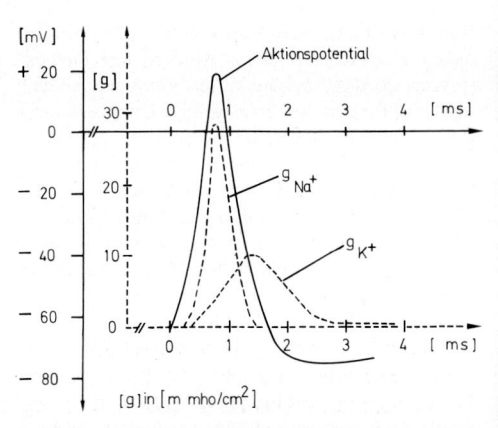

Abb. 11.12. Darstellung der Leitfähigkeitsänderung einer Nervenmembran während eines Aktionspotentials nach Voltage clamp-Versuchen von Hodgkin und Huxley

werden speziell für den Skelettmuskel beschrieben. Bedeutung und Mechanismus dieser Nachpotentiale scheinen bisher weitgehend ungeklärt.

Viel wichtiger ist dagegen das Phänomen der „**Refraktärität**" oder der Phase der *Nichterregbarkeit einer Nervenmembran nach depolarisierendem Reiz*, weil hiervon die (später zu besprechende) Fortleitungsrichtung der Erregung abhängt. Hierbei unterscheidet man eine *absolute Refraktärphase*, d.h. eine Phase, in welcher trotz stärksten Reizes kein Aktionspotential auszulösen ist, von einer *relativen Refraktärphase*, in welcher selbst mit verstärkten Reizen nur kleinere Aktionspotentiale auszulösen sind. Die **absolute Refraktärphase** besteht *während des gesamten Aktionspotentials* (allerdings *nicht* beim Aktionspotential der *Herzmuskulatur*, bei welcher die absolute Refraktärphase mit der *Plateauphase* beendet ist, vgl. S. 32 f.), die **relative Refraktärphase** dauert (ebenfalls mit Ausnahme des Aktionspotentials des Herzens) 2- bis 3mal so lange wie das eigentliche Aktionspotential.

---

(25) Man spricht bei der Änderung von g_{Na} vom „*schnellen Natriumsystem*" im Gegensatz zum „langsamen", aber dafür ständig – also auch ohne Erregung ablaufenden – „aktiven" Natriumtransport aus der Zelle (vgl. S. 313).

Für Nervenzellen und Skelettmuskelfasern werden absolute **Refraktärzeiten** von ca. 2 ms angegeben. (Nachpotentiale erfolgen meist in der relativen Refraktärphase.) Wegen dieser langen Refraktärzeiten können grundsätzlich Reizfrequenzen über 500 Hz neuronal nicht verarbeitet werden. Müssen Sinnesorgane höherfrequente Reize verarbeiten, sind dafür entweder spezielle Strukturprobleme zu lösen (z.B. die Basilarmembran der Schnecke des Innenohrs) oder es muß ein spezieller Chemismus zwischengeschaltet werden (z.B. Sehfarbstoffe).

Für Aktionspotentiale gilt die „*Alles-oder-Nichts-Regel*" bzw. das **„Alles-oder-Nichts- Gesetz"**, welches besagt, daß von erregbaren Membranen durch überschwellige Reize stets gleichförmige Aktionspotentiale gebildet werden oder – bei unterschwelligen Reizen – keine Aktionspotentiale entstehen. Das Wort „Nichts" ist in diesem Zusammenhang etwas irreführend, denn ein *unterschwelliger Reiz* kann – in Abhängigkeit von seiner Stärke – zu einer sog. **„lokalen Antwort"**, einer *begrenzten Depolarisation* gerade nur des gereizten Membranbezirkes führen, ohne daß es in diesem Bezirk zur Auslösung eines Aktionspotentials kommt. Es kommt dabei zu einer geringen Erhöhung von g_{Na}, wobei jedoch der Natriumeinstrom nicht ausreicht, um den „explosionsartigen", steilen Teil des Aktionspotentials auszulösen. Auch das „Alles" kann verschieden ausfallen, wie die kleineren Aktionspotentiale während der relativen Refraktärphase zeigen. Hier muß man davon ausgehen, daß jeweils unterschiedliche Ausgangsbedingungen die Reaktivierung des schnellen Natriumsystems bestimmen.

Schließlich muß darauf hingewiesen werden, daß ein **Mangel an extrazellulären Calciumionen** die Auslösung einer Depolarisation und damit eines Aktionspotentials bereits mit geringeren depolarisierenden Reizen (oder geringeren Spannungsänderungen) erlaubt. Dies ist die Erklärung für die lange bekannte klinische Beobachtung, daß ein Absinken des Plasmacalciumspiegels unter 1,75 mmol/l (d.h. unter 7,0 mg/dl) zu Krämpfen oder **Tetanie** führen können. Alkalose (z.B. durch Hyperventilation) verstärkt die Krampfbereitschaft, was auch auf eine Abnahme des ionisierten Calcium-Anteils im Plasma bezogen werden kann.

Inzwischen ist es gelungen*), mit Hilfe geeigneter Verstärker diejenigen Ströme direkt zu messen, welche dadurch entstehen, daß Ionen bei kurzzeitiger Öffnung einzelner Kanäle diese passieren. Das Prinzip dieser Technik besteht darin, mit Hilfe von glatt geschliffenen Mikroelektroden (Glaspipetten bzw. Kapillaren mit Durchmessern von ca. 1 µm) einen kleinen Bereich einer Zellmembran so gut anzusaugen, daß eine nahezu komplette Dichtung zwischen Zellmembran und Elektrode entsteht. Die notwendigen elektrischen Widerstände bei dieser Abdichtung oder Versiegelung (engl. seal) liegen im Gigaohmbereich (10^9 Ohm). Der angesaugte Membranteil (= Membranfleck, engl. patch) kann aus der Zellwand herausgerissen werden. Legt man zwischen der Außen- und Innenseite der herausgetrennten Membran eine Spannung an, so kann man auch sehr ähnliche voltage clamp Versuche machen (= patch clamp), wie sie oben für Axone beschrieben wurden. Inzwischen kann man mit der patch clamp-Technik verschiedenste Kanäle unterscheiden (u.a. Na^+-, K^+- und Ca^{++}-Kanäle, neuerdings auch Kanäle für Anionen). Die Kanäle können sich entweder in Abhängigkeit vom angelegten Potential öffnen und schließen (Potential gesteuerte Kanäle) oder aber auch spezielle chemische Substanzen können eine vorübergehende Öffnung (bzw. Schließung) von Kanälen bewirken (Rezeptor gesteuerte Kanäle).

---

*) E. Neher and B. Sakmann: Single-channel currents recorded from membrane of denervated frog muscle fibres, Nature (Lond.) 260, 799-802, 1976.

Abb. 11.13a zeigt ein stark vereinfachtes Prinzipschaltbild für Kanalstrommessungen und für patch clamp-Messungen. Abb. 13b zeigt die Ergebnisse von Kanalstrommessungen an der Muskelendplatte des Frosches. Bei 0 piko Ampere ist der Kanal geschlossen. Durch Acetylcholin-Anlagerung an den Rezeptor hat sich der Kanal geöffnet, erkennbar an einem Kanalstrom von ca. -3 pA. Die Kanalöffnung erfolgt jeweils nur für wenige ms. Abb. 11.13c zeigt Originalregistrierungen von Kalium-Kanalströmen. Die Überlagerung der Ströme weist auf mehrere Kanäle innerhalb dieses "patch"-Bezirkes hin.

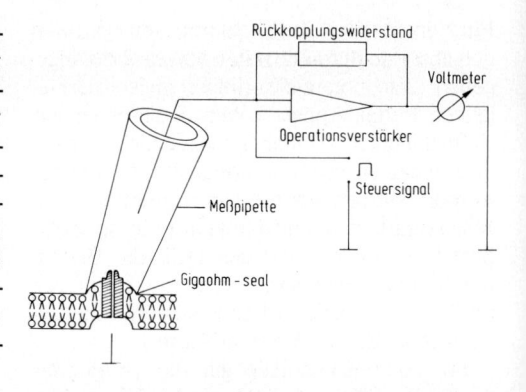

Abb. 11.13a: Stark vereinfachtes Schaltbild für Kanalstrom- und patch clamp-Messungen

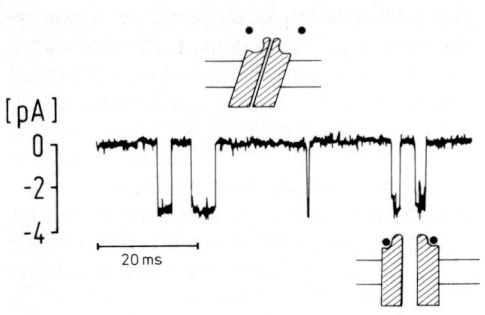

Abb. 11.13b: Öffnungseffekte von Acetylcholin – (schwarze Punkte) – gesteuerten Kanälen an der Muskelendplatte des Frosches (nach B. Sakmann)

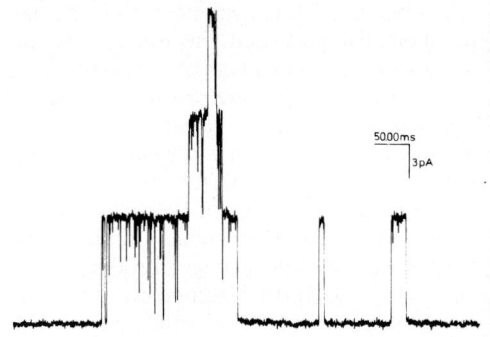

Abb. 11.13c: Originalregistrierung von mehreren sich kurzzeitig öffnenden Ca^{++} abhängigen Kaliumkanälen eines Membranpatches aus isolierten glatten Muskelzellen der Portalvene des Meerschweinchens (freundlichst überlassen von D. Pfründer und V. Kreye)

Prüfungsfragen zu diesem Abschnitt finden Sie im Anhang unter den Ziffern: 11.2.ff.

11.3 Fortleitung der Erregung, sowie Membranwirkungen und Nervenerregung durch elektrische Reize

Elektrotonische Fortleitung	Bedeutung von Membran- und Zytoplasmawiderstand sowie der Membrankapazität für die lokale Erregungsausbreitung. Elektrische Synapse.
Erregungsleitung im Nerven	Mechanismen der Erregungsleitung in marklosen und markhaltigen Nervenfasern. Ursachen unterschiedlicher Leitungsgeschwindigkeit. Einteilung in Faserklassen.
elektrische Reizung	Methoden und Reizantworten (z.B. bipolare und unipolare Reizung; differente und indifferente Elektrode; Reizwirkung von Anode und Kathode; Reizzeit-Reizstärke-Beziehung für Schwellenreize; Unterschwellige Reize. Wechselstromreizung).

Kabeleigenschaften des Nerven und elektrotonische Erregungsausbreitung

Grundsätzlich haben Nerven gleiche Aufgaben wie elektrische Kabel, aber bereits Helmholtz fiel auf (vgl. S. 311), daß die Fortleitungsgeschwindigkeit elektrischer Signale in Nerven sehr langsam ist (max. 120 m/s) im Vergleich zu Kupferleitungen (300 000 km/s). Dabei sind bei Nervenfasern wie bei Kupferdrähten *für die Menge des im Axon transportierten Stromes Querschnitt und Isolation der „Kabel"* bestimmend. Wir müssen uns deshalb zunächst mit den sog. *„Kabeleigenschaften"* der Nerven auseinandersetzen. Hierbei steht das Problem der *elektrotonischen* Erregungsausbreitung („**Elektrotonus**") im Vordergrund. Man versteht darunter die *Spannungsausbreitung* entlang eines Nerven, welche *ohne Leitfähigkeitsänderung der Membran* – also „passiv" – allein aufgrund der elektrischen Eigenschaften des Gewebes hin erfolgt. Für einen schnellen Informationsfluß wäre die elektrotonische Erregungsausbreitung sicher am günstigsten, da sie fast mit Lichtgeschwindigkeit erfolgt. Leider ist aber die *Isolationshülle* unserer Nerven, selbst wenn sie mit einer *„Markscheide"* (als markhaltige Nerven) ausgestattet sind, so „schlecht" und der elektrische Widerstand des Achsenzylinders so groß, daß ein einmal entstandenes Aktionspotential einer lokalen „Na^+-Batterie" bereits in der Entfernung von ca. 2-4 mm meist nicht mehr meßbar ist.

Auch für Kupferleitungen besteht prinzipiell das gleiche Problem. Auch Kupferkabel haben einen endlichen Widerstand, so daß im Abstand vieler Kilometer eingebaute Verstärker die Weiterleitung über lange Strecken (z.B. bei transozeanischen Kabeln) gewährleisten müssen.

Zur Lösung dieses Problems trug die Benutzung von Krabbennerven (ebenfalls durch Hodgkin und Mitarbeiter[27]) Entscheidendes bei. Die Abb. 11.14 zeigt, wie mit einer Mikroelektrode Strom in das Innere eines Axons kontinuierlich eingespeist wird und anschließend in unterschiedlicher Entfernung vom Punkt Null die dort herrschende Spannung gemessen wird. Abb. 11.14c zeigt das Meßergebnis: die exponentiell vom Punkt Null abfallende Spannung. Versucht man diesen Spannungsabfall mit Kabeleigenschaften zu erklären (vgl. Abb. 11.14b), so muß man *sowohl* mit einem *Stromverlust über* die *Nervenmembran* selbst rechnen (also einem Isolationsverlust, welcher von den Eigenschaften der Membran abhängt) *als auch* mit einem Stromverlust *über* den **Achsenzylinder**. Der Strom fällt also einerseits über den *Widerstand* (R_M) der Membran ab. Je kleiner dieser Widerstand ist, desto größer ist der Stromverlust. Andererseits fällt der Strom über den **Widerstand des Achsenzylinders** (R_I) ab. Hierbei gilt: *Je dicker der Achsenzylinder, desto geringer sein Widerstand* (R_I), d.h. die Ausbreitung des Potentials erfolgt um so besser, je größer die Querschnittsfläche ($\pi\, r^2$) eines Achsenzylinders und je kürzer er ist. Als Maß für diese elektrotonische Potentialausbreitung wird die *Längskonstante* (λ) [28] benutzt, d.h. die Entfernung vom Punkt Null (in Millimetern), bis zu welcher das Potential auf 37% ($= 1/e$) seines Ausgangswertes (V_o) abgesunken ist. (Je nach axonaler Struktur werden Werte für λ zwischen 0,1 und 5 mm angegeben.)

Schließlich müssen wir die Dinge noch ein wenig genauer betrachten. Bezog sich die bisherige Darstellung auf kontinuierlich applizierte (=stationäre) Ströme, muß beim Einschalten eines Stromes (und ohne „On" und „Off" kein Informationsfluß) zusätzlich die Membrankapazität berücksichtigt werden. Man benutzt dabei τ[29] als *Membranzeitkonstante* (= Produkt aus Membrankapazität und Membranwiderstand)

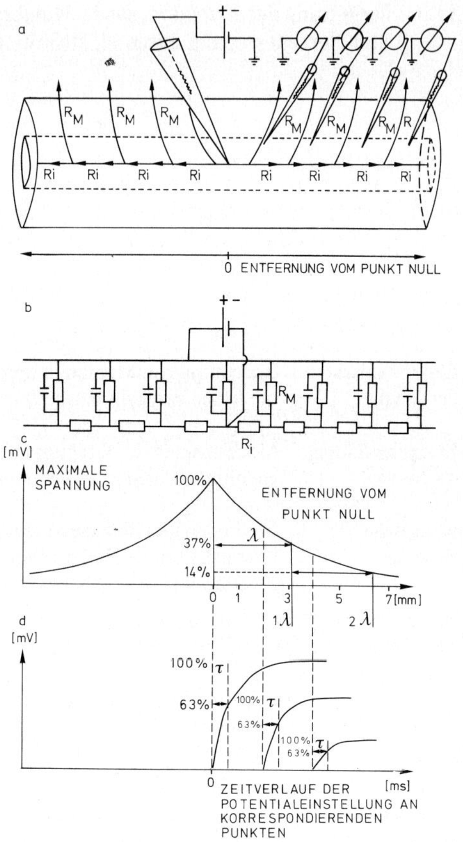

Abb. 11.14a-d. Schematische Darstellung der Kabeleigenschaften eines Nerven (vgl. Text)

oder diejenige Zeit, welche verstreicht, bis 37% ($= 1/e$) weniger als die maximale Spannung am jeweiligen Meßpunkt erreicht werden[30]. (τ wird an verschiedenen Membranen mit Werten von 10 bis 50 ms angegeben.) Die Konsequenz hieraus ist, daß selbst die elektrotonische Erregungsausbreitung nicht mit Lichtgeschwindigkeit (auch nicht über einige Millimeter hin), sondern wegen der genannten Membraneigenschaften wesentlich langsamer erfolgt.

---

(27) A.L. Hodgkin and W.A.H. Rushton: Proc. R. Soc. Lond. B 133, 444-479, 1946.
(28) = gr. lambda.
(29) = gr. tau.

(30) = 63% der maximalen Spannung.

Erregungsfortleitung

Nachdem wir gesehen haben, daß *1.* die Auslösung eines Aktionspotentials vom Erreichen eines *Schwellenpotentials* abhängt, daß *2.* eine *elektrotonische Potentialausbreitung* (eines Aktionspotentials) abhängig ist von den kapazitiven Verhältnissen der Membran und von der Dicke des Achsenzylinders des Axons und daß *3.* absolute und relative *Refraktärzeiten* zu beachten sind, können wir nun verstehen, warum ein Aktionspotential nur innerhalb eines begrenzten Bereiches der Membran ein Schwellenpotential erreicht, welches wiederum ein Aktionspotential auslösen kann. Wegen der erwähnten Refraktärität kann das neue Aktionspotential nur im noch nicht erregten Gebiet entstehen, die *Richtung* ist damit *festgelegt.* Ferner gilt: Je dünner die Faser ist, in desto engerer Nachbarschaft zum ursprünglichen Aktionspotential muß das neue entstehen. Da aber jede Bildung eines Aktionspotentials relativ viel Zeit benötigt (selbst wenn es nur Millisekunden sind), so ist die Fortleitung eines Aktionspotentials durch ständige Bildung neuer Aktionspotentiale (vergleichbar dem Geschehen entlang einer abbrennenden Zündschnur) immer noch relativ langsam. Je dünner die Axone sind, desto langsamer wird daher ihre Leitungsgeschwindigkeit. *Man teilt deshalb die Nervenfasern nach Durchmesser und Leitungsgeschwindigkeit ein* (vgl. Tab. 11.2).

Das Konzept des Stromflusses von einem Aktionspotential zum nächsten (die 1899 von L. Her-

Tab. 11.2. Einteilung der Nervenfasertypen nach Erlanger und Gasser sowie Lloyd und Hunt. Die unterschiedliche Einteilung beruht darauf, daß Lloyd und Hunt ihre Ergebnisse aus Studien an der Hinterwurzel erzielten, während Erlanger und Gasser überwiegend an peripheren Nerven arbeiteten. In der Sensorik wird heute vorwiegend die Einteilung von Erlanger und Gasser benutzt, während in der Motorik häufig die Einteilung von Lloyd und Hunt Anwendung findet (vgl. J. Erlanger and H.S. Gasser: Electrical Signs of Nervous Acting. University of Pennsylvania Press, Philadelphia, 1937)

Fasertyp nach		Durchmesser	Leitungsgeschwindigkeit
Erlanger und Gasser	**Lloyd und Hunt**		
A-Fasern mit Untergruppen:		bis zu 20 µm	20–120 m s^{-1}
A α (Motaxone)	Ia Fasern (primäre Muskelspindelafferenzen)		
	Ib Fasern (Sehnenorganafferenzen)		
A β (Hautafferenzen)	II Fasern (sekundäre Muskelspindelafferenzen)		
A γ (Muskelspindelefferenzen)			
A δ	III (dünn myelinisiert: Schmerz und Temperatur)	ca. 3 µm	ca. 10 m s^{-1}
B-Fasern (präganglionäre sympathische und parasympathische Fasern)		ca. 1–3 µm	3–15 m s^{-1}
C-Fasern (nicht myelinisierte Fasern)	IV (marklose Schmerzfasern)	ca. 1 µm	bis 2 m s^{-1}

mann[31] konzipierte „Strömchentheorie") ist noch heute bei Nervenmembranen und langen Muskelzellmembranen nicht überholt. Ergänzt werden muß eigentlich nur (wiederum von Huxley zusammen mit Stämpfli[32] 1949 erarbeitet), daß alle *markhaltigen* dicken (A- und B-)Fasern, welche durch sog. **Ranvier'-sche**[33] **Schnürringe** ausgezeichnet sind, mit Hilfe einer „**saltatorischen**"[34] **Erregungsleitung** relativ hohe Leitungsgeschwindigkeiten produzieren. Nach unseren Ausführungen über die Bedeutung der Membrankapazität sollte sofort ersichtlich sein, daß eine *Isolationshülle die Membrankapazität herabsetzen* muß[34a] – elektrophysiologisch kann die Markscheide selbst keine andere Bedeutung haben –, so daß dadurch die *Längskonstante λ größer* werden muß und ein einmaliges Potential sich entsprechend weiter elektrotonisch ausbreiten kann. Die *elektrotonische Ausbreitung* der Erregung erfolgt (unter Berücksichtigung von τ) um ein Vielfaches *rascher* als durch ständige Bildung neuer Aktionspotentiale. Die Entfernung der Schnürringe ist nun gerade in einem solchen Abstand von der Natur angebracht worden (ca. 2-3 mm), daß von einem Schnürring zum anderen der Strom für eine elektrotonische Erregungsausbreitung gerade ausreicht. In der Region des Schnürringes wird ein neues Aktionspotential gebildet, welches wiederum praktisch ohne Zeitverlust zum nächsten Schnürring „springen" kann.

Das Ergebnis ist eine etwa *20mal schnellere Erregungsleitung einer markhaltigen Faser* gegenüber einer „marklosen" Nervenfaser sonst gleicher Dimensionen. Da für Tintenfische das Prinzip der Schnürringe noch nicht „erfunden" war, mußten hier die besprochenen Riesenaxone (bis zu 1 mm Durchmesser) „konstruiert" werden, um wenigstens Leistungsgeschwindigkeiten bis zu 20 m/s (ohne saltatorische Erregungsleitung) zu ermöglichen.

Gleich- und Wechselstromwirkungen auf Nerven

Pflüger[35] beschrieb 1860 das nach ihm benannte „*Zuckungsgesetz*". Hierbei wurde der Nervus ischiadicus eines Frosches gereizt und (in Ermangelung eines Kathodenstrahloszillographen) der Reizeffekt – oder die fortgeleitete Erregung – danach beurteilt, ob der noch mit dem Nerv verbundene Muskel zuckte oder nicht. Hierbei zeigte sich, daß bei Einschaltung eines **Gleichstromes** die Kathode am wirkungsvollsten war (= *Kathodenschließungszuckung, KSZ*). Größere Strommengen werden benötigt, wenn statt der Kathode die Anode zur entscheidenden differenten Elektrode gemacht wird und die Kathode entweder in muskelferner Position auf den Nerven gesetzt oder (wie heute bei Untersuchungen am Menschen) als *indifferente* großflächige Elektrode auf den Muskel selbst gelegt wird (= Anodenschließungszuckung, ASZ). Umgekehrt ist bei Unterbrechung des Stromes die Anode (= Anodenöffnungszuckung, AÖZ) wirksamer als die Kathode (Kathodenöffnungszuckung, KÖZ). Man benutzt das gleiche Phänomen heute noch bei neurologischen Untersuchungen, um die normale Reaktion eines Nerven zu prüfen. Zur Prüfung des Nervus medianus wird z.B. die differente Elektrode in Höhe des Handgelenkes auf die Unterseite des Unterarmes gesetzt, während die breitflächige „indifferente" Elektrode oberhalb am Arm befestigt wird und der Reizerfolg als deutliches Zucken eines Fingers gewertet wird. Als normal gilt dabei (wie aus Pflügers Untersuchungen am Frosch nicht anders zu erwarten):

$$KSZ < ASZ < AÖZ < KÖZ$$

D.h. in der genannten Reihenfolge sind immer

---

(31) Ludimar Hermann (1838-1914), Physiologe (Berlin, Zürich, Königsberg).
(32) A.F. Huxley and R. Stämpfli: Evidence for saltatory conduction in peripheral myelinated nerve fibres. J. Physiol. 108, 315-339, 1949.
(33) Louis Ranvier (1835-1922), Anatom, Paris.
(34) salta lat. = Sprung.
(34a) Weil die Kapazität (C) sich umgekehrt proportional zur Membrandicke (d) verhält: es gilt $C = \dfrac{F \cdot \varepsilon}{d}$, wobei F die Fläche und ε die Dielektrizitätskonstante ist.

(35) Eduard Friedrich Wilhelm Pflüger (1829-1910), Bonner Physiologe, begründete 1868 das heute nach ihm benannte „Pflügers Archiv". Auch heute noch aktuell sein Satz: „So ist ein der physiologischen Bildung entbehrender Arzt einem Uhrmacher vergleichbar, der den regelwidrigen Gang eines Uhrwerkes korrigieren soll, aber die Bedingungen des normalen Ganges nicht kennt, den er doch wiederherstellen will."

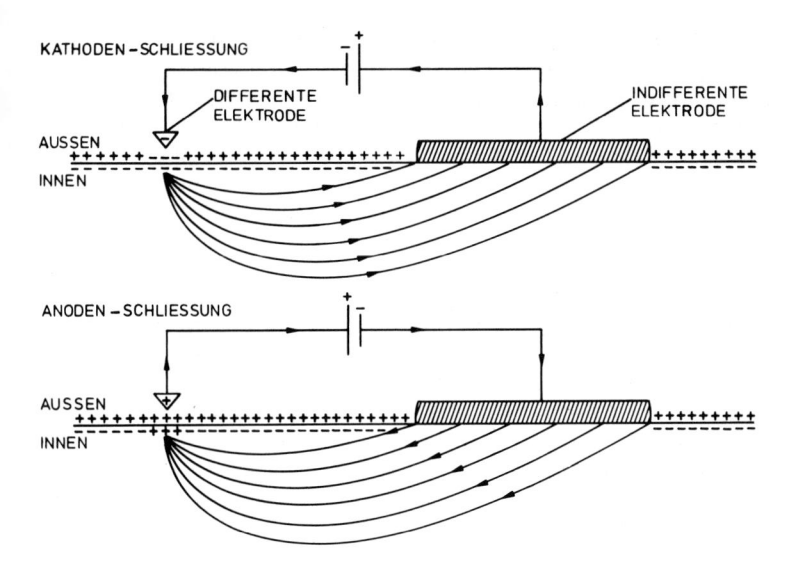

11.3 Fortleitung der Erregung, sowie Membranwirkungen und Nervenerregungen ...

Abb. 11.15. Schematische Darstellung einer Gleichstromreizung an Nervenmembranen mit depolarisierender Wirkung der Kathode (oben) und hyperpolarisierender Wirkung der Anode (unten)

größere Gleichstrommengen erforderlich, um eine Muskelzuckung auszulösen.

Degenerierte Nerven zeigen dabei *„Entartungsreaktionen"* vom Typ:

$$AÖZ < KÖZ < KSZ < ASZ$$

Mit Hilfe der beschriebenen Ionentheorie der Erregung lassen sich diese normalen Zuckungsphänomene leicht erklären, vgl. Abb. 11.15: Da die Außenseite der Nervenmembran in Ruhe positiv geladen ist, muß das Anlegen einer negativen Kathode *depolarisierende* Wirkung haben, man spricht von einem **„Katelektrotonus"**. Hierbei wird die Aktivierung des schnellen Natriumsystems beschleunigt, während umgekehrt die Anode oder ein *„Anelektrotonus" hyperpolarisierend* wirkt und damit von der Schwelle wegführt. Daß schließlich auch die Anodenschließung die Auslösung eines Aktionspotentials bewirkt, liegt daran, daß neben dem eigentlichen Stromfluß Potentialdifferenzen auftreten, welche schließlich – bei ausreichendem Stromfluß – wieder für eine Depolarisation genügen (man nennt diese Regionen virtuelle Reizkathoden). Ebenso muß die Unterbrechung eines länger fließenden Gleichstroms zum Zusammenbruch von Hyperpolarisierungen bzw. Depolarisierungen führen, bei welchen schließlich ebenfalls depolarisierende Potentialdifferenzen entstehen.

Die beschriebenen pathologischen „Entartungsreaktionen" versucht man damit zu erklären, daß unterschiedliche degenerative Schädigungen z.B. das schnelle Natriumsystem inaktivieren, so daß – umgekehrt wie bei gesundem Gewebe – zunächst diese Inaktivierung überwunden werden muß, bevor eine normale Depolarisation eine Aktivierung der Na-Kanäle auslösen kann.

Es ist von Vorteil, im *Verlauf der Regeneration eines Nerven* nach Verletzung (Quetschung, Zerrung etc.) seine Restitution anhand des veränderten *Verhaltens gegenüber elektrischen Reizen* auch quantitativ zu messen. Man benutzt hierfür („rechteckförmige") **Gleichstromstöße**. Abb. 11.16 zeigt die Abhängigkeit des Reizerfolges,

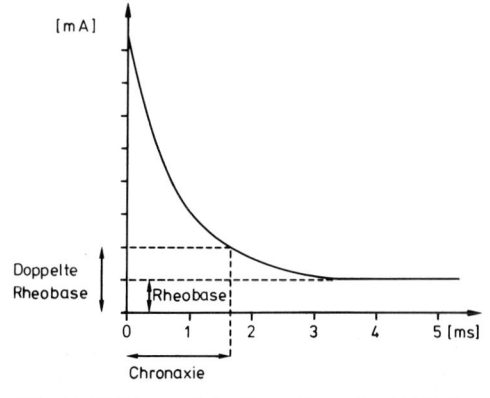

Abb. 11.16. Schematische Darstellung der Abhängigkeit eines Reizerfolges von Reizstromstärke (Ordinate) und Reizdauer (Abszisse)

d.h. einer Muskelkontraktion von Reizdauer und Reizstromstärke am entsprechenden Nerven. Wegen des hyperbelartigen Kurvenverlaufes ist die notwendige *Einwirkungszeit einer Schwellenstromstärke* (= **Rheobase**) kaum exakt bestimmbar. Hier treten Phänomene auf, welche „*Einschleichen"* genannt werden, wobei sich die Membranen der einzelnen Nervenfasern an unterschwellige Reize *adaptieren,* ihr *schnelles Natriumsystem inaktiviert* wird und es nicht zur Bildung fortgeleiteter Aktionspotentiale kommt. Man benutzt deshalb einen *Stromstoß von doppelter Rheobasenstärke* und kann nun die Zeit bestimmen, in welcher der Strom einwirken muß, um eine Kontraktion auszulösen. Diese „*Nutzzeit"* des Stromes *bei doppelter Rheobase* wird **Chronaxie** genannt. Sie beträgt bei einem gesunden, markhaltigen Nerven des Menschen etwa 0,1-1 ms.

Bei der *Reizung mit* **Wechselströmen,** für welche der gerade nicht rechteckförmige, aber wechselnd gepolte Stromanstieg charakteristisch ist, sind *Frequenzoptima* für eine Erregungsleitung auffallend. Diese Frequenzoptima ergeben sich insbesondere aus der besprochenen Refraktärität, sie liegen bei *markhaltigen Nerven des Menschen zwischen 50 und 100 Hz.* Die praktische Konsequenz besteht in der Gefahr von *Elektrounfällen,* da unser Haushaltsstrom (bei 220 V) mit *50 Hz* wechselt und bei Stromführung durch den Organismus während beidhändiger Berührung defekter Kabel bzw. einhändiger Berührung und gleichzeitiger Erdung (barfüßig auf feuchtem Gras bzw. Badewanne etc.) so gute Stromleitungen erfolgen, daß ausreichende *Strommengen* fließen, um einen *Herzstillstand* auszulösen.

Hochspannungsunfälle sind durch mehr oder minder ausgedehnte *lokale Verbrennungen* charakterisiert, da der hochgespannte Strom mit seinen großen Strommengen an den hohen Hautwiderständen zu lokaler Hitzeentwicklung führt. Ausgenutzt wird diese Wärmewirkung hochfrequenter Ströme (ca. 100 kHz) von „*Diathermie"*-Geräten, welche mit Hilfe großflächiger Elektroden Wärmewirkungen in tieferen Gewebsregionen erzeugen können. Unsere Nerven sind für diese Frequenzen refraktär (vgl. S.324). Bei der chirurgischen „*Hochfrequenzkauterisation"* wird eine Elektrode entsprechend spitz ausgebildet, so daß sie lokale Verbrennungen erzeugen und für Schnitte mit gleichzeitiger Koagulation kleiner Blutgefäße benutzt werden kann.

Prüfungsfragen zu diesem Abschnitt finden Sie im Anhang unter den Ziffern: 11.3 ff.

11.4 Allgemeine Synapsenlehre, Muskelendplatte, Motorische Vorderhornzelle, Transmittersubstanzen

Chemische Synapsen   Formen. Beteiligte Strukturen: präsynaptisch, subsynaptisch, postsynaptisch. Erregungsübertragung durch Transmitter: Typen, Synthese, Tansport, Speicherung, Freisetzung, Wirkung, Inaktivierung des Tansmitters. Synapsenpotentiale. Motorische Endplatte: Endplattenpotential. Pharmakologische Beeinflußbarkeit der synaptischen Übertragung (z.B. Muskelrelaxantien).

Allgemein

Seit Sherrington[36] bezeichnet man als **Synapse**[37] die *Verbindungsstelle einer Nervenendigung* entweder mit einer anderen Nervenzelle, einer Muskelzelle oder mit jeder anderen Zelle, welche „innerviert" ist. Als *axosomatische Synapse* wird dabei die Verbindung eines Neuriten (Axon) mit dem Zellkörper (Soma) einer anderen Nervenzelle benannt. Die meisten Nervenzellen sind mit Tausenden derartiger Synapsen übersät. Jede motorische Vorderhornzelle soll allein rund 6000 Synapsen auf sich vereinen. Daneben gibt es aber auch alle anderen denkbaren Verbindungen der Nervenfasern untereinander: insbesondere axodendritische Synapsen.

Morphologisch können grundsätzlich zwei Typen von Synapsen unterschieden werden:

1. Es besteht ein echter Spalt zwischen den benachbarten Zellmembranen der beteiligten Zellen, der sog. *subsynaptische* Spalt (vgl. Abb. 11.19, S. 341). Die Spaltbreite beträgt etwa *20-30 nm*. Die Zellmembranen beiderseits dieses Spaltes erscheinen elektronenmikroskopisch dichter. Man spricht von *präsynaptischer und postsynaptischer Membran* bzw. prä- und postsynaptischer Seite einer Membran und hat damit bereits die Richtung festgelegt, in welcher eine derartige Synapse die Erregung weiterzuleiten hat[38]: Elektronenmikroskopisch fällt im präsynaptischen Bereich der Synapse meist ein Reichtum an *Vesikeln* auf, welche vermutlich die jeweilige Übertragersubstanz beinhalten. Bei Ankunft eines Aktionspotentials kann die Übertragersubstanz aus den Vesikeln in den subsynaptischen Spalt ausgeschüttet und damit die *chemische Erregungsübertragung* auf die postsynaptische Membran eingeleitet werden. Es handelt sich also hier um den Typ der **chemischen Synapsen** (vgl. Abb. 11.19, S. 341).

2. Ein anderer Typ von Synapsen (zuerst nachgewiesen an niederen Tieren, wie Fische und Krebse, aber morphologisch u.a. auch im menschlichen Gehirn nachweisbar) besitzt nur eine entsprechende Spaltbreite von 2 nm. Hier existieren *echte Eiweißbrücken von Zelle zu Zelle*, welche elektronenmikroskopisch als *gap junctions* imponieren. Diese Synapsen ermöglichen die direkte Fortleitung eines Ionenstromes von Zelle zu Zelle, man spricht deshalb von **elektrischen Synapsen.**

Der Vorteil *elektrischer Synapsen* besteht darin, praktisch *ohne zeitliche Verzögerung* eine Erregung weiterleiten zu können, während chemische Synapsen mindestens *0,3 ms „Synapsenzeit"* (gelegentlich sogar 1 bis 5 ms, ja sogar länger) für die Sekretion der synaptischen Bläschen und die Diffusion der Transmittersubstanz bis zum Rezeptor an der subsynaptischen Membran benötigen. Der **Vorteil chemischer** gegenüber elektrischen **Synapsen** ist ein dreifacher:

a) *Chemische Synapsen* leiten (ähnlich *„Ventilen")* die Erregung *nur in einer Richtung,* während elektrische Synapsen prinzipiell die Erregung in beiden Richtungen weiterleiten können.

b) *Mit Hilfe unterschiedlicher Übertragerstoffe* können chemische Synapsen die postsynaptische Membran entweder depolarisieren oder hyperpolarisieren, wobei hemmende oder fördernde Wirkungen auftreten. Hemmung und Bahnung sind jedoch Grundlagen der Informationsverarbeitung im Zentralnervensystem.

c) Chemische Synapsen könnten durch häufigen Gebrauch in ihrem Mechanismus zur Bereitstellung von Übertragersubstanz beeinflußt werden und damit *Information speichern*, d.h. ein Korrelat für *„Gedächtnis"* beinhalten. Umgekehrt kann ein Nichtgebrauch zu einem Funktionsverlust führen (z.B. Sehverlust bei nicht behandelten Schielkindern, vgl. S. 464).

---

(36) vgl. S. 312.
(37) syn gr. = zusammen, haptein gr. = fassen, haften.
(38) Präsynaptisch heißt die Endigung derjenigen Nervenzelle, welche der postsynaptischen Seite ihre Information weiterzugeben hat.

Muskelendplatte

Als *Sonderform einer Synapse* betrachtet man die **Muskelendplatte** oder die Verbindung eines Axons mit einer Zelle der quergestreiften Muskulatur (der „Muskelfaser", vgl. S. 355). Diese Synapse ist sowohl wegen ihrer Größe (ihre Oberfläche kann einige 1000 µm^2 der Muskelfaser bedecken), als auch wegen ihrer guten Abgrenzbarkeit (jede Muskelfaser besitzt in der Regel nur eine Muskelendplatte) besonders gut untersucht. Bevor chemische und morphologische Untersuchungen unsere heutige Vorstellung von der Arbeitsweise der Muskelendplatten festigten, hat die Elektrophysiologie die ersten Anhaltspunkte für den Mechanismus dieser Struktur gebracht.

1938 wurde das **Endplattenpotential**[39] (EPP) entdeckt. Hierbei handelt es sich um Potentialschwankungen, welche *postsynaptisch* – also aus der Sicht des eintreffenden Signals *jenseits der Synapse* – in der quergestreiften Muskulatur mit Hilfe einer eingestochenen Mikropunktionselektrode gemessen werden können. Endplattenpotentiale fallen durch folgende Besonderheit auf: *Neben echten Aktionspotentialen* kann man auch ohne jede elektrische Stimulation des zuführenden Axons kleine *spontane Potentialschwankungen* in der Muskelfaser nahe der Endplatte beobachten (sog. *„Miniaturendplattenpotentiale"*). Diese Miniaturpotentiale zeichnen sich dadurch aus, daß sie stets als ganzzahlige Vielfache eines kleinsten Miniaturpotentials (= Minimalpotential) auftreten. Unter **Curare**[40]-Applikation lassen sich besonders gut *unterschwellige Endplattenpotentiale* erzeugen, dabei löst ein – über das zuführende Axon eintreffendes – Aktionspotential unter der Endplatte nur eine geringe Depolarisation aus, welche nicht von einem regulären Aktionspotential gefolgt ist.

Wir werden folgende Interpretation des Endplattenpotentials erst beim Studium der nachfolgenden Seiten akzeptieren können: *Aktionspotentiale in zuführenden Axonen setzen an der Muskelendplatte Acetylcholin in kleinen Portionen frei. Acetylcholin erhöht die Permeabilität an der subsynaptischen Membran für Natrium- und Kaliumionen, es kommt zu einer Depolarisation unter der Muskelendplatte. Das Potential breitet sich zunächst elektrotonisch in der Umgebung der Muskelendplatte aus. Hierdurch werden wiederum Aktionspotentiale ausgelöst, welche sich über die Muskelzelle (genauso wie bei einem marklosen Nerven, vgl. S. 327) ausbreiten. Diese Aktionspotentiale lösen ihrerseits eine Kontraktion des Muskels aus.*

Warum wurde durch die Natur dieser komplizierte Umweg zur Muskelerregung über die Muskelendplatte gewählt? Offenbar um sicherzugehen, daß im notwendigen Augenblick auch wirklich die ganze – lange – Muskelzelle erregt wird. Technisch handelt es sich dabei um eine betriebssicher berechnete Verstärkeranlage. Unter physiologischen Bedingungen wird nämlich stets rund fünfmal soviel Acetylcholin freigesetzt, wie zur Auslösung von Aktionspotentialen notwendig ist. (Wie dies im einzelnen erfolgt, wird uns noch unter dem Stichwort „elektromechanische Kopplung" beschäftigen, vgl. S. 358.)

Curare kann die für *Acetylcholin* bestimmten *Rezeptorplätze* an der subsynaptischen Membran *besetzen*. Man spricht von einer **kompetitiven Blockade** durch Curare. Dies ist der Grund, warum unter Curare-Applikation nur „kleine" Endplattenpotentiale zu beobachten sind. Gereinigtes Curare (insbesondere das rechtsdrehende d-bzw. (+)-Tubocurarin) wird heute in der Narkosetechnik – als Muskelrelaxans – eingesetzt, da sich damit eine dosisabhängige Erschlaffung der Muskulatur erreichen läßt (vgl. Tab. 11.3).

(Die kleine – schnelle – Fingermuskulatur erschlafft unter Muskelrelaxantien schneller als die große

---

(39) H. Göpfert, H. Schaefer: Über den direkt und indirekt erregten Aktionsstrom und die Funktion der motorischen Endplatte. Pflügers Arch. 239, 592, 1938.
(40) 1857 hat Claude Bernard (vgl. S. 217) mit dem indianischen Pfeilgift Curare die neuromuskuläre Erregungsübertragung erstmals blockiert, ohne allerdings Schlüsse auf eine chemische Erregungsübertragung zu ziehen, weil an einer elektrischen Erregungsübertragung zu jener Zeit niemand zweifelte. Als man an das Studium der Endplattenpotentiale heranging, war die Entdeckung der chemischen Erregungsübertragung an vegetativen Nerven bereits mit Dale und Loewi nobelpreisgekrönt (vgl. S. 312).

Extremitätenmuskulatur. Die Zwerchfell- und Interkostalmuskulatur erschlafft zuletzt. Durch Reizung des N. ulnaris bei gleichzeitiger Beobachtung der Kontraktion der Daumenmuskulatur läßt sich unter Curare der Grad der Muskelrelaxation und damit die Narkosetiefe bestimmen.)

Der Vorteil des Einsatzes von Muskelrelaxantien liegt darin, Narkotika einsparen zu können, also insgesamt eine „flachere" und damit risikoarme Narkose anzuwenden (vgl. S. 518).

Die Vorstellung, daß Acetylcholinportionen zu lokaler Depolarisation an der subsynaptischen Membran führen, ist aber nur dann gerechtfertigt, wenn es sich dabei um ganz kurzzeitige – reversible – Vorgänge handelt[41]. Anderenfalls würde eine Dauerdepolarisation keine Wiederholung eines Kontraktionsvorganges ermöglichen, da hierbei die Entstehung und Ausbreitung von Aktionspotentialen verhindert wird (vgl. Depolarisationskontrakturen S. 368). Durch die Identifizierung der **Acetylcholinesterase** im subsynaptischen Spalt ließ sich das Konzept weiter bestätigen. Diese Esterase spaltet in Millisekunden das aus den Vesikeln der Endplatte freigesetzte Acetylcholin, so daß Depolarisationen selbst nur für kürzeste Zeit erfolgen können.

Einen weiteren Beweis erhielt man durch den Einsatz von reversiblen **Acetylcholinesterase-Hemmstoffen**: z.B. durch das natürliche Alkaloid *Physostigmin* (=*Eserin*) sowie durch synthetische Cholinesterasehemmer Neostigmin, Pyridostigmin u.a. Diese Stoffe können als Gegengift (Antidot) gegen Curare eingesetzt werden. Ihr Wirkungsmechanismus besteht darin, die Acetylcholinkonzentration im subsynaptischen Spalt der Muskelendplatte zu erhöhen, wodurch Curare von den Acetylcholinrezeptoren kompetitiv verdrängt wird.

---

(41) Man darf dabei nicht übersehen, daß bisher niemand die Ausschüttung von Vesikeln in den subsynaptischen Spalt direkt beobachtet hat. Elektronenmikroskopische Beobachtungen sind stets statisch, selbst wenn einmal offene Vesikel innerhalb einer Membran angeschnitten sein sollten. Trotzdem sprechen viele Befunde für die Richtigkeit dieser Vorstellung.

Außer Muskelrelaxantien vom Typ des Curare, welche Acetylcholin vom subsynaptischen Rezeptor verdrängen, aber „nicht depolarisierend" wirken (man spricht von „stabilisierenden" Muskelrelaxanzien), werden in der Narkosetechnik auch *depolarisierende Muskelrelaxanzien* eingesetzt, welche wie Acetylcholin wirken, aber wesentlich langsamer abgebaut werden. Am bekanntesten ist Suxamethonium (= Succinylbischolin, Handelsnamen Pantolax®, Succinyl® u.a.). Suxamethonium wird durch Cholinesterasen zu Succinylmonocholin abgebaut, welches rund 10fach geringer wirksam ist. (Schließlich erfolgt ein Abbau zu Cholin und Bernsteinsäure.)

Pathophysiologische Mechanismen an der Muskelendplatte (vgl. Tab. 11.3)

Wir haben festgestellt, daß Curare Acetylcholin kompetitiv von den Acetylcholinrezeptoren (AChR) der subsynaptischen Membran verdrängt (s.o.). Ein curarisiertes Lebewesen ist bei vollem Bewußtsein nur in der Bewegung gelähmt und überlebt nur bei entsprechender künstlicher Beatmung. Keinesfalls darf bei einem allein curarisierten Versuchstier davon ausgegangen werden, daß es etwa keine Schmerzen empfände.

Eine Erkrankung, bei welcher der **präsynaptische Freisetzungsmechanismus für Acetylcholin gestört ist,** stellt der **Botulismus** dar. Patienten mit Botulismus-Vergiftungen sind wie durch Curare Gelähmte in der Regel so lange bei vollem Bewußtsein, wie die Atemmuskulatur nicht gelähmt ist. Für diese *Nahrungsmittelvergiftung* mit *Clostridium botulinum* sind zunächst besonders Schlucklähmungen (Befall im Bereich der Hirnnerven IX und XII) charakteristisch. Allerdings sollte diese Erkrankung heute vermeidbar sein (kein Verzehr verdorbener Lebensmittel, mindestens 15minütiges Kochen zweifelhafter Lebensmittel führen zur Zerstörung des thermosensiblen Clostridium botulinum). Die Therapie dieser Erkrankung ist leider nach wie vor mit hoher Mortalität belastet.

Ebenfalls an der Muskelendplatte angreifend ist die schwere Muskelerkrankung **Myasthenia gravis.** Man nimmt heute an, daß es sich hierbei um eine *Autoimmunerkrankung* handelt, bei welcher der Organismus selbst *Antikörper gegen* seine eigenen *Acetylcholinrezeptoren* an der subsynaptischen Membran bildet.

Ausgangspunkt dieses Konzeptes war der Befund, daß ein muskellähmendes *Schlangengift* – das α-*Bungarotoxin* – eine *irreversible Bindung mit subsynaptischen Acetylcholinrezeptoren* eingeht. Die Rezeptoren wurden dabei durch Auflösung der Membranstrukturen und anschließende Ultrazentrifugation getrennt. Die Versuche wurden am elektrischen Aal (= Torpedo) durchgeführt. Damit war *erstmals* die *Isolierung dieser Rezeptoren* sowie eine anschließende Gewinnung entsprechender Antikörper möglich. Menschliche Endplatten von Myasthenia gravis-Patienten zeigten u.a. eine geringere α-Bungarotoxin-Bindung gegenüber den Kontrollen.

**Motorische Vorderhornzelle
(EPSP und IPSP)**

Eine andere äußerst intensiv untersuchte Synapsenregion ist die der motorischen Vorderhornzelle[42]. Wir werden bei der Besprechung der Dehnungsreflexe (vgl. S. 377 f.) ausführen, daß Informationen von gedehnten Muskelspindeln über afferente, sensible Bahnen die motorischen Vorderhornzellen erreichen und dort efferente Aktionspotentiale bilden, welche schließlich für die Auslösung der Reflexantwort verantwortlich sind. Darüber hinaus sind aber für den Informationseingang an motorischen Vorderhornzellen „supraspinale" Einflüsse über vom Zentrum absteigende Bahnen mit ihren Synapsen am Vorderhorn (vgl. S. 386 ff.) mit entscheidend.

Hier wollen wir uns mit Ergebnissen auseinandersetzen, welche man dadurch erhalten hat, daß man intrazelluläre Ableitungen an Vorderhornzellen des freigelegten Rückenmarkes der narkotisierten Katze durchgeführt hat (vgl. Abb. 11.17). Der entscheidende Befund bestand darin, daß man *nach Reizung des sensiblen Nervenastes sowohl* **Depolarisationen wie Hyperpolarisationen** *in motorischen Vorderhornzellen* erhalten konnte. Je nach Anzahl der gereizten Nervenfasern (=*„räumliche Summation"*) oder nach Höhe der Reizfrequenz (=*„zeitlicher Summation"*) waren die Depolarisationen von einem regulären Aktionspotential gefolgt. Im Gegensatz zu den unterschiedlichen Effekten in der motorischen Vorderhornzelle löste jede überschwellige Reizung des sensiblen Nervenastes in den zugehörigen Zellen des Spinalganglions stets ein reguläres Aktionspotential aus.

Bei näherer Analyse zeigte sich, daß die Hyperpolarisationen in den motorischen Vorderhornzellen nur dann auftraten, wenn die sensiblen Nervenfasern keine direkten Synapsen zum motorischen Vorderhorn besaßen und innerhalb des Rückenmarkes noch eine Nervenzelle mit kurzem Axon, ein sog. **Interneuron**, zwischengeschaltet war (vgl. Abb. 11.17B).

Intrazelluläre Ableitungen am Interneuron zeigten hier wie im Spinalganglion nach entsprechender Reizung des sensiblen Nerven stets „normale" Aktionspotentiale. Man mußte also davon ausgehen, daß gleiche Aktionspotentiale, die von unterschiedlichen Zellen stammen, hinter der Synapse entgegengesetzte Wirkungen erzeugen können. Im Fall der Hyperpolarisation ist diese Wirkung hemmend, wir sprechen von einem i**n**hibitorischen **p**ost**s**ynaptischen **P**otential (**IPSP**). Depolarisationen können dagegen in ein Aktionspotential münden, sie heißen deshalb **e**xzitatorische **p**ost**s**ynaptische **P**otentiale (**EPSP**).

Wir werden später bei der Besprechung der Reflexe sehen, wie zweckmäßig es ist, wenn eine motorische Vorderhornzelle in ihrer Aktion sowohl gefördert wie gehemmt werden kann (vgl. Antagonistenhemmung. S. 381). Hier interessiert der synaptische Mechanismus als solcher. Eine einzelne Synapse übt allerdings nur relativ geringe Effekte auf das Potentialverhalten der motorischen Vorderhornzelle aus und kann keinesfalls ein Aktionspotential auslösen. Erst eine Fülle ähnlich wirkender axosoma-

---

(42) Die wesentlichen Ergebnisse stammen aus Canberra/Australien aus der Arbeitsgruppe von Sir John Eccles (geb. 1903 in Melbourne). Eccles war Schüler von Sherrington in Oxford, erhielt 1963 zusammen mit Huxley und Hodgkin einen Nobelpreis „für Entdeckungen über den Ionen-Mechanismus, der sich bei der Erregung und Hemmung in den peripheren und zentralen Bereichen der Nervenzellmembran abspielt".

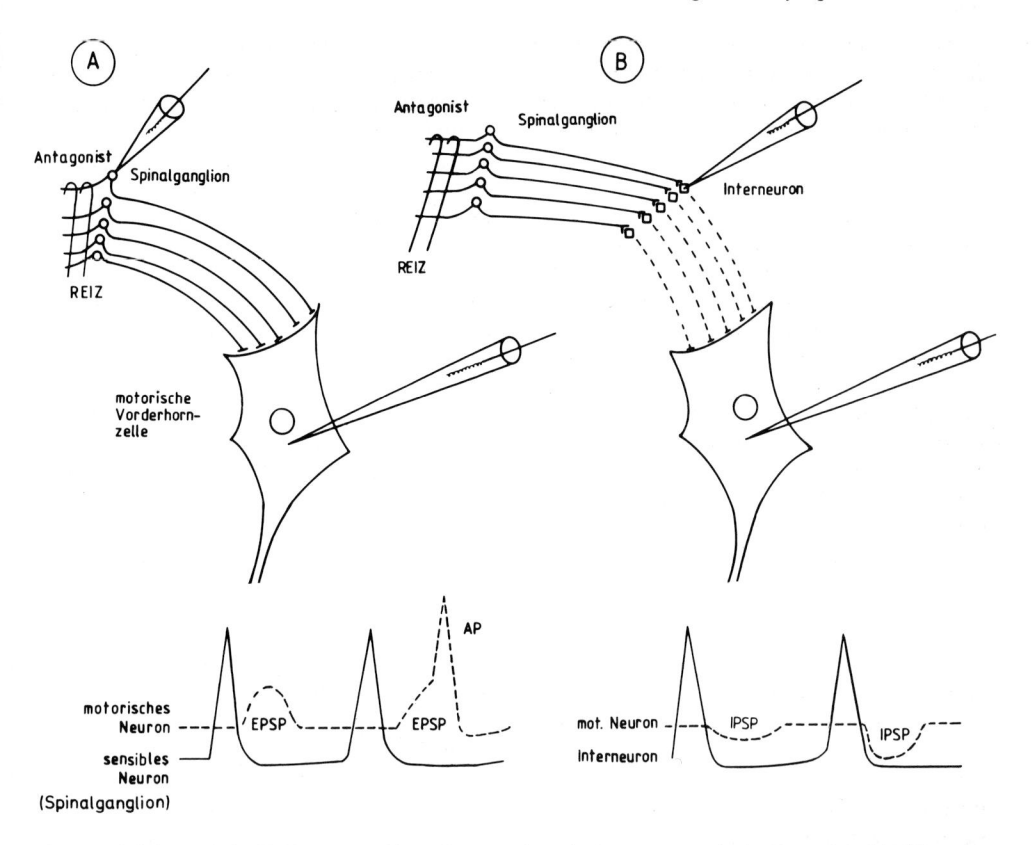

Abb. 11.17. Schematische Zeichnung zur Entstehung exzitatorischer postsynaptischer Potentiale (EPSP) und inhibitorischer postsynaptischer Potentiale (IPSP), vgl. Text

tischer Synapsen ist hierzu in der Lage. Wir haben auf solche Summationseffekte bereits oben hingewiesen.

Die Ursache für den prinzipiellen Gegensatz zwischen EPSP und IPSP liegt in chemisch *unterschiedlichen Stoffen an den präsynaptischen Nervenendigungen,* welche gegensätzliche Informationen an die subsynaptische Membran weitergeben, sowie an unterschiedlichen Rezeptoreigenschaften der subsynaptischen Membran selbst. Man spricht von **Überträgerstoffen** oder **Transmittern.** Es liegt nahe, für die Auslösung von EPSP wie bei der motorischen Endplatte Acetylcholin verantwortlich zu machen, während für die Nervenendigungen der Interneurone **hemmende Überträgerstoffe** [u.a. *Glycin, γ-Aminobuttersäure (= GABA)*] genannt werden.

Elektrophysiologisch wird heute davon ausgegangen, daß während des EPSP die subsynaptische Membran gleichzeitig sowohl für Na^+- wie auch für K^+-Ionen stärker permeabel wird. Ausgehend von einem Ruhepotential von -60 bis -65 mV wird die Schwelle für die Auslösung eines Aktionspotentials bei etwa -45 mV erreicht. Für das IPSP wird eine Erhöhung der Membranpermeabilität sowohl für K^+- wie für Cl^--Ionen angenommen.

Die subsynaptische Membran selbst ist eine *„nicht konduktile"*Membran, d.h. sie selbst leitet keine Aktionspotentiale fort. Vielmehr führt ihre Depolarisation über elektrotonische Erregungsausbreitung zu fortgeleiteten Aktionspotentialen außerhalb der subsynaptischen Membran. Muskel- und Nervenmembranen, welche Aktionspotentiale fortleiten, heißen entsprechend „konduktil". Hierbei wird angenommen, daß für die EPSPs in der subsynaptischen Membran *andere Kanäle* benutzt werden als für den Natriumeinstrom während des Aktionspotentials. Eine Differenzierung einzelner Kanäle ist heute dadurch möglich geworden, daß (ähnlich wie beim Ausstechen von Weihnachtsplätzchen) mit Mikroelektroden einzelne Membranteile ausgestochen werden können, welche nur einen einzelnen Kanal besitzen („patch clamp technique") (vgl. S. 326).

Schließlich müssen wir uns noch mit den Vorgängen befassen, welche an der präsynaptischen Membran für die **Freisetzung des Übertragerstoffes** verantwortlich sind (vgl. Abb. 11.19): Wir haben früher dargestellt, daß Tetrodotoxin (TTX) selektiv die Na^+-Permeabilität, d.h. die Na^+-Kanäle der Membran blockieren kann, während Tetraäthylammonium (TEA) die K^+-Kanäle blockiert (vgl. S. 324). Da unter TTX keine Aktionspotentiale mehr ausgebildet werden können, verschwindet erwartungsgemäß unter TTX auch an der präsynaptischen Membran das Aktionspotential, welches dort nach Reizung normalerweise auftritt; ebenso verschwinden die EPSPs als Zeichen dafür, daß jetzt keine Übertragersubstanz freigesetzt wird. Wird nun künstlich (mit Hilfe von Mikroelektroden) die präsynaptische Membran depolarisiert, erscheinen erneut EPSPs, d.h. jetzt muß wieder Übertragersubstanz freigesetzt worden sein, obwohl die Na^+-Kanäle blockiert wurden. Ebenso ließ sich auch mit Hilfe von TEA ein Kaliumeinstrom als Ursache für die Freisetzung des Übertragerstoffes ausschließen. Durch Erniedrigung der extrazellulären Calciumkonzentration ließ sich dagegen nachweisen, daß während der präsynaptischen Depolarisation **Ca^{++}-Ionen** *in die präsynaptischen Terminalen* einströmen und die Freisetzung von Übertragerstoff veranlassen. Daß die Freisetzung des Übertragerstoffes in Quanten erfolgt, hatten wir bereits an der Muskelendplatte gesehen. Jetzt lernen wir, daß offenbar *die Menge des einströmenden Ca^{++}* auch die *Menge des freigesetzten Übertragerstoffes bestimmt*. Wird die präsynaptische Membran künstlich *hyperpolarisiert* und anschließend über eine entsprechende Nervenreizung an dieser Membran wieder ein Aktionspotential ausgelöst, so beobachtet man ein niedrigeres EPSP als ohne diesen Eingriff. Umgekehrt führt präsynaptische *Vordepolarisation* im gleichen Experiment nach einem entsprechenden präsynaptischen Aktionspotential zu einem höheren EPSP, welches nun sogar selbst ein Aktionspotential in der motorischen Vorderhornzelle auslöst. Durch die Vordepolarisation muß also der präsynaptische Calciumeinstrom erhöht worden sein.

Ähnlich wie im Experiment „Vordepolarisation" und „Vorhyperpolarisation" an der präsynaptischen Membran wirken, muß man sich die Aufgabe dort existierender *axoaxonischer Synapsen* vorstellen. Diese Synapsen können *präsynaptisch* **hemmen** *oder* **bahnen** und mit Hilfe ihrer unterschiedlichen Übertragerstoffe, welche vermutlich ebenfalls über den Weg einer geringen Änderung des Potentials im präsynaptischen Bereich dort den Ca^{++}-Einstrom kontrollieren, die Freisetzung des Übertragerstoffes aus den Vesikeln stimulieren oder blockieren.

Führt man eine „tetanische Reizung" des sensiblen Nerven durch, d.h. wird mit hoher Frequenz gereizt, sieht man anschließend unter normalen Reizen höhere EPSP als zuvor. Man spricht von **„posttetanischer Potenzierung"**. Auch dieses Phänomen wird darauf zurückgeführt, daß während der tetanischen Reizung ein vermehrter Calciumeinstrom in die präsynaptischen Terminalen erfolgt und damit für spätere Reize eine günstigere Voraussetzung zur Freigabe von Übertragerstoffen geschaffen ist. (Man mag hierin erste Ansätze für Mechanismen sehen, welche beim Phänomen des Gedächtnisses beteiligt sein könnten.)

Wie **wichtig für den Organismus das Prinzip „Hemmung"** ist, kann man z.B. am **Strychnin**vergifteten Frosch erkennen, der scheinbar ruhig auf dem Operationstisch liegt, bei welchem aber allein durch Berührung der Tischplatte „zittrige" Krämpfe auszulösen sind.

Strychnin (aus den Samen eines indischen Baumes) soll kompetitiv den hemmenden Übertragerstoff Glycin von der subsynaptischen Membran verdrängen und dabei im Effekt sehr ähnlich wie das **Tetanustoxin** wirken, das die Freisetzung hemmender Übertragerstoffe

Tab. 11.3: Übersicht: Muskelrelaxantien, Muskelerkankungen, Intoxikationen (Botulinustoxin, Organophosphate, Strychnin, Tetanustoxin) sowie Calciummangel

Substanzen/Erkrankungen	Wirkungsort	Wirkungsmechanismus	Symptome	Antidot
Muskelrelaxanzien a) nicht depolarisierend: + (d)-Tubocurarin b) depolarisierend: Suxamethonium	Muskelendplatte (postsynaptische Membran)	Kompetitive Verdrängung von Acetylcholin vom Rezeptor a) ohne Eigenwirkung auf AChR, b) mit Eigenwirkung auf AChR	Schlaffe Lähmung	Cholinesterasehemmstoffe: Physostigmin (= Eserin), Neostigmin, Pyridostigmin
Myasthenia gravis (vgl. S. 370)	Muskelendplatte	Antikörper gegen eigene AChR	Abnorme Ermüdbarkeit einzelner oder aller Skelettmuskeln	Besserung durch Cholinesterasehemmstoffe (abnorme Empfindlichkeit gegen (+) d-Tubocurarin)
Myotonie (vgl. S. 370)	Muskelfasermembran	verlängerte (repititive) Depolarisaton (Nachentladungen)	Versteifungen, verzögerte Erschlaffung, EMG: Myotone Reaktion	
Progressive Muskeldystrophie (vgl. S. 370)	Muskelfaser	zelluläre Defekte (Ersatz durch Bindegewebe)	Abnehmende Muskelkraft, EMG: verkleinerte Amplituden	
Botulinustoxin	Muskelendplatte (zuerst motorische Hirnnerven befallen)	Präsynaptischer Freisetzungsmechanismus für Acetylcholin gestört	Schlaffe Lähmung	
Organische Phosphorsäureester (= **Organophosphate**, z.B. **E 605**)	Muskelendplatte, Parasympathikusendigungen, vegetative Ganglien	Hemmung der Acetylcholinesterase	Krämpfe	Atropin (hohe Dosen)
Strychnin	Mot. Vorderhorn	Verdrängung der hemmenden Transmitter von der postsynaptischen Membran	Krämpfe	
Tetanustoxin	Mot. Vorderhorn	Präsynaptischer Freisetzungsmechanismus für hemmende Transmitter gestört	Krämpfe	Prophylaxe: Tetanus-Schutzimpfung
Hypocalcämie (z.B. Hypoparathyreoidismus, vgl. S. 284 und Hyperventilationstetanie)	Muskel- und Nervenzellmembran	„Membrandestabilisierung" Erniedrigung der Depolarisationsschwelle	Krämpfe	Calcium

blockiert. Beide Krampfgifte (auch als Rückenmarks„konvulsiva" bezeichnet) *blockieren* vorwiegend die *„postsynaptische Hemmung",* also bestimmte Synapsen, welche unter normalen Umständen die eigentliche subsynaptische Membran z.B. der motorischen Vorderhornzelle blockieren. Jeder äußere Reiz (Berührungsreize, Lichtreize, akustische Reize etc.) kann nun bei vollem Bewußtsein der betroffenen Patienten zu äußerst schmerzhaften Krämpfen führen. Während Strychnin im Organismus relativ schnell inaktiviert wird, dauert eine Tetanusvergiftung wesentlich länger und endet heute immer noch in etwa einem Drittel der Fälle mit dem Tod des Patienten, weshalb die Tetanusschutzimpfung sehr ernst zu nehmen ist.

Die Unterschiede zwischen prä- und postsynaptischer Hemmung fassen wir schematisch in Abb. 11.18 zusammen (ohne die jeweiligen Größenverhältnisse zu berücksichtigen). Die Zelle 1 soll mit der Zelle 2 synaptisch verbunden sein. Über die Zelle 3 soll eine postsynaptische Hemmung erfolgen. Zelle 3 vermindert also die Fähigkeit der Zelle 1, auf eine ausreichende Menge von Transmittersubstanz aus Zelle 2 mit einem Aktionspotential zu antworten. Die Zellen 4 und 5 ändern dagegen nicht die Zahl der Aktionspotentiale, welche die Synapse der Zelle 2 erreichen, sie variieren aber die Wahrscheinlichkeit, daß das in der Synapse 2 ankommende Aktionspotential auch Transmittersubstanz freisetzt.

Präsynaptische Bahnungs- und Hemmungsvorgänge sollen langsamer ablaufen als postsynaptische Hemmungen, also langfristiger angelegt sein, d.h. ein gewisses Maß an „Gedächtnis" beinhalten. Die präsynaptische Hemmung benötigt viele Millisekunden bis zur Ausbildung und kann bis zu einer halben Sekunde länger anhalten, während die postsynaptische Hemmung höchstens für 10-15 ms bestehen bleibt.

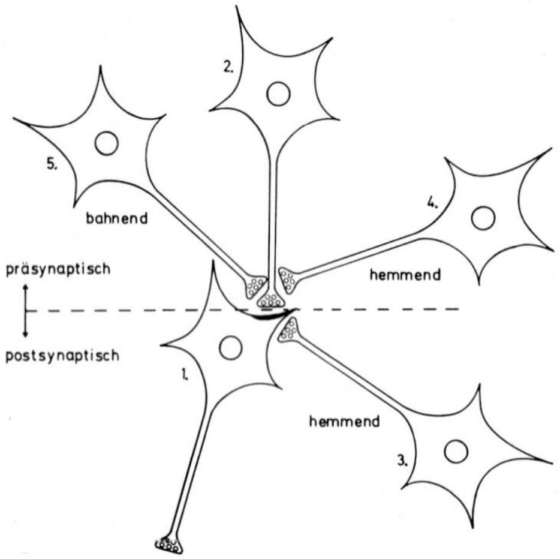

Organische Phosphorsäureester (Alkylphosphate, bekanntester Vertreter **E 605)** gehören wie der **chlorierten cyclischen Kohlenwasserstoffe (DDT)** zu den **Insektiziden,** deren Bedeutung man nicht hoch genug einschätzen kann. Nach wie vor stellt die Malaria (durch Insekten übertragen) eine der häufigsten Krankheiten auf der Erde dar. Der Vorteil der organischen Phosphorsäureester als Insektizide gegenüber den polychlorierten Kohlenwasserstoffen besteht darin, daß sie ohne Rückstände biologisch abgebaut werden können, dagegen ist jedoch ihre akute Toxizität wesentlich höher (häufige Todesfälle durch Unfall und Suizid). Während die chlorierten cyclischen Kohlenwasserstoffe vorwiegend die Na^+-Kanäle der Nervenmembranen blockieren sollen (dabei kommt es schließlich auch zu Krämpfen), wirken die *organischen Phosphorsäureester* im wesentlichen über eine *Hemmung der Acetylcholinesterase* speziell an parasympathischen Nervenendigungen, aber auch an vegetativen Ganglien und an der motorischen Endplatte. Die **Therapie** einer akuten Vergiftung mit Organophosphaten besteht in *hohen* (anhaltenden) *intravenösen Atropingaben.*

Hypocalcämie (z.B. durch Hypoparathyreoidismus vgl. S. 284 und durch Hyperventilation, weil respiratorische Alkalose eine Erniedrigung des ionisierten Calciums verursachen kann) kann ebenfalls tetanische Krämpfe – **Tetanie** – auslösen. Der Mechanismus wird einer allgemeinen „Membrandestabilisierung" zugeschrieben, welche die Depolarisationsschwelle herabsetzt (vgl. Tab. 11.3).

Abb. 11.18. Schematische Zeichnung prä- und postsynaptisch hemmender und bahnender Synapsen (vgl. Text)

Transmittersubstanzen (vgl. Abb. 11.19)

Als *Transmitter* wird eine Substanz bezeichnet, wenn sie *an der Synapse eines Neurons freigesetzt* wird und anschließend entweder ein *anderes Neuron oder* eine andere *„Effektorzelle" in einer definierten Weise beeinflußt.* Über die Zahl der Transmitter, welche das Nervensystem wirklich benutzt, besteht bisher noch keine Klarheit, immerhin ist die Bedeutung der acht in Tab. 11.4 aufgeführten Transmitter wohl unbestritten, da sie nicht nur in entsprechenden Nervenendigungen nachgewiesen sind, sondern auch bei experimenteller Applikation an der subsynaptischen Membran die gleichen Wirkungen wie bei natürlicher Reizung entfalten. Im synaptischen Spalt existieren dabei Mechanismen, welche die Transmitter entweder durch enzymatische Spaltung oder Wiederaufnahme in die präsynaptische Nervenendigung (reuptake) unwirksam machen. Für die meisten dieser Transmitter finden sich zugleich in den präsynaptischen Nervenendigungen spezifische Enzyme, die für ihre Synthese verantwortlich sind. Schließlich ist die Wirkung eines Transmitters von unterschiedlichen postsynaptischen Rezeptoren abhängig, so daß man sich nicht vorstellen darf, daß ein Transmitter nur zur Öffnung eines speziellen Kanaltyps spezialisiert ist (z.B. nur für Na^+- Kanäle). Vielmehr kann der gleiche Transmitter an unter-

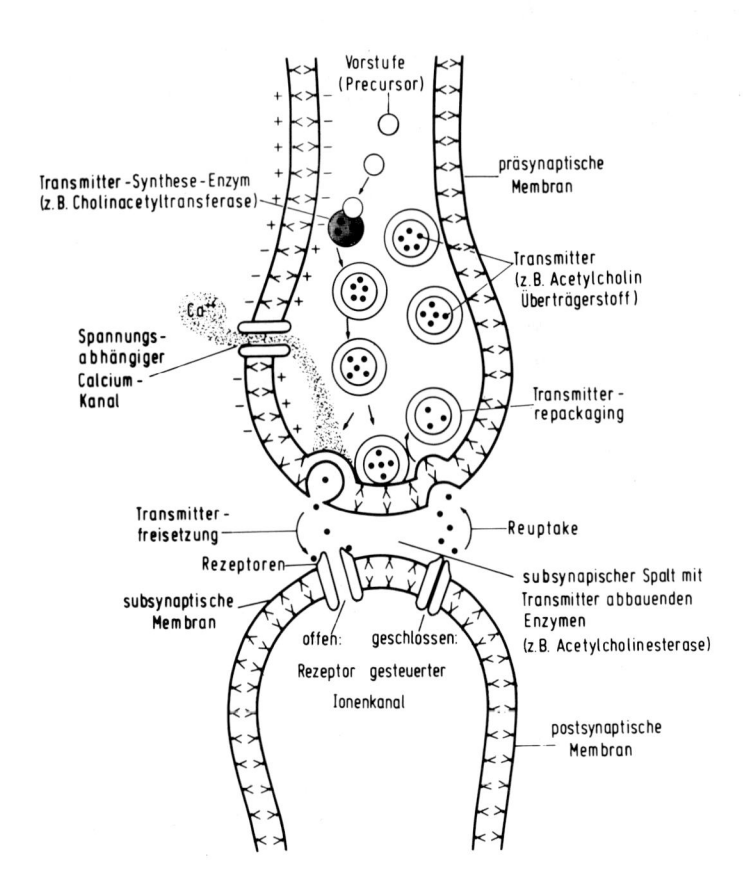

Abb. 11.19: Schematische Zeichnung zur Transmitterfreisetzung an Synapsen (eine Membrandepolarisation an der präsynaptischen Membran hat einen spannungsabhängigen Calciumkanal geöffnet, so daß ein Calciumeinstrom die Transmitterfreisetzung einleiten kann).

Tab. 11.4. Wirkungsort sowie spezifisches Syntheseenzym unterschiedlicher Transmitter

Transmitter	Spezifisches Syntheseenzym	Wirkungsort
1. *Acetylcholin*	Cholinacetyltransferase	Motorische Vorderhornzelle; Muskelendplatte; autonomes Nervensystem: präganglionär, Parasympathikus: auch postganglionär; an einigen Stellen im Gehirn, insbesondere Nucleus basalis Meynert, Neostriatum und Hirnstamm
Biogene Amine:		
2. Dopamin	Tyrosinhydroxylase	Substantia nigra mit Verbindung zum Striatum Mittelhirn mit Verbindung zum limbischen Cortex
		Hypothalamus, außerdem enthalten sympathische Ganglien z.T. dopaminerge Zellen
3. Noradrenalin	Tyrosinhydroxylase und Dopamin-β-hydroxylase	Autonomes Nervensystem; Sympathikus (postganglionär), Hirnstamm (locus coeruleus) mit ubiquitärer Projektion
4. Serotonin	Tryptophanhydroxylase	Hirnstamm (Raphekerne) mit ubiquitärer Projektion
5. Histamin	Histidindecarboxylase	Hypothalamus
Aminosäuren		
6. γ-Aminobuttersäure (GABA)	Glutaminsäuredecarboxylase	Neurone des Groß- und Kleinhirns und präsynaptische Hemmung im Rückenmark
7. Glycin		postsynaptische Hemmung im Rückenmark
8. Glutamat, Aspartat und ähnliche erregende Aminosäuren		ubiquitär im ZNS erregend

schiedlichen Strukturen ganz gegensätzliche Effekte hervorrufen. (Zum Beispiel wirkt Acetylcholin an der Muskelendplatte depolarisierend, am Atrioventrikularknoten des Herzens dagegen hyperpolarisierend.)

Neben den acht in der Tabelle 11.4 genannten Transmittern sind gegenwärtig über 20 *neuroaktive Peptide* bekannt, welche z.T. über sehr ähnliche Eigenschaften wie Tansmitter verfügen. Hierbei handelt es sich um sehr unterschiedliche Substanzen vom **V**asoactive **I**ntestinal **P**olypeptide (**VIP**), über Substanz P, Neurotensin, Enkephaline, Endorphine bis zu bekannten Hormonen wie Insulin, Glukagon, Angiotensin, Vasopressin, welche z.T. in Nervenzellen des Gehirns gefunden werden und dort möglicherweise ebenfalls Transmitteraufgaben besitzen. (Im Gegensatz zu den tabellierten acht Transmittern können Polypeptide nicht in Nervenendigungen synthetisiert werden. Sie benötigen hierfür die ganze Zelle und müssen gegebenenfalls über ein axonales Transportsystem an den Ort ihrer Freisetzung gelangen.)

Prüfungsfragen zu diesem Abschnitt finden Sie im Anhang unter den Ziffern: 11.4.ff.

11.5 Membranprozesse an Rezeptoren

Rezeption   Prinzipieller Bau und Funktion primärer und sekundärer Sinneszellen, Reizantransport. Transduktion und Transformation des Reizes, Generatorpotential, Rezeptorpotential. Spezifität eines Sinnesorgans, adäquater Reiz. Absolute und relative Refraktärphase. Adaptation. Efferenzen. Kodierung der Information.

Wenn die Physiologen von „Rezeptoren" sprechen, meinen sie im allgemeinen nicht die früher besprochenen Membranrezeptoren für Hormone (vgl. S. 271) oder die synaptischen Rezeptoren für Transmitter bzw. deren Hemmstoffe, sondern die Rezeptoren unserer Sinnesorgane. Wir werden diese Rezeptoren ausführlich in den Kapiteln 15 bis 20 besprechen, hier wollen wir uns nur mit den **allgemeinen Membranprozessen an Sinnesrezeptoren** beschäftigen.

Das **Grundprinzip unserer Sinneszellen** ähnelt stark dem einer motorischen Vorderhornzelle mit ihrer Synapse. Die „*spezifische Sinnesenergie*", z.B. Druck, Temperatur, Änderung des chemischen Milieus u.a., ändert an der für diesen Reiz spezifisch empfindlichen Membran die Permeabilität insbesondere für Na^+ (aber auch K^+). Sehr ähnlich verändert ein chemischer Transmitter die Permeabilität der nicht konduktilen Membran einer motorischen Vorderhornzelle. In Abhängigkeit von der Reizintensität kommt es bei einer Sinneszelle zu einer Abnahme des Ruhepotentials in dem gereizten Membranabschnitt, z.B. im Inneren des am besten untersuchten Pacini'schen Körperchens (vgl. S. 422). *Diese reizabhängige Depolarisation* wird **Rezeptorpotential** oder auch **Generatorpotential** genannt.

Keineswegs geklärt ist allerdings die Frage, warum z.B. bei einem Dehnungsrezeptor die Dehnung der Membran ihre Permeabilität für Na^+ ändert. Erreicht das Rezeptorpotential eine Schwelle, bildet der Rezeptor ein (grundsätzlich zur Fortleitung befähigtes, deshalb „fortgeleitetes") Aktionspotential. Das Besondere des Rezeptorpotentials besteht nun darin, daß mit dem Ausmaß der Depolarisation, d.h. *mit der Höhe des Rezeptorpotentials die Anzahl der vom Rezeptor gebildeten Aktionspotentiale zunimmt*, wobei sogar eine ganze Salve von Aktionspotentialen gebildet werden kann.

Schematisch gibt die Abb. 11.20 die Beziehung zwischen Änderung des Rezeptorpotentials und der von ihm „generierten" Aktionspotentiale wieder (deshalb auch „Generatorpotential"). Lord Adrian (vgl. S. 312) bestimmte zuerst in den 20er Jahren die Zunahme der Aktionspotentiale mit der Reizintensität, welche heute als **„Frequenzcodierung"** bezeichnet wird und die Basis aller Sinnesinformationen darstellt (vgl. S. 412). Wir werden auf einzelne Rezeptortypen später eingehen[44]. Hier wollen wir nur darauf hinweisen, daß für die „höheren Sinne" wie Sehen, Hören aber auch Schmecken die eigentliche Rezeptorzelle von der das Aktionspotential bildenden Struktur getrennt ist. In diesem Fall wird zwar das Rezeptorpotential z.B. durch Zerfall von Sehpurpur in den „Stäbchen"rezeptoren der Netzhaut gebildet, die Information aber über „Bipolare-", „Amakrine-" und „Horizon-

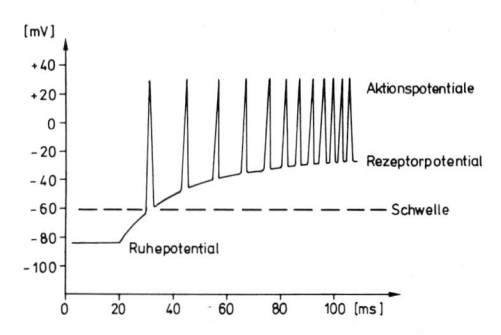

Abb. 11.20. Schematische Darstellung der Abhängigkeit der Aktionspotentialfrequenz vom Rezeptorpotential (Frequenzcodierung) nach Guyton

---

[44] Bei den Rezeptoren der Netzhaut müssen wir auf eine Ausnahme hinweisen; hier führt nicht Depolarisation, sondern Hyperpolarisation zur Auslösung fortgeleiteter Aktionspotentiale.

tale-"Zellen verstärkt oder gehemmt (vgl. S. 447) und schließlich an die Ganglionzellschicht weitergegeben, welche für die Bildung fortleitbarer Aktionspotentiale verantwortlich ist. Bei den Stäbchen und Zapfen der Netzhaut spricht man deshalb wie bei den Haarzellen in der Cochlea oder den Geschmacksrezeptoren von **„sekundären Sinneszellen"**, im Gegensatz zu freien Nervenendigungen oder sonstigen **„primären Sinnesrezeptoren"** der Haut (z.B. Merkel-Zellen, Meissner'sche Körperchen, Pacini'sche Körperchen etc.) oder den Geruchsrezeptoren, welche ein eigenes Axon besitzen und damit Aktionspotentiale fortleiten können (vgl. S. 419).

Charakteristikum aller Sinnesrezeptoren ist das Phänomen der **Adaptation**, d.h. der Anpassung an einen dauerhaft dargebotenen, spezifischen Sinnesreiz bis hin zu dessen völliger „Nichtbeachtung". Völlige Adaptation bedeutet, daß der Sinnesreiz entweder nicht mehr zur Entwicklung eines Rezeptorpotentials oder fortgeleiteter Aktionspotentiale oder jedenfalls nicht mehr zu einer Sinneswahrnehmung führt. Die *Adaptationszeit ist von Rezeptortyp zu Rezeptortyp sehr verschieden.* Zu den besonders schnell adaptierenden Rezeptoren gehören die Pacini'schen Körperchen, welche bereits nach Millisekunden adaptiert sind, während Dehnungsrezeptoren von Muskeln und Sehnen, Schmerzrezeptoren oder die für die Kreislaufregulation wichtigen Barorezeptoren (vgl. S. 93) zu den besonders langsam adaptierenden Rezeptoren zählen. Man spricht hier auch von *„tonisch"* reagierenden Rezeptoren, im Gegensatz zu *„phasischen" Rezeptoren,* welche für schnell aufeinander folgende Reizvorgänge zur Verfügung stehen.

Auch hier lassen sich die Phänomene leichter beschreiben als die dahinter stehenden Adaptationsmechanismen erklären, zumal diese Mechanismen weitgehend „rezeptorspezifisch" sind. So kann man sich z.B. vorstellen, daß das viskose (eiförmige) Pacini'sche Körperchen nach mechanischer Reizung im lockeren Bindegewebe der Haut schnell wieder seine alte Form annimmt (vielleicht dient der Lamellenaufbau aber auch als Diffusionsschutz), während z.B. die Stäbchen des Auges entsprechend der Dauer des Lichteinfalls ihren Sehpurpur verbrauchen (vgl. S. 448). Daneben müssen aber auch besondere Anpassungsmechanismen der Membranpermeabilitäten angenommen werden, welche keineswegs geklärt sind.

Prüfungsfragen zu diesem Abschnitt finden Sie im Anhang unter den Ziffern: 11.5.ff.

Weiterführende Literatur

G. Adelman, Editor: Encyclopedia of Neuroscience (Vol. I and II), Birkhäuser, Boston, Basel, Stuttgart 1987

G. ten Bruggencate u.a.: Allgemeine Neurophysiologie, 3. Auflage. Urban und Schwarzenberg, München, Wien, Baltimore, 1980

A.C. Guyton: Basic Human Neurophysiology, 3rd Edition. W.B. Saunders, Philadelphia, London, Toronto, 1981

S. Hagiwara: Membran Potential-Dependent Ion Channels in Cell Membrane. Raven Press, New York, 1983

J.I. Hubbard: The Peripheral Nervous System. Plenum Press, New York, 1974

E.R. Kandel, J.H. Schwarz: Principles of Neural Sciences. Elsevier North-Holland, New York, Amsterdam, Oxford, 1981

E.R. Kandel, Editor, Vol. I. Cellular Biology of Neurons. in: Handbook of Physiology. Amer. Physiol. Soc., Bethesda. Ma., 1977

B. Katz: Nerve, Muscle, and Synapse. McGraw-Hill, New York, 1966

St. W. Kuffler, J.G. Nichols: From Neuron to Brain. Sinauer Associates, Sunderland, Mass., 1976

D.N. Landon: The Peripheral Nerve. Chapman and Hall, London, 1976

B. Lindemann: Fluctuation Analysis of Sodium Channels in Epithelia. Ann. Rev. Physiol. 46, 497-515, 1984

A. v. Muralt: Neue Ergebnisse der Nervenphysiologie. Springer, Berlin, Göttingen, Heidelberg, 1958

D. Nachmansohn, E. Neumann: Chemical and Molecular Basis of Nerve Activity. Academic Press, New York, San Francisco, London, 1975

A. Peters, S.L. Palay, H. de F. Webster: The Fine Structure of the Nervous System: The Neurons and Supporting Cells. W.B. Saunders, Philadelphia, London, Toronto, 1976

H. Reuter: Ion Channels in Cardiac Cell Membranes. Ann. Rev. Physiol. 46, 473-484, 1984

K.E. Rothschuh: Geschichte der Physiologie. Springer, Berlin, Göttingen, Heidelberg, 1953

B. Sakmann, E. Neher: Patch Clamp Techniques for Studying Ionic Channels in Excitable Membranes. Ann. Rev. Physiol. 46, 455-472, 1984

S. Sunderland: Nerves and Nerve Injuries, 2nd Edition. Longman, New York, 1978

S.G. Waxman: Physiology and Pathobiology of Axons. Raven Press, New York, 1978

12. Vegetatives (autonomes) Nervensystem

Funktionelle Organisation

Aufbau	s. GK Anatomie 2.8
Zentrale Organisation	Zentren von Sympathikus und Parasympathikus in Hirnstamm und Rückenmark: Lokalisation, Funktion, Wechselwirkungen. Beziehung zu anderen Hirnarealen (z.B. Hypothalamus, Hypophyse und limbisches System).
Peripherer Anteil	Orthosympathischer und parasympathischer Anteil: praeganglionäre und postganglionäre Neurone. Darmnervensystem. Synaptische Übertragung. Rezeptortypen und ihre pharmakologische Beeinflussung.
Reflexe	Beteiligung des vegetativen Nervensystems an Reflexen.
Nebenniere	Innervation des Nebennierenmarks. Zusammensetzung und systemische Wirkung der freigesetzten Transmitter (s. S. 290 f.)

Im ersten Teil dieses Buches, speziell in der Vegetativen Physiologie haben wir bei den einzelnen Organen bereits die wesentlichen Aufgaben des **Sympathikus** und **Parasympathikus** dargestellt, welche beide für die nervale Steuerung besonders des Kreislaufs, des Magen-Darmtraktes, des Stoffwechsels und der Genitalfunktionen eine herausgehobene Bedeutung besitzen. Hier müssen wir nun das **vegetative Nervensystem** (seit Langley[1] auch als **„autonomes"**, d.h. weitgehend nicht unserem Willen unterworfenes Nervensystem bezeichnet) im Zusammenhang betrachten, ohne daß wir alle Details wiederholen wollen. Ausgangspunkt sollen auch hier die morphologischen Gegebenheiten sein.

Der efferente Sympathikus

Der **Sympathikus** beginnt mit seinen vom Zentrum in die Peripherie ziehenden Neuronen (= *„efferente"* Neuronen) im *Seitenhorn* des Rückenmarkes ab Cervicalsegment 8 (C_8) bis zum Lumbalsegment 2 (L_2) (vgl. Abb. 12.1).

Im Gegensatz zum „somatischen" Nervensystem, dessen Efferenz von der motorischen Vorderhornzelle bis zur bereits beschriebenen motorischen Endplatte (vgl. S. 334) aus einem einzigen Neuron mit einem entsprechend langen markhaltigen Axon besteht, ist *die Efferenz des vegetativen Nervensystems stets aus zwei Neuro-*

---

[1] John Newport Langley (1852-1925), Physiologe in Cambridge, erste systematische, morphologische und physiologische Analyse von „sympathischem" und „parasympathischem" Nervensystem.

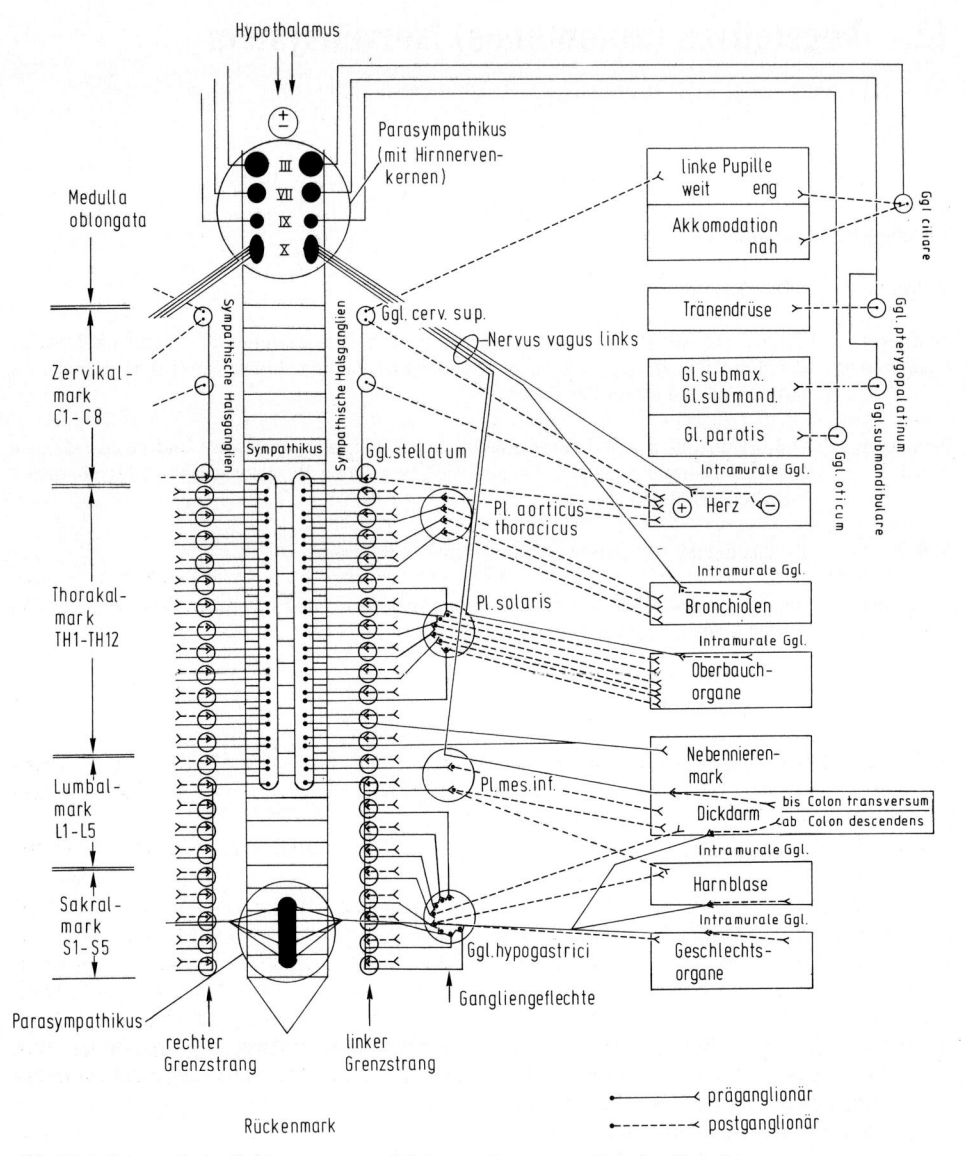

Abb. 12.1. Schematische Zeichnung sympathischer und parasympathischer Ganglien

nen zusammengesetzt. Das erste **„präganglionäre"** Neuron zieht mit einem *markhaltigen Axon* vom Seitenhorn bis zu seinem *„Ganglion"* und bildet hier eine Synapse mit dem zweiten **„postganglionären"** Neuron, welches mit zahlreichen *marklosen Fasern* synaptischen Anschluß an sein Erfolgsorgan, z.B. eine glatte Muskelzelle sucht. Im Gegensatz zur Muskelendplatte bestehen diese *Synapsen* meist aus *„perlschnurartigen"* Auftreibungen am Ende der marklosen Nervenfasern, aus welchen der Überträgerstoff abgegeben werden kann (vgl. Abb. 12.2).

Die ersten (zentrumnächsten) Ganglia des Sympathikus sind als strickleiterförmige, vernetzte Ganglionkette beiderseits der Wirbelsäule ausgebildet, sie werden als **Grenzstrang** bezeichnet. Hier beginnen die postganglionären Neurone, welche die sympathische Versorgung insbesondere der *Körperwand* und der *Extremi-*

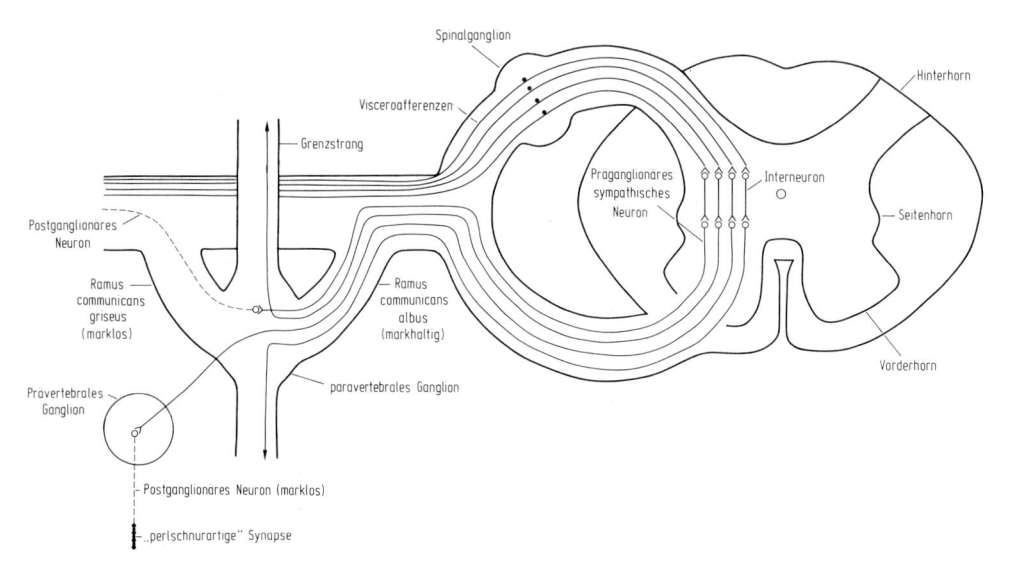

Abb. 12.2. Schematische Zeichnung der synaptischen Verschaltung des Sympathikus auf Rückenmarksebene

täten übernehmen. Die *sympathische Versorgung des Kopfes* (speziell der Gefäße, nur das Zentralnervensystem selbst besitzt keine sympathische Versorgung) erfolgt aus den **„Cervicalganglien"** (Ganglion cervicale inferius, medius und superius), welche (von unten nach oben) aus den Seitenhörnern von C_8 bis Th_2 gespeist werden. Aus diesen Ganglien ziehen die postsynaptischen Fasern vorwiegend mit den Gefäßen zu ihrem Ziel (z.B. auch zum Musculus dilatator pupillae[2]).

Bei Zerstörung eines Ggl. cervicale sup. kommt es zum Ausfall der sympathischen Versorgung der betreffenden Seite des Kopfes, bekannt als **Horner'scher[6] Symptomenkomplex** mit Miosis (Lähmung des M. dilatator pupillae) sowie *Ptosis* (Herabhängen des Oberlides durch Ausfall des ebenfalls sympathisch innervierten M. tarsalis) und *Enophthalmus* (Zurücksinken des Augapfels, welches auf eine Lähmung glatter retrobulbärer Muskulatur in der Orbita zurückgeführt wird.)

Aus den Cervicalganglien ziehen auch postganglionäre Fasern zum Herzen (Nervi cardiaci). Speziell für die Bauch*eingeweide* (z.T. auch für die Brusteingeweide) ziehen die präganglionären Fasern des Sympathikus *ohne Synapsenbildung durch den Grenzstrang hindurch* und bilden erst in den sog. **„prävertebralen Ganglien"** Synapsen mit den postganglionären Neuronen: z.B. Plexus aorticus thoracicus sowie Plexus coeliacus und Plexus mesentericus superior, welche beide (kaum trennbar) auch als Plexus solaris (= Sonnengeflecht) bezeichnet werden, und Plexus mesentericus inferior. Als Sonderform eines vorgeschobenen sympathischen Ganglions hatten wir das Nebennierenmark bereits besprochen (vgl. Teil I, S. 290). Für den *sakralen Bereich* ziehen die sympathischen Fasern *aus* dem *lumbalen Kerngebiet* (im Seitenhorn des Rückenmarkes) durch den absteigenden Grenzstrang bis zu den Plexus hypogastrici superior und inferior, von wo aus die postsynaptischen Fasern des Sympathikus zu Colon descendens, Sigmoid, Rektum, Harnblase sowie zu Prostata, Samenstrang und Schwellkörper bzw. Uterus und Vagina ziehen.

---

(2) Julius Ludwig Budge (1811-1888), Direktor des Anatomischen und Physiologischen Institutes der Universität Greifswald ab 1856, entdeckte u.a. die Pupillenerweiterung durch Sympathikusreizung sowie deren Verengung durch Oculomotoriusreizung.

(6) Johann Friedrich Horner (1831-1886), Ophthalmologe in Zürich.

Die efferenten Parasympathikusfasern

haben ihre „Ursprungsnervenzellen" entweder im Bereich der Hirnnervenkerne des *Oculomotorius* (III), *Facialis* (VII), *Glossopharyngeus* (IX), *Vagus* (X) oder für die Beckenregion im Bereich des *Sakralmarkes*. Im Unterschied zum Sympathikus ist das *erste präganglionäre Neuron* des Parasympathikus meist *wesentlich länger als das zweite*. Das *2. Neuron beginnt* im Bereich des Kopfes *in speziellen Ganglien: Ggl. ciliare* (III), *Ggl. pterygopalatinum* und *Ggl. submandibulare* (VII) sowie *Ggl. oticum* (IX), während der *Vagus* erst in den Erfolgsorganen selbst (also Herz, Lunge, Magen, Darm etc.) *intramurale*[3] *Ganglien* bildet, so daß das postganglionäre Neuron hier extrem kurz ist. Ein Teil der Vagusfasern zieht auch zum *Plexus solaris*, doch zieht wohl die Mehrheit dieser Fasern ohne Synapsenbildung auch von hier zu den intramuralen Ganglien des Darmes, welche wir bereits früher dargestellt haben (vgl. S. 178).

Die Ursprungszellen des *sakralen Parasympathikus* liegen in der Substantia intermedia centralis und lateralis der Rückenmarksegmente S_1 bis S_4. Auch diese Fasern ziehen durch die Ggl. hypogastrici und bilden hier z.T. Synapsen mit postganglionären parasympathischen Neuronen, doch zieht die Mehrzahl der Fasern ohne Synapsenbildung direkt zu Darm (ab Colon descendens), Harnblase und Genitale und bildet dort – wie in den übrigen Organen – kurze intramurale Ganglien.

Vegetative Afferenzen – vegetativer Reflexbogen

Wir werden den sensomotorischen „Reflexbogen" später darstellen (vgl. S. 377), wir können aber auch für das vegetative Nervensystem von einem *Reflexbogen* sprechen: „Sensible" sympathische und parasympathische *Fasern* ziehen zusammen mit anderen sensiblen Fasern *zum Hinterhorn* des Rückenmarkes. Ihre Zellkörper liegen wie bei den übrigen sensiblen Fasern im Spinalganglion. Man spricht von *Visceroafferenzen*. Im einzelnen kann es sich dabei z.B. um Fasern mit Mechano*rezeptoren* (Dehnungsrezeptoren) aus dem kardialen Gebiet oder Mechano- und Chemo*rezeptoren* aus dem Magen-Darmtrakt handeln, welche im einfachsten Fall im Bereich des Hinterhorns zu *Interneuronen* ziehen (vgl. Abb. 12.2), welche ihrerseits die Verbindung zu den sympathischen Neuronen im Seitenhorn des Rückenmarkes (C_8 bis L_2) herstellen. Es schließt sich so der Informationsbogen zum *prä- und postganglionären* efferenten Sympathikus.

Im einfachsten Fall sind deshalb **vier Neurone** an der „reflektorischen" Verarbeitung eines Signals beteiligt, bevor es zur Ausschüttung des Übertragerstoffes an der perlschnurartigen Synapse des postganglionären sympathischen Neurons kommt. Neben den sensiblen Bahnen aus den Eingeweiden ziehen *sensible Bahnen* z.B. der Hautsinne zu den Interneuronen, welche schließlich die sympathischen Neurone des Seitenhornes verbinden. Eine Abtrennung der verschiedenen sensiblen Bahnen in ihrer Wirkung auf den efferenten Sympathikus ist meist nicht gegeben. Diese Situation wird von der Krankenpflege (Physiotherapie) ausgenutzt, um über *segmentale Hautreize* (Head'sche Zonen, vgl. S. 427) *sympathische Effekte an den Eingeweiden* zu erzielen. (Über die vagalen Afferenzen haben wir bereits bei den einzelnen Organen berichtet.) Dabei muß auch hier darauf hingewiesen werden, daß das *vegetative Nervensystem unter* der *ständigen Einwirkung folgender höherer Zentren* steht: *Medulla oblongata, Hypothalamus, limbisches System bis Frontal- und Temporalhirn* (vgl. S. 520). Die wichtigste *Verbindung zwischen zentralen sympathischen Neuronen* in der Formatio reticularis und dem Hypothalamus sowie parasymphatischen Hirnnervenkernen und den Ursprungszellen des *Symphatikus im Rückenmark* stellt das *dorsale Längsbündel* her *(Fasciculus longitudinalis dorsalis Schütz)*.

---

(3) intramurus lat. = in der Wand.

Überträgerstoffe im vegetativen Nervensystem

a) Adrenerge Synapsen

Im vegetativen Nervensystem sind *nur die Synapsen des postganglionären Sympathikus „adrenerg"*, d.h. nur sie haben *Noradrenalin* in ihren Axonendigungen (= „Axonterminalen") *als Überträgerstoff*. Sogar hiervon gibt es noch *Ausnahmen:* Die postganglionären sympathischen Fasern der *Schweißdrüsen* sowie die *Piloerektoren* (d.h. die glatte Muskulatur der äußeren Haut) benutzen in ihren postganglionären *sympathischen* Fasern als Überträgerstoff Acetylcholin. Wir haben (in S. 107 f.) auf die Bildung von Noradrenalin in den sympathischen Axonterminalen aus Tyrosin über Dopa und Dopamin hingewiesen. Mitochondrien sorgen unter starkem ATP-Verbrauch in den „perlschnurartigen" Varikositäten für die Noradrenalinsynthese. Der Freisetzungsmechanismus noradrenalinhaltiger Vesikel entspricht weitgehend dem früher für Acetylcholinvesikel dargestellten (vgl. S. 338): Ankommende Aktionspotentiale erhöhen die Ca^{++}-*Permeabilität der präsynaptischen Membran*. An der subsynaptischen Membran kann Noradrenalin α- und β-Rezeptoren stimulieren, was im einzelnen ebenfalls bereits in S. 107 dargestellt wurde (einschließlich α- und β-Blocker).

Bei der Darstellung der Funktion des Nebennierenmarkes (vgl. S. 290) haben wir ausführlich den Freisetzungsmechanismus der Katecholamine besprochen. Ebenso haben wir auf die große Bedeutung der Wiederaufnahme (*„reuptake"*) freigesetzten Noradrenalins aus dem subsynaptischen Spalt hingewiesen, welche wie für die Nebenniere für alle adrenergen Synapsen gilt: 50–80% des freigesetzten Noradrenalins werden wieder resorbiert. Ferner wurde der enzymatische Abbau durch Catechol-O-Methyltransferasen (= COMT) und Monoaminoxidase (= MAO) und das im Harn erscheinende Abbauprodukt Vanillinmandelsäure besprochen. Der lokale Katecholamin-reuptake und -abbau im subsynaptischen Spalt dauert wenige Sekunden. Akut aus dem Nebennierenmark in den Kreislauf gelangende Katecholamine sind dort für 10 bis 30 s hochaktiv, werden vorwiegend in der Leber „abgefangen" und dort enzymatisch durch COMT und MAO abgebaut, so daß ihre Wirkung in wenigen Minuten erschöpft wäre, wenn nicht eine kontinuierliche Katecholaminsekretion (über einen entsprechenden „sympathischen Tonus" gesteuert) für einen angemessenen Plasmakatecholaminspiegel sorgte (vgl. S. 291).

b) Cholinerge Synapsen

Außer den postganglionären sympathischen, adrenergen Synapsen sind vermutlich alle anderen Synapsen des vegetativen Nervensystems – zumindest die ganglionären und postganglionären Synapsen – *„cholinerg"*, d.h. sie benutzen Acetylcholin als Überträgerstoff. *Acetylcholin* zeigt dabei *im vegetativen Nervensystem* eine *in zwei Komponenten zerlegbare Wirkung*.

Seine Wirkung läßt sich nämlich zum Teil durch *Nikotin*, zum Teil durch *Muskarin* nachahmen. Abb. 12.3 zeigt die Ähnlichkeit der chemischen Konfiguration dieser Substanzen.

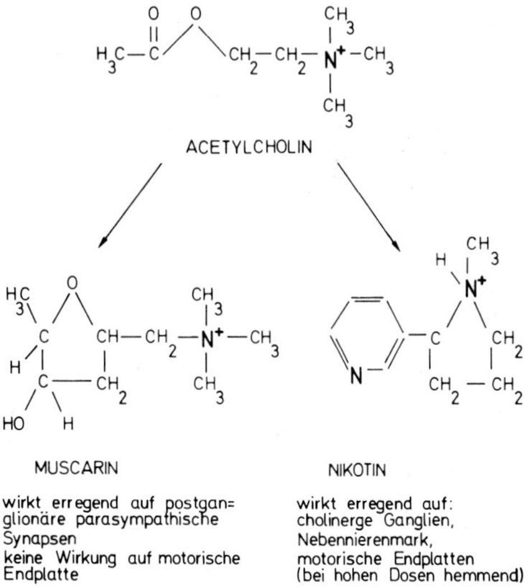

MUSCARIN
wirkt erregend auf postganglionäre parasympathische Synapsen
keine Wirkung auf motorische Endplatte

NIKOTIN
wirkt erregend auf: cholinerge Ganglien, Nebennierenmark, motorische Endplatten (bei hohen Dosen hemmend)

Abb. 12.3. Zur muskarin- und nikotinartigen Wirkung des Acetylcholin

Nikotin[4] führt *an den postsynaptischen Membranen vegetativer Ganglien* sowie an der *Muskelendplatte* wie Acetylcholin zu einer *Depolarisation*. An der Muskelendplatte läßt sich der

Nikotineffekt wie die Acetylcholindepolarisation *durch d-Tubocurarin* (vgl. S. 334) *blockieren.* Wegen des durch Curare blockierbaren *„nikotinartigen" Effekts des Acetylcholins* spricht man hier von „nikotinergen Rezeptoren" (Untertyp: „durch Curare hemmbar"). An den Ganglien des vegetativen Nervensystems läßt sich dieser nikotinartige Effekt des Acetylcholins durch spezielle *„Ganglienblocker"* (Tetraäthylammonium = TEA, Mecamylamin u.a.) aufheben („nikotinerge Rezeptoren, Untertyp: durch Ganglienblocker hemmbar").

Die acetylcholinbedingte Erregung *postganglionärer parasympathischer Synapsen* ist durch das Pilzgift **Muskarin** nachzuahmen, welches auf die Muskelendplatte *keine* Wirkung hat. *Antagonist* dieser *„muskarinartigen" Wirkung* von Acetylcholin auf den Parasympathikus ist **Atropin**[5], *welches Acetylcholin von den subsynaptischen „Muskarinrezeptoren" verdrängt.* Ähnlich wie Muskarin wirkt *Pilocarpin,* welches in der Ophthalmologie lokal (in den Bindehautsack) appliziert wird, um den parasympathisch innervierten Musculus sphincter pupillae zur Kontraktion zu bringen (oder die „Pupille eng zu ziehen"). (An den vegetativen Ganglien scheint es ebenfalls muskarinartige Wirkungen des Acetylcholins zu geben, welche später einsetzen und länger anhalten als die nikotinartigen und ebenfalls durch Atropin hemmbar sind.)

Als **Parasympathikomimetika** bezeichnet man alle Substanzen, welche wie Acetylcholin parasympathische Effekte auslösen können (vgl. Abb. 12.4). Acetylcholin selbst ist dabei für den pharmakologischen Gebrauch ungeeignet, weil es viel zu schnell durch Cholinesterasen abgebaut wird. Wesentlich langsamer erfolgt z.B. der Abbau des Parasympathikomimetikums *Carbachol* (welches statt der in unserer Abb. 12.3 links außen gezeichneten CH_3-Gruppe eine NH_2-Gruppe besitzt). *Cholinesterasehemmstoffe* (vgl. S. 335) werden ebenfalls als Parasympathikomimetika verwendet.

---

(4) **Nikotin** selbst ist therapeutisch nicht einsetzbar, weil der Spielraum zwischen ganglionerregender und – in höheren Konzentrationen – ganglionhemmender Wirkung ganz gering ist. Nach toxischen Nikotindosen wird zuerst eine blutdrucksteigernde Wirkung (Stimulation sympathischer Ganglien sowie Katecholaminausscheidung aus der Nebenniere), anschließend eine anhaltende Blutdruckerniedrigung (Lähmung sympathischer Ganglien) beobachtet. Am Darm wird über die Wirkung auf parasympathische Ganglien ebenfalls zuerst eine Kontraktionszunahme, anschließend eine Atonie beobachtet. Beim Zigarettenrauchen wird Nikotin alveolär sehr gut resorbiert, so daß bereits beim ersten Zug Nikotin unter Umgehung der Leber in den großen Kreislauf gelangt und seine Kreislaufwirksamkeit z.T. direkt an der glatten Gefäßmuskulatur, z.T. über ganglionäre sympathische Aktivierung (einschließlich Katecholaminausschüttung aus dem Nebennierenmark) und hypothalamische Vasopressinausschüttung entfalten kann. Neben der zentral stimulierenden Wirkung des Nikotins ist die gesundheitsgefährdende Wirkung des Rauchens [erhöhtes Risiko für Koronarinfarkt, periphere Durchblutungsstörungen („Raucherbein"), chronische Bronchitis, Magen- und Darmgeschwüre, ganz zu schweigen von den Plattenepithelkarzinomen der Bronchialschleimhaut] inzwischen so evident (wenn auch die Wirkungsmechanismen im einzelnen strittig sind), daß man sich nur verwundert fragen kann, warum selbst Mediziner immer noch ein derartiges Gesundheitsrisiko für sich in Kauf nehmen. Die Antwort kann wohl nur die sein, daß Nikotin relativ schnell eine Drogenabhängigkeit verursacht. Wenn Nikotin auch nicht zu den Drogentypen gehört, welche nach der Definition durch die WHO (World Health Organisation) eine „Drogenabhängigkeit" auslösen, so dürfte dies doch nur eine Frage der Definition sein, da in der Regel der Raucher tatsächlich wider besseres Wissen nicht davon ablassen kann, seine eigene physische Existenz zu gefährden.

(5) **Atropin** ist das Gift der Tollkirsche (=Atropa belladonna), welches durch seine zentralen Wirkungen Krämpfe verursachen kann (daher der deutsche Name). Bei lokaler Applikation verursacht Atropin weite Pupillen (Lähmung des parasympathisch innervierten M. sphincter pupillae, vgl. S. 458), daher der lateinische Name: Venezianerinnen meinten, durch erweiterte Pupillen schöner zu sein, dabei konnten sie sich selbst zugleich nicht einmal mehr scharf im Spiegel betrachten: Akkommodationslähmung durch Atropin (vgl. S. 436). Antidot gegen Atropin: hohe Dosen Parasympathikomimetika.

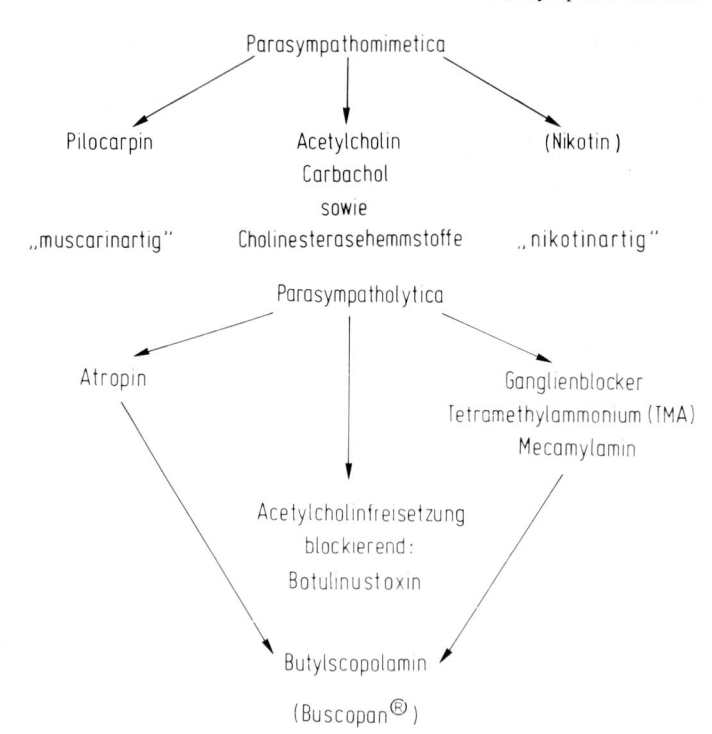

```
                    Parasympathomimetica
                   /        |          \
        Pilocarpin     Acetylcholin    (Nikotin)
                       Carbachol
                          sowie
    „muscarinartig"  Cholinesterasehemmstoffe   „nikotinartig"
```

Abb. 12.4. Substanzen mit **stimulierender** Wirkung auf den Parasympathikus (Parasympathiko- bzw. Parasympathomimetika)

```
                    Parasympatholytica
                   /         |         \
            Atropin          |       Ganglienblocker
                             |      Tetramethylammonium (TMA)
                             |           Mecamylamin
                    Acetylcholinfreisetzung
                       blockierend:
                       Botulinustoxin
                             \          /
                          Butylscopolamin
                            (Buscopan®)
```

Abb. 12.5. Substanzen mit **hemmender** Wirkung auf das parasympathische (cholinerge) System (Parasympath(ik)olytika)

Für die Klinik wichtiger sind die **Parasympathikolytika,** also Substanzen, welche die Wirkung des Parasympathikus dämpfen, insbesondere Atropin (vgl. Abb. 12.5).

Eine Substanz, welche sowohl als vegetativer Ganglienblocker wie am peripheren Parasympathikus blockierend wirkt, ist z.B. *Butylscopolamin* (Buscopan®), welches bei massiven Kontraktionen parasympathisch innervierter glatter Muskulatur (*Koliken*) des Magen-Darmtraktes, der Gallenwege und des Ureters therapeutisch eingesetzt wird.

Ferner blockiert das *Botulinustoxin* wie an der Muskelendplatte (vgl. S. 335) auch an den vegetativen cholinergen Synapsen die Freisetzung von Acetylcholin.

Prüfungsfragen zu diesem Abschnitt finden Sie im Anhang unter den Ziffern: 12.ff.

Weiterführende Literatur

J.A. Bevan, R.D. Bevan, S.P. Duckles: Adrenergic Regulation of Vascular Smooth Muscle, in: Handbook of Physiology, Sect. 2, The Cardiovascular System. Amer. Physiol. Society, Bethesda, Ma., 1980

N.I.M. Birdsall: Drug Receptors and their Effectors. MacMillan, London, Basingstoke, 1981

S.R. Bloom, Editor: Systemic Role of Regulatory Peptides. Schattauer, Stuttgart, New York, 1982

G. Burnstock: Cholinergic and Purinergic Regulation of Blood Vessels, in: Handbook of Physiology, Sect. 2, The Cardiovascular System. Amer. Physiol. Society, Bethesda, Ma., 1980

W.G. Forssmann, Chr. Heym: Neuroanatomie, 4. Auflage. Springer, Berlin, Heidelberg, New York, Tokyo, 1985

G.D. Pappas, D.P. Purpura: Structure and Function of Synapses. Raven Press, New York, 1972

J.W. Phillis: The Pharmacology of Synapses. Pergamon Press, Oxford, 1970

J. Pick: The Autonomic Nervous System. J.B. Lippincott, Philadelphia, Toronto, 1970

M.J. Schimerlik: Structure and Regulation of Muscarinic Receptors. Annu. Rev. Physiol. 51, 217-227, 1989

D.J. Triggle, C.R. Triggle: Chemical Pharmacology of the Synapse. Academic Press, London, New York, San Fancisco, 1976

13. Muskelphysiologie

Allgemein

Der wesentlichste Unterschied zwischen Pflanze und Tier besteht in der Fortbewegungsmöglichkeit des Tieres. Das „Pneuma" erreicht über die Nerven die Muskulatur und „bläst die Muskeln auf", wodurch sie sich kontrahieren, meinten die antiken Ärzte. Eine Vorstellung, welche gar nicht so wesentlich verschieden von der „Quellungstheorie" der Muskelkontraktion ist, welche noch während der ersten Hälfte unseres Jahrhunderts weitgehend akzeptiert war und welche annahm, daß es während der Erregung zu sarkoplasmatischen Quellungen innerhalb der histologisch sichtbaren Querstreifung der Skelettmuskulatur kommt. Zur gleichen Zeit wurden aber bereits die ersten Nobelpreise an Muskelforscher verliehen: 1922 erhielt Meyerhof[1] einen (halbierten) Preis „für seine Entdeckung des Verhältnisses zwischen Sauerstoffverbrauch und Milchsäureproduktion im Muskel". Die andere Hälfte des Preises erhielt A.V. Hill[2] „für seine Entdeckungen auf dem Gebiet der Wärmeerzeugung der Muskeln", welche er erstmals mit eingestochenen Thermoelementen während der Kontraktion gemessen hatte. (Die Hill'sche Hyperbel – 1938 beschrieben – wird uns noch später beschäftigen.) Aber erst der Einsatz der Elektronenmikroskopie gab näheren Aufschluß darüber, wie man sich im submikroskopischen Bereich den Kontraktionsvorgang der Skelettmuskulatur vorzustellen hat. Ab 1953 wurde konkurrierend insbesondere von H.E. Huxley und A.F. Huxley[3] die Sliding filament-Theorie entwickelt, welche heute gängigen Lehrstoff darstellt[4].

Historisch verlief die Entwicklung der Analyse der Muskelkontraktion gegenüber der nachfolgenden Darstellung genau umgekehrt: Man begann mit der Beobachtung der äußeren Muskelverkürzung und gelangte dabei immer mehr ins Detail, bis man in unseren Tagen in den molekularen Bereich der Muskelkontraktion vordrang. So beobachtete der berühmte Alexandriner Gelehrte Erasistratos[11] die Dickenzunahme des Muskels bei dessen Spannungsentwicklung, welche er mit einem nervalen Zustrom an „Pneuma" erklärte. Seit Galvani[12] erstmals mit Hilfe von Elektrizität Experimente zur Muskelkontraktion durchführte, wurde in unzähligen Ansätzen versucht, aus den verschiedensten Kontraktionsformen das Geheimnis des Kontraktionsmechanismus zu ergründen. Hierbei ging es Galvani noch um die Frage, ob der Muskel selbst Elektrizität besäße oder ihm diese von außen zugeführt werden müsse, wie Volta[13] meinte. Alexander von Humboldt[14] überprüfte selbst Galvanis Experimente und kam zu gleichen Ergebnissen wie dieser. Die systematische Analyse unterschiedlicher Kontraktionsformen isolierter Muskeln (meist des Frosches), ohne welche noch heute kaum ein physiologisches Praktikum auskommt, war aber erst möglich, als man eine Methode zur Registrierung dieser Kontraktionen entwickelt hatte: ein weiterer Beweis dafür, daß wissenschaftlicher Fortschritt in

---

(11) Erasistratos (304 bis ca. 250 c. Chr.), griech. Arzt, Stifter einer Schule in Alexandria.
(12) Galvani, vgl. S. 311.
(13) Alessandro Graf Volta (1745-1827), Professor für Physik in Como und Pavia.
(14) Alexander von Humboldt (1769-1859).

---

(1) Otto Fritz Meyerhof (1884-1951), Promotion in Heidelberg, Professuren in Kiel und Berlin, von 1929 bis 1938 Direktor des Physiologischen Instituts im Kaiser Wilhelm-Institut für medizinische Forschung in Heidelberg (heute Max-Planck-Institut). Während des trübsten Kapitels deutscher Geschichte mußte auch Meyerhof das von Rassenwahn regierte Deutschland verlassen, lebte bis 1940 in Paris und floh von dort weiter in die Vereinigten Staaten. Er starb als Gastprofessor in Philadelphia. Meyerhof erkannte als einer der ersten die Bedeutung physiologisch-chemischer Kreisprozesse mit energetischer Kopplung.
(2) Archibald Vivian Hill (1886-1977), 1923 Nachfolger Starlings (vgl. S. 7).
(3) vgl. S. 311.
(4) Der Heidelberger Physiologe Hasselbach konnte 1953 bei elektronenmikroskopischen Untersuchungen (parallel zu H.E. Huxley) das A-Band als die myosinhaltige Struktur identifizieren.

13. Muskelphysiologie

der Regel ein Methodenproblem darstellt. Es ist das Verdienst Carl Ludwigs[15], 1846 das Kymographion[16] entwickelt zu haben, welches erstmals exakte Registrierungen ermöglichte. Bis heute gehört dieses Gerät mit vielfachen Modifikationen sowohl des Schreibzeigers (von der ritzenden Nadel bis zu Tinten- oder Thermoschreibern mit elektrisch gesteuerter Rußtrommel, Rußpapier, über Schreibpapier bis hin zu photo- oder thermosensiblen Papieren) und des Papiervorschubs (vom einfachen Gewicht der Penduluhr über federgetriebene Uhrwerke zu den perfektesten Elektromotoren) in allen einschlägigen Laboratorien zur Grundausstattung.

(15) Carl Ludwig vgl. S. 239
(16) vgl. S. 121 f.

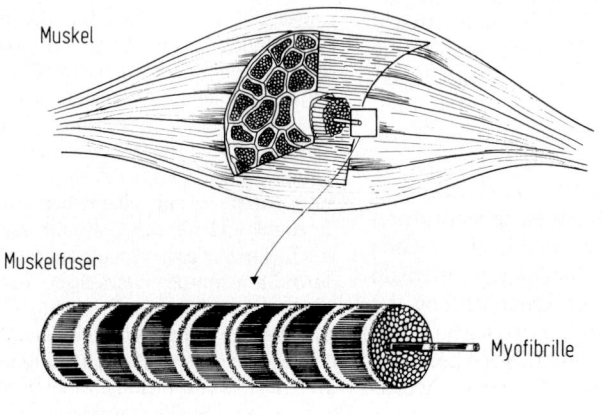

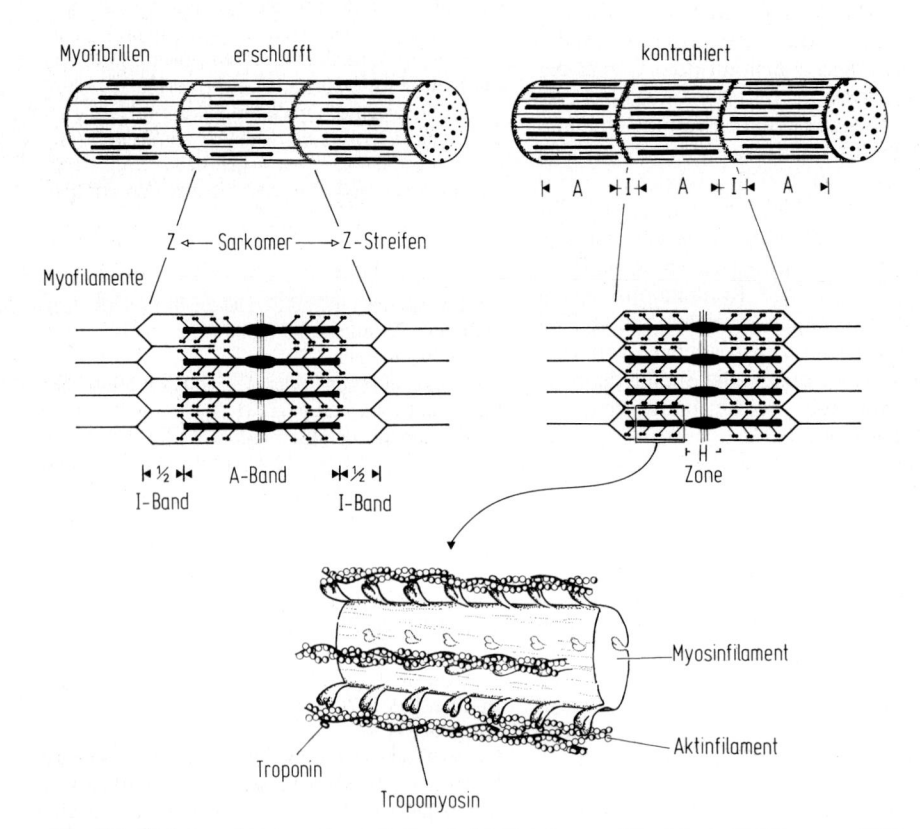

Abb. 13.1: Skelettmuskulatur, schematisch nach M. Steinhausen, Physiologie, Kohlhammer 1989

13.1 Quergestreifte Muskulatur

Feinbau der Muskelfaser	Aufbau des Sarkomers, Zusammensetzung der Filamente, Sarkoplasmatisches Reticulum. Unterschiede Skelettmuskel – Herzmuskel.
Erregungs-Kontraktions-kopplung	Erregungsausbreitung (u.a. transversale Tubuli). Steuerung und Funktion der myoplasmatischen Calciumaktivität (u.a. longitudinale Tubuli). Troponin, Tropomyosin, Aktin, Myosin.
Kontraktions-mechanismus	Filament-Gleit-Mechanismus. Rolle des ATP. Kontraktur.

Wir unterscheiden **drei Typen von Muskulatur:** 1. quergestreifte *Skelettmuskulatur,* 2. *Herzmuskulatur* (ebenfalls quergestreift) und 3. *glatte Muskulatur.*

Quantitativ steht die Skelettmuskulatur gewiß zu Recht an erster Stelle (sie wiegt bei einem 70 kg schweren Menschen etwa 28 kg, vgl. S. 113).

Allerdings hat der Arzt wesentlich häufiger Krankheiten zu behandeln, an welchen primär nicht die Skelettmuskulatur, sondern die glatte Muskulatur beteiligt ist, obwohl diese insgesamt beim Menschen nur etwa 1 kg wiegt (Gefäßmuskulatur, Darmmuskulatur, ableitende Harn- und Gallenwege etc.). Im Vordergrund stehen dabei nicht Erkrankungen der Muskelzellen selbst, sondern fehlgesteuerte Regulationsmechanismen.

Auch entwicklungsgeschichtlich gehört die Skelettmuskulatur nicht an den Anfang, weil sie offenbar den höchsten Spezialisierungsgrad eines zur Kontraktion befähigten Gewebes darstellt. Wir können uns hier jedoch nicht mit den Mechanismen der Bewegung amöboider Zellen (z.B. mit der Permeation von Leukozyten durch die Kapillarwand) oder mit Flimmerbewegungen (z.B. des Bronchialepithels oder der Spermatozoen) auseinandersetzen, ganz zu schweigen von den Kontraktionsproblemen, welche während der Zellteilung auftreten, oder von dem ungelösten Problem der Verkürzung der Spindelfasern während der Anaphase mit einer Rückführung der geteilten Chromosomen.

gen ihrer Masse, sondern insbesondere wegen ihres klaren strukturellen Aufbaues, der nicht nur lichtmikroskopisch eine regelmäßige Querstreifung erkennen läßt, sondern der auch elektronenmikroskopisch so einheitlich ist, daß man heute in allen einschlägigen Lehrbüchern fast identische Abbildungen findet (vgl. Abb. 13.1).

Die quergestreifte Muskulatur (oder jeder mit einem anatomischen Namen bekleidete *Muskel*) läßt sich in einzelne *Faserbündel* (= Muskelbündel) zerlegen, welche wiederum aus einer Vielzahl einzelner Muskelfasern bestehen. Diese **Muskelfasern** *stellen die eigentlichen Muskelzellen dar.* Sie können viele cm lang sein und dabei vom anatomischen „Ursprung" bis zum „Ansatz" des betreffenden Muskels reichen. Zugleich sind die Muskelfasern nur maximal 0,1 mm dick und (atypisch gegenüber den meisten übrigen Zellen) mit vielen Zellkernen ausgestattet*). Innerhalb der Muskelfasern befinden sich parallel zur Faserlänge die **Myofibrillen,** zylindrische Strukturen mit einem Durchmesser von ca. 0,5 bis 2,0 µm (die Länge dieser Myofibrillen ist etwa mit der Länge der ganzen Zelle identisch). Der *symmetrische Aufbau der Myofibrillen* verleiht der Skelettmuskulatur ihre *Querstreifung.* Bei der Mikroskopie im polari-

Skelettmuskulatur

Wenn wir hier mit der Beschreibung der **Skelettmuskulatur** beginnen, erfolgt dies nicht nur we-

---

*) Vermutlich ist dies der Grund dafür, daß diese Muskelzellen sich (wie Nervenzellen) nicht mehr teilen können. Nur ihre Fibrillenzahl kann zu- bzw. abnehmen (Hypertrophie und Atrophie s.u.)

356   13. Muskelphysiologie

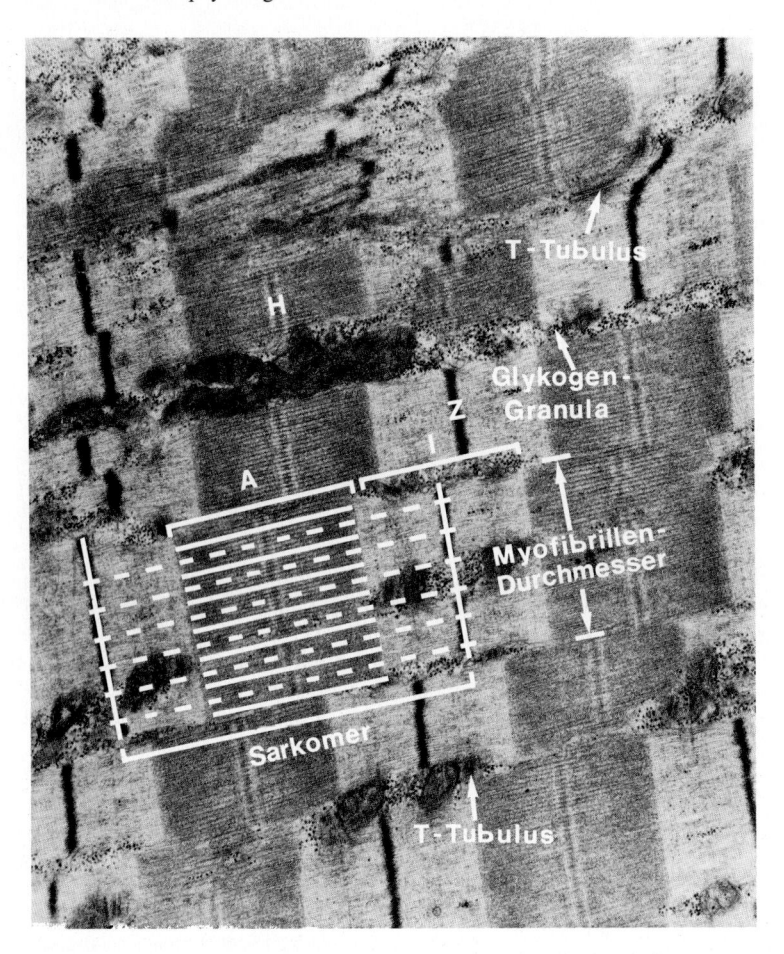

Abb. 13.2. Elektronenmikroskopische Aufnahme quergestreifter Muskulatur mit schematischer Einzeichnung eines Sarkomers (Aufnahme freundlichst überlassen durch W.G. Forssmann, Heidelberg)

sierten Licht leuchten die **A-Banden** (= anisotrop = A-Streifen) auf, während sich die **I-Banden** (= isotrop) dagegen dunkel abheben. Untersucht man die Myofibrillen im Elektronenmikroskop (vgl. Abb. 13.2), erkennt man im I-Band die *Z-Streifen* (= **Z**wischenscheiben). [Außerdem findet man im A-Band die *H-Zone* = Hensen'scher[6] Streifen, welcher durch einen *Mittelstreifen* (**M**esophragma) unterteilt ist.] Innerhalb einer Myofibrille bezeichnet man jeweils die Abschnitte zwischen zwei Z-Streifen als **Sarkomer**. Die Sarkomerlänge beträgt etwa 1,5 bis 2,5 µm, sie verkürzt sich bei der Kontraktion und verlängert sich bei Dehnung.

Die **Filamentgleittheorie** deutet heute die Muskelkontraktion als ein Phänomen des Aneinandergleitens der kontraktilen Proteine *Aktin* und *Myosin,* wobei gerade bei der quergestreiften Muskulatur die besondere symmetrische Anordnung unterschiedlicher Proteinfilamente eine teleskopartige Verschiebung dieser fadenförmigen Eiweißkörper während des Kontraktionsvorganges (ohne eine spezielle „Eiweißquellung") ermöglicht.

Man kann sich vorstellen, daß die Z-Scheiben – wie doppelzinkige Bürsten – das Aktinskelett der Myofibrillen halten. In exakt hexagonaler Anordnung gehen senkrecht zur Z-Scheibe die Aktinfäden (wie Borsten einer Bürste) ab (vgl. Abb. 13.3).

Aktin ist ein kugelförmiges, kleinmolekulares Protein (Molekulargewicht ca. 60 000 = G-Aktin = globuläres Aktin), welches fadenförmig – entsprechend einer Doppelhelix – zu einer

---

(6) Viktor Hensen (1835-1924), Physiologe und Anatom in Kiel, entdeckte u.a. unabhängig von C. Bernard (vgl. S. 217) das Glykogen.

Abb. 13.3. Schematische Zeichnung der strukturellen Anordnung von Myosin und Aktin (nach unterschiedlichen Literaturangaben gezeichnet durch H. Snoei)

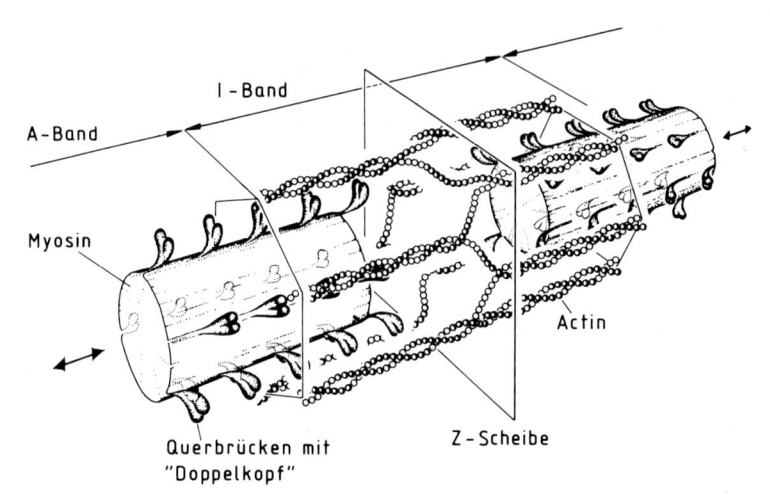

I - Band
A - Band
Myosin
Actin
Querbrücken mit "Doppelkopf"
Z - Scheibe

Fibrille (= F-Aktin) polymerisiert wird. Diese doppelt gewundene „Perlenkette" ist aber noch keineswegs „fein genug für den täglichen Gebrauch". Die Natur schlingt außen noch einmal einen Eiweißfaden (*das Tropomyosin*) um die Aktinperlen und „garniert" so diesen Faden noch mit ganz speziellen Eiweißkugeln, dem **Troponin.** Offenbar handelt es sich bei diesem Eiweiß um eine Ca^{++}-sensible Struktur, welche in Anwesenheit von Ca^{++} den schleierartig wirkenden Tropomyosinfaden von den Aktinperlen „lüftet", so daß jetzt eine Interaktion zwischen Aktin und dem noch zu besprechenden Myosin erfolgen kann. Wie dieses „Schleierlüften" erfolgt (d.h. wie die Änderungen der molekularen Bindungskräfte hierbei ablaufen), ist bisher völlig offen. (Hieran ändert auch die aus der Technik entliehene Vokabel „Calciumschalter" für den gleichen Vorgang nichts.)

Die dickeren Myosinfäden oder **Myosinfilamente,** welche scheinbar von dem Aktinskelett gehalten werden, stellen ebenfalls Eiweißketten dar, deren Molekulargewicht aber fast 10fach größer als das des Aktins (ca. 470 000 Daltons) ist. Diese Myosinfäden sind ähnlich wie benadelte Tannenzweige mit sog. Querbrücken umgeben (welche im Elektronenmikroskop gerade noch sichtbar sind). Allerdings fehlt die Querbrücken„benadelung" jeweils in der Mitte des Myosinfilamentes (im Bereich der H-Zone, vgl. Abb. 13.1). An den äußersten Spitzen tragen diese „Tannennadeln" kleine Verdickungen, die sog. Querbrückenköpfe, welche jeweils von einer leichteren – ebenfalls doppelt gewundenen

Eiweißkette – als Querbrückenhals (oder „Myosinstab") getragen werden.

Man stellt sich heute vor, daß der *kleinste Kontraktionsvorgang* in einem **Zyklus der einzelnen Querbrücke** besteht (vgl. Abb. 13.4). Hierbei klammert sich ein einzelner Querbrückenkopf[7] – ähnlich einer Ruderbewegung – aus der Ruhelage (I) zunächst am Aktin fest (II), anschließend führt er eine Kippbewegung durch

---

(7) Die Querbrückenköpfe sind etwa 10 nm (= 0,01 µm) lang, wodurch sie sich bisher jeder intravitalmikroskopischen Beobachtung entziehen konnten, wenn sie auch im Trickfilm die schönsten Ruderbewegungen durchführen. Hätte man als Ingenieur die Aufgabe, mit Querbrückenköpfen kontraktile Strukturen herzustellen, würde man vermutlich rotierende Stukturen – ähnlich Zahnrädern – zum Einsatz bringen. Die letzten Geheimnisse der Natur sind sicher selbst hier noch nicht aufgeklärt, wo man doch ganz besonders weit vorgedrungen ist, einen physiologischen Mechanismus speziell mit biochemischen Methoden zu analysieren. Allerdings hatte man hier auch nahezu einmalig günstige Bedingungen: Man kann Kontraktionen selbst dann noch auslösen, wenn man die Muskelzelle mit Hilfe von *Glycerin* zerstört hat, also alle Membrananteile *extrahiert* hat. Ja, es ist sogar gelungen, *aus Aktin und Myosin* selbst *kontraktile Fäden* regelrecht *zu „spinnen",* jedoch sind dabei vermutlich nicht solche Querbrücken entstanden, welche am gleichen Myosinfaden in entgegengesetzter Richtung rudern können, wie es die Filamentgleittheorie verlangt. Vermutlich gleiten hierbei ganze Myosinanteile an Aktinfäden vorbei.

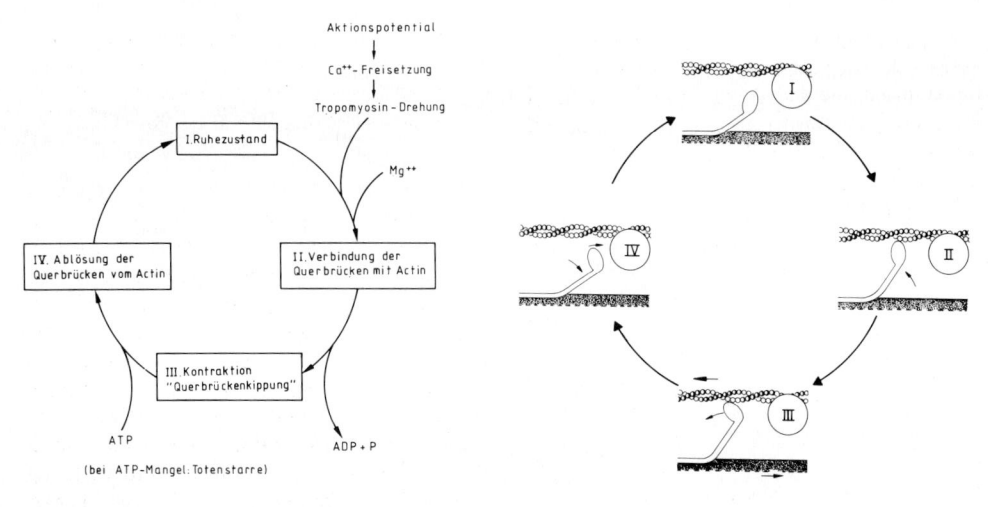

Abb. 13.4. Schematische Zeichnung des Querbrückenzyklus

(III), wodurch die eigentliche Verschiebung des Myosins gegenüber dem Aktin zustande kommt, und schließlich muß das Ruder nicht ohne Mühe wieder zurückgezogen werden, um sich auf einen neuen Zyklus vorzubereiten (IV) und in der anschließenden Ruhephase (I) auf den neuen Einsatzbefehl warten zu können.

Myosin wird dabei als das Enzym aufgefaßt, welches bei der Interaktion mit Aktin die für den Kontraktionsvorgang unerläßliche ATP-Spaltung durchführen kann. Bereits im **Ruhezustand (I)** *ist diese ATP-Spaltung eingeleitet.* Wie eine gespannte Feder wartet die energiegeladene Querbrücke auf ihren Einsatz, welcher dadurch diktiert wird, daß *über ein Aktionspotential die intrazelluläre Ca^{++}- Konzentration erhöht* wird (s. unten), dadurch der *Tropomyosinschleier vom Aktin gelüftet* wird und nun die *ATP-Hydrolyse* **bei Anheftung der Querbrücke an das Aktin (II)** vollendet werden kann. Die Endprodukte der Hydrolyse ADP und Phosphat werden gleichzeitig frei, um den eigentlichen Kontraktionsvorgang, die **Querbrückenkippung (II)**, durchzuführen. Zugleich ist die Anwesenheit von *Magnesiumionen* für diese Vorgänge notwendig.

Energetisch beginnt eigentlich erst jetzt der Querbrückenzyklus, denn gerade die **Ablösung der Myosinquerbrücken** vom Aktin **(IV)** *erfordert ATP* (vermutlich benötigt jede Querbrücke für jede Ablösung gerade ein Molekül ATP). Die ATP-Spaltung wird in dieser Phase hierbei bereits eingeleitet. *Bei ATP-Mangel haftet Myosin fest am Aktin.*

Dies ist auch Ursache für die **Totenstarre,** welche in der Regel 5-6 Stunden nach dem Einsetzen des klinischen Todes eintritt, da erst dann die ATP-Reserven des Muskels erschöpft sind. War der ATP-Verbrauch unmittelbar vor dem Tod stark erhöht (z.B. durch Krämpfe oder große körperliche Belastung unmittelbar vor dem Tod), kann die Totenstarre bereits unmittelbar nach einem Herzstillstand einsetzen. Der Herzmuskel selbst wird beim Toten zuerst starr, anschließend beginnt die Totenstarre bei den Kopfmuskeln und breitet sich absteigend aus. Je nach Umgebungstemperatur löst sich die Totenstarre in der Regel nach 24-48 Stunden, wenn es durch Gewebszerfall (Nekrose) zur Auflösung der kontraktiven Strukturen gekommen ist.

Kontraktionsauslösung:
Elektromechanische Kopplung

Wir haben bereits dargestellt, daß über eine Erregung der Muskelendplatte ein Aktionspotential entstehen kann, welches sich seinerseits über die Zellmembran der quergestreiften Muskelzelle ausbreitet (vgl. S. 334). Andererseits kann man den oben beschriebenen *Kontraktionsvorgang allein durch* **Erhöhung der intrazellulären Ca^{++}-Konzentration** von $5 \cdot 10^{-5}$ mmol/l (in Ruhe) *auf $5 \cdot 10^{-3}$ mmol/l auslösen*, sogar dann noch, wenn man zuvor (z.B. durch Glycerin) die Zellmembran zerstört hat.

„Isolierte Sarkomere" würden sich durch ein Aktionspotential allein nicht aus der Ruhe bringen lassen. Für die Kontraktionsauslösung ist eine plötzliche Erhöhung der intrazellulären Ca^{++}- Konzentration notwendig (*kein anderes physiologisch vorkommendes Ion kann diese Aufgabe übernehmen*). Im Prinzip hätte man diese Aufgabe auch dadurch lösen können, daß man z.B. durch ein Aktionspotential Zellmembrankanäle für den Einstrom von Ca^{++}-Ionen sich öffnen ließe, da die extrazelluläre Ca^{++}-Konzentration mit 2,4 mmol/l (vgl. S. 218) eine starke Einwärtsdiffusion von Ca^{++} erlauben würde. Allerdings sind die Diffusionswege für 100 µm dicke Skelettmuskelfasern zu lang, um eine derartige Diffusion für schnelle Kontraktionsprozesse rasch genug ablaufen lassen zu können. (Für kleine und langsame glatte Muskelfasern oder auch für Herzmuskelzellen sind dagegen membranständige Ca^{++}-Kanäle vorhanden.)

Offenbar besitzen aus diesem Grunde die meisten „Zuckungsfasern" der quergestreiften Muskulatur auf ihrer Oberfläche im Abstand von etwa 5 µm *Einstülpungen ihrer Zellmembran weit in das Zellinnere*. Man spicht vom **T-System** und meint damit **transversal verlaufende Tubuli** (im rechten Winkel zu den Myofibrillen ziehende Kanälchen), welche *die Diffusionsbarriere zum Extrazellulärraum aufheben*. Nicht nur Ionen können entlang dieser Tubuli diffundieren, sondern auch eine Depolarisation kann ohne Hindernis rasch bis tief in das Zellinnere und zu dort gelegenen Anteilen des **sarkoplasmatischen Retikulums** gelangen. Hier stoßen die Membranen von T-Tubuli und sarkoplasmatischem Retikulum direkt aufeinander. (Im Gegensatz zu den transversal verlaufenden Tubuli ist das sarkoplasmatische Retikulum überwiegend parallel zu den Myofibrillen angeordnet, man spricht hierbei deshalb auch vom *„longitudinalen" System*.)

Das sarkoplasmatische Retikulum selbst stellt ein intrazelluläres Zisternensystem dar, das zwischen den Myofibrillen gelegen ist und etwa 9% des Zellvolumens ausmacht. (Die Oberfläche des sarkoplasmatischen Retikulums wird sogar mit fast 2 m^2/ g Muskelgewebe angegeben.)

Für den Kontraktionsvorgang entscheidend sind die sog. *sarkoplasmatischen Vesikel*, welche im sarkoplasmatischen Retikulum liegen und als **Ca^{++}-Speicher** dienen. Diese Vesikel haben nämlich die *Fähigkeit, Ca^{++} unter ATP-Verbrauch rasch anzureichern* (wie man aus Experimenten mit isolierten Vesikeln weiß). Über das T-System eintreffende Aktionspotentiale setzen aus diesen Ca^{++}-Speichern Ca^{++} frei, wobei die anschließende *rasche Erniedrigung der intrazellulären Ca^{++}-Konzentration* die Voraussetzung für eine Wiederholbarkeit des Kontraktionsvorganges ist. Hierbei verbrauchen die Vesikel erhebliche Energie (ATP).

Daß schließlich wirklich nicht nur die Anwesenheit von Ca^{++}-Ionen für die Kontraktion Voraussetzung ist, sondern daß auch wirklich zwischen Aktionspotential und mechanischer Kontraktion zunächst ein *intrazellulärer Anstieg der freien Ca^{++}-Ionen* stattfindet, wurde unlängst mit Hilfe von **Äquorin** nachgewiesen. Äquorin ist ein lumineszierendes Protein einer Seeanemone, welches als *Calciumindikator* deshalb geeignet ist, weil es in Abhängigkeit von der Höhe der umgebenden Ca^{++}-Konzentration unterschiedlich hell leuchtet. Wird dieses Protein in eine Muskelzelle injiziert, kann man nacheinander Aktionspotential, Anstieg der Ca^{++}-Konzentration (mittels photometrischer Lumineszenzmessung) und mechanische Kontraktion messen (vgl. Abb. 2.3, S. 34).

Die Zeit, welche zwischen Aktionspotential und mechanischem Kontraktionsbeginn verstreicht, wird als **Latenzzeit** bezeichnet. Diese Zeit ist vermutlich für die Ca^{++}-Freisetzung und Ca^{++}-Diffusion an die Aktin-Myosinfilamente notwendig (vgl. Abb. 2.3). Bei Froschmuskeln wird die *Latenzzeit* für 0 °C Umgebungstemperatur mit 20 ms angegeben, bei 20 °C ist sie kürzer als 5 ms.

Quergestreifte Muskelfasern können sich durch ihren Gehalt an **Myoglobin** unterscheiden (vgl. S. 142). *Wenn Energie langfristig benötigt wird*, ist die Muskulatur mit *mehr Myoglobin* ausgestattet, erkennbar an der *Rotfärbung der Muskelfasern (= Typ I-Fasern)*. Mit Hilfe von Myoglobin kann ausreichend Sauerstoff der oxidativen Phosphorylierung zugeführt werden.

Daß bei besonders großem ATP-Bedarf auch eine **anaerobe Glykolyse** stattfindet, ist am Anstieg des Laktatspiegels im Blutplasma ersichtlich (vgl. S. 167). Bei bestimmten Muskeln (Flugmuskeln fliegender Vögel, menschlicher Augenmuskeln) wird wegen der notwendigen *schnellen Kontraktionen* von vornherein weitgehend auf die anaerobe Glykolyse zurückgegriffen. Diese Muskelfasern sind daher *myoglobinarm* – deshalb entsprechend blaß –, man spricht von *„weißen Fasern"* (oder auch *raschen bzw. Typ II-Fasern*). Häufig finden sich beim Menschen innerhalb des gleichen Muskels *beide Fasertypen nebeneinander* und sogar Zwischentypen (zur neuronalen Verschaltung beider Fasertypen vgl. S. 369 und 381).

Herzmuskulatur (vgl. S. 32)

Eine Sonderform der quergestreiften Muskulatur besitzt das Herz. Auch hier finden wir Muskelfasern mit darin enthaltenen Myofibrillen, welche weitgehend den gleichen ultrastrukturellen Aufbau wie die Skelettmuskulatur besitzen, nur liegen die Zellkerne meist nicht am Rand der Zelle sondern in deren Mitte (in Längsrichtung) ihre Zahl beträgt auch nur etwa 2-4 pro Zelle. Die Muskelfasern selbst sind wesentlich kleiner als die Skelettmuskelfasern (ca. 15-20 µm dick und ca. 200 µm lang). Der auffälligste Unterschied gegenüber der Skelettmuskulatur liegt aber in der synzytialen Verschaltung aller Herzmuskelzellen untereinander durch sog. *Disci intercalares* oder *Glanzstreifen*. Diese Glanzstreifen bilden einerseits Haftzonen zur Kraftübertragung von Zelle zu Zelle, andererseits sind sie mit besonderen „Nexus"- Zellverbindungen – ausgestattet, welche vermutlich für die Erregungsausbreitung entscheidend sind[8]. Auch verfügen Herzmuskelzellen *nicht* über Muskelendplatten, wenn auch das vegetative Nervensystem mit seinen Varikositäten eine dichte nervale Versorgung des Herzens erzeugt (vgl. S. 171). Das Erregungsleitungssystem des Herzens besteht ebenfals aus quergestreifter Muskulatur, allerdings ähneln diese Zellen meist mehr embryonalen Myocardzellen. Ebenfalls im entschiedenen Gegensatz zur Skelettmuskulatur besitzen Herzmuskelzellen die Fähigkeit zur automatischen Erregungsbildung (vgl. S. 35).

---

(8) An verletzten Herzmuskelzellen sorgt Ca^{++} für eine Abdichtung dieser Nexus.

Prüfungsfragen zu diesem Abschnitt finden Sie im Anhang unter den Ziffern: 13.1.ff.

13.2 Mechanik des Skelettmuskels

Muskelmechanik	Elastische Eigenschaften. Zeitverlauf der Einzelzuckung im Vergleich zum Aktionspotential. Superposition von Einzelzuckungen und tetanische Kontraktion beim Skelettmuskel. Kontraktionsformen. Längen-Spannungs-Beziehungen bei der Muskelkontraktion. Kraftentwicklung in Relation zur Dehnung. Beziehung zwischen Kraft und Verkürzungsgeschwindigkeit.
Typen und Trophik der Skelettmuskulatur	Schnelle und langsame Muskelfasern; Einfluß des versorgenden Nervs, Hypertrophie, Hyperplasie.

Einzelzuckung, Superposition, Tetanus

Reizt man im physiologischen Praktikum einen Froschmuskel über seinen zugehörigen Nerven mit einem *einzelnen überschwelligen Reiz* oder im Labor eine isolierte einzelne Muskelfaser des gleichen Muskels ebenfalls mit einem einzelnen überschwelligen Reiz, so kommt es nach einer *Latenzzeit* (vgl. S. 359) zu einer kurzen Kontraktion des Muskels: Der Muskel „zuckt". Wegen der typischen Kontraktionsform auf einen einzelnen Reiz hin, spricht man von **Einzel-**

zuckung. Mit einer entsprechend geeichten Apparatur (im einfachsten Fall mit einer starken Feder, deren Verkürzung vernachlässigt werden kann) kann man die *Kontraktionskraft* oder die bei der Kontraktion entwickelte Spannung in g bzw. mg messen und den Zeitverlauf der Kraftentwicklung mit Hilfe eines Kymographions registrieren (vgl. Abb. 13.5a). Dem Muskel ermöglicht man hierbei *keine Verkürzung*, er kann *nur Spannung* entwickeln: Der Muskel arbeitet also unter *„isometrischen"*[17] Bedingungen.

Erhöhen wir die Reizstärke eines Einzelreizes an einer isolierten Muskelfaser, ändert sich die Kraft der einzelnen Kontraktion nicht. Insoweit gilt hier das **„Alles-oder-Nichts- Gesetz"**.

Prinzipiell gilt dieses Gesetz auch für den ganzen Muskel, vorausgesetzt man erreicht bereits bei der ersten überschwelligen Reizung alle Muskelfasern, andernfalls kann eine stärkere Reizung auch zu einer Kontraktion einer größeren Zahl von Muskelfasern führen, wodurch eine stärkere Kontraktion bedingt sein kann.

Wiederholt man einen überschwelligen Einzelreiz an der gleichen Muskelfaser, *bevor der Kontraktionsvorgang zu Ende ist* (Doppelreiz), so kommt es zu einer stärkeren Kontraktion. Der zweite Kontraktionsvorgang wird im Effekt zur ersten Kontraktion addiert, man nennt dies **Superposition** (vgl. Abb. 13.5b). Erhöht man nun die Anzahl der Reize, erhält man *ab einer bestimmten Reizfrequenz* eine *maximale Kontraktion*, welche auch durch weitere Erhöhung der Reizfrequenz nicht zu steigern ist. Diesen Kontraktionstyp bezeichnet man als **Tetanus** (vgl.

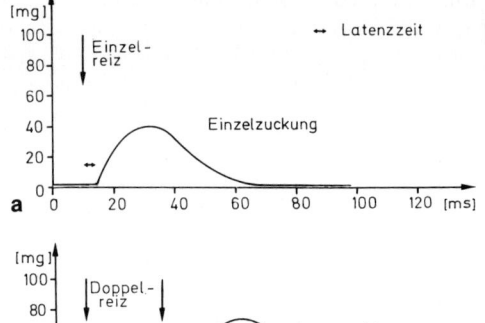

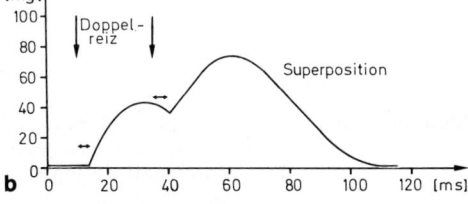

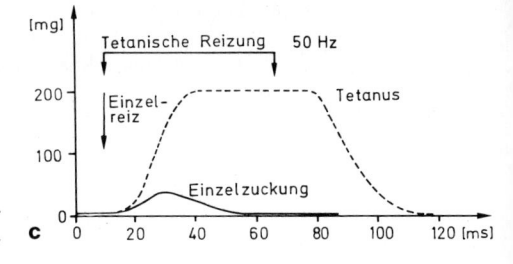

Abb. 13.5. Isometrische Kontraktion bei Einzelzuckung, Superposition und Tetanus (vgl. R. Rüdel, 1977)

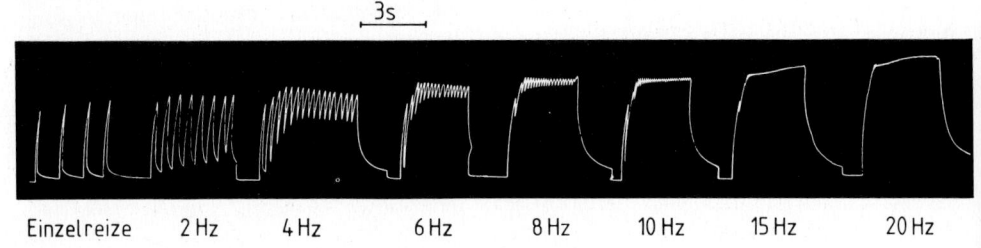

Abb. 13.6. Isotonische Kontraktionen eines Froschmuskels bei unterschiedlicher Reizfrequenz mit Superposition und Tetanus (Physiologisches Praktikum, Heidelberg)

Abb. 13.5c). Die Reizfrequenz, welche schließlich keine superponierten Kontraktionen mehr erkennen läßt, wird auch als Verschmelzungs- oder *Fusionsfrequenz* bezeichnet. Sie beträgt beim Skelettmuskel des *Kaltblüters etwa 20 Hz*, bei schnellen *Warmblütermuskeln etwa 50-100 Hz*. Originalregistrierungen aus dem physiologischen Praktikum von Einzelzuckungen, Superpositionen und Tetanus eines Froschmuskels (M. gastrocnemius) sind der Abb. 13.6 zu entnehmen.

---

(17) isos gr. = gleich.
metron gr. = Maß, Länge

Bei dem Mechanismus des „*Alles-oder-Nichts-Gesetzes*" der Einzelzuckung mit der Möglichkeit von Superposition und Tetanus kann man annehmen, daß ein über eine Muskelfaser hinweglaufendes Aktionspotential intrazellulär eine definierte – quantenförmige – Ca^{++}-Portion freisetzt, welche für eine bestimmte und begrenzte Querbrückenaktivität ausreicht. Bis zu einem Maximum können später eintreffende Aktionspotentiale weitere Ca^{++}-Portionen freisetzen und damit eine maximale oder „tetanische" Kontraktion auslösen. In dieser Vorstellung bezieht sich das „Alles oder Nichts" auf eine kleine – evtl. kleinstmögliche – Verkürzungseinheit innerhalb eines Sarkomers, welche durch die große Zahl der in Serie geschalteten Sarkomere erst als Zuckung erkennbar wird. Allerdings wurde bisher während eines Tetanus die Gesamtkonzentration des intrazellulär freigesetzten Ca^{++} nicht merklich erhöht gefunden.

Wir müssen hier betonen, daß unsere *willkürlichen Muskelkontraktionen stets tetanischer Art* sind. Hierbei müssen jedoch abgestufte Kontraktionen möglich sein, so daß es sich in der Regel bei unseren Bewegungen nicht um einen maximalen Tetanus handelt. Äquivalente von Einzelzuckungen lassen sich dagegen praktisch nur mit dem Reflexhammer auslösen (vgl. Patellarsehnenreflex S. 377 ff).

Muskel – Elastizität – Ruhedehnungskurve

Der anspruchslose Muskel eines Frosches erlaubt nach seiner Freilegung und Aufbewahrung in isotoner Ringer[18]-Lösung (für Kaltblüter u.a. 0,6% NaCl neben KCl, $CaCl_2$ und $NaHCO_3$) stundenlange Kontraktionsexperimente. Hierbei hat man sich auch vielfältig mit den *elastischen Eigenschaften* des Muskels beschäftigt. Der Muskel verkürzt sich wie ein ausgespanntes Gummiband, wenn er von seinen Knochenansätzen gelöst wird (diese Verkürzung beträgt etwa 10%). Mißt man die Kraft, welche man benötigt, um diesen Muskel auseinanderzuziehen (in der Muskelphysiologie nennt man diese Kraft Spannung) und bestimmt

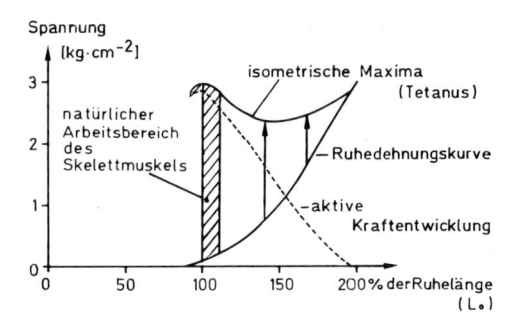

Abb. 13.7. Schematische Zeichnung der Ruhedehnungskurve, der isometrischen Maxima sowie des natürlichen Arbeitsbereiches des Skelettmuskels

gleichzeitig die Länge des Muskels, so stellt man fest, daß sich ein Muskel zunächst sehr leicht auseinanderziehen läßt, später aber für diesen Vorgang immer mehr Kraft aufgewendet werden muß. Das Ergebnis dieses Dehnungsexperiments ist als **Ruhedehnungskurve** in Abb. 13.7 dargestellt.

Aus der nichtlinearen Ruhedehnungskurve ist abzuleiten, daß die Elastizität des Muskels nicht dem Hooke'schen Gesetz[19] folgt. Der Elastizitätsmodul[20] (oder das Verhältnis aus Kraft- und Längenzunahme) ist nämlich beim Muskel nicht konstant, sondern wächst mit der Muskeldehnung.

Man unterscheidet bei den elastischen Elementen des Muskels zwischen Strukturen, welche „*parallel*" zu den kontraktilen Filamenten laufen und vorwiegend durch *Sarkolemm und Bindegewebe* gebildet werden = *Parallelelastizität* und davon abgegrenzt die „*Serienelastizität*", verursacht durch Strukturen, welche den kontraktilen Elementen direkt vor- oder nachgeschaltet sind. Für die Serienelastizität werden insbesondere die *Sehnenansätze* der Muskelfasern verantwortlich gemacht. Die Aktin-Myosinfilamente selbst sind beim relaxierten Muskel und ausreichenden ATP-Vorrat leicht ausein-

---

(18) Sidney Ringer (1835-1910), engl. Pharmakologe.

(19) Robert Hooke (1635-1703), engl. Naturforscher. (Das nach ihm benannte Gesetz postuliert einen linearen Zusammenhang zwischen Spannung und Dehnung bei elastischer Beanspruchung.)
(20) Elastizitätsmodul für Eisen: $2,16 \cdot 10^{10}\,N \cdot m^{-2}$, für Muskel bei starker Vordehnung $0,1 \cdot 10^6\,N \cdot m^{-2}$, bei schwacher Vordehnung $0,1 \cdot 10^4\,N \cdot m^{-2}$.

anderzuziehen. Beim Herauslösen der kontraktilen Proteine des Wirbeltiermuskels ändern sich deshalb die elastischen Eigenschaften des ruhenden Muskels nicht (also auch nicht die Ruhedehnungskurve).

Im Gegensatz zur „Ruhesituation" oder Relaxation müssen *während des Kontraktionsvorganges auch serienelastische Effekte* berücksichtigt werden, welche direkt *von den kontraktilen Proteinen* stammen. So nimmt man z.B. an, daß die „Hälse" der „Querbrückenköpfe" elastische Elemente darstellen, welche während der Querbrückenkippung gedehnt werden und damit Energie speichern können.

Ruhedehnungskurve, Kontraktion und Sarkomerlänge

Nachdem wir die elastischen Eigenschaften des isolierten Muskels in Form der Ruhedehnungskurve (vgl. Abb. 13.7) dargestellt haben, müssen wir nun einschränkend feststellen, daß *der normale Muskel in situ nur um maximal 10% seiner Ruhelänge* (L_0) *gedehnt werden kann.* Unsere Gelenke sind so konstruiert, daß eine weitere Überdehnung gar nicht möglich ist. (Wir haben bereits darauf hingewiesen, daß sich der Muskel um weitere 10% verkürzt, wenn er von seinen Knochen getrennt wird[21].)

Im Experiment können wir aber von ganz unterschiedlichen Vordehnungen des Muskels ausgehen, also *von unterschiedlichen Punkten der Ruhedehnungskurve aus den Muskel überschwellig tetanisch reizen* und dabei die maximale Spannung messen, welche der Muskel von den verschiedenen Ausgangsbedingungen her erreicht. Zweckmäßigerweise benutzen wir hierbei wieder isometrische Kontraktionen (vgl. S. 365). Es fällt auf, daß *im natürlichen Arbeitsbereich* des Muskels *bis 10% über* L_o *die größten Kräfte* entwickelt werden können. Die isometrischen Maxima nehmen mit weiterer Vordehnung ab. Hierbei gibt die Differenz zwischen isometrischen Maxima und Ruhedehungskurve die tatsächliche Kraftentwicklung während der jeweiligen Kontraktion wieder (gestrichelter Bereich in Abb. 13.7).

Wir können dieses Phänomen heute mit der *Filamentgleittheorie* erklären: Gleichzeitige Messungen von **Sarkomerlängen** einzelner Muskelfasern und der maximalen Kraft während tetanischer, isometrischer Kontraktion haben ergeben, daß bei Sarkomerlängen (= Abstände der Z-Scheiben) von 2,00 bis 2,20 µm die größten **Kontraktionskräfte** entwickelt werden können (vgl. Abb. 13.8). Stärker wie schwächer gedehnte Sarkomere liefern geringere Kontraktionskräfte. Die Erklärung dieses Phänomens gibt der untere Teil der Abb. 13.8. Für *optimale Kontraktionsbedingungen* müssen optimal viele, entsprechend gepolte Querbrücken der Myosinfäden neben „ihren" Aktinfäden liegen (Situation c in Abb. 13.8). Die Kontraktionskraft wird Null, wenn entweder keine Überlappung mehr zwischen Aktin und Myosin besteht (d) oder aber die Sarkomere so stark zusammengezogen sind, daß die Myosinfilamente regelrecht von den Z-Scheiben zusammengestaucht erscheinen (a). Eine Reduktion der Kontraktionskraft muß ebenfalls auftreten, wenn die Zahl der Querbrücken abnimmt, welche mit Aktin agieren können (c^1) oder aber „falsch" polarisierte Querbrücken auf Aktinfilamente stoßen, welche zu den Z-Schienen der Gegenseite gehören (b).

Isometrische, isotonische und andere Kontraktionsformen

Auf dem Boden der Filamentgleittheorie können wir nun auch die verschiedenen *Kontraktionsformen* relativ leicht einordnen. Allerdings kann diesen Kontraktionsformen heute kaum noch die Bedeutung zugemessen werden, welche sie einst – speziell als Prüfungsstoff – besessen haben. In der Abb. 13.10 soll links jeweils die experimentelle Situation dargestellt werden: Der Muskel wird in eine Apparatur gebracht, welche sowohl eine Längenänderung des Muskels wie auch eine Spannungsänderung zu messen erlaubt (angedeutet durch das Zeigersymbol jeweils links oben).

---

(21) Hierin liegt vermutlich der Grund, warum Muskeln nach Knochenbrüchen gewaltsam gedehnt werden müssen.

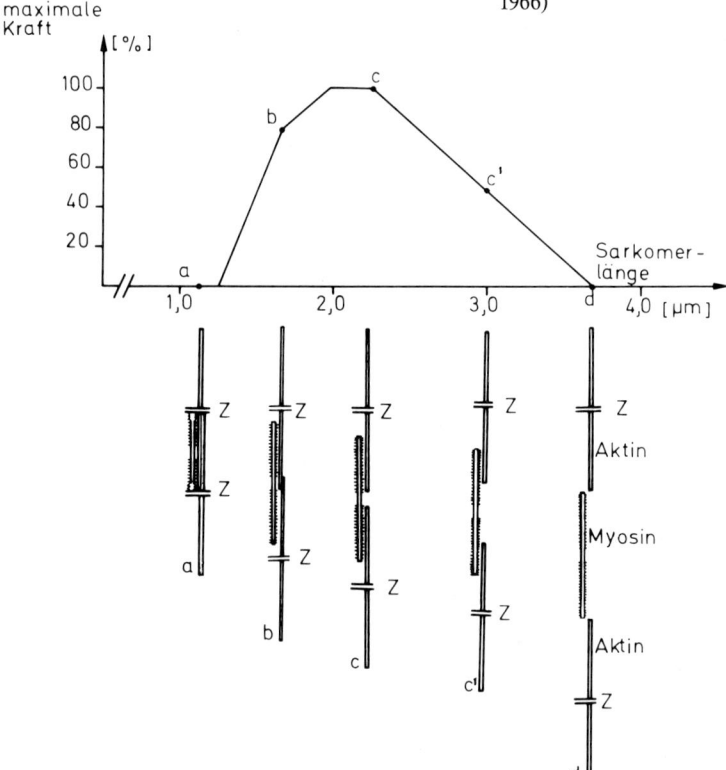

Abb. 13.8. Bedeutung der Sarkomerlänge für die Kraftentwicklung eines Muskels (nach Gordon et al., 1966)

Bei **isometrischer Kontraktion** ist der Muskel an seiner Unterlage befestigt. Er kann nur Kraft entwickeln, ohne sich zu verkürzen, was im Kraft-Längendiagramm als Ausschlag nach oben erkannt werden kann. Die Sarkomerlängen bleiben bei isometrischer Kontraktion nahezu konstant. Als Beispiel für eine isometrische Kontraktion wird gern ein Sportler, welcher ein Gewicht stemmt, angegeben, wobei eine geringe Vordehnung des Muskels (unter 10%) die Querbrückenkonstellation optimiert. Da Arbeit physikalisch als Produkt von Kraft und Weg definiert ist, leistet der Gewichtstemmer (hat er das Gewicht einmal in die richtige Position gebracht) im physikalischen Sinne keine Arbeit mehr[22].

Bei **isotoner Kontraktion** verkürzt sich der Muskel unter gleichbleibender Belastung, die Sarkomerlängen nehmen ab; als praktisches Beispiel mag man sich einen winkenden Menschen vorstellen oder mit Klimmzügen in den Ringen hängend.

Vergleicht man isometrisches und isotones Verhalten am Frosch bei *Einzelzuckungen,* so fällt auf, daß die *isotonen Maxima* deutlich

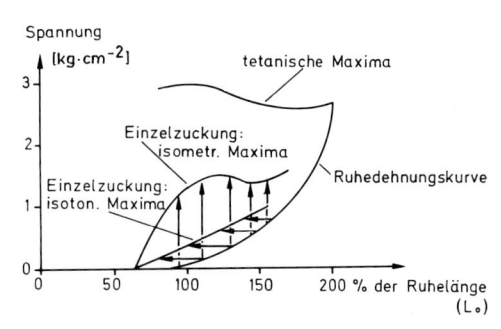

---

[22] Es genügt, sich den muskelstrotzenden Kraftakt plastisch vorzustellen, um sich die Diskrepanz zwischen physikalischen Definitionen und physiologischer Wirklichkeit bewußt zu machen.

Abb. 13.9. Schematische Zeichnung isometrischer, isotonischer und tetanischer Maxima

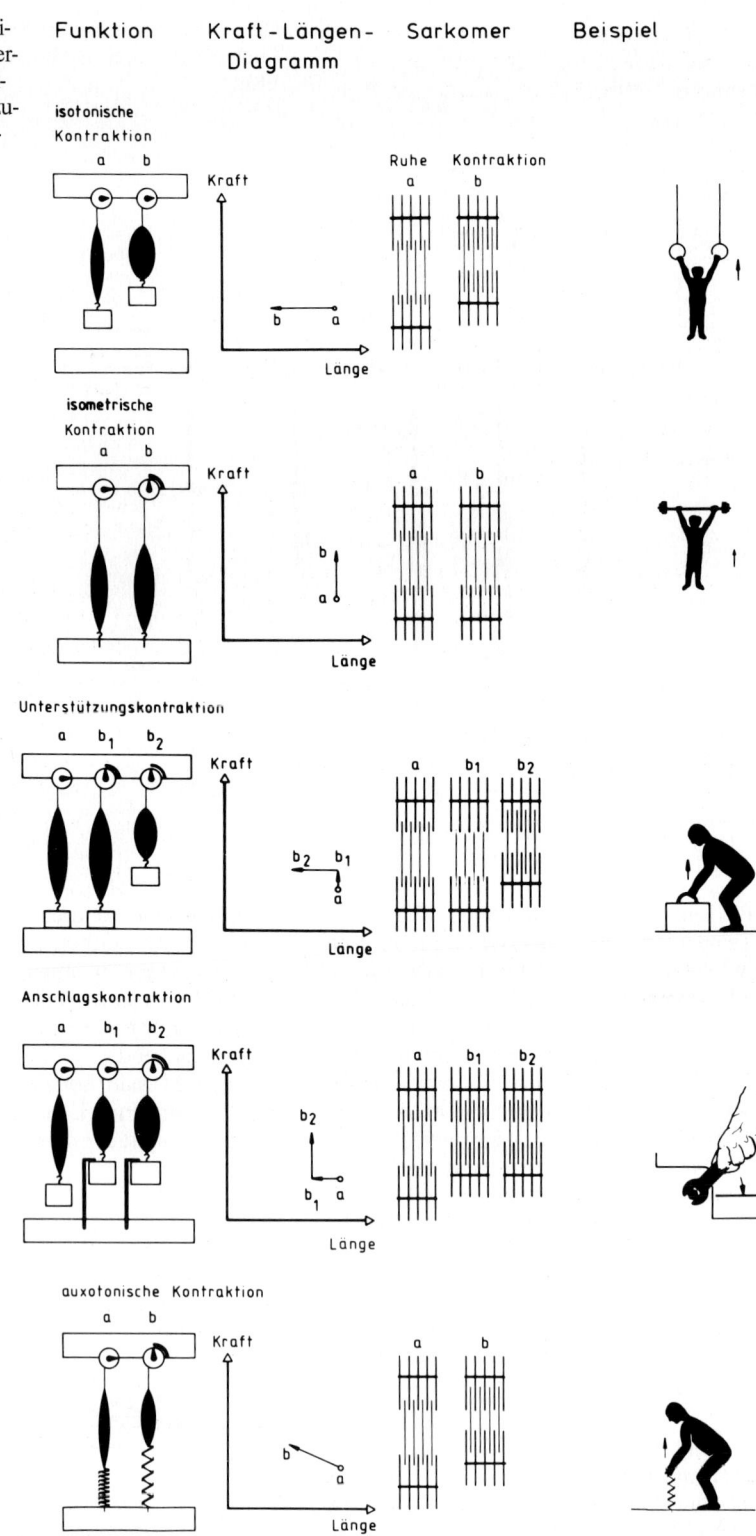

Abb. 13.10. Schematische Zeichnung unterschiedlicher Kontraktionsformen sowie zugehöriger Kraft-Längendiagramme

unter den *isometrischen Maxima* liegen (vgl. Abb. 13.9), allerdings verschwindet dieser Unterschied weitgehend bei maximaler tetanischer Reizung.

Es ist nicht schwer, sich weitere Kombinationen aus diesen beiden Grundformen der Kontraktion vorzustellen:

Als **Unterstützungskontraktion** bezeichnet man eine Kontraktion, welche isometrisch beginnt. Das Gewicht ist so schwer, daß es bis zur Entwicklung einer ausreichenden Gegenkraft gar nicht gehoben werden kann. Bei einmal gehobenem Gewicht erfolgt eine isotonische Verkürzung des Muskels.

Die umgekehrte Form mit anfänglicher isotoner Verkürzung und nachfolgender isometrischer Kraftentwicklung wegen eines mechanischen Anschlages, welcher eine weitere Verkürzung blockiert, nennt man **Anschlagszuckung**. Gegenüber der Unterstützungskontraktion ist hierbei die Entwicklung größerer Kräfte möglich.

Als **auxotonische Kontraktion** bezeichnet man die gleichzeitige Verkürzung und Kraftentwicklung.

Wir haben bei der Besprechung der Herzarbeit auf die unterschiedlichen Kontraktionsformen (einschließlich U-Kurven) bereits hingewiesen (vgl. S. 64 ff.).

Verkürzungsgeschwindigkeit, Belastung, und Leistungsoptimierung

Im folgenden wollen wir die Erfahrung näher beleuchten, daß kleine Bälle schneller geworfen werden können als schwere Eisenkugeln. Jeder Musiker lernt, schnelle Bewegungen so locker, d.h. so lastfrei wie möglich auszuführen. Ein Muskel verkürzt sich nämlich am schnellsten, wenn er keine Last heben muß.

A.V. Hill[23] hat die Verkürzungsgeschwindigkeit des Muskels in Abhängigkeit von der jeweiligen Belastung am M. sartorius des Frosches gemessen (vgl. Abb. 13.11). Das Ergebnis ent-

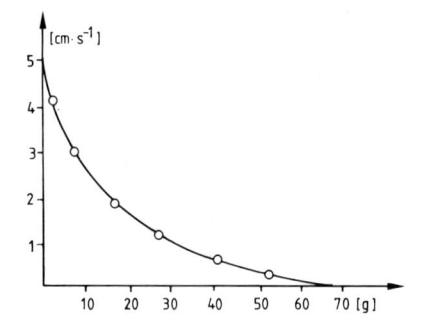

Abb. 13.11. Verkürzungsgeschwindigkeit eines Muskels in Abhängigkeit von der Belastung (nach A.V. Hill)

sprach einem Hyperbel-Ast[24]. Man spricht seit dieser Zeit von der Hill'schen Hyperbel, für die Hill im Detail Konstanten angegeben hat. Auch für andere quergestreifte Muskulatur waren ähnliche Konstanten zu finden. Glatte Muskulatur verkürzt sich ebenfalls bei Belastung entsprechend einem Hyperbel-Ast, nur ist ihre Verkürzungsgeschwindigkeit 10-20mal geringer.

Bei absoluten Verkürzungsgeschwindigkeiten muß man berücksichtigen, daß diese mit der Zahl der sich in Serie kontrahierenden Sarkomere, d.h. mit der Muskellänge zunehmen. Man arbeitet deshalb zweckmäßigerweise mit relativen Längenänderungen: $\dfrac{\Delta L}{L_0}$. Die Verkürzungsgeschwindigkeit $\dfrac{\Delta L}{\Delta t \cdot L_0}$ hat bei der Last Null (P_o) ein Maximum und wird selbst Null, wenn die Last nicht mehr gehoben werden kann.

Da das *Produkt aus Kraft und Geschwindigkeit Leistung*[25] darstellt, erlaubt die Hill'sche

---

(24) $v = b \dfrac{1-P}{a+b}$, wobei v die Verkürzungsgeschwindigkeit darstellt, a und b Konstanten sind und P das Verhältnis aus Last und maximaler tetanischer Spannung bedeutet.

(25) weil:

$$\text{Arbeit} = \text{Kraft} \cdot \text{Weg}$$

$$\text{Geschwindigkeit} = \dfrac{\text{Weg}}{\text{Zeit}}$$

$$\text{Leistung} = \dfrac{\text{Arbeit}}{\text{Zeit}} = \dfrac{\text{Kraft} \cdot \text{Weg}}{\text{Zeit}} =$$

$$= \text{Kraft} \cdot \text{Geschwindigkeit}.$$

---

(23) A.V. Hill, The heat of shortening and the dynamic constants of muscle, Proc. Royal Soc. (B) 126, 136-195, 1938.

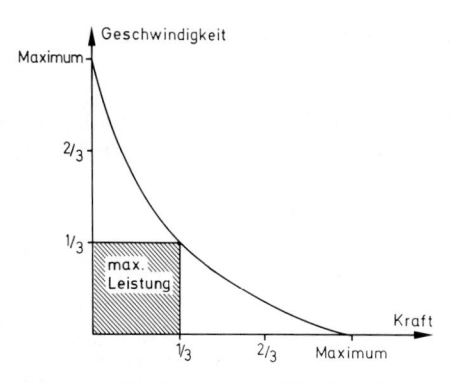

Abb. 13.12. Konsequenz aus Hill'scher Hyperbel für die maximale Leistung

Hyperbel den Schluß, daß man dann die *höchste Leistung* erzielt, wenn man *mit einem Drittel der maximalen Verkürzungsgeschwindigkeit ein Drittel der maximalen Last bewegt* (vgl. Abb. 13.12). Dies ist der Grund dafür, daß man zur Leistungssteigerung z.B. Fahrradübersetzungen benutzt oder eine Bergwanderung zweckmäßigerweise über Serpentinen vornimmt.

Muskelermüdung, Muskelkater, Kontrakturen, Starre

Wir haben bereits Probleme des Muskelstoffwechsels im Rahmen der Messung von Leistungsgrenzen angesprochen (vgl. S. 168). Isometrisches „Krafttraining", bei welchem täglich nur für einige Sekunden einem Muskel Höchstleistung abverlangt werden, führt zur **Muskelhypertrophie** mit Myofibrillenzunahme (nicht jedoch zur Bildung neuer Muskelzellen durch Teilung). Die durchschnittliche Querschnittsfläche der einzelnen Muskelfasern hat zugenommen. Welcher Mechanismus diese Fibrillenzunahme veranlaßt, ist bisher rätselhaft. Auch müssen wir feststellen, daß man bisher viel besser über molekulare Mechanismen der Muskelkontraktion als über scheinbar so banale Fragen wie die Ursache eines Muskelkaters eine eindeutige Auskunft geben kann. Dies liegt zum einen daran, daß entsprechende Experimente am Menschen nur sehr begrenzt möglich sind, und zum anderen daran, daß die Pathophysiologie vom Ansatz her immer eine Stufe komplizierter ist als die Physiologie.

Die unübersehbare *Muskelermüdung* eines Schnelläufers, welcher bis zur Erschöpfung gelaufen ist, kann nur zum kleineren Teil auf einen Mangel an energiereichem Phosphat zurückgeführt werden, zum größeren Teil wird sie auf einen Anstieg des Laktatspiegels mit einer *Laktazidose* sowie auf die Anhäufung anderer Stoffwechselendprodukte bezogen, welche auch die Ursache für akute Muskelschmerzen bis zur Bewegungsunfähigkeit sein sollen (vgl. S. 167).

Der *Muskelkater*, welcher mit Muskelschmerzen in der Regel erst 1 bis 2 Tage nach erhöhter Muskelbelastung auftritt, kann allerdings so einfach nicht erklärt werden, da zu dieser Zeit längst über Diffusionsaustausch und Blutweg alle entstandenen Stoffwechselungleichgewichte wieder ausgeglichen sein sollen. Für untrainierte Muskeln sind Belastungen beim Weg bergab besonders belastend. Experimentell hat man deshalb auch entsprechende Studien am Menschen auf einem nach unten gerichteten Laufband unternommen. Hierbei zeigte sich sowohl während des Gehens wie auch nach dem Maximum des entstandenen Muskelkaters ein massiver Anstieg der *Kreatinphosphokinase* (CPK). Bei Muskelbiopsien waren elektronenmikroskopisch vor allem Risse in den Z-Banden sichtbar. Man geht deshalb heute meistens davon aus, daß der Muskelkater eine *Beschädigung von Muskelfasern* nach Überlastung darstellt.

Dauerkontraktionen (= Kontrakturen) können experimentell z.B. durch Dauerdepolarisationen hervorgerufen werden, insbesondere durch Erhöhung der extrazellulären K^+-Konzentration. Man spricht hier von *„Depolarisationskontrakturen",* deren Mechanismus aber nicht prinzipiell von einer tetanischen Kontraktion mit kontinuierlicher intrazellulärer Ca^{++}-Freisetzung und Interaktion von Aktin-Myosin (vgl. S. 356) unterschieden ist. Auch Coffein kann experimentell zu massiver intrazellulärer Ca^{++}-Freisetzung mit einer anhaltenden Kontraktur führen.

Der Kliniker fürchtet dagegen *Kontrakturen nach längerer Ruhigstellung* speziell *entdehnter Muskeln*. Der genaue Mechanismus dieser gelegentlich unter einem Gipsverband entstehenden Kontrakturen, bei welchen es zu einer anhaltenden Vernetzung von Aktin und Myosin kommt, ist bisher unklar [26].

---

[26] Neben diesen myogenen Kontrakturen beobachtet man in der Klinik aber auch Gelenkversteifungen, welche durch Verwachsungen oder Versteifungen des gleitenden Bindegewebes verursacht sind, daneben Narbenkontrakturen, arthrogene Kontrakturen (nach Gelenkergüssen bzw. -entzündungen), neurogene und psychogene, sog. hysterische Kontrakturen.

Prüfungsfragen zu diesem Abschnitt finden Sie im Anhang unter den Ziffern: 13.2.ff.

13.3 Kontrolle der Kontraktion der Muskeln in situ (einschließlich Pathophysiologie)

Unsere gesamte motorische Kommunikation und Interaktion mit der Außenwelt erfolgt ausschließlich über **abgestufte Muskelkontraktionen.** Wir müssen uns deshalb mit den *Mechanismen* dieser Abstufung auseinandersetzen. Prinzipiell benutzt der Organismus hierfür *zwei Wege:*

1. Es ist möglich, die *Anzahl der Aktionspotentiale zu erhöhen,* welche entlang des Motoneurons die motorische Endplatte erreichen. Wie wir bei der Besprechung von Reizeffekten bereits gesehen haben, kommt es mit einer Zunahme der Reizfrequenz (gleichbedeutend mit einer Zunahme der Anzahl von Aktionspotentialen) über Superpositionen (s.o.) zu unterschiedlichen Graden einer tetanischen Kontraktion. Kann man bei derartigen Tetani noch einzelne Zuckungen voneinander abgrenzen, spricht man von „nicht fusionierten", anderenfalls von *„fusionierten Tetani".* Insgesamt handelt es sich also bei diesem Typ der Kontraktionskontrolle um eine Frequenzcodierung zur Kontraktionsabstufung einzelner Muskelfasern.

2. Die andere Möglichkeit zur Steigerung der Kontraktionskraft eines Muskels besteht in einer *Erhöhung der Anzahl der* an einer Kontraktion *beteiligten Muskelfasern* (man spricht von „Rekrutierung").

Hierbei ist es wichtig zu wissen, daß zwar jede Muskelfaser nur von einer motorischen Vorderhornzelle ihre nervale Versorgung erhält, daß aber eine motorische Vorderhornzelle selbst unterschiedlich viele Muskelfasern versorgen kann.

Sherrington[28] hat hierzu den Begriff der **motorischen Einheit** geprägt. Eine motorische Einheit umfaßt *alle diejenigen Muskelfasern, welche von einem einzelnen efferenten Neuron versorgt* werden. Hierbei findet man die kleinsten motorischen Einheiten in den äußeren Augenmuskeln, bei welchen etwa 10 Muskelfasern von einer einzelnen Ganglionzelle z.B. des N. oculomotorius versorgt werden, während über 1000 einzelne Fasern des M. glutaeus maximus von einer einzelnen motorischen Vorderhornzelle ihre Aktionspotentiale erhalten. Die zu einer motorischen Einheit gehörenden Fasern müssen nicht unmittelbar nebeneinander liegen, jedoch ist der Fasertyp (vgl. S. 360) innerhalb einer Einheit identisch. Häufig finden sich in einem Anschnitt der Skelettmuskulatur Anteile der verschiedenen Einheiten „schachbrettartig" nebeneinander verteilt, wobei die roten langsamen (Typ I oder auch tonische Fasern) einer Einheit mit den weißen (Typ II oder phasische Fasern) einer anderen Einheit verwoben erscheinen.

Auffällig ist, daß kleine motorische Vorderhornzellen auch zu kleineren motorischen Einheiten gehören, während mit der Zellgröße auch die angeschlossene Einheit wächst. Außerdem haben aber kleine Vorderhornzellen auch geringere Reizschwellen. Die Bedeutung dieses

---

(28) vgl. S. 312

Zusammentreffens wird darin gesehen, daß bei geringen Aktivierungen zuerst die kleinsten motorischen Einheiten „anspringen", jedoch mit Zunahme der Aktivierung immer größere Muskelkräfte „rekrutiert" werden können.

Muskelatrophie, degenerative Erkrankungen der Motoneurone, primäre Erkrankungen von Muskelfasern

Wir haben früher im Hinblick auf Arbeit und Sport dargestellt (S. 168), daß Muskelfasern hypertrophieren, d.h. die Zahl ihrer Myofibrillen zunimmt, wenn sie täglich nur wenige Male bis an ihr isometrisches Maximum hin trainiert werden. Andererseits atrophiert ein Muskel, wenn er z.B. durch einen Gipsverband an einer Kontraktion gehindert wird oder über sein motorisches Neuron keine Erregung mehr erhält. Ist entweder das *motorische Vorderhorn zerstört*, oder das *Axon des Motoneurons durchtrennt*, kommt es unaufhaltsam zur *Atrophie des betreffenden Muskels*. Die gefürchtetsten Muskelkrankungen beruhen in der Regel auf einer primären Degeneration der Motoneurone, gegen welche bisher so gut wie keine kausale Therapie existiert. Bei anderen Muskelerkrankungen besteht der Schaden primär in der Muskelzelle selbst. Eine Methode zur Differenzierung derartiger Muskelerkrankungen stellt die **Elektromyographie** (EMG) dar (vgl. S. 384). Hierbei werden kleine Nadelelektroden in den zu untersuchenden Muskel gestochen und die elektrische Aktivität im Bereich der Nadeln und der sie umgebenden motorischen Einheiten abgeleitet. Ähnliche Ergebnisse erzielt man mit großflächigen Elektroden, welche auf die Haut gesetzt werden. *Unter Normalbedingungen* leitet man *bei ruhig liegendem, entspanntem Muskel* praktisch *keine Potentiale* ab, während durch die Aufforderung, den betreffenden Muskel leicht anzuspannen (=spontane Kontraktion), Summenpotentiale entstehen, welche die Rekrutierung der verschiedenen motorischen Einheiten erkennen lassen.

Degenerative Erkrankungen der Motoneurone (z.B. amyotrophe Lateralsklerose) zeigen bereits in Ruhe im Elektromyogamm (EMG) Spontanentladungen, welche sogar bis zu rhythmischen Kontraktionen der Muskulatur (Fibrillationen) führen können. Bei spontaner Kontraktion ist die Anzahl der Potentiale im EMG jedoch gegenüber den Werten beim Gesunden verringert. Die Potentiale selbst sind unregelmäßiger und haben z.T. sogar größere Amplituden als beim Gesunden, weil Nervenfasern von gesunden motorischen Einheiten in degenerierte einsprossen können und es damit scheinbar zu lokaler „Überversorgung" kommen kann.

Bei *primären Erkrankungen von Muskelfasern* findet man im EMG in Ruhe wie beim Normalen keine spontanen Potentiale, während bei willkürlicher Muskelanspannung von den wenigen noch überlebenden motorischen Einheiten insgesamt wesentlich geringere Potentiale abgeleitet werden können.

Spezielle Pathophysiologie des Muskels (vgl. Tab. 11.3, S. 339)

Als wichtigste Myopathien werden folgende Krankheitsbilder unterschieden:

1. Progressive Muskeldystrophie

Hierbei handelt es sich um eine erbliche, keineswegs seltene, jedoch unterschiedlich schnell voranschreitende Muskeldegeneration (mit 7 verschiedenen Untergruppen), welche durch kürzere Potentiale mit geringeren Amplituden im EMG auffällt. Eigenreflexe bleiben erhalten (sie sind erst dann erloschen, wenn praktisch alle Muskelfasern atrophiert und nur noch die Kerne der Muskelfasern sowie einzelne Muskelspindeln erhalten sind).

2. Myasthenie (Myastenia gravis)

Charakteristisch für diese Muskelkrankheit ist eine besondere Ermüdbarkeit der Muskulatur, welche sich auch bei elektrischer Reizung der Muskulatur durch eine Amplituden-Abnahme im EMG (im Verlauf der Reizung) zeigt. Unter Cholinesterasehemmern („Prostigmintest") tritt sofort eine auffällige Besserung der Kontraktionsfähigkeit der Muskulatur auf, was auf einen defekten Acetylcholin-Übertragermechanismus an der Muskelendplatte hinweist. Die Erkrankung wird heute als eine Störung des eigenen Immunsystems aufgefaßt (Autoimmunkrankheit).

3. Myotonie

Der Name weist bereits auf eine erhöhte Muskelspannung (mit Versteifungen bei willkürlichen Bewegungen) hin. Besonders bei Kälte kann sich die Symptomatik einer deutlich verzögerten Muskelerschlaffung verstärken. Auch bei dieser Erbkrankheit gibt es verschiedene Untergruppen, welche erfreulicherweise z.T. keine verkürzte Lebenserwartung besitzen. Auffällig ist nach mechanischer und elektrischer Reizung eine verlängerte (repetitive) Aktivität einzelner Muskelfasern (=myotonische Reaktion), welche nicht nerval sondern von der Muskelfaser selbst ausgelöst wird. (Curare ändert das Phänomen nicht.)

Prüfungsfragen zu diesem Abschnitt finden Sie im Anhang unter den Ziffern: 13.3.ff.

13.4 Glatte Muskulatur

Feinbau	Zellformen. Interzelluläre Kontake. Innervation. Intrazelluläre Calciumspeicher.
Kontraktions-aktivierung	Spontan, nerval und humoral; Beteiligung des Membranpotentials. Neurotransmitter und Gewebshormone, pharmakologische Rezeptoren und Reaktion des Muskels. Rolle des Calciums bei der Aktin-Myosin-Interaktion. Rolle von Calmodulin und Proteinkinasen in der Kontraktionssteuerung.
Mechanik	Dehnungsverhalten (u.a. Plastizität, Fließwiderstand). Kontraktionsverlauf im Vergleich zu Skelett- und Herzmuskulatur.

Wir haben bereits unter dem Stichwort „Motorik des Magen-Darm-Traktes" auf die Besonderheiten der glatten Muskulatur hingewiesen (vgl. S. 177). Ihren Namen haben die etwa 5 bis 10 µm breiten und meist 30 bis 200 µm langen „glatten" Muskelzellen daher, daß die kontraktilen Proteine in ihrem Zellinneren nicht in Myofibrillen mit auffälliger Sarkomerstruktur vorliegen. Man weiß zwar inzwischen, daß beim glatten Muskel das kontraktile Protein – wie in der Skelettmuskulatur – auch aus *Aktin- und Myosinfilamenten* zusammengesetzt ist, doch entspricht die Anordnung dieser Filamente offenbar mehr dreidimensionalen Netzen. Vermutlich ist die Konstruktion dieses *Netzwerkes* Voraussetzung dafür, daß z.B. die glatten Muskelzellen der Harnblase oder des graviden Uterus so *stark elongiert werden können* und dabei ihre Fähigkeit zur Kontraktion trotzdem nicht verlieren (Zellänge der „ruhenden" Uterusmuskulatur etwa 50 µm, des graviden Uterus dagegen 500 µm). Die Sarkomere der quergestreiften Muskulatur hätte man bei einer entsprechenden Verlängerung längst aus ihren Filamentgleitschienen herausgerissen, so daß der Querbrückenkontakt zwischen Aktin und Myosin als Voraussetzung für einen Kontraktionsvorgang aufgehoben wäre.

Ein T-System benötigen die langsam kontrahierenden glatten Muskelzellen nicht, *Calciumionen* sind aber auch bei ihrer Kontraktion beteiligt. Allerdings besitzt der glatte Muskel kein Troponin (wohl aber Tropomyosin, statt dessen binden sich intrazellulär freigesetzte Ca^{++}-Ionen an ein anderes Protein: *Calmodulin* (vgl. Abb. 13.13).

Bei der Gefäßmuskulatur (nicht aber bei den glatten Muskeln der Darmwand) erfolgt die intrazelluläre Freisetzung von Ca^{++}- Ionen nach sympathischer Aktivierung und Noradrenalin-

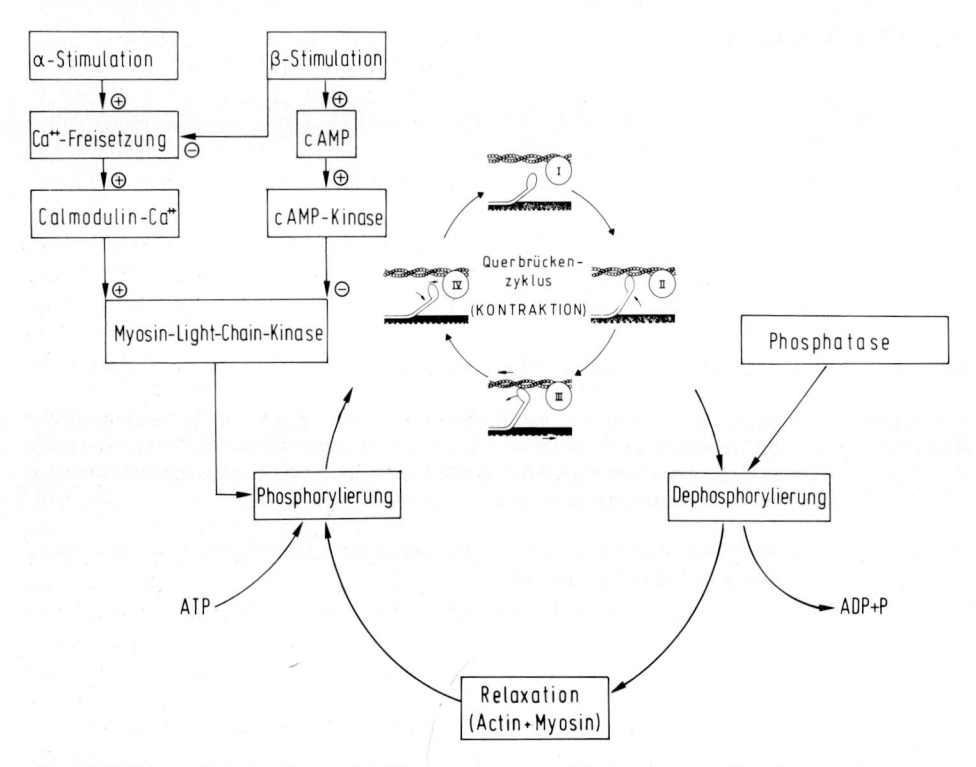

Abb. 13.13. Schematische Zeichnung der Wirkungen von α- und β-Stimulation auf den Querbrückenzyklus der glatten Muskulatur (mit freundlicher Unterstützung durch J.C. Rüegg)

freisetzung über α-*Rezeptorenstimulation* (vgl. S. 349). Hierbei werden Ca^{++}-*Ionen* entweder aus *submembranösen Ca^{++}- Speichern* (*Pinozytosebläschen*) freigesetzt oder durch Änderung der Zellmembranpermeabilität von außen in die Zelle eingeschleust. Der im Anschluß an die Ca^{++}-Freisetzung entstandene *Calmodulin-Ca-Komplex* aktiviert seinerseits ein Enzym, die *Myosin-light-chain[9]-Kinase,* welche nun den *Kontraktionsvorgang auslöst.* Hierbei entsteht (ähnlich wie beim Skelettmuskel) unter ATP-Spaltung und Phosphorylierung ein aneinander haftender *Aktin-Myosin-Phosphatkomplex.* Im Gegensatz zum Skelettmuskel soll das Ende der Kontraktion über eine *Inaktivierung* des gleichen genannten Enzyms – *der Myosin-light-chain-Kinase* – erfolgen. Ein Absinken der Konzentration freier Ca^{++}- Ionen z.B. durch Wiederaufnahme (reuptake) in die Ca^{++}-Speicher bei reduzierter Ca^{++}- Permeabilität der Zellmembran und das Absinken des Calmodulin-Ca-Spiegels können so durch Inaktivierung der Myosin-light-chain-Kinase zum Ende der Kontraktion, d.h. zur Relaxation führen.

Vermutlich ist auch bei der Kontraktion der glatten Muskulatur mit der Beteiligung von Querbrückenköpfen des Myosins und mit einem „Nicken" dieser Köpfe zu rechnen, obwohl diese postulierten Querbrückenköpfchen so klein sind, daß man sie bisher nicht einmal bei der quergestreiften Muskulatur elektronenmikroskopisch darstellen konnte.

Soweit über eine *β-Rezeptorenstimulation* eine Dilatation glatter Muskulatur bewirkt wird, erfolgt dies vermutlich entweder über eine Reduktion der freien intrazellulären Ca^{++}-Ionenkonzentration (vgl. Abb. 13.13) oder über eine Erhöhung der intrazellulären Konzentration von *cyclischem Adenosinmonophosphat* (cAMP) mit Aktivierung der cAMP-Kinase. Dies führt ebenso wie eine Reduktion des Calmodulin-Ca^{++} zu einer *Inaktivierung der Myosin-light-chain-Kinase* und damit zur Dephos-

---

(9) light chain engl. = leichte Kette.

phorylierung des Aktin-Myosinkomplexes mit *Relaxation* der Muskelfaser (bzw. Reduktion deren Kontraktilität).

Abb. 13.14 zeigt die gegenwärtige Vorstellung der Verteilung von Membranrezeptoren und von Calciumkanälen an glatten Muskelfasern sowie die unterschiedlichen Wege einer Stimulierung oder Hemmung der Myosin-Light-Chain-Kinase (speziell für die Gefäßmuskelzelle). Es wurden spannungsabhängige und rezeptorgesteuerte Ca^{++}- Kanäle beschrieben sowie "leakage channels". Calciumantagonisten blockieren vorwiegend die spannungsabhängigen (γ) Calciumkanäle.

Vorausgesetzt, die glatte Muskelzelle bewerkstelligt genau wie die quergestreifte Muskelfaser ihre Kontraktion über Querbrückenzyklen (vgl. S. 357), muß man annehmen, daß die Querbrücken der glatten Muskulatur wesentlich langsamer schlagen, da sich *glatte Muskelzellen* wesentlich langsamer als quergestreifte Fasern kontrahieren und ihr *Energieverbrauch* bei gleicher Kontraktionsleistung auch rund 500fach *geringer* ist. Darüber hinaus können gewisse glatte Muskelzellen fast ohne Energieverbrauch – speziell im Stadium der Relaxation – eine gewisse *Haltearbeit ohne Ermüdung* leisten. Extremes Beispiel hierfür ist der *"Sperrtonus"* glatter Schließmuskelzellen von Muscheln, welche je nach Nervdurchschneidung während Kontraktion oder Relaxation in ihrem Kontraktionszustand ohne zusätzlichen Energieaufwand über lange Zeiträume verharren können.

Unter **Tonus** versteht man beim Muskel allgemein seinen *Spannungszustand*. Über welche Mechanismen der Tonus der glatten Muskulatur beeinflußt und reguliert wird, haben wir bei den einzelnen Organen besprochen [vgl. insbesondere vegetatives Nervensystem (S. 345) sowie Blutkreislauf, Ruhetonus und basaler Tonus S. 104]. Neben langsamen Änderungen des Tonus beobachtet man beim glatten Muskel *schnellere Kontraktionen*, welche als *"phasisch"* bezeichnet werden. Durch die Bildung *spontaner Depolarisationen* ist die glatte Muskulatur zu *spontanen Kontraktionen* befähigt, welche tonisch (langsam) wie phasisch (schneller) sein können. Hierbei werden die unterschiedlichsten Kontraktions*rhythmen* beobachtet, deren Mechanismen allerdings bisher nicht aufgeklärt sind, wenn auch Änderungen des Zellstoffwechsels als auslösende Ursachen angenommen werden.

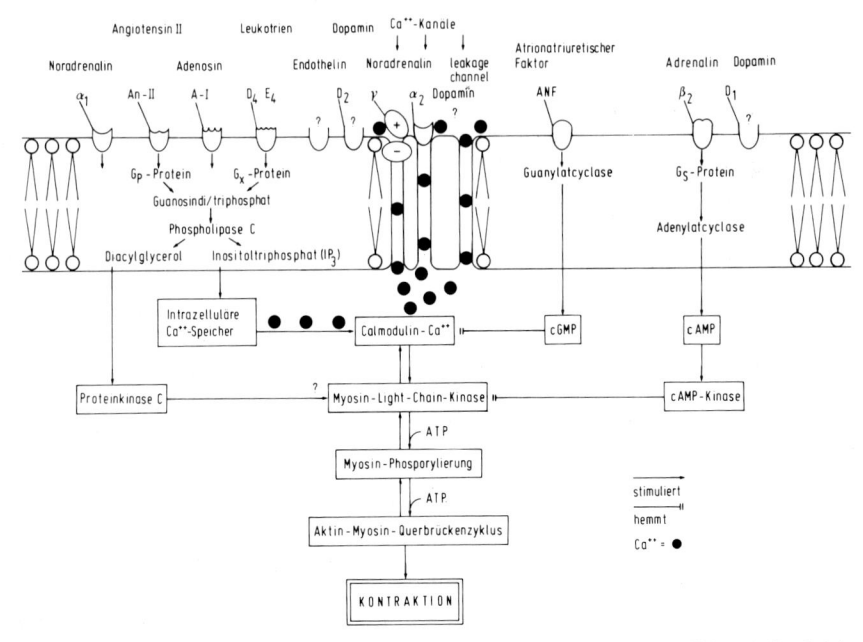

Abb. 13.14. Schematische Zeichnung einer Gefäßmuskelmembran. Stimulation des Calmodulin-Calcium – sowie das Myosin-Light-Chain-Kinase-Systems führt zur Vasokonstriktion, Hemmung zur Dilatation.

Prüfungsfragen zu diesem Abschnitt finden Sie im Anhang unter den Ziffern: 13.4

Weiterführende Literatur

Ch. Eltze, G. Hildebrandt, M. Johanson: Über das Verhalten der Creatin-Kinase im Serum beim Muskelkater. Klin. Wschr. 61, 1147-1151, 1983

A.M. Gordon, A.F. Huxley, F.J. Julian: The variation in isometric tension with sarcomere length in vertebrate muscle fibres. J. Physiol. (London) 184, 170-192, 1966

W. Hasselbach, K. Kramer: Muskel, in: Gauer, Kramer, Jung: Physiologie des Menschen, Bd. 4, 2. Auflage. Urban und Schwarzenberg, München, Berlin, Wien, 1975

A.V. Hill: The heat of shortening and the dynamic constants of muscle. Proc. Royal Soc. (B) 126, 136-195, 1938

A.F. Huxley: Muscular contraction (Review lecture). J. Physiol. 243, 1-43, 1974

E.R. Kandel, J.H. Schwartz: Principles of Neural Sciences. Elsevier North-Holland, New York, Amsterdam, Oxford, 1981

L.D. Peachy, Editor: Skeletal Muscle. Section 10, in: Handbook of Physiologie. Amer. Physiol. Society, Bethesda, Ma., 1983

K. Poeck: Neurologie, 7. Auflage, Springer, Berlin, Heidelberg, New York 1987

R. Rüdel: Aufbau und Funktion des Skelettmuskels. Film C 1245 und Publikation, Institut für d. wiss. Film, Göttingen, 1977

J.C. Rüegg: Vascular smooth muscle: Intracellular aspects of adrenergic receptor contraction coupling. Experientia 38, 1400-1404, 1982

J.C. Rüegg: Calcium in Muscle Activation, A Comparative Approach, Springer, Berlin, Heidelberg, New York 1986

W. Trautwein and J. Hescheler: Regulation of cardiac L-type calcium current by phosphorylation and G proteins. Annu. Rev. Physiol. 52, 257-274, 1990

14. Sensomotorik

Allgemein

Wenn auch Descartes[1] gern als geistiger Vater der Vorstellung des Menschen als „Reflexwesen" angesehen wird, so hat er doch selbst nie von Reflexen im Blick auf biologische Vorgänge gesprochen. Der decapitierte Frosch zuckte bei Rückenmarksreizung erstmals zu Beginn des 18. Jahrhunderts. Später hat Prochaska[2] (1784) bei derartigen Reizexperimenten von „sensiblen" und „motorischen" Nervenbahnen gesprochen, obwohl diese Bahnen morphologisch überhaupt noch nicht nachgewiesen waren. Auch hat Prochaska vermutlich zum ersten Mal von „sensorischen" Eindrücken gesprochen, welche über ein „Zentrum" auf motorische Nerven „reflektiert" werden. Der Nachweis einer getrennten sensiblen hinteren Wurzel von einem vorderen motorischen Anteil und damit das Konzept des heute noch gültigen Reflexbogens stammt von Bell[3] (1811) und wurde ein Jahrzehnt später definitiv von Magendie[4] bestätigt: Seitdem besagt das *Bell-Magendie'sche Gesetz*, daß sensible Erregungen über das Hinterhorn in das Rückenmark eintreten und über eine Verknüpfung mit motorischen Vorderhornzellen und ihren motorischen Bahnen Kontraktionen von Muskeln auslösen können.

Es gehört für manchen zu den Schlüsselerlebnissen im Rahmen eines Physiologiestudiums, die verschiedensten Reflexe am intakten Frosch zu testen und die gleichen Reflexe nach Abtrennung des Gehirns zu wiederholen. Komplizierte Sprünge (das typische Hüpfen des Frosches), Strampelbewegungen, Wischbewegungen oder den berühmten *Umklammerungsreflex* nach Goltz[5] kann der Frosch mit und ohne Großhirn durchführen, so daß Studenten oft ins Stottern geraten, wenn man sie fragt: Warum braucht der Frosch eigentlich einen Kopf? Im Angesicht derartiger Experimente ist auch immer eine gewisse Zahl von Medizinstudenten bereit, die Legende von Störtebeker[6] für glaubhaft zu halten.

Tatsächlich ist diese Legende jedoch nur ein unerlaubter Analogieschluß von niederen Wirbeltieren wie Frosch oder Geflügel auf den Menschen, welcher bei Rückenmarksdurchtrennung sofort einen spinalen Schock (vgl. S. 387) erleidet. Der Frosch ohne Großhirn kann zwar nach einem Kniff in seine Haut hüpfen, bleibt aber in Ruhe gelassen auf seinem Platz, bis er verhungert. Wird er nicht von außen gereizt (und schon die trocknende Haut kann in diesem Sinn einen Reiz darstellen), fehlt jeder „innere Antrieb", jede eigene Initiative oder Spontaneität.

Die „Reflexologie" hinterfragt allerdings derartige Begriffe weiter. Wesentlicher Auslöser einer diesbezüglichen Diskussion war Pawlow; seine „bedingten Reflexe" wurden bereits S. 182 f. angesprochen. Der hieraus abgeleitete sowjetische „Pawlowianismus" und seine westliche Parallele, der „Behaviorismus" mit seiner These von der erlernten Natur aller Reaktionen des Individuums haben bis in die 2. Hälfte unseres Jahrhunderts unser Menschenbild wesentlich mitbestimmt. Allerdings sind die beteiligten Strukturen und Systeme so kompliziert, daß man heute immer mehr vor derartigen Vereinfachungen zurückschreckt.

---

(1) vgl. S. 311.
(2) Georg Prochaska (1749-1820), Wiener Anatom und Physiologe.
(3) Sir Charles Bell (1774-1842), britischer Anatom und Chirurg, erhielt 1829 die erste Medaille der Royal Society und wurde 1831 geadelt. Sein Buch zur Gerhirn-Anatomie wurde als „Magna Carta" der Neurologie bezeichnet.
(4) François Magendie (1783-1855), franz. Physiologe, Mitbegründer der modernen, experimentellen Physiologie, Lehrer von Claude Bernard (vgl. S. 217).
(5) Friedrich Leopold Goltz (1834-1902), Physiologe in Halle und Straßburg. Noch bekannter als der von ihm beschriebene Umklammerungsreflex (vgl. S. 377) ist der sog. „Goltz'sche Klopfversuch". Beim Beklopfen des Bauches eines Frosches kann man durch Vagusreizung einen Herzstillstand erzielen. (Beim „Faustschlag in die Magengrube" kann es uns ähnlich ergehen.)
(6) Klaus Störtebeker wurde 1402 als Anführer der Vitalienbrüder (Seeräuber im Nord- und Ostseebereich) in Hamburg enthauptet. Die Legende berichtet, daß diejenigen Mitgefangenen freigelassen worden seien, an welchen Störtebeker ohne Haupt vorbeigeschritten sei.

14. Sensomotorik

Unter **Sensomotorik** faßt man heute alle nervalen und motorischen Prozesse zusammen, die *über eine Sinnesempfindung* und deren Verarbeitung schließlich zu *einer motorischen Antwort* in Form einer Kontraktion von Skelettmuskeln führen. Hierbei besitzen der Muskel und seine Sehnen eigene Sinnesrezeptoren, welche den Bewegungsablauf routinemäßig kontrollieren, während die „höheren" Sinne, Auge und Ohr, vorwiegend für die Auslösung und Kontrolle gezielter Bewegungen verantwortlich sind.

14.1 Spinale Motorik

Muskelspindeln	Feinbau, Funktion, afferente und efferente Innervation. Anordnung im Muskel, Antwortverhalten bei Dehnung und Kontraktion (extrafusaler) Muskulatur und Bedeutung fusimotorischer Innervation (z.B. Proportional- und Differentialverhalten).
Andere Rezeptoren	Anordnung, Funktion, afferente Innervation und Antwortverhalten von Sehnenrezeptoren. Bedeutung von Haut- und Gelenkrezeptoren.
Motoneurone	Alpha-Motoneurone: Lokalisation, Funktion, Rekrutierung und efferente Verschaltung (z.B. motorische Einheit). Bedeutung der Afferenzen des Motoneurons. Gamma-Motoneurone und fusimotorische Innervation.
Reflexe	Typen physiologischer Reflexe (Dehnungsreflexe, polysynaptische Reflexe). Aufbau der Reflexbögen (Rezeptoren, Afferenzen, segmentale und intersegmentale Verschaltung, Efferenzen).
	Bedeutung der Gamma-Innervation (z.B. Alpha-Gamma-Koaktivierung). Bedeutung der Reflextypen für Stütz- und Zielmotorik, Flucht- und Schutzrefexle. Klinisch wichtige Reflexe (z.B. Patellarsehnenreflex; Achillessehnenreflex; Bauchhautreflex).
Reflexhemmung und -ausbreitung	Formen hemmender Verschaltung (z.B. Antagonisten-, Agonistenhemmung. Renshaw-Hemmung).
Pathophysiologie	Grundzüge der Auswirkungen von partieller und totaler Durchtrennung des Rückenmarks. Grundzüge der Störungen der spinalen Motorik (pathologische Reflexe, Veränderung des Muskeltonus).

Reflexe

Allgemein stellen Reflexe in der Physiologie genetisch angelegte „Standardantworten" auf „Standardreize" (unter „Standardbedingungen") dar.

Am eindrücklichsten untersucht man *Reflexe am Frosch*. Man greift den Frosch mit der linken Hand um die Taille, linker Daumen und Zeigefinger halten den Frosch seitlich zwischen Vorder- und Hinterbeinen. Kneift man nun mit einer Pinzette z.B. in die Schwimmhaut eines Fußes, so wird das gesamte Bein „reflektorisch" angezogen. Soweit verwundert das Experiment kaum. Wird nun mit einem Scherenschlag das Schädeldach des Frosches abgetragen, ist das Strampeln des Frosches vorbei. Wird jedoch nach einigen Minuten die Schwimmhaut des Frosches erneut mit einer Pinzette gekniffen („Standardreiz"), zieht der Frosch sein Bein in der gleichen Art wie zuvor weg („Standardantwort"). Auch eine Reihe anderer Reflexe läßt sich am großhirnlosen *„Rückenmarksfrosch"* demonstrieren: Bringt man ein kleines Stückchen mit Säure getränkten Löschpapiers auf die Haut des gehirnlosen Rückenmarksfrosches, so streift der Frosch mit beiden Füßen dieses Papierchen ab (*„Wischreflex"*); wird der gleiche Frosch an der Bauchhaut gestreichelt, so wird der streichelnde Finger als Partnerersatz mit den oberen Extremitäten umklammert (*„Umklammerungsreflex"*) etc. Wird allerdings das *Rückenmark des Frosches mit einer Sonde durchbohrt*, ist keiner der genannten Reflexe mehr auszulösen, die Extremitäten zeigen jetzt eine *schlaffe Lähmung*.

Versuchen wir, die Beobachtungen schematisch zusammenzufassen, gelangen wir zu den wichtigsten Teilen eines **Reflexbogens** (vgl. Abb. 14.1). Hautreize müssen über *Sinnesrezeptoren in der Haut und afferente (= sensible) Nervenbahnen zum Rückenmark* gemeldet, und von dort muß *über efferente (= motorische) Bahnen* schließlich eine *Muskelkontraktion* ausgelöst worden sein, anderenfalls ist der Effekt einer Rückenmarkszerstörung nicht zu erklären.

Auch einen Menschen kann man in die Fußhaut kneifen oder stechen, und er wird gegebenenfalls seinen Fuß „vor Schmerzen" reflektorisch zurückziehen. Man spricht hier – wie beim Frosch – von **Fremdreflexen**, weil Reizorgan (z.B. Haut) und Erfolgsorgan (Muskel) voneinander unterschieden sind. Im Gegensatz zu Eigenreflexen (s. unten) sind bei Fremdreflexen meist zahlreiche Synapsen beteiligt. Es handelt sich bei ihnen also generell zumindest um bisynaptische, meist sogar um *polysynaptische Reflexe*, für welche darüber hinaus eine Erschöpfbarkeit typisch ist.

Darüber hinaus ist für Fremdreflexe charakteristisch, daß sie im Gegensatz zu Eigenreflexen auch durch eine Summe von unterschwelligen schnell aufeinanderfolgenden Reizen auslösbar sind (=**zeitliche Summation** bzw. zeitliche **Bahnung**). Ferner ist die Reflexzeit von Fremdreflexen auch von der Stärke des jeweiligen Reizes abhängig. Hierbei wird angenommen, daß durch stärkere Reize mehr Rezeptoren stimuliert werden können (=**räumliche Summation** bzw. räumliche **Bahnung**). Die Summe dieser Erregungen wird schließlich von der zugehörigen motorischen Vorderhornzelle durch das „Abfeuern" entsprechender $EPSP_s$ (= excitatorischer postsynaptischer Potentiale vgl. S. 336) beantwortet. *Typische Fremdreflexe am Menschen* mit ihrer nervalen - segmentalen - Zuordnung sind der Tabelle 14.1 zu entnehmen.

Bei der klinischen Prüfung am Menschen stehen **Eigenreflexe** im Vordergrund. Bei Eigenreflexen liegt der Sinnesrezeptor innerhalb des Erfolgsorgans, also im Muskel selbst. Im einfachsten Fall ist nur eine Synapse (im motorischen

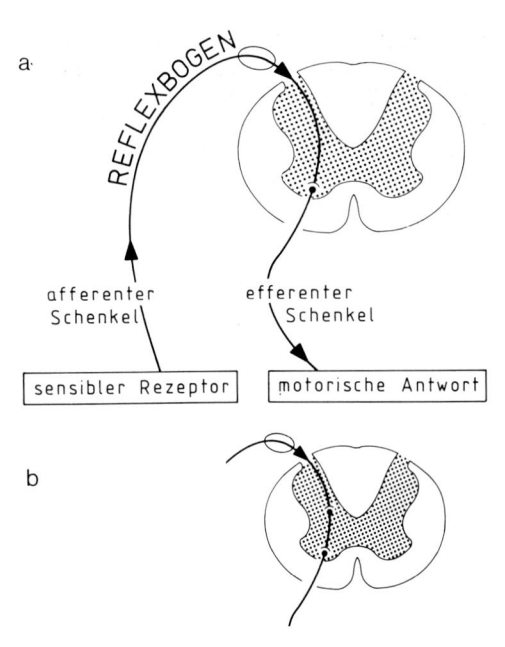

Abb. 14.1. a Schematische Zeichnung eines monosynaptischen Reflexbogens (Eigenreflexe) und **b** eines bisynaptischen Reflexbogens (Fremdreflexe)

Tab. 14.1. Typische Fremdreflexe mit ihrer Auslösung und ihrer nervalen, segmentalen Zuordnung

Fremdreflexe	Auslösung	Nervale, segmentale Zuordnung
Cornealreflex	Betupfen der Hornhaut führt zu Lidschluß	N. trigeminus 1
Würgreflex	Berührung des Gaumens löst Würgen aus	N. glossopharyngeus und N. vagus
Bauchdeckenreflex	Bestreichen der Bauchhaut bewirkt Kontraktion der Bauchhautmuskeln mit Verziehung des Nabels zur Reizseite	Thorakalsegment 8–12
Cremasterreflex	Bestreichen der inneren Oberschenkelhaut führt zum Aufsteigen des gleichseitigen Hodens durch Kontraktion des M. cremaster	Lumbalsegment 1 und 2
Fußsohlenreflex (= **Plantarreflex**)	Bestreichen der Fußsohlenhaut führt zu Plantarflexion	Lumbalsegment 5 bis Sakralsegment 2

Tab. 14.2. Typische Eigenreflexe mit ihrer Auslösung sowie ihrer nervalen, segmentalen Zuordnung

Eigenreflexe	Auslösung	Nervale, segmentale Zuordnung
Patellarsehnenreflex	Schlag auf die Sehne des M. quadriceps femoris unterhalb der Patella bewirkt Streckung im Kniegelenk	Lumbalsegment 2–4 N. femoralis
Achillessehnenreflex	Schlag auf die Achillessehne bei abgewinkeltem Knie führt zu Plantarflexion des Fußes	Sakralsegment 1–3 N. tibialis
Bicepssehnenreflex	Schlag auf die Sehne des M. biceps brachii führt bei leicht angewinkeltem Unterarm zu einer Beugung im Ellenbogengelenk	Cervicalsegment 5–6 N. musculocutaneus
Masseterreflex = Unterkieferreflex	Leichter Schlag caudalwärts auf die Kinnspitze führt bei halbgeöffnetem Mund zur Unterkieferhebung durch die Kaumuskeln	N. trigeminus 3

Vorderhorn) beteiligt. Es handelt sich also um einen *monosynaptischen Reflexbogen* (vgl. S. 381). Einige *wichtige Eigenreflexe,* ihre Auslösung und ihre segmentale Zuordnung sind in *Tabelle 14.2* zusammengefaßt.

Wollen wir den **Mechanismus** speziell **der Eigenreflexe** genauer verstehen, müssen wir uns zunächst mit ihren *Rezeptoren* auseinandersetzen. Diese Rezeptoren müssen sensibel genug sein, um z.B. aus dem Schlag mit dem Reflexhammer Informationen in Form von Aktionspotentialen (vgl. S. 343) herzustellen, welche über den afferenten Schenkel des Reflexbogens in das Rückenmark gesendet werden können. Wegen ihrer mechanischen Reizbarkeit muß es sich um **Mechanorezeptoren** handeln, welche zu der größeren Gruppe der Propriozeptoren[7] gezählt werden, weil sie uns Informationen

---

(7) proprius lat. = eigen.

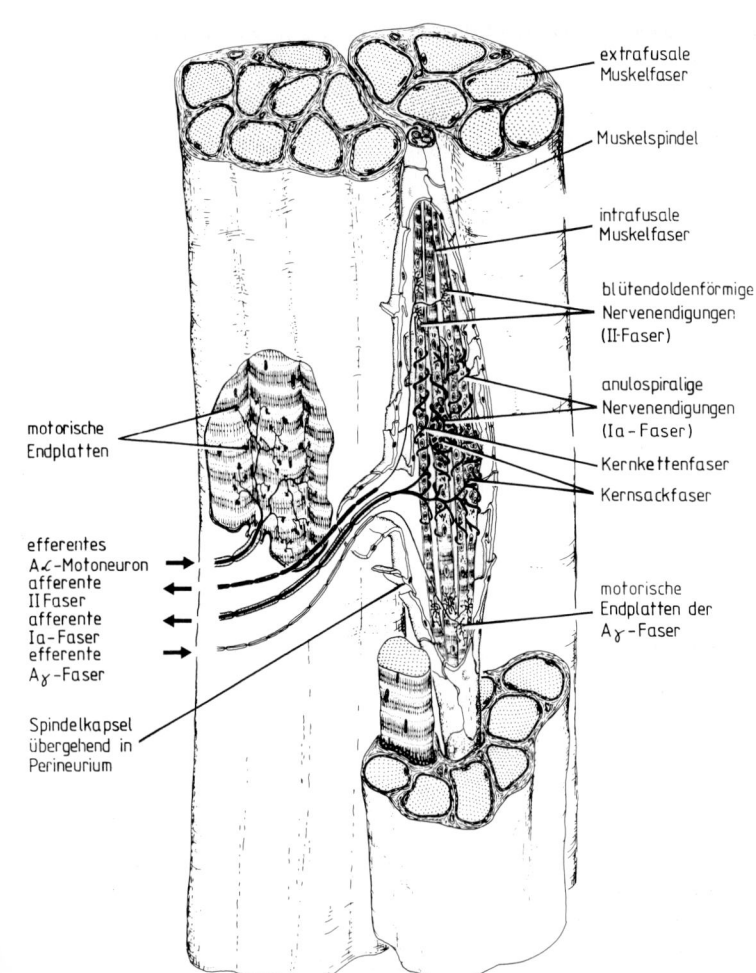

Abb. 14.2. Schematische Zeichnung einer Muskelspindel im Gewebsverband (nach unterschiedlichen Literaturangaben gezeichnet durch H. Snoei)

Labels in figure:
- extrafusale Muskelfaser
- Muskelspindel
- intrafusale Muskelfaser
- blütendoldenförmige Nervenendigungen (II-Faser)
- anulospiralige Nervenendigungen (Ia-Faser)
- Kernkettenfaser
- Kernsackfaser
- motorische Endplatten
- motorische Endplatten der $A\gamma$-Faser
- efferentes $A\alpha$-Motoneuron
- afferente II Faser
- afferente Ia-Faser
- efferente $A\gamma$-Faser
- Spindelkapsel übergehend in Perineurium

über die Eigenempfindung des Körpers oder einzelner Organe vermitteln[8].

Wir müssen uns zunächst den **Muskelspindeln** zuwenden, da sie – gerade im Hinblick auf die genannten Eigenreflexe – zu den wichtigsten Mechanorezeptoren der Skelettmuskulatur gehören. Hierbei handelt es sich um 5-10 mm lange und 0,2 mm dicke, spindelförmige Strukturen, welche parallel zu den Muskelfasern in der Skelettmuskulatur zu finden sind (vgl. Abb. 14.2). Ihre Zahl ist in den besonders präzis arbeitenden äußeren Augenmuskeln hoch (über 100 Spindeln pro g Muskelgewebe), während die Muskeln unserer Extremitäten wesentlich geringer mit Muskelspindeln ausgestattet sind (etwa eine Spindel pro 3 g Gewebe). Die Muskelspindeln, welche mit einer Kapsel umhüllt sind, besitzen in ihrem Inneren spezialisierte Muskelfasern, die sog. *„intrafusalen"*[9] *Fasern*.

---

[8] Man rechnet zu den Propriozeptoren Muskel- und Sehnenspindeln, Rezeptoren aus den Gelenken sowie die Mechanorezeptoren des Vestibularapparates. Die Einteilung geht auf Sherrington (vgl. S. 312) zurück, welcher neben den Propriozeptoren *Exterozeptoren* unterschied, also Rezeptoren für Informationen aus der Umwelt (Sehen, Hören, Tasten und z.T. auch Schmecken und Riechen), und *Interozeptoren* für Informationen über das „innere Milieu" (Thermorezeptoren, Chemorezeptoren etc; vgl. S. 416).

[9] fusus lat. = Spindel.

Es werden zwei Typen von intrafusalen Fasern unterschieden: Wenigen „*Kernsackfasern*", welche in ihrer Mitte zahlreiche Kerne wie in einem Sack gestapelt haben, stehen zahlreiche „*Kernkettenfasern*" gegenüber, in welchen die Kerne in Kettenform hintereinander angeordnet sind.

Die intrafusalen Fasern sind von Nervenfasern geradezu umwickelt. Diese einer Spiralfeder ähnelnden Nervenendigungen (= anulospiralige Endigungen) von afferenten Ia-Fasern stellen „*Dehnungsrezeptoren*" oder „*Längenmesser*" der intrafusalen Muskelfaser dar. Wird an der Muskelspindel gezogen, werden die Nervenendigungen auseinandergezogen. Dies stellt den adäquaten Reiz dar, um die Frequenz der Aktionspotentiale zu erhöhen, welche über die Ia-Fasern fortgeleitet werden. Es handelt sich auch bei diesen Dehnungsrezeptoren um PD-Rezeptoren (vgl. S. 93 u. 214), sie können also sowohl die absolute („**p**roportionale") Längenänderung des Muskels wie auch die Geschwindigkeit der Längenänderung (den **D**ifferentialquotienten des Weges nach der Zeit) messen.

Will man es noch genauer machen, kann man bei den genannten anulospiraligen Nervenendigungen von „primärer" Spindelafferenz mit schnell leitenden Ia-Fasern sprechen, im Gegensatz zu den Signalen von den Dehnungsrezeptoren der langsamer leitenden II-Fasern, welche die „sekundäre" Spindelafferenz darstellen und wohl mehr auf langsamere Längenänderungen hin spezialisiert sind.

Die intrafusalen Fasern besitzen aber auch *Muskelendplatten,* welche von speziellen *motorischen Vorderhornzellen* her *efferent* innerviert werden. Es handelt sich hierbei um die sog. γ-**Efferenz**[10], welche eine Kontraktion der fusiformen Muskelfasern auslösen kann. Hierdurch werden entweder die Dehnungsrezeptoren stimuliert (also die Spiralfedern auseinandergezogen), oder aber bei bereits verkürzter Spindel (z.B. nach Kontraktion des gesamten Muskels) können die Dehnungsrezeptoren wieder auf ihre alte Länge gezogen werden. Das System kann also (im zweiten Fall) der Situation angepaßt oder „justiert" werden.

Neben den Muskelspindeln besitzt die Muskulatur noch Dehnungsrezeptoren in den sog. „**Golgi'schen**[11] **Sehnenorganen**", welche ein Netzwerk von Nervenendigungen darstellen (vgl. Abb. 14.4.). Die Fortleitung der Aktionspotentiale aus diesem Rezeptorennetzwerk erfolgt über Ib-Fasern.

Nachdem wir somit die Rezeptorseite des Reflexbogens für die Muskeleigenreflexe besprochen haben – die andere Seite des Reflexbogens mit Muskelendplatte und Muskelkontraktion hatten wir schon weiter oben dargestellt (vgl. S. 334) –, können wir zum Patellarsehnenreflex in seinem Ablauf zurückkehren und uns mit der Verschaltung afferenter und efferenter Informationen im Rückenmark auseinandersetzen.

Eine Übersicht über die Funktionsweise des **Patellarsehnenreflexes** (=PSR) gibt Abb. 14.3. Der Schlag auf die Patellarsehne führt zu einer kurzen Dehnung des Musculus quadriceps femoris.

Man spricht deshalb bei den Eigenreflexen auch von *Muskel*dehnungsreflexen (der betroffenen Muskeln), weil die Muskeldehnung und damit ein Zug an den Muskelspindeln den adäquaten Reiz zur Reflexauslösung darstellt[12].

---

(10) γ gr. = gamma.
(11) Camillo Golgi (1844-1926), ital. Histologe, erhielt 1906 den Nobelpreis zusammen mit dem span. Histologen Ramon y Cajal (1852-1934). In beiden Fällen wurden Arbeiten über den Bau des Nervensystems speziell mit Hilfe der von Golgi entwickelten Versilberungstechnik ausgezeichnet.
(12) Eingeführte Namen – noch dazu für klinisch wichtige Routinemethoden – sollte man allerdings nicht ändern, selbst wenn man damit physiologisch richtigere Vorstellungen trifft. Es stiftet meist Verwirrung, wenn man „Sehnenreflexe" abschaffen will und dafür „Muskeldehnungsreflexe" einzuführen versucht.

Schließlich klopft man in der Regel beim Muskeldehnungsreflex mit dem Reflexhammer auf eine Sehne: Beim Patellarsehnenreflex klopft man eben auf die Patellarsehne, welche dadurch am M. quadriceps femoris zieht. Ist es wirklich ein Gewinn, statt vom Patellarsehnenreflex nun von einem Musculus quadriceps femoris-Dehnungsreflex zu sprechen? Wer sich Struktur und Funktion der Rezeptoren nicht klar gemacht hat, wird auch aus dem neuen Namen keine eindeutige Funktion ableiten können. Nomenklaturstreitigkeiten sind uns stets ein Zeichen für erstarrende Wissenschaften. Die Physiologie sollte dies eigentlich noch nicht nötig haben.

Im einfachsten Fall läuft die Aktionspotentialserie, welche durch die kurzzeitig gedehnten, anulospiraligen Rezeptoren entstanden ist, über die sensiblen afferenten Ia-Fasern durch das Spinalganglion in die hintere Wurzel des Rückenmarkes bis zu den Synapsen motorischer Vorderhornzellen (vgl. auch Abb. 11.17). War die Salve der dort eintreffenden Aktionspotentiale groß genug, um genügend Überträgerstoffe freizusetzen, werden dort genügend viele exzitatorische postsynaptische Potentiale gebildet (EPSP vgl. S. 336), so läuft schließlich jeweils ein Aktionspotential über eine motorische Aα-Faser zu einer Muskelendplatte der extrafusalen[13] Faser des gleichen Muskels, dessen Muskelspindeln gedehnt wurden. Diese Aktionspotentiale breiten sich über die extrafusalen Muskelfasern aus (vgl. S. 334). Hierdurch kann schließlich der Kontraktionsprozeß ausgelöst werden, sichtbar an einer kurzen zuckenden Bewegung. Die Stärke der Zuckung wird dabei durch die unterschiedliche Zahl sich kontrahierender Muskelfasern bestimmt, welche wiederum von der Heftigkeit des Schlages mit dem Reflexhammer abhängt.

Wir haben somit den *Reflexbogen* für einen Eigenreflex *mit einer Synapse* im Rückenmark verfolgt, man spricht deshalb auch von einem **monosynaptischen Reflex** (s. oben), (wobei die Muskelendplatte als Synapse bei der Zählung weggelassen wird).

Fragen wir nun, *warum* die Natur eigentlich *derartige Reflexe* erfand, so ist eine negative Antwort einfach: Gewiß nicht für den Reflexhammer des Doktors. Vermutlich sind diese Reflexe zur Balance unseres Skelettes, zur Kontrolle unserer Körperstellung im Stand und bei Bewegung zweckmäßig. Wird der M. quadriceps femoris eines Oberschenkels z.B. beim Tritt auf eine Stufe gedehnt, muß er unser Körpergewicht auffangen. Er muß sich anspannen, andernfalls würden wir sofort zusammensinken. Erklimmen wir die Stufe, wird der Strecker verkürzt, zieht er gleichzeitig auch an den Flexoren. Prinzipiell sollte bei der Anwendung des beschriebenen Reflexschemas der Zug an den Flexoren deren Kontraktion bewirken. Es sollte eigentlich zu einem Schwingungsvorgang kommen, bei welchem wir anstatt Stufen zu besteigen nur auf einer Stufe hin- und herwippen würden. In der Tat gibt es pathologische Zustände, bei welchen ein Schlag mit dem Reflexhammer eine ganze Salve von pendelnden Muskelbewegungen auslösen kann. Für physiologische Bewegungen hat die Natur eine „Bremse" eingebaut, die sog. **Antagonistenhemmung.** Schematisch zeigt die Abb. 14.3, daß beim Patellarsehnenreflex Informationen des sensiblen afferenten Nerven nicht nur zu den motorischen Vorderhornzellen des Streckers gelangen, sondern über hemmende Interneurone (vgl. S. 336) auch zu denen des Beugers. Es entsteht damit ein paralleler *polysynaptischer Reflexbogen* (im einfachsten Fall: ein bisynaptischer). Im Ergebnis wird hierdurch ein ständiges Gegeneinanderarbeiten von Strecker und Beuger vermieden.

Damit ist die Basis für kontrollierbare Muskelbewegungen gelegt, speziell für die sog. „*Stützmotorik*" im Gegensatz zu einer „*Zielmotorik*", welche die Bewegungen in ganz definierte Richtungen lenkt. (Über zentrale Kontrollen werden wir später berichten, vgl. S. 386f.) Unsere Bewegungen sind allerdings in aller Regel viel langsamer als die Zuckungen nach einem Schlag mit dem Reflexhammer. Man trennt daher langsame = *tonische Dehnungsreflexe* von schnellen = „*phasischen*" ab. Nur die mit dem *Reflexhammer* ausgelösten schnellen Zuckungen gehören nach dieser Definition zu den *phasischen Dehnungsreflexen,* welche wir im übrigen auch bei einem plötzlichen Fall in Anspruch nehmen, während für die meisten reflektorischen Bewegungen des täglichen Lebens von „*tonischen*" Dehnungsreflexen der „Stützmotorik" ausgegangen wird.

Hierbei ergeht der Kontraktionsbefehl vermutlich für phasische Willkürbewegungen (s.u.) von größeren motorischen Vorderhornzellen an myoglobinärmere Muskelfasern (vgl. S. 360), während die *tonische Haltearbeit durch myoglobinreichere Muskelfasern* geleistet wird, welche ihre Befehle von kleineren motorischen Vorderhornzellen erhalten (in beiden Fällen handelt es sich dabei um α-Motoneurone).

---

[13] Zur Abgrenzung gegen die (intrafusalen) Muskelfasern der Muskelspindeln heißen alle anderen Fasern der arbeitenden Skelettmuskulatur „extrafusal".

382   14. Sensomotorik

Abb. 14.3. Schematische Zeichnung zum Patellarsehnenreflex nach M. Steinhausen: Physiologie. Kohlhammer, 1989)

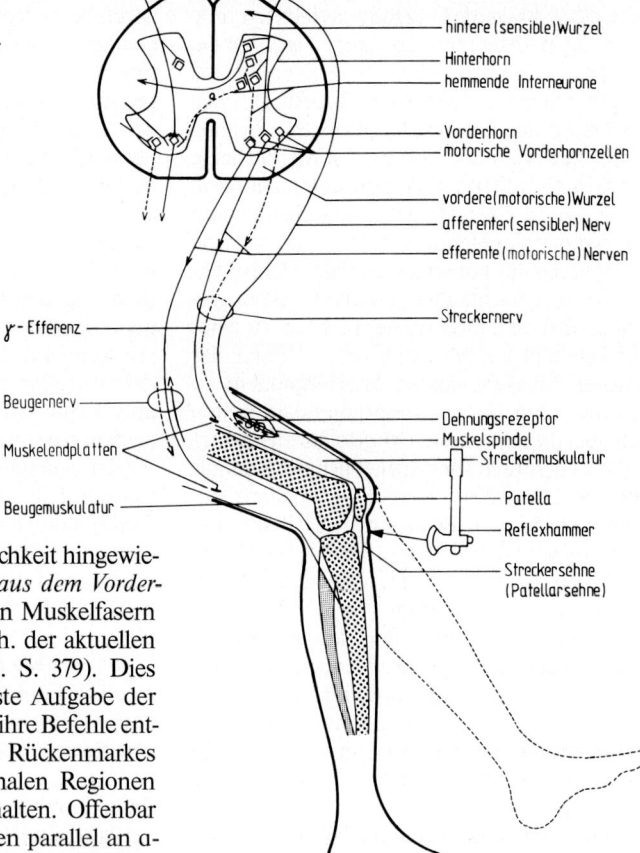

Wir haben schon auf die Möglichkeit hingewiesen, über *efferente Aγ-Fasern aus dem Vorderhorn* die Länge der intrafusalen Muskelfasern den äußeren Bedingungen, d.h. der aktuellen Muskellänge anzupassen (vgl. S. 379). Dies scheint tatsächlich die wichtigste Aufgabe der γ-Efferenzen zu sein, wobei sie ihre Befehle entweder von Interneuronen des Rückenmarkes (s.u.) oder aber aus supraspinalen Regionen über absteigende Bahnen erhalten. Offenbar werden dabei die Informationen parallel an α- und γ-Motoneurone des Vorderhornes gegeben, weshalb man auch von α-, γ-**Koaktivierung** spricht.

Wir haben ferner bereits ausgeführt, daß in den Sehnenansätzen der Skelettmuskulatur die „**Golgi'schen Sehnenorgane**" Dehnungsrezeptoren darstellen. Sie dienen dem Kraftsinn (vgl. S. 379). Golgi'sche Sehnenorgane können ferner als reflektorische „*Kontraktionshemmer*" des

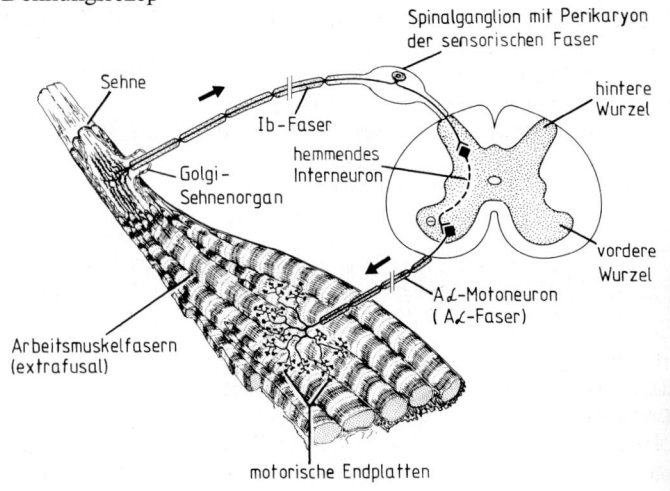

Abb. 14.4. Hemmender Reflexbogen eines Golgisehnenorgans

Abb. 14.5. Schematische Zeichnung einer rekurrenten Renshaw-Hemmung.
(Vhz = große motorische Vorderhornzelle, D = Dendrit, iS = inhibitorische Synapse, dS = axodendritische Synapse, R = interneuronale Renshaw-Zelle, A = markhaltiges Axon, Ak = Axonkollateralen)

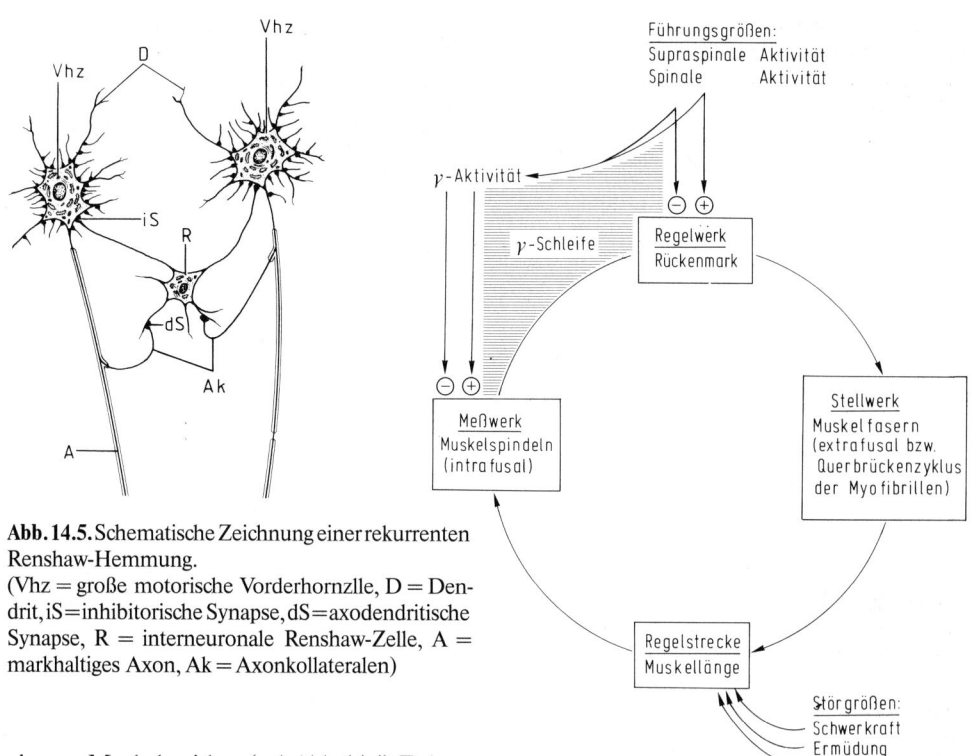

Abb. 14.6. Schematische Darstellung eines Regelkreises zur Regelung der Muskellänge mit „γ- Schleife"

eigenen Muskels wirken (vgl. Abb. 14.4). Es handelt sich dabei um einen *polysynaptischen Reflexbogen*, welcher über ein *hemmendes Interneuron* auch die Aufgabe erfüllt, bei zu starkem Zug am Muskel seine Kontraktion zu beenden und so Muskelrissen oder Sehnenabrissen vorzubeugen. Dieser Reflex gilt als Musterbeispiel für ein System, welches sich selbst hemmt. Man spricht daher auch von **„autogener Hemmung"**. Die praktische Erfahrung dieses Reflexes mag man im Selbstversuch prüfen: Läßt man sich langsam in den Schneidersitz nieder, geben – speziell bei mangelndem Training – kurz vor dem erfolgreichen Sitz die Oberschenkel nach, und man fällt unsanft auf die Unterlage. Das Phänomen ähnelt einem Taschenmesser, welches zunächst schwer zuzuklappen ist und im letzten Moment zuschnappt. Man hat deshalb bei diesem Reflex auch vom „*Taschenmesserphänomen*" gesprochen.

Da die beschriebene Kontraktionshemmung nur bei starker Muskeldehnung erfolgt (die Golgi'schen Sehnenorgane sind wesentlich weniger dehnungsempfindlich als die Muskelspindeln), kann *unter Sehnenentlastung der Wegfall dieses Hemmungssystems* geradezu gegenteilige Wirkungen haben, d.h. *bahnende Effekte* für die Motorik auslösen. Man spricht in derartigen Fällen von „*Disinhibition*" (= Hemmung eines hemmenden Neurons). Das Gegenteil, der Wegfall einer Bahnung, heißt „Disfazilitation".

Wir müssen einen weiteren Hemmungsmechanismus innerhalb des segmentalen Reflexbogens erwähnen: die **„rekurrente"**[14] **Hemmung.** **Renshaw**[15] entdeckte 1941 bei Reizung der motorischen Efferenzen in gegenläufiger (= antidromer) Richtung, daß hierbei nicht nur die zugehörige motorische Vorderhornzelle beeinflußt wird, sondern auch andere motorische Vorderhornzellen in deren Umgebung. Ursache für dieses Phänomen sind Axonkollateralen, welche kleinere *hemmende Interneurone* stimulieren, die heute als Renshaw-Zellen bezeichnet werden (vgl. Abb. 14.5). Diese Interneurone

---
(14) recurrere lat. = zurücklaufen.
(15) Birdsey Renshaw (1911-1948).

(mit inhibitorischen Überträgerstoffen an ihren Synapsen, vgl. S. 340) können rückläufig ihre zugehörigen motorischen Vorderhornzellen hemmen. Darüber hinaus können die gleichen Interneurone auch benachbarte Motoneurone hemmen, was jetzt nicht mehr einer rekurrenten, sondern einer lateralen Hemmung (vgl. S. 414) entspricht. Die physiologische Deutung dieser Hemmung gründet sich allerdings bis heute weitgehend auf Hypothesen und soll hier nicht weiter verfolgt werden.

Wie viele physiologische Vorgänge läßt sich auch die Regelung der Muskellänge nach regeltechnischen Gesichtspunkten beschreiben (vgl. Regelung des Blutdrucks sowie der Temperatur, S. 94 und 213). Abb. 14.6 zeigt schematisch **einen Regelkreis** für die Regelung der **Muskellänge** mit bahnenden (+) und hemmenden (-) Führungsgrößen, welche wir mit ihren supraspinalen Anteilen erst später besprechen werden. Nicht in das vorgenannte Regelschema dürfen jedoch Fremdreflexe eingeordnet werden, wie sie insbesondere für Fluchtreaktionen (Flexorenaktivierung, s.u.) oder auch den komplizierten Saugreflex (vgl. S. 175) von Bedeutung sind.

Auslösungsmodus von Eigenreflexen und Reflexzeiten

Gewöhnlich werden Eigenreflexe beim Menschen mit einem Schlag des Reflexhammers auf die Ansatzsehne des betreffenden Muskels ausgelöst, man spricht deshalb auch von **T-Reflexen**[16], um den Auslösungsmodus zu definieren. Paul Hoffmann[17] hat sich intensiv mit der elektrischen Auslösung der gleichen Reflexe befaßt. Ihm zu Ehren spricht man heute von **H-Reflexen**, wenn Reflexe *durch elektrische Reizung* des sensiblen afferenten Schenkels des Reflexbogens zustande gekommen sind. H-Reflexe erfolgen unabhängig vom Zustand der Muskelspindeln, sie sind daher auch unabhängig von der Erregung der γ-Fasern.

Hierbei ist folgende Besonderheit zu beachten: *Niedere Reizstromstärken* (die Reizelektroden werden bei diesem Vorgehen möglichst nah oberhalb des Nerven auf die Haut gesetzt) *stimulieren* zunächst die *empfindlicheren afferenten (sensiblen) Fasern*, während bei höheren Reizstärken auch die motorischen Fasern gereizt werden. Die Konsequenz dieses Unterschiedes besteht darin, daß bei niederen Reizstromstärken die Erregung über den beschriebenen Reflexbogen den Weg über das Rückenmark nehmen muß und somit erst später zur Muskelkontraktion führen kann als bei direkter Reizung der efferenten motorischen Fasern.

Im *Elektromyogramm* (vgl. S. 370) kann man deshalb zwei Antworten unterscheiden: die zuerst erscheinende **M-Welle**, welche Ausdruck der direkten Reizung der motorischen Efferenzen ist, und die später erscheinende **H-Welle**, welche den Effekt der Reizung afferenter Fasern des Reflexbogens ausdrückt.

Betreibt man die elektrischen Reizungen wie in unserer Abb. 14.7 am N. tibialis, erscheint die H-Welle etwa 30-40 ms nach dem Reiz. Nahezu die gleiche Zeit verstreicht zwischen einem Schlag auf die Sehne und dem Zuckungsbeginn des Muskels beim T-Reflex. Diese Zeit heißt **Latenzzeit**, wobei der ganz überwiegende Teil dieser Zeit für die Leitung der Erregung bis zum Rückenmark und wieder zurück verbraucht wird, also *Leitungszeit* darstellt.

---

(16) tenōon gr. = Sehne.
(17) Paul Hoffmann (1887-1962), Physiologie in Freiburg, vgl. P. Hoffmann: Die physiologischen Eigenschaften der Eigenreflexe. Ergeb. Physiol. 36, 15-108, 1934.

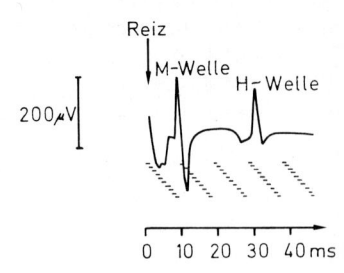

Abb. 14.7. Originalregistrierung eines Elektromyogramms von der Unterschenkelmuskulatur des Menschen (M. triceps surae) bei elektrischer Reizung des N. tibialis mit M- und H-Welle. Die kleinen Striche unter der Kurve markieren die Zeit (jeweils 1 ms). (Physiologisches Praktikum, Heidelberg)

Man hat inzwischen auch am Menschen von dieser Leitungszeit die *„zentrale Latenz"* abgetrennt (ca. 1,5 ms), also diejenige Zeit, welche die Erregungsleitung innerhalb des Rückenmarkes verbraucht. Hierfür wurden spinale Ableitungen mit intradural eingestochenen Nadelelektroden vorgenommen. Berücksichtigt man, daß auch noch Leitungszeit zwischen den Ableitungsorten benötigt wird, bleibt tatsächlich nur die *Synapsenzeit für eine einzige Synapse* (weniger als 1 ms, vgl. S. 333) übrig, so daß man zu Recht von einem *monosynaptischen Reflexbogen* spricht.

Polysynaptische Reflexe, insbesondere Flexorreflexe

Schmerzreize der verschiedensten Ursachen führen zu Muskelbeugungen, wobei Nozizeptoren (vgl. S. 423) insbesondere aus Muskeln, Sehnen, Gelenken, inneren Organen sowie speziell der Haut beteiligt sind. Darüber hinaus kann man bei Reizung praktisch aller somatosensorischen Afferenzen Muskelbeugungen auslösen. Man spricht deshalb auch allgemeiner von *Flexorreflexafferenzen,* welche *Flexorreflexe* auslösen. Abb. 14.8 gibt einen Anhalt für die Verschaltung derartiger polysynaptischer Reflexe, welche speziell bei *Fluchtreaktionen* zu einer Flexorenaktivierung führen. Unser unwillkürliches „Wegziehen" von Extremitäten bei Gefahren (z.B. bei Verbrennungen) hat hier sein Reflexmuster.

Als *gekreuzten Streckreflex* bezeichnet man einen polysynaptischen Reflex, welcher z.B. als nozizeptiver Schutzmechanismus ein nur einseitiges Beinanziehen und ein Beinstrecken auf der Gegenseite auslöst. Beim decapitierten Frosch kann man so z.B. *Wisch-* bzw. *Strampelbewegungen* auslösen. Auch der komplizierte *Saugreflex* (vgl. S. 175) ist als *polysynaptischer Fremdreflex* in ähnlicher Form verschaltet.

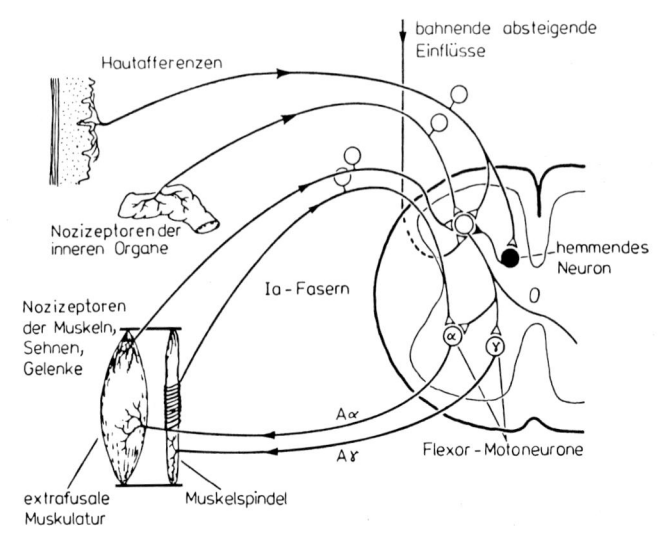

Abb. 14.8. Schematische Zeichnung polysynaptischer Reflexe (aus: M. Zimmermann und H.O. Handwerker: Schmerz. Springer, 1984)

Prüfungsfragen zu diesem Abschnitt finden Sie im Anhang unter den Ziffern: 14.1.ff.

14.2 Supraspinale Kontrolle der Motorik (= zentrale Sensomotorik)

14.2 a Jendrassik'scher Handgriff, spinaler Schock, Querschnittslähmung, Decerebrierungsstarre

Wer einem Arzt bei der Auslösung z.B. des *Patellarsehnenreflexes* (vgl. S. 382) zuschaut, beobachtet nicht nur die Aufforderung an den Patienten, während des Schlages seine Beine möglichst locker – also nicht angespannt – zu halten, sondern auch oft die Forderung, während des Schlages mit dem Reflexhammer möglichst fest die ineinander verschränkten Hände auseinanderzuziehen (vgl. Abb. 14.9). War der Patellarsehnenreflex zuvor kaum auszulösen, ist mit Hilfes dieses **Jendrassik'schen**[1] **Handgriffes** die Reflexauslösung nun plötzlich wesentlich erleichtert. Es handelt sich hierbei um eine „Bahnung", wobei schließlich die Anzahl der aktivierten Motoneurone und damit die Anzahl der beteiligten motorischen Einheiten erhöht wird. [Darüber hinaus gelingt es durch leichte passive Vordehnung des Muskels, den Reflex zu bahnen, während massive Vordehnung hemmende Wirkung hat (vgl. S. 336).]

Im *Elektromyogramm* (vgl. Abb. 14.10) kann man bei der beschriebenen Reflexauslösung durch Schlag mit dem Reflexhammer auf die Patellarsehne die *Wirkung des Jendrassik'schen Handgriffes* auf das Muskelsummenpotential erkennen, welches (während der Aufforderung zur Anspannung der Arm- und Schultermuskulatur) leicht mehr als doppelt so groß werden kann als in der Kontrollsituation. Bei elektrischer Reflexauslösung – also bei H-Reflexen (vgl. S. 384) – ist der Jendrassik'sche Handgriff allerdings weniger wirksam.

Die Interpretation des Jendrassik'schen Handgriffes im einzelnen ist uneinheitlich. Ausgehend von zentraler Aktivierung (aus Formatio reticularis, Großhirn, Basalganglien s.u.) dürfte die Bahnung aus den spinalen Segmenten (unterer Cervical- und oberer Thorakalbereich), welche beim Zug der Hände beteiligt sind, mit deren polysegmentaler Verschaltung bis zum Lumbalbereich am wichtigsten sein.

Ein anderer Hinweis für die Bedeutung zentraler Kontrolle spinaler Reflexe ist ihre Veränderung nach **Rückenmarksdurchtrennung.** Wird das Rückenmark oberhalb des Segmentes, welches für den betreffenden Reflexbogen zuständig ist, durchschnitten, kommt es beim Frosch – allerdings nur für wenige Minuten – zu einer schlaffen Lähmung (s.o.), während beim Menschen die gleiche *schlaffe Lähmung* über

Abb. 14.9. Schematische Zeichnung des Jendrassik'schen Handgriffs

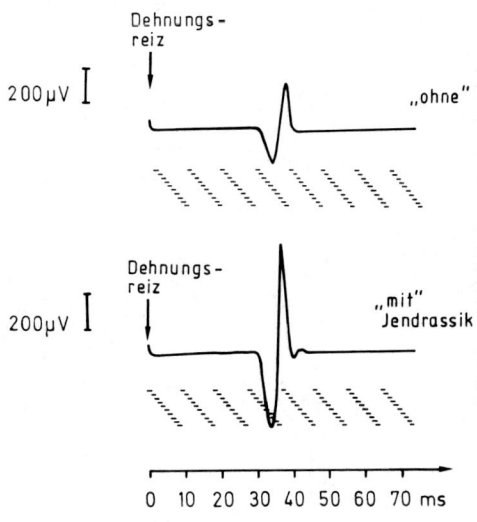

Abb. 14.10. Elektromyogramme vom M. triceps surae des Menschen beim Schlag auf die Achillessehne (Achillessehnenreflex) mit und ohne Jendrassik'schen Handgriff

---

(1) Ernö Jendrassik (1858-1921), Budapester Internist.

Wochen anhalten kann. Seit M. Hall[2] (1844) spricht man bei diesem Phänomen von einem „**spinalen Schock**". In der Regel ist beim Menschen ein derartiger spinaler Schock durch einen Unfall mit einer – meist nur kurz dauernden – Kompression von Rückenmarksabschnitten verursacht, die mit den unterschiedlichsten Graden einer **Querschnittslähmung** einhergehen kann. Heute geht man davon aus, daß während dieses spinalen Schocks der *Ausfall einer Bahnung* von höheren zentralen Strukturen Ursache dafür ist, daß z.B. ein Patellarsehnenreflex nicht mehr ausgelöst werden kann (= *Disfazilitation*[3], vgl. S. 383). Hierbei stellt man sich vor, daß unter physiologischen Bedingungen ständig bahnende – depolarisierende – Einflüsse von zentralen Regionen an das motorische Vorderhorn gelangen. Als Beweis für diese Annahme gilt der Befund, daß man nach *experimenteller Kühlung eines Rückenmarksabschnittes* und damit lokaler Leitungsunterbrechung weiter caudalwärts an motorischen Vorderhornzellen eine *Hyperpolarisation* messen kann.

War die Unterbrechung des Rückenmarkes jedoch vollständig, und ist es im weiteren Verlauf nicht mehr zu einer Restitution der Leitungsbahnen gekommen, findet man beim Abklingen eines spinalen Schocks *zunächst* die Wiederkehr von *Fremdreflexen,* insbesondere des *Plantarreflexes* (vgl. S. 378). Später – *unter chronischer Querschnittslähmung* – findet man sogar gesteigerte Reflexantworten oder eine „*Hyperreflexie*", deren Ursache allerdings bis heute nicht eindeutig geklärt ist. Neben der Hyperreflexie kann auch eine gewisse „*Spastizität*" auftreten. Man bezeichnet hiermit Zustände mit *erhöhtem Muskeltonus* bei passiver *Muskeldehnung,* wie sie bei verschiedensten, vorwiegend partiellen Ausfällen absteigender motorischer Bahnen auftreten können (vgl. S. 392). Trennt man im Tierexperiment (die entsprechenden Versuche wurden meist an Katzen und Hunden durchgeführt) das Gehirn mit einem *Schnitt oberhalb der Pons (im Bereich der Vierhügelplatte)* vom Hirnstamm ab, so beobachtet man eine starke *Zunahme des Muskeltonus.* Hierbei sind insbesondere *Streckmuskeln* betroffen, so daß man derartige Tiere wie Figuren aufstellen kann. Sie leiden an einer „*Enthirnungs*"- bzw. „**Decerebrierungsstarre**". Unter diesen Bedingungen müssen massive Signale für die „*Stützmotorik*" aus dem Hirnstamm ausgesendet werden. Wird nämlich von einem derartigen Präparat anschließend auch der *Hirnstamm* in einem weiteren „Durchschneidungsexperiment" abgetrennt, tritt sofort eine *schlaffe Lähmung* auf, wie wir sie beim spinalen Schock beschrieben haben. Zur Blasenlähmung bei spinalem Schock vgl. S. 267.

---

(2) Marshall Hall (1790-1857), erfolgreicher praktischer Arzt in London, gleichzeitig Physiologe. Die Royal Society hielt zwar seine Versuchsergebnisse am Frosch für absurd und lehnte eine Drucklegung ab, doch kam es auf dem Kontinent rasch zu erfolgreichen Nachuntersuchungen.

(3) facilis lat. = leicht, mühelos (dis- lat. Verneinung).

14.2 b Motorischer Cortex und Basalganglien

Motorischer Cortex	Lage und neuronale Verschaltung der motorischen Cortexareale. Efferente Verbindungen (z.B. Tractus corticospinalis und Efferenzen zum Hirnstamm) und synaptische Verschaltung. Bedeutung für Motorik.
Basalganglien	Lage sowie afferente und efferente Verbindungen der Basalganglien.
Bewegungsabläufe	Funktionelle Bedeutung von Cortex, Basalganglien und Kleinhirn bei Entwurf und Ausführung von Bewegungsprogrammen.
Pathopyhsiologie	Basalganglien: Grundzüge der Hyper- und Hypokinesen: z.B. Chorea minor, M. Parkinson (z.B. Akinese, Rigor, Ruhetremor). Motorkortex und seine Efferenzen: insbesondere kapsuläre Hemiplegie (kapsuläre Lähmung, spastische Hemiplegie).

„Willkürmotorik", Allgemein

Wir können hier weder dem theologischen noch dem philosophischen Problem nachgehen, ob der Mensch überhaupt einen freien Willen besitzt[4].

Trotz aller physiologischen und (modern so gern) soziologischen „Zwänge" können wir hier stillschweigend davon ausgehen, daß „unser Wille" in der Regel in der Lage ist, vielen Muskeln unserer Skelettmuskulatur erfolgreich Kontraktionsbefehle zu erteilen. Was allerdings dieser „Wille" eigentlich ist oder wie dieser Wille das tatsächlich macht, ist nach wie vor völlig unklar.

---

(4) Martin Luther hat vermutlich als erster ein Buch verfaßt, in welchem dem Menschen der freie Wille grundsätzlich abgesprochen wurde: De servo arbitrio (1525). Es heißt darin: Es ist nicht unfromm, neugierig und überflüssig, sondern ganz besonders heilsam und notwendig für den Christen zu wissen, ob der eigene Wille etwas oder nichts tun kann in den Dingen, die zum Heil gehören. Wenn wir überhaupt dieses Wort (freier Wille) nicht aufgeben wollen, was am sichersten und frömmsten wäre, sollten wir lehren, es doch bis dahin gewissenhaft zu gebrauchen: daß dem Menschen ein freier Wille nicht in bezug auf die Dinge eingeräumt sei, die höher sind als er, sondern nur in bezug auf das, was soviel niedriger ist als er, d.h. daß er weiß, er habe in bezug auf seine zeitlichen Geldmittel und Besitztümer das Recht, etwas zu gebrauchen, zu tun, zu lassen nach freiem Ermessen (obwohl auch dies durch den freien Willen Gottes allein gelenkt wird, wohin immer es ihm gefällt). Im übrigen hat er gegenüber Gott oder in den Dingen, welche Seligkeit oder Verdammnis angehen, keinen freien Willen, sondern ist gefangen, unterworfen, geknechtet entweder vom Willen Gottes oder vom Willen des Satans.

Als man im vergangenen Jahrhundert damit begann, durch elektrische Reizung an der freigelegten Gehirnoberfläche des narkotisierten Versuchstieres und später auch des Menschen einzelne Muskeln zukken zu lassen, war man zwar in die Lage versetzt, interessante *Gehirnkarten* zu zeichnen, in welche die spezielle Zuordnung von Reizort und Reflexeffekt eingetragen werden konnte (vgl. S. 395). Aber die sofort anschließende Frage mußte unbeantwortet bleiben: Wo kommt der natürliche Reiz her, um vergleichbare Zukkungen spontan unter Kontrolle unseres Willens auszuführen?

Zwar gelang es in der Zwischenzeit, eine Fülle von *Leitungsbahnen* und *Kernregionen* morphologisch und funktionell zu identifizieren. Wir werden uns noch mit der Anordnung von *motorischen und sensiblen Rindenfeldern* sowie *Assoziationsfeldern* zu befassen haben, wir werden ferner über die Einflüsse der Formatio reticularis, des limbischen Systems, des Thalamus sowie speziell der Basalganglien und des Kleinhirns berichten. Selbst wenn wir gelernt haben, daß heute der *„Sitz des Antriebes"* der *Formatio reticularis* und dem *limbischen System* zugeschrieben wird, dürfen wir uns nicht vorstellen, daß hier der „Wille" für die sog. Willkürmotorik „lokalisiert" ist. Vielmehr muß man wohl eine ständige Verarbeitung eingehender Sinnesempfindungen durch die genannten Strukturen annehmen, wobei die eigentlichen Startimpulse der Willkürmotorik schließlich doch von der prämotorischen Rinde ausgehen. Mit Hilfe einer großen Speicherkapazität kann das Gehirn statt reeller Sinnesempfindungen auch abstrakte Gedächtnisinhalte verarbeiten, wodurch bei einer ausreichenden Zahl hin- und hergeleiteter Signale (Aktionspotentiale) schließlich eine Informationsmenge ausgesondert werden mag, welche bei entsprechender Stärke sehr ähnliche Effekte erzielen kann wie ein elektrischer Reiz an bestimmten Arealen der Hirnoberfläche.

Wir können feststellen: Ohne Hirnrinde keine spontane – zielgerichtete – Willkürmotorik, aber auch *ohne* Verarbeitung eingegangener Sinnesempfindungen mit *„Antriebs- oder Weckwirkungen"* aus tieferen Regionen (speziell aus *Forma-*

tio reticularis und limbischem System) kein Start von Willkürmotorik mit entsprechenden Befehlen an die Hirnrinde (vgl. S. 520).

Pyramidenbahn und extrapyramidales System

Struktur

Vermutlich das eindruckvollste Leitungsbahnsystem im Zentralnervensystem ist das **Pyramidenbahnsystem** (vgl. Abb. 14.11). Hierzu gehören etwa 1 Million Axone von Nervenzellen der Großhirnrinde, welche von dort über die innere Kapsel und die Hirnschenkel zum Mittelhirn, zur Medulla oblongata und zum Rückenmark ziehen. 80-95% der Fasern *kreuzen in der Pyramide der Medulla oblongata* zur Gegenseite (daher der Name). Nur ein Teil dieser Fasern stammt von den auffallend großen Pyramidenzellen (Betz'sche[5] Riesenzellen) aus dem *motorischen Gyrus praecentralis* und bildet direkt – oder mit kurzen Interneuronen – Synapsen an den motorischen Vorderhornzellen. Ein großer Teil der Pyramidenbahnaxone stammt aus den *motorischen Assoziationsfeldern* frontal zum Gyrus praecentralis, zum Teil auch aus dem *sensiblen Gyrus postcentralis*. Der nicht in der Pyramide kreuzende Anteil der Pyramidenbahnaxone endet entweder an den Kernen der Hirnnerven oder zieht in der Vorderstrangbahn des Rückenmarkes bis zum Segment der jeweiligen motorischen Vorderhornzellen und kreuzt erst hier zur Gegenseite. Axonkollateralen gibt das Pyramidenbahnsystem u.a. an Thalamus, Basalganglien und Formatio reticularis ab. Von dem Pyramidenbahnsystem trennt man das **extrapy-**

---

(5) Wladimir A. Betz (1834-1894), russischer Anatom.

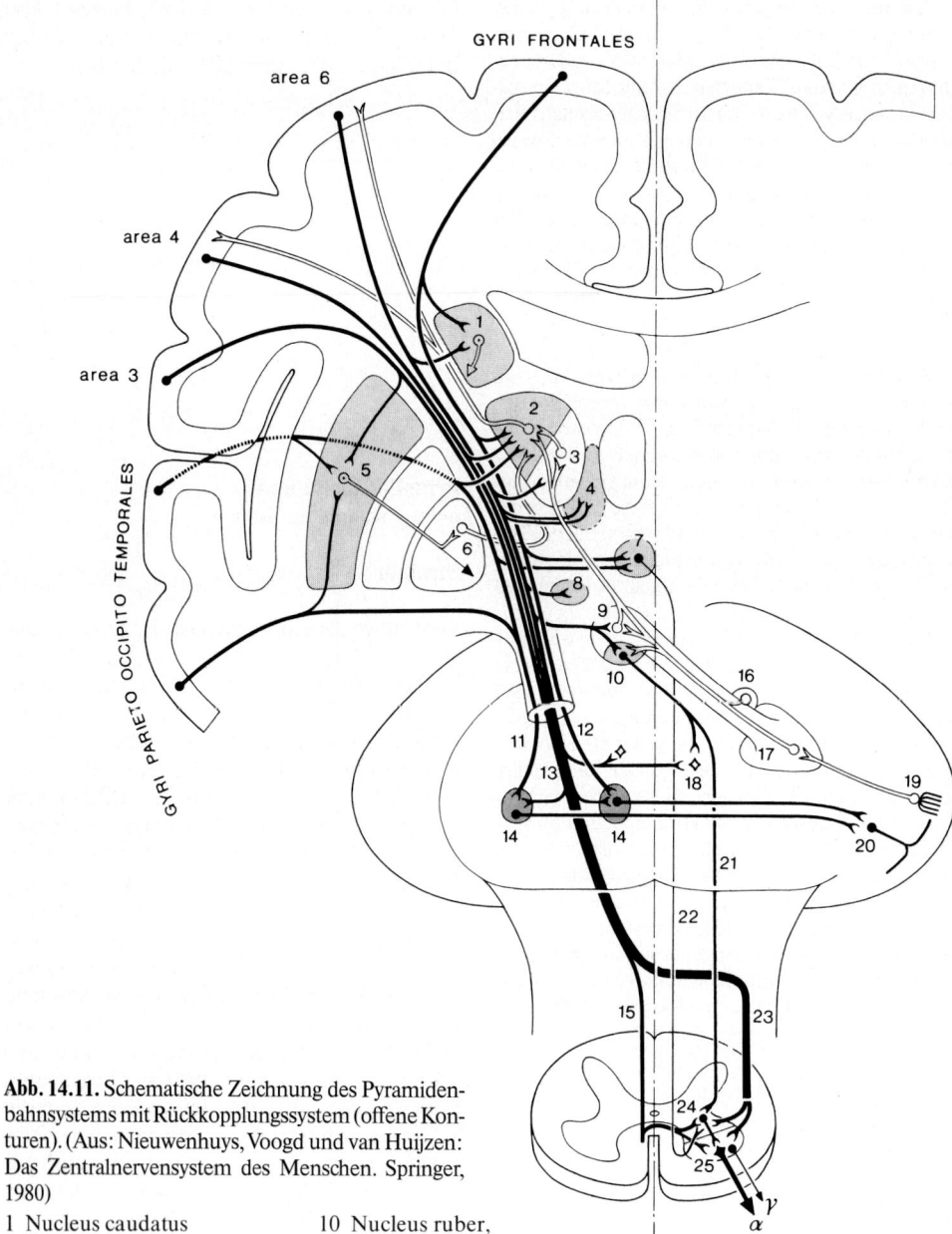

Abb. 14.11. Schematische Zeichnung des Pyramidenbahnsystems mit Rückkopplungssystem (offene Konturen). (Aus: Nieuwenhuys, Voogd und van Huijzen: Das Zentralnervensystem des Menschen. Springer, 1980)

1 Nucleus caudatus
2 Nucleus ventralis lateralis
3 Nucleus ventralis anterior
4 Nuclei intralaminares thalami
5 Putamen
6 Globus pallidus, Pars medialis
7 Colliculus superior
8 Nucleus subthalamicus
9 Nucleus ruber, Pars parvocellularis
10 Nucleus ruber, Pars magnocellularis
11 Tractus parieto-occipito-temporo-pontinus
12 Tractus frontopontinus
13 Tractus pyramidalis
14 Nuclei pontis
15 Tractus pyramidalis anterior
16 Nucleus interpositus
17 Nucleus dentatus
18 Formatio reticularis pontis
19 Purkinje-Zellen
20 Körner
21 Tractus rubrospinalis
22 Tractus tectospinalis
23 Tractus pyramidalis lateralis
24 Substantia intermedia
25 Cellulae motoriae cornus anterioris

1 Gyrus cinguli
2 Corpus callosum
3 Nucleus caudatus
4 Nucleus ventralis lateralis
5 Nucleus ventralis anterior
6 Nucleus habenulae lateralis
7 Nucleus medialis thalami
8 Nuclei intralaminares thalami
9 Putamen
10 Globus pallidus lateralis
11 Globus pallidus medialis
12 Colliculus superior
13 Nucleus subthalamicus
14 Nucleus ruber
15 Substantia nigra (pars reticulata)
16 Substantia nigra (pars compacta)
17 Formatio reticularis mesencephali
18 Formatio reticularis pontis
19 Tractus reticulospinalis
20 Tractus rubrospinalis
21 Tractus rectospinalis
22 Cellulae motoriae cornus anterioris

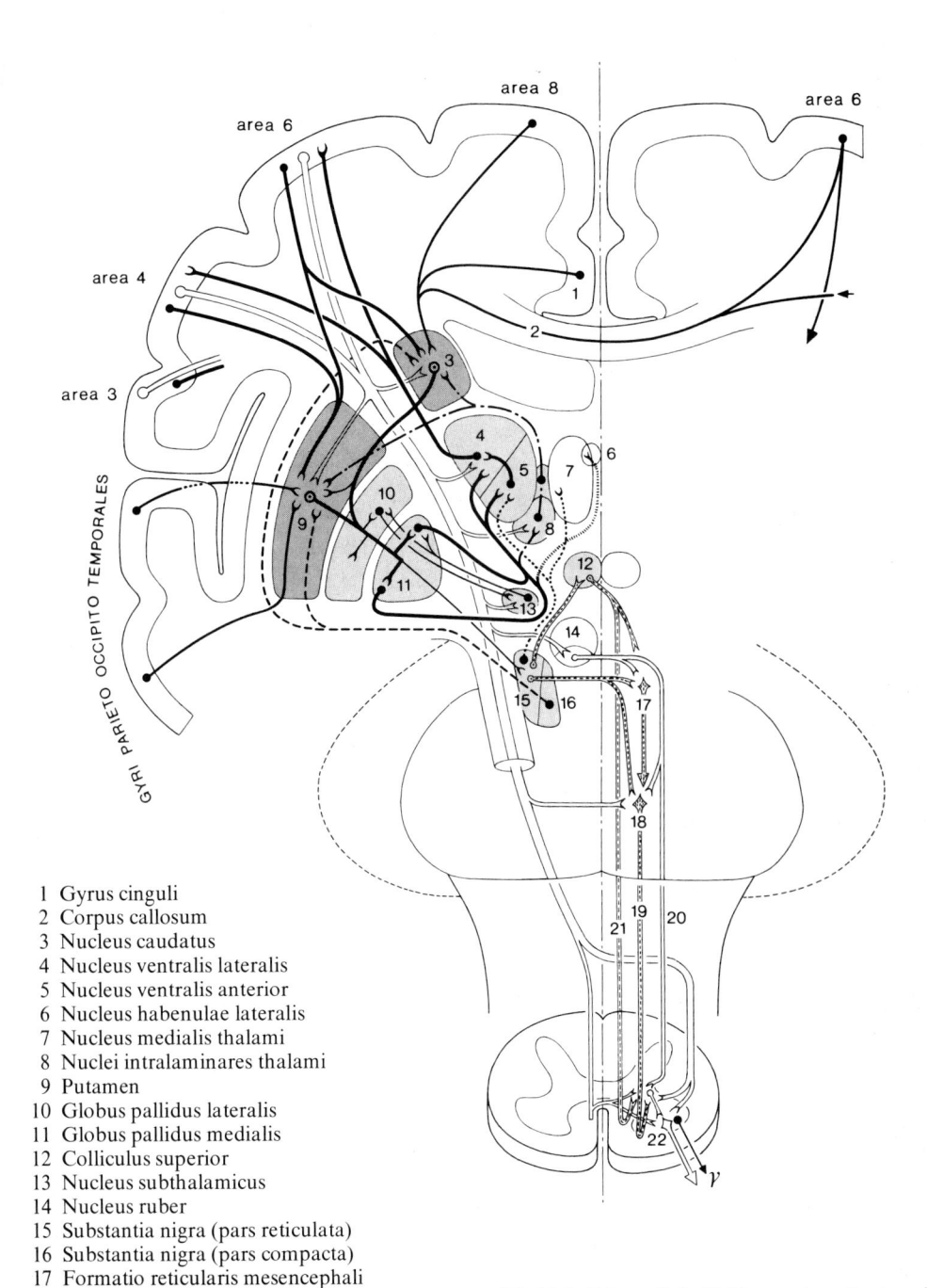

Abb. 14.12. Schematische Zeichnung des extrapyramidalen Systems (zugehöriges Pyramidenbahnsystem mit offenen Konturen dargestellt). (Aus: Nieuwenhuys, Voogd und van Huijzen: Das Zentralnervensystem des Menschen. Springer, 1980)

ramidale System ab. Früher verstand man darunter ein auch morphologisch abgegrenztes eigenes System, welches in den extrapyramidalen Kerngebieten oder den **Basalganglien** *(Nucleus ruber, Nucleus lentiformis* – aufgeteilt in *Putamen* und *Pallidum* – sowie *Nucleus caudatus* und *Substantia nigra)* beginnen und in getrennten Bahnen mehr oder minder parallel zum Pyramidenbahnsystem ebenfalls zum motorischen Vorderhorn des Rückenmarkes ziehen sollte. Wie wir schon so oft bemerkt haben, hat sich wie fast immer in der Biologie bei näherer Untersuchung auch hier herausgestellt, daß die Dinge doch viel komplizierter sind, als man zunächst annahm (vgl. Abb. 14.12). Das extrapyramidale System ist keineswegs ein hierarchisch gegliedertes System, welches seine Kommandos nur nach unten weitergibt. In „Gesprächs"- oder *„Schaltkreisen"* sind die Basalganglien vielfältig untereinander verbunden und geben ihre Information (zur Überprüfung?) z.T. über den Thalamus bis zum Cortex. Schließlich benutzen sie sogar als *Efferenz* zum Teil *auch* die *Pyramidenbahnen,* was die Abgrenzung beider Systeme immer schwieriger macht.

Funktion

Leider ist gegenwärtig das Konzept für die Funktion des Pyramidenbahnsystems derartig ins Schwanken geraten, daß man entweder nur ganz allgemeine Äußerungen abgeben kann (wie *„Beteiligung an der Willkürmotorik",* vorwiegend an der *„Feineinstellung"* oder an der *„Zielmotorik"* durch das pyramidale System, Regelung der *„Stützmotorik"* durch das extrapyramidale System), oder aber man muß sich mit der Fülle widersprüchlicher experimenteller Daten auseinandersetzen, was an dieser Stelle nicht möglich ist[6].

Unumstritten sind **Unterbrechungen der Pyramidenbahn** unterhalb des Hirnstammes von **schlaffen Lähmungen** gefolgt. Allerdings kommt es bei höher gelegenen Unterbrechungen, z.B. bei einer **Massenblutung** in der **Capsula interna** zu einer **Zunahme des Muskeltonus** in den **Beugern der Arme** und den **Streckern der Beine,** welche auf eine Enthemmung des Hirnstammes zurückgeführt wird (sehr ähnliche Effekte sieht man auch bei ausgedehntem beidseitigen Ausfall der weißen Substanz des Cortex). Man spricht bei diesen Zuständen von „**Spastik**" bzw. *„Spastizität",* wobei sowohl ein verstärker Widerstand bei passiver Dehnung der Muskulatur auftritt, wie auch eine massive Steigerung der phasischen Eigenreflexe. Die Willkürmotorik ist stark eingeschränkt, feinmotorische Bewegungen sind unmöglich. Beim *„Spastiker"* ist (meist infolge des Ausfalls zentraler corticaler Neurone) das Wechselspiel der Agonisten und Antagonisten gestört, es kommt zu auffälligen Mitbewegungen („Massensynergien"). Wegen der Kreuzung der Pyramidenbahn findet man bei **einseitigen Läsionen** z.B. im Bereich der Inneren Kapsel eine **spastische Hemiplegie (Halbseitenlähmung)** auf der gegenüberliegenden Seite. Bei Pyramidenbahnläsion findet man ferner bei *Bestreichen der Fußsohlen* eine *Dorsalflexion der Großzehen,* was als **positives Babinski'sches**[7] **Zeichen** von diagnostischer Bedeutung ist. Beim jungen Säugling ist dieses Zeichen physiologisch; die Pyramidenbahnen haben hier die Hemmung dieses wohl für kletternde Affen zweckmäßigen Reflexes noch nicht übernommen.

---

(6) Trotzdem wollen wir das Kind nicht mit dem Bade ausschütten und den Begriff „extrapyramidales System" beibehalten, weil er klinisch nutzbringend angewendet wird und man mit Nomenklaturänderungen meist mehr Verwirrung als Nutzen stiftet, zumal physiologische Theorien sich oft als kurzlebig erwiesen haben.

---

(7) Joseph François Félix Babinski (1857-1932), Pariser Neurologe.

Motorischer Cortex

Der motorische Cortex hat beim Primaten und speziell beim Menschen seine differenzierteste Ausbildung erfahren. In der Spitzenleistung seiner manuellen Motorik liegt vermutlich einer der entwicklungsgeschichtlich bedeutsamsten Schlüssel zur Beantwortung der Frage, warum der Mensch seine so einmalige Sonderstellung innerhalb aller Lebewesen überhaupt erwerben konnte. Ein vermutlich noch wichtigerer Schlüssel liegt in der menschlichen Sprachentwicklung verbunden mit der Fähigkeit zur Abstraktion.

Die *systematische Analyse* des Zusammenhangs von *Hirnrindenstruktur und -funktion* begann in der 2. Hälfte des letzten Jahrhunderts. Einen besonderen Anstoß dazu gab 1861 *Broca*[24], als er bei der Sektion eines Patienten mit Sprachstörungen *(„motorische Aphasie")* einen hühnereigroßen Erweichungsherd am Fuß der linken 2. und 3. Stirnwindung, im Inselgebiet sowie im Bereich des Gyrus temporalis superior fand *(„Broca'sches Sprachzentrum")*. Wernicke[25] konnte 1874 (ebenfalls nach klinischen Symptomen und morphologischen Herden) ein „sensorisches Sprachzentrum" im Temporalhirn hiervon abgrenzen. Die betroffenen Patienten konnten zwar sprechen, aber es mangelte ihnen das Verständnis für die ausgestoßenen Worte („sensorische Aphasie"). Zur gleichen Zeit begann man, bei Tier und Mensch die operativ freigelegte Hirnrinde elektrisch zu reizen und fand, daß nur lokale Reizungen im Gebiet des Gyrus praecentralis zu Zuckungen einzelner Muskeln führten (niemals jedoch zu koordinierten Bewegungen). Die genauere Gliederung dieser Reizorte werden wir unten darstellen.

Schließlich wurden – im wesentlichen auf Grund von Untersuchungen an Hirnverletzten aus dem 1. Weltkrieg – immer genauere Gehirnkarten entworfen, welche praktisch jedem Abschnitt der Großhirnrinde bestimmte Funktionen zuordneten. In den 30er Jahren unseres Jahrhunderts ging dies schließlich so weit, daß man sogar für das „Satzsprechen", für das „Namensprechen" und für die „Wortbildung" jeweils eigene Rindenfelder abtrennte. Daneben erhielten größere, unbekannte Areale z.B. die Zuordnung „Körper- Ich" etc. Heute ist man wieder viel zurückhaltender in der Zuordnung von Rindenstrukturen und Körperfunktionen geworden, weil man jetzt die integrative Funktionsweise der verschiedensten Hirnabschnitte untereinander wesentlich höher einschätzt.

Man hat aber auch den umgekehrten Lokalisierungsversuch durch periphere Reizung und zentrale Ableitung von Potentialen am Gehirn mit Erfolg durchgeführt (= **„evoked potentials"**). Hierbei fand man z.B. im Bereich des (sensiblen) Gyrus postcentralis (wie im Gyrus praecentralis) eine **somatotopische Anordnung**, d.h. den Reizorten in der Peripherie ließen sich hier (wie bei der direkten Reizung) definierte Abschnitte der Hirnrinde zuorden.

---

(24) P. Broca, Mitteilung am 18.4.1861 auf der Sitzung der Société d'Anthropologie, Paris.
(25) Karl W. Wernicke (1848-1905), Nervenarzt in Berlin, Breslau und Halle/Saale, vgl. Wernicke: Der aphasische Symptomenkomplex, Cohn und Weigert, Breslau (1874) (Neudruck: Springer, Berlin, Heidelberg, 1974).

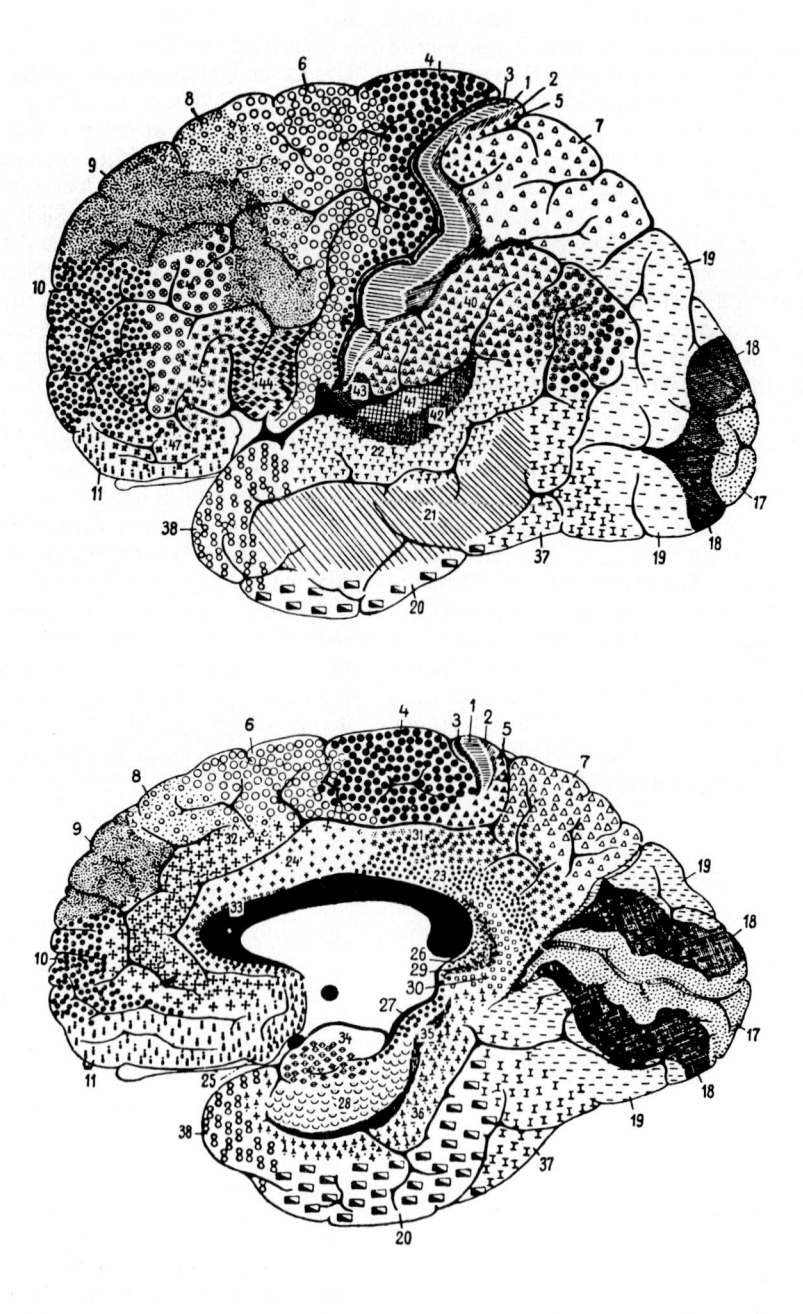

Abb. 14.13. Einteilung der Großhirnrinde durch K. Brodmann aus seinem Buch: Vergleichende Lokalisationslehre der Großhirnrinde. Barth, Leipzig, 1925

14.2 Supraspinale Kontrolle der Motorik

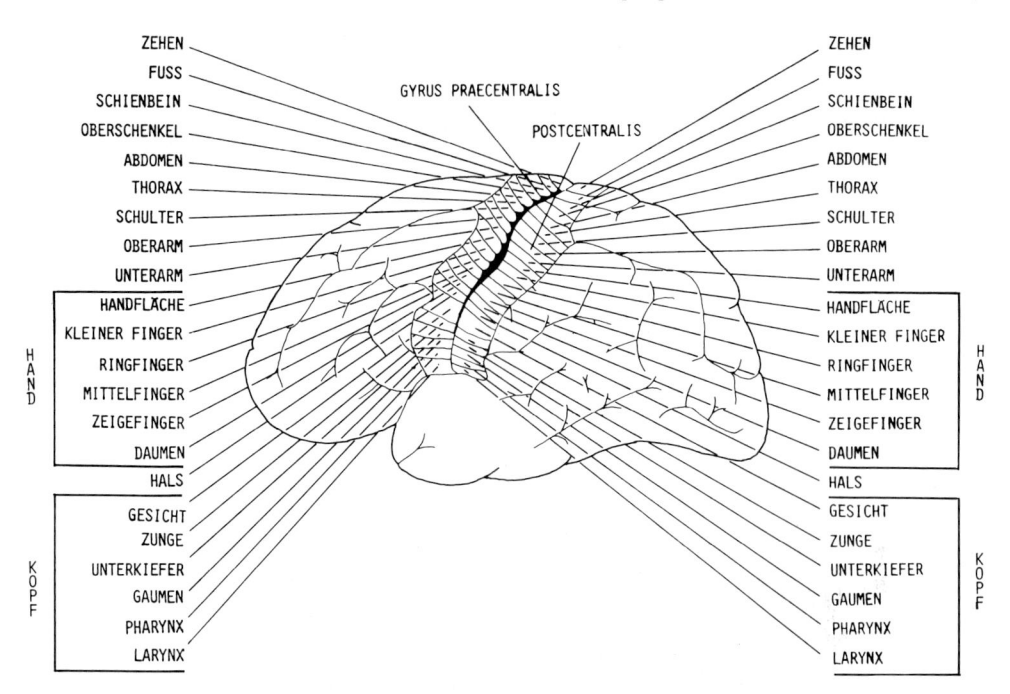

```
ZEHEN                                              ZEHEN
FUSS                                               FUSS
SCHIENBEIN        GYRUS PRAECENTRALIS              SCHIENBEIN
OBERSCHENKEL           POSTCENTRALIS               OBERSCHENKEL
ABDOMEN                                            ABDOMEN
THORAX                                             THORAX
SCHULTER                                           SCHULTER
OBERARM                                            OBERARM
UNTERARM                                           UNTERARM
HANDFLÄCHE                                         HANDFLÄCHE
KLEINER FINGER                                     KLEINER FINGER
RINGFINGER        H                            H   RINGFINGER
MITTELFINGER      A                            A   MITTELFINGER
ZEIGEFINGER       N                            N   ZEIGEFINGER
DAUMEN            D                            D   DAUMEN
HALS                                               HALS
GESICHT                                            GESICHT
ZUNGE                                              ZUNGE
UNTERKIEFER    K                                K  UNTERKIEFER
GAUMEN         O                                O  GAUMEN
PHARYNX        P                                P  PHARYNX
LARYNX         F                                F  LARYNX
```

Abb. 14.14. Motorische Repräsentation im Gyrus praecentralis (links) und sensible Repräsentation im Gyrus postcentralis (rechts) des Menschen. Man beachte die großen Areale für Hand- und Sprachmuskulatur im Vergleich zu den kleinen Arealen der übrigen Skelettmuskulatur

Die **Einteilung der Großhirnrinde in numerierte Abschnitte** geht auf **Brodmann**[26] zurück, welcher auf Grund von histologischen Bestimmungen der Zellarchitektur (z.B. entsprechend der unterschiedlichen Zahl von Körnerzellen) die heute noch übliche Numerierung vornahm (vgl. Abb. 14.13). Das Feld 4 fiel dabei durch die Anwesenheit der Betz'schen Riesenzellen (vgl. S. 389) in der Schicht 3 und besonders in Schicht 5 auf (vgl. a. Abb. 14.15 und Tab. 14.3).

Für die Reizorte im Brodmann'schen Feld 4 oder im Gyrus praecentralis ist die große Repräsentation der Hände sowie der mimischen Muskulatur der Zunge besonders auffällig (vgl. Abb. 14.14). (Auf die Konsequenzen für die Entwicklungsgeschichte wurde bereits hingewiesen.) Entsprechend der in Abb. 14.14 angegebenen somatotopischen Gliederung führt eine lokale elektrische Reizung in den gezeichneten Abschnitten des Gyrus praecentralis zu Muskelzuckungen auf der kontralateralen Seite. Wird im Bereich des sensiblen Gyrus postcentralis (z.B. während einer neurochirurgischen Operation) elektrisch gereizt, können Patienten Empfindungen in gegenseitigen Abschnitten des Körpers lokalisieren. Funktionell sind beide Gyri so eng miteinander verbunden, daß man auch von „*sensomotorischem Cortex*" spricht. Allerdings sind nach frontal weitere motorische Areale angeschlossen, welche früher als „motorische Assoziationsfelder" galten und heute meist als „präfrontaler Cortex" oder auch als „supplementäres motorisches Feld" bezeichnet werden. Auch nach parietal wurden entsprechende „sensible Assoziationsfelder" angegeben.

Allerdings ist man auch hier heute in der Zuordnung zurückhaltender geworden. Bis in die 60er Jahre ging man davon aus, daß das nach Brodmann bezeichnete Feld 4 für den motorischen Cortex, die Felder 17-19 für das Sehen, 41 und 42 für Hören und 1-3 für somatosensorische Aufgaben reserviert wären, während die Regionen dazwischen, insbesondere 6, 8, 9 als

---

(26) K. Brodmann, Vergleichende Lokalisationslehre der Großhirnrinde, Barth, Leipzig, 1925.

14. Sensomotorik

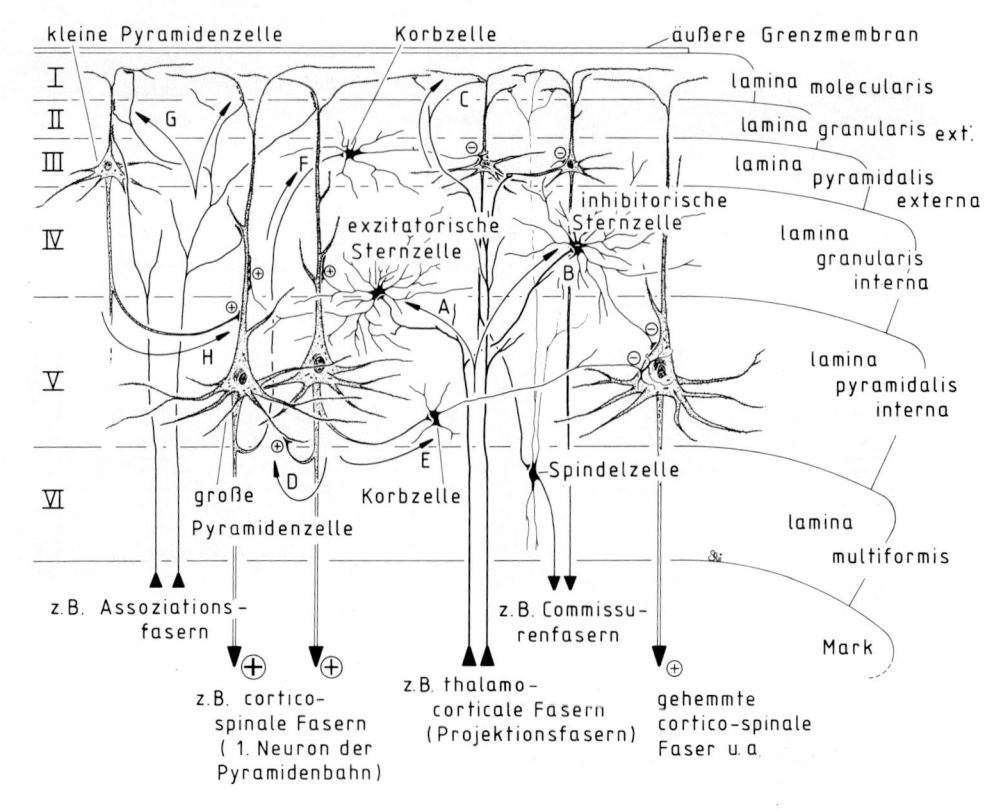

Abb. 14.15. Schematische Zeichnung der Großhirnrinde (nach unterschiedlichen Literaturangaben gezeichnet durch H. Snoei). Für die synaptische Organisation (A-H) vgl. Tab. 15.4

motorische Assoziationsfelder und vor allem 5 und 7 als sensorische Assoziationsfelder jeweils mit Hilfe intracorticaler Verschaltung an der Sensomotorik beteiligt sein sollten. Durch „Mapping"-Studien, d.h. systematische Auswertung von Reizversuchen (speziell mit Hilfe von evoked potentials) an Affen hat man aber nun diese Assoziationsfelder immer weiter eingeengt und die „frei gewordenen" Areale mit spezifischen sensorischen Repräsentationen (insbesondere auch optischen Feldern) ausgefüllt.

Histologisch hat man im Gegensatz zum Kleinhirn mit seinen drei Schichten (ebenso wie zu anderen entwicklungsgeschichtlichen alten Gehirnabschnitten) im „jungen" *Neocortex* von außen nach innen *sechs verschiedene Zellschichten* abgrenzen können (vgl. Abb. 14.15 sowie Tab. 14.3 und 14.4). Wieder lassen sich afferente Bahnen (im wesentlichen aus dem Thalamus – aber auch über die große Kommissur aus der anderen Hirnhälfte) von efferenten Bahnen unterscheiden. Dazwischen sind verschiedene Formen von Neuronen gelagert, welche z.T. als hemmende, z.T. als bahnende Interneurone aufgefaßt werden können. Schließlich wurden vertikal zur Hirnoberfläche Neuronenverbindungen festgestellt, welche dafür sprechen, daß die Hirnrinde „säulenartig" aufgebaut ist. Derartig parallel nebeneinander liegende Zellsäulen mit einem Durchmesser in der Größenordnung eines halben Millimeters zeigen bei elektrophysiologischen Ableitungen mit Hilfe stereotaktischer Geräte auffällige funktionelle Zusammenhänge, wie wir sie speziell für die Sehrinde später noch besprechen werden (vgl. S. 504).

Auf jeden Fall darf man sich nicht vorstellen, daß die Bewegung eines Muskels damit beginnt, daß eine Betz'sche Riesenzelle aus der fünften corticalen Schicht „sich entschließt", Aktionspo-

Tab. 14.3. Schichten der Großhirnrinde

I.	Molekularschicht (Lamina molecularis) (Dendriten verlaufen hier bevorzugt tangential)
II.	Äußere Körnerschicht (Lamina granularis externa)
III.	Äußere Pyramidenschicht (Lamina pyramidalis externa)
IV.	Innere Körnerschicht (Lamina granularis interna)
V.	Innere Pyramidenschicht (Lamina pyramidalis interna)
VI.	Spindelzellschicht (Lamina multiformis)

Tab. 14.14. Synaptische Organisation der Großhirnrinde (Neocortex) vgl. Abb. 14.15

A	Thalamocorticale Faser	→	exzitatorische Sternzelle	→	große Pyramidenzelle	→	corticospinale Faser
B	Thalamocorticale Faser	→	inhibitorische Sternzelle	⊖	große Pyramidenzelle	→	gehemmte corticospinale Faser
					kleine Pyramidenzelle	→	Kommissurenfasern
C	Thalamocorticale Faser	→	große Pyramidenzelle	→	corticospinale Faser		
			kleine Pyramidenzelle	⇄	Spindelzelle	→	Kommissurenfasern
D	Axonkollaterale einer großen Pyramidenzelle	⊕	benachbarte große Pyramidenzelle	→	corticospinale Faser		
E	Große Pyramidenzelle	⊖	Korbzelle	→	große Pyramidenzelle	→	gehemmte corticospinale Faser
F	Große Pyramidenzelle	→	Korbzelle	⊖	kleine Pyramidenzelle	→	Kommissurenfasern
G	Assoziationsfasern	→	kleine und große Pyramidenzelle				
H	Axonkollaterale einer kleinen Pyramidenzelle	⊖	große Pyramidenzelle				

tentiale auszusenden. Vielmehr kann diese Zelle nur über *Anstöße* von anderen Regionen, in Sonderheit *über supplementäre corticale Felder und thalamische Afferenzen* aktiviert werden, wobei intracorticale Neurone die Afferenz modulieren mögen. Zuvor muß aber auch der Thalamus sensible Informationen zur Hirnrinde geschickt haben, wobei wir auf die *„Antriebe"* aus *Formatio reticularis* und *limbischem System* schon hingewiesen haben. Die *Efferen-*zen können nun ihren Weg z.B. *über* die *innere Kapsel* entweder zu den Hirnnervenkernen (Tractus corticobulbaris) oder zu den spinalen Motoneuronen der Gegenseite (Tractus corticospinalis) nehmen, wenn sie nicht schon vorher zu den Basalganglien ziehen. *Unterbrechungen dieser Bahnen* durch Blutung in die Capsula interna infolge eines *„Schlaganfalls"* oder *„Apoplex"* führen zu *spastischen Lähmungen* vor allem der *Beinstrecker und Armbeuger* infolge

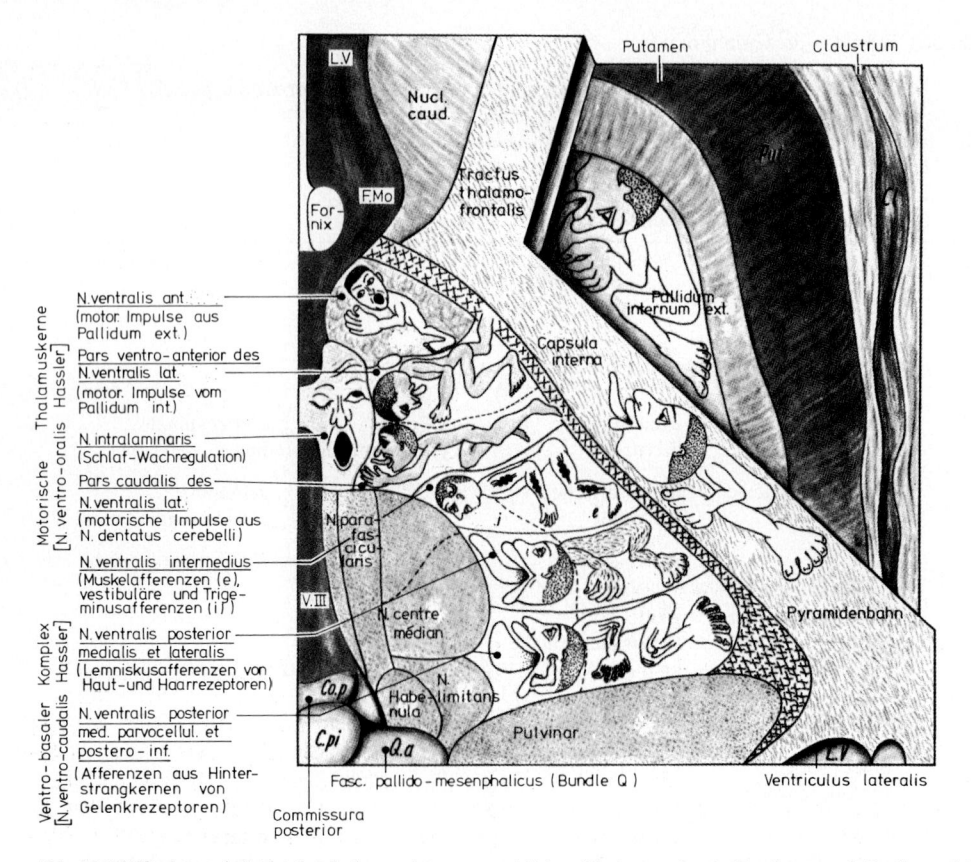

Abb. 14.16. Horizontalschnitt durch den rechten menschlichen Thalamus (nach Hassler, aus: O.D. Creutzfeld: Cortex cerebri. Springer, 1983) mit schematischer Zeichnung der somatotopischen Gliederungen

Tab. 14.5 a und b. Gliederung des Thalamus nach räumlicher Anordnung, anatomischer Bezeichnung und funktioneller Zuordnung nach G. ten Bruggencate (1984)

Lokalisation	Anat. Bezeichnung	Funktion
Spezifische Kerngebiete des Thalamus:		
ventrolateral	Nucleus ventralis anterior (VA) lateralis (VL)	Zentrale Kontrolle der Motorik; Afferenzen von Basalganglien und Kleinhirn, Verbindungen mit prämotorischem und motorischem Cortex
	Nucleus ventralis posterolateralis (VPL) und posteromedialis (VPM)	Sensorische Schaltkerne aufsteigender Bahnen: VPL von Körperperiphere, VPM von Trigeminuskernen (Gesicht)
posterocaudal	Nucleus geniculatum mediale laterale	Sensorische Schaltstationen: Hörbahn Sehbahn
dorsolateral	Pulvinar u. a.	Beteiligung an integrativen sensomotorischen Prozessen (z. B. Sprachverständnis) in Verbindung mit assoziativem Cortex

Tab. 14.5 b

Lokalisation	Anat. Bezeichnung	Funktion
Unspezifische (= „generalisierte") Kerngebiete des Thalamus:		
medial	Massa intermedia u. a.	Regulation von Schlaf-Wachzustand, Vigilanz, Aufmerksamkeit, Bewußtsein
intralaminar	Nucleus centrum medinum, Nucleus parafascicularis u. a.	Verbindung zur Formatio reticularis, zum gesamten Cortex und Corpus striatum. (Evtl. „Starterfunktion" für motorisches Verhalten?)
anterior	Nucleus anteroventralis und dorsalis	In Kombination mit limbischem System und frontalem Cortex Regulation des emotionalen Verhaltens

Enthemmung des Hirnstammes (vgl. S. 392). Darüber hinaus kann eine einzelne Riesenzelle gar keine Kontraktion auslösen, denn hierzu sind stets viele Zellen notwendig [wobei es nicht einmal Betz'sche Riesenzellen aus der Area 4 (Gyrus praecentralis) sein müssen]. Große Bereiche anderer Felder (vgl. Abb. 14.11) besitzen ebenfalls motorische Efferenzen, welche z.T. in das „eigentliche" Pyramidenbahnsystem einfließen, z.T. zunächst an die extrapyramidalen Kerne ziehen. Wie stark dabei die Verschaltung von pyramidalem und extrapyramidalem System eigentlich ist, zeigt Abb. 14.12, wobei insbesondere der Tractus reticulospinalis (früher als extrapyramidale Bahn reserviert) mit dem Pyramidenbahnsystem vielfältig verbunden ist.

Thalamus

Für den Verlauf der aufsteigenden sensiblen Bahnen müssen wir auf die Neuroanatomie verweisen, zur Beziehung von Struktur und Funktion des **Thalamus** sei auf die Tab. 14.5 (nach Zusammenstellungen von G. ten Bruggencate, 1984) sowie Abb. 14.16 und Abb. 22.2, S. 506 hingewiesen. *Die beiden Thalami sammeln in ihrem ventrolateralen Bereich fast alle sensiblen Afferenzen aus der Körperperipherie.* Zum größten Teil ziehen diese Afferenzen über die *mediale Schleife* (daher *„lemniskales" System*) von der kontralateralen Körperhälfte (nur das Gesicht ist beiderseits vertreten) in den jeweiligen *Nucleus ventralis posterolateralis* der entsprechenden Seite. Die ventrolateralen Thalamusanteile erhalten aber auch aus den Basalganglien und vom Kleinhirn Afferenzen. Darüber hinaus besteht von den ventrolateralen Thalami eine Verbindung *in beiden Richtungen zum motorischen Cortex,* so daß ohne thalamische Kontrolle praktisch „nichts läuft".

Funktionelle Störungen im Bereich des extrapyramidalen Systems

Störungen des extrapyramidalen Systems, welches beim Gesunden überwiegend für die „Stützmotorik" spezialisiert scheint, können sowohl durch ein „Zuwenig" an Motorik (Hypokinesen) wie durch überschießende Motorik (Hyperkinesen) charakterisiert sein.

Hypokinesen

Hypokinesen sind ein Kennzeichen für das **Parkinson'**sche[8] **Syndrom**. Es handelt sich hierbei um eine Reihe charakteristischer – „extrapyramidaler" – Symptome, von welchen die wichtigsten als *Parkinson'sche Trias* zusammengefaßt werden: *Rigor*[9], *Tremor* und *Akinese* vgl. Tab. 14.6, S. 403).

Mit **Rigor** bezeichnet man einen erhöhten Tonus der Skelettmuskulatur mit charakteristischer Starre bei passiver Bewegung. Man spürt einen gleichmäßigen „teigigen" Widerstand, wenn man die Extremitäten des betroffenen Patienten zu beugen oder zu strecken versucht. Daneben kann es aber auch zu plötzlichem Nachgeben kommen, was als „Zahnradphänomen" auf den plötzlichen Wegfall einer Hemmung schließen läßt.

Der **„Tremor"** oder ein Zittern der Muskulatur durch rhythmische Innervation von Agonisten und Antagonisten ist meist beim wachen Patienten in Ruhe langsam (= *„Ruhetremor"*), wobei es zu charakteristischen Pillendrehbewegungen der Hände kommen kann. Bei gezielten Bewegungen kann das Zittern feinschlägiger und rascher werden (8-12 Zitterbewegungen pro s), man spricht dann von *„Intentionstremor",* wie er uns noch als typisches Kleinhirnsymptom begegnen wird (vgl. S. 402). Im Schlaf erlischt typischerweise beim Parkinson jeder Tremor.

Eine schleichend einsetzende **„Akinese"** (hochgradige Bewegungsarmut bis Bewegungslosigkeit) ist sicher für eine beginnende Parkinson'sche Erkrankung am meisten charakteristisch. Die unbewußten *Mitbewegungen* z.B. der Hände beim Gehen verschwinden, die Bewegungen insgesamt werden kleiner. Manchmal können die immer kleiner werdende Schrift oder die kleiner werdenden mimischen Bewegungen beim Sprechen als erste Symptome auffallen, bis es zu nicht mehr übersehbaren motorischen Störungen z.B. des Ganges kommt. Die Intelligenz ist bei diesen Ausfällen – wenigstens zunächst – nicht betroffen. Bei besonderer Willensanspannung können die meist im mittleren oder höheren Lebensalter stehenden Patienten plötzlich sogar erstaunliche motorische Fähigkeiten entwickeln, welche man kaum erwartet, wenn man sie sonst hilflos und starr dasitzen oder daliegen sieht.

Ursache für diese Symptomatik sind (angeborene oder besonders durch Encephalitisviren[10] erworbene) Störungen im extrapyramidalen System, mit charakteristischen *Nekrosen*[11] von Zellen in der Pars compacta der *Substantia*

---

(8) James P. Parkinson (1755-1824), englischer Arzt, Erstbeschreibung der Symptomatik.
(9) rigor lat. = Starre.

(10) Am bekanntesten im Gefolge der Grippeepidemien, welche sich während (1916) und nach dem 1. Weltkrieg von Spanien kommend über Europa ausbreiteten.
(11) nekrós gr. = tot.

nigra und **Dopaminverlusten im Striatum**[11a]. Dies ist deshalb von Bedeutung, weil die Substantia nigra mit dem Striatum durch rückläufige efferente Fasern verbunden ist, welche selbst Dopamin als Überträgerstoff benutzen. Ewa seit 1970 behandelt man deshalb Parkinson-Patienten erfolgreich mit *L-Dopa* zur Substitution für fehlendes Dopamin. Dopamin selbst ist für diese Therapie ungeeignet, weil es im Gegensatz zu L-Dopa die Bluthirnschranke (vgl. S. 115) nicht passieren kann. L-Dopa wird nach Passage der Bluthirnschranke zu Dopamin dekarboxyliert. Vor der L-Dopa-Therapie hat man jahrzehntelang Parkinson-Patienten mit hohen Dosen Atropin behandelt, dessen Erfolg darin bestanden haben muß, die cholinergen Synapsen im extrapyramidalen System zu Gunsten der reduzierten dopaminergen Synapsen zu dämpfen.

Hyperkinesen

Zu den *Hyperkinesen* gehören u.a. der Veitstanz[12] in der Form der Chorea minor und Chorea Huntington sowie der Ballismus und Athetosen.

Die **Chorea minor** trifft meist Jugendliche (7.-15. Lebensjahr) im Anschluß an infektiöse Erkrankungen (Angina, Gelenkrheumatismus, Endocarditis etc.). Charakteristisch sind schnelle Bewegungen, welche zunächst als ungezogenes Grimassenschneiden mißdeutet werden können. Gleichzeitig sind eine ausgeprägte *Hypotonie der Muskulatur* sowie psychische Veränderungen (Weinerlichkeit bis Apathie) auffällig. Meist erfolgt eine Abheilung innerhalb einiger Monate. Als Krankheitsursache werden insbesondere *rheumatische* Gefäßveränderungen im Bereich des Striatum angesehen.

Die **Chorea Huntington**[13] ist in ihrer Prognose wesentlich ungünstiger, sie beginnt schleichend zwischen dem 25. und 55. Lebensjahr (bei dominantem Erbgang). Die Bewegungsstörungen sind zunächst weniger auffallend als bei der Chorea minor, aber auch hier ist der *Muskeltonus herabgesetzt* (= muskuläre *Hypotonie*). Bei der Chorea Huntington *degenerieren nicht nur Striatum und Hippocampus*, im Verlauf der Erkrankung degeneriert *auch die Hirnrinde*, so daß in den Spätstadien (nach 10-15 Jahren) oft hochgradige Demenz besteht. Zur Parkinson-Erkrankung (mit Hypokinese und muskulärer Hypertonie) verhält sich die Chorea Huntington nahezu spiegelbildlich. Die *Zelluntergänge* finden sich hier *vorwiegend im Nucleus caudatus*. An Dopamin scheint kein Mangel zu herrschen, wobei L-Dopa die *Bewegungsunruhe* erhöht. Die *Hyperkinesen* werden vielmehr *mit Dopaminantagonisten (z.B. Haloperidol) gedämpft*. Offenbar fallen bei der Chorea Huntington hemmende Strukturen aus, welche normalerweise im Striatum GABA (γ-Aminobuttersäure, vgl. S. 342) als Überträgerstoff benutzen.

Als Ballismus[14] bezeichnet man spontane Schleuderbewegungen der Extremitäten, welche auf Schädigungen des Nucleus subthalamicus zurückgeführt werden. (Bei einseitigem Befall spricht man von Hemiballismus.)

Athetosen heißen Bewegungsstörungen, welche durch unwillkürliche, langsame, „geschraubte" bzw. „wurmförmige" Streck-, Beuge- und Spreizbewegungen vor allem der Hände oder der Füße auffallen, und welche ebenfalls mit extrapyramidalen Hirnschädigungen im Bereich des Striatum und Pallidum (sowie Thalamus) einhergehen. Ursachen sind oft Geburtstraumen, aber auch Überdosierung von L-Dopa.

(11a) Als Corpus striatum oder „Streifenkörper" wird das Basalganglion aus Nucleus candatus und Nucleus lentiformis einschließlich Putamen bezeichnet, weil diese Strukturen durch die Streifen grauer Substanz miteinander verbunden sind.

(12) Veitstanz (=Chorea) nach dem um 313 in Sizilien gestorbenen Märtyrer Vitus, welcher als Nothelfer und Patron der vom Veitstanz Betroffenen sowie der bettnässenden Kinder besonders im Mittelalter verehrt wurde (Prager „Veits"-dom).

---

(13) George Sumner Huntington (1851-1916), amerikanischer Neurologe.
(14) ballein gr. = werfen („Ball").

Prüfungsfragen zu diesem Abschnitt finden Sie im Anhang unter den Zittern: 14.2.ff.

14.3 Kleinhirn

Funktionelle Anatomie	Funktionelle Abschnitte des Kleinhirns (Vermis, Pars intermedia, Hemisphären) mit afferenten und efferenten (z.B. Kleinhirnkerne, Ncl. vestibularis) Verbindungen. Aufbau der Kleinhirnrinde mit synaptischen Verschaltungen.
Aufgaben des Kleinhirns	Beteiligung der Kleinhirnabschnitte bei Stütz- und Zielmotorik sowie bei deren Koordination. Funktionelle Verschaltung mit den übrigen motorischen Gebieten (z.B. Hirnstamm, Cortex cerebri).
Pathophysiologie	Symptome bei Störungen des Kleinhirns (z.B. Tremor, Hypotonus, Asynergie, Sprechstörungen)

Funktionsstörungen des Kleinhirns bewirken ganz charakteristische Veränderungen der Motorik. Als *Charcot'sche*[15] *Trias* bezeichnet man das gemeinsame Auftreten von 1. Störungen der Blickmotorik (**Nystagmus**, vgl. S. 463), 2. eines *„Intentionstremors"* sowie 3. einer *„skandierenden"* Sprache.

Unter **Intentionstremor** versteht man ein Zittern der Extremitäten, welches sich während der Bewegung (gegenüber Ruhe) verstärkt. Füße und Hände können bei gezielten Bewegungen so stark „ausfahren", daß der Patient z.B. bei der Aufforderung, mit seinem Zeigefinger seine eigene Nase zu zeigen, schließlich an der Nase vorbei wackelt. Das Zittern selbst erfolgt mit 2-3 Bewegungen pro Sekunde und wächst im Verlauf z.B. des Finger-Nase-Versuchs an (man spricht deshalb auch von einem „crescendo"[16]-Verhalten).

Die auffallend „abgehackt" wirkende, **skandierende Sprache** gehört ebenfalls zu den charakteristischen Symptomen einer Kleinhirnschädigung und weist auf frühe Koordinationsstörungen der Sprechmuskulatur hin. Daneben wird häufig eine cerebellare **Ataxie**[17] beobachtet. Wie betrunken wanken die Patienten daher und haben äußerste Schwierigkeiten, „Balance" zu halten. Man spricht von Gangataxie im Gegensatz zu Rumpfataxie, bei welcher die Patienten nicht einmal aufrecht sitzen können, weil es zu Abstimmungsstörungen zwischen Rumpf- und Extremitätenmuskulatur gekommen ist.

Von der cerebellaren Ataxie kann man u.a. eine *spinale Ataxie* abgrenzen, bei welcher es zu Ausfällen insbesondere im Bereich der Hinterstränge (z.B. infolge einer Tabes dorsalis) gekommen ist.

---

(15) Jean Martin Charcot (1825-1893), zunächst Professor für pathologische Anatomie, später für Nervenkrankheiten in Paris, gehört zu den Begründern der Psychotherapie, bei ihm arbeitete zeitweise Sigmund Freud (1886).

(16) crescere lat. = wachsen, ital. Musiksprache: Crescendo = lauter (aber nicht schneller).

---

(17) ataxia gr. = Unordnung, Zuchtlosigkeit, Insubordination.

Differentialdiagnostisch bedeutsam ist der Befund, daß diese Form der Ataxie mit offenen Augen wesentlich besser beherrschbar ist als eine cerebellare Ataxie. Wir können dies als einen Hinweis darauf verstehen, daß bei Ausfall von Propriorezeptorenmeldungen aus der Muskulatur mit optischer Kurskorrektur helfend eingesprungen werden kann, während bei Kleinhirnausfällen vermutlich eine zentrale Verrechnungsstelle für motorische Koordinationen ausgefallen sein muß. Man nennt diese Ataxie deshalb auch **„Asynergie"**.

Die Ataxie selbst betrifft stets mehr die Beine als die Arme, welche bei der Gleichgewichtskontrolle (z.B. beim Balanceakt) nur im Notfall eingesetzt werden. Der Großteil der afferenten spinocerebellaren Bahnen kommt so auch aus dem Lendenmark oder dem unteren Brustmark. Als *„Dysmetrie"* bezeichnet man bei ataktischen Bewegungen die Unfähigkeit zur exakten Entfernungseinstellung (zum Beispiel für Schrittweiten oder andere Extremitätenbewegungen).

Ein weiteres, typisches Kleinhirnsymptom ist die **Störung der Diadochokinese**[18] oder der rhythmisch geordneten „Nachfolge" rascher Kontraktionen von Agonisten und Antagonisten, als *Adiadochokinese* oder meist korrekter als **Dysdiadochokinese** bezeichnet. Die Patienten haben die Fähigkeit verloren, z.B. schnell im Wechsel ihre Handflächen nach oben und unten zu drehen.

Zwar gibt es Dysdiadochokinesen auch bei anderen neurologischen Erkrankungen, doch sind sie z.B. bei extrapyramidalen Leiden von Hyper- oder Akinesien begleitet und so differentialdiagnostisch abgrenzbar.

Bei *einseitigen Kleinhirntumoren* kommt es zu *ipsilateralen Ataxien* der Extremitäten mit Muskelhypotonie, während Tumoren im Bereich des *Kleinhirnwurms* durch **Gleichgewichtsausfälle** sowie Neigung *des Kopfes zur Herdseite*[19] auffallen. Wir werden bei der Besprechung des Vestibularapparates auf die Gleichgewichtsstörungen zurückkommen (vgl. S. 488), hier soll eine tabellarische Übersicht die wichtigsten Befunde zusammenfassen (Tab. 14.6).

Tab. 14.6. Schematische Darstellung von Symptomen, Lokalisation von Strukturveränderungen und therapeutischen Ansätzen bei Erkrankungen des extrapyramidalen Systems sowie des Kleinhirns

	Erkrankungen: im **Extrapyramidalen System**				im **Kleinhirn**
Bezeichnung:	**Parkinson**	**Chorea**	**Ballismus**	**Athetosen**	**Kleinhirn symptomatik**
Symptome:	Muskelhypertonus, Akinese, Rigor, Ruhetremor (Intentionstremor), Mimische Starre	Muskelhypotonus, Hyperkinese	Schleuderbewegungen	langsame Bewegungen	Muskelhypotonus, Nystagmus, Ataxie, (Asynergie), Dysmetrie, Dysdiadochokinese, Skandierende Sprache, Intentionstremor
Lokalisation:	Substantia nigra	Striatum, Hippocampus	Nucleus subthalamicus	Striatum, Pallidum, (Thalamus)	Cerebellum
spezielle Therapie:	L-Dopa	Dopaminantagonisten (z.B. Halloperidol)			

---

(18) diadochos gr. = Nachfolger, Erbe (am berühmtesten die Feldherren Alexander d. Gr., die sich nach seinem Tode 323 v. Chr. in sein Weltreich teilten, was zu nahezu 40jährigen „Diadochen-Kämpfen" führte.
(19) engl. vestibular tilt.

Aus den geschilderten **Funktionsausfällen** bei Erkrankungen im Bereich des Kleinhirns läßt sich vermutlich am besten auf die **physiologische Bedeutung des Kleinhirns** schließen, denn ganz im Gegensatz zur Fülle der noch anzusprechenden morphologischen Fakten zum Thema Kleinhirn sind die physiologischen Daten zur Kleinhirnphysiologie relativ bescheiden. Dem Kleinhirn – *im Nebenschluß aller auf- und absteigenden Bahnen gelegen* – kommt offenbar eine „Managerfunktion" für Bewegungen zu, wobei der Manager nicht nur die Bahn für Kontraktionsbefehle rasch frei machen muß, sondern die Befehle selbst zu *koordinieren* und vor allem rechtzeitig zu beenden hat. Willkürbewegungen werden offenbar vom Kleinhirn nicht ausgelöst, die lokale elektrische Reizung von Kleinhirnabschnitten führt nämlich im Gegensatz zu Reizungen im Bereich des Gyrus praecentralis nicht zu Kontraktionen, wenn das Kleinhirn auch gewiß *„somatotopische" Verschaltungen*[20] besitzt. So kann man ähnlich wie am Großhirn und Thalamus (vgl. S. 398) witzige Figuren zeichnen, welche Homunculi[21] entsprechen, deren Köpfe im Bereich des Lobus medius des Kleinhirns gelegen sind, während die Fußenden dieser Homunculi jeweils zum Lobus cranialis oder caudalis gerichtet sind. Hierbei handelt es sich um *sensible Endigungen von Bahnen*, welche man bei Affen fand und welche vermutlich am Menschen ähnlich angelegt sind, wenn auch hier alle Daten recht ungesichert sind.

Einen Hinweis auf die komplexe Arbeitsweise des Managers Kleinhirn liefert die schematische Zeichnung eines *histologischen Kleinhirnschnittes* (vgl. Abb. 14.17 und Tab. 14.7). In bestechender Ordnung kann man von außen nach innen drei Schichten der *Kleinhirnrinde* unterscheiden: *Molekularschicht, Purkinjezellschicht* und *Körnerzellschicht*. Am auffälligsten sind die großen *Purkinjezellen*[22], welche ihre Dendriten[23] in der Tat baumartig in die Molekularschicht wachsen lassen, aber ihr Axon zu den Kleinhirnkernen aussenden. Allein ca. 30 Millionen Purkinjezellen besitzt das Kleinhirn, während *Stern-* und *Korbzellen* der Molekularschicht und *Körner-* und *Golgizellen* der Körnerzellschicht zahlenmäßig weit häufiger sind. Alle Eingänge in das Kleinhirn laufen entweder über *Moos-* oder *Kletterfasern*. Soweit die Moosfasern aus dem Rückenmark kommen, stellen sie die langen Axone des *Tractus spinocerebralis* dar, wobei die aussendenden Zellen selbst im Rückenmark gelegen sind. Daneben kommen aber auch Moosfasern in das Kleinhirn aus den verschiedensten Hirnteilen, einschließlich der Nuclei vestibulares. Die Kletterfasern stammen vorwiegend aus dem unteren Olivenkern. Kollateralen beider „afferenter", also zum Kleinhirn ziehender Fasern bilden direkt an den Kleinhirnkernen Synapsen und sollen dort erregende Informationen abgeben, während die Moosfasern an der Körnerzellschicht enden, welche selbst als erregende (exzitatorische) Interneurone gelten. Auch die Kletterfasern enden nicht an den Kleinhirnkernen, sondern klettern an den Dendriten (vgl. S. 314) der Purkinjezellen hinauf, bilden mit ihnen Synapsen und steuern offenbar ähnlich wie die Moosfasern die ebenfalls *hemmende Wirkung der Purkinjezellen* auf die *Kleinhirnkerne* (Nucleus dentatus, emboliformis, fastigii sowie die Nuclei globosi). Die Korb- und die Sternzellen benutzen *GABA* an ihren Synapsen als *Überträgerstoff* und wirken selbst hemmend auf die Purkinjezellen. Die

---

(20) somatos gr. = leiblich, topos gr. = der Ort, die Lage.
(21) Homunculus lat. = „kleiner Mensch", alchimistische Experimente zur Erzeugung eines künstlichen Menschen in Daumengröße aus männlichen Samen, Blut und Harn begannen im 13. Jahrhundert (in Goethes Faust II. Teil erzeugt Wagner einen Homunculus nach Rezepten von Paracelsus).

(22) Johannes Evangelista Purkinje (1787-1869), seit 1823 durch Vermittlung Goethes und Alexander von Humboldts (gegen den Willen der dortigen Fakultät) Professor für Physiologie und Pathologie in Breslau, errichtet dort 1839 eines der ersten deutschen Physiologischen Institute (erstes in Freiburg 1821). Er beschäftigt sich u.a. mit subjektiver Optik, wodurch er das Interesse Goethes erregte (Purkinje-Phänomen, vgl. S. 454), mit dem Erregungsleitungssystem des Herzens (Purkinjefasern, vgl. S. 35), entdeckte die Purkinjezellen im Kleinhirn. Er muß als einer der ersten Physiologen eine große Experimentalvorlesung gelesen haben, auch der Begriff des „Protoplasmas" stammt von ihm.
(23) dendron gr. = Baum.

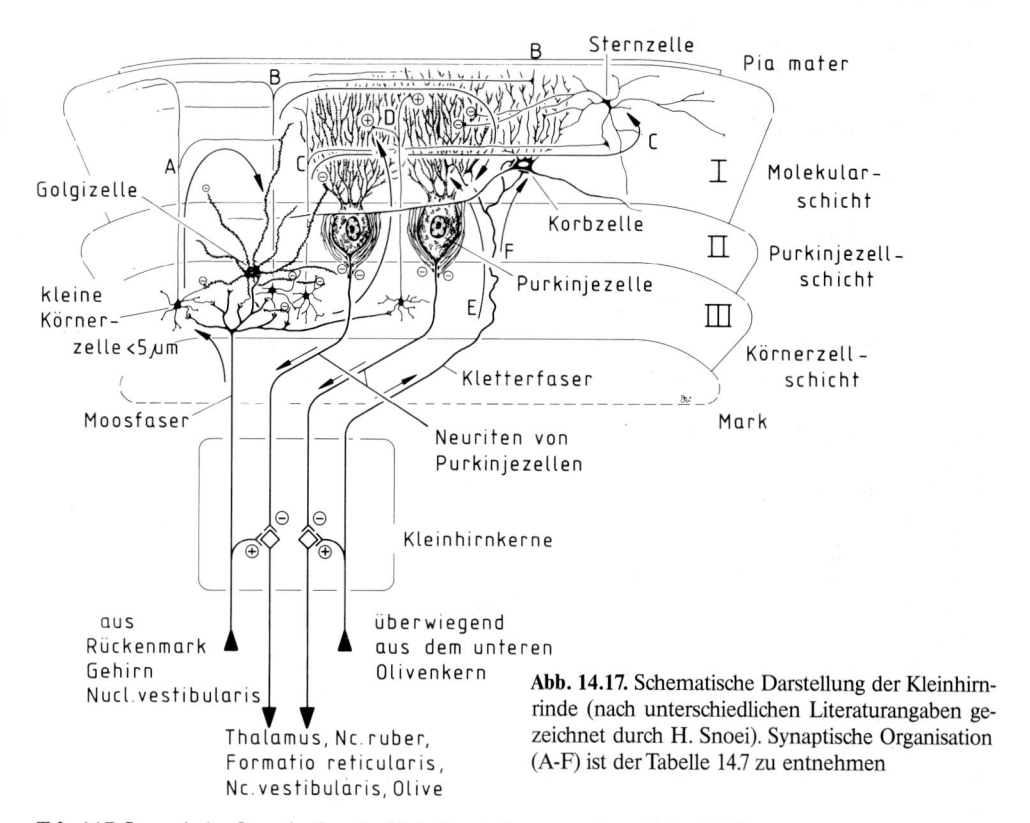

Abb. 14.17. Schematische Darstellung der Kleinhirnrinde (nach unterschiedlichen Literaturangaben gezeichnet durch H. Snoei). Synaptische Organisation (A-F) ist der Tabelle 14.7 zu entnehmen

Tab. 14.7. Synaptische Organisation der Kleinhirnrinde entsprechend Abb. 14.17

A − Moosfaser → Körnerzelle → Golgizelle ⟶ Purkinjezelle / Körnerzelle

B − Moosfaser → Körnerzelle → Korbzelle ⊖ Faserkorb um Purkinjezelle

C − Moosfaser → Körnerzelle → Sternzelle ⊖ Purkinjezelle

D − Moosfaser → Körnerzelle → Purkinjezelle

E − Kletterfaser → Purkinjezelle

F − Kletterfaser → Korbzelle ⊖ Purkinjezelle

Dendriten der Golgizellen werden über Parallelfasern in der Molekularschicht aktiviert und senden ihre ebenfalls hemmenden Axone zu den Körnerzellen. Die Ausgangssignale des Kleinhirns oder die *Kleinhirnefferenzen* werden *ausschließlich über* die *Axone der Kleinhirnkerne* abgegeben.

Im einzelnen enden die Axone von Purkinjezellen aus den verschiedenen Abschnitten des Kleinhirns bevorzugt in folgenden Kerngebieten:
1. Aus den Kleinhirnhemisphären ziehen die Purkinjezellaxone zum Nucleus dentatus, welcher über den Thalamus mit dem pyramidalen und über den Nucleus ruber mit dem extrapyramidalen System verbunden ist (Tractus rubrospinalis).

2. Aus der Pars intermedia ziehen die Purkinjezellaxone zu den Nuclei globosi und emboliformis (= Nucleus interpositus). Die weitere Verschaltung entspricht dem Nucleus dentatus.

3. Aus dem Gebiet des Kleinhirnwurmes (Vermis) ziehen die Axone der Purkinjezellen über die Nuclei fastigii zu dem jeweiligen Nucleus vestibularis lateralis (Deiter'scher Kern). Von dort ziehen absteigende Bahnen bevorzugt im Tractus vestibulospinalis.

Schematische Zusammenfassung

Eine schematische Zusammenfassung der *wichtigsten Strukturen,* welche *bei der zentralen Kontrolle der Motorik* beteiligt sind, zeigt Abb. 14.18. Es sind in dieses stark vereinfachte Schema jeweils nur die wichtigsten Verbindungen eingetragen.

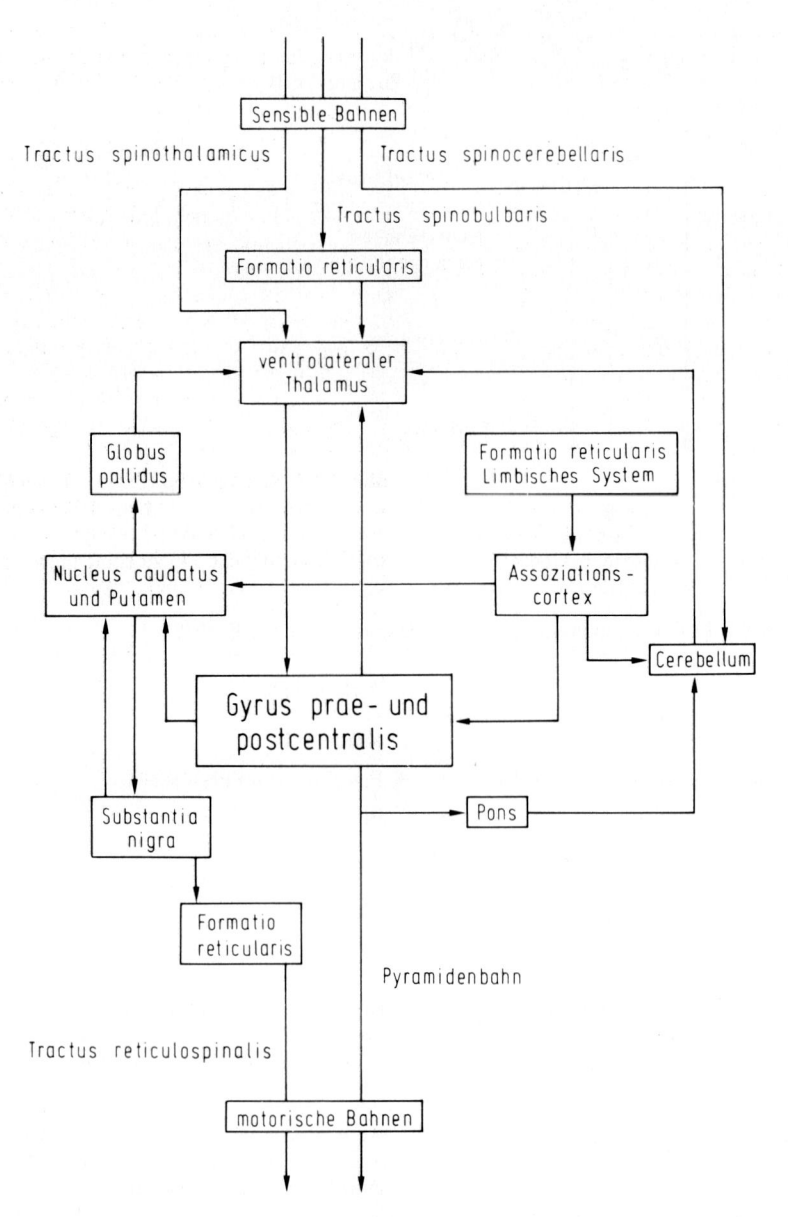

Abb. 14.18. Schematische Zeichnung wichtiger sensibler und motorischer Bahnen sowie ihre Verschaltung mit cerebralen Strukturen (zur besseren Übersicht wurde die Formatio reticularis mehrfach gezeichnet)

Prüfungsfragen zu diesem Abschnitt finden Sie im Anhang unter den Ziffern: 14.3.ff.

Weiterführende Literatur

J.W. Boylan, Editor: Founders of Experimental Physiology. J.F. Lehmanns Verlag, München, 1971

J.M. Brookhart, V.B. Mountcastle, Section Editors: Motor Control, Vol. II, 1 in: Handbook of Physiology. Amer. Physiol. Society, Bethesda, Ma., 1981

G. ten Bruggencate: Medizinische Neurophysiologie. Thieme, Stuttgart, New York, 1984

D. Burke: The Activity of Human Muscle Spindle Endings in Normal Motor Behavior. Neurophysiology IV, Internat. Review of Physiology, Vol. 25, 91-126. University Park Press, Baltimore, 1981

A.J. McComas: Neuromuscular Function and Disorders. Butterworth, London, Boston, 1977

O.D. Creutzfeld: Cortex Cerebri. Leistung, strukturelle und funktionelle Organisation der Hirnrinde. Springer, Berlin, Heidelberg, New York, Tokyo, 1983

P. Duus: Neurologisch-topische Diagnostik. 3. Auflage. Thieme, Stuttgart, New York, 1983

H. Elias, J.F. Pauly, F.R. Burns: Histology and Human Microanatomy, 4th Edition. J. Wiley and Sons, New York, Toronto, 1978

P.A. Fischer (Herausgeb.): Vegetativstörungen beim Parkinsonsyndrom, Editiones Roche, Basel, 1984

R. Nieuwenhuys, J. Voogd, Chr. van Huijzen: Das Zentralnervensystem des Menschen. Springer, Berlin, Heidelberg, New York, 1980

W. Penfield, T. Rasmussen: The Cerebral Cortex of Man: A Clinical Study of Localization of Function. Macmillan, New York, 1950

K. Poeck: Neurologie, 7. Auflage. Springer, Berlin, Heidelberg, New York, 1987

A. Prochazka: Muscle Spindle Function During Normal Movement. Neurophysiology IV, Internat. Review of Physiology, Vol. 25, 47-90. University Park Press, Baltimore, 1981

U. Proske: The Golgi Tendon Organ. Neurophysiology IV, Internat. Review of Physiology, Vol. 25, 127-171. University Park Press, Baltimore, 1981

E. Roberts, Th. N. Chase, D.B. Tower: GABA in Nervous System Function. Raven Press, New York, 1976

K.E. Rothschuh: Geschichte der Physiologie. Springer, Berlin, Göttingen, Heidelberg, 1953

W. Scheid u.a.: Lehrbuch der Neurologie. 5. Auflage. Thieme, Stuttgart, New York, 1983

T.H. Schiebler, U. Peiper: Histologie, nach L.C. Junqueira und J. Carneiro. Springer, Berlin, Heidelberg, New York, Tokyo, 1984

R.F. Schmidt, Hrsg.: Grundriß der Neurophysiologie, 5. Auflage. Springer, Berlin, Heidelberg, New York, 1983

H. Thomae, H. Feger: Einführung in die Psychologie. Akademische Verlagsgesellschaft, Frankfurt/Main, 1969

15. Allgemeine Informations- und Sinnesphysiologie

Erregungsverarbeitung

Neuronale Verschaltungen — Bahnung (räumlich, zeitlich; Summation) und Hemmung (prä- und postsynaptisch: reziprok, vorwärts, rückwärts, lateral). Potenzierung und Depression der Übermittlung, Kontrastierung, rezeptives Feld. Konvergenz und Divergenz der Leitungsbahn.

Empfindung und Wahrnehmung — Biologische Bedeutung der verschiedenen Sinnesmodalitäten, Dimensionen der Empfindung z.B. zeitlich, räumlich; Qualität, Modalität, Intensität. Messende Sinnesphysiologie (u.a. objektive und subjektive Methoden, evozierte Potentiale, Beziehung zwischen Reizintensität und Empfindungsstärke). Differenzierung zwischen Empfindung und Wahrnehmung.

Es überrascht kaum, daß gerade hochbegabte Medizinstudenten auffallend häufig zu Beginn ihres Studiums als Berufsziel Neurologe oder Psychiater angeben. Vermutlich sind sie fasziniert von der Idee, daß auch unser Nervensystem wie ein Computer funktionieren könnte und die intensive Beschäftigung mit diesem menschlichen Computer eines Tages dahin führen sollte, das Wesen des Menschen zu erfassen. Gewohnt mit großen Zahlen umzugehen, schrecken große Zahlen von beteiligten Nervenzellen diese begabten Studenten nicht davon ab, konsequent materialistisch (entweder mit elektrophysiologischen oder psychophysikalischen Methoden) eine Analyse der „Biomaschine Mensch" für prinzipiell möglich zu halten. Allerdings ist auch diese Idee nicht neu, denn in der Vergangenheit haben immer wieder mechanistische Erklärungsversuche psychologischer Vorgänge mit ganzheitlichen, philosophischen Deutungsversuchen abgewechselt. Eine der bekanntesten ganzheitlichen Deutungen unserer Sinne, speziell unseres Farbensinnes, erfolgte durch Goethe, wobei selbst er die Schwierigkeit einer exakten naturwissenschaftlichen Analyse unterschätzt haben muß. Nur so konnte er wähnen, Newton widerlegt zu haben[1].

Die quantitative Analyse von Sinnesempfindungen begann nur wenig später mit E.H. Weber[2], welcher zuerst **Unterschiedsschwellen** für eben merkliche Unterschiede in der Empfindungsgröße bestimmte. Bei einem „Grundgewicht" von ca. 100 g (32 Drachmen = 115 g) und einem anderen „Grundgewicht" von fast 1 kg (32 Unzen = 920 g) war die Unterschiedsschwelle in beiden Fällen 1/29 oder 3,4%. Hieraus wurde von Weber der Satz abgeleitet:
Das Verhältnis der unterscheidbaren Gewichte ist unabhängig von der Größe des Grundgewichtes.

Bezeichnen wir die *Unterschiedsschwelle* als ΔE, den *Ausgangsreiz* (entsprechend dem Grundgewicht) mit R_0 und den jeweiligen *Reizzuwachs*, welcher notwendig ist, um einen Unterschied zu empfinden, als ΔR, so gilt formelmäßig nach Weber:

$$\Delta E \sim \frac{\Delta R}{R_0}$$

---

(1) vgl. Wolfgang Jaeger: Goethes Untersuchungen an Farbenblinden, Heidelberger Jahrbücher XXIII, 27-38, Springer, Berlin, Heidelberg, 1979.

(2) Ernst Heinrich Weber (1795-1878), Anatom und Physiologe in Leipzig, beschrieb u.a. auch den nach ihm benannten Versuch (vgl. S. 471).

Der Weber'sche Quotient $\frac{\Delta R}{R_0}$ ist für die verschiedenen Sinne unterschiedlich. Er variiert etwa von 0,015 bei der Empfindung unterschiedlicher Lichtintensitäten, über den oben erwähnten, von Weber direkt bestimmten Wert für den „Kraftsinn" (zum Abschätzen von unterschiedlichen Gewichten) in Höhe von 0,035 bis zu Werten von 0,35 für unterschiedliche Geruchsintensitäten. Allerdings gelten diese Werte nicht für extreme Reizstärken.

Aufbauend auf den Arbeiten von Weber versuchte Fechner[3], die **Empfindungsstärke** *(E)* selbst zu erfassen. Durch Integration des Weber'schen Gesetzes kam Fechner zu dem Schluß, daß ein Reiz *(R)* gegenüber einem Schwellenreiz *(R_0)* logarithmisch wachsen muß, wenn er (auf einer linearen Empfindungsskala) als stärker empfunden werden soll. Nach Fechner gilt:

$$E = k \cdot \ln \frac{R}{R_0}$$

(*k* ist hier eine Proportionalitätskonstante.) Diese Gleichung stellt das **Weber-Fechner'sche Grundgesetz der Psychophysik** dar.

Besonders gut entspricht das Weber-Fechner'sche Gesetz den Beziehungen zwischen „physikalischem" Schalldruck und psychischer Lautstärkenempfindung. Die logarithmische Belskala erscheint geradezu als der Beweis der Fechner'schen Vorhersage (vgl. S. 474), während bei anderen Sinnesempfindungen (z.B. bei Wärmeempfindungen) die Natur weniger gut Logarithmenregeln folgt. Zu Beginn unseres Jahrhunderts wurde darüber hinaus der gesamte psychophysische Ansatz Fechners durch „ganzheitsphilosophische" Methoden in Frage gestellt, wobei psychische Vorgänge als grundsätzlich nicht meßbar dargestellt werden. Auch hier haben sich die Ansichten, nicht zuletzt unter dem Eindruck der unbestreitbaren Fortschritte der Rezeptorphysiologie (vgl. S. 343), wieder gewandelt.

Um vergleichbare Ergebnisse zu erzielen, arbeitet die moderne Psychophysik bevorzugt mit dem **Stevens'schen Potenzexponenten** *n*. Hierbei gilt:

$$E = k(R - R_0)^n$$

Der Vorteil dieser Formel liegt darin, daß man unterschiedliche Abhängigkeiten zwischen Empfindungsgröße *(E)* und Reizstärke *(R)* durch unterschiedliche Werte von *n* beschreiben kann. Trägt man in einem Diagramm auf der Ordinate die Empfindung in linearen Einheiten auf und die Reizstärke auf der Abszisse ebenfalls linear, so erhält man bei Werten für $n < 1$

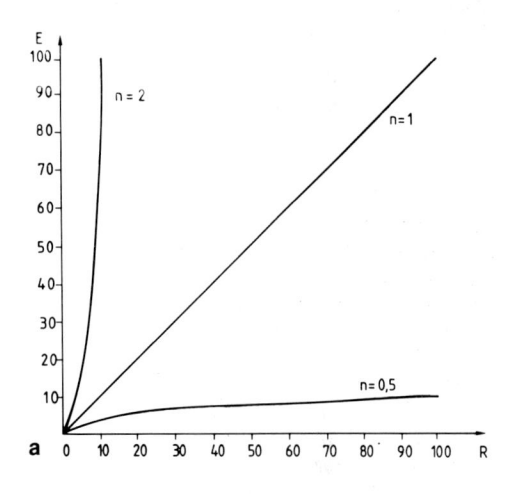

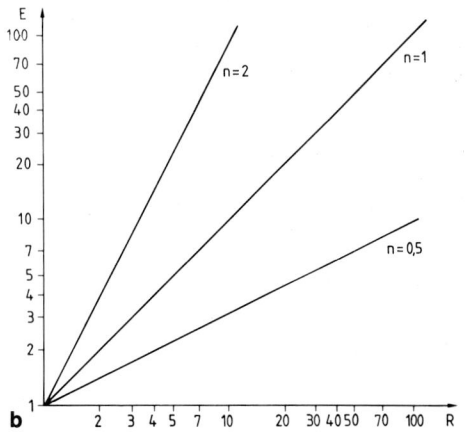

Abb. 15.1 a und b. Graphische Darstellung zur Stevens'schen Potenzfunktion mit Potenzexponenten n = 2, n = 1 und n = 0,5 bei linearer Auftragung **(a)** der Empfindungsgröße (E) gegenüber der Reizstärke **(R)** und bei logarithmischer Auftragung **(b)**

---

(3) Gustav Theodor Fechner (1801-1887), Professor der Physik in Leipzig, Begründer der „Psychophysik", später mehr Philosoph mit eigener Metaphysik.

eine Kurve, welche zur Abszisse hin gebogen ist, während bei Werten $n > 1$ die Kurve zur Ordinate hin gebogen ist (vgl. Abb. 15.1 a). Bei $n = 1$ ergibt sich eine Gerade. Werden die Werte für die Empfindung und die Reizstärke jeweils im logarithmischen Maßstab aufgetragen, so ergibt sich eine Gerade, welche mit Zunahme der Werte für n eine Zunahme ihrer Steigung zeigt (Abb. 15.1 b).

Der wesentliche Unterschied der *modernen Psychophysik* gegenüber Weber und Fechner besteht allerdings nicht in der Benutzung anderer mathematischer Auftragungsarten, sondern in der Verwendung überschwelliger Reize und damit einer *überschwelligen Metrik*, während *Weber und Fechner* vorwiegend Empfindungsschwellen bestimmten, also eine *Schwellenmetrik* benutzten.

Wir haben bereits bei der Besprechung des Rezeptorpotentials (vgl. S. 320) auf die Bedeutung des *adäquaten Reizes* für die jeweiligen Rezeptoren hingewiesen. Daß wir allerdings bei Reizung der Rezeptoren der Netzhaut Lichtempfindungen wahrnehmen können und bei Reizung von Rezeptoren der Cochlea Tonempfindungen, liegt an der zentralen Verschaltung dieser Organe (vgl. S. 481). Man nimmt deshalb sicher zu Recht an, daß nach einer hypothetischen Transplantation mit Vertauschung des Nervus opticus z.B. gegen den Nervus statoacusticus Lichtreize „gehört" und Schallreize „gesehen" werden können.

Die klassische Sinnesphysiologie unterscheidet fünf Sinne: Sehen, Hören, Riechen, Schmekken, Fühlen, welche auch als **Sinnesmodalitäten** bezeichnet werden. Ohne Zweifel läßt sich die Zahl dieser Modalitäten entsprechend der Anzahl unterschiedlicher Rezeptorarten vermehren.

Allerdings wurde noch in unserem Jahrhundert in einer ernstzunehmenden medizinischen Gesellschaft ein Vortrag „gegen den 6. Sinn" gehalten, welcher sich gegen die Sinnesempfindungen des Gleichgewichtsorgans richtete, weil es sich dabei um einen von den Physiologen erfundenen Sinn handeln sollte[4].

---

(4) vgl. S. 487.

Tab. 15.1. Sinnesmodalitäten, -qualitäten und -quantitäten. Temperatur- und Schmerzsinn werden in der Regel nicht zu den fünf klassischen Sinnen gezählt

	Modalität	Qualität	Quantität
I.	Sehen	Farbe	Helligkeit
II.	Hören	Tonhöhe	Lautstärke
III.	Riechen	Geruchsart (würzig, faulig ... etc.)	Geruchsstärke (schwach – stark)
IV.	Schmecken	Geschmacksart (süß, sauer ... etc.)	Geschmacksstärke (schwach – stark)
V.	Fühlen a) Druck b) Berührung c) Vibration	 spitz – stumpf kurz – lang schnell – langsam	 (schwach – stark) (schwach – stark) (schwach – stark)
	d) Temperatur e) Schmerz	warm – kalt stechend – dumpf	(schwach – stark) (schwach – stark)
VI.	Gleichgewicht und Lageempfindung a) Drehempfindung b) Lage im Raum	 Drehachse im Raum Stellungsachse im Raum	 Drehgeschwindigkeit Abweichung von der Ruhelage

Innerhalb der einzelnen Modalitäten grenzt man **Sinnes"qualitäten"** gegen **"Quantitäten"** der Empfindungen ab. Die Tabelle 15.1 gibt eine Übersicht der wichtigsten Modalitäten, Qualitäten und Quantitäten innerhalb der Sinnesphysiologie. Über die hier aufgelisteten Sinnesmodalitäten hinaus mag man auch für Körperempfindungen wie z.B. den *"Durst"* eine eigene Modalität angeben. Wir haben Osmo- und Volumenrezeptoren bereits im Rahmen der vegetativen Physiologie besprochen (vgl. S. 224). Allerdings ist es das Charakteristikum des Vegetativums, daß die Homöostase weitgehend nicht nur unserem Willen, sondern auch unseren Empfindungen entzogen ist. Änderungen z.B. des intravasalen Druckes spüren wir in der Regel nicht. Hochdruckerkrankungen werden deshalb erst durch äußerliche Messungen erkannt. (Darüber hinaus bleibt ein "Gesundheitssinn" das Produkt einer sehr mühsamen Erziehung.)

Subjektive Meßmethoden

Für das Verständnis der Stevens'schen Potenzfunktion müssen wir der Frage nachgehen: Wie mißt man eigentlich Empfindungsstärken? Die Bestimmung von Unterschiedsschwellen für Empfindungen erscheint einfach. Man verändert die Reizstärke und fragt die Versuchsperson, ob sie einen Unterschied verspürt. *Für die Bestimmung von Empfindungsstärken* muß jedoch zunächst eine *eigene Skala* gebildet werden. Man fragt die Versuchsperson, um wieviel schwerer sie z.B. ein Prüfgewicht im Vergleich zum Ausgangsgewicht empfindet, um wieviel lauter einen Vergleichston zum Anfangston, um wieviel heller ein Lichtzeichen gegenüber einem Standardzeichen etc. Man arbeitet also mit *"eigenmetrischen"* Verfahren und erhält sog. **"Rationalskalen"**, wenn nach der Empfindungsgröße des Vielfachen (bzw. ½, ¼ etc.) eines Vergleichsreizes gefragt wird. An Hand dieser Skalen läßt sich erneut die Weber-Fechner'sche Voraussage überprüfen, ob eine logarithmische Beziehung zwischen Reiz und Empfindungsstärke tatsächlich besteht. Wir deuteten schon an, daß dies für das Gehör ziemlich gut zutrifft, nicht aber für Temperaturempfindungen oder gar für den Schmerz. Als allgemeines Prinzip müssen wir erkennen, daß unsere "höheren" Sinne, speziell unser Sehen und Hören, durch einen weiten Arbeitsbereich ihrer Rezeptoren gegenüber unterschiedlichen Reizintensitäten ausgezeichnet sind. Photorezeptoren wie Schallrezeptoren können Reizintensitäten bis zum 10^7fachen ihrer Schwellenreizstärken verarbeiten (vgl. Dunkeladaptation, S. 453). Beim Sehen muß der

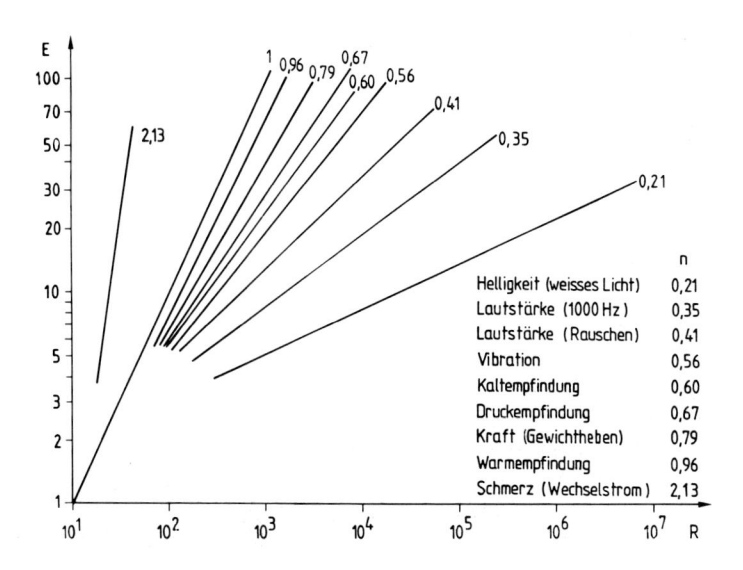

	n
Helligkeit (weisses Licht)	0,21
Lautstärke (1000 Hz)	0,35
Lautstärke (Rauschen)	0,41
Vibration	0,56
Kaltempfindung	0,60
Druckempfindung	0,67
Kraft (Gewichtheben)	0,79
Wärmempfindung	0,96
Schmerz (Wechselstrom)	2,13

Abb. 15.2. Intermodaler Intensitätsvergleich nach Stevens, 1959

adäquate Reiz sogar etwas mehr als logarithmisch wachsen, um eine Zunahme auf einer entsprechenden eigenmetrischen Empfindungsskala erkennen zu lassen. Auf der anderen Seite wäre ein weiterer Arbeitsbereich eines Temperatur- oder gar Schmerzrezeptors für den Organismus höchst gefährlich, weil dadurch z.B. eine irreversible Hitzedenaturierung unserer Eiweißkörper nicht rechtzeitig erkannt würde.

Mit Hilfe des Stevens'schen Potenzexponenten (vgl. S. 409) läßt sich nun ein **intermodaler Intensitätsvergleich** durchführen, wenn es gelingt, die unterschiedlichsten adäquaten Sinnesreize einer gemeinsamen subjektiven Empfindungsskala zuzuordnen. Praktisch wird dabei so vorgegangen, daß man die Versuchsperson ein Dynamometer mit der Hand bedienen läßt und sie auffordert, bei Licht- oder Druckreizen (etc.) entsprechend deren Reizintensität dieses Dynamometer stärker oder schwächer zu drücken (vgl. Abb. 15.2). *Je flacher die gewonnenen Geraden oder je kleiner die Stevens'schen Potenzexponenten werden,* desto größer ist der Arbeitsbereich des betreffenden Sinnesorgans. [Der Arbeitsbereich eines Sinnesorgans und seine Fähigkeit zur Adaptation (vgl. S. 344) sind jedoch nicht identisch.] Wir sind so inmitten einer eindeutig „subjektiven" Sinnesphysiologie, welche sich aber z.B. dadurch „objektivieren" läßt, daß man bei gleichen Reizen die Frequenz der ausgelösten Aktionspotentiale zählt. (Am Menschen gelang dies zuerst bei Temperaturreizungen an der Haut, S. 212.)

Der GK will überdies die Begriffe **Empfindung** und **Wahrnehmung** unterschieden wissen, obwohl dies heute kaum ohne subjektive Willkür möglich ist. Allgemein könnte in der heutigen Sprachregelung die bewußte Wahrnehmung konkretere Bedeutung (z.B. Mustererkennung, Begriffsbildung, Interpretation etc.) gegenüber der unbestimmteren Empfindung haben, welche aber ebenfalls nicht ohne Bewußtsein erfolgen kann. Historisch – speziell in der Assoziationspsychologie[5] – wurde eine Empfindung als seelischer Elementarvorgang bezeichnet, welcher durch Reizung eines Sinnesorgans ausgelöst werden kann. Von der Gestaltpsychologie wurde der Begriff der Empfindung zugunsten der Wahrnehmung aufgegeben. Die Wahrnehmung wird dabei als Abbildung der Außenwelt in der phänomenalen Welt des Subjekts definiert, wobei Raum, Zeit, Umfeld, Nachwirkung früherer Reize sowie subjektive Einstellung für den Wahrnehmungsvorgang von Bedeutung sind. Daß die Begriffe „Raum" und „Zeit" eigene philosophisch orientierte Darstellungen erfordern, kann hier nur angemerkt werden. Daß unsere Sinnesorgane neben „Qualitäten" und „Quantitäten" auch *räumliche* und *zeitliche Auflösungen* erfüllen müssen, werden wir jeweils bei den einzelnen Organen darstellen.

Frequenzcodierung – Computeranalogie (bit und byte)

Es wurde bereits dargestellt, daß Rezeptoren Aktionspotentiale produzieren und daß schließlich nur die Zahl der fortgeleiteten Aktionspotentiale (pro Zeiteinheit) bei einer stärkeren Reizung eines Rezeptors erhöht werden kann. Es handelt sich hierbei um das Prinzip der *„Frequenzcodierung".*

Die Analogie zwischen fortgeleitetem Aktionspotential und Computer besteht darin, daß auch ein Computer nur einförmige Signale („on" oder „off") benutzt. Der Unterschied zwischen einer Frequenzcodierung durch Nervenzellen und einem Codiersystem eines Computers besteht allerdings darin, daß die „Aktionspotentiale" des Computers oder seine „on-Signale" in einem ganz gestimmten Rhythmus ausgesendet werden, so daß der Stellenwert innerhalb der Rhythmik jede gewöhnliche Zahl auch innerhalb eines Binärsystems[6] festlegen kann[7].

---

(5) Besonders bekannt durch C.G. Jungs (1875-1961) Assoziationsversuch, bei welchem die Versuchsperson jeweils auf ein Reizwort hin das ihr zuerst einfallende, passende Wort assoziieren muß. Reaktionszeit und Inhalt dieser assoziierten Antworten dienen der Psychodiagnostik.

(6) Es gilt z.B. für den 8-4-2-1 Code:

Dezimalziffer	8-4-2-1
0	0 0 0 0
1	0 0 0 1
2	0 0 1 0
3	0 0 1 1
4	0 1 0 0
5	0 1 0 1
6	0 1 1 0
7	0 1 1 1
8	1 0 0 0
9	1 0 0 1

(7) Daß dies nur für serielle Schnittstellen und nicht computerintern gilt, kann hier ebenso wenig verfolgt werden wie auch umgekehrt z.B. die rhythmische Pulsfrequenzcodierung oder die Atemrhythmik.

Als **Maß für die Information** wird in der Technik das „bit" benutzt. Das „bit" stellt den Informationsgehalt einer einzelnen Ja-Nein- Antwort dar. Wird in einem bestimmten Takt (in der Regel im Mikrosekunden-Takt, neuerdings sogar im Nanosekunden-Takt) über einen Leiter ein Signal gesendet, so stellt jedes Signal pro Mikrosekunde eine Ja-Antwort dar, während das Ausbleiben eines Signals der Nein-Antwort entspricht. Über einen derartigen Kanal mit Mikrosekunden-Takt können in einer Sekunde 10^6 Antworten oder 10^6 bit weitergeleitet werden. (Man spricht deshalb hier auch von einer Kanalkapazität von 10^6 bit/s.) Eine Nervenfaser kann dagegen maximal 10^3 Aktionspotentiale pro Sekunde weiterleiten. Ihre Signalkapazität beträgt daher maximal 10^3 bit/s (tatsächlich deutlich weniger).

Der Informationsgehalt (I) eines Zeichens in bit ergibt sich aus dem dualen Logarithmus (ld)[8] *der möglichen Anzahl unterscheidbarer Zustände (M):*

$$I = \mathrm{ld}\, M \;[\mathrm{bit}]$$

Will man z.B. den Informationsgehalt eines Buchstabens des Alphabets in bit angeben, muß man die Anzahl der Ja- bzw. Nein-Antworten zählen, bis man innerhalb der 26 Buchstaben eindeutig jeden Buchstaben erfragen kann. Man beginnt am zweckmäßigsten das Ja-Nein-Fragespiel nach einem Buchstaben mit der Frage: „Befindet sich der Buchstabe innerhalb der *ersten* 13 Buchstaben des Alphabets?" etc. Mit 5 Ja-Nein-Antworten (im Mittel mit 4,7 bit) läßt sich so ein Buchstabe bestimmen. (Mit Hilfe eines 5 Zeichen langen Binärwortes lassen sich 32 Buchstaben verschlüsseln.)

Das bit stellt aber auch den negativen dualen Logarithmus[9] *der Wahrscheinlichkeit eines Ereignisses dar.*

---

(8) 1 bit = 2^1 = 2 Ja/Nein-Antworten
    2 bit = 2^2 = 4 Ja/Nein-Antworten
    3 bit = 2^3 = 8 Ja/Nein-Antworten
(9) 1 bit = 2^{-1} = ½   Wahrscheinlichkeit (bei erster Frage „richtig" zu sein)
    2 bit = 2^{-2} = ¼   Wahrscheinlichkeit (bei erster Frage „richtig" zu sein)
    3 bit = 2^{-3} = ⅛   Wahrscheinlichkeit (bei erster Frage „richtig" zu sein)

Unter „byte" versteht man die Anzahl der bits, welche zu einer Signalgruppe zusammengefaßt sind. In der Regel werden in der Technik acht „Datenbits" mit einem „Prüfbit" verbunden.
(Hierbei wird das Prüfbit so gewählt, daß die Summe der binären Ja-Antworten innerhalb dieses bytes ungerade ist. Ändert sich bei einer Übertragung eine Ja- in eine Nein-Antwort, kann der Fehler sofort erkannt werden.)

Ein Computer benötigt schließlich eine *Decodiereinrichtung,* damit seine binären Signale wieder in lesbare Informationen übertragen werden können. Andererseits speichert ein Computer seine Signale durch Ladungsänderungen in einer Magnetschicht, die von einem Kunststoff getragen wird (z.B. Tonband, Magnetplattenspeicher etc.). Wir können innerhalb des Zentralnervensystems zwar Leitungsbahnen verfolgen und auch Analogien zu Decodierungsanlagen in unseren Synapsen suchen (vgl. S. 355), doch bleibt bisher unklar, wieso uns schließlich ein physikalischer Reiz als Druck oder Helligkeit „bewußt" wird.

Gedächtnis – Summation – laterale Hemmung – Adaptation – Habituation

Ebenso unklar ist der Mechanismus, in welcher Form unser **Langzeitgedächtnis** (Speicherung für Minuten bis „lebenslang") Sinnesempfindungen zu *speichern* in der Lage ist: Gewiß nicht in der Form ausschließlicher Ladungsänderungen, da sonst eine einmalige Ladungsänderung z.B. durch einen Elektroschock[10] zur kompletten Auslöschung unseres Gedächtnis-

---

(10) vgl. S. 515. Im Gegensatz zum Langzeitgedächtnis kann man für den Mechanismus des sog. **Kurzzeitgedächtnisses** (Speicherung im Sekundenbereich) elektrische Ladungs- bzw. Potentialveränderungen verschiedenster cerebraler Strukturen annehmen, da durch äußere Einwirkungen diese Gedächtnisanteile (relativ leicht) isoliert gelöscht werden können. Dieser Gedächtnisausfall ist als **„retrograde Amnesie"** oder typische **Erinnerungslücke** vor einer Commotio oder Contusio cerebri sowie einem epileptischen Anfall sogar von diagnostischer Bedeutung.

Es wurde vielfach angenommen, daß das limbische System (speziell Hippocampus sowie Corpora mamillaria, vgl. S. 520) als Gedächtnisspeicher dient, doch ist dies bisher keineswegs erwiesen.

ses führen müßte. Vermutlich kann sich das Langzeitgedächtnis auf Änderungen der Eiweißstrukturen von Gehirnzellen stützen. Vergleichen wir weiter den technischen Informationsfluß mit biologischen Systemen, so werden unsere Aktionspotentiale zwar nicht als bytes mit acht Datenbits und einem Prüfbit weitergeleitet, aber trotzdem ist für die biologische Informationsverarbeitung die Summe der fortgeleiteten Aktionspotentiale entscheidend.

Wir hatten bereits früher dargestellt, daß ein einzelnes Aktionspotential bzw. ein einzelnes Quantum eines Überträgerstoffes an einer Synapse noch kein exzitatorisches postsynaptisches Potential (EPSP) auslösen kann (vgl. S. 336). In Analogie zum Begriff des bytes können wir jetzt ergänzen, daß erst eine bestimmte Anzahl von Ja-Antworten vorliegen muß, bevor der nächste Informationsschritt einsetzt. Wir nennen diesen Vorgang „zeitliche Summation", wenn die Erregung über die gleiche präsynaptische Nervenfaser der Zelle mitgeteilt wird, welche das EPSP bildet. Von „räumlicher Summation" spricht man, wenn die erregenden Informationen aus verschiedenen präsynaptischen Nervenfasern stammen, so daß ein Zusammenwirken (Synergismus) erfolgen kann. In beiden Fällen muß erst eine vollständige Informationsmenge, d.h. eine ausreichende Anzahl von einzelnen Aktionspotentialen vorliegen, bevor der nächste Informationsschritt erfolgt. Übergeordnetes Prinzip ist hierbei die Zusammenfassung der Information aus einer Fülle von einzelnen Eingangssignalen oder die Trennung des Wesentlichen vom Unwesentlichen oder allgemein die „Informationsreduktion". (Mit etwa 10^6 bit pro Sekunde überschüttet uns eine Fernsehsendung, während unser Langzeitgedächtnis nur etwa 1 bit pro Sekunde speichern kann.)

Ein anderes Prinzip mit Informationsreduktion ist die „laterale Hemmung" (vgl. Abb. 15.3). Während der direkt gereizte Rezeptor mit einer Salve von Aktionspotentialen sein nachgeschaltetes Neuron (= Relaisneuron") erregt, werden gleichzeitig die Relaisneurone der Nachbarschaft z.B. über Axonkollateralen und inhibitorische Interneurone gehemmt. Dieser Mechanismus erhöht insbesondere den Kontrast (vgl. S. 451).

Auch die Organisation sog. **rezeptiver Felder** (vgl. S. 450) dient der Informationsreduktion. Es handelt sich hierbei um Gewebsbezirke z.B. der Haut oder eines Sinnesorgans, in welchen adäquate Reize meist zahlreicher Rezeptoren die Erregung nur einer einzelnen afferenten Nervenfaser zur Folge haben. Das rezeptive Feld mit seinen Rezeptoren „*konvergiert*" schließlich auf eine einzelne afferente Nervenfaser. Auch das Umgekehrte – die „*Divergenz*" – ist möglich. In diesem Fall werden über Interneurone Informationen aus einem Rezeptorareal an mehrere afferente Fasern weitergeleitet. Je größer allerdings die einzelnen rezeptiven Felder sind, desto schlechter wird die „räumliche Auflösung" des Systems. Eine Verbesserung der räumlichen Auflösung kann wiederum durch Überlappung einzelner rezeptiver Felder ermöglicht werden.

Im Zusammenhang mit den Membranprozessen an Rezeptoren haben wir das **Adaptationsphänomen** (= Anpassung) **aller Sinnesrezeptoren** an ihre Reizung mit sehr unterschiedlichen Adaptationszeiten für die einzelnen Rezeptortypen bereits besprochen (vgl. S. 344).

Als **Habituation** (= Gewöhnung) bezeichnet man in der Psychologie dagegen geänderte Verhaltensweisen, welche durch ständige – auch unbemerkte – Wiederholung ausgelöst werden. Speziell die abnehmende Ausprägung einer Verhaltensweise (sowie die abnehmende Intensität) bei wiederholter identischer Reizung wird als Habituation bezeichnet. Neurophysiologisch wird für die Habituation eine Aktivierung hemmender Synapsen bei Wiederholungsreizen angenommen. Der gegenteilige Mechanismus wird als „**Sensibilisierung**" bezeichnet. Beide Mechanismen können als Basis für Lernprozesse aufgefaßt werden.

Der Begriff Habituation wird allerdings auch in der Pharmakologie gebraucht und bezeichnet hier die Anpassung eines Organismus an immer steigende Dosen eines Pharmakons. Es erhöht sich die „**Toleranz**" des Organismus gegenüber einem Pharmakon. Kommt es zu einer entsprechenden Wirkungsabschwächung eines Pharmakons bei wiederholter Gabe in kurzen Abständen, spricht man von **Tachyphylaxie**.

Abb. 15.3. Schematische Darstellung des rezeptiven Feldes peripherer Sinnesrezeptoren mit lateraler Hemmung über hemmende Interneurone. Zur Anwendung in der Optik mit kompliziertem Netzhautaufbau vgl. S. 451

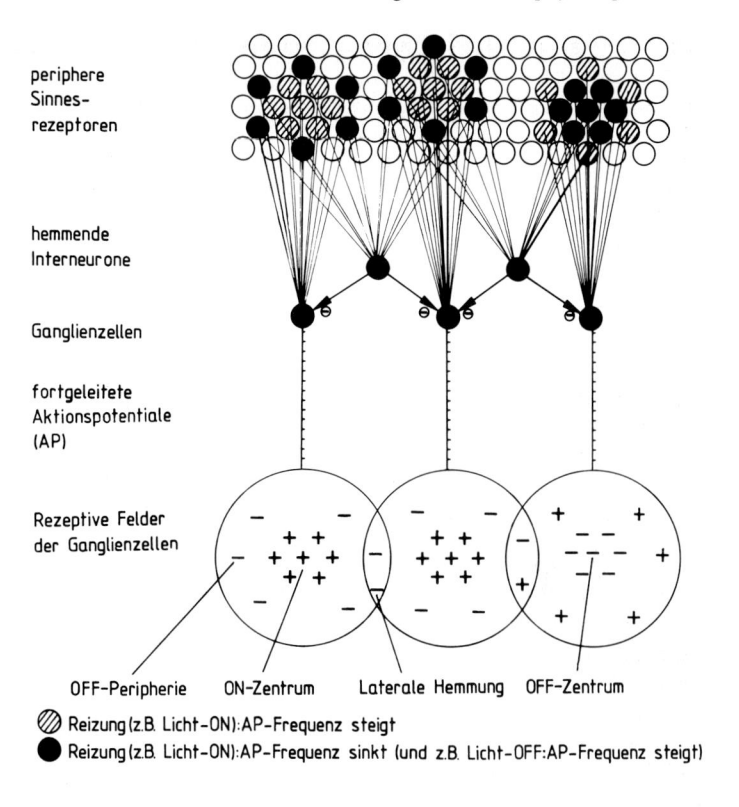

periphere Sinnesrezeptoren

hemmende Interneurone

Ganglienzellen

fortgeleitete Aktionspotentiale (AP)

Rezeptive Felder der Ganglienzellen

OFF-Peripherie ON-Zentrum Laterale Hemmung OFF-Zentrum

⊘ Reizung (z.B. Licht-ON): AP-Frequenz steigt
● Reizung (z.B. Licht-ON): AP-Frequenz sinkt (und z.B. Licht-OFF: AP-Frequenz steigt)

Prüfungsfragen zu diesem Abschnitt finden Sie im Anhang unter den Ziffern: 15.ff.

Weiterführende Literatur

G. ten Bruggencate u. Mitarb.: Allgemeine Neurophysiologie Bd. 10, 3. Auflage, in: Gauer, Kramer, Jung: Physiologie des Menschen, Urban und Schwarzenberg, München, Wien, Baltimore, 1980

E. Galanter: Detection and Discrimination of Environmental Change. Sect. 1, The Nervous System, Vol. III, 1., 103-121, in: Handbook of Physiology. Amer. Physiol. Society, Bethesda, Ma., 1984

R. Held, H.W. Leibowitz, H.-L. Teuber: Perception. Vol. VIII, Handbook of Sensory Physiology. Springer, Berlin, Heidelberg, New York, 1978

R. Jung: Sensory Research in Historical Perspective: some Philosophical Foundations of Perception. Section 1: The Nervous System, Vol. III, 1., 1-74, in: Handbook of Physiology. Amer. Physiol. Society, Bethesda, Ma., 1984

W.D. Keidel: Sinnesphysiologie, 2. Auflage. Springer, Berlin, Heidelberg, New York, 1976

R.F. Schmidt, Herausgeber: Grundriß der Sinnesphysiologie. Springer, Berlin, Heidelberg, New York, Tokyo, 1985

S.S. Stevens: On the Validity of the Loudness Scale. J. Acoust. Soc. Amer. 31, 995-1003, 1959

H. Thomae, H. Feger: Hauptströmungen der neueren Psychologie. Huber, Bern, Stuttgart, 1969

V. v. Weizäcker: Einleitung zur Physiologie der Sinne. In: Rezeptionsorgane I: Handbuch der normalen und pathologischen Physiologie, hrsg. von A. Bethe u.a. Springer, Berlin, 1926

16. Somatoviscerale Sensibilität

Allgemein

Die klassischen „fünf Sinne": 1. Sehen, 2. Hören, 3. Riechen, 4. Schmecken und 5. **Fühlen** beschreiben als 5. Sinn das, was hier **somatoviscerale Sensibilität** genannt werden soll. Wörtlich übersetzt*) handelt es sich dabei um die *Empfindungen aus Körper und Eingeweiden* und damit zunächst um Empfindungen, welche nicht durch die vier erstgenannten Sinne aufgenommen werden.

Die **Einteilung** der vielfältigen Rezeptortypen, mit welchen der 5. Sinn operiert, hat stets Schwierigkeiten bereitet. Seit Sherrington (vgl. S. 312) wird zwischen Extero- und Enterorezeptoren unterschieden. **Exterorezeptoren** sind Rezeptoren, welche auf Umweltreize hin reagieren (z.B. auf Druck), daher gehören Mechanorezeptoren der äußeren Haut zu den Exterorezeptoren, aber auch Photorezeptoren, da Licht einen Umweltreiz darstellt. **Enterorezeptoren (= Interorezeptoren)** reagieren auf körpereigene Reize, sie heißen deshalb auch „**Proprio[1]rezeptoren**". Wir haben bei der Besprechung der Kreislauf- und Atmungsregulation bereits Dehnungsrezeptoren (Pressorezeptoren) und Chemorezeptoren (Rezeptoren im Glomus caroticum) kennengelernt (vgl. S. 159), zu den Enterorezeptoren gehören aber nicht nur Rezeptoren, welche für die Konstanz des Inneren Milieus (vgl. S. 217) verantwortlich sind, sondern vor allem auch *Mechanorezeptoren des Muskels* (Muskelspindeln, vgl. S. 378), *der Sehnen* (Golgi-Sehnenrezeptoren, vgl. S. 382), der Gelenke und schließlich die Schmerzrezeptoren (vgl. S. 432). Im Speziellen hat man deshalb auch die Propriorezeptoren (auch „Propriozeptoren") als Mechanorezeptoren bezeichnet, welche insbesondere auf die Zustandsänderung des Halteapparates ansprechen und damit für *„Stellungssinn", „Bewegungssinn"* sowie *„Kraftsinn"* verantwortlich sind. [Allerdings muß man konsequenterweise dann auch die Rezeptoren des Vestibularapparates (vgl. Kap. 19) zu den Propriorezeptoren rechnen].

Ein anderes Einteilungsschema versucht zwischen *epikritischer* und *protopathischer* Sensibilität zu unterscheiden (vgl. Tab. 16.1). Unter der **epikritischen (gnostischen) Sensibilität** versteht man die Fähigkeit zur Erkennung feiner

---

(1) proprius lat. = eigen.

*) soma gr. Körper
viscera lat. Eingeweide

Tab. 16.1. Schematische Einteilung in epikritische und protopathische Sensibilität mit Darstellung der zugehörigen aufsteigenden Bahnen

Epikritische Sensibilität [feingraduiert, stark begrenzt, gut lokalisierbar (niederschwellig)] ~ **Lemniskales System** Somatotopisch gegliedert auf allen Ebenen	Protopathische Sensibilität [grob abgestuft, unscharf begrenzt, schlecht lokalisierbar (hochschwellig)] ~ **Extralemniskales System** Spinale Kreuzung überwiegt. Keine somatotopische Gliederung
Cortex (Gyrus postcentralis) ↑ Radiatio thalamica ↑ Ventrobasale Thalamuskerne ↑ Schleifenkreuzung (Lemniscus medialis) ↑ Tractus bulbothalamicus / Tractus neospinothalamicus (Hassler) (kreuzt spinal) Tractus spinobulbaris	Cortex (?) frontal, limbisch ↑ Mediale Thalamuskerne (Centre médian, Nucleus parafascicularis u. a.) ↑ Tractus reticulothalamicus / Tractus paleospinothalamicus (Hassler) Tractus spinoreticularis

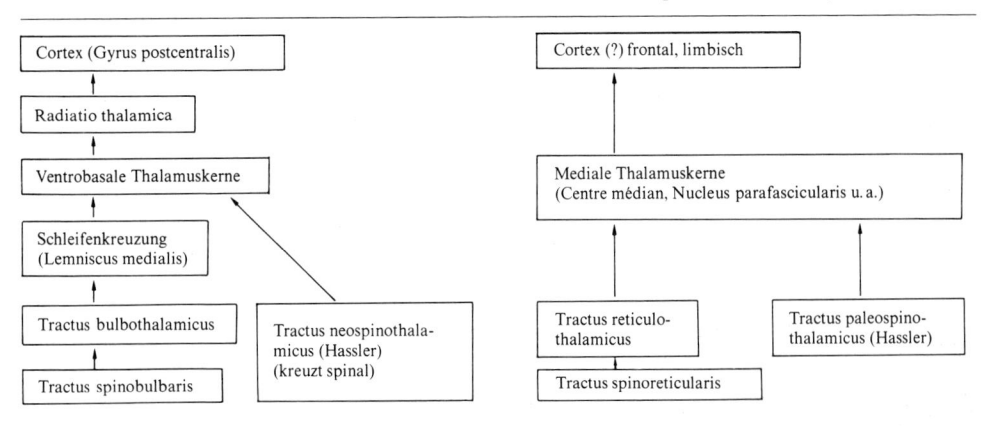

Temperaturunterschiede oder z.B. vorgegebener Tastformen mit Hilfe differenzierter Berührungsempfindungen sowie die Fähigkeit zur Erkennung eigener Körperstellungen. Als **protopathische Sensibilität** bezeichnet man dagegen die Fähigkeit, vitale Bedrohungen, z.B. extremen Druck, extreme Temperatur, zu erkennen, d.h. vor allem Schmerzen zu empfinden. Epikritische Sensibilität ist fein graduiert, scharf begrenzt, gut lokalisierbar und besitzt niedere Schwellen, während protopathische Sensibilität grob abgestuft, unscharf begrenzt sowie schlecht lokalisierbar ist und hohe Erregungsschwellen besitzt.

Die Differenzierung dieser Sensibilitätsformen erfolgt vorwiegend über die jeweiligen *aufsteigenden Leitungsbahnen*. Für die *epikritische Sensibilität* wird bevorzugt das *lemniskale System* benutzt: Hinterstrangbahn *(Tractus spinobulbaris)*, mediale Schleife (=*Lemniscus medialis;* mit Kreuzung zur Gegenseite), ventrobasaler Teil der lateralen Thalamuskerne (= Nucleus ventralis posterolateralis und *posteromedialis*), sensibler Cortex. Eine somatotopische Gliederung des lemniskalen Systems läßt sich praktisch auf allen Ebenen nachweisen. Die *protopathische Sensibilität* verwendet insbesondere den bereits auf spinaler Ebene kreuzenden *Tractus spinoreticularis* des extralemniskalen Systems (ohne somatotopische Gliederung; vgl. Tab. 16.1).

Schließlich kann man auch zwischen „**Oberflächen-**" und „**Tiefensensibilität**" unterscheiden, wobei man die Rezeptoren der äußeren Haut (Oberfläche) gegen Gelenk-, Muskel-, Sehnen- oder Eingeweiderezeptoren (Tiefe) abgrenzt.

Wir werden im folgenden **Mechanorezeptoren** von **Thermorezeptoren** und **Nozizeptoren** abgrenzen. In der Regel handelt es sich bei allen diesen Rezeptoren um spezialisierte Nervenendigungen von Spinalnerven, welche ihre Zellkörper (Somata) im Spinalganglion besitzen. Der Spinalnerv wird als I. afferentes Neuron zur Fortleitung von Aktionspotentialen benutzt (vgl. S. 343). Die Umschaltung auf das II. Neuron erfolgt im Rückenmark. Die beiden wesentlichen weiterführenden Leitungsbahnsysteme (lemniskales und extralemniskales System) wurden bereits genannt.

16.1 Mechanorezeptoren der Haut (Oberflächensensibilität) und des Bewegungsapparates (Tiefensensibilität)

Oberflächen-Sensibilität

Mechano-Rezeptoren der Haut	Sinnes-Qualitäten; Druck-, Berührungs-, Vibrations- und Kitzelempfindung. Struktur, Lokalisation und Funktion der Rezeptoren. Druck-Rezeptoren (Intensitätsdetektoren), Berührungsrezeptoren (Geschwindigkeitsdetektoren), Vibrations-Rezeptoren (Beschleunigungsdetektoren). Verteilung der Mechano-Sensibilität auf der Haut (Tastpunkte). Taktile Empfindungsschwellen, Räumliche Unterschiedsschwellen (simultan und sukzessiv). Innervationsdichte und rezeptive Felder. Adaptationsverläufe.
Tiefensensibilität	Stellungs-, Bewegungs- und Kraft-Sinn. Lokalisation, adäquater Reiz und Funktion der Rezeptoren (Muskelspindeln, Sehnenorgane, Gelenk-Rezeptoren). Störungen (z.B. räumliche Agnosie).

Fragen wir zunächst nach den **Methoden**, mit welchen man den **Tastsinn testen** kann:
Mit den von Frey'schen Reizhaaren[2] wurden in der Vergangenheit unterschiedlich verteilte „Druckpunkte" in den verschiedensten Hautabschnitten des Menschen bestimmt (und damit sog. „Absolutschwellen" gemessen). Im physiologischen Praktikum wird heute die Bestimmung des räumlichen Auflösungsvermögens des Tastsinnes für die verschiedensten Hautabschnitte bevorzugt mit Hilfe von *Stechzirkeln* geübt. Hierbei lassen sich sowohl **simultane** wie **sukzessive Raumschwellen** dadurch bestimmen, daß man denjenigen Abstand der Spitzen eines Zirkels bestimmt, bei welchem während gleichzeitigem (simultanem) oder nachfolgendem (sukzessivem) Aufsetzen auf die Haut gerade noch zwei getrennte Reizpunkte empfunden werden. Der Schwellenabstand ist bei simultanen Reizen oft mehrfach größer als bei sukzessiven, wobei *Zungen- und Fingerspitze bei größter Rezeptorendichte die kleinsten simultanen Raumschwellen besitzen* (vgl. Tab. 16.2).

Hier liegt deshalb auch die Erklärung für das „Fingerspitzengefühl" als ein besonders auszubildender Sinn. So sehr wir meist auch davor zurückschrecken, unsere Finger oder gar die Zunge zu verbrennen, so sind wir doch häufig gern bereit, z.B. unseren Mitmenschen den Rücken zum Hinunterrutschen anzubieten, offenbar weil hier die Rezeptorendichte extrem gering und damit die simultane Raumschwelle extrem groß ist.

---
(2) Max von Frey (1852-1932), Schüler C. Ludwigs (vgl. S. 239), später Physiologe in Würzburg, benutzte über Waagen geeichte Haare.

Tab. 16.2. Simultane Raumschwelle des Menschen in unterschiedlichen Hautbezirken

Hautbezirk	Simultane Raumschwelle [mm]
Zunge	ca. 1
Fingerspitze	ca. 2
Lippe	ca. 4
Zungenrand	ca. 8
Handinnenfläche	ca. 10
Stirn	ca. 20
Rücken	ca. 40–70

norezeptoren der Haut nach ihrer Funktion **Druck-**, **Berührungs-** und **Vibrationsrezeptoren** unterscheidet. Eine Übersicht der wichtigsten Hautrezeptoren geben Abb. 16.1 und Tab. 16.3.

Auf Grund der elektrophysiologisch relativ langsamen Adaptation[3] dieser Rezeptoren, der nachweisbaren Proportionalität zwischen Eindrucktiefe eines Teststempels und Zahl der fortgeleiteten Aktionspotentiale sowie wegen der übereinstimmenden subjektiven Empfindung bei Reizung werden heute histologisch identifizierte **Merkelzellen**[4], **Pinkus- Iggo**[5]**-Tastscheiben** und **Ruffini'sche Endkörperchen** als Druckrezeptoren angesehen, welche proportional zur Intensität eines Druckreizes hin ansprechen

Der *Kliniker* prüft den Tastsinn unter Verwendung von Stecknadeln mit der Aufforderung an den Patienten „spitz" von „stumpf" zu unterscheiden. Etwas differenziertere klinische Prüfungen bestehen darin, mit Hilfe eines spitzen Gegenstandes auf die Haut geschriebene Zahlen abzufragen.

Die moderne Physiologie bestimmt sowohl im Tierexperiment wie auch am Menschen mit elektronisch gesteuerten Stempeln nicht nur exakt deren Eindrucktiefen in die Haut, sie kann über mikrochirurgisch freigelegte Hautnerven den Reizerfolg z.B. auch aus der Zahl ableitbarer Aktionspotentiale bestimmen. Die Kombination aus Struktur- und Funktionsanalysen mit histologischen und physiologischen Techniken hat dazu geführt, daß man heute bei den **Mecha-**

(3) Diese Adaptation benötigt Sekunden, was für elektrophysiologische Vorgänge, welche sich im allgemeinen im Millisekundenbereich abspielen, außerordentlich lang ist. Im angelsächsischen Schrifttum spricht man von SA (**s**low **a**dapting)- Rezeptoren, im Gegensatz zu schnell adaptierenden RA-Rezeptoren (**r**apid **a**dapting).

(4) Friedrich S. Merkel (1845-1919), Anatom in Göttingen.

(5) vgl. F. Pinkus: Über Hautsinnesorgane neben dem menschlichen Haar (Haarscheiben) und ihre vergleichend anatomische Bedeutung. Arch. mikrosk. Anat. Entw. Mech. 65, 121-179, 1904, sowie A. Iggo and A.R. Muir: The structure and function of slowly adapting touch corpuscle in hairy skin. J. Physiol. 200, 763-796, 1969.

(6) Angelo Ruffini (1864-1929), Histologe und Physiologe in Siena.

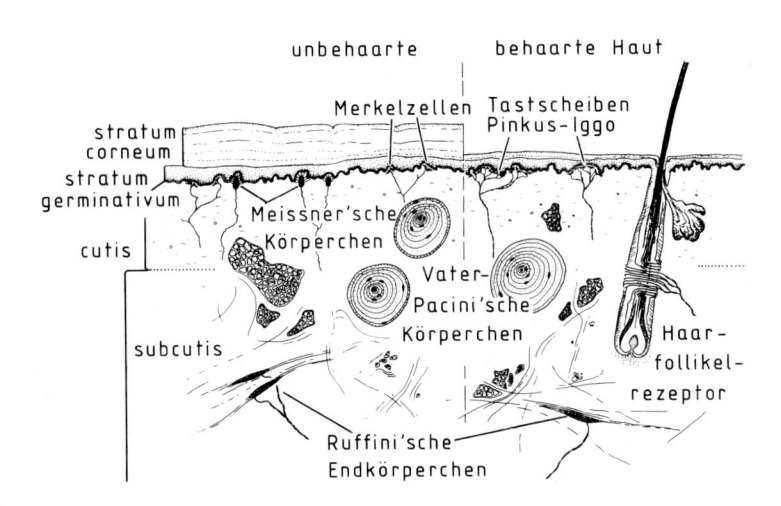

Abb. 16.1. Schematischer Querschnitt durch Cutis und Subcutis der unbehaarten und behaarten Haut mit vereinzelten Fettzellen sowie Mechanorezeptoren (gezeichnet durch H. Snoei)

Tab. 16.3. Struktur, Lokalisation, adäquater Reiz sowie Funktion und Adaptationszeit unterschiedlicher Mechanorezeptoren

Struktur	Lokalisation	Adäquater Reiz Funktion	Adaptation
Druckrezeptoren (Intensitätsdetektoren)			
Merkelzellen			
Spezialisierte Epidermiszellen	Stratum germinativum der Epidermis, haarlose Haut, z. B. Fingerspitze, Handinnenfläche, Zunge, Glans penis	Eindrucktiefe eines Gegenstandes	Langsam
Pinkus-Iggo-Tastscheiben			
Ansammlung von Merkelzellen durch gemeinsame myelinisierte Nervenfaser versorgt (kapillarisiert)	Behaarte Haut: Stratum germinativum der Epidermis	Lokale Verformung (Scherung) der Scheibe	Langsam
Ruffini'sche Endkörperchen			
Freie Nervenfasern zwischen Kollagenbündeln mit Bindegewebskapsel	Subcutis, submuköses Bindegewebe, Gelenkkapseln u. a.	Scherung, z. B. Gelenkstellung	Langsam
Berührungsrezeptoren (Geschwindigkeitsdetektoren)			
Meissner'sche Körperchen			
Modifizierte Schwann'sche Zellen durch Nervenfaser meanderförmig verbunden und mit Bindegewebshülle umgeben	Unmittelbar unter Epidermis in Papillen der Subcutis, unbehaarte Haut	Druckwellen, optimale Frequenz 30 Hz	Mittelschnell
Haarfollikelrezeptoren (4 Typen Aδ, Aβ mit unterschiedlichen Schwellen)			
Freie Nervenendigungen	Zirkuläre Fasern um Haarwurzelscheide	Verbiegung des Haares (Schwelle z. T. bei 3 µm)	Mittelschnell
Vibrationsrezeptoren (Beschleunigungsdetektoren)			
Vater-Pacini'sche Körperchen			
Marklose Nervenendigungen mit zwiebelschalenförmig angeordneten Bindegewebslamellen	Subcutan im Binde- und Fettgewebe	Druckwellen, Schwellenminimum bei 150–300 Hz (Ansprechbarkeit bis 800 Hz)	Sehr schnell

und deshalb auch als „*Intensitätsdetektoren*" bezeichnet werden (vgl Abb. 16.2 a-c).

An der unbehaarten Haut liegen die Merkelzellen (kaum von den Epithelzellen zu unterscheiden) im Bereich der Wachstumszone der Epidermis (Stratum germinativum). An der behaarten Haut finden sich Merkelzellen in einem sogar makroskopisch gelegentlich gerade noch sichtbaren Zellverband mit eigener Blutversorgung als **Pinkus-Iggo-Tastscheibe,** deren adäquater Reiz eine lokale Verformung dieser Scheibe darstellt. Ebenfalls auf Scherkräfte (z.B. Verformung der Gelenkkapsel) sprechen die **Ruffini'schen Endkörperchen** an, welche damit u.a. Aussagen über die Gelenkstellung ermöglichen.

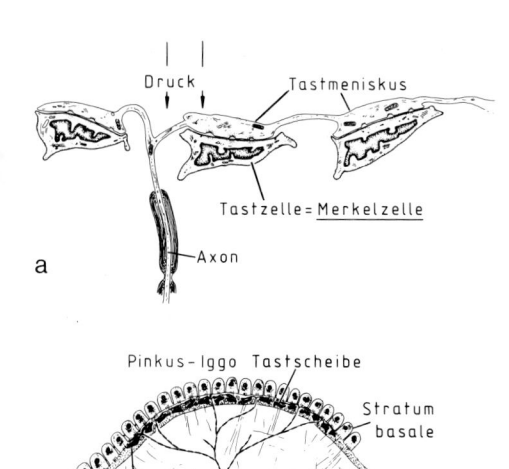

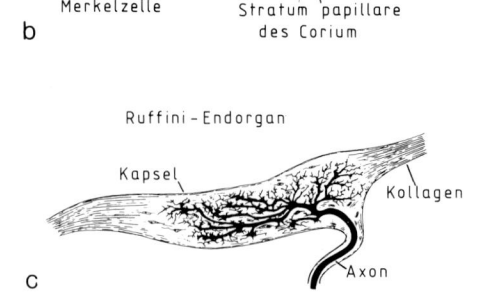

Abb. 16.2 a–c. Schematische Zeichnung von Druckrezeptoren. **a)** Merkelzelle, **b)** Pinkus-Iggo-Tastscheibe, **c)** Ruffini-Endorgan (gezeichnet nach unterschiedlichen Literaturangaben durch H. Snoei).

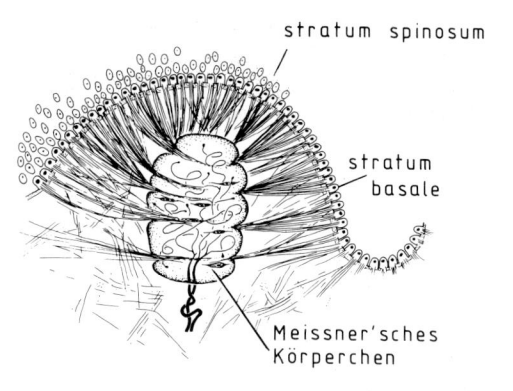

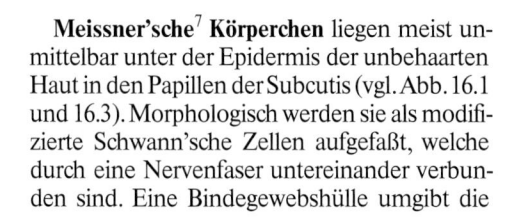

Abb. 16.3. Meissner'sches Körperchen (gezeichnet durch H. Snoei)

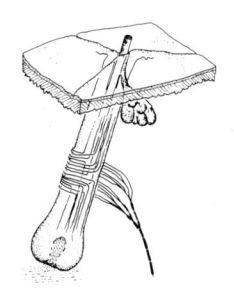

Abb. 16.4. Haarfollikelrezeptor (gezeichnet durch H. Snoei)

Meissner'sche[7] **Körperchen** liegen meist unmittelbar unter der Epidermis der unbehaarten Haut in den Papillen der Subcutis (vgl. Abb. 16.1 und 16.3). Morphologisch werden sie als modifizierte Schwann'sche Zellen aufgefaßt, welche durch eine Nervenfaser untereinander verbunden sind. Eine Bindegewebshülle umgibt die Meissner'schen wie die Ruffini'schen Körperchen.

Funktionell gelten sie als **Berührungsrezeptoren**. Sie adaptieren „mittelschnell" [50 bis 500 ms, engl. RA (rapid adapting) receptors]. Ebenso wie die **Haarfollikelrezeptoren** reagieren diese Rezeptoren auf die Geschwindigkeit, mit welcher ein Reizstempel in die Haut gedrückt bzw. ein Haar verbogen wird (vgl. Abb. 16.1 und 16.4).

Berührungsrezeptoren werden deshalb z.B. nur so lange stimuliert, wie die Haut gestreichelt wird. Wegen der raschen Adaptation der betroffenen Rezeptoren kann z.B. ein Hund kaum genug gestreichelt werden. (Geht es uns anders?) Für das Kitzelgefühl sind möglicherweise **freie Nervenendigungen** verantwortlich, welche nur zum Teil für die später zu besprechende Schmerzrezeption zuständig sind. In den basalen Epidermisschichten finden sich zahlreiche freie Nervenendigungen von **C-Fasern** (alle anderen bis-

---

(7) Georg Meissner (1829-1905) entdeckte bereits mit 24 Jahren die nach ihm benannten Tastkörper, wurde mit 31 Jahren Professor für Physiologie, Vergleichende Anatomie und Zoologie in Göttingen, Freund von Jacob Henle, publizierte jedoch nach 1872 unter den Angriffen seiner physiologischen Fachkollegen nichts mehr. Für ihn gilt auch der Spruch: „Willst Du bei Deinen Fachkollegen gelten, es ist verlor'ne Liebesmüh'! Was Dir mißlang, verzeih'n sie selten, was Dir gelang, verzeih'n sie nie!"

her besprochenen Hautrezeptoren sind an myelinisierte Fasern angeschlossen), welche bei langen Adaptationszeiten vermutlich überwiegend als Druckrezeptoren – wenn nicht Kitzelrezeptoren – fungieren.

Die **Vater-Pacini'schen Körperchen**[7a] sind mit ihrer zwiebelschalenartigen Struktur die größten Mechanorezeptoren (bis zu 4 mm Durchmesser; vgl. Abb. 16.1 und 16.5). Ihre auffällige Struktur begünstigt offenbar die Rezeption von Druckschwingungen. Druckschwankungen oder Vibrationen von 60 bis 800 Hz werden über diese Rezeptoren aufgenommen (Frequenzoptimum 150-300 Hz). Man nennt sie deshalb auch **Vibrationsrezeptoren**. Ihr adäquater Reiz sind Geschwindigkeitsänderungen des Druckes (d.h. Beschleunigungen), weshalb sie auch *Beschleunigungsdetektoren* genannt werden. Hierin ähneln sie den cochlearen Schallrezeptoren.

In unserem Hauptsprachbereich wird allerdings mit höherfrequenten Druckwellen (bis etwa 3000 Hz, vgl. S. 476) gearbeitet, so daß für die Schallrezeption durch die Haut bereits die Umformung von Sprachlauten in den niederfrequenten Bereich Probleme aufgibt. Ein weiteres Problem bei dieser Umformung stellt die „Anklingzeit der Empfindung" dar, welche wegen der mechanischen Verhältnisse in der Haut immerhin 1,2 s, am Ohr dagegen nur 0,18 s benötigt.

Unter dem Stichwort **Tiefensensibilität** wird unsere Fähigkeit verstanden, Gelenkstellungen im

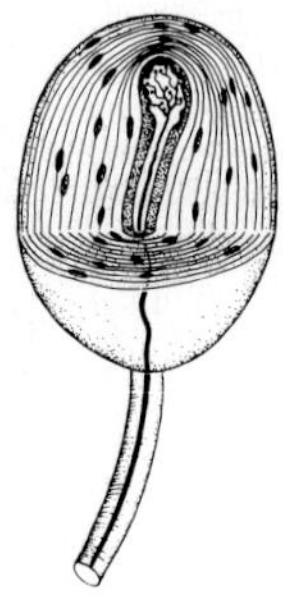

(7 a) Abraham Vater (1684-1751), Anatom in Wittenberg. Filippo Pacini (1812-1883), Anatom in Florenz.

Abb. 16.5. Vater-Pacini'sches Körperchen (gezeichnet durch H. Snoei)

Raum (=*„Stellungssinn"),* Geschwindigkeiten von Extremitätenbewegungen (= *„Bewegungssinn")* sowie die Kraft der Kontraktion (= *Kraftsinn")* wahrnehmen zu können. Wichtigste Rezeptoren hierfür sind die oben beschriebenen Ruffini'schen Endkörperchen im Bereich der Gelenkkapseln. Darüber hinaus werden aber auch speziell für den Kraftsinn (vgl. S. 409) die früher beschriebenen Muskelspindeln (vgl. S. 378) und die Golgi'-schen Sehnenorgane (vgl. S. 379) als Rezeptoren verantwortlich gemacht.

Meist beruhen **Ausfälle der Tiefensensibilität** nicht auf Störungen der beschriebenen Rezeptoren sondern auf Unterbrechungen der Leitungsbahnen, wenn nicht gar auf zentralen Herden (z.B. Hirntumoren). Die Tiefensensibilität mit der Fähigkeit zur Erkennung eigener Körperstellungen gehört zur epikritischen oder gnostischen Sensibilität (vgl. S. 417). Zu ihrer Prüfung läßt man z.B. bei geschlossenen Augen einen Finger zur Nase führen. Treten hierbei Störungen auf (man spricht von „räumlicher Agnosie") kann der Defekt bevorzugt entweder im Verlauf der gleichseitigen Hinterstrangbahn liegen oder im Bereich der Schleifenkreuzung, im gegenseitigen ventrobasalen Thalamus oder es handelt sich um ebenfalls contralaterale, corticale Herde (vgl. S. 417 und 506).

Prüfungsfragen zu diesem Abschnitt finden Sie im Anhang unter den Ziffern: 16.1.ff.

16.2 Periphere Thermorezeption

Thermo-Rezeptoren   Kalt- und Warmsinn. Lokalisation, Funktion und adäquate Reize der Kalt- und Warm-Rezeptoren (Zeitverlauf der Adaptation, Indifferenztemperatur, Schwellenempfindlichkeit, rezeptive Felder).

In Kapitel 7, S. 212 f. haben wir im Rahmen der Thermoregulation Struktur und Funktion der äußeren Thermorezeptoren bereits beschrieben. Wir verzichten deshalb hier auf eine Wiederholung. Lediglich die „inadäquate" Reizbarkeit von Kaltrezeptoren durch Menthol sowie der Warmrezeptoren durch Capsaicin oder den „heißen Pfeffer"wurde dort noch nicht erwähnt. Wer einmal Mentholbonbons gelutscht hat, wird deren kühlenden Geschmack kaum vergessen*, und „heiße Gewürze" dürften heute ebenfalls jedermann bekannt sein.

Capsaicin ist der wirksame Bestandteil verschiedener Paprikaarten (z.B. roter Paprika, Pfeffer), sehr ähnlich ist Piperin (schwarzer Pfeffer). Sämtliche Substanzen sind Derivate der Homovanillinsäure. Sie erregen vorwiegend Nozizeptoren (s. unten).

*) Vgl. K. Schäfer, H.A. Braun and C. Isenberg: Effect of Methol on Cold Receptor Activity – Analysis of Receptor Processes, Journal of General Physiology 88, 757-776, 1986

16.3 Somatische und viscerale Schmerzrezeption (nozizeptive Systeme)

Nozizeption Qualitäten, z.b. somatischer und viszeraler Schmerz, Oberflächen- und Tiefenschmerz. Lokalisation der Schmerz-Rezeptoren. Auswirkungen des Schmerzes. Affektiv-vegetative Begleitphänomene. Flucht- und Abwehrreflexe. Beeinflussung der Schmerzempfindlichkeit im Organismus u.a. Endorphine.
Spezielle Schmerzformen (z.B. projizierter Schmerz, übertragener Schmerz, Headsche Zonen, Jucken).
Störungen der Nozizeption (z.b. Hyperalgesie, Hypalgesie, Analgesie, Phantomgliedschmerz). Prinzipien der Schmerzausschaltung.

Sensorische Informationsverarbeitung Somato-sensorische Afferenzen, spezifisches und unspezifisches System der Somato-Sensorik. Verschaltung der Afferenzen im Rückenmark, Dermatome, Headsche Zonen. Verlauf und Funktionen aufsteigender Bahnen im Rückenmark. Folgen von Läsionen. Somato-sensorische Funktionen des Hirnstamms, der Formatio reticularis und des Thalamus. Somatotopie des somato-sensorischen Cortex und seine neuronale Organisation. Cortex-Funktion und Wahrnehmung.

Durch eigene Schmerzerlebnisse sind wir in der Lage, Schmerzen unserer Mitmenschen nachzuempfinden. Für den Arzt sind **Schmerzen** ein besonders wichtiges Leitsymptom zur Diagnose einer Erkrankung, für jedermann Warnung von einer unmittelbaren Gefahr. Patienten ohne Schmerzempfindungen (Analgesie[8]) z.B. in den unteren Extremitäten (evtl. infolge einer Spina bifida[9]) sind ständig in Gefahr, allein schon durch unphysiologische Belastung der Beine bestimmte Hautregionen von der Durchblutung auszuschließen, so daß lokale Entzündungen entstehen können. Und wie oft hätten wir selbst uns nicht die Finger noch schlimmer (als bisher) verbrannt, wenn uns nicht unsere Schmerzrezeptoren vor einer Hitzequelle gewarnt hätten.

Man geht heute davon aus, daß diese Schmerzwarnung *nicht* über zu stark stimulierte Thermorezeptoren erfolgt, obwohl die freien Nervenendigungen von Thermorezeptoren histologisch nicht von *freien Nervenendigungen* zu unterscheiden sind, welche der **Schmerzrezeption** dienen. Man spricht von **Nozizeptoren**[10], deren *adäquater Reiz* allerdings *keineswegs eindeutig* bestimmt ist. „Zu starker" *Druck*, „zu starke" *Temperatur*, körpereigene chemische Substanzen (u.a. *Acetylcholin, Histamin, K^+, H^+, Bradykinin, Serotonin, Prostaglandine*), viele körperfremde chemische Substanzen (z.B. Capsaicin, s. oben) und vor allem elektrischer Strom können Scherzen auslösen. Scheinbar so einfache Fragen, wie die, ob der Sauerstoffmangel allein oder eine durch Hypoxie freigesetzte Substanz z.B. beim Angina-pectoris-Schmerz (oder beim Herzinfarkt) für eine Schmerzauslösung verantwortlich sind, sind bisher vor allem deshalb ungelöst, weil die Zahl der möglichen schmerzauslösenden Substanzen zu groß ist. Dies könnte auch mit ein Grund dafür sein, daß die pharmazeutische Industrie geradezu von der Fülle ihrer Antischmerzpräparate (Analgetika) lebt. Je mehr wir allerdings über die Basismechanismen der Schmerzentstehung wissen, um so eher sollte auch die Entwicklung causal wirkender Medikamente möglich sein. Bisher ist man hier jedoch – wie vielfach in der Pharmakologie – meist auf reine Empirie angewiesen. Man kann schon froh sein, wenn man einen *standardisierbaren Schmerzreiz* besitzt (z.B. einen genormten Temperaturreiz: 47 °C lokale Hauterwärmung evtl. mit Hilfe einer sehr exakt zu terminierenden Laserstrahles) und wenn man unter diesem Schmerzreiz die Wirkungen von Pharmaka differenzieren kann. Man kann dabei das *Verhalten* eines Versuchstieres bzw. die Aussage einer Versuchsperson unter definierten Schmerzreizen registrieren, oder man leitet

---
(8) algos gr. = Schmerz.
(9) Hintere Wirbelsäulenspaltbildung infolge Fusionsstörung (= Rhachischisis).
(10) noxa lat. = Schaden.

z.B. von Hautnerven des Menschen *fortgeleitete Aktionspotentiale* ab, welche von Nozizeptoren unter Schmerzreizen gebildet werden, wenn man nicht gar beide Versuchsansätze kombiniert. Es wurde schließlich auch (u.U. an *trainierten Versuchstieren,* speziell an Katzen) die Wirkung von Schmerzreizen mit chronisch implantierten *Elektroden in* den *verschiedenen Hirn*regionen geprüft, wobei die Tiere gleichzeitig sich selbst Schmerzen zufügen bzw. sich selbst mit Futter für erlittene Schmerzen belohnen konnten. (Derartige Experimente sind die Voraussetzung für eine chirurgische Schmerzbehandlung am Menschen, s.u.).

Einfacher ist die sog. *„tail-flick"-Methode:* Man taucht den Schwanz (engl. = tail) einer Ratte in heißes Wasser (ca. 48-52 °C) und bestimmt die Zeit in Sekunden, innerhalb derer die Ratte mit einem Ruck ihren Schwanz wieder aus dem heißen Wasser zieht (vgl. Abb. 16.6), wodurch der Einfluß von Analgetika getestet werden kann. Selbst (z.B. im physiologischen Praktikum) kann man sehr ähnlich seinen Finger in verschieden heißes Wasser tauchen und ebenfalls die Latenzzeit bestimmen, welche bis zum Auftreten eines Hitzeschmerzes verstreicht. Wir nennen dies die *Hitzeschmerzschwelle.* Die tail-flick- und die Hitzeschmerzschwellenkurve sind in ihrem Verlauf sehr ähnlich. Es wird vermutet, daß chemische Substanzen temperaturabhängig freigesetzt werden und schließlich zur lokalen Depolarisation der Schmerzrezeptoren führen.

Es kann dabei angenommen werden, daß über lokal entstehende *Kininogene Bradykinin* freigesetzt wird, welches seinerseits die Bildung von *Prostaglandinen* aus überall reichlich vorhandenen *Arachidonsäure* fördert, wobei die Prostaglandine die Schmerzauslösung durch Rezeptordepolarisation in Gang setzen sollen. Allerdings lösen Prostaglandine selbst keine Schmerzen aus. *Gehemmt* wird die Prostaglandinsynthese durch *Salizylate, Pyrazolone* oder *Indometacin,* also Substanzen, welche zur Schmerzbekämpfung oder als *Analgetika* vielfältig verwendet werden. Allerdings wird die Prostaglandinsynthese auch sehr effektiv durch Cortisol gehemmt, was wiederum nicht analgetisch wirkt. Die beteiligten Mechanismen sind bisher also keineswegs aufgeklärt.

Beobachten wir unseren eigenen Schmerz (z.B. bei einer Verletzung unserer Haut) etwas genauer, können wir zwischen einem *plötzlich einsetzenden, hellen, stechenden, gut lokalisierbaren Schmerz* und einem *nachfolgenden,* mehr *dumpfen, diffusen,* evtl. *bohrenden* und *nicht mehr exakt lokalisierbaren Schmerz* unterscheiden.

Der **helle Schmerz** wird der Funktion *schnellleitender,* **dünn myelinisierter Aδ- Fasern** zugeschrieben, während für den später einsetzenden **diffusen Schmerz** *langsam leitende* (0,5-2 m/s), **marklose C-Fasern** verantwortlich gemacht werden. Schmerzfasern reichen bis in die unteren Schichten der Epidermis, wobei die *Dichte der Schmerzrezeptoren wesentlich größer* ist *als* z.B. der *Druckrezeptoren.* Meßbar ist dies entsprechend der Verteilung von Druckpunkten (vgl. von Frey'sche Reizhaare, S. 418) gegenüber *Schmerzpunkten* oder Hautstellen, an welchen z.B. der Einstich einer feinen Nadel (Reizborsten) Schmerzen verursacht. Darüber hinaus sind Schmerzfasern im *subcutanen Bindegewebe,* in der *Muskulatur,* im *Periost* sowie im Bereich der inneren Organe anzutreffen. Allerdings sind die Schmerzfasern vorwiegend in den bindegewebigen *Organkapseln* sowie im Bereich der *Ausführungsgänge* (z.B. Gallengänge, Nierenbecken, Ureter), nicht jedoch im Parenchym selbst verteilt. Auch im Nervengewebe des Gehirns finden sich keine Schmerzfasern, sehr wohl aber in den *Hirnhäuten* und *Hirngefäßen.* Schmerzen werden im viscera-

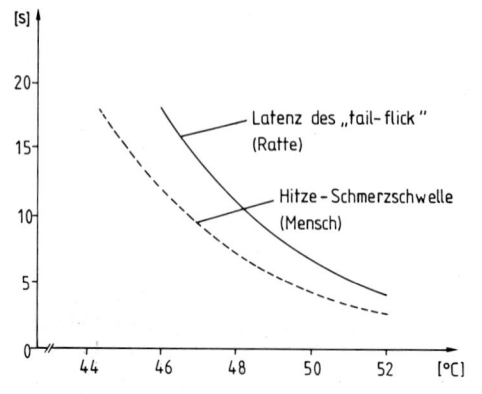

Abb. 16.6. Latenz des „tail-flick" der Ratte sowie der Hitze-Schmerzschwelle des Menschen (vgl. Text)

len Bereich sowohl durch Zug (*Organschwellungen, Zug am Mesenterium*) wie durch glattmuskuläre Kontraktionen (*Spasmen, Koliken*) ausgelöst. In der Regel werden Schmerzrezeptoren gleichzeitig mit Mechanorezeptoren oder Thermorezeptoren erregt, so daß vermutlich auch die Signale der Mechanorezeptoren zur Informationsverarbeitung des Schmerzes Verwendung finden (man spricht deshalb auch von „Populationscodierung").

Weitgehend ungeklärt sind die Mechanismen, welche bei den anfallsartig auftretenden Kopfschmerzen (*Migräne*) ablaufen, für welche schmerzhafte *Änderungen im Tonus cerebraler Gefäßmuskulatur* verantwortlich gemacht werden. Dabei werden arterielle Konstriktionen, aber auch speziell venöse Vasodilatationen – meist nacheinander – evtl. mit Änderungen der Gefäßpermeabilität und Austritt von Kininen vermutet, welche die Nozizeptoren der Gefäßwand sensibilisieren sollen.

Die afferente **zentrale Schmerzleitung** im Anschluß an das I. Neuron, dessen Zellkörper wie bei den Mechanorezeptoren im Spinalganglion liegt, erfolgt überwiegend im *kontralateralen Vorderseitenstrang (Tractus spinoreticularis* und *spinothalamicus)*. Ebenso wird vom spinalen Trigeminuskern die Schmerzafferenz zur *Formatio reticularis* und zum *Thalamus* geleitet. Vom Thalamus führen entsprechende Bahnen sowohl zum *limbischen System* wie speziell zum *sensomotorischen Cortex*. Allerdings wird ein regelrechtes „Schmerzzentrum" vermißt. (Absteigende schmerzhemmende Bahnen ziehen vom Hirnstamm zum Rückenmark, um auf segmentaler Ebene die Schmerzleitung vom I. zum II. Neuron zu hemmen.)

Geradezu als Beweis für den Verlauf der Vorderseitenstrangbahn auf der kontralateralen Seite gilt die **Brown-Séquard'sche* Halbseitenlähmung** bei halbseitiger Rückenmarksläsion durch Verletzung oder Tumor (vgl. Abb. 16.7). Hierbei findet man eine schlaffe Lähmung im beschädigten Segment, sowie eine spastische Lähmung unterhalb davon (Unterbrechung der Pyramidenbahn) und Störungen der Druck-, Berührungs- und Vibrationsempfindung (Unterbrechung der Hinterstrangbahn) auf der Seite der Läsion (einschließlich Störungen der Lageempfindungen durch Unterbrechung des Tractus spinocerebellaris dorsalis). **Auffällig ist aber auf der gegenüberliegenden Seite ein Verlust der Schmerz- und Temperaturempfindung,** welche auf eine Unterbrechung der Vorderseitenstrangbahn hinweist.

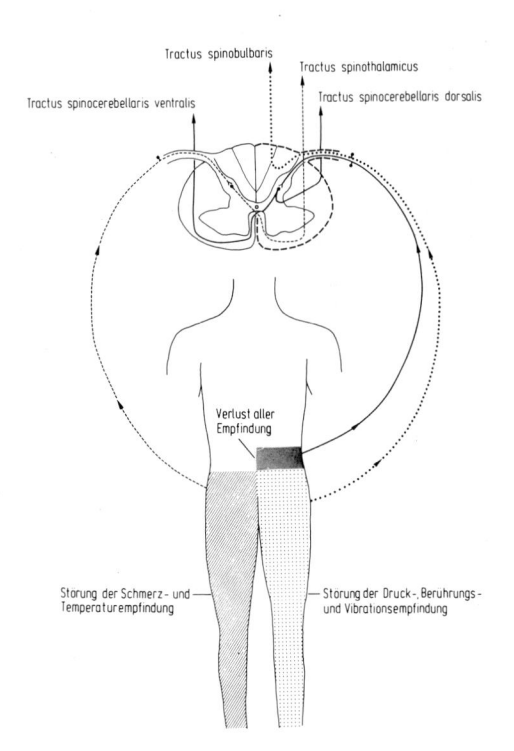

Abb. 16.7. Schematische Zeichnung zur Erklärung typischer Ausfälle bei halbseitiger Rückenmarksläsion im unteren Thorakalbereich (= Brown-Séquard'sche Halbseitenlähmung), lädierte Rückenmarkshälfte gestrichelt

---

*) vgl. S. 298

Chirurgische Schmerzbehandlungen (z.B. bei anhaltenden schweren Schmerzen von Krebspatienten) werden z.T. unter *Durchtrennung* der Vorderseitenstrangbahn sowie durch thalamische Koagulationen (*unter* Verwendung stereotaktischer Geräte) durchgeführt. *Moderner* und vermutlich langfristig von anhaltenderem Erfolg beschieden sind jedoch scheinbar gegenteilige Maßnahmen. **Elektrische Stimulation** von Hautnerven, von Rückenmarksbahnen (Hinterstrang) wie auch von bestimmten Thalamusregionen wird mit festimplantierten Elektroden zur Schmerzausschaltung benutzt, wobei die betroffenen Patienten die jeweilige Reizfrequenz und Dauer nach dem Erfolg selbst einstellen können. Hierbei nimmt man an, daß endogene **Schmerzhemmungsmechanismen** erregt werden, welche die Schmerzausschaltung bewirken sollen.

auf ein Lebenziel hin ausgerichtete Glückliche, hätte man allerdings schon der Bibel entnehmen können.

Als **übertragenen Schmerz** (engl. referred pain) bezeichnet man Schmerzen in Hautregionen, welche durch schmerzauslösende Prozesse (Druck, Zug, Entzündungen etc.) in inneren Organen entstehen. Hierbei lassen sich definierte *„Hautsegmente" (Dermatome)* einzelnen Organen zuordnen, wie es zuerst durch Head[11] (1893) beschrieben wurde. Man spricht deshalb bis heute von **Head'schen Zonen** (vgl. Tab. 16.4 und Abb. 16.8). „Übertragen" heißen derartige Schmerzen deshalb, weil auf den Neuronen des *Hinterhorns* die *Schmerzafferenzen aus Eingeweiden und entsprechenden Hautsegmenten zusammenlaufen* und wir natürlicherweise Schwierigkeiten haben, Eingeweideschmerzen von Hautschmerzen so trennen, so daß wir

Die Existenz *zentraler Schmerzhemmsysteme* ist darüber hinaus wahrscheinlich, weil wir durch eigenen Willen, „Ablenkung", Suggestion, aber auch Gewöhnung (Habituation) etc. unsere Schmerzschwelle variieren können, was alle subjektiven Methoden der Schmerzmessung (Algesimetrie) so schwierig macht. Manche Menschen sind darüber hinaus in Ausnahmesituationen zum klaglosen Ertragen unvorstellbarer Schmerzen fähig (Berichte von Marterungen, Folterungen etc.). Im Schlaf ist die Schmerzempfindlichkeit herabgesetzt, doch können sich z.B. Fakire allein durch Meditation und Gewöhnung in schlafähnliche Zustände (mit erhöhter Thetaaktivität, vgl. S. 512) ohne Bewußtseinsverlust versetzen, in welchen ihre Schmerztoleranz so stark herabgesetzt ist, daß sie sich selbst scheinbar schmerzlos z.B. die Zunge durchstechen und perforierende Hautwunden zufügen können. Die moderne klinische *Schmerztherapie* versucht auch mit psychologischen Methoden Schmerz zu bekämpfen. Hierbei wird durch „operantes Konditionieren" ein „Sozialtraining" erzielt, welches an der Reduktion des Schmerztablettenkonsums auf seine Effektivität hin getestet werden kann. Daß der depressiv Verstimmte dabei schwerer von seinen Schmerzen zu befreien sein wird als der

Tab. 16.4. Ausdehnung und segmentale Verschaltung Head'scher Zonen für verschiedene innere Organe

Organ	Segment	Lokalisation
Zwerchfell	C_4	Schulter-Schlüsselbeinregion
Herz	Th_{3+4}	4. + 5. Rippe links (und linker Arm)
Ösophagus	Th_{4+5}	Über Sternum (untere Hälfte)
Magen	Th_8	Unterer Rippenbogen links
Leber und Gallenblase	Th_{8-11}	Unterer Rippenbogen rechts
Dünndarm	Th_{10}	Nabelregion
Dickdarm	Th_{11}	Region unter Nabel
Harnblase	Th_{11}-L_1	Oberhalb Symphyse
Niere und Hoden	Th_{10}-L_1	Oberhalb Beckenkamm

---

(11) Sir Henry Head (1861-1940), Londoner Neurologe.

16.3 Somatische und viscerale Schmerzrezeption

nismus kann umgekehrt „verwechselte" **Efferenzen** als **viscerocutane Reflexe** über die zugehörigen Vorderhörner in die Head'schen Zonen senden. Hierbei können *sowohl sympathische wie motorische Efferenzen* von den Eingeweideschmerzafferenzen aktiviert werden. Es kann zu Muskelkontraktionen in den betroffenen Segmenten (bekannt als „Verspannungen") wie zu erhöhter Schmerzempfindlichkeit („*Hyperalgesie*") in den Head'schen Zonen kommen, welche einer gesenkten „zentralen" Schmerzschwelle zugeschrieben werden.

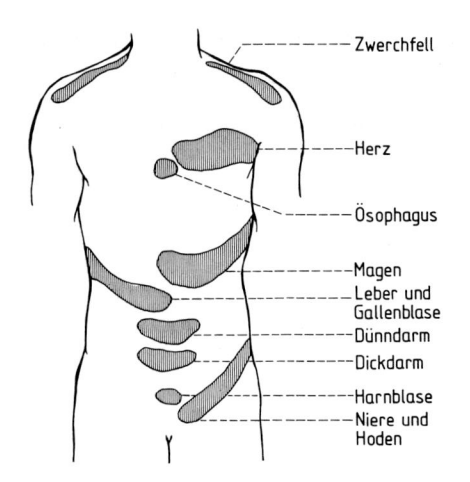

Abb. 16.8. Schematische Zeichnung der Head'schen Zonen (vgl. Tab. 16.4)

Die viscerocutane Verschaltung wird aber auch *therapeutisch* genutzt. Über *lokale Hautreize* (**feuchte Umschläge, Massage** etc.) lassen sich auch die efferente vegetative Organinnervation und damit die Organdurchblutung sowie der Kontraktionszustand oder der Tonus z.B. der glatten Darmmuskulatur günstig beeinflussen. Vermutlich werden auch bei der *Akupunktur*[12] segmentale Hautreize gesetzt, welche sowohl sympathische wie motorische oder viscerocutane Reflexe auslösen und gleichzeitig über afferente Stimulation Schmerzhemmungsbahnen aktivieren. Im Detail sind hier jedoch noch viele Fragen ungelöst.

Schmerzen aus dem Bereich innerer Organe auf segmental verwandte Strukturen der Haut übertragen.
Eine Mangeldurchblutung der Koronargefäße (Angina pectoris bzw. Herzinfarkt) verursacht deshalb nicht nur Schmerzen in der Herzgegend, sondern charakteristische „Ausstrahlungen" in den linken Arm.

Für eine exakte Diagnose *innerer Erkrankungen* ist die Kenntnis der Head'schen Zonen deshalb von ganz besonderer Wichtigkeit. Aber auch hier sind (wie stets in der Physiologie) die Dinge bei näherer Betrachtung wesentlich komplizierter. Offenbar verwechseln wir nicht nur in unserem Bewußtsein die Afferenzen aus dem Körperinneren mit gar nicht erfolgenden Hautsignalen aus den Head'schen Zonen, der Orga-

Als „**projizierte**" Schmerzen bezeichnet man Schmerzen, welche in der Regel durch Reizung eines Nerven entstehen, aber in das *Versorgungsgebiet* dieses Nerven projiziert werden.

Typisch sind solche projizierten Schmerzen z.B. bei Wirbelsäulenveränderungen mit Kompressionsdruck auf die hintere Wurzel oder anderen Irritationen einzelner Nervenäste. Offenbar kommt es bei anhaltender *Kompression*

---

(12) Altchinesische Heilmethode, bei welcher dünne Gold- und Silbernadeln in spezielle „Meridiane" der Haut eingestochen werden.

eines Nerven zu dessen „Entartung" durch „Aussprossung" (engl. *„sprouting"*), der Nerv selbst kann nun zum Rezeptor werden. Histologisch fällt bei komprimierten Nerven eine Auflösung der Myelinscheiden auf. Bei *Nervendurchtrennung* kommt es zu einer vollständigen Degeneration des peripheren Astes, während am zentralen Stumpf häufig Nervenfasern aussprossen können. Überschießende Aussprossungen führen zum *Neurom*. Nach Amputationen wird häufig über Schmerzen in den nicht mehr vorhandenen Gliedern berichtet, welche als *Phantomschmerzen* bezeichnet und auf spontane Entladungen aus *Amputationsneuromen* bezogen werden.

Abschließend sollte darauf hingewiesen werden, daß vermutlich die Schmerzforschung in Zukunft durch die Aufklärung der physiologischen und pathophysiologischen Bedeutung der beim Schmerzgeschehen beteiligten *Neuropeptide* wesentliche Fortschritte machen wird.

Erst in den letzten zehn Jahren wurde nachgewiesen, daß der Organismus über körpereigene Substanzen verfügt, welche als *„endogenes Morphin"* oder **„Endorphin"** (wie Opium) schmerzverhindernd wirken. Diese opiatartigen Peptide (z.T. nur aus fünf Aminosäuren bestehend, wie Methionin-*Enkephalin*) finden sich im Gehirn (vorwiegend im Mittelhirn), in der Hypophyse sowie im Rückenmark (vorwiegend im Hinterhorn). Man nimmt an, daß die Neuropeptide z.T. Transmitterfunktion besitzen (vermutlich bei den absteigenden Schmerzhemmungsbahnen, s.S. 426), z.T. werden sie mit Katecholaminen und Serotonin gleichzeitig freigesetzt, z.T. dürften sie Hormonwirkungen haben, ohne daß jedoch im einzelnen Klarheit über ihre Funktion bestünde. Da die Bluthirnschranke (vgl. Tl. I, S. 115) für Endorphine schlecht durchlässig ist, erhält man nur bei Applikation von Endorphinen direkt in das Gehirn (auch in den Subduralraum) analgetische Wirkungen.

Prüfungsfragen zu diesem Abschnitt finden Sie im Anhang unter den Ziffern: 16.3.ff.

Weiterführende Literatur

P.R. Burges and E.R. Perl: Cutaneous Mechanoreceptors and Nociceptors, in: Handbook of Sensory Physiology, Vol. II, Somatosensory System, Ed. by A. Iggo. Springer, Berlin, Heidelberg, New York, 1973

D.R. Kenshalo, Editor: Sensory Function of the Skin of Humans. Plenum Press, New York, London, 1979

L. Kruger, J.C. Liebeskind: Neural Mechanisms of Pain. Advances in Pain Research and Therapy. Vol. 6. Raven Press, New York, 1984

E.R. Perl: Pain and Nociception, Section 1, The Nervous System, Vol. 3, 1, 915-975, in: Handbook of Physiology. Amer. Physiol. Society, Bethesda, Ma., 1984

E. Welk, E. Fleischer, U. Petsche und H.O. Handwerker: Afferent C-fibres in rats after neonatal capsaicin treatment. Pflügers Arch. 400, 66-71, 1984

M. Zimmermann und H.O. Handwerker: Schmerz, Konzepte und ärztliches Handeln. Springer, Berlin, Heidelberg, New York, Tokyo, 1984

17. Sehen

17.1 Abbildender Apparat des Auges

Dioptrischer Apparat Brechkraft der beteiligten Komponenten. Brennweiten. Bildentstehung auf der Retina. Regelmechanismen (Pupillenreaktionen, Akkommodation, Konvergenzreaktion). Akkommodationsbreite. Presbyopie. Grundzüge der optischen Fehler des Auges, der Refraktionsanomalien und ihrer Korrektur.

Allgemein

Unbestritten ist der Mensch „zum Sehen geboren"[2], fraglos sind die Augen seine wichtigsten Sinnesorgane, wenn auch der Taube noch stärker unter seiner sozialen Isolierung leiden mag als der Blinde. „Blindenheilung" rangiert im Neuen Testament gleichrangig mit dem Wunder der Erweckung Toter.

Die Erhaltung der Sehschärfe seiner Patienten muß dem Arzt deshalb höchstes Anliegen sein. Es kann sich dabei nicht um eine technische Nebensächlichkeit handeln, welche man getrost dem Spezialisten – oder gar dem Optiker – überlassen kann, sondern das Auge ist ein so wichtiger Teil des gesamten Organismus (einschließlich der einmaligen Sichtbarkeit seiner Gefäße im Mikrozirkulationsbereich), daß wir uns kaum gründlich genug mit der normalen Struktur und Funktion des „Sehapparates" befassen können.

Historisch gehört der „Starstich" zu den ältesten am Menschen durchgeführten Operationen[3]. Die trüb gewordene Linse wurde hierbei in den Glaskörper gestoßen. Es muß – erstaunlicherweise – immer wieder Patienten gegeben haben, welche nach dieser äußerst schmerzhaften Operation keine intraokulare Infektion bekamen und bei denen keine anderen schweren Komplikationen auftraten, so daß die Patienten zum Teil wieder sehen konnten (wenn auch nicht scharf).

Den vergrößernden Effekt von Glaskugeln kannten bereits die Römer, doch soll der Smaragd, welchen Nero[4] als Zuschauer bei grausamen Gladiatorenkämpfen benutzt haben soll, keine Brechungsanomalie korrigiert, sondern vielmehr als Sonnenbrille gewirkt haben. Das Wort „Brille" wird von „Beryll" hergeleitet, der Bezeichnung für den Bergkristall, welcher zuerst als Linse geschliffen wurde und als „Lesestein" gedient hat, eine Erfindung, welche dem Araber Ibn el Heitham um 1000 nach Chr. zugeschrieben wird. Ähnlich modernen Lupen wurden diese „Lesesteine" direkt auf die zu entziffernde Schrift gelegt. Ab dem Ende des 13. Jahrhunderts n. Chr. wurden zuerst in den oberitalienischen Klöstern „Nietbrillen" gebräuchlich, welche unseren „Kneifern" ähnlich

---

(2) Goethe: Lied des Türmers Lynceus:
   Zum Sehen geboren,
   zum Schauen bestellt,
   dem Turme geschworen,
   gefällt mir die Welt.
   Ich blick in die Ferne,
   ich seh in die Näh...

(3) Erste Erwähnung im Codex Hammurabi (18.-17. Jh. vor Chr.). Römische Reliefs zeigen die Operation im 2./3. Jh. nach Chr., der „Starstich" wurde bis in das 18. Jh. nach Chr. in Deutschland durchgeführt.

(4) Römischer Kaiser von 54-68 nach Christus.

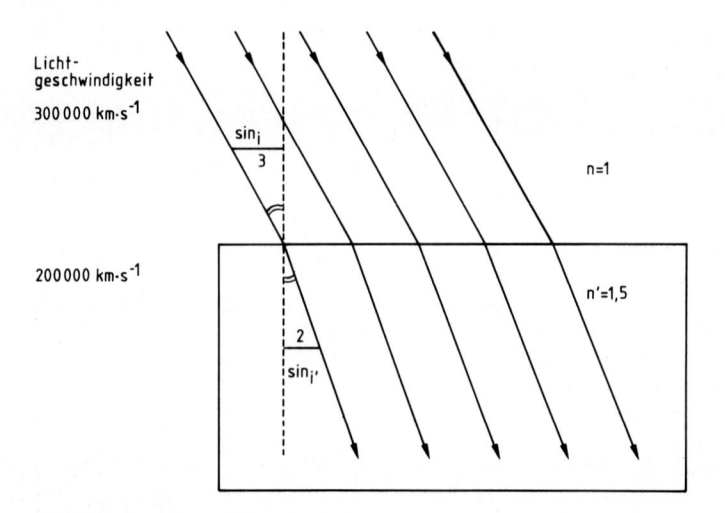

Abb. 17.1. Schematische Darstellung der Lichtbrechung beim Übergang in ein optisch dichteres Medium (n = Brechungsindex, i = Einfallswinkel)

waren. Die ersten Zeichnungen von Strahlengängen im Auge – einschließlich eines umgekehrten Netzhautbildes – stammen von Johannes Kepler[5]. Außerdem findet sich bei Kepler bereits die richtige Deutung der Brilleneffekte. Die Brechungsgesetze des Lichtes wurden gleichzeitig, aber unabhängig voneinander durch Descartes[6] und Snellius[7] entdeckt. Einer der wichtigsten Meilensteine auf dem Entwicklungsweg des Faches Ophthalmologie ist die Erfindung des Augenspiegels durch Helmholtz[8] 1850.

Dioptrik (= Lehre von der Strahlenbrechung des Lichtes)

Nach dem **Snellius'schen Brechungsgesetz** werden **Strahlen in einem optisch dichteren Medium zum Einfallslot hin gebrochen.**

Abb. 17.1 demonstriert diese Brechung paralleler Strahlen beim Übergang von Luft in Glas, in welchem die Lichtwellen sich langsamer ausbreiten können. Während sich *Licht* im Vakuum (und davon nicht wesentlich verschieden auch in Luft) in einer Geschwindigkeit von *300 000 km · s⁻¹* ausbreitet, erfolgt dies in normalem Fensterglas – sehr ähnlich wie in Wasser – „nur" mit 200 000 km · s⁻¹. Der Brechungsindex (n) gibt den Quotienten der Ausbreitungsgeschwindigkeit im Vakuum zur Ausbreitungsgeschwindigkeit im jeweils untersuchten Medium wieder. Es gilt daher:

---

(5) Johannes Kepler (1571-1630) festigte mit der Beschreibung der nach ihm benannten Planetengesetze das „Weltbild" des Nikolaus Kopernikus (1473-1543). Kepler gelang es nur mit Mühe, seine eigene Mutter vor einer Hexenverbrennung zu retten; er selbst fand wegen seines protestantischen Glaubens nur ein Grab vor den Toren Regensburgs.
(6) Descartes vgl. S. 276.
(7) Willebrord Snellius (1580-1626), niederländischer Mathematiker und Physiker.
(8) Helmholtz vgl. S. 174.

$$n_{Glas} = \frac{\text{Ausbreitungsgeschwindigkeit des Lichtes im Vakuum}}{\text{Ausbreitungsgeschwindigkeit des Lichtes im Glas}}$$

$$= \frac{300\,000 \text{ km} \cdot \text{s}^{-1}}{200\,000 \text{ km} \cdot \text{s}^{-1}} = 1{,}5$$

Entsprechend gilt für Luft angenähert $n = 1$. (Die unterschiedlichen Brechungsindices der verschiedenen lichtdurchlässigen Strukturen des Auges sind Tab. 17.1 zu entnehmen). Das Snellius'sche Brechungsgesetz besagt, daß der Quotient aus dem Sinus[9] des Einfallswinkels (sin i) und des Brechungswinkels (sin i') umgekehrt proportional dem Verhältnis der jeweiligen Brechungsindices (n bzw. n') ist. Es gilt daher:

$$\frac{\sin i}{\sin i'} = \frac{n'}{n}$$

In unserer Abbildung 17.1 kann man erkennen, daß sich die Sinus der Winkel i und i' wie die zugehörigen Lichtgeschwindigkeiten verhalten.

Abb. 17.2 a soll zeigen, daß das Snellius'sche Brechungsgesetz auch für gekrümmte Flächen gilt. Für jeden parallel einfallenden Strahl wurde in unserem Fall auf der Tangente eines Kugelabschnittes das Einfallslot (gestrichelt) errichtet. Der Strahl, welcher dabei direkt durch den Krümmungsmittelpunkt (k) zieht, wird nicht gebrochen, während alle anderen parallel einfallenden Strahlen zum Einfallslot hin gebrochen werden. Die ungebrochen durch ein optisches System ziehenden Strahlen werden als Knotenpunktsstrahlen bezeichnet (Sie bestimmen die Bildgröße, vgl. Abb. 17.7.)

In der Abb. 17.2 a verhalten sich die Sinus der Winkel wieder wie 3:2. Alle parallel einfallenden Strahlen vereinigen sich in einem Punkt, dem Brennpunkt (F), da sich die Richtung des Einfallslotes beiderseits vom Strahl durch den Krümmungsmittelpunkt umkehrt. (Die sphärische Aberration bei großen Linsendurchmessern zeigt Abb. 17.2 b.)

Sphärische Konvexlinsen, welche entweder einseitig oder doppelseitig (bikonvex) aus einem Kugelabschnitt[10] bestehen, bündeln ihre Strahlen im Brennpunkt, sie heißen deshalb auch „*Sammellinsen*" (vgl. Abb. 17.3). Je kleiner der Krümmungsradius der Kugelabschnitte dieser Linsen ist, desto näher liegt der Brennpunkt (F) an der Linse, d.h. desto kürzer ist die Brennweite (f) dieser Linse. Aus der Brennweite läßt sich leicht der Krümmungsradius eines einfach

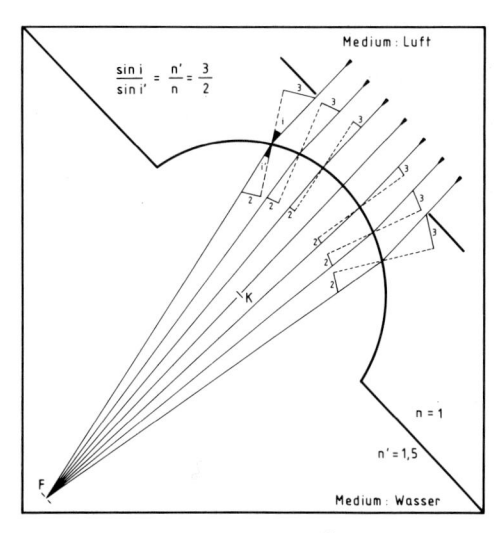

Abb. 17.2 a. Lichtbrechung beim Übergang von Luft auf Wasser an einer Kugeloberfläche (n = Brechungsindex, K = Krümmungsmittelpunkt, F = Brennpunkt)

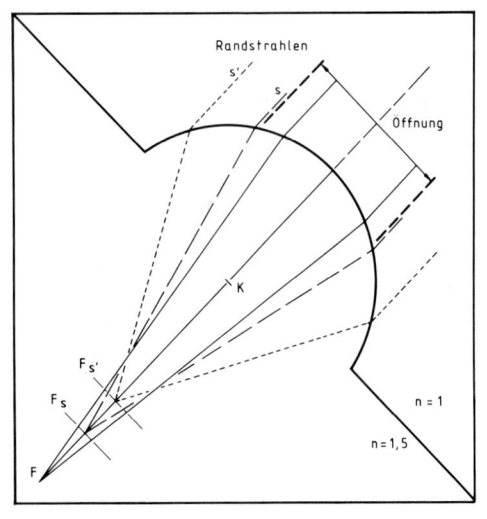

Abb. 17.2 b. Strahlengang von Randstrahlen (sphärische Aberration mit Brennweitenverkürzung)

brechenden Systems berechnen, doch wird dies wesentlich schwieriger bei mehrfach brechenden Systemen (d.h. mehreren gekrümmten Flächen mit unterschiedlichen Brechungsindices). Man begnügt sich deshalb zur Bestimmung der **Brechkraft eines optischen Systems** in der

---

(9) Der Sinus ist das Verhältnis aus Gegenkathete und Hypotenuse. Für die Hypotenuse = 1 kann im rechtwinkligen Dreieck allein die Länge der Gegenkathete den Sinus der betrachteten Winkel darstellen.
(10) sphaira gr = Kugel.

Für eine Linse von 10 Dioptrien bedeutet dies, daß ihr Brennpunkt 10 cm von ihrer Hauptebene (*H*) entfernt liegt.

Auch für sphärische **Zerstreuungslinsen** (*konkav* geschliffene Linsen) gilt, daß der Krümmungsradius die Brennweite bestimmt, allerdings mit dem Unterschied, daß der *Brennpunkt* nur in der Vorstellung existiert – *virtuell*[11] –, d.h. vor der Linse (vgl. Abb. 17.4). Man rechnet hier mit negativen Brennweiten und kommt damit zu negativen Dioptriezahlen (*Minusgläser*, während Sammellinsen als Plusgläser bezeichnet werden).

Schließlich sind für den Augenarzt die sog. **Zylindergläser** von besonderer Wichtigkeit. Es handelt sich dabei in der Tat um Abschnitte aus Glaszylindern, welche die besondere Eigenschaft haben, daß Strahlen, welche parallel zur Ebene der Zylinderachse den Zylinder treffen, ihn ungebrochen passieren[12] (in Abb. 17.5 sind diese Strahlen nicht gezeichnet). Strahlen, welche dagegen senkrecht zur Zylinderachse auf den Zylinder stoßen (nur diese Strahlen sind

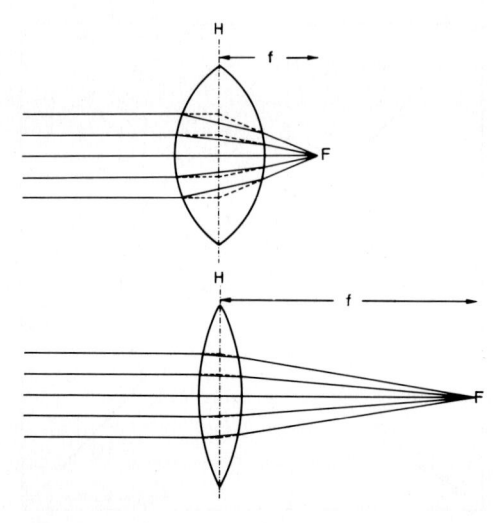

Abb. 17.3. Schematische Zeichnung des Strahlengangs in Sammellinsen (H=Hauptebene, F=Brennpunkt, f=Brennweite). (Linsendicke didaktisch überzeichnet)

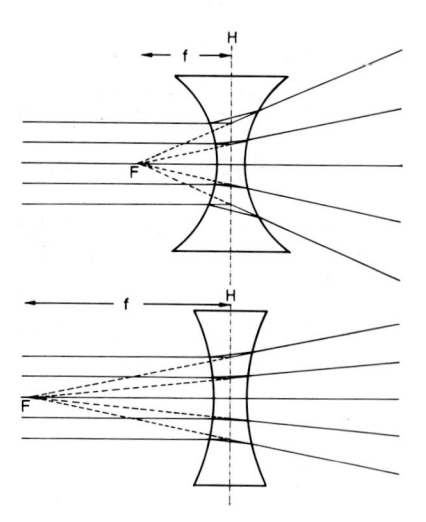

Abb. 17.4. Strahlengang durch sphärische Bikonkavlinsen mit unterschiedlichen Krümmungsradien (vgl. Abb. 17.3)

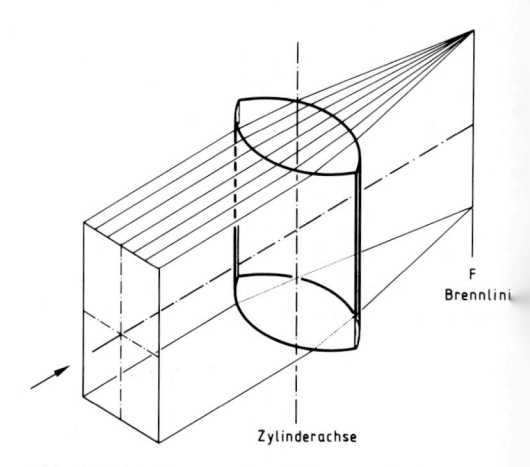

Abb. 17.5. Strahlengang durch Konvexzylinder

Regel mit der **Bestimmung der Brennweite.** Als Maß der Brechkraft benutzt man die **Dioptrie** (dpt).
Es gilt:

$$\frac{1}{\text{Brennweite in Metern}} = \text{Dioptrie}$$

(11) virtus lat.=Tüchtigkeit, aber auch „Wunderkraft".
(12) Eine Parallelverschiebung dieser Strahlen wird hier vernachlässigt.

Abb. 17.6. Strahlengang durch Bikonkavzylinder mit virtueller Brennlinie (F')

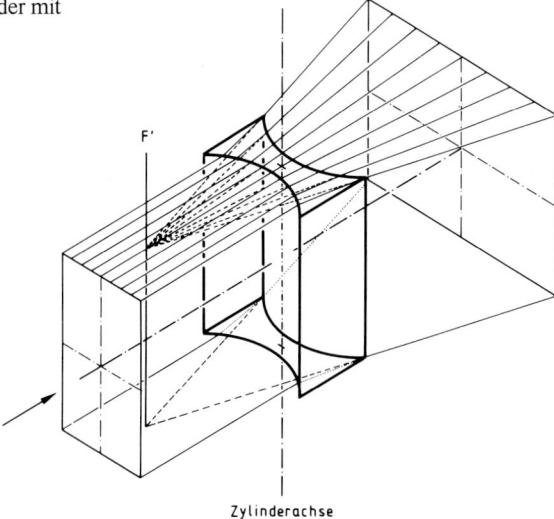

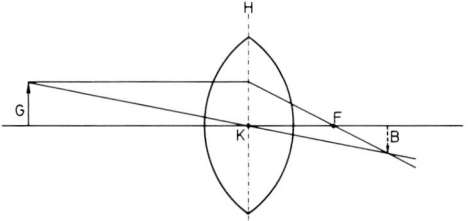

Abb. 17.7. Bildkonstruktion bei sphärischer Bikonvexlinse mit verkleinertem, umgekehrtem, reellem Bild (G = Gegenstand, B = Bild, K = Knotenpunkt, H = Hauptebene, F = Brennpunkt)

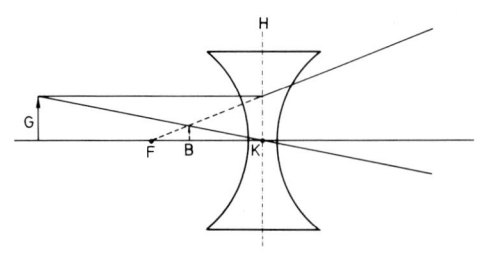

Abb. 17.8. Bildkonstruktion bei sphärischer Bikonkavlinse mit aufrechtem, verkleinertem, virtuellem Bild (vgl. Abb. 17.7)

in Abb. 17.5 gezeichnet), werden so gebrochen, als wenn sie auf einen Kugelabschnitt auftreffen würden. Im Gegensatz zur kugelförmigen oder sphärischen Linse erzeugt die Zylinderlinse keinen Brennpunkt, sondern eine *Brennlinie*. Drehung des Zylinders um die optische Achse führt zur Drehung dieser Brennlinie. Die reziproke Brennweite ergibt wie bei der sphärischen Linse die Dioptriezahl des Zylinders.

Ebenso wie bei sphärischen Gläsern gibt es auch konkav geschliffene Zylinder (Hohlzylinder) mit achsenabhängigem Zerstreuungseffekt (Minuszylinder, vgl. Abb. 17.6), die virtuelle Brennlinie liegt parallel zur Zylinderachse vor dem Zylinder.

Abb. 17.7 zeigt die **Bildkonstruktion** für eine Sammellinse am Schnittpunkt eines Parallelstrahls und eines Knotenpunktstrahles. Der Parallelstrahl wird so gebrochen, daß er durch den Brennpunkt läuft, während der Knotenpunktstrahl durch die Sammellinse nicht gebrochen wird (vgl. auch Abb. 17.2). Es entsteht ein *umgekehrtes, verkleinertes, reelles* Bild. (Bei Zerstreuungslinsen erhält man ein *aufrechtes, verkleinertes, virtuelles* Bild, vgl. Abb. 17.8.)

Das menschliche Auge

Wenden wir die Brechungsgesetze der Physik auf das menschliche Auge an, zeigt sich wieder einmal, daß hier die Dinge wesentlich komplizierter sind, als sie bisher dargestellt wurden. Wir haben es jetzt nicht mehr allein mit zwei verschiedenen brechenden Medien zu tun, sondern mit mindestens fünf; Luft, Hornhaut, Kammerwasser, Linse und Glaskörper, wobei die Linse selbst keinen homogenen Brechungsindex besitzt (vgl. Tab. 17.1), sowie mit jeweils verschiedenen gekrümmten Flächen.

Die Abb. 17.9 zeigt einen Horizontalschnitt durch das (rechte) menschliche Auge. Die optische Achse weicht von der eigentlichen Sehachse ab. Da man bei diesem vielfach zusammengesetzten System mit mindestens vier verschiedenen Übergängen auf andere Brechungsindices auf verwirrende Strahlengänge kommen würde, reduziert man, wie in der Optik üblich, die Strahlengänge in der Regel auf ein einfaches System mit zwei fiktiven brechenden Flächen (*zwei Hauptebenen*) und *zwei Knotenpunkten*. Die Hauptebenen liegen innerhalb der Vorderkammer, die zwei Knotenpunkte an der Linsenhinterseite bzw. im linsenseitigen Glaskörper (= „*reduziertes Auge*").

Der axiale **Gesamtdurchmesser des Auges** beträgt im Durchschnitt **24,3 mm**. Die Hornhaut ist stärker gekrümmt als die Lederhaut (vgl. Tab. 17.2). Die hintere Brennweite beträgt beim Normalsichtigen im Mittel 22,79 mm (vom hinteren

Tab. 17.1. Brechungsindices unterschiedlicher Augenabschnitte

	Brechungsindex (n)
Tränenflüssigkeit, Kammerwasser und Glaskörper	1,336
Hornhautsubstanz	1,376
Linse	
an den Polen	1,386
am Äquator	1,375
im Zentrum	1,406
„Totalindex"	1,413

Tab. 17.2. Krümmungsradien von Hornhaut und Linse

	Krümmungsradien (mm)
Hornhautvorderfläche	7,8
Hornhauthinterfläche	6,7
Linsenvorderfläche	10
Linsenhinterfläche	6

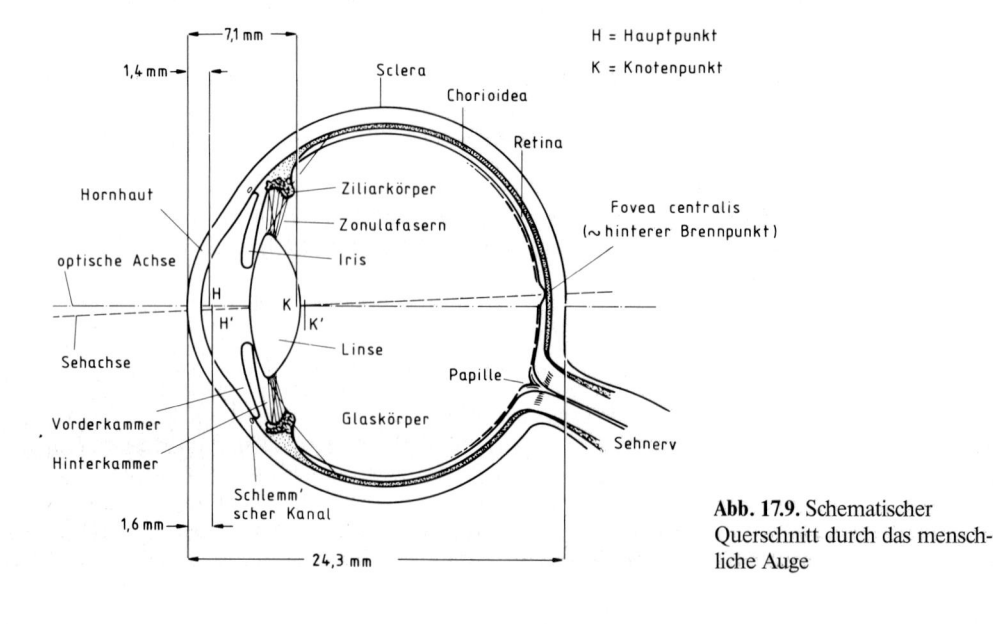

Abb. 17.9. Schematischer Querschnitt durch das menschliche Auge

Hauptpunkt gemessen). Beim Blick in die Ferne fällt der hintere Brennpunkt in die Bildebene oder auf die Stelle des schärfsten Sehens, die Fovea centralis.

Die größte Lichtbrechung erfolgt am Auge beim Übergang von Luft auf Hornhautgewebe, weil dort die größten Unterschiede in den Brechungsindices aufeinandertreffen. Die **Gesamtbrechkraft des nichtakkommodierenden Auges beträgt im Mittel 58,6 dpt.** Das linsenlose (= **aphake) Auge** hat noch eine **Brechkraft von 43,05 dpt.**

Nach Linsenextraktion (Staroperation) müssen beim zuvor normalsichtigen Auge nur 13,0 dpt als Starbrille getragen werden, weil hier der Abstand von der Hornhaut ergänzend wirksam ist. Ohne eine solche Brille liegen alle Bilder (auch aus dem „Unendlichen") hinter der Netzhaut.

---

(13) accommodare lat. = anpassen.

Akkommodation

Während beim Photoapparat durch Verschiebung der Linse (oder von Linsenteilen) gegenüber der Filmebene unterschiedliche Objektabstände „scharf eingestellt" werden, können wir mit Hilfe unseres Ciliarmuskels den Krümmungsradius unserer Linse und damit ihre Brechkraft verändern. Diese Brechkrafterhöhung wird Akkommodation[13] genannt. Sie ist deshalb möglich, weil unter „Ruhebedingungen" des Musculus ciliaris bzw. im „akkommodationslosen" Zustand die Linse mit Hilfe der **Zonulafasern,** welche am Linsenäquator ansetzen, gleichmäßig auseinandergezogen wird. Die Spannung der Zonulafasern wird durch die glatten Muskelfasern des **Musculus ciliaris** reguliert (vgl. Abb. 17.10, 17.11). Läßt beim Sehen in der Nähe die Spannung der Zonulafasern nach, nimmt die Linse auf Grund ihrer elastischen Eigenschaften mehr kugelförmige Gestalt an, so daß sich ihre Brechkraft erhöht. Der schalenför-

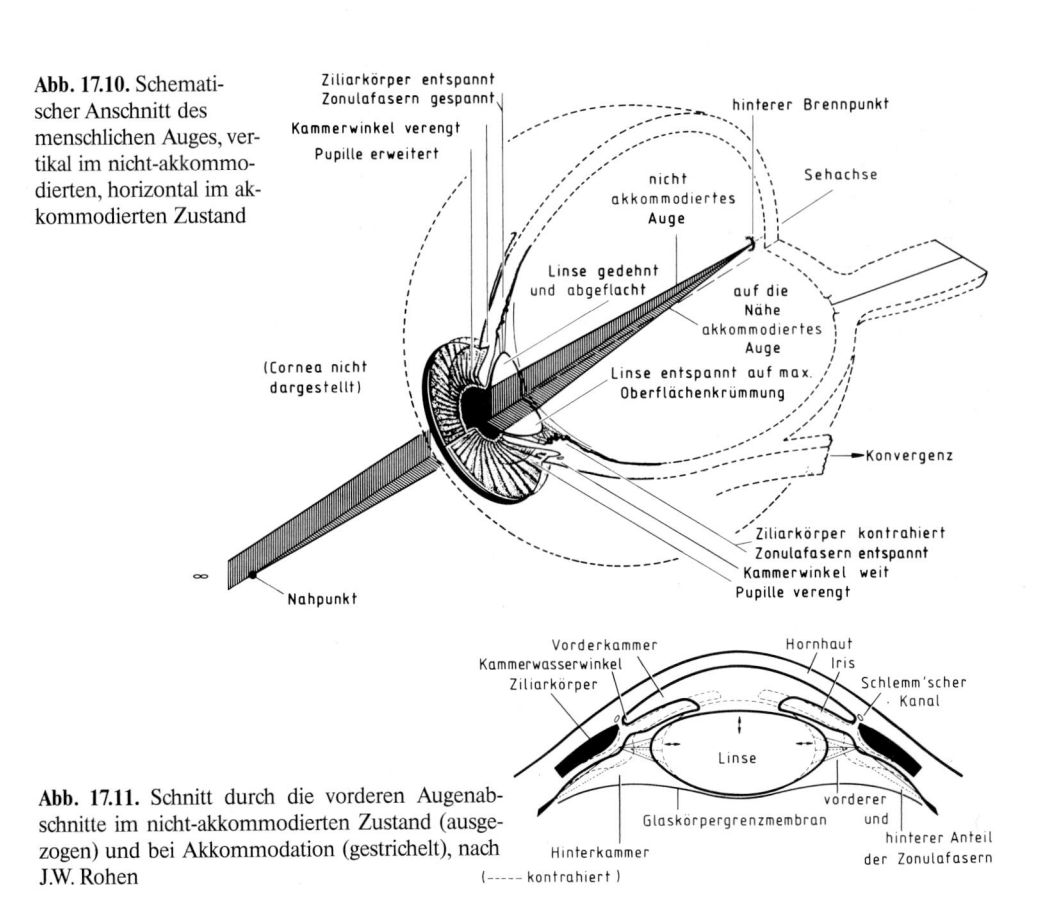

Abb. 17.10. Schematischer Anschnitt des menschlichen Auges, vertikal im nicht-akkommodierten, horizontal im akkommodierten Zustand

Abb. 17.11. Schnitt durch die vorderen Augenabschnitte im nicht-akkommodierten Zustand (ausgezogen) und bei Akkommodation (gestrichelt), nach J.W. Rohen

Tab. 17.3. Abnahme der Akkommodation mit dem Lebensalter

Lebensalter (Jahre)	Abstand des Nahpunktes (cm)	Akkommodationsbreite (dpt)	Alterskorrektur (dpt)
10	7	14	
15	8	12	
20	10	10	
25	12	8,5	
30	14	7,0	
35	18	5,7	
40	22	4,5	
45	29	3,4	+ 0,75 dpt
50	40	2,3	+ 1,5
55	67	1,4	+ 2,25
60	200	0,5	+ 3,0

mige Aufbau der Linse mit ihren inhomogenen Brechungsindices unterstützt diesen Vorgang. **Kontraktion des Musculus ciliaris führt zur Erschlaffung der Zonulafasern und damit zur Brechkrafterhöhung.** Die nervale Efferenz zur Versorgung des Ciliarmuskels ist der N. ciliaris, ein parasympathischer Anteil des N. oculomotorius (vgl. a. Abb. 17.23). (Die Afferenz des Akkommodationsreflexes verläuft über den Sehnerven.) Die Akkommodation ist nicht allein von der Fähigkeit des Ciliarmuskels zur Kontraktion bestimmt (Atropinapplikation in den Bindehautsack lähmt den M. ciliaris und damit die Akkommodation, vgl. S. 350), sondern ganz entscheidend von den elastischen Eigenschaften der Linse, deren Elastizität mit zunehmendem Alter abnimmt[14].

Die Bestimmung der Akkommodationsbreite kann als Maß der Akkommodationstüchtigkeit benutzt werden. Beim Normalsichtigen, d.h. bei einer Person, welche ohne Brillenkorrektur in der Ferne scharf sehen kann (= „*Fernpunkt*" im Unendlichen), kann man am einfachsten die Akkommodationsbreite dadurch bestimmen, daß man für einen kleingedruckten Text den Abstand vom Auge bestimmt, in welchem der Text gerade noch gelesen werden kann (= „*Nahpunktsbestimmung*"). Weil nach der Linsenformel

$$\frac{1}{\text{Gegenstandsweite beim Blick in die Ferne (Fernpunkt)}} + \frac{1}{\text{Bildweite}} = \frac{1}{f_{(\text{fern})}}$$

und

$$\frac{1}{\text{Gegenstandsweite beim Blick in die Nähe (Nahpunkt)}} + \frac{1}{\text{Bildweite}} = \frac{1}{f_{(\text{nah})}}$$

gilt (f entspricht hier wiederum der Brennweite, vgl. S. 432), ergibt sich durch Subtraktion beider Gleichungen für die Akkommodationsbreite in Dioptrien:

$$\frac{1}{\text{Nahpunkt [m]}} - \frac{1}{\text{Fernpunkt [m]}} = \frac{1}{f_{(\text{nah})}} - \frac{1}{f_{(\text{fern})}} = \text{Akkomodationsbreite [dpt]}$$

Für einen normalsichtigen Jugendlichen, welcher z.B. eine kleingedruckte Schrift gerade noch im Abstand von 7 cm vor seinen Augen erkennen konnte, ergibt sich so eine Akkommodationsbreite von 14,3 Dioptrien:

$$\frac{1}{0{,}07} - \frac{1}{\infty} = 14{,}3 \text{ dpt}$$

Normalwerte für Nahpunktsabstände und Akkommodationsbreiten des Normalsichtigen in Abhängigkeit vom Lebensalter gibt Tab. 17.3.

---

(14) Der normale Akkomodationsvorgang verläuft schnell, Latenzzeit 0,1s, Einstellungszeit von der Ferne in die Nähe 0,36 s, von der Nähe in die Ferne nur 0,02 s.

Im physiologischen Praktikum bestimmt man gern den Nah- und Fernpunkt als *Scheiner'schen*[15] *Versuch* mit Hilfe des Donders'schen Optometers[16]. Das Prinzip dieses Versuches besteht darin, eine Nadel auf einem Abstandhalter vor dem Auge hin- und herzuschieben und diese Nadel einäugig durch eine Blende zu betrachten, welche in einem Abstand kleiner als der Pupillendurchmesser zwei Löcher nebeneinander enthält. Bringt man die Nadel näher an das Auge, als es dem Nahpunkt entspricht, erscheint die Nadel doppelt. (Mit Hilfe einer Nadel und eines Stückchens Pappe, in welches man dicht nebeneinander zwei Löcher sticht, kann man auch ohne Praktikumshilfsmittel den eigentlichen Scheiner'schen Versuch zu Hause durchführen.) Der Fernpunkt wird durch Linsenvorsatz (4 dpt) und akkommodationslosen Blick in die Ferne entsprechend bestimmt. Betrachtet man gleichzeitig zwei hintereinander stehende Nadeln mit der Donders'schen Apparatur, so kann man bei Fixierung der vorderen Nadel die hintere doppelt sehen, und umgekehrt erscheint die vordere Nadel doppelt bei Fixierung der hinteren.

Mit dem Akkommodationsreflex ist sowohl eine *Konvergenz* der Augenbewegungen gekoppelt (anderenfalls würden wir beim Blick in die Nähe Doppelbilder sehen, vgl. S. 466) wie auch eine *Miosis* der Pupillen (vgl. S. 458).

Sehschärfe (Visus)

Im allgemeinen beginnt man eine augenärztliche Untersuchung mit der Bestimmung der **Sehschärfe (= Visus)**. Das Prinzip einer Sehschärfenbestimmung besteht darin festzustellen, wie groß der *Abstand zweier Bildpunkte* ist, welche bei definierter Entfernung noch getrennt wahrgenommen werden können (=„Minimum separabile"[17]). Praktisch geht man dabei so vor, daß man Buchstaben- oder Zahlentafeln (für

---

(15) Christoph Scheiner (1575-1650), Jesuitenpater, Professor der Mathematik in Ingolstadt, Innsbruck, Freiburg i.B. (zeitweilig auch in Wien und Rom), seit 1622 Vorstand des Jesuiten-Kollegs in Neisse. Beobachtete als erster - in Bestätigung der Kepler'schen Theorie - ein umgekehrtes scharfes Netzhautbild am Augenhintergrund von enukleierten Tier- und Menschenaugen sowie den seitlichen Abgang des Sehnerven.
(16) Franz Cornelis Donders, vgl. S. 132.
(17) separabilis lat. = trennbar.

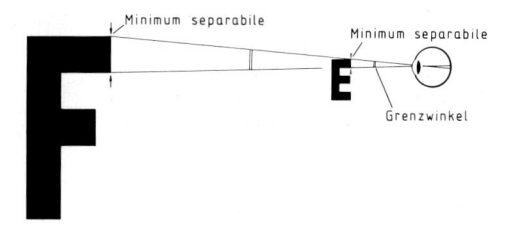

Abb. 17.12. Schematische Zeichnung zur Bedeutung des Grenzwinkels für das Auflösungsvermögen des Auges.

Analphabeten: Landolt[18]-Ringe mit unterschiedlichen Öffnungen oder für Kinder auch Tierbilder etc.) in bestimmtem Abstand (meist für 5 m gerechnet) anbietet, wobei die Strichdicke der Zeichen vom Normalsichtigen gerade dann noch aufgelöst werden kann, wenn sie etwa im Abstand **einer Bogenminute** angeboten wird. Ein Bogenmaß wird für das Minimum separabile deshalb gern benutzt, weil man dadurch auch unabhängig von einer Entfernungsangabe (vgl. Abb. 17.12) den *Sehwinkel* (= Gesichtswinkel) bestimmen kann, bei welchem gerade noch zwei Punkte getrennt wahrgenommen werden können. Dieser Winkel wird als „*Grenzwinkel*" bezeichnet. Da man als Visus = 1 diejenige Sehschärfe bezeichnet, welche einen Grenzwinkel von einer Bogenminute besitzt, gilt allgemein:

$$\text{Visus (Sehschärfe)} = \frac{1}{\text{Grenzwinkel in Bogenminuten}}$$

(Für die Netzhaut bedeutet ein Sehwinkel von einer Bogenminute, daß dort der Abstand von zwei getrennt in der Fovea centralis abgebildeten Punkten etwa 5μm beträgt.)

In der Praxis wird als „Visus" (= Sehschärfe) das Verhältnis aus Entfernung des Patientenauges von der Sehtafel (in der Regel 5 m) und angegebenem Sollwert auf der Sehtafel benutzt (vgl. Abb. 17.13). Hierbei sind die Zahlen jeweils so

---

(18) Edmund Landolt (1846-1926). Schweizer Augenarzt, in Paris tätig.

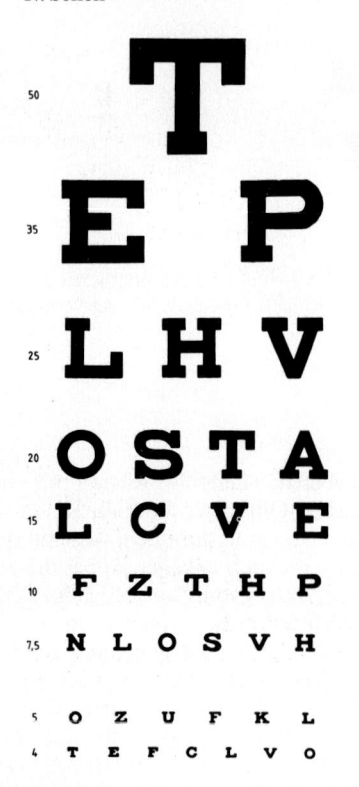

Abb. 17.13. Sehtafel (vgl. Text) die kleinen Zahlen am linken Bildrand entsprechen dem Sollwert

angegeben, daß der Sollwert der Entfernung in m entspricht, bei welchem die entsprechende Schriftbreite gerade unter dem Winkel einer Bogenminute zu lesen ist.

$$\text{Visus} = \frac{\text{tatsächliche Entfernung von der Sehtafel [m]}}{\text{Sollwert [m]}}$$

Der Normalsichtige hat bei derartigen Visusbestimmungen ein Auflösungsvermögen, welches etwas besser als eine Bogenminute ist, d.h. einen Visus von 5/4 = 1,25. (Auf diesen Wert hin werden alle Brillen – s.u. – korrigiert.)

Ein Visus von 5/50 = 0,1 heißt dagegen, der Patient erkennt auf einer 5 m Tafel bei einem tatsächlichen Abstand von 5 m nur noch Zeichen, welche für 50 m Abstand auf eine Bogenminute hin berechnet sind. Ein Normalsichtiger würde diese Zeichen mindestens noch in 50 m Entfernung erkennen können. Der Patient mit einem Visus von 0,1 hat deshalb nur noch 1/10 oder 10% der normalen Sehschärfe, wobei hier die normale Sehschärfe mit 5/5 gerechnet wird.

In Ergänzung zu dem bisher besprochenen Sehschärfentest für den Blick in die Ferne (5 m), welcher auch als *Fernvisus* bezeichnet wird, ist für den täglichen Gebrauch auch die Sehschärfenbestimmung bei Akkommodation (= *Nahvisus*) notwendig. Hierfür werden unterschiedliche Leseproben angeboten (meist recht abwegige Texte, damit sie nicht zu schnell auswendig zu lernen sind), welche im Leseabstand (ca. 30 cm) ebenfalls Schriftdicken mit unterschiedlichen Vielfachen von Bogenminuten benutzen (z.B. Nieden'sche Sehtafel).

Brechungsanomalien (= Refraktionsanomalien)

Man spricht von Brechungs- oder *Refraktionsanomalien*, wenn das jeweils speziell beobachtete, d.h. „fixierte" Bild nicht auf die Fovea centralis der Retina (vgl. S. 446) fällt. Die Gründe für eine derartige Brechungsanomalie oder ein Fehlen der „*Emmetropie*"[19] können vielfältig sein.

a) Hyperopie

Wird bei einem Sehschärfentest ein Fernvisus von 5/4 nicht erreicht, ist die Annahme naheliegend, daß eine Brechungsanomalie vorliegt. Erzielt man eine Visusverbesserung durch sphärische Konvexlinsen (= **Plusgläser**, vgl. S. 431), kann man davon ausgehen, daß eine *Hyperopie* vorliegt. Diese Brechungsanomalie ist dadurch charakterisiert, daß die *Brechkraft des optischen Systems gegenüber der Bulbuslänge zu schwach* ist. Die Abb. 17.14 b soll deutlich machen, in welchem Umfang eine sphärische Konvexlinse die Bildweite für parallel (aus der Ferne) einfallende Strahlen verkürzt und so eine scharfe Abbildung bei zu kurzer Bulbuslänge ermöglicht. Die praktische Konsequenz der Hyperopie besteht darin, daß der Patient beim Sehen in die Ferne keine Schwierigkeiten hat. Man spricht deshalb auch von **Weitsichtigkeit,** der Fernpunkt liegt

---

(19) emmetron gr. = „im richtigen Maß" sehen.

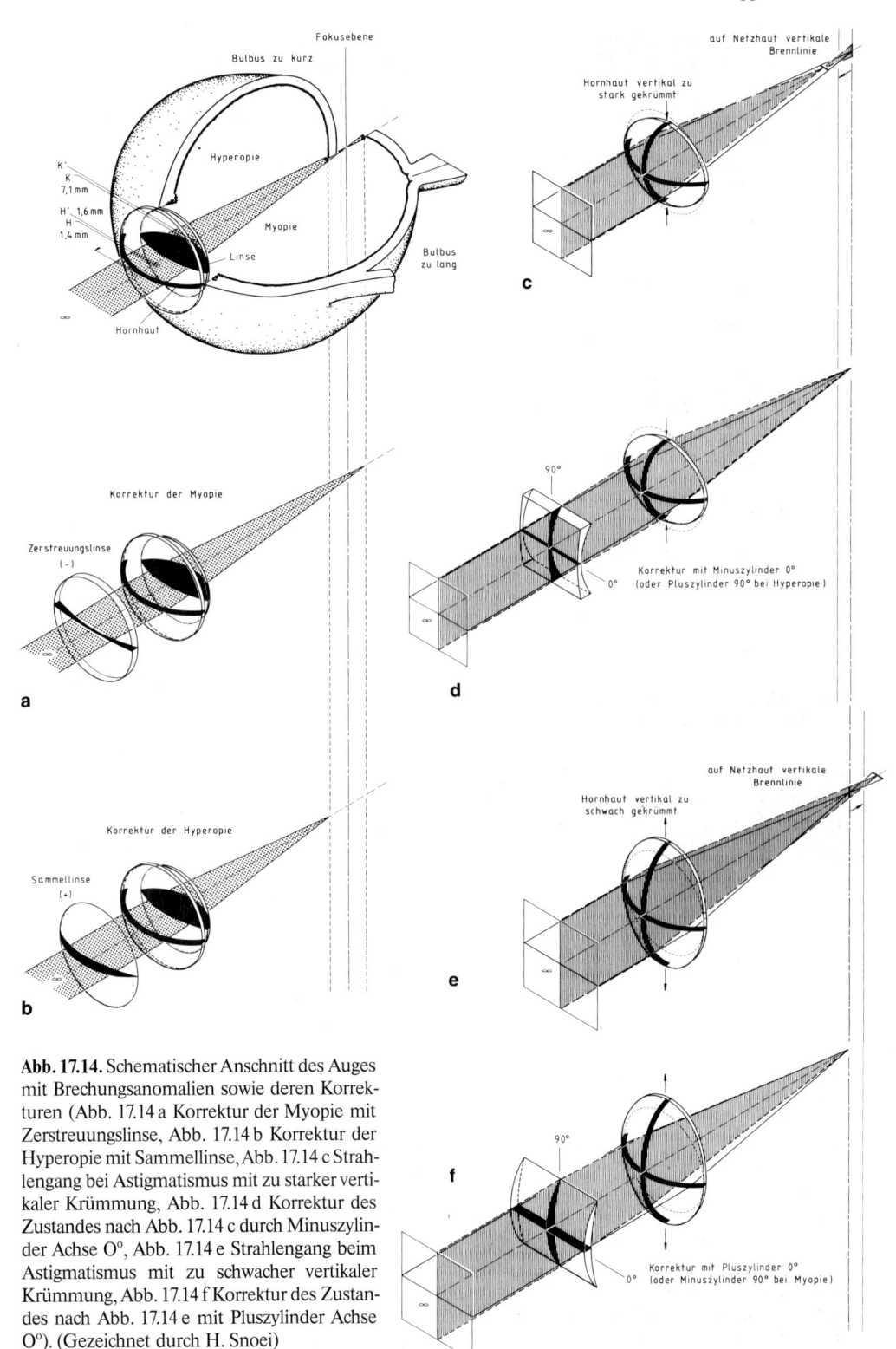

Abb. 17.14. Schematischer Anschnitt des Auges mit Brechungsanomalien sowie deren Korrekturen (Abb. 17.14a Korrektur der Myopie mit Zerstreuungslinse, Abb. 17.14b Korrektur der Hyperopie mit Sammellinse, Abb. 17.14c Strahlengang bei Astigmatismus mit zu starker vertikaler Krümmung, Abb. 17.14d Korrektur des Zustandes nach Abb. 17.14c durch Minuszylinder Achse 0°, Abb. 17.14e Strahlengang beim Astigmatismus mit zu schwacher vertikaler Krümmung, Abb. 17.14f Korrektur des Zustandes nach Abb. 17.14e mit Pluszylinder Achse 0°). (Gezeichnet durch H. Snoei)

weiter entfernt als beim Normalsichtigen, bei welchem er bereits im „Unendlichen" liegt. Rechnerisch arbeitet man beim Hyperopen mit einem Fernpunkt im „negativen Unendlichen". Belastend für den Weitsichtigen ist sein weiter entfernt liegender Nahpunkt und damit die Sehbehinderung vor allem beim Lesen.

Bei der Korrektur einer Hyperopie ist zu *berücksichtigen,* daß der Patient durch *Akkommodation* seine Fehlsichtigkeit selbst ausgleichen kann. Bei Kindern kann deshalb häufig eine Hyperopie unbemerkt bleiben und nur durch „Konzentrationsschwäche" oder Kopfschmerzen auffallen, da das betroffene Kind stets mehr als das gesunde akkommodieren muß, um in der Nähe scharf zu sehen. Die Konsequenz für eine Brillenverordnung bei Hyperopie bedeutet deshalb, **so starke Plusgläser wie möglich** zu verordnen, damit der Patient nicht gezwungen ist, ständig zu akkommodieren. (Allerdings ist es nicht immer leicht, Patienten aus ihrem Akkommodationszustand „herauszutreiben". Der Musculus ciliaris hat sich vermutlich so an den Kontraktionszustand gewöhnt, daß entsprechende Gläser erst sehr langsam – bei stufenweiser Verstärkung über Wochen und Monate – „angenommen" werden.)

b) Myopie

Die entgegengesetzte Brechungsanomalie zur Hyperopie ist die **Myopie.** *Der Bulbus ist im Verhältnis zur Brechkraft des optischen Systems zu lang.* Der Nahpunkt des Myopen liegt näher vor dem Auge als beim Emmetropen. Für den Mediziner kann das sogar von Vorteil sein, weil er damit Gegenstände wesentlich näher an das Auge heranführen kann und sie dabei gleichzeitig durch den zunehmenden Sehwinkel vergrößert sieht. Der Myope führt damit praktisch seine Lupe stets bei sich. Je höher der Grad der Myopie ist, desto schlechter ist allerdings das Auflösungsvermögen in der Ferne. Der Myope[20] ist **kurzsichtig,** sein Fernpunkt ist in die Nähe gerückt.

Die Korrektur der Myopie erfolgt mit konkaven Gläsern (**Minusgläser,** vgl. S. 432), der Strahlengang bei der Korrektur ist aus Abb. 17.14 a zu entnehmen. Bei der Korrektur einer Myopie ist zu beachten, daß **Minusgläser so schwach wie möglich** zu verordnen sind, da ein Patient leicht in eine Myopie „hineingetrieben" werden kann. Schwache Minusgläser sind leicht durch Akkommodation auszugleichen, wie man an sich selbst ausprobieren sollte. Durch ständigen Akkommodationszwang bei zu starken Minusgläsern werden Ermüdung und Kopfschmerzen ausgelöst.

c) Astigmatismus

Astigmatismus[21] heißt wörtlich, die Strahlen werden nicht in einem Brennpunkt vereinigt. Beim *regulären*[22] *Hornhautastigmatismus* findet man eine unterschiedliche Hornhautkrümmung in zwei aufeinander senkrecht stehenden Achsen. *„Nach der Regel"* bedeutet, die vertikale Hornhautkrümmung ist stärker als die horizontale. Das Auge erscheint also ein wenig von oben nach unten zusammengedrückt, vergleichbar einem Ball, auf welchen sich jemand gestellt hat. Diesen regulären Astigmatismus „nach der Regel" bezeichnet man wegen seiner großen Verbreitung auch als *„physiologischen"* Astigmatismus, wenn die vertikale Krümmung nicht mehr als 0,5 dpt stärker als die horizontale ist. Einer speziellen Brillenkorrektur bedarf dieser Astigmatismus nicht. „Gegen die Regel" nennt man einen regulären Astigmatismus, wenn die horizontale Achse der Hornhaut stärker als die vertikale gekrümmt ist.

Die Stärke des Hornhautastigmatismus läßt sich mit einem **Ophthalmometer** (nach

---

(20) myo gr. = die Augen schließen, myopazo gr. = kurzsichtig sein: Ohne Brille blieb den kurzsichtigen Griechen der Antike nur das Blinzeln als behelfsmäßige Korrekturmaßnahme beim Blick in die Ferne übrig.

(21) stigma gr. = Stich, Punkt, Malzeichen, Schandfleck.
(22) Als *„irregulär"* bezeichnet man einen *Hornhautastigmatismus,* bei welchem die Achsen unterschiedlicher Krümmung nicht senkrecht aufeinander stehen. Ferner kann es durch Hornhautverletzungen oder Entzündungen z.B. zu einer narbigen Faltung der Hornhaut gekommen sein. Sind derartige Narben durchsichtig geblieben, kann man durch Haftschalen eine Korrektur erzielen, anderenfalls kann das Narbengebiet abgetragen und durch ein Transplantat ersetzt werden.

Helmholtz und Javal) objektivieren. Das Prinzip dieser Apparatur besteht darin, *die Größe eines auf die Hornhaut projizierten Spiegelbildchens in verschiedenen Achsen zu messen.* Die Hornhaut wird hierbei als *Konvexspiegel* benutzt, bei welchem die Größe des Spiegelbildes parallel zum Durchmesser der Kugel bzw. parallel zum Krümmungsradius des Kugelabschnittes wächst. (Zur Überprüfung dieser Aussage spiegele man sich in unterschiedlich großen Christbaumkugeln.)

Die Messung derartiger Spiegelbilder machte allerdings eine sinnreiche Apparatur mit Fernrohr, Umkehrprisma und doppelten beleuchteten Bildern notwendig, auf deren Konstruktion hier nicht eingegangen werden kann. Immerhin gelingt es mit einem darartigen Ophthalmometer leicht, den Krümmungsradius der Hornhaut in jeder beliebigen Achse zu bestimmen. Linsenastigmatismus, welcher durch unterschiedliche Krümmungsradien der Linse verursacht sein kann, läßt sich allerdings mit einer derartigen Apparatur nicht bestimmen.

Die Korrektur eines regulären Astigmatismus erfolgt mit Hilfe von Zylindergläsern (vgl. S. 432), wobei die Achse dieser Gläser mit derjenigen des Astigmatismus korrespondieren muß (vgl. Abb. 17.14 c und d). Werden Pluszylinder verordnet, muß die Achse des Zylinders so eingesetzt werden, daß sie eine schwächere Hornhautkrümmung senkrecht zur Zylinderachse ausgleicht. Werden Minuszylinder verordnet, ist ihr Effekt umgekehrt. (Ein Zylinderglas von + 1,0 dpt Achse 0° – d.h. horizontal liegender Achse – kann deshalb mit einem Zylinderglas – 1,0 dpt Achse 90° ausgetauscht werden, allerdings muß dann + 1 dpt sphärisch addiert werden.)

Presbyopie

Die Presbyopie[23] oder Alterssichtigkeit ist die Folge einer *Abnahme der Linsenelastizität* mit zunehmendem Alter. Trotz Kontraktion des M. ciliaris und Erschlaffen der Zonulafasern (vgl. S. 435) kommt es mit zunehmendem Alter zu immer geringer werdender Brechkrafterhöhung der Linse und damit zu immer größeren Nahpunktsabständen (vgl. Tab. 17.3, S. 436). Wer im Alter keine Lesebrille braucht, ist kein Symbol ewiger Jugend, sondern war vermutlich bereits als Jugendlicher (einseitig) kurzsichtig oder hat durch eine altersbedingte Austrocknung des Linsenkerns eine Steigerung der Linsenbrechkraft mit Brechungsmyopie entwickelt. Die notwendigen Korrekturen für bequeme Leseabstände (ca. 30 cm) sind der Tabelle 17.3 zu entnehmen. (Ist beim Emmetropen der M. ciliaris gelähmt, sind ebenfalls + **3,0 dpt** für eine Lesebrille erforderlich.)

---

(23) presbys gr. = alt.

Prüfungsfragen zu diesem Abschnitt finden Sie im Anhang unter den Ziffern: 17.1.ff.

17.2 Tränenflüssigkeit, Kammerwasserproduktion (Pupillenreflex vgl. S. 458)

Tränen, Lider Ort und Steuerung der Tränensekretion. Zusammensetzung, Funktion und Abfluß der Tränenflüssigkeit. Lidschlag.

Bulbus oculi Aufbau (s.a. GK Anatomie 18.2.2); Augeninnendruck, Produktion und Abfluß des Kammerwassers.
Grundzüge: Tonometrie; Augeninnendruckerhöhung.

Die Ausschüttung der **Tränenflüssigkeit** ist nicht nur Ausdruck höchster emotionaler Erreguung und damit Bestandteil unserer Menschwerdung[24], ein ständiger Tränenfluß ist auch zur Befeuchtung und Ernährung der Hornhaut notwendig. Allerdings liegt die Produktionsrate der nicht-stimulierten **Glandula lacrimalis** nur bei etwa 1 µl/min, d.h. es wird pro Tag von einer Tränendrüse nur etwa 1 ml einer leicht hypertonen Flüssigkeit sezerniert. Der Kaliumgehalt ist gegenüber dem Plasma verdoppelt, die Natriumkonzentration erniedrigt. Der Tränenfilm ist nach außen mit einem öligen Sekret überzogen, welches den Talgdrüsen der Lider entstammt. Derjenige Anteil der Tränenflüssigkeit, welcher nicht verdunstet, fließt über die Tränenröhrchen (an den nasalen Lidrändern gut sichtbar) in den Tränensack und über den Tränennasengang in den Bereich der unteren Nasenmuschel. Eine etwa 5fache Steigerung der Tränensekretion kann nicht nur durch emotionale, sondern auch durch chemische (z.B. Zwiebelsaft) sowie pharmakologische Reize (Pilocarpin) hervorgerufen werden, was auf die efferente parasympathische Innervation der Tränendrüse schließen läßt (vgl. S. 350).

Die Verteilung der Tränenflüssigkeit erfolgt über den **Lidschlag** (Frequenz 5 bis 27 pro min).

Hornhautreizung (auch Austrocknung), Reizung der Conjunctiva, aber auch schnelles Annähern eines Gegenstandes oder greller Lichteinfall lösen den *Lidschlagreflex* aus, welcher über die Nn. opticus, trigeminus und facialis und ihre Kerngebiete gesteuert wird. (Mittlere Lidschlagdauer: 0,2 s, davon Lidsenkung: 0,06 s, Hebung: 0,11 s, geschlossene Lider: 0,03 s.)

Klinisch von besonderer Bedeutung ist die **Kammerwasserproduktion,** welche durch das Epithel des Ciliarkörpers im Bereich der Hinterkammer erfolgt. Quantitativ werden etwa gegenüber der Tränenflüssigkeit doppelte Produktionsraten angegeben, obwohl gerade beim Menschen exakte Messungen kaum möglich sind. Es ist darüber hinaus nicht einmal entschieden, in welchem Umfang bei der Kammerwasserproduktion eine Ultrafiltration beteiligt ist. Vieles spricht allerdings dafür, daß das Kammerwasser vorwiegend durch Ionensekretion gebildet wird, wobei Wasser passiv den sezernierten Ionen (Na^+, Cl^-, HCO_3^-) folgt. Insbesondere läßt die *Hemmung der Kammerwasserproduktion durch Diuretika,* vor allem durch Carboanhydrase-Hemmstoffe (Diamox®), auf eine primäre Ionensekretion schließen.

Das *in der Augenhinterkammer gebildete Kammerwasser* strömt durch die offene Pupille in die Vorderkammer und fließt von dort *über das Trabekelwerk im Kammerwasserwinkel* zum überwiegenden Teil *in den Schlemm'schen Kanal,* welcher an *Kammerwasservenen* angeschlossen ist. Von dort wird das Kammerwasser in das Venensystem des Auges geleitet.

In der Vorderkammer kommt es durch Abkühlung des Kammerwassers in Hornhautnähe bei aufrechter Stellung zum Absinken des Kammerwassers im vorderen Abschnitt der Vorderkammer und bei Erwärmung des Kammerwassers im Bereich der gut durchbluteten Iris zum Aufwärtsströmen im hinteren Teil der Vorderkammer. Diese *thermisch bedingte Kammerwasserzirkulation* kann allerdings nur unter

---

(24) Wer nie sein Brot mit Tränen aß,
Wer nie die kummervollen Nächte
Auf seinem Bette weinend saß,
Der kennt euch nicht, ihr himmlischen Mächte!
Ihr führt ins Leben uns hinein,
Ihr laßt den Armen schuldig werden,
Dann überläßt ihr ihn der Pein:
Denn alle Schuld rächt sich auf Erden.
  Goethe, aus Wilhelm Meister, ca. 1783

pathologischen Bedingungen sichtbar gemacht werden. Hat eine Entzündung z.B. der Iris zu einer Anreicherung von Leukozyten in der Vorderkammer geführt, kann man diese Zirkulation mit Hilfe eines entsprechenden Mikroskopes und spaltförmiger seitlicher Lichtquelle („Spaltlampe") beobachten.

Die Kammerwassrproduktion ist sowohl zur Ernährung der nicht durchbluteten Linse und der inneren Hornhautanteile wie auch insbesondere zur Aufrechterhaltung eines definierten **intraokularen Druckes** notwendig, welcher die Kugelform des Auges mit gleichbleibenden Strahlengängen ermöglicht. Allerdings ist ein konstanter intraokularer Druck an ein *Gleichgewicht zwischen Kammerwasserproduktion und Kammerwasserabfluß* gekoppelt. Der physiologische intraokulare Druck soll dabei **nicht über 16 mmHg** ansteigen. Messungen des intraokularen Druckes erfolgen an der anästhesierten Hornhaut (Oberflächenanästhetika vom Typ des *Cocains*) mit Geräten, welche es ermöglichen, das Eindrücken eines Stempels zu registrieren. Hierbei wird das Auge ähnlich wie ein aufgeblasener Ball auf seine Komprimierbarkeit hin untersucht. (Mit Hilfe eines *„Aplanationstonometers"* nach Goldmann können geringste Abplattungen auch optisch registriert und geeichten Drucken zugeordnet werden.) Die Messung des intraokularen Druckes ist von so großer praktischer Bedeutung, weil viele, vornehmlich ältere Patienten an einem zu hohen intraokularen Druck leiden, welcher als **Glaukom** oder *grüner Star* bezeichnet wird.

Diese Erkrankung ist deshalb so gefährlich, weil sie meist schleichend und unbemerkt einsetzt und denjenigen Teil des Bulbus nach außen drückt, welcher dem intraokularen Druck den geringsten Widerstand entgegensetzen kann: die Lamina cribrosa (vgl. Abb. 17.16) der Papilla nervi optici. Beim Augenspiegeln (vgl. S. 444) kann man daher u.U. bei Glaukompatienten eine massive Ausbuchtung (Excavation) im Bereich des Sehnerveneintritts feststellen. Die Folge zu hoher mechanischer Belastung retinaler Nervenfasern sind zunächst Gesichtsfeldausfälle (vgl. S. 455), welche dem Patienten längere Zeit gar nicht auffallen müssen. Mit Fortbestehen der Erkrankung werden jedoch die Sehstörungen immer gravierender.

Die **Glaukomtherapie** besteht einerseits in einer pharmakologischen *Drosselung der Kammerwasserproduktion* (Carboanhydrasehemmstoffe s.o.), andererseits in einer *Verbesserung des Kammerwasserabflusses*. Bereits eine pharmakologische Verengung der Pupille durch Aktivierung des M. sphincter pupillae (z.B. durch Pilocarpin, vgl. S. 350) kann in vielen Fällen den **Kammerwinkel** erweitern und die intraokularen Drucke normalisieren.

(Darüber hinaus wird einem Ciliarkörperspasmus selbst drucksenkende Wirkung zugeschrieben.)

Auf der anderen Seite kann u.U. durch massives Erweitern der Pupille durch Atropin der Kammerwinkel vollständig verlegt werden und ein akuter, äußerst schmerzhafter Glaukomanfall ausgelöst werden. Deshalb muß eine lokale Atropinbehandlung unbedingt dem Augenarzt überlassen bleiben (vgl. S. 350). Für das Augenspiegeln verzichtet man tunlichst auf Atropin und benutzt statt dessen Sympathikomimetika, für welche notfalls Antidots (Gegengifte) zur Verfügung stehen.

Prüfungsfragen zu diesem Abschnitt finden Sie im Anhang unter den Ziffern: 17.2.ff.

17.3 Retina

Augenspiegeln	Methoden; sichtbare Strukturen
Retinale Signalaufnahme und -verarbeitung	
Photorezeption	Adäquater Reiz. Typen, Dichte, Verteilung und Eigenschaften der Photorezeptoren; Reizschwellen. Sehfarbstoffe. Funktionelle Elemente der Signaltransduktion. Rezeptorpotentiale. Elektroretinogramm.
Retinale Verarbeitung	Retinale Nervenzellen: Klassen, funktionelle Eigenschaften, Verschaltung. Rezeptive Felder retinaler Ganglienzellen; laterale Hemmung. Kontraste; Nachbilder.

Augenspiegel

Es ist eigentlich erstaunlich, daß erst Helmholtz[25] die Menschen davon überzeugen konnte, daß unser Auge keine Camera obscura[26] darstellt, deren innere Wände schwarz sind. Bei jedem Blick auf Nachbars Haus fällt doch auf, daß die Fensterhöhlen am Tage von außen wie eine menschliche Pupille schwarz erscheinen, wenn nicht gerade weiße Gardinen das einfallende Tageslicht reflektieren. Das Problem für Helmholtz bestand also zunächst darin, gegenüber der Außenwelt ein Mehr von *Licht in das Innere des Auges* zu bringen. Daß diese Aufgabe überhaupt zum Problem wird, liegt daran, daß man von außen auch mit Hilfe einer Taschenlampe ein dunkles Zimmer nur sehr unvollkommen durch ein Schlüsselloch auskundschaften kann. Entweder kann man mit der Lampe in das Zimmer leuchten, dann sieht man selbst nichts, oder man blendet sich selbst mit der Lampe und sieht deshalb ebenfalls nichts.

Helmholtz löste das „koaxiale" Beleuchtungsproblem 1850 mit einer einfachen **Glasplatte,** welche er in einem derartigen Winkel vor das Auge hielt, daß diese Platte als *Spiegel* für eine Kerze benutzt werden konnte, welche neben dem Patienten angebracht war, so daß *gleichzeitig* die Möglichkeit gegeben war, *direkt durch die Platte hindurch zu sehen* (Abb. 17.15 a). Nur kurze Zeit später empfahl *Ruete* (1852) eine *Verbesserung der Methode,* welche auch heute noch im Gebrauch ist. Er verwendete statt der Glasplatte einen *Hohlspiegel mit* einem *zentralen Loch* (Abb. 17.15 b). Hat man das Beleuchtungsproblem gelöst, kann man zwar entsprechend Abb. 17.15 a und b beim Blick entlang des Beleuchtungsstrahlenganges ein rotes Aufleuchten im Bereich der Pupille erkennen, man sieht aber zunächst noch keine scharfen Strukturen am Augenhintergrund. Hierzu ist es notwendig, die Strahlengänge von Arzt- und Patientenauge

---
(25) Helmholtz, vgl. S. 174.
(26) camera obscura lat. = schwarze Kammer. Die Camera obscura wurde als Lochkamera bereits im 16. Jahrhundert zum Zeichnen benutzt. An der Rückseite der innen geschwärzten Kammer wurde das umgekehrte Bild auf Pergament gezeichnet.

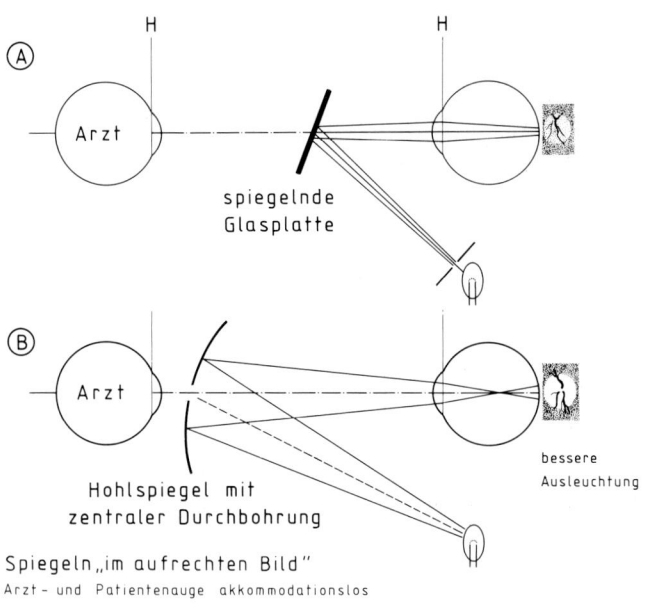

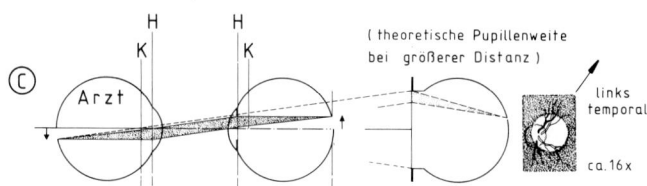

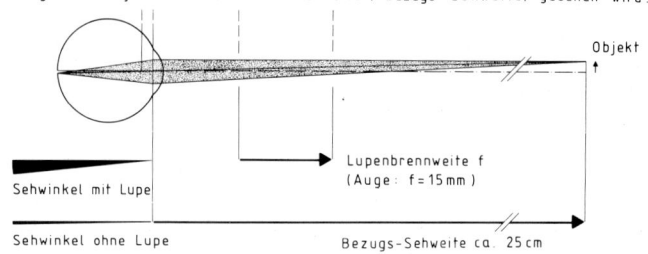

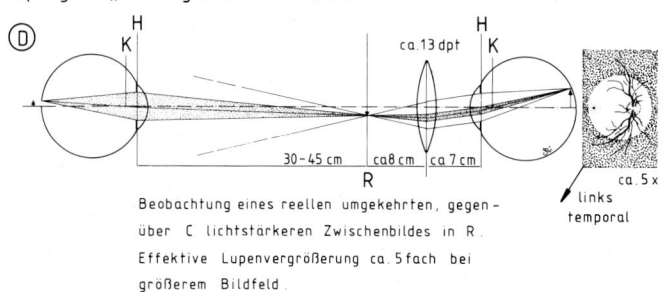

Abb. 17.15. Strahlengänge beim Augenspiegeln.
a) Beleuchtungsstrahlengang bei Benutzung einer planparallelen Glasplatte in Patientennähe
b) Beleuchtungsstrahlengang bei Benutzung eines Hohlspiegels mit zentraler Durchbohrung
c) Augenspiegeln „im aufrechten Bild". Der sichtbare Bildausschnitt (in der Abbildung rechts außen als hellerer Abschnitt der Netzhaut mit angedeuteter Papilla nervi optici und Netzhautgefäßen, vgl. Abb. 17.16) ist deutlich kleiner als gezeichnet
d) Augenspiegeln „im umgekehrten Bild". Der sichtbare Bildausschnitt ist größer als in Abb. 17.15c, aber kleiner als gezeichnet

$$\frac{\text{Sehwinkel mit Lupe (z. B. Auge)}}{\text{Sehwinkel ohne Lupe}} = \frac{\text{deutliche Sehweite}}{\text{Lupenbrennweite}} = \frac{16{,}6}{1}$$

zu berücksichtigen. Die ursprünglich von Helmholtz benutzte Methode besteht darin, den Strahlengang von Arzt und Patienten gegenseitig zur Deckung zu bringen (Abb. 17.15 c). *Beim akkommodationslosen Blick in die Ferne von Arzt und Patienten verlaufen beide Strahlengänge außerhalb des Auges parallel,* wenn beide Personen emmetrop sind. Es kommt deshalb für beide nur darauf an, sich – während der Beleuchtungseinspiegelung – akkommodationslos in die Augen zu sehen. Für den Patienten ist dies einfacher als für den Arzt, da man den Patienten auffordern kann, mit dem nicht zu spiegelnden Auge einen entfernt hinter dem Arzt stehenden Gegenstand zu fixieren. Für den Arzt bedarf es einiger Übung, akkomodationslos quasi durch den Patienten hindurch zu sehen. *Der optische Apparat des Patienten* (Hornhautkrümmung und Linse) wirkt bei diesem Augenspiegelverfahren *wie eine Lupe.* Der Augenhintergrund erscheint deshalb *etwa 16fach vergrößert,* aber wie bei jeder Lupe ohne Umkehrung. Man spricht deshalb bei dieser Technik auch von einer Augenspiegelung **„im aufrechten Bild".**

Bereits zwei Jahre nach der Helmholtz'schen Entdeckung hat Ruete auch die Beobachtungstechnik verbessert, wie sie noch heute in der täglichen Routine benutzt wird. Der Arzt hält eine **Sammellinse (13 dpt) etwa 5-6 cm vor das Patientenauge** und erzeugt damit ein *umgekehrtes, reelles Bild des beleuchteten Augenhintergrundes* vor dem Auge des Patienten, auf welches nun der Arzt leicht fixieren und akkommodieren kann (Abb. 17.15 d). Der Vorteil dieses Verfahrens liegt vor allem darin, daß man nun ein *lichtstärkeres und kleineres Bild* der Hintergrundsstrukturen erhält, so daß man größere Netzhautabschnitte überblicken kann (runde Abschnitte bis zu Durchmessern von etwa 6-7 mm). Man spricht bei dieser Technik vom **„Augenspiegeln im ungekehrten Bild".** Beim Arzt fällt allerdings dieses Bild aufrecht auf seinen Augenhintergrund, während normalerweise alle Bilder der Außenwelt umgekehrt abgebildet werden, was bereits Kepler wußte (vgl. S. 430).

Strukturen des Augenhintergrundes

Beim Augenspiegeln erkennt man **Gefäße,** welche zusammen mit dem Sehnerven im Zentrum der **Papilla nervi optici** in das Auge eintreten und als **Arteria und Vena centralis retinae** den Augenhintergrund bedecken (Abb. 17.16), um die inneren Schichten der Netzhaut zu versorgen. Diese Gefäße – zwischen Glaskörper und Retina – liegen direkt im Strahlengang und stören nur deshalb beim Sehen nicht, weil einerseits die Stelle des schärfsten Sehens oder die **Fovea centralis** (= *Macula lutea oder „gelber Fleck")* von diesen Gefäßen ausgespart wird und wir uns andererseits im peripheren Gesichtsfeld (vgl. S. 455) an die Existenz der Schatten dieser Gefäße gewöhnt haben. Werden diese Gefäße aber plötzlich (z.B. beim Augenspiegeln) von einer anderen Seite beleuchtet, erkennen wir die **Gefäßschatten** als phantastische baumartige Strukturen. Hierbei handelt es sich bei diesen Gefäßen u.a. um praktisch die einzigen kleineren Arterien und Arteriolen der menschlichen **Mikrozirkulation** (neben Conjunctivalgefäßen), welche ohne operativen Aufwand einer direkten optischen Beobachtung zugänglich sind. Allgemeine Erkrankungen des Gefäßsystems (z.B. *Arteriosklerose, Hochdruck, Diabetesfolgen* etc.) lassen sich an diesen Gefäßen verfolgen (ebenso wie lokale Durchblutungsstörungen im Bereich dieser Gefäße).

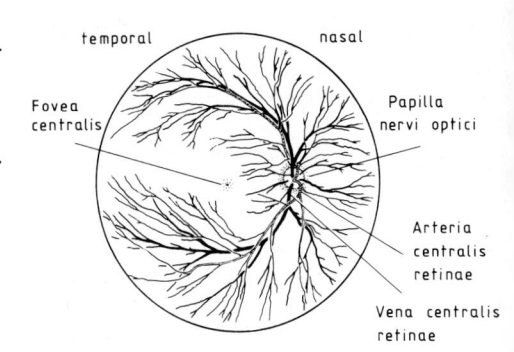

Abb. 17.16. Schematische Zeichnung des Augenhintergrundes

Direkt unter dem Verzweigungsgebiet der A. und V. centralis retinae ist die **Netzhaut (Retina)** gelegen (vgl. Abb. 17.17), welche histologisch

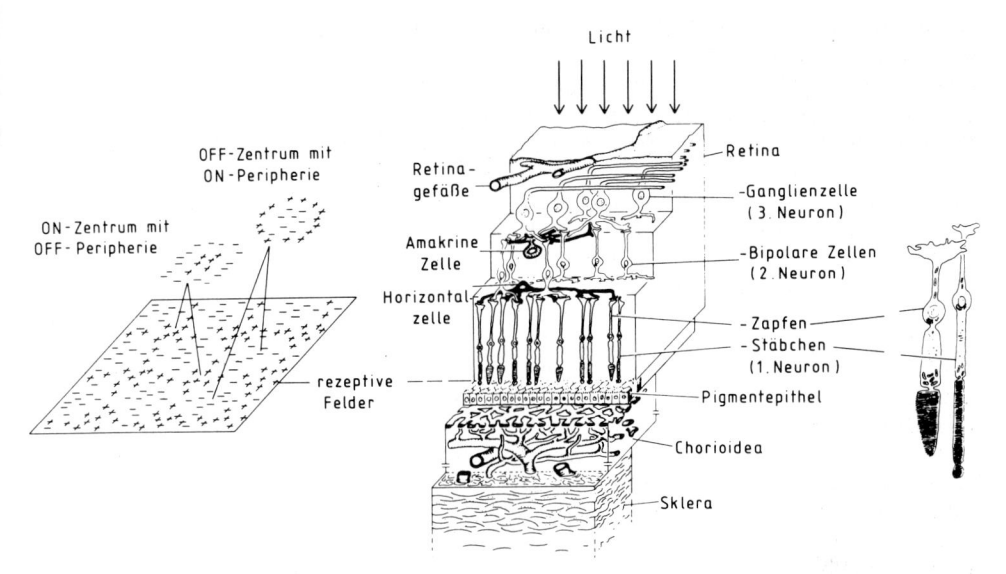

Abb. 17.17. Schematischer Querschnitt durch Netzhaut (Retina), Pigmentepithel, Chorioidea und Sclera (nach unterschiedlichen Literaturangaben gezeichnet durch H. Snoei). Zur Darstellung rezeptiver Felder vgl. Abb. 15.3

durch ihren geordneten Schichtenreichtum (zehn Schichten) auffällt. Da es sich **embryologisch** beim Auge um einen *„vorgeschobenen" Gehirnteil* handelt, muß uns dieser Schichtenreichtum von den entsprechenden Schichten des Groß- und Kleinhirns her vertraut sein (vgl. S. 405 u. S. 396). Während der Embryonalentwicklung wird das *Augenbläschen* unter Abkapselung des Linsenanteils scheinbar „eingedellt", so daß später die Netzhaut als ehemalige Außenschicht auf das Pigmentepithel geschoben wird. Die Verbindung zwischen *Stäbchen- und Zapfenschicht* einerseits und *Pigmentepithel* andererseits ist aber nicht besonders stabil, so daß es leider keineswegs selten (aus scheinbar heiterem Himmel) zu **Netzhautablösungen** kommen kann, welche für den betroffenen Netzhautabschnitt den Verlust der Sehfähigkeit bedeuten. Im Frühstadium derartiger Erkrankungen gelingt es zum Teil durch die Induktion lokaler Entzündungen, d.h. durch das Anbringen lokaler Verbrennungsherde mit Hilfe von Lichtstrahlen (*„Licht- bzw. Laserkoagulation"*), die Netzhaut wenigstens an verschiedenen Punkten mit ihrer Unterlage fest zu verschmelzen.

Wie Abb. 17.17 zeigen soll, stecken die eigentlichen Rezeptorzellen (Stäbchen und Zapfen) im Pigmentepithel, das die Rezeptoren sowohl vor Licht abschirmt, das nicht über den dioptrischen Apparat auf die Netzhaut gelangt ist, wie auch vor Reflexionen von Lichtstrahlen vom Augenhintergrund. Daß das Licht bis zu den Rezeptorzellen durch alle zehn Schichten der Netzhaut durchscheinen muß, gilt nicht für den Bereich der Fovea centralis. Hier wird eine höhere Auflösung (s.u.) dadurch garantiert, daß die Rezeptorschicht nicht von der retinalen Ganglionzellschicht überlagert wird. Für die übrige Netzhaut gilt indessen, daß die Anteile von **drei Neuronen** direkt übereinander liegen: **1. Neuron: Photorezeptor (Stäbchen bzw. Zapfen). 2. Neuron: bipolare Ganglienzelle, 3. Neuron: retinale Ganglienzelle,** welche ihr Axon über den N. opticus zum Corpus geniculatum laterale sendet (ipsilateral und contralateral, vgl. S. 457).

Die **Stäbchenzellen** sind zylinderförmig, mit einer Länge des Zellstabes von etwa 50 μm und einem Durchmesser von nur etwa 3 μm. Der Stab besitzt ein **Innenglied,** welches u.a. den *Zellkern* und viele *Mitochondrien* enthält, sowie ein **Außenglied,** welches über eine Einschnürung mit dem Innenglied verbunden ist und in wohlgeordneter Schichtung den *Sehpurpur,* das **Rhodopsin** gespeichert enthält. Elektronenmikroskopisch kann man rund 1000 derartiger Schichten (quer zur Zylinderachse, wie gestapelte Pfannkuchen) voneinander abgrenzen, wobei die **Speicherschichten** selbst jeweils **mit einer Membran umhüllt** sind. Man nimmt an, daß der *Sehpurpur* im Innenglied gebildet, zum Außenglied transportiert und schließlich in Bläschenform portionsweise von den Spitzen der Zapfen an das Pigmentepithel abgegeben wird. (Man darf sich deshalb vorstellen, daß die pigmentgefüllten Pfannkuchen nach Gebrauch quasi vom Pigmentepithel verspeist werden.) Die *Stäbchen* sind mit ca. 120 000 000 Stück pro Netzhaut des Menschen *in großer Überzahl gegenüber* den prinzipiell ähnlich gebauten **Zapfen** (ca. 6 000 000), deren *Außenglieder* jedoch *konisch* auslaufen. Darüber hinaus besitzen die Pigmentspeicherschichten des Außengliedes der Zapfen keine geschlossenen Membranhüllen, vielmehr erscheint hier die Zellmembran selbst in Falten eingezogen. Ihr wichtigster Unterschied gegenüber den Stäbchen besteht allerdings in eigenen Sehfarbstoffen (s.u.).

Das **Stäbchenpigment Rhodopsin** (bereits vor mehr als 100 Jahren durch den Helmholtz-Nachfolger Kühne[27] in Heidelberg aus Ochsenaugen extrahiert) wird **durch Belichtung gespalten und molekular umgelagert.** Bereits Kühne konnte zeigen, daß die Belichtung des extrahierten Sehpurpurs zu dessen Bleichung (Bildung einer „Leuko"[28]-Verbindung) führt.

Heute gilt: **Durch Licht wird Rhodopsin aktiviert,** wodurch die Natriumpermeabilität der Außenglieder erniedrigt und damit eine **Hyperpolarisation der Stäbchenzellen** ausgelöst wird. Die vier wesentlichsten daran beteiligten Stufen (Kaskaden) sind nach dem derzeitigen Wissensstand in Abb. 17.18 stark vereinfacht zusammengefaßt.

Für die *chemischen Vorgänge bei Zerfall und Bildung des Sehfarbstoffes der Zäpfchen* müssen wir im Detail auf die Biochemie verweisen. *Rhodopsin* stellt ein Chromoproteid dar, welches aus einem Trägerprotein (Glykoprotein), dem *Opsin* und einer farbstofftragenden (chromophoren) prosthetischen Gruppe, dem 11-cis-Retinal (einem Aldehyd des Vitamin A) zusammengesetzt ist.

Belichtung kann bereits innerhalb einer Millisekunde das instabile 11-cis-Retinal *über* diverse *Zwischenstufen* in ein stabiles *all-trans-Retinal* überführen, welches nun vom Trägerprotein Opsin gelöst ist (vgl. Abb. 17.18). *Isomerasen* speziell aus dem Pigmentepithel sind in der Lage, eine *Regeneration* der prosthetischen Gruppe *zum 11-cis-Retinal* vorzunehmen, das nun *wieder an* das Trägerprotein *Opsin gebunden* wird und damit zur erneuten Belichtung zur Verfügung steht. Das all-trans-Retinal kann außerdem über eine Retinoldehydrogenase in all-trans-Retinol überführt werden.

Durch Licht aktiviertes Rhodopsin aktiviert das G-Protein Transducin zu einem Triphosphat, dessen α-Untereinheit durch Phosphodiesterase (PDE) aktiviert wird. Das durch PDE aktivierte α-Transducin-GTP bewirkt nun die Umwandlung von cyclischem Guanisin-Monophosphat (cGMP) in Guanisin-5'- Monophosphat. cGMP hält bei Dunkelheit die Natriumkanäle offen, seine Umwandlung in G-5'-MP führt zur Schließung der Natriumkanäle, wodurch die auffallende Hyperpolarisation der Stäbchenzellen unter Belichtung seine Erklärung findet.

Es überrascht, daß offenbar die Übersetzung des Signales Licht in sinnesphysiologisch verwertbare Potentialschwankungen sehr ähnlich wie bei den Hormonrezeptoren erfolgt (vgl. S. 271). Wir haben gesehen, daß dort als second messenger cAMP benutzt wird. Der spezielle Nutzen intrazellulärer Botenstoffe liegt in einer Signalverstärkung. Der Sehrezeptor kann so bereits einzelne Lichtquanten zu fortleitbaren Signalen verarbeiten.

Die beschriebene Hyperpolarisation der Stäbchenmembran variiert mit der Stärke des Lichteinfalls und damit mit der Menge des zerfallenen Sehpurpurs. Aus der Änderung des Rezep-

---

(27) vgl. S. 270.
(28) leukos gr. = weiß.

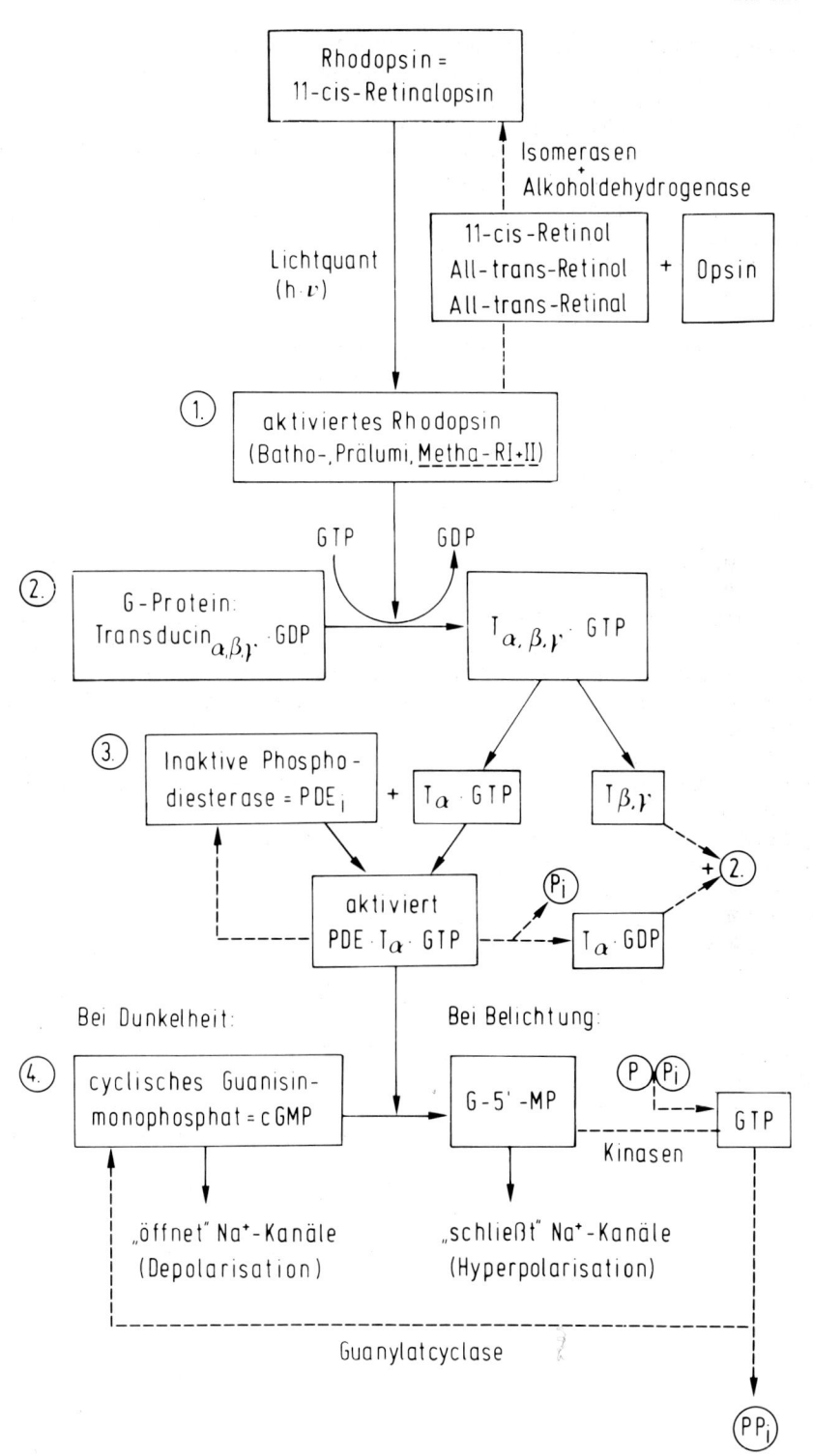

Abb. 17.18: Schematische Darstellung der durch Licht ausgelösten, wichtigsten chemischen Vorgänge zur Änderung des retinalen Rezeptorpotentiales.

torpotentials von 1. (und 2. Neuron) sowie deren Transmittersubstanz bestimmt schließlich das *3. Neuron* die Anzahl der abzufeuernden *Aktionspotentiale*. Hierin folgt die *Frequenzcodierung* eines Sinnesreizes ganz dem üblichen Schema (vgl. 412), während hyperpolarisierende Rezeptorpotentiale eine Spezialität der Netzhautrezeptoren darstellen. (Üblicherweise reagieren Rezeptoren auf adäquate Reize hin mit einer Erhöhung der Natriumpermeabilität ihrer Zellmembran und dadurch mit einer Depolarisation.) Das 3. Neuron erhält somit seine Befehle zur Bildung fortgeleiteter Aktionspotentiale über seine Synapsen mit dem 2. und 1. Neuron und die dort freigesetzten Neurotransmittersubstanzen, deren Menge durch das hyperpolarisierende Rezeptorpotential bestimmt wird (vgl. S. 343).

Die molekulare Umlagerung der prosthetischen Gruppe der **Zapfenpigmente** durch Belichtung ist identisch zu der beschriebenen Situation bei den Stäbchen. Lediglich die Trägerproteine der Zapfen sind verschieden gegenüber Opsin. Hier existieren *drei zusätzliche Trägerproteine,* deren chemische Struktur aber bisher noch nicht vollständig aufgeklärt ist. Die Bestimmung dieser Trägerproteine wurde im wesentlichen durch die Methode der **Reflexionsphotometrie** vorangetrieben.

Das Prinzip dieser Methode besteht darin, einen Lichtstrahl zu benutzen, der dünner als ein einzelner Zapfen ist (also kleiner als ca. 3 µm) und direkt auf einen Zapfen (auch des menschlichen Auges) gerichtet werden kann. Aus der Menge des Lichtes, welches während einer derartigen Belichtung reflektiert wird, ließen sich *vier* verschiedene Typen von *Absorptionskurven* gewinnen (vgl. Abb. 17.19), welche gleichzeitig mit den drei Farbempfindungen *blau, grün* und *rot* sowie *schwarzweiß* zu korrelieren waren (vgl. S. 459).

Rezeptive Felder, laterale Hemmung, Kontrast

Nur im Bereich der ausschließlich mit Zapfen ausgestatteten **Fovea centralis ist die einzelne Rezeptorzelle über eine einzelne bipolare Ganglienzelle mit** *ihrem dritten Neuron,* **der retinalen Ganglienzelle verbunden,** welche schließlich Signale über den Nervus opticus zur weiteren Verarbeitung bis zum *Corpus geniculatum laterale* weiterleiten kann, von wo das nächste Neuron zur *Area striata* der Großhirnrinde zieht. *Bei allen anderen Rezeptoren* der Retina stellen die sog. *bipolaren Ganglienzellen* in Wirklichkeit **multipolare Zellen** dar, welche ihre Befehle von vielen Rezeptoren erhalten – die Signale „konvergieren" –, so daß schließlich bei rund 130 000 000 Rezeptoren nur rund 1 000 000 Axone in einem Nervus opticus verlaufen. Als

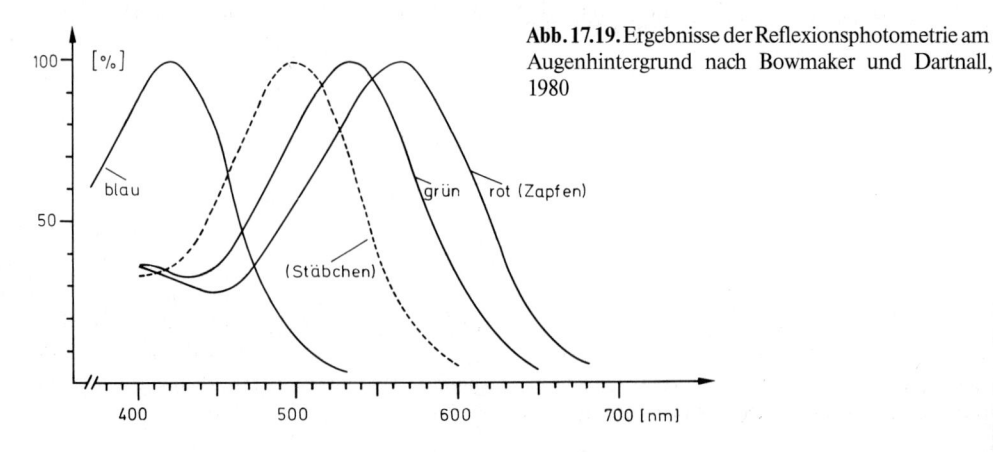

Abb. 17.19. Ergebnisse der Reflexionsphotometrie am Augenhintergrund nach Bowmaker und Dartnall, 1980

rezeptive Felder bezeichnet man die Gebiete derjenigen Rezeptoren, welche *an eine gemeinsame Nervenfaser,* d.h. ein einzelnes *drittes Neuron angeschlossen* sind. Nach dem angegebenen Zahlenverhältnis kann man davon ausgehen, daß im Bereich der peripheren Netzhaut rund 100 Rezeptoren momentan zu einem rezeptiven Feld gehören. Allerdings können sich diese Felder *vielfältig überlappen,* so daß einzelne Rezeptoren auch unterschiedlichen rezeptiven Feldern angehören können.

An der narkotisierten Katze wurden die Zusammenhänge zwischen rezeptivem Netzhautfeld und fortgeleitetem Aktionspotential besonders gründlich untersucht. Hierbei wurde meist so vorgegangen, daß die narkotisierte Katze in ein stereotaktisches[29] Gerät eingespannt wurde und nach Trepanation und Entfernung eines kleinen Stückes des Schädelknochens fortgeleitete Aktionspotentiale z.B. von einzelnen Axonen des Nervus opticus mit Hilfe eingestochener Elektroden abgeleitet wurden. Gleichzeitig wurden unterschiedliche Belichtungsreize auf das zugehörige rezeptive Feld der Netzhaut projiziert. Praktisch wurde dabei so verfahren, daß man die narkotisierte Katze mit Brillengläsern so auskorrigierte, daß sie das Bild eines Fernsehmonitors „ansehen" konnte. Mit einer derartigen Methode ließen sich nicht nur verschiedene Größen meist runder rezeptiver Felder bestimmen (ihre Größe nimmt mit dem Abstand von der Fovea centralis bis zur Netzhautperipherie zu), sondern es wurden auch folgende überraschende Befunde erhoben:

Innerhalb eines einzelnen rezeptiven Feldes konnten unterschiedliche Ergebnisse durch Einschalten (= „ON") des Lichtes und Ausschalten *(= „OFF")* erzielt werden. Hierbei hatten einzelne rezeptive Felder ein **„ON- Zentrum"** mit einer **„OFF"-Peripherie**, andere ein **„OFF- Zentrum"** mit einer **„ON- Peripherie"** (vgl. Abb. 15.3, S. 415). Das heißt, bei der fortlaufenden Ableitung von Aktionspotentialen des 3. Neurons (also vom Axon einer retinalen Ganglienzelle) führte in dem einen Fall die Einschaltung des Lichtes im Zentrum des rezeptiven Feldes zwar zu einer Erhöhung der Aktionspotentialfrequenz, aber das gleiche 3. Neuron erniedrigte die Zahl seiner Aktionspotentiale, wenn die Beleuchtung nur im Bereich der Peripherie dieses rezeptiven Feldes ausgeschaltet wurde (= ON-Zentrum mit OFF-Peripherie). Bei OFF-Zentren mit ON-Peripherie waren die Effekte umgekehrt. Wurde nun die Lichtmarke so gewählt, daß zum Beispiel das ON-Zentrum und die OFF-Peripherie eines einzelnen rezeptiven Feldes gleichzeitig gereizt wurden, war die Frequenz der Aktionspotentiale deutlich geringer als bei Reizung des ON-Zentrums allein. Hieraus folgt, daß *die Peripherie des rezeptiven Feldes einen hemmenden Einfluß auf ihr eigenes Zentrum* genommen haben muß. Man spricht hier deshalb von **lateraler Hemmung.** Es ist anzunehmen, daß diese Hemmung des Zentrums über die *Horizontalzellen* (vgl. Abb. 17.17) erfolgt, welche die Rezeptoren des rezeptiven Feldes untereinander verschalten. Die praktische Konsequenz dieser lateralen Hemmung besteht darin, daß ein weißer Lichtpunkt dann viel besser hervortritt (kontrastiert), wenn er gleichzeitig mit einer dunklen Umgebung angeboten wird (= „*Umfeldhemmung*"). Für ein OFF-Zentrum mit einer ON-Peripherie gilt ebenfalls, daß der optische **Kontrast** (korrekter: „*Simultankontrast*") dann verbessert wird, wenn sich ein dunkler Buchstabe z.B. von einem hellen Untergrund abheben kann.

Bei Dunkeladaptation (s. unten) breitet sich die Eigenschaft des jeweiligen Zentrums auf das gesamte rezeptive Feld aus.

---

(29) Das Prinzip stereotaktischer Geräte besteht darin, das Gehirn in einer solchen Position zu fixieren, daß von außen durch Festlegung genauer Koordinaten (dokumentiert in entsprechenden histologischen Hirnatlanten) eine Elektrode so eingestochen werden kann, daß praktisch jede vorher berechnete Hirnstruktur über einen eigenen Stichkanal erreicht werden kann.

Elektroretinographie

Die Feststellung der Dipoleigenschaft des Auges (s. S. 464) geht auf du Bois-Reymond[51] zurück. Nicht wesentlich jünger ist die Feststellung, daß Belichtungswechsel zu raschen Potentialschwankungen zwischen vorderem und hinterem Augenpol führt. Derartige Schwankungen werden heute über Haftschalenelektroden (aufgesetzt auf die anästhesierte Hornhaut) mit Gegenelektroden (auf der Gesichtshaut) bei Belichtungszeiten (Lichtblitze) als Elektroretinogramm mit a- und b-Welle gemessen (vgl. Abb. 17.20). Es handelt sich um Summenpotentiale von Netzhautzellen, wobei die a-Welle durch die Rezeptorzellen selbst verursacht sein soll. Elektroretinogramme besitzen ihre klinische Bedeutung bei der Diagnose von Netzhauterkrankungen (z.B. der Retinitis pigmentosa, einer gefürchteten – meist rezessiv vererbten – Netzhautdegeneration mit Pigmenteinlagerungen).

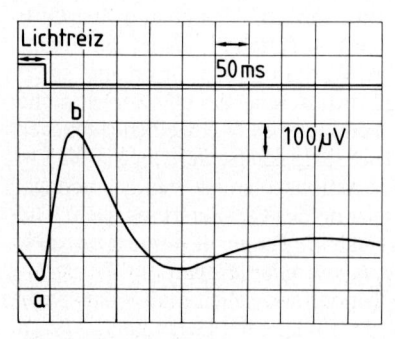

Abb. 17.20. Originalregistrierung eines Elektroretinogramms vom Normalsichtigen mit A- und B- Welle nach Lichtreiz

(51) Emil du Bois-Reymond (1818-1896), Professor der Physiologie in Berlin seit 1855, gehört zusammen mit C. Ludwig und H. v. Helmholtz zu den Begründern der physikalischen Richtung in der Physiologie; Hauptwerk: „Unterschungen über tierische Elektrizität" ab 1848.

Prüfungsfragen zu diesem Abschnitt finden Sie im Anhang unter den Ziffern: 17.3.ff.

17.4 Hell/Dunkel-Adaptation

Adaptation: Ausmaß, Zeitgang, Mechanismen, Bedeutung.

Die Fähigkeit unseres Auges zur Anpassung an unterschiedliche Beleuchtungsstärken heißt **Adaptation**[30], worunter meist die Anpassung an Dunkelheit, genauer die „*Dunkeladaptation*" verstanden wird. Der umgekehrte Vorgang wird als „*Helladaptation*" bezeichnet. Nur ein geringer Anteil bei Adaptationsvorgängen wird meist der *Irismuskulatur* mit einer Änderung der *Pupillenweite* zuerkannt. Immerhin kann die Pupille die einfallende Lichtmenge etwa um den Faktor 30 variieren, wenn man minimale

(30) Dieser Begriff zur Bezeichnung absinkender Schwellenwerte und damit einhergehender Empfindlichkeitssteigerung geht auf H. Aubert zurück: Physiologie der Netzhaut, Berlin, 1865.

Abb. 17.21. Dunkeladaptationskurve beim Normalsichtigen (ausgezogen) und bei Nachtblindheit (gestrichelt)

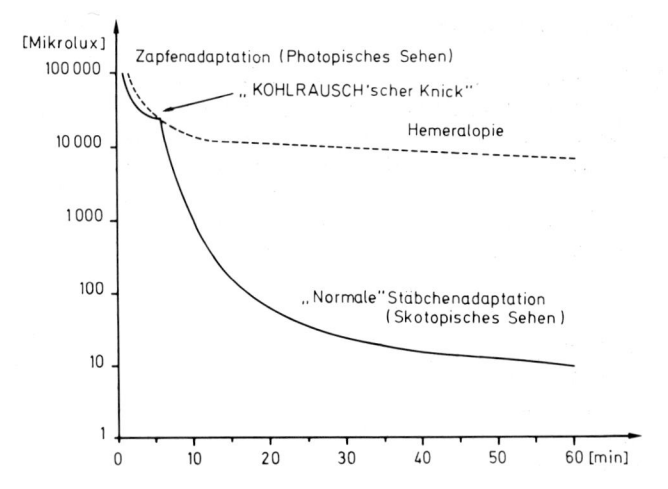

Pupillendurchmesser von 1,5 und maximale von ca. 8 mm berücksichtigt[31] (vgl. S. 458). Gemessen an der Fähigkeit unserer Stäbchen zur Anpassung an unterschiedliche Helligkeit (s. unten) ist dies jedoch sehr wenig, da dort mindestens um vier Zehnerpotenzen (d.h. um den Faktor 10 000) veränderte Lichtintensitäten verarbeitet werden können. Die Bedeutung der Pupille als Blendschutz liegt in ihrer Fähigkeit, auf Lichteinfall in die Netzhaut außerordentlich rasch zu reagieren[32], während die Adaptation der Rezeptoren Minuten bis Stunden beansprucht.

Die Fähigkeit des visuellen Systems zur *Dunkeladaptation* kann man (z.B. im physiologischen Praktikum) dadurch *messen*, daß man nach vollständiger Raumverdunkelung zum Zeitpunkt Null diejenige *Lichtmenge bestimmt,* welche zur Beleuchtung z.B. eines verstellbaren Ringes mit seitlicher Öffnung (Landolt-Ring) notwendig ist, um die Stellung dieser seitlichen Öffnung erkennen zu können. Im Verlauf dieses Experimentes werden die Lichtmengen immer geringer, welche zur richtigen Bestimmung der Stellung des Landolt-Ringes notwendig sind. [Moderne Adaptometer arbeiten nach dem Prinzip, dem Patienten innerhalb seines Gesichtsfeldes (s.u.) eine Lichtmarke in verschiedenen Positionen anzubieten und die Lichtstärke zu messen, welche der Patient bis zur Erkennung der Lichtmarke benötigt.]

Abb. 17.21 gibt eine typische **Adaptationskurve** wieder, welche auf der Ordinate die Lichtmenge enthält, die zum jeweiligen Zeitpunkt ausreicht, um z.B. die Stellung eines Landolt-Ringes gerade erkennen zu können (= Schwellenreizstärke, vgl. S. 409). Die Adaptationskurve läßt einen zweiphasischen Verlauf erkennen (unterbrochen von dem sog. *Kohlrausch'schen*[33] *Knick*"). Während der ersten acht Minuten der Dunkeladaptation erhöht sich die Empfindlichkeit unseres visuellen Systems rascher als später, obwohl selbst nach einer Stunde die Dunkeladaptation noch nicht abgeschlossen ist. Allerdings verläuft dann die Adaptationskurve immer flacher. Bei maximaler Adaptation (nach 8-12 Stunden) dürfte schließlich ein einzelnes Photon zur Erregung eines Rezeptors ausreichen.

Die **zweiphasische Dunkeladaptationskurve** wird so interpretiert: Während der **1. Phase** (bis zu 8 min) adaptiert vorwiegend ein System, an dessen Eingang die Zapfen liegen. Ihre Empfindlichkeit erhöht sich etwa um das 50fache.

---

(31) Die Pupillenfläche (πr^2) ist hier einzusetzen.
(32) Latenzzeit 0,22 s, Geschwindigkeit der Durchmesseränderung 5 mm/s, allerdings werden für maximale Kontraktion bei Helligkeit doch 4-5 min benötigt, Pupillenerweiterung bei Dunkelheit erfolgt noch langsamer.

---

(33) Arnt Kohlrausch: Tagessehen. Dämmersehen, Adaptation in: A. Bethes Handbuch der Physiologie 12(2), 1499-1594, 1931.

Wir haben die Sonderstellung der Zapfen schon angedeutet: Sie sind für das scharfe Sehen im Bereich der Fovea centralis verantwortlich (1:1-Verschaltung über 2. und 3. Neuron, vgl. S. 450), zugleich sind sie für das Farbensehen (auch in der Netzhautperipherie) notwendig (vgl. S. 450).

Die **2. Phase** der Dunkeladaptationskurve ist durch die Adaptation eines Systems bedingt, an dessen Eingang die Stäbchen liegen. Im Gegensatz zu den Zapfen können die Stäbchen der Netzhautperipherie nur Schwarzweiß unterscheiden, d.h. nur zur Erkennung unterschiedlicher Grauwerte eingesetzt werden. Wegen ihrer *großen Konvergenz* vom 1. bis zum 3. Neuron dienen sie nicht zum „scharfen Sehen". Im Vergleich zum Zapfensystem kann sich das Stäbchensystem wesentlich besser (fast 10 000mal besser!) an Dunkelheit adaptieren.

Man spricht beim **Tagessehen (mit Zapfen)** von „**photopischem**"[34] **Sehen,** im Gegensatz zum dunkeladaptierten „*skotopischen*[35]" Sehen bei Nacht mit Hilfe der Stäbchen. Die zweiphasische Adaptationskurve ist lange Zeit als Basis für die heute nahezu selbstverständliche „**Duplizitäts**"-**theorie** des Sehens (photopisches und skotopisches oder Zapfen- und Stäbchensehen) benutzt worden. An dem Adaptationsvorgang sind allerdings nicht allein die Rezeptoren (Stäbchen und Zapfen), sondern auch zentrale Mechanismen beteiligt. Zur Bestätigung der Duplizitätstheorie können neben der Nachtblindheit bei Stäbchenausfall (s. unten) folgende Beobachtungen herangezogen werden:

1. „In der Nacht sind alle Katzen grau" heißt es im Volksmund, d.h., bei weitgehender Dunkeladaptation (während der zweiten Phase der geschilderten Adaptationskurve) treten Störungen beim Erkennen von Farben auf. Als **Purkinje**[36]-**Phänomen** bezeichnet man dabei folgende Beobachtung: Bei *Dunkeladaptation* erscheinen blaue Farben heller als rote, d.h. *die spektrale Empfindlichkeit* wird in den kurzwelligen Bereich verschoben (vgl. S. 460).

Will man die Wartezeit für eine Dunkeladaptation ausnutzen (z.B. als Röntgenarzt), benutzt man zweckmäßigerweise eine Rotbrille, welche den kurzwelligen Bereich des Spektrums nicht passieren läßt.

2. Bei hochgradiger Adaptation kann ein **Zentralskotom** auftreten, d.h. die parazentralen Netzhautgebiete gewinnen im Verlauf der Dunkeladaptation eine höhere Empfindlichkeit als das Zentrum, da dieses nur von Zapfen besetzt ist (vgl. Gesichtsfeld).

3. Bei der Untersuchung der rezeptiven Felder in der Netzhautperipherie (vgl. S. 451) findet man nach der Dunkeladaptation ein Verschwinden der Gegensätze zwischen ON- Zentrum und OFF-Peripherie (und umgekehrt). **Bei Dunkeladaptation überwiegt das Verhalten** des jeweiligen **Zentrums.** Die Empfindlichkeitssteigerung der Rezeptoren erfolgt also bei schwacher Beleuchtung auf Kosten des Kontrastes, was auf die zentrale neuronale Beteiligung bei der Dunkeladaptation hinweist.

Entscheidend für die Dunkeladaptation ist die Bereitstellung ausreichender Mengen an Rhodopsin (vgl. S. 451). Hierfür spricht auch die Abhängigkeit der Dunkeladaptation vom Vitamin-A-Spiegel. Eine Beeinträchtigung der Dunkeladaptation findet man bei der sog. „**Nachtblindheit**" (= **Hemeralopie**[37]), welche durch Vitamin-A-Mangel bedingt sein kann. Bereits 60 min nach intravenöser Vitamin-A-Applikation kann eine derartige Erkrankung behoben sein, allerdings nicht bei den häufigeren angeborenen Formen (Retinitis pigmentosa). Beim Hemeralopen erfolgt die Dunkeladaptation nur im Bereich der Zapfen. Abb. 17.21 zeigt den einphasischen Verlauf der Dunkeladaptation bei Hemeralopie.

---

(34) phoos, photós gr. = Licht.
(35) skotós gr. = Finsternis.
(36) Johannes Evangelista Purkinje (1787-1869), vgl. S. 435.
(37) hemera gr. = Tag, opsein gr. = sehen, eigentlich „Tagsichtigkeit".

Prüfungsfragen zu diesem Abschnitt finden Sie im Anhang unter den Ziffern: 17.4.ff.

17.5 Gesichtsfeld, Sehbahn und Pupillenreflexe

Sehbahn und Reizverarbeitung

Topographie. Informationsfortleitung und -verarbeitung sowie rezeptive Felder der Sehbahnstationen, Funktioneller Aufbau und Leistungen der Kortexareale des visuellen Systems (vgl. S. 505 f.).

Unser Bild von der Außenwelt hat jeweils nur im Zentrum einen wirklich scharfen, allerdings sehr kleinen Anteil, welchen wir direkt ansehen oder fixieren („Fixpunkt"). Darüber hinaus ergibt die *Summe aller erregten Bildpunkte während der Fixation* – also auch der unscharfen Bildabschnitte – das **Gesichtsfeld**. Hiervon unterschieden ist das *Blickfeld,* welches denjenigen Bereich des scharfen Sehens meint, welcher durch Bulbusrotation (aber ohne Kopfbewegung) fixiert werden kann. (Wegen der begrenzten Bulbusrotation ist das Blickfeld kleiner als das Gesichtsfeld.) Fragt man einen Anfänger, ob der Ausfall der Fovea centralis mit ihrer Fähigkeit zum scharfen Sehen oder der Ausfall der gesamten übrigen Netzhaut die größere Sehbehinderung darstellt, erhält man meist zur Antwort, daß der Ausfall der Fovea centralis den größten Verlust bedeute. In Wirklichkeit ist es aber gerade umgekehrt: Patienten mit einer Pigmentdegeneration der peripheren Netzhaut sind trotz erhaltener Funktion der Fovea centralis wie Blinde einzustufen, während Patienten mit einer Maculadegeneration oder einem anderen Ausfall der Fovea centralis (z.B. durch eine lokale Blutung) sich u.U. noch am Steuer eines Autos durch den Straßenverkehr bewegen können (allerdings mit reduziertem Visus meist stark verkehrsgefährdend und gesetzeswidrig).

Bei Erkrankungen mit allein erhaltener Funktion der Fovea centralis müssen wir uns das Gesichtsfeld wie durch eine enge, lange Röhre vorstellen[39]. Zwar benutzen wir die Fovea centralis zum Scharfsehen eines kleinen Ausschnittes, damit wir diesen gewünschten Ausschnitt aber überhaupt finden, benötigen wir die übrige Netzhaut, die sog. Netzhautperipherie.

Bei der *Bestimmung der Sehschärfe* (vgl. S. 437) haben wir die Refraktion auf die Fovea centralis hin ausgerichtet. Gelang es uns dabei, einen Visus von 5/4 auszukorrigieren, war die Funktion der Fovea centralis normal. Die Sehschärfenbestimmung ist also gleichzeitig ein Test für die normale Funktionsweise der Fovea centralis, während Anteile der peripheren Netzhaut die Fovea centralis an den Testbuchstaben innerhalb der Sehtafel heranführen.

Die **Bestimmung des Gesichtsfeldes (= Perimetrie)** erfolgt in der einfachsten, orientierenden Form dadurch, daß der untersuchende Arzt sein eigenes Gesichtsfeld mit demjenigen des Patienten zur Deckung bringt und anschließend auf Gesichtsfeldausfälle hin überprüft. Praktisch geht man dabei so vor, daß sich beide Personen etwa im Abstand von 50 cm in die gleichseitigen Augen sehen, dabei ihre Pupillen fixieren und jeweils selbst das Auge der anderen Seite mit der Hand verdecken. Nun bringt der Untersucher seinen Zeigefinger unter leichter Bewegung von rechts außen oder links außen, von oben oder von unten langsam in die gemeinsamen Gesichtsfelder und fragt dabei den Patienten, wann dieser den Finger zuerst sieht. Decken sich beide Gesichtsfelder und bestehen keine Funktionsausfälle, sehen Patient und Arzt *gleichzeitig* einen bewegten Gegenstand in ihren peripheren Gesichtsfeldern. Größere Gesichtsfeldausfälle (z.B. einer halben Seite) sind mit dieser einfachen Methode nicht zu übersehen. (Die Methode gehört deshalb standard-

---

(39) Im Selbstversuch zur Erfahrung eines Röhrengesichtsfeldes schließe man eine Hand zur Faust und bilde mit der Handfläche eine Röhre, welche man vor ein Auge halte, während das andere Auge verdeckt wird. Im Gegensatz zu diesem Experiment hat allerdings der Patient, welcher z.B. an einer Retinis pigmentosa erkrankt ist, subjektiv nicht die Empfindung eines Gesichtsfeldausfalles. Der Ausfall wird erst bei gezielter Untersuchung erfaßt.

mäßig zu jeder internistischen und vor allem neurologischen Untersuchung. Um keine Quadrantenanopsien zu übersehen, sollte man die Prüfung in den schrägen Achsen des Gesichtsfeldes durchführen.)

Eine exakte Gesichtsfeldanalyse erfolgt mit Hilfe sog. *Perimeter,* deren Prinzip darin besteht, das Auge durch Fixation eines Punktes für die Dauer der Messung ruhig zu stellen, d.h. alle Blickbewegungen auszuschalten und dabei – ähnlich wie bei dem orientierenden Versuch bereits geschildert – Lichtmarken von peripher auf definierten Meridianen anzubieten. Beim Erkennen dieser bewegten oder in der Helligkeit varriierten Lichtmarken durch den Patienten werden diese in ein Polarkoordinatennetz übertragen (vgl. Abb. 17.22). Es lassen sich so z.B. die Grenzen für das Schwarzweiß-Gesichtsfeld, aber auch für farbige Gesichtsfelder durch die Verwendung farbiger Marken ermitteln.

Das Schwarzweiß-Gesichtsfeld reicht temporal bis 90°, d.h. beim Blick nach vorn (ohne Benutzung des Rückspiegels) erscheinen uns überholende Autos erst dann in unserem peripheren Gesichtsfeld, wenn sie sich bereits neben uns befinden. Das nasale Gesichtsfeld ist durch die Nase eingeschränkt. Das gegenüber dem Schwarzweiß-Gesichtsfeld kleinere Blau-Gesichtsfeld ist größer als das Rotgrün- Gesichtsfeld. (Die Zapfendichte oder exakter die Fähigkeit zur räumlichen Summation farblicher Reize bei gleicher Helligkeit nimmt zur Netzhautperipherie hin ab.) Gesichtsfeldausfälle werden als **Skotome** bezeichnet. Als physiologisches Skotom oder als *„blinder Fleck"* erscheint der rezeptorenlose Sehnerveneintritt (Papilla nervi optici) etwa bei 15° im *temporalen Gesichtsfeld.* Zwar tritt der Sehnerv nasal von der Fovea centralis in unser Auge, doch projiziert sich das temporale Gesichtsfeld auf die nasalen Anteile der Netzhaut.

Im Selbstversuch kann man den blinden Fleck gut dadurch erfahren, daß man z.B. zwei Buchstaben im Abstand von etwa 10 cm auf ein weißes Papier schreibt und bei zugehaltenem einen Auge mit dem anderen Auge einen Buchstaben fixiert, wobei man gleichzeitig den Abstand des Auges zum Papier variiert. Man findet schnell die Entfernungsposition, bei welcher der Buchstabe im temporalen Gesichtsfeld zum Verschwinden gebracht werden kann, wenn man den nasal gelegenen Buchstaben fixiert.

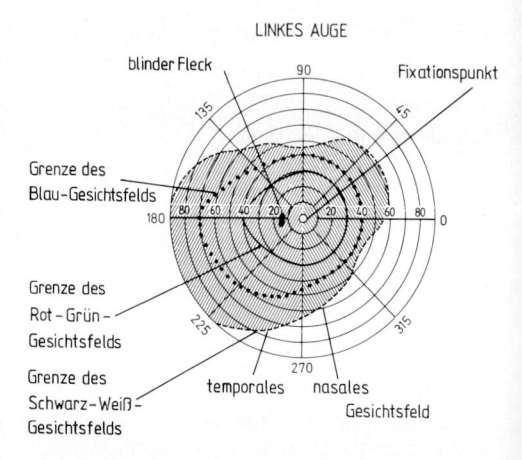

Abb. 17.22. Nasales und temporales Gesichtsfeld (unterschiedlich gerastert) sowie Grenzen des Rot-Grün-Gesichtsfeldes, des Blau-Gesichtsfeldes (gepunktet) und des Schwarz-Weiß-Gesichtsfeldes für ein gesundes linkes Auge

Die Gesichtsfeldbestimmung ist nicht nur deshalb von besonderer Bedeutung, weil durch lokale Erkrankungen z.B. im Bereich der Netzhaut (Tumoren, Blutungen, intraokulare Drucksteigerungen etc.) Skotome entstehen können, sondern auch deshalb weil Erkrankungen im Bereich der **Sehbahnen** zu ganz charakteristischen Ausfällen von Gesichtsfeldanteilen führen können. Die detaillierte Beschreibung der Sehbahnen erfolgt im anatomischen Unterricht, hier müssen wir nur erwähnen, daß die **nasalen Fasern des 3. Neurons im Chiasma opticum zur Gegenseite** kreuzen. Diese Fasern sind für die temporalen Gesichtsfelder zuständig, so daß bei halbseitigem Gesichtsausfall (Hemianopsie) die Eingrenzung einer Sehbahnstörung relativ eindeutig ist (vgl. Abb. 17.23). Fallen beide temporalen Gesichtsfelder aus (= **bitemporale Hemianopsie),** ist der Verdacht einer Schädigung im Bereich der Sehnervenkreuzung (Chiasma opticum) z.B. durch einen Hypophysentumor naheliegend. Eine Unterbrechung des Tractus opticus – also hinter dem Chiasma opticum – führt ipsilateral zum Ausfall des nasalen Gesichtsfeldes, kontralateral des temporalen Gesichtsfeldes. In diesem Fall spricht man von

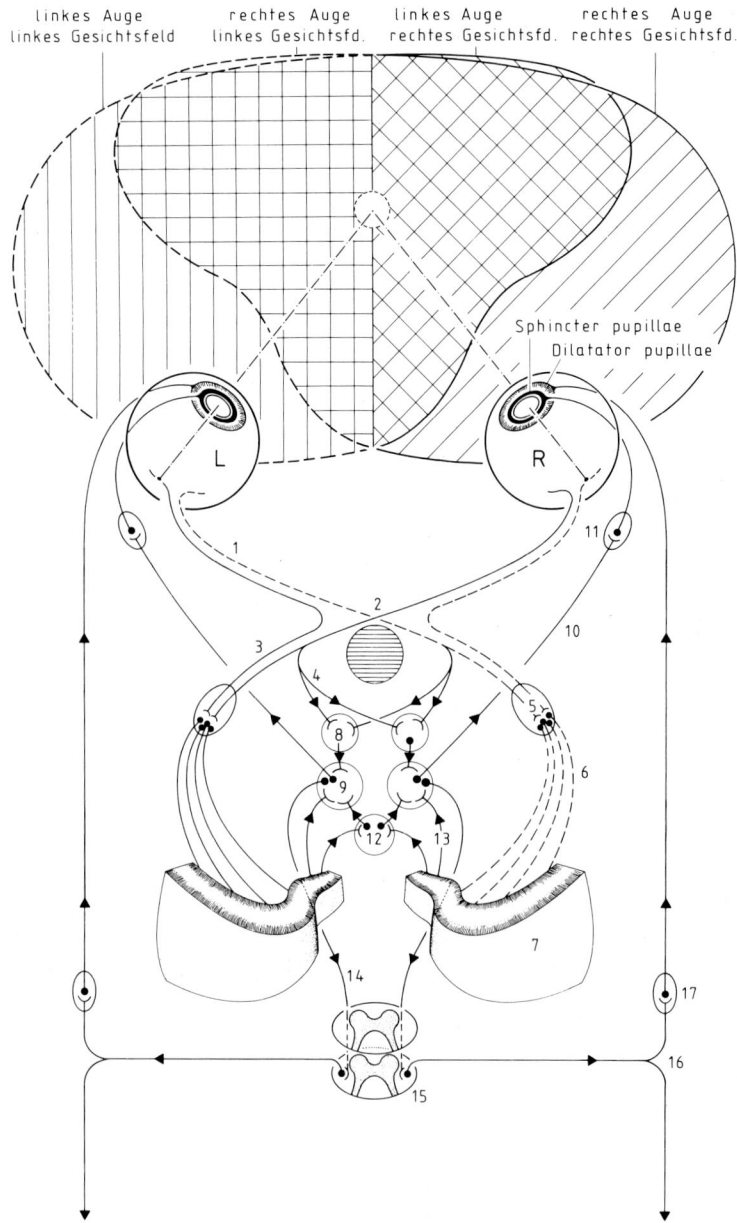

17.5 Gesichtsfeld, Sehbahn und Pupillenreflexe   457

linkes Auge / linkes Gesichtsfeld
rechtes Auge / linkes Gesichtsfd.
linkes Auge / rechtes Gesichtsfd.
rechtes Auge / rechtes Gesichtsfd.

Sphincter pupillae
Dilatator pupillae

Abb. 17.23. Schematische Zeichnung der Seh- und Pupillenreflexbahnen mit Darstellung der sich überschneidenden Gesichtsfelder (nach unterschiedlichen Literaturangaben gezeichnet durch H. Snoei)

1: N. opticus
2: Chiasma opticum, Hypophyse
3: Tractus n. optici
4: Aszendierende pupillomotorische Bahn
5: Corpus geniculatum laterale
6: Innere Kapsel und Sehstrahlung
7: Sehrinde (Fissura calcarina)
8: Schaltneuron zwischen aszendierender Pupillenbahn und 9
9: Edinger-Westphal'scher Kern
10: Sphinkterbahn im N. oculomotorius
11: Ganglion ciliare
12: Subcorticales Zentrum für Akkommodation und Konvergenzreaktion
13: Corticonukleare Hemmungsbahn des Sphinkterkerns
14: Zentrale Sympathikusbahn
15: Centrum ciliospinale (Budge)
16: Grenzstrang (N. sympathicus)
17: Ganglion cervicale superius

einer **homonymen Hemianopsie,** weil sie beiderseits in die gleiche Richtung weist.

Derartige Tractus opticus-Schäden sind allerdings selten. Häufiger treten einseitige Schäden in der Radiatio optica auf. Auch hier findet man z.B. bei einem Prozeß rechts Ausfälle in der linken Hälfte beider Gesichtsfelder.

Zur Struktur und Funktion des visuellen Cortex vgl. Kapitel 21, S. 504).

Pupillenreflexe

Als **Pupillenreflex** bezeichnet man Änderungen der Pupillenweite infolge veränderten Lichteinfalls auf die Netzhaut oder infolge Akkommodation.

Die **Pupillenreflexbahnen** sind schematisch aus Abb. 17.23 zu entnehmen. Afferente Fasern für die Pupillenreflexe wie für den Akkommodationsreflex verlaufen als Kollateralen des 3. Neurons im Sehnerven und ziehen zum Mittelhirn (Edinger-Westphal-Kerngebiet). Die Efferenzen dieser Reflexe benutzen parasympathische Anteile des N. oculomotorius und ziehen über das Ganglion ciliare zum *M. sphincter pupillae,* welcher für die *Pupillenverengung* (= **Miosis**) verantwortlich ist. Die *Pupillenerweiterung* (= **Mydriasis**) erfolgt über Aktivitätszunahme des Sympathikus, welcher vom Seitenhorn des Rückenmarkes aufsteigt (vgl. S. 346), im Ganglion cervicale superius umgeschaltet wird und mit den arteriellen Gefäßen die Iris erreicht. Ebenso bewirkt eine Abnahme des parasympathischen Tonus oder eine Läsion des Nervus oculomotorius eine Mydriasis. Auf den Beitrag des Pupillenreflexes für den **Adaptationsvorgang** wurde bereits hingewiesen (vgl. S. 452). *Die wesentlichste Aufgabe der Pupille liegt darin, die Anpassung an rasche Beleuchtungsänderungen zu erleichtern und vor allem das Auge vor zu großem Lichteinfall zu schützen.* Daneben steigt aber mit kleinerem Pupillendurchmesser die Schärfentiefe des Netzhautbildes. Es ist deshalb gut, daß der **Akkommodationsvorgang** (oder die „Naheinstellungsreaktion") *mit einer Miosis* der Pupillen *gekoppelt* ist. Darüber hinaus ist der Vorgang auch noch mit einer **Konvergenzbewegung** beider Bulbi verbunden (anderenfalls entstünden Doppelbilder, vgl. S. 466).

Praktisch kann man diese Aussage leicht überprüfen, wenn man eine Versuchsperson einen vorgehaltenen Gegenstand (Untersucherfinger) fixieren läßt und diesen Gegenstand langsam immer näher an die Person heranführt. Beobachtet man hierbei die Pupillen der Versuchsperson, werden sie mit dem Heranführen des Gegenstandes („Naheinstellungsreaktion") immer kleiner (Miosis), außerdem neigen sich beide Sehachsen immer mehr nach innen (Konvergenzreaktion).

Als **konsensuelle Pupillenreaktion** oder konsensuelle Lichtreaktion bezeichnet man die gleichsinnige Weitenänderung der Pupille des anderen Auges bei Belichtung oder Verdunklung eines Auges. Durch diese Reaktion (bedingt durch die gekreuzten Sehnervenfasern und die Kreuzung der pupillomotorischen Bahnen) sind unsere *Pupillen beiderseits stets gleich weit.*

Ist die Funktion der Netzhaut nur einseitig ausgefallen, oder ist es einseitig zur Unterbrechung des Sehnerven gekommen, so bleiben die Pupillen bei beidseitiger Beleuchtung so eng, wie es der Beleuchtung der besseren Seite entspricht. Hierbei führt Belichtung des gesunden Auges allein zur Pupillenverengung auch auf der kranken Seite. Bei Belichtung der kranken Seite allein bleiben beide Pupillen weit (= **amaurotische Pupillenstarre**). Von „**lichtreflektorischer Pupillenstarre**" spricht man, wenn *auf Lichteinfall keine Weitenänderung der Pupillen erfolgt, wohl aber bei Akkommodation.* Auch die konsensuelle Pupillenreaktion fehlt hierbei. Es gilt dies als ein (allerdings nicht völlig spezifisches) Zeichen für eine Tabes dorsalis bei Syphilis: *Argyll-Robertson'sches Phänomen,* zu welchem auch eine Pupillenverengung (Miosis) gehört.

Prüfungsfragen zu diesem Abschnitt finden Sie im Anhang unter den Ziffern: 17.5

17.6 Farbensehen

Farbensehen Farbentheorie. Rezeptoren (u.a. Typen, Verteilung, spektrale Empfindlichkeit). Schwellen des photopischen Sehens. Theorien des Farbensehens. Farbkonstraste. Farbkonstanz. Prüfung der Farbtüchtigkeit. Störungen des Farbensinns.

Es ist überraschend, welche Fülle von Gedanken und Experimenten gerade der älteren Physiologen der Aufklärung des Farbensehens gewidmet wurde und welche relativ geringe praktisch-klinische Bedeutung dem Farbensehen selbst zukommt. Ein Lokomotivführer muß zweifelsfrei ein rotes Signal von einem grünen unterscheiden können (das Gleiche gilt für farbige Computersignale), aber schon an der Verkehrsampel ist eine Orientierung nach oben und unten möglich (allerdings nicht bei Nacht), so daß Anomalien der Rot-Grün-Empfindung häufig unentdeckt bleiben. Die ersten Experimente an Versuchspersonen mit Farbsinnstörungen gehen auf Goethe[40] zurück, welcher bekanntlich (vgl. S. 408) der Zerlegung des weißen Lichtes in die Spektralfarben (Kalkspatprisma) durch Newton auf das Heftigste widersprach. Offenbar in Anlehnung an den Regenbogen benutzte bereits Newton und später auch Goethe *Farbenkreise,* in welche die Farben nach Empfindungen geordnet wurden (Abb. 17.24).

Die Vermutung, daß die Rezeptoren unseres Auges nur für **drei Farbkomponenten** (rot, gelb und blau) empfindlich seien, wurde zuerst von Thomas **Young**[41] (1802) geäußert. **Helmholtz** (1852) und **Maxwell** (1855) ergänzten dieses Konzept (drei „Fasern" für **rot, grün und blau**), welches von einer Fülle von Autoren auf die vielfältigste Weise zu interpretieren versucht wurde.

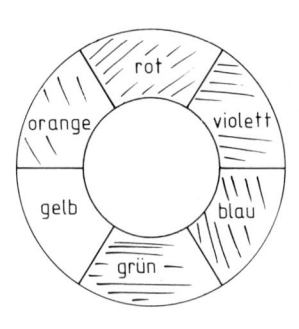

Abb. 17.24. Farbkreis von Johann Wolfgang von Goethe nach W. Jaeger, 1969

Entscheidend für diese Vorstellungen waren nicht nur die Befunde an Versuchspersonen mit Farbsinnstörungen (s. unten), sondern Experimente mit **additiver Farbenmischung,** also mit der Umkehrung der Zerlegung des Spektrums durch ein Prisma. Am einfachsten benutzt man hierfür einen „Farbenkreisel", welcher aus einer drehbaren Scheibe besteht, deren Sektoren aus unterschiedlich angefärbter Pappe bestehen. Wird ein derartiger Farbenkreisel schnell genug gedreht (entsprechend der Flimmerfrequenz, vgl. Kino: 24 Bilder/s oder Fernsehen: 50 Halbbilder/s, vgl. S. 474), sehen wir z.B. nicht mehr den roten und den grünen Sektor der Scheibe getrennt, sondern eine neue gemeinsame Mischfarbe. Diese Mischfarben kann man auch erhalten, wenn man das Licht zweier (oder mehrerer) verschiedenfarbiger Lampen miteinander mischt. Unser Auge erhält so Licht verschiedener Wellenlängen, und unser Sinnesorgan kann

---
(40) vgl. W. Jaeger: Studien Goethes an „Personen, die gewisse Farben nicht unterscheiden können", Documenta ophthalmologica 26, 264-272, 1969.
(41) Th. Young: Lectures on Natural Philosophy, London, 1802.

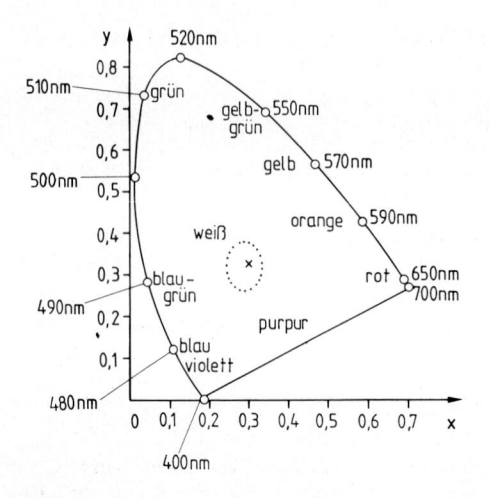

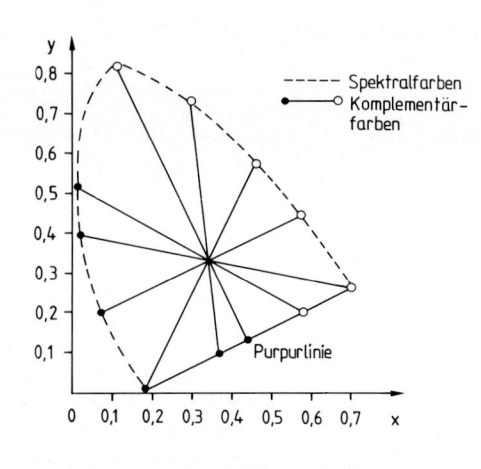

Abb. 17.25. Darstellung der Spektralfarben nach DIN 5033 (links) sowie Markierung von Komplementärfarben (rechts)

einen neuen Farbeindruck addieren. Ohne Mischung lösen **reine Spektralfarben** entsprechend ihrer Wellenlänge folgende Farbempfindungen aus:

670 nm = **Rot,**
600 nm = **Orange,**
585 nm = **Gelb,**
520 nm = **Grün,**
470 nm = **Blau** und
420 nm = **Violett**

(nm = µm).

Welche **Ergebnisse bei additiver Farbenmischung** zu erwarten sind, läßt sich aus Farbentafeln ablesen (vgl. Abb. 17.25, **Farbendreieck nach v. Kries** s.u.).

Während sich extrem *langwelliges Licht (Rot) mit kurzwelligem Licht (Violett)* zu einem *neuen Purpurton* mischen läßt, welcher weder im Spektrum noch im Regenbogen vorkommt und keiner einzelnen Wellenlänge zuzuordnen ist, kann die **Mischung von Rot, Grün und Violett** (auch als „Primärfarben" bezeichnet) zu Weiß führen. Weiß läßt sich auch durch alle Kombinationen herstellen, welche man aus Verbindungslinien ermitteln kann, die von der rechten zur linken Kante des Farbendreiecks nach von Kries durch den „**Weißpunkt**" verlaufen. (Als „**Komplementärfarben**" bezeichnet man zwei Farben, wenn sie sich additiv zu Weiß mischen lassen.)

Im Gegensatz zur additiven Farbmischung spricht man von **subtraktiver Farbmischung,** wenn man Farben z.B. durch Filterung weißen Lichtes gewinnt. Auch der Maler arbeitet mit subtraktiver Farbmischung. Die gemischte Malerfarbe reflektiert jeweils nur einen einzelnen Anteil des Spektrums.

Eine Farbe ist um so „**gesättigter**", je reiner sie eine Spektralfarbe darstellt, d.h. je *geringer ihre Weißanteile* (bzw. Schwarzanteile) sind. Bei Farben sollte also neben ihrer „eigentlichen" Farbe und deren Intensität oder „Helligkeit" auch der *Grad der Sättigung* angegeben werden.

Nachdem wir heute wissen, daß wir drei verschiedene Zapfentypen mit unterschiedlichen Sehpigmenten besitzen (vgl. Abb. 17.19, S. 450), hat die *3-Komponenten-Theorie* von Young, Helmholtz und Maxwell ihre glänzende Bestätigung gefunden. Wie sich bereits Helmholtz vorstellte, müssen die Mischfarben durch unterschiedlich starke Reizung der verschiedenen Rezeptoren entstehen[42]. Aber auch hier erscheinen die Dinge bei näherer Betrachtung wiederum viel komplizierter, als zuerst angenommen. Im direkten Gegensatz zu Helmholtz entwickelte

---

[42] Die Vorstellung, daß die Zapfen als Farbrezeptoren dienen und die Stäbchen für schwarzweiße Empfindungen, geht auf den Anatomen A. Schulze zurück (1866).

E. Hering[43] seine **Gegenfarben-Theorie**, welche mit sechs Gegenfarben arbeitet: Schwarz gegen Weiß, Rot gegen Grün und Blau gegen Gelb. Uns könnte dies heute nur noch historisch interessieren, wenn sich nicht neuerdings zeigen würde, daß zwar unsere Zapfen mit ihren verschiedenen Sehpigmenten nach dem Young-Helmholtz-Maxwell'schen 3-Komponenten-Modell arbeiten, daß aber bereits unmittelbar nach den Zapfen *schon im Bereich des 2. Neurons* (Bipolarzellen mit Horizontalzellen und amakrinen Zellen) tatsächlich nach dem Gegenfarbensystem gearbeitet wird, wobei z.B. Rot zu einem Hyperpolarisationssignal und Grün zu einer Depolarisation gleicher Zellen führen kann. Wie für das rezeptive Feld mit ON- und OFF-Rezeptoren hat man inzwischen auch bei Primaten Rot-Grün- und Gelb-Blau-Systeme gefunden, bei welchen z.B. die Belichtung des Rot-Zentrums eine Erhöhung der Zahl fortgeleiteter Aktionspotentiale, eine Belichtung der Grün-Peripherie aber eine Verminderung der Aktionspotentialfrequenz bedingt. Offenbar erfolgt hier – wie bei der besprochenen lateralen Hemmung (vgl. S. 451) – die Steuerung über „Gegenfarben". Herings Theorie der Gegenfarben basierte u.a. auf Beobachtungen von **Simultankontrasten** (wird eine farbige Pappe auf einem grauen Untergrund mit einem Seidenpapier bedeckt, so kann man *an den Rändern die Gegenfarbe* erkennen) und auf **Sukzessivkontrasten** (z.B. *farbige Nachbilder* in den Gegenfarben: Beim Betrachten einer roten Fläche erkennt man bei plötzlicher Dunkelheit ein grünes Nachbild, evtl. im Wechsel mit einem roten). Die moderne experimentelle Sinnesphysiologie ist nun in der Lage, die Korrelate für diese „alten" physiologischen Beobachtungen zu liefern und damit eine Synthese aus der 3-Komponenten-Theorie und der Gegenfarben-Theorie zu bilden. Bereits von Kries[44] hatte 1882 vermutet, daß die Rezeptoren im Sinne der drei Komponenten funktionieren, während das Gehirn nach Herings Gegenfarben-Theorie arbeiten sollte. Er nannte dieses Konzept „**Zonen- Theorie**". Inzwischen hat die Zonen-Theorie mehrfach eine glänzende experimentelle Bestätigung erfahren.

Farbsinnstörungen

Liegt nur eine Schwäche der Rot-Empfindung vor, spricht man von einer **Protanomalie**[45], ist dagegen die Rot-Empfindung völlig aufgehoben, nennt man dies **Protanopie**. Entsprechend gelten für Grün-Empfindungsstörungen die Bezeichnungen **Deuteroanomalie**[46] und **Deuteroanopie**. Rot- und Grün-Farbsinnstörungen sind am häufigsten, wobei die Anomalien im Vordergrund stehen. Man gibt an, daß bei 7-8% der *männlichen* Bevölkerung derartige Farbsinnstörungen vorliegen, während Frauen wesentlich seltener (weniger als 1%) betroffen sind. Extrem selten sind Störungen des Blau-Sinnes (Tritanomalien[47] bzw. Tritanopien), welche bei dominanter Vererbung nur in einzelnen Familien gefunden werden. Orientierende Prüfungen erfolgen mit Farbfleckverfahren (welche schon Goethe anwandte), welche heute als *„Ishihara"-Tafeln* mit verschiedenfarbig getupften Zahlen auf farbig getupftem Untergrund benutzt werden. Hierbei muß beachtet werden, daß *nur die Farben, nicht aber deren Helligkeit variiert werden darf.*

Exaktere Messungen erfolgen am **Anomaloskop** (nach Nagel), dessen Prinzip darin besteht, einer Versuchsperson z.B. einen Gelb-Standard anzubieten (Natriumlicht 589 nm) und sie gleichzeitig aufzufordern, selbst aus spektralem Rot (670 nm) und spektralem Grün (546 nm) eine Farbe zu mischen, welche genau dem Standard entspricht. Die Normierung dieses Verfahrens führt zu exakt bestimmbaren Werten (Rayleigh-Gleichungen), welche einerseits den Bereich des Normalen, andererseits den Grad

---

(43) E. Hering: Zur Lehre vom Lichtsinne, Gerold u. Söhne, Wien, 1878. Als „Urfarben" werden nach Hering Rot, Gelb, Grün und Blau bezeichnet.
(44) Johannes von Kries (1853-1928), Schüler u.a. von Helmholtz und C. Ludwig, ab 1880 Physiologe in Freiburg, später Philosoph.

(45) protos (proteus) gr. = erster.
(47) deuteros gr. = zweiter.
(47) trotis gr. = dritter.

der Anomalien bzw. Anopien diagnostizieren lassen. Liegt z.B. eine Protanomalie vor, mischt der Proband im Anomaloskop mehr Rot hinzu, so daß der Normalsichtige neben dem Gelb-Standard ein leuchtendes Rot sehen kann, während der Protanomale beide Farbanteile für nicht verschieden erklärt. Ein Deuteroanomaler würde entsprechend mehr Grün benötigen.

Prüfungsfragen zu diesem Abschnitt finden Sie im Anhang unter den Ziffern: 17.6

17.7 Okulomotorik

Okulomotorik Augenbewegungen: Typen, funktionelle Bedeutung, Steuerung und zeitliche Abläufe; Messung. Nystagmus-Typen. Funktionelle Komponenten der Bildabtastung, der Raumorientierung und des Bewegungssehens.

Entwicklung des Lichtsinnes
Grundzüge der Entwicklung des ein- und beidäugigen Sehens nach der Geburt; Störungen (z.B. Schielamblyopie).

Wer gelegentlich mit Säuglingen einen Blickkontakt aufzunehmen versucht hat, weiß, welche Schwierigkeiten Säuglinge (bis zum Alter von ca. 3 Monaten) haben, die Fixation mit beiden Augen zu lernen. Ein gewisses Schielen oder eine gewisse „Heterophorie" (im Vergleich zum ausgeprägten Schielen = Strabismus) ist zunächst ganz physiologisch, sollte aber spätestens dann überwunden sein, wenn das Kind gezielte Greifbewegungen ausüben kann (5. bis 6. Monat). Im Gegensatz zum Kaninchen, welches nicht einmal eine Fovea centralis besitzt, dafür aber den Feind im Rücken erkennen kann, haben wir Menschen die Möglichkeit, in einem Raumwinkel von allerdings nur 20 Bogenminuten „scharf" zu sehen. Vorwiegend „flüchtende Säuger" benötigen ein möglichst großes Gesichtsfeld, welches sich beiderseits keineswegs überschneiden muß, während Raubtiere oder springende Eichhörnchen oder wir selbst beide Augen auf ein konkretes Ziel richten müssen, wobei sich dann zumindest unsere nasalen Gesichtsfelder weitgehend überschneiden (vgl. Abb. 17.23).

Für ein beidäugiges scharfes Sehen müssen unsere Augenmuskeln äußerst präzis die Sehachsen beider Augen (während beidseitiger Fixation) koordinieren, damit der beobachtete Gegenstand in beiden Foveae centrales abgebildet wird. Hierfür stehen prinzipiell zwei unterschiedliche Arten von beiderseits in die gleiche Richtung zielenden oder **konjugierten Augenbewegungen** zur Verfügung:

1. *Betrachten wir ein stillstehendes Bild* (z.B. Lesen eines vor uns liegenden Buches), erfolgen diese Augenbewegungen nach eigener Willkür. Wir sprechen von raschen *Blickzielbewegungen* oder **Sakkaden**.

2. Davon unterschieden sind die *Blickfolgebewegungen*, welche dann auftreten, wenn wir ein sich bewegendes Objekt fixieren. Hier diktiert das Objekt die Blickbewegungen, welche gegenüber den Sakkaden langsamer ablaufen (allerdings mit geringerer Latenzzeit bereits beginnen).

Mit Hilfe von Sakkaden springen wir beim Lesen von Wort zu Wort (meist werden dabei jeweils nur wenige Buchstaben scharf gesehen und der Rest „geraten"). Die Maximalgeschwindigkeit dieser Sakkaden ist etwa sechsmal schneller (0,6° pro ms) gegenüber den langsameren Blickfolgebewegungen (vgl. hierzu auch Abb. 19.4, S. 495). Bei beiden genannten Formen der Augenbewegungen handelt es sich um visuell geregelte Blickbewegungen[48]. Wir wer-

---

(48) Allerdings erfolgt während des Ablaufes einer programmierten Sakkade keine visuelle Korrektur.

den über den *vestibulären Nystagmus* noch zu berichten haben (vgl. S. 494), hier mag der Hinweis genügen, daß wir z.B. einem Gegenstand mit unseren Blicken wesentlich schlechter folgen können, wenn wir ihn bei stillstehendem Kopf schnell mit vorgehaltenem Arm vor uns hin- und herbewegen (= *visuelle Blickregelung*), als wenn wir mit gleicher Geschwindigkeit unseren Kopf bei ruhig gestrecktem Arm bewegen (= *vestibuläre Stabilisierung unserer Augenstellung*).

Eine spezielle reflektorische, visuelle Blickregelung erfolgt beim sog. „**optokinetischen Nystagmus**". Betrachten wir z.B. stetig vorbeiziehende Bilder, so verfolgen wir zunächst das fixierte Bild mit einer langsamen Blickfolgebewegung, bis es zu einer schnellen automatischen Rückstellbewegung (ebenfalls einer Sakkade) unserer Augen kommt. Unsere Augen können nun erneut ein Bild fixieren, und der Vorgang wiederholt sich von nun an rhythmisch. Dieses Phänomen wird auch als **Eisenbahnnystagmus** (vgl. S. 496) bezeichnet, wobei wir sowohl beim Blick aus dem fahrenden Zug wie auch beim Betrachten eines fahrenden Zuges vom Bahnsteig aus diesen Nystagmus beobachten können[49].

3. Für die beidäugige Fixation sind allerdings nicht nur Sakkaden und Blickfolgebewegungen notwendig, sondern zusammen mit der Akkommodation (vgl. S. 437) müssen auch **Vergenzbewegungen** ausgeführt werden. Beim Blick von der Ferne in die Nähe müssen die Sehachsen aneinanderrücken (= **Konvergenzbewegungen**), während beim umgekehrten Vorgang die Augen mehr nach außen gedreht werden, d.h. die Sehachsen auseinanderweichen müssen (= *Divergenzbewegungen*). Parallel zur Konvergenz erfolgt eine Pupillenverengung (*Miosis*), zur Divergenz eine Erweiterung (*Mydriasis*), d.h. *Konvergenz und Pupillenreaktion sind gekoppelt*, vgl. S. 458.

---

(49) Wie wir noch besprechen werden (vgl. S. 497), sind diese Blickbewegungen mit dem Gleichgewichtssinn gekoppelt, so daß beim Einfahren eines Zuges der optokinetische Nystagmus auch zu Schwindelerscheinungen führen kann, welche die Bahnsteigkante zu einem besonders gefährlichen Aufenthaltsort werden lassen.

Lernt ein Kind die äußerst feine Koordination seiner Augenmuskeln nicht zu beherrschen, so kann z.B. nur auf einer Fovea centralis ein scharfes Bild entstehen, während im anderen Auge das Bild irgendwo in die Netzhautperipherie fällt. Unter diesen Bedingungen lernt das Kind nicht, **beidäugig zu sehen**, es erscheint meist als „Schielkind", welches an einem **„Strabismus"** leidet. In der Regel wird dann dasjenige Bild, welches nicht in der Fovea centralis abgebildet wird, überhaupt nicht wahrgenommen, es wird vom Gehirn „unterdrückt" (= *„supprimiert"*). Das führende Auge übernimmt praktisch den Gesichtssinn, zumindest für das scharfe Sehen. Beidäugiges Sehen muß in den ersten Lebensjahren gelernt werden (bis zum 4. bis 5. Lebensjahr). *Orthoptistinnen* können dabei schielende Kinder z.B. durch Verdeckung (Okklusion) des führenden Auges „das Sehen lehren". Ob beidäugig gesehen wird, d.h. ob wir beide Netzhautbilder überhaupt **„fusionieren"** können, läßt sich z.B. durch stereoskopische Bilder nachweisen, welche mit Hilfe eines **Stereoskopes**[50] getrennt für jedes Auge angeboten werden. Hierbei kann man sowohl räumliche Eindrücke erhalten (s. unten), sowie durch kleine Unterschiede in sonst gleichförmigen rechten und linken Bildern (z.B. Käfig mit und ohne Tier) feststellen, ob nur ein Bild oder beide Bilder zu einer zentralen Sinneswahrnehmung, dem Seheindruck, verarbeitet werden. Wer deshalb ein schielendes Kind nicht einer rechtzeitigen orthoptischen Therapie zuführt, kann daran Schuld sein, daß ein gesundes Auge praktisch erblindet (=**„Schielamblyopie"***), was besonders dann ins Gewicht fällt, wenn das führende Auge durch Krankheit oder Unfall in seiner Funktion beeinträchtigt ist.

Elektrookulographie

Quantitativ lassen sich Augenbewegungen deshalb besonders gut durch Potentialmessungen erfassen, weil sich das Auge entlang der Sehachse wie ein *Dipol* (vgl. S. 40) verhält, welcher im Bereich der *Cornea* eine *positive* und im Bereich der *Retina* eine *negative Ladung* trägt. Mit Hilfe temporal und frontal (nasal) angebrachter Elektroden läßt sich dieses Potential abgreifen und Augenbewegungen entsprechenden Potentialschwankungen zuordnen. Bei der *Elektronystagmographie* lassen sich so durch Amplitude und Frequenz dieser Potentialänderungen Vestibularis-Erregungen (z.B. durch Drehstuhlreizung, vgl. S. 495, Abb. 19.4) quantitativ erfassen. Sowohl für die Diagnostik von Augenmuskelausfällen, Netzhautdefekten wie Erkrankungen des Gleichgewichtsorganes ist die Elektrookulographie von Bedeutung.

---

(50) Das *Prinzip des Steroskops* besteht darin, durch Prismengläser die Konvergenz bei der Fixation aufzuheben, so daß jedes Auge ein getrenntes Bild ansehen kann. Außerdem muß durch Plusgläser die (durch die Aufhebung der Konvergenz) reduzierte Akkommodation wieder ausgeglichen werden.

---

*) amblüs gr. schwach ōps, opós gr. das Auge = Schwachsichtigkeit ohne nachweisbare Augenfehler

Prüfungsfragen zu diesem Abschnitt finden Sie im Anhang unter den Ziffern: 17.7.ff.

17.8 Räumliches Sehen

Räumliches Sehen
Mechanismen und Leistungen der binokularen Tiefenwahrnehmung. Horopter. Faktoren des monokularen Tiefensehens.

Warum benötigen wir eigentlich zwei Augen? Gewiß ist die prospektive Reserve für uns der wichtigste Grund. Daneben verbessern beidäugiges Sehen den räumlichen Eindruck und erlaubt Entfernungen abzuschätzen. Allerdings verlassen wir uns bei der *Entfernungsabschätzung* in der Regel auf unsere Leben*serfahrung,* so daß wir Entfernungen auch vorzüglich *mit einem Auge* abschätzen können. In der Landschaft auftauchende „kleine" Menschen sind in der Regel keine Zwerge, sondern sie erscheinen nur klein, solange sie weit von uns entfernt sind. Die „*Perspektive*" klärt uns über die Verhältnisse im Raum auf und kann gut einäugig erfaßt werden. Entfernungsabschätzungen erfolgen auch über den *Sättigungsgrad der Farben.* Mit zunehmender Entfernung werden die Farben der Landschaft ungesättigter (vgl. S. 460). Ursache hierfür ist der atmosphärische Dunst mit seinem Grauschleier. An besonders klaren Tagen erscheinen Berge deshalb plötzlich ganz nah.

Schließlich spielt auch die „*Verdeckung*" eine Rolle. Sehen wir einen Gegenstand voll und den anderen nur zu Hälfte, spricht alle Erfahrung dafür, daß der volle Gegenstand näher gelegen ist und den anderen verdeckt (Möglichkeit der „optischen Täuschung").

Ferner sind die *Relativbewegungen* von Gegenständen zumal bei eigener Bewegung (speziell im Straßenverkehr) von besonderer Bedeutung für Entfernungsabschätzungen.

Für die **genauere Entfernungsabschätzung** speziell **im Nahbereich** hat jedoch zweiäugiges Sehen einen besonderen Vorteil. Praktisch kann man sich das so vorstellen, daß beide Augen durch ihre „quer" nebeneinander liegende Stellung die Möglichkeit haben, vor uns aufrecht stehende Gegenstände jeweils entweder von der rechten oder der linken Seite optisch abzutasten. Man nennt diesen Vorgang „**Querdisparation**"[52]. Eine senkrecht durch unser beidäugiges Gesichtsfeld ziehende Röhre kann z.B. an ihren Seiten von jedem Auge getrennt beobachtet werden, während die lange Röhre bei eigener Querlage praktisch für jedes Auge das gleiche Bild liefert. Voraussetzung ist allerdings, daß die Röhre länger als das Gesichtsfeld ist, so daß man nicht getrennt von rechts oder links auf ihre Enden blicken kann[53].

In Wirklichkeit muß der räumliche Eindruck allerdings nicht durch ein getrenntes optisches Abtasten vor uns liegender Gegenstände hergestellt werden, sondern unser Gehirn verrechnet Informationen, die von Bildern kommen, welche in beiden Augen auf **identische** (= „korrespondierende") **Netzhautpunkte** fallen, gegenüber solchen von nicht identischen Abschnitten.

---

(52) Eine „Längsdisparation" gibt es in diesem Zusammenhang nicht, sonst hätten unsere Augen übereinander angeordnet sein müssen.

(53) Aus diesem Verhalten hat man eine eigene Apparatur zur Prüfung des räumlichen Sehens entwickelt. Durch einen binokulären Tubus werden drei parallel nebeneinander angeordnete Stäbe betrachtet, von denen einer vom Versuchsleiter nach vorn oder nach hinten bewegt werden kann. Die Stäbe können nebeneinander sowohl in horizontaler wie in vertikaler Lage angeboten werden. Es kann nun exakt der Winkel bestimmt werden, bei welchem der Proband gerade nicht mehr entscheiden kann, ob die drei Stäbe sich in gleicher Ebene befinden oder ob ein Stab räumlich verschoben wurde.

Was man unter identischen Netzhautpunkten zu verstehen hat, erläutert Abb. 17.26. Wird mit beiden Augen ein Punkt fixiert, so fällt die Abbildung dieses Punktes beiderseits in die Fovea centralis, während alle Punkte im Raum, welche auf dem sog. **Horopterkreis**[54] liegen, jeweils in beiden Augen im gleichen Abstand von der Fovea centralis, also auf „identischen" oder „korrespondierenden" Netzhautstellen abgebildet werden. Für unterschiedliche Augenstellungen mit unterschiedlicher Akkommodation (vgl. Abb. 17.27) ergibt sich jeweils ein neuer Horopterkreis.

Liegen Punkte deutlich außerhalb des Horopterkreises, können sie die Ursache für **Doppelbilder** sein. Man prüft dies selbst am einfachsten, daß man seine eigenen Zeigefinger im Abstand von etwa 20 und 40 cm vor sich senkrecht

---

(54) Von horos gr.=Grenze, optär gr.=der nach etwas Sehende, der Begriff der Sehgrenze stammt bereits von Aguilonius (1613).

aufrichtet. Fixiert man den vorderen Zeigefinger, erscheint der hintere doppelt und umgekehrt. Durch Zukneifen eines Auges kann man sich von der Lage der Doppelbilder durch deren Verschwinden überzeugen. (Hält man dagegen die Zeigefinger in gleichem Abstand waagerecht, erzielt man wegen fehlender Längsdisparation keine Doppelbilder.) Der *räumliche Eindruck* wird nun *dadurch begründet, daß Punkte im Raum nicht auf exakt korrespondierende Netzhautstellen fallen.* Wie unser Gehirn diese „Beinahe"-Doppelbilder tatsächlich zu einem räumlichen Eindruck verrechnet, bleibt sein Geheimnis.

Mit zunehmender Entfernung, d.h. mit wachsendem Horopterdurchmesser wird die zweiäugige, räumliche Tiefenwahrnehmung geringer. Es war wiederum Helmholtz (vgl. S. 174), der den Effekt der Querdisparation auch für größere Entfernungen nutzbar zu machen verstand. Er vergrößerte künstlich den Augenabstand mit Hilfe des von ihm erfundenen Scherenfernrohrs.

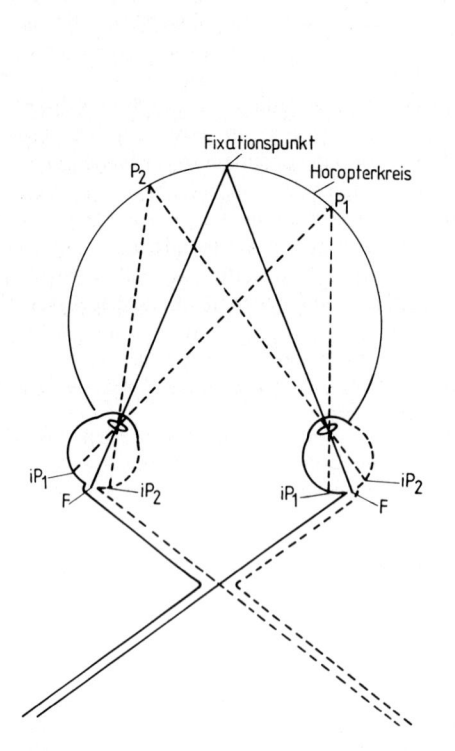

Abb. 17.26. Darstellung des Horopterkreises mit identischen Netzhautpunkten (iP)

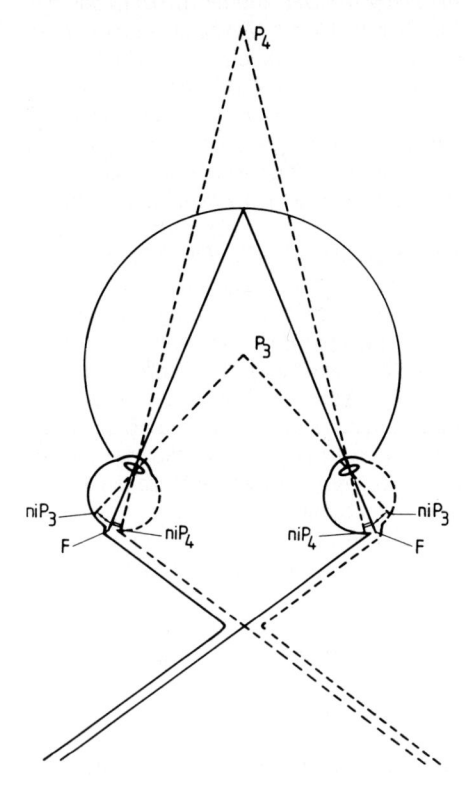

Abb. 17.27. Punkte, welche nicht auf dem Horopterkreis liegen (vgl. Abb. 17.26), werden auf nicht-identischen Netzhautpunkten (niP) abgebildet

Prüfungsfragen zu diesem Abschnitt finden Sie im Anhang unter den Ziffern: 17.8.ff.

Weiterführende Literatur

E. Alexandridis: The Pupil. Springer, New York, Berlin, Heidelberg, Tokyo, 1985

P.O. Bishop: Processing of Visual Information within the Retinostriate System, Section 1, The Nervous System, Vol. III, 1, 341-424, in: Handbook of Physiology. Amer. Physiol. Society, Bethesda, Ma., 1984

J.K. Bowmaker, H.J.A. Dartnall: Visual Pigments of Rodas and Cones in a Human Retina. J. Physiol. 298, 501-511, 1980

J.E. Dowling, M.W. Dubin: The Vertebrate Retina, Section 1, The Nervous System, Vol. III, 1, 317-339, in: Handbook of Physiology, Amer. Physiol. Society, Bethesda, Ma., 1984

E. Lütjen-Drecoll, G. Lönnerholm, M. Eichhorn: Carbonic Anhydrase Distribution in the Human and Monkey Eye by Light and Electron Microscopy. Graefe's Arch. Clin. Exp. Ophthalmol. 220, 285-291, 1983

J.W. Rohen: Morphologie und Embryologie des Sehorgans, in: Augenheilkunde in Klinik und Praxis, herausgegeben von U. François und F. Hollwich. Thieme, Stuttgart, 1977

R. Thiel: Atlas der Augenkrankheiten, 6. Auflage. Thieme, Stuttgart, 1963

W. Trendelenburg, 2. Auflage bearbeitet von M. Monje, J. Schmidt, E. Schütz: Der Gesichtssinn. Springer, Berlin, Göttingen, Heidelberg, 1961

R.L. de Valois, G.H. Jacobs: Neural Mechanisms of Color Vision, Section 1, The Nervous System, Vol. III, 1, 425-456, in: Handbook of Physiology. Amer. Physiol. Society, Bethesda, Ma., 1984

18. Gehörsinn (Hören, Stimme und Sprache)

Allgemein

Aristoteles [1] wußte bereits, daß der Schall sich in Luft ausbreitet, also spekulierte er, auch das innere Ohr müßte mit Luft gefüllt sein. Allerdings müsse diese Luft gut von der bewegten äußeren Luft abgegrenzt sein, damit eine exakte Schalldifferenzierung im Inneren möglich sei. Das ganze Hinterhaupt wurde deshalb bei Aristoteles als gehirnloser, luftgefüllter Raum für das Gehör angenommen. Eine genauere Beschreibung der Felsenbeinstrukturen mit Bogengängen, Schnecke und Vestibulum ist erstmals durch *Galen* [2] überliefert, welcher diesen verwinkelten Strukturen auch den Namen Labyrinth gab (in offenbarer Anlehnung an den kretischen Palast des Minos in Knossos). Fixiert auf aristotelisches Gedankengut nahm aber auch Galen an, daß Bogengänge und Schnecke mit Luft gefüllt seien. Es vergingen sogar mehr als 3 x 600 Jahre (oder mehr als 3 Lebensalter der alma mater Heidelbergensis), bis auch auf diesem Gebiet die Autorität des Aristoteles allein nichts mehr galt. Der 24jährige Domenico *Cottugno* lieferte 1760 der Neapolitaner Fakultät eine Doktorarbeit ab, in welcher er erstmals auf Grund von mehr als 100 Untersuchungen an verschiedensten frischen Tier- und Menschenschädeln nachwies, daß das Labyrinth nicht mit Luft, sondern mit Flüssigkeit gefüllt sei. Ein echtes Genie bestritt allerdings diesen Befund noch 20 Jahre später. Es war ebenfalls ein medizinischer Doktorand, kein geringerer als der 20jährige Friedrich *Schiller*. Allerdings handelte es sich wohl hier weniger um eine systematische Untersuchung, als vielmehr um geniale Thesen unter dem Titel „Philosophia Physiologica", von welcher nur kritische Kommentare erhalten sind. Daß neben den kritischen Stuttgarter Professoren der Herzog persönlich, welcher alle derartigen Dissertationen gelesen haben soll, mit Schillers Leistung nicht zufrieden war, sei nur der Vollständigkeit halber vermerkt. Man stolpert nicht zu Unrecht über den Schiller'schen Satz: „Wer möchte wohl glauben, der Ton das größte Produkt der Elastizität werde dem Geiste durch Wasser zugeleitet, das die geringste Elastizität besitzt." Dies war besonders deshalb eine Provokation, weil seine eigenen Stuttgarter Professoren inzwischen die Befunde des Cottugno bestätigt hatten. (Ein Jahr später legte Schiller allerdings gleich zwei neue Fassungen seiner Doktorarbeit in deutsch und lateinisch vor, welche ihm den erwünschten Titel brachten.)

Die erste systematische (histologische) Analyse der Schnecke wurde 1850 von Graf *Alfonso Corti* (1822-1876) publiziert, welcher zu jener Zeit Assistent am Anatomischen Institut der Universität Würzburg war. Als Entdecker des **„Corti'schen Organs"** erlangte der hoffnungsvolle Assistent zwar später Weltruhm, doch hatte sich der vergeblich auf einen Ruf wartende, an Gelenkrheumatismus erkrankte Graf bereits auf sein italienisches Weingut zurückgezogen, wo er vom Krankenbett aus ein Mustergut organisiert und sogar die ersten reblausbeständigen Weine aus Amerika eingeführt haben soll. Über seinen politisch aktiven Bruder kann man sich noch heute ausführlich in der Encyclopaedia Britannica informieren, während man von Alfonso Corti gerade die Lebensdaten erfährt.

---

(1) Aristoteles, vgl. S. 78.
(2) Galen, vgl. S. 78.

18.1 Schall-Leitung

Schalleitung Funktion des äußeren Ohrs und des Mittelohrs. Tubenfunktion. Drucktransformation bei der Schalleitung über das Mittelohr. Übertragungscharakteristik des Mittelohrsystems. Funktion der Mittelohrmuskeln. Übertragung von Schallenergie durch Knochenleitung.

Hörprüfungen Grundzüge der Hörprüfungen (z.B. Weber, Rinne, subjektive Audiometrie).

Schiller (s.o.) hatte das ganz richtige Gefühl, daß „elastische" (kompressible) Luft und inkompressibles Wasser für Schallübertragungen Probleme bereiten müssen. Wir lernen heute allerdings bereits auf der Schule, daß sich Schall im Wasser *schneller* als in der Luft fortpflanzt (vgl. Tab. 18.1). Die echten Probleme treten am Übergang beider Medien auf, weil Schallwellen – wie andere Wellen auch – beim Übergang auf ein anderes Medium leicht reflektiert werden können.

Tab. 18.1. Schallgeschwindigkeit in unterschiedlichen Medien

Medium	Schallgeschwindigkeit $[m \cdot s^{-1}]$
Vakuum	0
Luft	$331,4 + 0,607 \cdot C°$
Wasser	1480
Festkörper (Aluminium)	ca. 5000

Die Natur half sich bei der Lösung ihrer Aufgabe durch einen „Schalltrichter", mit dessen Hilfe Druckwellen förmlich eingefangen werden können: durch äußeres Ohr und Gehörgang, welcher selbst noch als Resonanzraum dienen kann. Darüber hinaus werden über ein kompliziertes **Mittelohrsystem mit Trommelfell, Gehörknöchelchenkette** und **ovalem Fenster** die unterschiedlichen *Wellenwiderstände* oder die „*Impedanz*" von Luft und Wasser aufeinander abgestimmt (vgl. Abb. 18.1). Man spricht geradezu von der „**Impedanzanpassung**" *als der Aufgabe des Mittelohres*. Die Aufgabe des Trommelfelles besteht hierbei darin, entsprechend einer Mikrophonmembran im Takt der ankommenden Schallwellen zu schwingen (s. unten). Über die Gehörknöchelchenkette und die gegenüber dem Trommelfell etwa 17mal kleinere Fläche der Steigbügelfußplatte werden die Schallschwingungen am ovalen Fenster der Innenohrflüssigkeit aufgedrückt. Da physikalisch Druck gleich Kraft pro Fläche ist, nimmt die übertragbare Druckamplitude mit der kleineren Steigbügelplatte um den Faktor 17 zu. Die Hebelarme von Hammer und Amboß erhöhen diese *Übersetzung* weiter, so daß man insgesamt mit einem Faktor von 22 für die Zunahme der Druckamplitude rechnet. Dieser Aufwand führt immerhin dazu, daß *nur etwa 40% der ankommenden Schallenergie durch Reflexion verlorengeht*.

Zwei Muskeln sind hierbei stabilisierend tätig: der *M. tensor tympani* (innerviert von einem Ast des N. trigeminus) und der *M. stapedius* (innerviert über einen Facialisast). Die Aufgaben dieser Muskeln liegen vermutlich darin, die Spannung des Trommelfells unterschiedlichen Schalldrucken reflektorisch anzupassen und/oder das System vor zu hohen Schalldrucken reflektorisch zu schützen und/oder uns schließlich vor lästigen Klirreffekten zu schützen, wie wir sie von billigen oder defekten Lautsprechermembranen her kennen.

(Daß die Menschen auch vor Explosionsschalldrucken geschützt werden müssen, konnte vermutlich bei der „Konstruktion des Ohres" nicht vorausgesehen werden: Bereits die Latenzzeiten der reflektorischen Muskelanspannung liegen für den Explosionsschutz mit rund 100 ms zu hoch.)

Auch über den Knochen können Schalldrucke an das Innenohr gelangen, doch spielt physio-

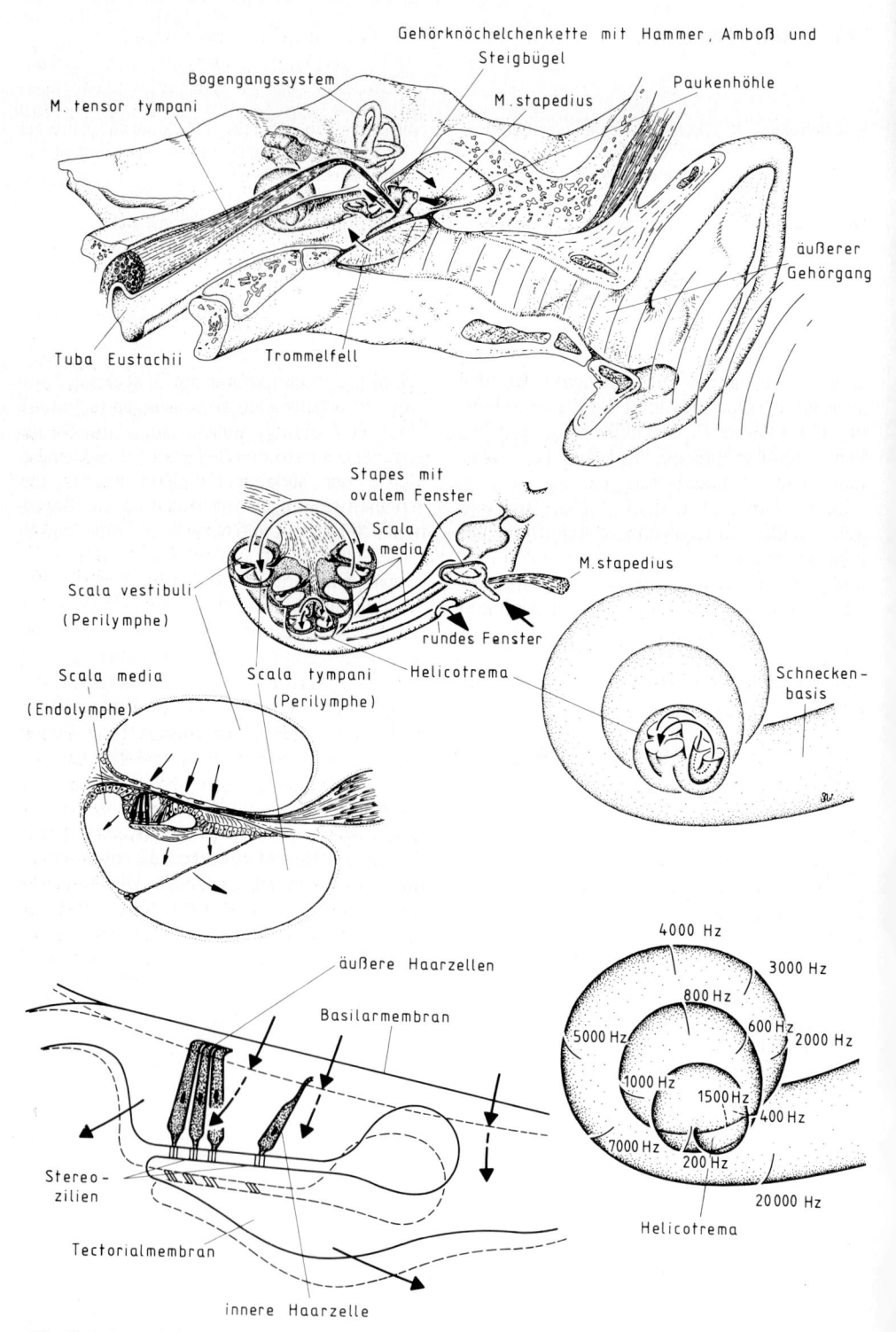

Abb. 18.1. Querschnitt durch Gehörgang, Mittel- und Innenohr (nach unterschiedlichen Literaturangaben gezeichnet durch H. Snoei)

logischerweise die sog. **"Knochenleitung"** keine Rolle. (Lediglich unsere eigene Stimme gelangt z.T. über diese Knochenleitung an unser Innenohr und klingt uns deshalb so fremd, wenn wir sie plötzlich über ein Tonband allein durch Luftleitung hören.)

Beim **Weber'schen**[4] **Versuch** wird die Stimmgabel auf die Mitte der Stirn gesetzt. Bei *Störungen der Schalleitung* (im Bereich des Mittelohres) wird der Schall der Stimmgabel im erkrankten Ohr lauter gehört als im gesunden oder *zur kranken Seite hin „lateralisiert".* Bei Erkrankungen des Innenohres erscheint die Stimmgabel erwartungsgemäß im gesunden Ohr lauter.

Da die **Luftleitung** *physiologischerweise bei weitem besser als die Knochenleitung* ist, können die Kliniker den Unterschied zwischen Luft- und Knochenleitung geradezu als Indiz für eine Mittelohrerkrankung benutzen. Ein Gesunder hört eine angeschlagene Stimmgabel (üblicherweise Kammerton „a" 440 Hz) unmittelbar vor dem Ohr (Luftleitung) länger als nach dem Aufsetzen der Stimmgabel auf den Warzenfortsatz (Knochenleitung). Eine **Mittelohrschwerhörigkeit** (Schalleitungsstörung) kann diesen Vorgang umkehren, so daß zwar eine Stimmgabel vor dem Ohr nicht, aber nach anschließendem Aufsetzen auf den Warzenfortsatz wieder gehört werden kann. Dieses Phänomen wird als **„Rinne**[3]**-negativ"** bezeichnet, während bei einer **Innenohrschwerhörigkeit** (= *„Schallempfindungsstörung")* zwar die Gesamtdauer für das Hören einer angeschlagenen Stimmgabel verkürzt sein kann, jedoch hierbei *wie beim Gesunden* die Stimmgabel *vor dem Ohr länger* gehört wird (= **„Rinne-positiv"**) als über einen Aufsatz auf den *Processus mastoideus*.

Simulieren kann man dieses Phänomen am einfachsten dadurch, daß man einen Ton summt und sich selbst gleichzeitig durch Druck auf einen Tragus den Gehörgang verstopft. Für die Dauer des Gehörgangverschlusses erscheint der gesummte Ton auf der verschlossenen Seite lauter. Die Deutung des Simulationsexperimentes ist relativ einfach: Es entsteht im verschlossenen Gehörgang ein Resonanzraum, aus welchem der Schall nicht „abfließen" kann. Ob man bei Mittelohrerkrankungen ebenfalls ähnliche Resonanzphänomene mit „Schallabfluß"behinderungen annehmen darf oder z.B. veränderte Adaptationszustände im Vordergrund stehen, muß hier offen bleiben.

Beim sog. **„Sprachaudiogramm"** wird das Sprachverständnis mit Hilfe zweistelliger Zahlen und einsilbiger Hauptwörter geprüft. Aus der Anzahl verstandener Wörter von festgelegten Testgruppen (bei festgelegter Lautstärke) läßt sich der Hörverlust für Sprache quantifizieren. Derartige Prüfungen sind zur Erfolgskontrolle von Hörgeräten, hörverbessernden Operationen sowie von Rentenansprüchen unerläßlich.

---

(3) Heinrich T. Adolf Rinne (1819-1868), Psychiater in Hildesheim.

(4) Ernst H. Weber, s. S. 408.

Die Tube (= Tuba Eustachio*) stellt einen Verbindungsschlauch zwischen Mundhöhle und Mittelohr dar. Beim Kauen und Schlucken kommt es bevorzugt zum Luftaustausch zwischen Mundhöhle und luftgefülltem Mittelohr. Bei schnellem Wechsel des Luftdruckes (Hochgebirgsseilbahnen, Flugzeug mit fehlender oder unvollständiger Druckkabine, Hochhausfahrstühle etc.) können wir diese Druckdifferenz zwischen Gehörgang und Mittelohr an einem „Knacken" oder gar an Schmerzen von unserem Trommelfell spüren. Beim Gesunden läßt sich der notwendige Druckausgleich durch Schlukken meist rasch wieder herstellen. Erkältungskrankheiten mit einer Schwellung des Tubenkanalepithels behindern einen Druckausgleich. Ein zugeschwollener Tubenkanal kann deshalb auch eine Mittelohrentzündung auslösen. Hierbei wird zunächst die Luft aus der Paukenhöhle resorbiert. Der nachfolgende Unterdruck in der Paukenhöhle löst eine Filtration von Exsudat in eine Paukenhöhle aus. Diese seröse Flüssigkeit stellt eine vorzügliche Nährlösung für Bakterien dar, die zuvor ungehindert den Tubenkanal passieren konnten.

---

*Bartolomeo Eustachio (1520-1574), Römischer Anatom, entdeckte u.a. die nach ihm benannte Tuba pharyngo-tympanica.

18.2 Physiologische Akustik

Schallintensitäts- und Schallempfindungsmaße (Dezibel, Phon, Sone). Hörbereich nach Intensität und Frequenz (Hörfläche). Altersabhängigkeit. Unterschiedsschwellen. Überschwelliger Bereich (Hauptsprachgebiet, Isophone). Richtungshören.

Schallwellen sind **Druckwellen,** welche in der Ausbreitungsrichtung schwingen. Sie werden deshalb auch als *Longitudinalwellen* bezeichnet. Zur Ausbreitung ist ein Medium notwendig (gasförmig, flüssig oder fest), welches die Schallgeschwindigkeit bestimmt (vgl. Tab. 18.1). (Im Weltraum ist es „totenstill".)

Die Druckwelle eines Explosionsknalls kann Mauern zum Einsturz bringen. Trompetenstöße vermögen dies nur in der Legende

18.2 Physiologische Akustik

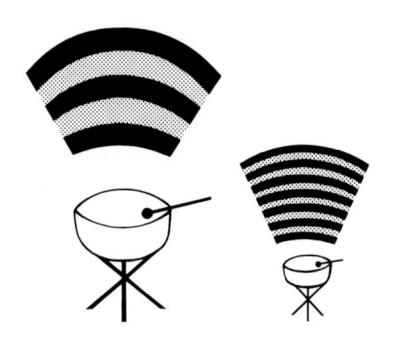

Abb. 18.2. Schallfeld einer großen und kleinen Kesselpauke (die Schallgeschwindigkeit ist das Produkt aus Druckwellenlänge und Druckwellenfrequenz)

(Jericho[4a]). Das hin- und herschwingende Fell einer Kesselpauke kann das *beim Schall entstehende* **Druckfeld** am eindrücklichsten demonstrieren (vgl. Abb. 18.2). Die *Höhe des* Paukento*nes* hängt von der *Anzahl der Schwingungen* des *Paukenfelles pro Sekunde* ab. Je kleiner das Paukenfell ist, desto schneller sind die Schwingungen und um so höher ist deshalb der Ton der Pauke. Eine Verkürzung der Schwingungen erreicht man aber ebenso auch durch eine stärkere Spannung des Paukenfelles. (Die Kunst des Paukers besteht darin, über eine Spannungsveränderung des Paukenfells sein Instrument exakt zu stimmen.) Bei einem stärkeren Schlag auf die Pauke wird der Ton *lauter,* aber nicht höher. Die **Druckamplitude** hat hierbei zugenommen, nicht jedoch die **Frequenz** der Schwingungen.

Beobachtet man im Konzertsaal den Pauker, so kann man feststellen, daß er nach einem großen Paukenwirbel im Fortissimo seine flachen Hände über die Paukenfelle ausbreitet. Hierbei werden nicht nur die Schwingungen der angeschlagenen Pauke abgestoppt, sondern auch diejenigen der daneben stehenden Pauke, welche ebenfalls über das Schallfeld der ersten Pauke zu Schwingungen angeregt wurde und welche wie die erste Pauke mit Hilfe ihres großen Kessels und damit ihres **„Resonanz"**körpers ein Orchesterpiano hörbar stören würde. Wir haben bereits besprochen, daß unser Trommelfell ebenso durch Druckwellen in Schwingungen gerät, wobei diese Schwingungen über die Gehörknöchelchenkette der Innenohrflüssigkeit aufgedrückt werden.

Allerdings ist das **Trommelfell** des Ohres im Gegensatz zum Fell einer echten Trommel ganz locker gespannt und dadurch stark gedämpft. Es muß bei allen Schwingungen, welche wir hören sollen, mitschwingen, d.h. es muß eine *breite Resonanzkurve* besitzen. Darüber hinaus müssen die Schwingungen aber sofort wieder aufhören, wenn die Beschallung endet, d.h. „die Dämpfung" muß hoch sein. Im Gegensatz zum Fell einer echten Trommel dürfen am Trommelfell nämlich keine Nachschwingungen auftreten, da wir sonst z.B. keine Sprache verstehen könnten.

Nimmt die Amplitude einer Druckwelle zu, schwingt auch das Trommelfell – durch Gehörgang und Paukenhöhle beiderseits von Luft umgeben – stärker (nicht schneller). Diese *größere Schwingungsamplitude* wird auch dem ovalen Fenster weitergegeben und schließlich *von uns als Zunahme der Lautstärke wahrgenommen.* Wie bereits ausgeführt (vgl. 469), ist die ständige Aufgabe des Trommelfells die *Impedanzanpassung* des Schalles. Daher muß die über das Trommelfell am ovalen Fenster gewonnene Energie zur Schwingungsanregung im zähen Medium Wasser (unter Reduktion einer Wellenreflexion) genutzt werden.

Es ist nun das besondere *Charakteristikum unseres Ohres, daß Schallwellen mit gleichen Druckamplituden, aber unterschiedlicher Frequenz,* d.h. unterschiedlicher Tonhöhe sehr *unterschiedlich laut* von unserem Ohr *empfunden werden.*

Das **Frequenzoptimum** liegt **bei 3000 bis 4000 Hz,** während die **Frequenzgrenzen** nach oben **20 000 Hz,** nach unten etwa **20 Hz** betragen (je nach Lebensalter, s.u.). Eine praktische Konsequenz dieser Konstruktionseigenart unseres Ohres besteht darin, daß die höchsten Töne der menschlichen Stimme (nahe dem Frequenzoptimum) durch „Mark und Bein" gehen können. Ein Piccoloflötist kann ohne besondere energetische Aufwendungen ein ganzes Symphonieorchester übertönen, während der Kontrabassist die Hebelwirkungen seines ganzes Armes einsetzen muß, um überhaupt gehört zu werden.

(4a) vgl. Josua 6.

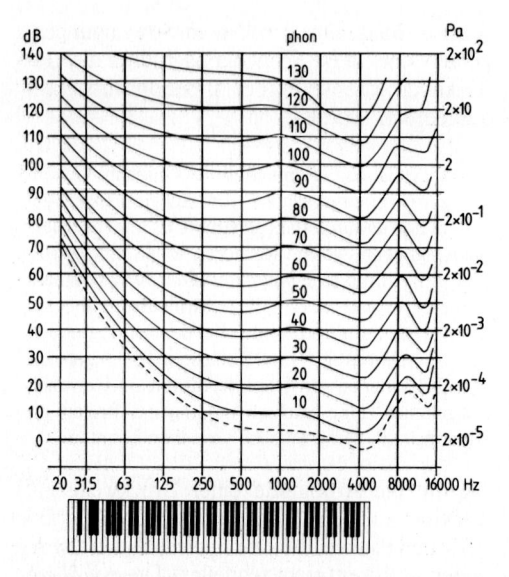

Abb. 18.3. Schallschwellenkurve für den Gesunden (gestrichelt) sowie Isophone (Linien gleicher Lautstärke) mit Bel- und Phonskala. Als Frequenzmaßstab ist eine Klaviertastatur eingezeichnet.

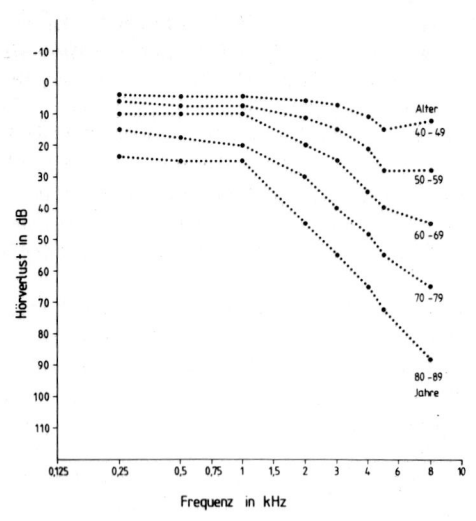

Abb. 18.4. Hörverlust in dB für unterschiedliche Frequenzen in Abhängigkeit vom Lebensalter (nach Feldmann, 1979)

Die subjektive Lautstärke von Schallwellen ist frequenzabhängig. Es folgt daraus, daß auch die *Schallschwelle* oder derjenige Schalldruck, bei welchem wir gerade einen Schall wahrnehmen können, *frequenzabhängig* sein muß. Abb. 18.3 gibt eine derartige *Schallschwellenkurve* für den Gesunden wieder. Die Angabe der *unteren Hörgrenze mit ca. 20 Hz* bedeutet, daß hier die Grenze für das Hören uns kontinuierlich erscheinender Töne besteht. Wird die Frequenz weiter reduziert und die Schallintensität gleichzeitig erhöht, können wir aber immer noch einzelne „Schallstöße" wahrnehmen (z.B. beim Stand neben den tiefsten Pfeifen einer großen Orgel). Sehr ähnlich wie in der Optik, wo je nach Grad der Dunkeladaptation eine *Verschmelzungsfrequenz* von 16 bis 25 Bildern pro Sekunde für bewegte Bilder existiert, werden extrem langsame Druckwellen nicht mehr zu kontinuierlichen Tönen verschmolzen, sondern erscheinen uns mehr wie ein fernes Donnern. Die *obere Schallgrenze* liegt für den Jugendlichen bei ca. 20 000 Hz, sinkt aber mit zunehmendem Alter. *Die Schwellenkurve für höhere Frequenzen verschiebt sich altersabhängig*, so daß mit zunehmendem Alter hohe Frequenzen lauter angeboten werden müssen, wenn sie noch wahrgenommen werden sollen. Das erste Anzeichen einer *Altersschwerhörigkeit* (= **Presbyakusis**[5]) besteht oft darin, daß gewohnte Klingelzeichen hoher Frequenz nicht mehr gehört werden. Der Kliniker gibt in der Regel den *Hörverlust* gegenüber dem Normalzustand in dB an. Abb. 18.4 zeigt Mittelwerte des Hörverlustes von Männern in Abhängigkeit von zunehmendem Alter (für Frauen sind die Werte nur geringfügig besser).

Belskala[5a]

Um ein objektives Maß der Stärke von Schallquellen zu erhalten, müssen die Amplituden der Schalldruckwellen bestimmt werden. (Praktisch wird dabei so vorgegangen, daß mit Hilfe von Mikrophonmembranen elektrische Spannungen gemessen werden.) Weil Druck physikalisch gleich Kraft pro Fläche ist, wurde früher die Einheit Newton pro Quadratmeter ($N \cdot m^{-2}$) verwendet, während heute die SI-Einheit[6] Pascal (Pa) bevorzugt wird (1 Pa = 1 $N \cdot m^{-2}$).

---

(5) presbys gr. = alt, akuo gr. = hören.
(5a) Zu Ehren von Alexander Graham Bell (1847-1922), insb. Taubstummenlehrer und Professor für Stimmphysiologie in Boston, hat 1876 erstes Telephonpatent angemeldet.
(6) Système International d'Unités (Résolution 12, 1960).

Wir haben bereits ausgeführt, daß wegen der Konstruktion unseres Ohres der Schalldruck für unterschiedliche Frequenzen sehr verschieden sein muß. *Um einen Ton von 1000 Hz gerade zu hören*, ist *ein Schalldruck von ca. $2 \cdot 10^{-5}$ Pa* (oder $2 \cdot 10^{-5}$ N $\cdot$ m^{-2}) notwendig.

Dieser Druck ist außerordentlich niedrig, wenn wir bedenken, daß 1 mm Hg 133 Pascal[7] entsprechen (vgl. S. 6). Der Schwellenschalldruck bei 1000 Hz beträgt somit rund $1,5 \cdot 10^{-7}$ mmHg.

In der Akustik wird jedoch in der Regel weder Schalldruck als Schallmaß verwendet, noch wird die *Schallintensität* (Watt pro cm^2) bei akustischen Messungen angegeben. Üblich ist vielmehr in der Akustik die Benutzung des **Schalldruckpegels** (Lp) mit der Einheit **Dezibel** (dB). Es gilt dabei:

$$Lp = 20 \log \frac{p_x}{p_0} \, dB$$

p_0 ist dabei der **Bezugsschalldruck** mit der Größe $2 \cdot 10^{-5}$ **Pa,** während p_x dem jeweilig gemessenen Schalldruck entpricht[8].

In der *Belskala* bedeutet somit eine *Zunahme um 20 dB eine Zunahme des Schalldruckes um eine Zehnerpotenz*. Der heute übliche Bezugsschalldruck leitet sich von der Tatsache her, daß bei 1000 Hz gerade $2 \cdot 10^{-5}$ Pa dem Schwellenschalldruck entsprechen, so daß es nahe lag, hier den Schalldruckpegel mit 0 dB festzulegen. Neuere Messungen haben allerdings ergeben, daß für die Schallschwelle bei 1000 Hz doch etwas höhere Schalldrucke notwendig sind (etwa 4 dB). Im Bereich von 3000 bis 4000 Hz liegt unsere Hörschwelle sogar unter 0 dB.[9] (Für Frequenzoptimum wird u.a. auch die besonders günstige Schalleitung über das Mittelohr in diesem Frequenzbereich verantwortlich gemacht.)

Phonskala

Wir haben darauf hingewiesen, daß unser Ohr eine eigene Frequenzcharakteristik mit einem Optimum bei rund 3000 Hz und mindestens zwei Minima der Empfindlichkeit bei 20 Hz und bei ca. 16 000 bis 20 000 Hz besitzt. Wollen wir z.B. den Grad eines störenden Motorenlärms festlegen, müssen wir entweder dB und jeweilige Frequenz gleichzeitig angeben oder aber eine eigene Einheit für die subjektive Lautstärke einführen. *In der Technik* (z.B. bei der Verkehrsüberwachung) wird in der Tat der Schalldruckpegel in dB angegeben, aber gleichzeitig z.B. *durch das Zeichen* (A) angefügt, daß bei der Messung des Schalldruckes ein *Frequenzfilter* benutzt wurde, welcher (*nach Din-Norm A*) aus dem Schallfeld bestimmte Frequenzen herausgefiltert hat, die weitgehend auch in dieser Form von unserem Ohr wahrgenommen werden.

---

(7) 1 Pascal = 10 µbar.
(8) Für $p_x = 2 \cdot 10^{-5}$ Pa beträgt $Lp =$
$20 \log \dfrac{2 \cdot 10^{-5}}{2 \cdot 10^{-5}} = 20 \log 1 = 0$ dB

$p_x = 2 \cdot 10^{-4}$ Pa beträgt $Lp =$
$20 \log \dfrac{2 \cdot 10^{-4}}{2 \cdot 10^{-5}} = 20 \log 10 = 20$ dB

$p_x = 2 \cdot 10^{-3}$ Pa beträgt $Lp =$
$20 \log \dfrac{2 \cdot 10^{-3}}{2 \cdot 10^{-5}} = 20 \log 100 = 40$ dB

usw.

Die Belskala selbst entspricht dimensionslosen Verhältniszahlen, bei welchen sich die Dimension des Druckes herausgekürzt hat.

Der Faktor 20 entsteht folgendermaßen:

$$B = \log \left(\frac{p_x \cdot Pa}{p_0 \cdot Pa}\right)^2$$

$$dB = 10 \log \left(\frac{p_x}{p_0}\right)^2 = 20 \log \frac{p_x}{p_0}$$

(9) Die *Schallenergie* (W_s) ist die mechanische Energie, die in Form von Schall abgestrahlt wird. Ihre SI-Einheit ist das *Joule* (J). Als *Schalleistung* oder gleichbedeutend als *Schallenergiefluß* (P_s) wird diejenige Schallenergie bezeichnet, welche in einem definierten Zeitintervall (dt) bestimmt wurde: $P_s = dW_s/dt$. Die Schalleistung besitzt die SI-Einheit *Watt* (W). Die *Schallintensität* oder *Schallstärke* (J_s) gibt den Schallenergiefluß durch die Fläche (S) senkrecht zur Ausbreitungsrichtung wieder: $J_s = dP_s/dS$. Die SI-Einheit für die Schallstärke ist *Watt pro Quadratmeter* (W $\cdot$ m^{-2}). Für das Schallfeld gilt, daß das *Schalleistungsverhältnis von zwei Schallquellen gleich dem Quadrat ihrer Schalldruckverhältnisse ist*. Es gilt daher:

$$\frac{P_{s1}}{P_{s2}} = \left(\frac{p_1}{p_2}\right)^2.$$

Als Maß für die Lautstärke, exakter als Einheit des **Lautstärkepegels** wird das **phon** benutzt. Definitionsgemäß sind Phon- und Belskala bei 1000 Hz identisch. Wird dem Gesunden, normal Hörenden *im Vergleich zu einem Ton von 1000 Hz* ein *gleichlauter Ton* einer anderen Frequenz angeboten, so ist hierfür in der Regel ein anderer Schalldruck notwendig (wir erhalten einen neuen dB-Wert). Der neue Schall hat aber den gleichen Phonwert wie der Vergleichston bei 1000 Hz. Die *Phonskala* berücksichtigt also im Gegensatz zur Belskala die physiologischen Verhältnisse des menschlichen Ohres. (Für Messungen mit Hilfe der Belskala müssen Frequenzfilter (s.o.) eingesetzt werden, was jedoch der Technik kaum Schwierigkeiten bereitet.)

Die Linien gleicher Lautstärke, die **Isophone** sind sehr charakteristisch (vgl. Abb. 18.3). Mit Zunahme des Schalldrucks verlaufen diese Isophone allerdings immer flacher, d.h., im Bereich der höchsten Schalldrucke (entsprechend der Schmerzgrenze) sind Frequenzunterschiede kaum noch vorhanden. (Für eine Lärmschädigung unseres Ohres kann deshalb praktisch jede Frequenz verantwortlich sein.)

Als rein *subjektives Maß für die* **Lautheit** wird das **sone** benutzt. Hierbei wird gefragt, um wieviel lauter ein Schall gegenüber einem Vergleichston von 40 phon ist. Eine Zunahme der Wahrnehmungsstärke um das Doppelte wird durch eine Verdopplung der Einheiten in sone angegeben (vgl. Tab. 18.2).

Tab. 18.2. Schalldruckpegel und Lautheit unterschiedlicher Schallquellen

Schallquelle	Schalldruckpegel* [dB (A)]	Lautheit [sone]
Absolute Stille, schalltoter Raum (Schwellenlautstärke)	0	
Flüstersprache, Taschenuhrenticken	20	0,25
Ruhiger Garten	30	0,50
Wohnquartier, ohne Verkehr	40	1,00
Radio, Zimmerlautstärke	50	2,00
Personenauto, 10 m	60	4,00
starker Straßenverkehr, laute Radiomusik	80	16,00
Motorrad, Autohupe 5 m	100	64,00
Preßlufthammer	120	256,00
Flugmotoren, Kesselschmiede, Beatmusik (2 m Lautsprecherabstand) (Schmerzschwelle)	130	–

* Weitgehend identisch mit Lautstärkepegel in phon

Frequenzbereiche, Frequenzunterschiedsschwelle

Die *Frequenzgrenzen* des *Hauptsprachbereiches* liegen etwa bei 300 und 3000 Hz; der Musikbereich ist etwas größer (zumal Obertöne oder Vielfache der Grundfrequenz die Klangfarbe des verwendeten Instrumentes bestimmen). Wie beim Tastsinn trennt man in der physiologischen Akustik sukzessive von simultanen Frequenzunterschiedsschwellen. Die **sukzessive Frequenzunterschiedsschwelle,** also diejenige Frequenz, welche zwei nacheinander angebotene Töne noch als unterschiedlich erkennen läßt, liegt im mittleren Frequenzbereich bei **1,5 bis 3 Hz.** Allerdings ist die Frequenzunterscheidung trainierbar. Das ist am leichtesten im mittleren Frequenzbereich (bei etwa 1000 Hz) und wird sowohl nach oben wie nach unten schwieriger.

Klavierstimmer behaupten gern von sich, daß sie noch 1 Hz genau unterscheiden können. Allerdings werden dann meist *„Schwebungen"* zur Orientierung benutzt, welche auftreten, wenn zwei Töne gleichzeitig angeboten werden, also zwei fast gleich gestimmte Klaviersaiten gleichzeitig angeschlagen werden. Geringe Frequenzunterschiede beider Saiten führen zu ungleichförmigen Additionen der jeweiligen Amplituden, welche ein störendes, ständiges An- und Abschwellen des Tones bewirken und als Schwebungen bezeichnet werden[10].

Im übrigen ist die **simultane Frequenzunterschiedsschwelle** überraschend groß. Bei 2000 Hz müssen zwei *reine Töne* mindestens 200 Hz verschieden sein, um bei gleichzeitigem Erklingen als zwei unterschiedliche Töne gehört zu werden. Bei niedrigen Frequenzen liegen diese Unterschiede sogar bei einer Terz (weshalb tiefe Terzen im Baßbereich sinnvollerweise von den Klassikern kaum komponiert wurden). Die Unterscheidung wird allerdings einfacher bei Benutzung echter Musikinstrumente, welche durch ihren unterschiedlichen Obertonreichtum sowie Stereoeffekte (s. u.) stets zusätzliche Informationen liefern.

Räumliches Hören, Entfernungsabschätzung

Ähnlich wie in der Optik kleinere Gegenstände als weiter entfernt angesehen werden, sagt die Erfahrung, daß leiserer Schall aus weiterer Entfernung gekommen sein müßte. Ebenso in Analogie zur Optik (vgl. Horopterkreis, S. 466) ermöglicht beidohriges (binaurales) Hören eine räumliche Erfassung der Schallquelle. Allerdings ist das Prinzip räumlichen Hörens anders als in der Optik: Die Laufzeitdifferenzen des Schalles werden von beiden Ohren getrennt ausgenutzt. Dies ist wegen der relativ zum Licht extrem langsamen Schallgeschwindigkeit möglich (vgl. Tab. 18.1). Der mittlere Ohrabstand des Erwachsenen beträgt 21 bis 22 cm. Erreicht uns Schall exakt von einer Seite, so ist der Weg für den Schall zum einen Ohr maximal 0,22 m kürzer als zum anderen. Bei einer Schallgeschwindigkeit von 330 m · s^{-1} bedeutet dies, daß der Schall das näher gelegene Ohr etwa 0,6 ms früher erreicht als das fernere Ohr. Bei schräg einfallendem Schall können wir aber auch noch kleinere Weglängendifferenzen bis zu 1 cm auflösen. Die Laufzeitdifferenzen betragen unter diesen Umständen nur 0,03 ms (= 30 µs). Diese Zeiten gehören zu den kürzesten, welche unser Zentralnervensystem überhaupt verrechnen kann. Man muß annehmen, daß die zeitlich so gering variierenden Informationen im Zentralnervensystem (vermutlich in den Oliven, s. u.) ähnlich verrechnet werden, wie dies heute in elektronischen Kreuzkorrelatoren geschieht. Zur Unterstützung für die Entfernungsabschätzung dient zusätzlich die Schalldämpfung durch unseren Schädel, wobei vornehmlich die hohen Frequenzen mit wachsender Entfernung gedämpft werden. Ferner sind die Ohrmuscheln an einem derartigen Dämpfungsprozeß beteiligt.

Prüfungsfragen zu diesem Abschnitt finden Sie im Anhang unter den Ziffern: 18.1. und 18.2.ff.

18.3 Innenohrfunktion

Cochlea-Funktion
Reizverteilung: Frequenzdispersion in der Cochlea (Wanderwellentheorie).
Rezeptoren und Reiztransformation.
Elektrophysiologische Korrelate (u.a. Mikrophonpotentiale).

An dieser Stelle muß auf H. von *Helmholtz*[11] „*Lehre von den Tonempfindungen*" hingewiesen werden, welche 1870 in Heidelberg bereits in 3. Auflage erschien. Zu dieser Zeit war die Struktur der Schnecke histologisch weitgehend aufgeklärt und durch die Anatomen V. Hensen und C. Hasse die unterschiedliche Breite der Membrana basilaris bereits vermessen. Diese entscheidende *Basilarmembran*, welche die Sinnesrezeptoren trägt (vgl. Abb. 18.1), ist an ihrem Anfang in der Nähe des ovalen Fensters oder der Schneckenbasis sehr schmal und wird zur Kuppel der Schnecke, dem Helicotrema etwa 10mal breiter. Helmholtz folgerte aus diesem Befund: „Wenn aber die Spannung in Richtung der Länge verschwindend klein ist gegen die Spannng in Richtung der Breite, dann verhält sich die Membrana basilaris annähernd so, als wären ihre Radialfasern ein System von gespannten Saiten ...

---

(11) H. v. Helmholtz vgl. S. 174

Es würde demnach ein erregender Ton namentlich diejenige Stelle der Membran in Mitschwingen versetzen, wo der Eigenton der gespannten und mit den verschiedenen Anhangsgebilden belasteten Radialfasern der Membran dem erregenden Ton am nächsten entspricht ... Es werden unter diesen Umständen *diejenigen Teile der Membran, welche mit den höheren Tönen im Einklang sind, in der Nähe des runden Fensters, die für die tieferen Töne in der Nähe der Kuppel der Schnecke* zu suchen sein, wie dies schon Hensen aus seinen Messungen gefolgert hat."

Die Helmholtz'sche Theorie der Erregung der Hörrezeptoren benutzt das von ihm selbst großartig ausgebaute *Resonanzprinzip*. Die Funktionsweise dieses Prinzips läßt sich am einfachsten an einem geöffneten Flügel demonstrieren, bei welchem das (rechte) Dämpfungspedal niedergedrückt wird. Ein in den Flügel gesungener Ton wird je nach Tonhöhe über die in ihrer Resonanzfrequenz mitschwingenden Saiten verstärkt.

Die frequenzabhängige Lokalisation der mechanischen Erregung in der Schnecke ist die Grundlage des Helmholtz'schen Prinzips; man spricht seither von *„Frequenzdispersion"* und *„Einortstheorie"*. An dieser Theorie hat sich auch durch die Arbeiten von v. Békésy[12] kaum etwas geändert. Nur wird in der neueren Vorstellung nicht das Resonanzprinzip als Auslösungsmodus für die Hörrezeptoren der Schnecke angenommen, sondern die unterschiedliche Ausbreitung von sog.*„Wanderwellen"*.

Am anschaulichsten kann man sich derartige Wanderwellen mit Hilfe des *Ranke'schen*[12a] Kettenmodelles klarmachen (vgl. Abb. 18.5). Hängt man eine entsprechend schwere Kette auf und bewegt sie rhythmisch an ihrer Aufhängung hin und her, so bewirken schnelle (exzentrische) Bewegungen ein schnelles Hin- und

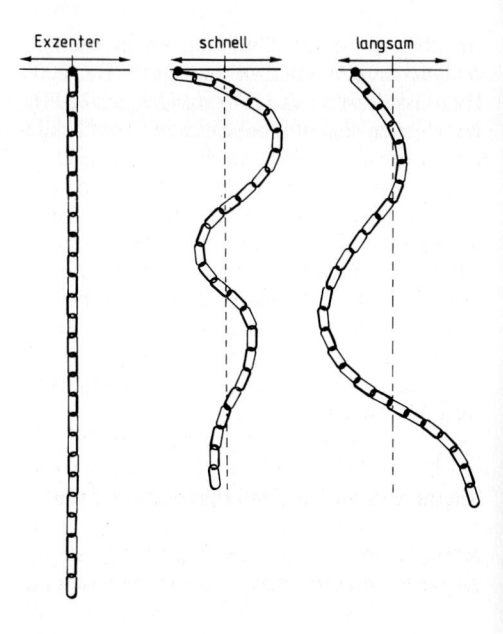

Abb. 18.5. Schematische Zeichnung des Ranke'schen Kettenmodells

Herschwingen der Kette nur in ihrem allerobersten Abschnitt. Die Schwingungen „versanden" bei ihrer „Wanderung" über die Kette nach unten. Langsame Exzenterbewegungen erlauben aber die Fortleitung der Bewegung bis zum Kettenende. Die entscheidenden Parameter für dieses Kettenverhalten sind einerseits die Geschwindigkeit ihrer Auslenkung, andererseits die Struktur der Kette. Selbst wenn alle Kettenglieder die gleiche Struktur besitzen, variiert die *„Steifigkeit"* der Kette einfach dadurch, daß an den oberen Kettengliedern alle übrigen Glieder ziehen, während nach unten hin immer weniger Glieder das einzelne Glied belasten, so daß nach unten hin die Kette immer beweglicher wird.

Ähnlich einer hängenden Kette muß man sich auch die *unterschiedliche Steifigkeit der Membrana basilaris* vorstellen. Wie bereits Helmholtz angenommen hat, stehen die kürzeren Membrananteile an der Schneckenbasis unter stärkerer Spannung (mit höherer lokaler „Steifigkeit") als diejenigen im Bereich des Helicotremas. Je nach Frequenz kann eine *Druckwelle nach ihrem Start am ovalen Fenster über die Scala vestibuli wandern. Am Helicotrema existiert ein offener Übergang in die Scala tympani,* über welche ein Rücklauf der Druckwelle *bis zum Druckausgleich am runden Fenster* möglich ist. Operative Freilegung der Schnecke

---

(12) Georg von Békésy (1899-1972). Direktor des ungarischen Telefonwesens (1923-1946), Professor für Experimentalphysik in Budapest (1939-1946), Karolinska-Institut Stockholm (1946-1947), Harvard University Boston (1947-1966), erhielt 1961 den Nobelpreis „für seine Entdeckungen im physikalischen Mechanismus der Erregungen in der Schnecke des Ohres".
(12a) Otto F. Ranke (1899-1959), Erlanger Physiologe (1932 in Heidelberg habilitiert).

und mikroskopische Beobachtung der häutigen Schnecke erlaubten an Leichenohren (bei extrem hohen Schalldrucken, 100 dB) erwartungsgemäß *bei hohen Frequenzen, Bewegungen des häutigen Labyrinths im Bereich der Schneckenbasis* zu sehen. Daß es sich hierbei nicht um eine direkte Beobachtung der *Verschiebung der Tectorialmembran gegenüber den Härchen der Rezeptorzellen auf der Basilarmembran* (vgl. Abb. 18.1) handeln kann, muß betont werden, da die hier zu erwartenden Verschiebungen viel zu klein sind, um sie je lichtmikroskopisch auflösen zu können (ca. 0,1 nm). Es muß aber angenommen werden, daß die Druckwelle in der Scala vestibuli auf die Scala media übertragen wird, wobei eine direkte Weitergabe des Druckes von dort auch auf die Scala tympani erfolgen kann. Hohe Frequenzen mit kurzen Druckwellen sollten so „auf kurzem Weg" ihren Druckausgleich am runden Fenster finden.

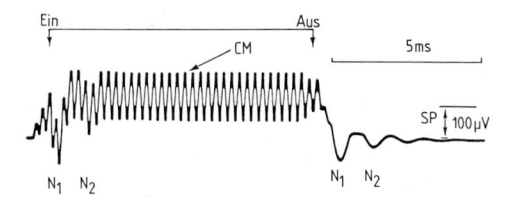

Abb. 18.6. Cochleares Mikrophonpotential (CM) mit N_1- und N_2-Welle bei Beschallungsbeginn und -ende. Die Höhe des Summenpotentials (SP) von der Ausgangslage ist durch Pfeil markiert (nach Pickles, 1982)

Moderne Techniken (Implantation von γ-Strahlern in die Schnecke mit Messung der Strahlungsunterschiede - Mössbauer-Effekte - bei Vibration sowie Kapazitätsmessungen) versuchen heute neben der Basilarmembran auch die mechanischen Eigenschaften der Tectorialmembran, der Haarzellen sowie der Stereocilien zu erfassen. Allerdings ist bis heute nicht einmal die scheinbar einfache Frage entschieden, ob die Tectorialmembran fest mit den Stereocilien der Haarzellen verbunden ist oder diese nur lose berührt.

Allgemein angenommen wird indessen, daß die Verschiebung dieser Cilien den adäquaten Reiz zur Auslösung von *Rezeptorpotentialen der Haarzellen* darstellt. Die direkte Messung dieser Rezeptorpotentiale ist zwar inzwischen sogar am Meerschweinchen möglich, aber schwierig. Man bevorzugt deshalb einfachere *Potentialableitungen am runden Fenster* sowie *Ableitungen an Acusticusfasern*.

Bei der **Potentialableitung am runden Fenster** erhält man im Anschluß an ein Schallereignis Potentialschwankungen, welche als *Mikrophonpotentiale* bezeichnet werden (vgl. Abb. 18.6). Diese Potentiale folgen dem Schalldruck ohne Latenz, ohne Refraktärzeit und sind praktisch nicht ermüdbar, so daß sie eigentlich nicht in die Biologie passen, zumal sie auch noch kurz nach dem Tod auslösbar sind. Die Gemeinsamkeit mit einem Mikrophon besteht darin, daß man aus diesen Potentialschwankungen mit Hilfe entsprechender Elektronik wieder richtige Schallereignisse (z.B. Sprache) rekonstruieren kann.

Bei Beginn und Ende eines kurzen Schallereignisses erhält man charakteristische Potentialschwankungen, welche mit N_1 und N_2 bezeichnet werden. Schließlich kommt es für die Dauer eines kurzen (hier 10 ms währenden) Schallereignisses (vgl. Abb. 18.6) bei der Ableitung am runden Fenster zu Potentialschwankungen, welche als *Summenaktionspotentiale* der durch die Rezeptorpotentiale ausgelösten fortgeleiteten Aktionspotentiale gedeutet werden. Je höher der Schalldruck ist, desto mehr Aktionspotentiale werden „rekrutiert", desto größer werden also die Amplituden dieses Summenaktionspotentials. Erfolgen viele Schallereignisse hintereinander, nimmt die Amplitude des Summenpotentials infolge *Adaptation* wieder ab.

Leitet man **Aktionspotentiale von einzelnen Fasern des N. acusticus** unter Beschallung ab, kann man sog. *Tuningkurven* oder Abstimmkurven erhalten (vgl. Abb. 18.7). In Abhängigkeit von der gewählten Schallfrequenz und dem Schalldruck wird die Zahl der erhaltenen Aktionspotentiale gemessen. Hierbei stellt sich heraus, daß praktisch *jede Acusticusfaser* ihre eigene optimale Frequenz oder *Bestfrequenz* besitzt. Ihre Tuningkurve zeigt nämlich bei dieser ganz *charakteristischen Frequenz* (CF) eine Spitze, welche angibt, daß gerade bei dieser Frequenz ein minimaler Schwellenschalldruck Aktionspotentiale auslöst. Mit zunehmendem

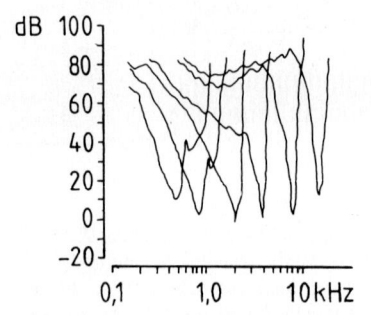

Abb. 18.7. Tuningkurven von 6 verschiedenen Hörnerven der Katze mit jeweils charakteristischer Frequenz (nach Liberman und Kiang, 1978)

Schalldruck werden die Tuningkurven immer breiter, d.h. mit zunehmendem Schalldruck wird eine Frequenzdifferenzierung immer schwieriger. (Wer Instrumente stimmen muß, weiß, daß mit zunehmender Lautstärke ein Stimmen immer schwieriger wird.)

Schließlich sei noch auf das **cochleare Bestandspotential** (=endocochleares Potential) hingewiesen: das ebenfalls von v. Békésy gefundene Phänomen, daß innerhalb der Scala media ein positives Potential (ca. +80 mV) gemessen werden kann, so daß die Potentialdifferenz zu den Rezeptorzellen (ca.-70 mV) extrem groß ist. Hierbei muß darauf hingewiesen werden, daß die **Endolymphe** (in der *Scala media* verbunden mit der Endolymphe der Bogengänge, des Utriculus und des Sacculus) in ihrer **Elektrolytzusammensetzung** *intrazellulärer Flüssigkeit* entspricht (Kaliumgehalt der Endolymphe 150 mM bei niedrigem Na^+- Gehalt), während die *Perilymphe (in Scala vestibuli und tympani)* mit Na^+- Konzentrationen von 140 mM *extrazelluläre Ionenkonzentrationen* aufweist. Das Zustandekommen des positiven cochlearen Bestandspotentials wird mit einer *elektrogenen* (vgl. S. 314) *Kaliumpumpe* im Bereich der *Stria vascularis* erklärt. In jüngster Zeit wurden von der Cochlea des Meerschweinchens Zellen abgetrennt und bei Beschallung dieser isolierten Zellen Tuning-Kurven aufgenommen. Hierbei konnten im exaktem Abstand entlang der Basilarmembran Frequenzspezifitäten nachgewiesen werden.*

---

*L. Brundin, A. Flock and B. Canlon: Sound-induced mobility of isolated cochlear outer hair cells is frequency-specific. Nature 342, 814-816, 1989. In welchem Umfang damit eine Wanderwellentheorie zu vereinbaren ist, muß noch offenbleiben. Vielleicht behält Helmholtz mit der Resonanztheorie schließlich doch recht?

Prüfungsfragen zu diesem Abschnitt finden Sie im Anhang unter den Ziffern: 18.3.ff

18.4 Grundzüge der zentralen Informationsverarbeitung (Hörbahn)

Informations- Neuronale Kodierung im Innenohr. Hörbahn, zentrale Projektion. Hörqualitäten. Funk-
verarbeitung tionelle Organisation des Hörsystems.
und Leistungen
des Hörsystems

Die menschliche Netzhaut besitzt rund 130 Millionen Rezeptoren, welche über 1,2 Millionen Nervenfasern des N. opticus an das Gehirn angeschlossen sind. Im Corti'schen Organ wird „nur" mit 18 000 nebeneinander aufgereihten Rezeptoren gerechnet, wobei „nur" 20 000 bis 45 000 Hörnervenfasern zu den Statoacusticuskernen (Nucleus cochlearis dorsalis und ventralis) ziehen. Über das Auge können wir daher viel mehr Information gleichzeitig aufnehmen als über das Gehör. Um so notwendiger ist daher die Analyse zeitlicher Informationsabfolgen für das Gehör. Meister in dieser Technik sind die Fledermäuse mit ihrer Fähigkeit, sich durch Echoortung eine „gehörte Raumwelt" aufzubauen. Blind geborene Menschen sind bis zu einem gewissen Ausmaß ebenfalls dazu in der Lage.

Das Gehör arbeitet mit mindestens 5-8 hintereinandergeschalteten Neuronen (vgl. Abb. 18.8). Die *überwiegende* Zahl der Bahnen *kreuzt* bereits auf der Ebene des 2. Neurons oder wird vom gleichseitigen Olivenkern aus *auf die Gegenseite* geführt. Auf dieser Ebene sind die Verrechnungsstellen lokalisiert, die für die *Entfernungsabschätzung* von Schallquellen notwendig sind (vgl. S. 477).

Man hat sich intensiv um die Aufklärung des Problems einer *topologischen Anordnung* in den einzelnen Bahnen und Kerngebieten des akustischen Systems bemüht. [Man versteht darunter eine funktionelle Anordnung von Faserzügen je nach ihrer charakteristischen („Best-") Frequenz, vgl. S. 479.] Gegenwärtig ist man überwiegend der Meinung, daß praktisch auf allen Ebenen der Hörbahnen eine derartige topologische Anordnung vorliegt.

Unsere schematische Abb. 18.8 ist nur sehr grob. In Wirklichkeit ist das akustische Bahnsystem wesentlich verworrener, wobei vor allem *auch efferente Bahnen* das Bild komplizieren. Die Bedeutung der Efferenzen ist ungelöst, vermutlich sind die Adaptationsmechanismen an Efferenzen gekoppelt. Auch die Bedeutung der ständigen Umschaltung auf unterschiedliche aufsteigende Bahnen ist fraglich. Man vermutet, daß dies der Frequenzfilterung dient, wobei unser Gehör technischen Systemen bezüglich der

482   18. Gehörsinn (Hören, Stimme und Sprache)

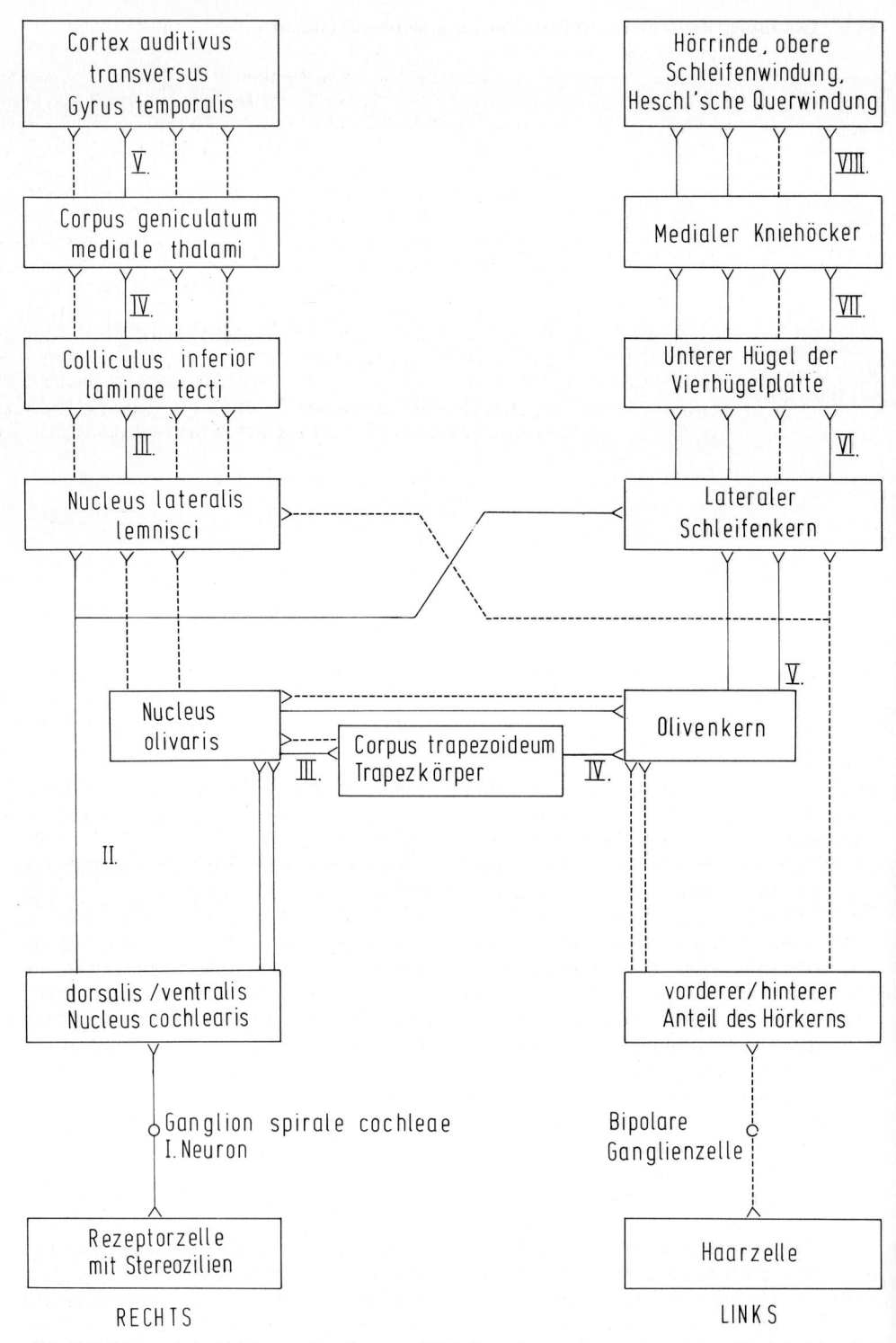

Cortex auditivus transversus Gyrus temporalis				Hörrinde, obere Schleifenwindung, Heschl'sche Querwindung
V.				VIII.
Corpus geniculatum mediale thalami				Medialer Kniehöcker
IV.				VII.
Colliculus inferior laminae tecti				Unterer Hügel der Vierhügelplatte
III.				VI.
Nucleus lateralis lemnisci				Lateraler Schleifenkern
Nucleus olivaris		Corpus trapezoideum Trapezkörper		Olivenkern
III.			IV.	V.
II.				
dorsalis/ventralis Nucleus cochlearis				vorderer/hinterer Anteil des Hörkerns
Ganglion spirale cochleae I. Neuron				Bipolare Ganglienzelle
Rezeptorzelle mit Stereozilien				Haarzelle
RECHTS				LINKS

Abb. 18.8. Schematische Zeichnung der afferenten Hörbahnen (von rechts ausgezogen und lateinisch beschriftet, von links gestrichelt und deutsch beschriftet), Neuronennumerierung mit römischen Zahlen

Frequenzunterscheidung sowie der zeitlichen Auflösung von Schallereignissen immer noch in vielem überlegen ist.

Die Struktur der Hörrinde ist bisher keineswegs in dem Umfang untersucht und aufgeklärt, wie das bei der Sehrinde der Fall ist. Aber auch im Bereich der akustischen Neurone kann man zwischen *ON- und OFF-Neuronen* unterscheiden, also zwischen Neuronen, welche nur bei Einschaltung einer Beschallung Aktionspotentiale aussenden, und solchen, welche bei Ausschaltung „feuern". An der Hirnrinde wurden darüber hinaus Potentiale von Neuronen abgeleitet, welche nur durch spezifische zeitliche Muster, d.h. nur durch besondere Rhythmen zu aktivieren waren. Beschallung über beide Ohren hat darüber hinaus bei vielen corticalen Neuronen einen gegenüber einseitiger Beschallung verstärkenden Effekt.

Als **"Electric Response Audiometrie (ERA)"** bezeichnet man u.a. Antworten im EEG (Elektroencephalogramm vgl S. 510) nach akustischen Testreizen. Hierbei kann mit cortical evozierten Potentialen (vgl. S. 394 und 514) ein vollständiges Tonhörschwellen-Audiogramm erstellt werden, wobei langsame **Rindenpotentiale** von schnellen **Hirnstammpotentialen** mit Hilfe unterschiedlicher Latenzzeiten abgegrenzt werden. Das „**Elektrokochleogramm**" (aus Mikrophonpotential und Aktionspotential des Hörnervens, vgl. S. 479, ebenfalls zur ERA gehörend) wird neben evozierten Rinden-und Hirnstammpotentialen zur Differentialdiagnose eingesetzt, um zwischen „**kochleären**" und „**retrokochleären**" Ursachen einer Schwerhörigkeit unterscheiden zu können. Zu den wichtigsten retrokochleären Erkrankungen gehört das Akustikusneurinom, Tumoren in der hinteren Schädelgruppe sowie Multiple Sklerose.

18.5 Stimme und Sprache

Phonations-   s. GK Anatomie 5.4.11
organe

Phonation und   Mechanismen der Stimmbildung; Funktion des Ansatzrohres. Frequenzbereich. Grund-
Artikulation   ton und Obertöne (Formanten). Bedeutung der Interaktion von Hör- und Sprach-Organ.

Pathophysiologie   Grundzüge der Störungen: Rekurrenslähmung; Ersatzstimmbildung (Ösophagusstimme). Motorische Aphasie.

Die wichtigsten Schallwellen, welche das menschliche Ohr analysieren muß, stammen von der **Sprache** seiner Mitmenschen. Stimmliche Kommunikation ist zwar bei vielen Wirbeltieren möglich, doch sprechen kann allein der Mensch. Warum? Die Produktion verschiedener Töne erfolgt durch die Stimme zunächst sehr ähnlich wie bei einem *Trompeter,* der die Töne durch die Schwingungen seiner Lippen erzeugt, welche er während der Ausatmung gegen das Mundstück seiner *Trompete* drückt. Die *Exspirationsluft* strömt beim Trompeter durch den dünnen Spalt zwischen beiden Lippen, bei der Stimme durch den Spalt der Stimmbänder unseres Kehlkopfes – die *Glottis*. Die *Stimmlipppen* geraten deshalb in Schwingungen, weil – wie bei einer Wasserstrahlpumpe – bei Strömungen durch Verengungen Bernoulli'sche[13] Unterdrucke entstehen, welche beide Stimmlippen

---
(13) Daniel Bernoulli (1700-1782), Mitglied einer im 17. und 18. Jahrhundert hochberühmten Gelehrten-, speziell Mathematikerfamilie, welche im Zuge der Hugenottenverfolgung von Antwerpen über Frankfurt nach Basel vertrieben wurde. Sein Onkel (Jakob) benutzte erstmals den Ausdruck „Integral". Daniel Bernoulli studierte u.a. in Heidelberg, war bis zu seinem 32. Lebensjahr Dozent in Petersburg (heute: Leningrad), danach Botaniker, später Physiologe (ab 1743), anschließend Physiker in Basel. Berechnete u.a. erstmals korrekt die Druckvolumenarbeit des Herzens.

aneinanderziehen. Wird der Spalt jedoch zu eng, drückt die Exspirationsluft ihn wieder auseinander, und das Schwingungsgeschehen kann von neuem beginnen. *Die Spannung der Stimmlippen bestimmt ihre eigene Schwingungsfrequenz und damit die Tonhöhe.* Bereits hier ist der Mensch gegenüber den übrigen Primaten im Vorteil, weil nur bei ihm der *Musculus vocalis* Fasern in den medialen Teil der Stimmlippen sendet, während der M. vocalis sonst nur an der Basis der Stimmlippen verläuft. Damit ist eine Feinregulierung der menschlichen Stimmbänder möglich, wie sie bei allen anderen Säugern unbekannt ist.[14]

Beim Trompeter veranlaßt die Lippenschwingung das *Mitschwingen einer von Metall ummantelten Luftsäule,* die durch die Form und Größe der Trompete bestimmt wird. Beim Menschen entspricht diese Trompete dem sog. „**Ansatzrohr**", welches aus der *Luftsäule zwischen Glottis und Lippen* besteht. Zwar kann ein Trompeter durch den Einsatz von Ventilen die Länge seiner Trompete verändern, was wir mit unserem Ansatzrohr nicht können. Wir können jedoch unser Ansatzrohr von der Seite her komprimieren oder auseinanderziehen, vergleichbar einem Trompeter, welcher seine Trompete ständig verbeulen würde. Hierbei sind wir ebenfalls allen anderen Primaten gegenüber bevorzugt. Wir lernen bereits innerhalb der ersten sechs Lebensmonate (und sollten nach zwei Jahren diese Lernperiode der Sprachentwicklung abgeschlossen haben), mit dem hinteren Zungendrittel eine Vorderwand gegenüber dem Pharynx aufzurichten, welche die Ausbildung *unterschiedlichster Konfigurationen der Mundhöhle* erlaubt. Weder das Neugeborene noch Affen sind in der Lage, ihr Ansatzrohr derartig zu verändern. Den Gewinn aus dieser Fähigkeit haben wir darin, *unterschiedliche Vokale* bilden zu können, *ohne* dabei unsere *Stimmbänder* und damit die Tonhöhe *verändern* zu müssen. Stecken wir einmal einen Finger in unsere Mundhöhle und singen bei gleicher Tonhöhe die Vokale i, a und u, merken wir, wie beim i unser Finger gegen den Gaumen gedrückt wird – die Mundhöhle oder das Ansatzrohr wird verkleinert –, während bei dunklen Vokalen die Mundhöhle immer größer wird, ohne daß sich die Tonhöhe oder die Grundfrequenz unseres Gesanges geändert haben. (Affen können keine unterschiedlichen Vokale bilden.)

Analysieren wir auf einem Oszillographen die unterschiedlichen Schwingungen verschiedener Vokale, bemerken wir vokaltypische „**Formanten**". Man versteht darunter allgemein bei Klängen die typische Beimischung von *Resonanzfrequenzen* innerhalb eines Frequenzspektrums. Wir können hier nicht im Detail in Fragen der *Phonetik,* der Kommunikationswissenschaft von gesprochener Sprache (speziell von Sprach*lauten*) eindringen. Wir wollen aber anmerken, daß man unter **Phonation** den Vorgang der *stimmhaften Schallerzeugung* beim Sprechen versteht, also alle Abläufe der Schallerzeugung *im Kehlkopf.* Unter **Artikulation**[15] (im engeren Sinn) faßt man in der Phonetik die Bildung der Sprachlaute ausschließlich der reinen *Schallproduktion,* also ohne die *Phonation* zusammen. Zur Artikulation gehört nicht nur die bereits angesprochene Bildung der *Vokale,* sondern auch der der *Konsonanten,* welche ebenfalls durch ganz charakteristische Veränderungen des Ansatzrohres zustande kommen. Hierbei unterscheidet man je nach Lokalisation von

---

(14) Für die komplizierte funktionelle Anatomie des Kehlkopfes müssen wir hier auf die einschlägigen anatomischen Lehrbücher verweisen. Die nervale Versorgung des Kehlkopfes erfolgt sensibel und motorisch über den Vagus (N. laryngeus superior und inferior, letzterer ein Endast des N. recurrens).

(15) Artikulation im weiteren Sinn bedeutet in der Phonetik die Sprachlautbildung einschließlich der Phonation. Der Musiker versteht unter Artikulation die Kunst der sinnvollen Abgrenzung einzelner Klänge z.B. durch staccato (gestoßen), legato (gebunden) oder portamento (weder gestoßen noch gebunden). Der Zahnkliniker versteht unter Artikulation gar die Stellungsbeziehung zwischen Ober- und Unterkiefer.

18.5 Stimme und Sprache

Schwingungsbildungen innerhalb des Ansatzrohres u.a. labiale, dentale sowie gutturale Konsonanten.

Wir haben früher darauf hingewiesen (vgl. S. 481), wie sehr das Gehör auf die *zeitliche Auflösung von Schallereignissen* angewiesen ist – die Tempi einer Musik sind von ganz ausschlaggebender Bedeutung für die Wiedergabe einer Komposition –, wir wollen uns deshalb hier noch kurz mit dem **Tempo der Sprache** auseinandersetzen. Das gewöhnliche Sprachtempo wird mit ca. *220 Silben pro Minute* angegeben. Ohne große Schwierigkeiten können wir unser Sprechtempo auf 500 Silben pro Minute steigern. Exakter wird aber heute das Sprechtempo in **Phonemen** pro Sekunde angegeben. Man versteht darunter die Anzahl *elementarer Einheiten,* welche sich aus der funktionellen Analyse der Laute einer Sprache ergeben. Hierbei werden nur Lautmerkmale berücksichtigt, durch welche Wörter der betreffenden Sprache unterschieden werden können (Reibelaute, Vibranten, Halbvokale etc.). Für geübte Sprecher werden etwa 14 Phoneme pro Sekunde angegeben.

Daß man sich die **zentrale Steuerung des Sprechaktes** nicht zu einfach vorstellen darf, belegt der Hinweis, daß beim Sprechen unter Beteiligung der Muskeln der Brust- und Bauchwand, des Halses, des Gesichtes sowie des Kehlkopfes, des Schlundes und des Mundes (mit insgesamt über 100 Muskeln) und Einstellungszeiten von jeweils 10 bis 100 ms außerordentliche Koordinationsaufgaben anfallen.

Diese Steuerungsaufgaben übernimmt bei uns vorzugsweise das **Broca'sche Sprachzentrum** – *beim Rechtshänder links am Fuße der 3. Stirnhirnwindung* gelegen. Man spricht von einer „Dominanz" dieser Hirnhälfte, welche nach linksseitigen corticalen Ausfällen (Durchblutungsstörungen, Verletzungen, Tumoren) unter bestimmten Bedingungen auf die andere Seite verlagert werden kann [je jünger der Patient ist, um so leichter (vgl. S. 507)]. Beim Affen existiert offenbar weder ein Broca'sches Sprachzentrum noch eine Dominanz einer Hirnhälfte über die andere. Der Ausfall des Broca'schen Sprachzentrums führt beim Menschen zum Verlust der gesamten Phonation und Artikulation, während u.U. der gleiche Patient fremde Sprache bei vollem Bewußtsein uneingeschränkt verstehen kann. Die Verschaltung des Broca'schen Sprachzentrums mit limbischem System, Thalamus, Formatio reticularis, prämotorischem und motorischem Cortex erfolgt ähnlich, wie wir es bei der supraspinalen Kontrolle der Motorik bereits besprochen haben (vgl. S. 393). Äußerst wichtig zum Erlernen der Sprache ist jedoch die ständige Eigenkontrolle, welche offenbar bereits ab dem 2. bis 3. Lebensmonat erfolgt. Etwa mit dem ersten Lebensjahr endet die sog. *„Babbelperiode",* d.h. nun beginnt das Kind mit der echten Imitation von fremden Sprachlauten. Als „Stimmbruch" bezeichnet man die während der Pubertät auftretende Wachstumsphase der Stimmbänder, welche beim Mann zur Senkung der Stimmlage um etwa 1 Oktave führt.

Prüfungsfragen zu diesem Abschnitt finden Sie im Anhang unter den Ziffern: 18.5.ff.

Weiterführende Literatur

P. Dallos: Peripheral Mechanisms of Hearing, Section 1, The Nervous System, Vol. III, 2, 595-637, in: Handbook of Physiology. Amer. Physiol. Society, Bethesda, Ma., 1984

H. Feldmann: Audiometrie bei Erwachsenen, in: Hals-Nasen-Ohren-Heilkunde in Praxis und Klinik, Herausgeber: J. Berendes, R. Link und F. Zöllner. Thieme, Stuttgart, 1979

J.M. Goldberg. C. Fernández: The Vestibular System, Section 1, The Nervous System, Vol. III, 2, 977-1022. in: Handbook of Physiology. Amer. Physiol. Society, Bethesda, Ma., 1984

D.M. Green, C.G. Wier: Auditory Perception, Section 1, The Nervous System, Vol. III, 2, 557-594, in: Handbook of Physiology. Amer. Physiol. Society, Bethesda, Ma., 1984

H. v. Helmholtz: Die Lehre von den Tonempfindungen, nach 3. Ausgabe, Heidelberg, 1870, 6. Ausgabe. Vieweg u. Sohn, Braunschweig, 1913

Sir James Jeans: Die Musik und ihre physikalischen Grundlagen. Deutsche Verlags-Anstalt, Stuttgart, Berlin, 1938

R. Klinke: Physiologie des Hörens I, in: Gauer, Kramer, Jung (Hrsg.) Physiologie des Menschen, Band 12. Urban & Schwarzenberg, München, Berlin, Wien, 1972

A.M. Liberman, N.Y.-S. Kiang: Acoustic Trauma in Cats. Acta Otolar, Suppl. 358, 1-63, 1978

A. Peyser: Vom Labyrinth aus gesehen ... Oprecht, Zürich, New York, 1942

J.O. Picles: An Introduction to the Physiology of Hearing. Academic Press, London, 1982

D. Ploog: Stimme und Sprechen unter der Kontrolle des Gehirns. Verh. Ges. Dtsch. Naturforscher u. Ärzte 113, 113-137, 1984

W.S. Rhode: Cochlear Mechanics. Ann. Rev. Physiol. 46, 231-246, 1984

J.G. Roederer: Physikalische und psychoakustische Grundlagen der Musik. Springer, Berlin, Heidelberg, New York, 1977

J.G. Russel, P.M. Sellick: Intracellular Studies of Hair Cells in the Mammalian Cochlea. J. Physiol. 284, 261-290, 1978

M.B. Sachs: Neural Coding of Complex Sounds: Speech. Ann. Rev. Physiol. 46, 261-273, 1984

T.F. Weiss: Relation of Receptor Potentials of Cochlear Hair Cells to Spike Discharges of Cochlear Neurons. Ann. Rev. Physiol. 46, 247- 259, 1984

L.R. Young: Perception of the Body in Space: Mechanisms, Section 1, The Nervous System, Vol. III, 2, 1023-1066, in: Handbook of Physiology Amer. Physiol. Society, Bethesda, Ma., 1984

19. Vestibuläres System (Gleichgewichtssinn)

19.1 Bau und Funktionsweise des Vestibularapparates

Morphologie des   s. GK Anatomie 19.4.2
Vestibular-
apparates

Rezeptoren   Statolithen- und Bogengangsorgane. Lokalisation, adäquater Reiz und Funktion. Spontanaktivität. Funktionsprüfungen (Dreh- und Linear-Beschleunigung; kalorische Prüfung).

Allgemein

Alle Wirbeltiere besitzen beiderseits in ihrem inneren Ohr ein Organ zu Aufnahme von Drehgeschwindigkeiten und Drehbeschleunigungen (vgl. Abb. 19.3). Daß die „Canales semicirculares" eine Bedeutung für das Gleichgewicht haben müssen, wurde zuerst 1842 nach einseitiger Zerstörung des Bogengangssystems durch Flourens[1] gefunden. Mögen uns heute auch seine grausamen Experimente an nicht narkotisierten Tieren abstoßen, so darf man jedoch darüber nicht vergessen, daß ohne diese Pionierleistungen eine moderne Medizin nicht entstanden wäre. Wie so oft die „Physiologie von heute die Klinik von morgen darstellt", dauerte es auch hier noch zwei Jahrzehnte, bis Menière[2] die heute nach ihm benannte *Menière'sche Krankheit* (mit der Symptomatik: Schwindel, Hörverlust und Ohrensausen) als einseitige Labyrintherkrankung deuten konnte.

Praktisch gleichzeitig, aber offenbar unabhängig voneinander entwickelten E. Mach[3] und J. Breuer[4] eine Hypothese, welche die Funktionsweise des Bogengangssystems durch eine Strömung der Endolymphe in entgegengesetzer Drehrichtung erklärte.

Allerdings konnte noch 1893 ein ernstzunehmender Physiologe in einem würdigen „Physiologischen Verein" einen ernstgemeinten „Vortrag gegen den 6. Sinn" halten, in dem es unter anderem hieß: „Unsere Sinnesapparate verraten ihre Anwesenheit so vorzüglich deutlich, daß ein Sinnesorgan, das erst – alle Hochachtung vor meinen Kollegen – von Physiologen im Menschen entdeckt worden ist, wohl apokryph sein muss." *Die Mach- Breuer'sche Theorie* wurde zu Beginn der 30er Jahre unseres Jahrhunderts erstmals durch Wilhelm Steinhausen[5] direkt bestätigt. In diesen Experimenten am Hecht gelang es durch mikrochirurgische Freilegung der Bogengangsampullen und Tuscheinjektion in einzelne Bogengänge, die

---

(1) Marie Jean Pierre Flourens (1794-1867), Pariser Physiologe, gilt auch als Entdecker des Atemzentrums („nœud vital").
(2) Prosper Menière (1799-1862), Pariser Arzt.

(3) E. Mach: Über den Gleichgewichtssinn. Sitzungsber. Kaiserl. Akad. Wissensch. Wien, Math.-Nat. Kl. 69, III, 44, 1874.
(4) J. Breuer: Über die Funktion der Bogengänge des Ohrlabyrinthes. Wien, Med. Jahrb. 4, 72, 1884.
(5) Wilhelm Steinhausen (1887-1954), Physiologe in Greifswald, vgl. Pflügers Arch. 228, 322-328, 1931, sowie 232, 500-512, 1933, und Z. Hals-, Nasen-, Ohrenheilk. 39, 19-62, 1935, D.E.W. Trincker, Rev. Physiol. Biochem. Pharmacol. 87, 25-32, 1980.

Cupulaablenkungen in vivo zu beobachten und zu filmen. Hierbei zeigte sich, daß die Cupula am Lebenden von ihrer Grundfläche – der Crista – her das Ampullendach erreicht und damit die Ampulle „endolymphdicht" abschließt. Dieser Befund war deshalb so wichtig, weil bei der sonst üblichen histologischen Untersuchung des Vestibularapparates die gallertige Cupula so stark schrumpft, daß nur noch ein Bruchteil ihrer Stuktur erhalten bleibt.

Bei den Versuchen am lebenden Hecht gelang es auch, durch adäquate rotatorische Reizung (Drehung unter dem Mikroskop) sowie durch kalorische Reizung (s.u.) sowohl eine Ablenkung der Cupula wie dadurch ausgelöste Augenbewegungen (Nystagmus) gleichzeitig zu registrieren[6]. Mit der gleichen Methode gelang es Steinhausens Schüler H. Ulrich, Otolithen (s. unten) mit geeichten Reizhaaren abzulenken und den Reizerfolg an den auftretenden Augenbewegungen abzulesen[7]. Die ersten direkten elektrophysiologischen Ableitungen aus dem Bereich des Vestibularapparates erfolgten 1940 durch O. Löwenstein und A. Sand (Proc. Royal Soc. B 129, 256, 1940).

Vestibularapparat

Der Vestibularapparat ist das Sinnesorgan, welches Empfindungen des Gleichgewichtes und der räumlichen Lage unseres Körpers vermitteln kann. Vermutlich ist der *Vestibularapparat* (oder das **Gleichgewichtsorgan**) für viele, speziell im Wasser lebende Wirbeltiere wichtiger als für den Menschen. Wir orientieren uns im Raum nicht allein mit den Rezeptoren des Vestibularapparates, sondern (sogar vorwiegend) mit Hilfe der Rezeptoren der Retina. Daneben sind Mechanorezeptoren beteiligt, mit welchen wir eine feste Unterlage berühren und verrechnen, aber auch die Muskel- und Gelenkrezeptoren der Halsmuskulatur.

---

(6) Hochschulfilm Nr. C 323, Berlin 1939, gekürzte Neufassung verleiht: Institut f. d. wissenschaftlichen Film, Nonnenstieg 72, 3400 Göttingen.
(7) H. Ulrich: Die Funktion der Otolithen, geprüft durch direkte mechanische Beeinflussung des Utriculusotolithen am lebenden Hecht. Pflügers Arch. ges. Physiol. 235, 545, 1935.

Dennoch ist für uns der plötzliche *Ausfall eines Bogengangssystemes* extrem störend. Es kommt dabei zu *Gleichgewichtsstörungen* mit *Drehschwindel* und *Fallneigung* (meist *zur kranken Seite hin*), daneben wird häufig ein *Spontannystagmus (s.u.) zur gesunden Seite hin* beobachtet. Dagegen kann eine doppelseitige Zerstörung des Vestibularapparates (ähnlich wie ein angeborenes Fehlen des Kleinhirnes) nach entsprechender Gewöhnung offenbar unauffällig sein. Allerdings werden bei *akutem* beiderseitigen Ausfall des Vestibularapparates zunächst erhebliche Gleichgewichtsstörungen beobachtet, welche sich bei Dunkelheit bzw. geschlossenen Augen deutlich erhöhen.

Im Vestibularapparat befinden sich beiderseits zwei verschiedene Rezeptorsysteme, die Cupularezeptoren und die Otolithenrezeptoren, welche getrennt zu besprechen sind.

Cupularezeptoren

Die Cupularezeptoren oder auch Bogengangsrezeptoren befinden sich in der *Ampulle* eines der drei senkrecht aufeinander stehenden Bogengänge des Vestibularapparates, welche über den *Utriculus* miteinander verbunden sind (vgl. Abb. 19.1, 19.2, 19.3 und 19.5).

Die Rezeptoren bestehen aus Sinneszellen im Bereich der *Crista ampullaris,* welche *Stereocilien* in ihre gallertige Cupula entsenden. Die Cupula selbst reitet quasi auf der Crista und verschließt mit ihren der Crista abgewandten Rändern *endolymphdicht* die jeweilige Ampulle. Jede Drehung des Kopfes führt in denjenigen Bogengängen, welche in der Drehebene liegen, zu einer *Trägheitsströmung der Endolymphe*, wodurch es zu einer Ablenkung der betroffenen Cupulae und damit zu einer Verbiegung der Stereocilien der Vestibularissinneszellen kommt.

Während wir bisher im Organismus nur Strömungen kennengelernt haben, welche einem Druckgefälle folgen (hydrostatische, osmotische oder thermische Strömungen), entstehen Trägheitsströmungen der Endolymphe dadurch, daß die Wand des kreisförmigen Endolymphschlauches gedreht wird, aber die Endolymphe infolge ihrer Trägheit hinter der Drehung zurückbleibt. Da die Endolymphe keine ideal

Abb. 19.1. Linkes Labyrinth des Hechtes (nach Lebendbeobachtungen gezeichnet durch W. Steinhausen, 1934)

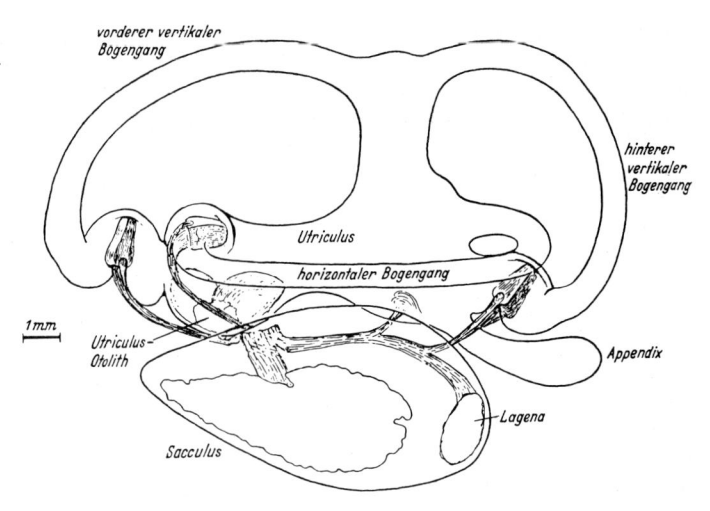

reibungslose Flüssigkeit ist, wird sie allerdings durch den Endolymphschlauch schließlich auch beschleunigt. Bei anhaltenden Drehbewegungen, wie beim Karussellfahren, aber auch bei klinischen Prüfungen im Drehstuhl, verschwinden allmählich die Unterschiede der Drehgeschwindigkeiten von Endolymphe und häutigem Bogengang.

Aufgrund ihrer Eigenelastizität schwingt eine abgelenkte Cupula bei konstanter Drehung innerhalb von 30-70 s wieder in ihre Ruhelage zurück (ohne dabei selbst Pendelschwingungen auszuführen). Wird eine anhaltende *Drehbewegung plötzlich gestoppt,* kreist die Endolymphe infolge ihrer Trägheit weiter und führt zu einer *Auslenkung der Cupula in die entgegengesetzte Richtung.* Hierbei dauert es etwa eine halbe Minute, bis die Endolymphe wieder zum Stillstand kommt und die Cupula in ihre Ausgangslage zurückschwingen kann. Die Ablenkung der betroffenen Cupula und die dabei bewirkte *Abbiegung der Stereocilien* der Sinneszellen stellt deren *adäquate Reizung* dar.

Da alle Wirbeltiere (einschließlich des Menschen) über sechs Bogengänge verfügen, welche 2mal horizontal und 4mal vertikal (in aufeinander senkrecht stehenden Ebenen) angeordnet sind, führt jede Drehung in einer Ebene des Raumes zu Cupulaablenkungen in zwei Bogengängen, was zu Verrechnungsschwierigkeiten führen würde, wenn die Natur nicht Besonderheiten eingeplant hätte, die schon bei den ersten in vivo-Experimenten an der Cupula des Hechtes auffielen. Nur die Ablenkung der Cupula *in*

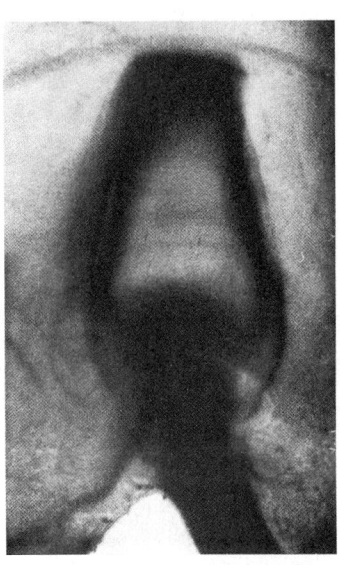

Abb. 19.2. In vivo-Mikrophotogramm der Cupula des Hechtes nach Mikropunktion und Anfärbung mit Tusche, Höhe der Cupula etwa 1 mm (W. Steinhausen, 1933)

einer Richtung führte zu Augenbewegungen und Nystagmus. Beim horizontalen Bogengang führt nur die Ablenkung der Cupula zum Utriculus hin (= utriculopetale Cupulaablenkung) zu einer Augenbewegung.

Der Befund ließ sich mit modernen elektrophysiologischen Methoden bestätigen: In den horizontalen Bogengängen führt nur *utriculopetale Cupulaablenkung* zu einer *Depolarisation* der sekundären Sinneszellen[8] unter der abgelenkten Cupula und zur Zunahme der Aktionspotentialfrequenz im abgeleiteten Nerven (vgl. Abb. 19.3). *Ultriculofugale Ablenkung* der Cupula in den horizontalen Bogengängen führt im Gegensatz dazu zu einer *Hyperpolarisation* der Sinneszellen und zu einer Abnahme der Anzahl fortgeleiteter Aktionspotentiale. Darüber hinaus besitzen die Fasern des N. vestibularis eine *ausgeprägte Ruheaktivität*. *Der Ausfall eines Labyrinthes* und damit jeder einseitige Ausfall dieser Information für Verrechnungen im Klein- und Mittelhirn (s.u.) kann *vestibuläre Funktionsstörungen* (z.B. Fallneigung, Spontannystagmus etc.) somit gut erklären.

Die elektronenmikroskopische Analyse der Haarzellen im Bereich der Cupula zeigte darüber hinaus einen asymmetrischen Aufbau der Cilienanordnung. *Nur auf einer Seite* des Cilienbündels befindet sich ein *langes Cilium* (=Kinocilium), während die übrigen Cilien (=Stereocilien) deutlich kürzer sind. Die langen Kinocilien befinden sich immer *auf derjenigen Seite* der Cupula, zu der hin eine Cupulaablenkung eine *Depolarisation* auslöst. In den horizontalen Bogengängen befindet sich das lange Kinocilium utriculopetal, dagegen in den vertikalen Bogengängen utriculofugal. In vertikalen Bogengängen erfolgt auch die adäquate Reizung utriculofugal.

Im täglichen Leben treten bei relativ kurzen Drehwegen erhebliche Drehgeschwindigkeiten auf, welche allerdings nur zu geringen Cupulaauslenkungen führen. Diese geringen Cupulaauslenkungen reichen jedoch zur Auslösung von Augenbewegungen (s.u.) bzw. zur Depolarisation der Sinneszellen und zur Bildung fortgeleiteter Aktionspotentiale völlig aus.

Otolithenrezeptoren

Neben den Cupularezeptoren besitzen wir in den *Maculae des Sacculus und Utriculus* beider Labyrinthe Rezeptorzellen, welche ebenfalls ihre Sinneshaare in Gallerten entsenden (=**Maculaorgane**). Innerhalb der Gallerten befinden sich die sog. *Stato-* bzw. *Otolithen,* welche durch eingelagerte Minerale ($CaCO_3$) spezifisch schwerer als die Gallerte sind. Diese Steine beschweren die Sinneshaare, man hat deshalb von einem „Abtrieb" gesprochen. Bei jeder Drehung des Vestibularapparates ändern sich die Scherkräfte, mit welchen die Otolithen die unter ihnen liegenden Sinneshaare verbiegen. (Die Verschiebungen der Otolithen selbst liegen in der Größenordnung von ca. 1 µm.) Durch die horizontale Anordnung des Utriculus und die vertikale des Sacculus ergibt sich die Möglichkeit der Empfindung von Lageänderungen bei Drehungen sowie Empfindungen für Änderungen von Lineargeschwindigkeiten. Beim Anfahren im Aufzug bleiben z.B. die Otolithen des vertikal gerichteten Sacculus zurück und verbiegen dadurch die an ihrer Seite gelegenen Stereocilien. Auch hierbei sind wie bei Cupulaablenkungen kompensatorische Augenbewegungen die Folge. Im schwerelosen Zustand (Raumfahrt) können die Otolithen bei Ruhe keine Scherkräfte mehr auf die unter ihnen liegenden Stereocilien ausüben, während die Trägheitskräfte nicht aufgehoben sind. Rotatorische Reizungen des Bogengangssystemes sind deshalb bei Schwerelosigkeit prinzipiell nicht beeinträchtigt. In welcher Form Otolithen bei Schwerelosigkeit auf Beschleunigungen reagieren, ist bisher keineswegs geklärt. Gleichgewichtsstörungen von Raumfahrern werden im wesentlichen auf Beeinträchtigungen der Maculaorgane zurückgeführt.

---

(8) Alle Haarzellen des Vestibularapparates sind sekundäre Sinneszellen (vgl. S. 344), d.h., die ableitende Nervenfaser ist nicht das Axon der Sinneszelle, sie wird vielmehr über Synapsen mit afferenten (und efferenten) Fasern versorgt.

Prüfungsfragen zu diesem Abschnitt finden Sie im Anhang unter den Ziffern: 19.1.ff.

19.2 Vestibuläre Regelung der Körperstellung und Raumorientierung

Informations- Vestibularsystem und Motorik s.a. Kap. 14 Efferente und afferente Verschaltung der Vesti-
verarbeitung bulariskerne.

Vestibulariskerne – Vestibularisbahnen

Dem *1. vestibulären Neuron* obliegt die Verschaltung zwischen *vestibulären Rezeptorzellen und gleichseitigen Vestibularlskernen* im Boden der Rautengrube. Die Fasern des 1. Neurons ziehen vom *Ganglion vestibulare* im N. statoacusticus (= N. vestibulocochlearis = VIII. Hirnnerv) zum Nucleus vestibularis medialis (Schwalbe), zum Nucleus vestibularis lateralis (Deiters), zum Nucleus vestibularis cranialis (Bechterew) oder zum Nucleus vestibularis caudalis (Roller).

Die Fasern des *2. Neurons* ziehen von den vier Vestibulariskernen in vielfältige Richtungen, insbesondere *zum Kleinhirn* (speziell zum Lobus flocculonodularis, dem entwicklungsgeschichtlich ältesten Kleinhirnanteil = Archicerebellum = Vestibulocerebellum), *zur Formatio reticularis, zu den Motoneuronen des Rückenmarkes* (*Tractus vestibulospinalis*) und nicht zuletzt *zu den Augenmuskelkernen.*

Einzelen Bahnen steigen auch direkt von den Vestibulariskernen (über den Thalamus) zur *sensomotorischen Hirnrinde* (Gyrus postcentralis) auf, so daß über diese Bahnen eine *bewußte Raumorientierung* ermöglicht wird.

Wir haben bereits bei der Besprechung der supraspinalen Kontrolle der Motorik auf die Bedeutung des Hirnstammes für Muskeltonus und Stützmotorik hingewiesen (vgl. S. 387). Speziell wurde die *Enthirnungsstarre* besprochen, welche bei einem experimentellen Schnitt oberhalb der Pons beobachtet wird, aber auch in der menschlichen Pathologie auftreten kann (z.B. nach Hirnverletzung, bei Mittelhirneinklemmung durch Tumorwachstum oder nach massiver Hirnblutung) und durch Bewußtlosigkeit sowie eine *spastische Streckhaltung des Rumpfes und der Extremitäten* gekennzeichnet ist. Wie wichtig in diesem Zusammenhang der Vestibularapparat ist, geht aus dem Befund hervor, daß die Enthirnungsstarre decerebrierter Tiere durch eine *Durchtrennung der Vestibularnerven* (oder bei einer Schnittführung distal der Vestibulariskerne) *aufgehoben* werden kann.

Über die extrapyramidalen Bahnen (Tractus reticulospinalis und Tractus vestibulospinalis) wird vorzugsweise die Stützmotorik gesteuert. Über den *Nucleus vestibularis lateralis* (den Deiter'schen Kern) kommt es dabei vorwiegend zu einer *Erhöhung des Extensorentonus* (mit Hemmung der Flexoren). *Fallneigung zur kranken Seite bei akutem Labyrinthausfall* hat so seine Ursache in einer Fehlsteuerung aus den genannten Kerngebieten. Auch *Kleinhirnausfälle* (speziell bei Kleinhirntumoren) sind besonders im Bereich des Archicerebellum durch *Gleichgewichtsstörungen* gekennzeichnet. Hierfür wird vorwiegend ein Wegfall der Hemmung (Disinhibition) verantwortlich gemacht. Die Körperstellung wird dann insbesondere über die im folgenden zu besprechenden *Labyrinthstellreflexe* und die *Halsstellreflexe* gesteuert, welche auch noch ohne Großhirnbeteiligung funktionieren.

Labyrinthstellreflexe

Als **Labyrinthstellreflex** bezeichnet man eine reflektorische Kontraktion von Hals- und Skelettmuskulatur, welche bei Abweichung der Körperstellung von der „natürlichen" aufrechten Stellung einsetzt, um den *Kopf wieder in* seine *aufrechte Stellung* zurückzubringen. Da dies kontinuierlich erfolgt, spricht man auch von *„tonischen"* Labyrinthstellreflexen (im Gegensatz z.B. zum phasischen Nystagmus, vgl. S. 494). Hält man z.B. einen Vogel (die Experimente wurden hauptsächlich an Tauben durchgeführt) am Rumpf in verschiedenste Richtungen, bringt er bei intakten Labyrinthen reflektorisch seinen Kopf stets wieder in die Horizontale. Mit Hilfe ihrer Labyrinthreflexe fällt auch eine Katze stets wieder auf die Beine, selbst wenn sie in Rückenlage aus dem Fenster geworfen werden sollte. Wir selbst können ebenfalls auf schwankendem Untergrund *mit Hilfe intakter Labyrinthstellreflexe* unser *Gleichgewicht koordinieren,* ohne im einzelnen darüber nachdenken zu müssen, welche Extensoren stärker angespannt werden müssen. Unsere Kenntnis über (tonische) Labyrinthstellreflexe beruht im wesentlichen auf Experimenten an großhirnlosen Tieren, welchen z.T. das Labyrinth ein- oder doppelseitig entfernt wurde, so daß der Ausfall dieser Stellreflexe geprüft werden konnte. Hierbei konnte nachgewiesen werden, daß die *Afferenzen für die Labyrinthstellreflexe* im wesentlichen aus dem Otolithenapparat bzw. den *Maculaorganen* kommen.

Halsstellreflexe

Die Labyrinthstellreflexe sind eng gekoppelt mit den sog. **(tonischen) Halsstellreflexen.** Die *afferenten Signale* kommen hier überwiegend *aus Dehnungsrezeptoren der Halsmuskulatur*.

Hebung des Kopfes führt dabei zu einer *Streckung der vorderen* und verminderten Streckung (deshalb Beugung) der hinteren *Extremitäten*. Man beobachte ein scheuendes, steil vorne hochgehendes Pferd, welches dabei hinten einknickt.)

Senkung des Kopfes führt umgekehrt zu einem erniedrigten Extensorentonus vorn mit erhöhtem hinteren Extensorentonus. (Keilt ein Pferd mit beiden hinteren Extremitäten aus, geht es vorn in die Knie.) Derartige Reflexe sind beim Menschen nur im *Säuglingsalter* ohne Schwierigkeiten nachzuweisen. Unterstützt eine Mutter ihr auf dem Bauch liegendes Baby nur unter der Brust, so richtet es den Kopf auf und streckt gleichzeitig die Arme. Hierbei werden jedoch die Beine weniger gestreckt.

Als **„Liftreaktion"** hat man eine Zunahme des Extensorentonus beim Fall bzw. beim Fahrstuhlfahren (nach unten) bezeichnet, welche durch eine dabei auftretende Abnahme des „Abtriebes" der Otolithen ausgelöst wird. Es handelt sich dabei ebenfalls um einen Labyrinthreflex, welcher wie die Halsstellreflexe auch noch beim Mittelhirntier auszulösen ist, bei welchem allerdings zielgerichtete Bewegungen wegen Unterbrechungen der Pyramidenbahnen (vgl. S. 389) nicht mehr möglich sind.

Prüfungsfragen zu diesem Abschnitt finden Sie im Anhang unter den Ziffern: 19.2.ff.

19.3 Vestibuläre Blickregelung

Die reflektorische *Verschaltung des Bogengangssystemes mit den Augenmuskelkernen* hat ihren biologischen Sinn (im „Kampf ums Dasein") offenbar darin, trotz Lageänderungen des Kopfes im Raum die jeweilige Blickrichtung (auf Angreifer oder Gejagten) fixiert halten zu können. *Cupulaablenkungen* induzieren hierbei ganz charakteristische rhythmische Aktivierungen der einzelnen Augenmuskelpaare, wobei eine *langsame Ablenkung (= Deviation) der Augen-*

stellung von einer ruckartigen schnellen Blickrichtungsänderung in die Gegenrichtung gefolgt ist. Diese *schnelle Komponente der Augenbewegung* wird als **Nystagmus** bezeichnet. Es handelt sich dabei um *konjugierte Augenbewegungen,* d.h. die Blickbewegungen erfolgen bei beiden Augen in die gleiche Richtung. Die langsame *Komponente* oder die Deviation stellt die eigentliche *vestibuläre Reaktion* dar, während die *schnelle sakkadische Rückstellungsbewegung* oder der eigentliche Nystagmus als *zentraler Korrekturmechanismus* aufgefaßt wird.

Am Menschen wird sowohl die *rotatorische* wie die *kalorische* **Cupulareizung** (s. unten) für die *klinische Prüfung* benutzt. Hierbei sind Differenzen nach Drehungen in unterschiedlichen Richtungen sowie Rechts-Links-Differenzen bei kalorischer Reizung von besonderer diagnostischer Bedeutung. Sie werden u.a. für die nicht leichte Entscheidung benötigt, ob ein zentraler oder peripherer Vestibularisschaden vorliegt.

Für spezielle Untersuchungen kann auch eine *galvanische Reizung* mit schwachem Gleichstrom durchgeführt werden. Die differente Elektrode liegt jeweils am Ohr, während die indifferente Elektrode am Oberarm befestigt wird. Ist die differente Elektrode Kathode, so kann ein Nystagmus zur Reizseite ausgelöst werden.

Nystagmusprüfungen werden sowohl mit Hilfe der *Frenzel'schen* Brille durchgeführt (vgl. S. 463), als auch durch Anwendung der Nystagmographie (vgl. S. 464). Das Prinzip der **Frenzel'schen Brille** besteht darin, das Patientenauge mit Hilfe starker Plusgläser (+20 dpt) wie durch eine Lupe betrachten zu können und gleichzeitig den Patienten künstlich so kurzsichtig zu machen, daß er selbst nicht mehr fixieren kann. Über die Innenbeleuchtung der Brille können vom Untersucher die unwillkürlichen Augenbewegungen beobachtet und mit Hilfe einer Stoppuhr der Nystagmus gezählt werden (z.B. Gesamtdauer und Anzahl der Schläge pro 5 s). Exakter lassen sich die Augenbewegungen mit Hilfe der **Nystagmographie** (vgl. S. 464) quantifizieren.

Welche physiologischen Ergebnisse man sowohl bei rotatorischer wie kalorischer Reizung erwarten kann, sollen die Abb. 19.3 und 19.5 veranschaulichen.

Die **rotatorische Reizung** am Menschen wird in der Regel mit Hilfe eines Drehstuhles durchgeführt, wobei die Funktion der *horizontalen Bogengänge* geprüft werden kann. Damit sich die horizontalen Bogengänge auch wirklich horizontal, d.h. parallel zur Drehebene befinden, muß der Patient seinen Kopf um *30° nach vorn* neigen. Beim *Andrehen* – z.B. nach rechts – wird die linke Cupula utriculofugal, die rechte utriculopetal abgelenkt, was nach den beschriebenen Tierexperimenten rechts zur Depolarisaton, links zur Hyperpolarisation führen wird. Die Kombination dieser Cupulaablenkungen führt zu *langsamen Bewegungen beider Augen entgegen der Drehrichtung* (hier nach links) und *schnellen Sakkaden in Drehrichtung* (einem Nystagmus nach rechts). Praktisch bedeutet dies, daß die Augen einem fixierten Gegenstand weiter folgen (langsame Deviation), obwohl der Kopf (oder der ganze Körper) zur Seite gedreht wird. Der Nystagmus (oder die schnelle Komponente) kann dabei als schnelle unauffällige Korrektur aufgefaßt werden. Da die Phänomene beim Andrehen schwer zu beobachten sind, werden *klinisch meistens* nur die kompensatorischen Augenbewegungen beim *Stop nach* kontinuierlicher *Drehreizung geprüft.* Beim Stop z.B. nach Rechtsdrehung (Abb. 19.3 C) wird die rechte Cupula durch die Trägheitsströmung der Endolymphe utriculofugal abgelenkt (links utriculopetal), wodurch langsame Augenbewegungen in der vorangegangenen Drehrichtung ausgelöst werden und ein *Nystagmus in entgegengesetzter Drehrichtung* auftritt (vgl. Abb. 19.4).

Für die **kalorische Reizung** wird der horizontale, am weitesten außen liegende Bogengang senkrecht gestellt (vgl. Abb. 19.5). Beim liegenden Patienten muß der Kopf um 30° gegenüber der Horizontalen angehoben werden. Der sitzende Patient muß seinen Kopf entsprechend um 60° nach hinten neigen.

Bei einer *Warmreizung* (es werden je nach bevorzugter Methode Gehörgangsspülungen mit Wassertemperaturen von 44 bzw. 47 °C durchgeführt) kommt es vermutlich zu einer thermischen Endolymphströmung der lokal erwärm-

Abb. 19.3. Schematische Darstellung des Effektes rotatorischer Reizung des Vestibularapparates und zugehörige Blickmotorik (gezeichnet durch H. Snoei)

ROTATORISCHE REIZUNG
(bei aufrechter Stellung wird der Kopf um 30° nach vorn geneigt, um den horizontalen Bogengang waagerecht zu stellen)

A Horizontaler Bogengang in Ruhe
 — Ampulle mit Cupula
 — horizontaler Bogengang
 Utriculus

B Andrehen nach rechts
linke Cupula utriculofugal
rechte Cupula utriculopetal abgelenkt
langsame Augenbewegung nach links (entgegen Drehrichtung)
Nystagmus nach rechts
 (in Drehrichtung)

Hyperpolarisation   Depolarisation

C Stop nach Rechtsdrehung
linke Cupula utriculopetal
rechte Cupula utriculofugal abgelenkt
langsame Augenbewegung nach re (in vorangegangener Drehrichtung)
Nystagmus nach links (entgegen der vorangegangenen Drehrichtung)

Depolarisation   Hyperpolarisation

Blick folgt einem unterschiedlich schnell beschleunigten Pendel
↑ Blick nach rechts   Blick geradeaus
↓ Blick nach links   200μV
↑ Lidschlag

Blick geradeaus   Lesen   Zeilensprung
↑ Lidschlag   ↑ Lidschlag   5s

Rechtsdrehung und   Postrotatorischer Nystagmus
Blick geradeaus   Stop
    ↓   schnell
     langsam

Linksdrehung und   Postrotatorischer Nystagmus
Blick geradeaus   Stop
    ↓   langsam
     schnell

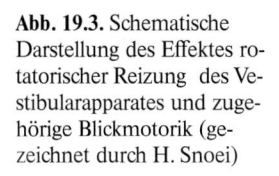

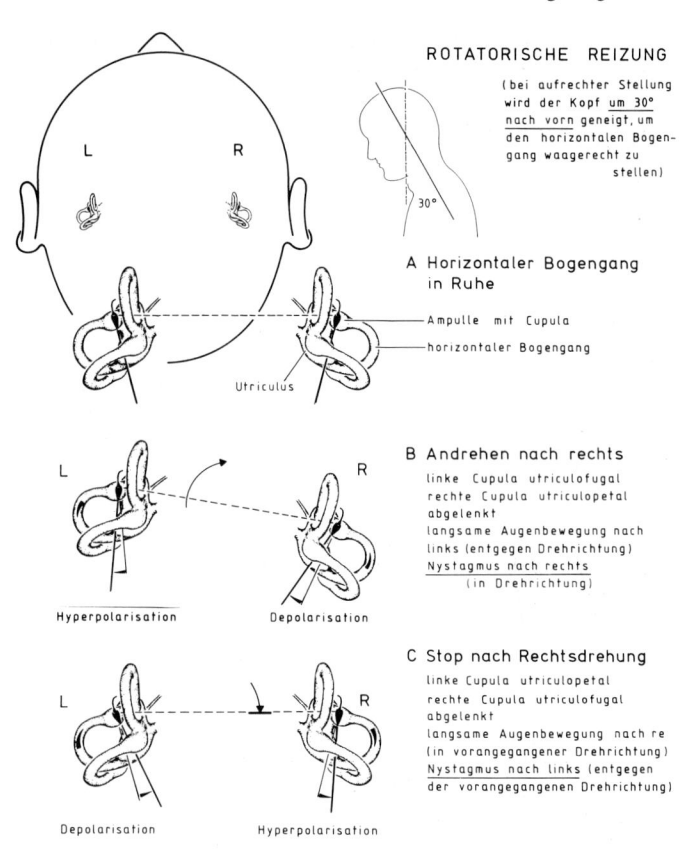

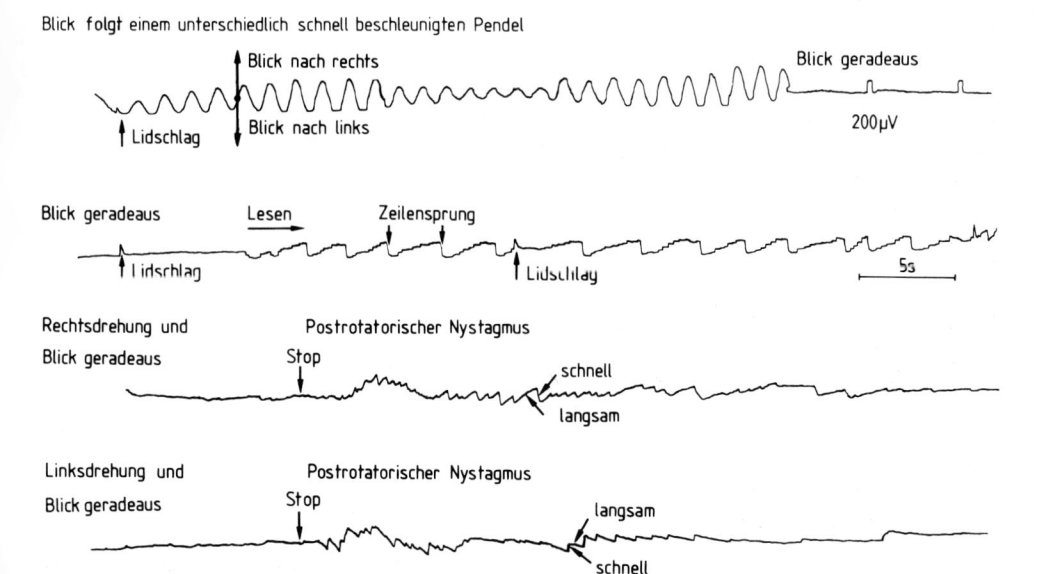

Abb. 19.4. Originalregistrierungen von Elektrookulogrammen; oben: Folgebewegungen beim Betrachten eines schwingenden Pendels; Mitte: Blickbewegungen beim Lesen eines Lehrbuchtextes; unten: postrotatorischer Nystagmus im Anschluß an Rechts- und Linksdrehung (aus dem Physiologischen Praktikum der Universität Heidelberg)

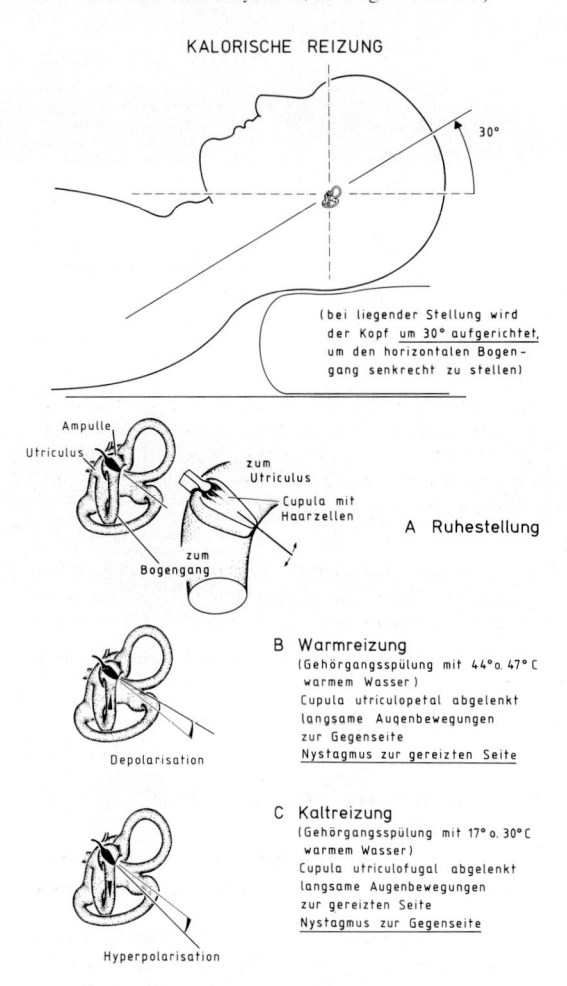

Abb. 19.5. Schematische Darstellung des Effektes kalorischer Reizung des Vestibularapparates und zugehörige Blickmotorik (gezeichnet durch H. Snoei)

KALORISCHE REIZUNG

30°

(bei liegender Stellung wird der Kopf um 30° aufgerichtet, um den horizontalen Bogengang senkrecht zu stellen)

Ampulle
Utriculus
zum Utriculus
Cupula mit Haarzellen
zum Bogengang

A Ruhestellung

B Warmreizung
(Gehörgangsspülung mit 44° o. 47° C warmem Wasser)
Cupula utriculopetal abgelenkt
langsame Augenbewegungen zur Gegenseite
Nystagmus zur gereizten Seite

Depolarisation

C Kaltreizung
(Gehörgangsspülung mit 17° o. 30° C warmem Wasser)
Cupula utriculofugal abgelenkt
langsame Augenbewegungen zur gereizten Seite
Nystagmus zur Gegenseite

Hyperpolarisation

ten und deshalb spezifisch leichteren Endolymphe nach oben, wodurch die Cupula des horizontalen Bogenganges utriculopetal abgelenkt wird (vgl. Abb. 19.5 B). Gleichzeitig werden eine langsame Augenbewegung zur Gegenseite und ein Nystagmus zur gereizten Seite ausgelöst.

Bei der *Kaltreizung* (mit Wassertemperaturen von 17 bzw. 30 °C) kommt es zu einer utriculofugalen Cupulaablenkung mit langsamen Augenbewegungen zur gereizten Seite und Nystagmus zur Gegenseite.

Auch hier folgern wir aus Tierexperimenten, daß Warmreizung eine Depolarisation, Kaltreizung eine Hyperpolarisation der Rezeptorzellen auslöst.

Im Gegensatz zu den Befunden am Hecht (vgl. S. 488) sehen wir bei Kaltreizung am Menschen sogar eine Umkehr der Nystagmusrichtung, was vermutlich auf eine noch kompliziertere zentrale Verschaltung und Verrechnung einseitiger Labyrinthreize beim Menschen schließen läßt.

Überraschenderweise kann bei Astronauten (trotz Schwerelosigkeit während des Raumfluges) ein kalorischer Nystagmus ausgelöst werden. Man muß deshalb annehmen, daß allein thermische Volumenschwankungen der Endolymphe für Cupulaauslenkungen ausreichen.

Auf den *optokinetischen Nystagmus* – ausgeübt durch das Fixieren bewegter Gegenstände (= Eisenbahnnystagmus) – wurde im Kapitel Optik (vgl. S. 463) hingewiesen.

Prüfungsfragen zu diesem Abschnitt finden Sie im Anhang unter den Ziffern: 19.3.ff.

19.4 Kinetosen

Störungen, z.B. Kinetosen, Symptome bei Ausfall des Vestibularapparates.

Kinetosen

Auf die Folgen ein- und doppelseitigen Labyrinthausfalles wurde bereits hingewiesen (vgl. S. 488), so daß wir uns hier auf die Darstellung der sog. Kinetosen beschränken können. Als **Kinetosen**[9] bezeichnet man Erkrankungen, welche auf spezieller Reizung des Vestibularapparates beruhen: Am bekanntesten ist die *Seekrankheit* (Nausea marina), man kennt aber auch die Autofahr-, Eisenbahn-, Luft- sowie Karussellkrankheit. *Schwindel, Erbrechen,* aber auch Blässe, Durchfälle oder Verstopfung, Schweißausbruch, Apathie oder Nervosität, Blutdrucksenkungen etc. weisen auf die *Verbindung der Vestibulariskerne mit dem Vegetativum* hin. Im Vordergrund stehen hier vestibuläre Afferenzen zum sog. *„Brechzentrum"* in der *Formatio reticularis,* welches aber afferente Signale auch vom Schlund, Magen, von der Nase und höheren Zentren erhält. Stimulation des Brechzentrums führt über Efferenzen des Vagus, des Glossopharyngeus, des N. phrenicus und der Bauchdeckennerven zu Zwerchfell- und Bauchdeckenkontraktionen mit Entleerung des Magens über den erschlaffenden Ösophagus. Nicht nur ein schwankendes Schiff kann diesen komplizierten *Brechreflex* durch ungewohnte Cupulareizung auslösen, auch viele andere Reize können es uns „brechübel" werden lassen. Z.B. kann neben speziellen Geschmacks- und Geruchsreizen ein entsprechender Anblick, ja allein eine genügend intensive makabre Vorstellung zum Erbrechen führen.

Die Theorie der Entstehung der Seekrankheit ist keineswegs einheitlich gelöst. Die sog. *„Konflikttheorie"* besagt, daß die Ursache der Seekrankheit in der ungewohnten optischen Fehlinformation gegenüber der tatsächlichen Cupulainformation liege. Der Konflikt zwischen beiden Sinnessystemen führe zu einem Informationschaos, welches die vegetative Fehlsteuerung zur Folge habe.

Weltraumfahrer leiden häufig (vor allem in den ersten Tages ihres Fluges) an Schwindel und Erbrechen, was bei ihnen auf veränderte Otolithensignale bei *Schwerelosigkeit* bezogen wird.

Weiterführende Literatur

R.J. von Baumgarten: Biomedical Experiments in the Spacelab, Especially on the Vestibular System. Pflügers Arch. 406, R 1, 1986

J.M. Goldberg. C. Fernandez: The Vestibular System, in: Handbook of Physiology, Section 1: The Nervous System, Vol. III, 2, 977-1022. Amer. Physiol. Soc. Bethesda, Ma., 1984

H.H. Kornhuber, Editor: Vestibular System, Part 1: Basic Mechanisms, and Part 2: Psychophysics, Applied Aspects and General Interpretations, Vol. VI, 1 and 2, in: Handbook of Sensory Physiology. Springer, Berlin, Heidelberg, New York, 1974

W. Precht: Vestibular System, in: MTP Internat. Rev. of Science, Physiology, Series 1, Vol. 3, Neurophysiology 81-149. Butterworth, London, University Park Press, Baltimore, 1975

P.W. Reeh: Supraspinale Motorik, in: Die infantilen Zerebralparesen. Herausgeber: H. Thom, 2. Auflage. Thieme, Stuttgart, New York, 1982

D. Trincker: Physiologie des Gleichgewichtsorgans, in: Hals-Nasen-Ohrenheilkunde, Handbuch, hrsg. v. J. Berendes, R. Link u. F. Zöllner. Thieme, Stuttgart, 1965

L.R. Young: Perception of the Body in Space, in: Handbook of Physiology, Section 1: The Nervous System, Vol. III, 2, 1023-1066. Amer. Physiol. Soc., Bethesda, Ma., 1984

---

(9) kinéo gr. = ich bewege.

20. Geschmack und Geruch

20.1 Allgemein

Geschmack und Geruch rechnete die klassische Physiologie wie den Tastsinn zu den „niederen Sinnen". Heute dürfte man aber als unmodern gescholten werden, wenn man das Sehen und das Hören unter die „höheren" Sinne einordnet. Inzwischen haben sich nämlich auch die Wissenschaften vom Geschmack und Geruch (oder moderner: die Wissenschaften von den *„Chemischen Sinnen")* zu jeweils kaum noch übersehbaren Einzeldisziplinen entwickelt. Allerdings bleibt wohl unbestritten, daß der Mensch ohne die Modalitäten Schmecken oder Riechen wesentlich besser auskommen kann als ohne die normale Funktion von Auge und Ohr. (Die Examensschwergewichte sollten deshalb auch dort gesetzt bleiben.)

Auf der physiologischen Ebene wählen wir mit unserer Zunge die *Qualitäten* unserer Nahrung aus. Hierbei haben wir es zunächst schwer einzusehen, daß wir die ganze Palette unserer Speisekarte mit *nur vier verschiedenen Geschmacksqualitäten* erfassen sollen (*salzig, süß, sauer* und *bitter*). Allerdings spielen die *Temperatur* und die *mechanische Form* unserer Nahrung für unseren „Gaumen" ebenfalls eine Rolle. (Wobei anzumerken ist, daß nur Kinder im Bereich des Gaumens und anderer Teile der Mundschleimhaut über Geschmacksrezeptoren verfügen, während beim Erwachsenen die Geschmacksrezeptoren allein auf der Zunge zu finden sind.)

Die Aufgabe der Geschmacksrezeptoren kann sicher nicht allein darin bestehen, das jeweils „Leckerste" herauszufinden. In der Biologie wird durch die Geschmacksrezeptoren auch vor *schädlichen Stoffen* gewarnt. Reine Pflanzenfresser suchen darüber hinaus oft über weite Strecken nach salzigen Quellen, um ihrer drohenden *NaCl-Verarmung* zu entgehen. An Mineralocorticoiden verarmte Patienten verlangen nach salzigen Speisen, ebenso wie sich Tiere nach Nebennierenrindenentfernung die salzigste Kost aussuchen, ohne daß die hierfür entscheidenden Mechanismen geklärt wären. Der moderne Mensch scheint sogar mit seiner täglichen Ernährung eher ein Zuviel an Kochsalz zu sich nehmen zu wollen, so daß unser Geschmack durch Zivilisationseinflüsse unphysiologisch verstellt, wenn nicht gar „verdorben" werden kann. Noch eindeutiger ist die Gefahr der übermäßigen Kalorienzufuhr, weil es „so gut schmeckt". Je hungriger wir sind, desto besser schmeckt es allerdings. („Hunger ist der beste Koch", und in der Not „frißt der Teufel" bekanntlich „Fliegen".) Auch die Nase „schmeckt" mit, was uns aus „Schnupfenzeiten" bekannt sein dürfte. Entzündliche Schwellungen der Nasenschleimhäute mit Verlegung des oberen Nasenganges verhindern Geruchsempfindungen. Während eines Schnupfens schmecken die schönsten Speisen fade.

Im Gegensatz zu den wenigen Geschmacksqualitäten ist es bisher nicht überzeugend gelungen, den Geruchssinn mit wenigen Sinnesqualitäten zu beschreiben. Zwar hat es an *Klassifikationsversuchen* nicht gefehlt (z.B. *ätherisch, kampferartig, moschusartig, blumig, stechend, faulig* etc.), doch eine generelle Einigung auf eine bestimmte Zahl von Geruchsqualitäten ist bisher nicht erfolgt. Die Zahlenangaben schwanken von sieben bis zu Tausenden.

Für den Mechanismus der chemischen Sinneszellen gilt wie für andere Sinneszellen auch, daß über eine *Änderung der Membranpermeabilität* (Depolarisation) die *Bildung fortgeleiteter Aktionspotentiale* erfolgt.

Offen ist allerdings die Frage, wie die verschiedenen gelösten chemischen Verbindungen die Membrandepolarisation der unterschiedlichen Sinneszellen auslösen können. Hierbei ist bisher nicht einmal entschieden, ob ein Reizstoff infolge seiner physikalisch-chemischen Molekülstruktur durch ein für ihn bestimmtes Schlüsselloch in der Membran eindringt oder ob in einem Schlüsselloch noch spezielle chemische Rezeptoren warten, welche erst durch ihren Reizstoff aktiviert werden müssen.

Man ist äußerst intensiv der Frage nachgegangen, welche *Molekülstrukturen chemischer Substanzen* als adäquate Sinnesreize wirksam sein können. Relativ einfach ist dabei die Rolle der H^+-*Ionen* als Reizstoff für den Geschmack „sauer" zu erklären. Auch für den Salzgeschmack ist die Molekülstruktur noch überschaubar, wobei insbesondere beim NaCl das Anion den Salzgeschmack variiert. Wesentlich *komplizierter* wird es dagegen *bei den Geschmacksreizen süß und bitter.* Die Spezialisierung der Geschmackszellen (s.u.) geht soweit, daß zwar eine α-5-D-Mannose das Signal süß auslösen kann, daß das gleiche Molekül aber in seiner β-D-Form bereits bitter schmeckt. Noch beunruhigender verhalten sich die Geruchsrezeptoren. Hier können offenbar bereits *einzelne Moleküle der unterschiedlichsten Wirkstoffe unterschiedlichste Geruchseffekte* auslösen. Der Grad der *Spezialisierung* ist hier in der Tat alles andere als „niedrig".

Schließlich sind die „Geschmäcker sehr verschieden", und über „Geschmack" läßt sich bekanntlich trefflich „streiten". Dies liegt daran, daß die *Unterschiedsschwellen für chemische Sinne auffallend breit* sind. Tonhöhenunterschiede von wenigen Hertz (vgl. S. 476) kann auch der Ungeübte unterscheiden, während die Schwelle der Süßempfindung außerordentlich variiert. Ja, sehr niedrige Kochsalzkonzentrationen werden sogar als süß empfunden, was der Grund dafür sein könnte, daß die gute Küche selbst bei süßen Speisen nicht eine Prise Salz vergißt.

Für die chemischen Sinne ist ferner ihre *schnelle Adaptation* auffällig. Was eben noch als entsetzlicher Gestank empfunden wurde, wird bald tolerabel.

20.2 Geschmackssinn

Lokalisation und Feinbau des Geschmacksorgans; Mauserung (s.a. GK Anatomie 5.4.5). Leistungen des Geschmackssinns. Reiz und Rezeptorfunktion (u.a. Transduktions- und Transformationsprozeß, Absolut-, Erkennungs- und Unterschiedsschwellen. Konzentrationsabhängigkeit der Geschmacksqualitäten), Geschmacksbahn und zentrale Reizverarbeitung (u.a. Geschmacks-Geruchs-Interaktion, Reflexe). Grundzüge von Funktionsstörungen.

Die *Geschmackssinneszellen* sind wie die Scheiben einer Apfelsine in sog. *Geschmacksknospen* zusammengelagert. Der Gesamtdurchmesser dieser Knospen beträgt etwa 50 μm, sie enthalten jeweils rund 40 Sinneszellen. Es sind *sekundäre Sinneszellen,* sie senden nämlich *kein eigenes Axon* (für Fortleitung von Aktionspotentialen) aus, sondern die ableitenden Nerven umhüllen sie mit ihren Verzweigungen und bilden Synapsen an ihrer Zelloberfläche. An der einen Spitze der „Apfelsinenscheibchen" tragen die Sinneszellen *Mikrovilli.* Alle Mikrovilli ragen in eine von schützendem Epithel freigelassene *Pore. Gelöste Geschmacksstoffe* können über diese offene Pore in den Bereich der Mikrovilli *diffundieren.* Im Gegensatz zum übrigen Nervensystem werden die *Geschmackszellen ständig* aus Epithelzellen der Zunge *regeneriert.* Man rechnet mit einer Lebenszeit dieser Sinneszellen von nur etwa 10 Tagen. (Die Regeneration erfolgt hierbei aus Basalzellen, welche neben Stützzellen ebenfalls in den Geschmacksknospen gelegen sind.) Vermutlich reagieren nicht einmal die Sinneszellen einer einzelnen Geschmacksknospe einheitlich. Immerhin ergibt sich bei Geschmacksproben mit kleinen Testmengen (im physiologischen Praktikum mit kleinsten Wattepinseln) eine *Vorzugsanordnung für die Empfindung „süß"* im Bereich der Zungenspitze, für *„salzig"* und *„sauer"* mehr *an den seitlichen Zungenrändern* und für *bitter im hinteren Bereich* (in der Nähe des Zungengrundes), doch gilt dies keineswegs überall. Bei elektrophysiologischen Untersuchungen wird deshalb mit Häufigkeitsverteilung der vier Sinnesqualitäten gearbeitet, welche als *Geschmacksprofil* bezeichnet werden. Im Tierexperiment, aber auch am Menschen kann während verschiedener Geschmacksreizungen die Zahl fortgeleiteter Aktionspotentiale an der freiliegenden Chorda tympani (z.B. anläßlich notwendiger Mittelohroperationen) abgeleitet werden. Selbst die Ableitung einzelner afferenter Fasern ergab bei unterschiedlichen Geschmacksreizen jeweils nur ein Mehr oder Weniger von Aktionspotentialen auf bestimmte Reize hin – also unterschiedliche Geschmacksprofile –, aber keineswegs etwa reine „Salz-" oder „Zuckerfasern".

Hierbei ließen sich auch am Menschen mit elektrophysiologischen Methoden *Reaktionsschwellen* messen, welche mit den *subjektiven Empfindungsschwellen* gut übereinstimmen. Für Saccharose lag die Schwelle bei einer Konzentration von 10^{-2} mol/l, für NaCl bei 10^{-3} mol/l, für den Geschmacksreiz „sauer" bei 0,0009 normaler HCl, während für Bitterreize die Schwellenkonzentration von Chinin mit 0,000 008 mol/l angegeben wird. Diese *hohe Empfindlichkeit für Bitterreize* ist deshalb besonders sinnvoll, weil diese Reize in der Natur häufig Gifte darstellen, welche auch in geringen Konzentrationen gemieden werden müssen.

Mit dem 45. Lebensjahr soll die Zahl der Geschmacksknospen abnehmen (Normalwert für den Menschen ca. 9000) und beim Greis nur noch ⅔ des Normalwertes betragen.

(Man folgere daraus aber nicht, daß alte Leute im täglichen Leben eine weniger anspruchsvolle Zunge besäßen. Da weitgehend die Erinnerung geschmeckt wird, dürfte eher das Gegenteil der Fall sein.)

Die **nervale Versorgung** der vorderen und seitlichen Zungenabschnitte erfolgt beiderseits über den *Nervus facialis* (VII. Hirnnerv), welcher als *Chorda tympani* durch die Paukenhöhle zieht und sich mit dem N. lingualis aus dem N. mandibularis des Trigeminus (V, 3) verbindet. Die hinteren Zungenabschnitte werden vom N. glossopharyngeus (IX) und der Zungengrund vom Vagus (X) versorgt. (Bei Unterbrechung der Chorda tympani bleiben deshalb die Empfindungen für bitter erhalten.) Die Nervenzellen des *1. Neurons* liegen für die Chorda tympani im Ganglion geniculi, für die übrigen Fasern in den Ganglien des Glossopharyngeus und Vagus. Alle bipolaren Fasern des 1. Neurons (von VII, IX und X) ziehen zum *Nucleus solitarius* der Medulla oblongata. Das in der Medulla oblongata beginnende *2. Neuron* zieht im Tractus bulbothalamicus zum Nucleus ventralis posteromedialis des *Thalamus*. Hier beginnt das *3. Neuron*, welches zur *Inselregion des Großhirns* zieht (Operculum frontoparietale und Limen insulae). Die Inselregion liegt unterhalb des Gyrus postcentralis. Die *primären Geschmacksfelder* liegen damit in unmittelbarer Nachbarschaft zu den übrigen sensiblen Feldern der Mundhöhle.

Werden im Tierexperiment von der Chorda tympani, aus der Medulla oblongata oder dem Thalamus Aktionspotentiale parallel zu Geschmacksreizen unterschiedlicher Konzentration gemessen, so findet man in allen drei Bereichen eine Zunahme der Aktionspotentialfrequenz entsprechend dem Logarithmus der Reizkonzentration, wie es das *Weber-Fechner'sche Gesetz* (vgl. S. 409) verlangt. Die logarithmische Umsetzung erfolgt auf Rezeptorebene; sie wird ohne Verlust auf die nächsten Stufen weitergegeben.

Maximale Reizstärken werden nur bei Süßreizen als angenehm empfunden, während bei allen anderen Reizen nach einem *Empfindungsoptimum* bei höheren Reizkonzentrationen eine unangenehme Empfindung auftritt. Die *Adaptation* bei anhaltendem Reiz erfolgt vermutlich *auf Rezeptorebene,* da parallel zur Empfindungsabnahme auch die Zahl ableitbarer Aktionspotentiale an der Chorda tympani abnimmt.

Über die Geschmacksrezeptoren werden sowohl die *Speichelsekretion* (vgl. S. 174) wie die *Magensaftsekretion* (vgl. S. 182) reflektorisch gesteuert. Die Efferenzen bei der Speichelsekretion laufen vorwiegend über *parasympathische* Fasern des N. facialis und glossopharyngeus, während die Magensaftsekretion über den Vagus stimuliert wird.

Prüfungsfragen zu diesem Abschnitt finden Sie im Anhang unter den Ziffern: 20.1 und 20.2.ff.

20.3 Geruchssinn

Lokalisation und Feinbau des Geruchsorgans (s.a. GK Anatomie 5.5.1). Leistungen und biologische Bedeutung des Geruchssinns. Reiz und Rezeptorfunktion (u.a. Transduktions- und Transformationsprozeß, Absolut-, Erkennungs- und Unterschiedsschwellen. Adaptation). Riechbahn und zentrale Reizverarbeitung (u.a. Transmitter, emotionale Komponente der Wahrnehmung, Reflexe). Beteiligung anderer Hirnnerven-Afferenzen (z.B. Trigeminus). Grundzüge der Funktionsstörungen.

Geruchsstoffe müssen nicht allein *gasförmig* den oberen Nasengang passieren, sondern sie müssen auch *wasserlöslich* sein, sonst können sie den *Schleimfilm* nicht passieren, in welchen die Riechzellen (s.u.) ihre Cilien eingesenkt haben; schließlich müssen sie auch noch *lipidlöslich* sein, sonst ist offenbar die Passage durch diese Cilien nicht möglich. Wie die Seh- oder Hörschwelle arbeitet auch unsere Geruchsschwelle im Bereich des physikalisch-chemisch gerade noch Möglichen. Zur Erregung einzelner Sinneszellen scheinen im Grenzbereich *nur noch einzelne Moleküle notwendig.* (Geruchlosem Erdgas setzt man $4 \cdot 10^{-5}$ µg/l *Äthylmercaptan* bei, um beim Ausströmen von Gas den Verbraucher zu warnen.)

Das **Riechepithel** kleidet etwa 2-5 cm² des inneren Nasendaches sowie Bereiche des Septums und der oberen Muschel aus (*Regio olfactoria*)[1]. (Die übrigen Naseninnenwände sind mit mehrschichtigem Flimmerepithel ausgekleidet, in welches – wie in das Riechepithel – Schleimdrüsen eingelagert sind. Der Flimmerschlag ist zum Rachen gerichtet.)

Die **bipolaren Sinneszellen** des Riechepithels ähneln Stäbchen, welche an ihrem einen Pol erweitert sind. Dieser „*Sinneskolben*" trägt die *Kinocilien* oder Riechhärchen. Der andere Pol der Sinneszelle läuft als Axon aus. Damit ist die Riechsinneszelle eine *primäre Sinneszelle* (vgl. S. 344). Die Axone dieser Zelle stellen unsere *dünnsten Nervenfasern* dar (Durchmesser 0,1 bis 0,2 µm, Leitungsgeschwindigkeit ca. 0,2 m/s), sie werden zu Hunderten durch eine *gemeinsame Schwann'sche Scheide* gebündelt. Diese Axonbündel ziehen als *Fila olfactoria* durch die *Lamina cribrosa* des Siebbeins zum *Bulbus olfactorius.*[2]

Neben dem eigentlichen Riechepithel enden auch sensible Fasern des N. trigeminus sowie sensible Fasern des N. glossopharyngeus und Vagus in der Nasenschleimhaut, allerdings mit geringerer olfaktorischer Bedeutung. Ferner enthält das Riechepithel sowohl Bowman'sche Schleimdrüsen wie zusätzlich schleimproduzierende Stützzellen und Basalzellen. Ebenso wie die Geschmacksknospen ist das Riechepithel zu *ständiger Regeneration* befähigt (vgl. S. 499).

Keinesfalls geklärt ist die **Theorie des Riechmechanismus.** Auffällig ist allerdings, daß es „**Riechblindheiten**" oder *Anosmien* beim Menschen gibt, welche sogar rezessiv vererbt werden.

Für mehr als 50 ganz verschiedene Substanzen konnten bisher Anosmien festgestellt werden, so daß man mindestens so viele primäre Sinnesqualitäten annehmen sollte, wie es Anosmietypen gibt. Vermutet werden gegenwärtig *mindestens einige Hundert derartiger primärer Sinnesqualitäten.*

Die etwa 10 µm langen und z.T. nicht einmal 1 µm breiten Riechsinneszellen sind der direkten elektrophysiologischen Analyse nur schwer

---

(1) Für den Dackel wird die Fläche der Regio olfactoria mit 75 cm² angegeben!

(2) Hierbei handelt es sich nicht nur um einen direkten Leitungsweg vom Rezeptor zum Gehirn, sondern auch um einen gefährlichen Infektionsweg.

zugänglich. Wesentlich einfacher ist deshalb die Ableitung von *Summenaktionspotentialen,* welche man beim **Elektroolfactogramm** erhalten kann. Die differente Ableiteelektrode liegt hierbei auf dem Riechepithel (die indifferente Elektrode an irgendeiner anderen Stelle des Körpers), anschließend wird die Potentialänderung während der Applikation eines Duftstoffes verfolgt. Hierbei zeigt sich, daß man im Elektroolfactogramm *für die Dauer eines Duftreizes konzentrationsabhängige Depolarisationen* um einige Millivolt erhalten kann. Die Amplitude des Elektroolfactogrammes *folgt* dabei in weiten Bereichen (2-4 Zehnerpotenzen) logarithmisch der Reizkonzentration und damit dem *Weber-Fechner'schen Gesetz* (vgl. S. 409). Man geht davon aus, daß die rasche *Adaptation* an Geruchsreize, auf welche schon früher hingewiesen wurde (vgl. S. 499), im wesentlichen nicht auf Rezeptorebene, sondern im zentralen olfaktorischen System erfolgt.

Die Axone der Sinneszellen (*1. Neuron*) ziehen zu den Glomerula im rechten und linken Bulbus olfactorius. Die Bulbi olfactorii sind histologisch (in Strata) geschichtet, wobei die *Glomerula* außen (im Stratum glomerulosum) die *Synapsenregion* zwischen den Axonen der Riechsinneszellen und den Dendriten der *Mitralzellen* bilden. Die Mitralzellen in der mittleren Zellschicht (Stratum mitrale) stellen das *2. Neuron* dar. Hier erfolgt bereits eine massive *Konvergenz der Information* (= *primäres Riechzentrum*)[3]. Das 2. Neuron zieht teils zum Trigonum olfactorium, zur Substantia perforata rostralis, zum *Cortex praepiriformis* sowie zum *Corpus amygdaloideum* (= *sekundäre Riechzentren*). „Tertiäre" Verbindungen existieren von hier *zum Hypothalamus, Thalamus, Hippocampus* sowie insbesondere zum *limbischen System* und zum limbischen Cortex. Rückläufige Verbindungen insbesondere vom Hirnstamm ziehen ebenfalls in den Bulbus olfactorius. Die Verschaltungen zum Hypothalamus deuten auf die *starke Verbindung zwischen Geruchsreizen und Vegetativum,* die Verschaltungen zum limbischen System auf den Zusammenhang zwischen Geruchsreizen und *Affektlage.* Bei Mensch und Tier (dort besonders gut untersucht) spielen Geruchsreize für das Sexualleben eine besondere Rolle, wenn auch die eigentlichen Pheromone als Sexuallockstoffe offenbar eine Spezialität der Insekten darstellen, welche mit ihren Pheromonrezeptoren ihre Artgenossen auf weite Entfernung riechen können. Wenn wir unsere Artgenossen nicht „riechen" können, liegt das vermutlich nicht immer an deren individuellen Duftstoffen.

---

(3) Beim Kaninchen treffen 70 Millionen Riechzellen mit ihren Axonen auf 1900 Glomerula, mit welchen wiederum nur 45 000 Mitralzellen kontaktieren.

Prüfungsfragen zu diesem Abschnitt finden Sie im Anhang unter den Ziffern: 20.3.ff

Weiterführende Literatur

L.M. Beidler, Editor: Olfaction, Vol. IV, Chemical Senses, Part. 1, in: Handbook of Sensory Physiology. Springer, Berlin, Heidelberg, New York, 1971

L.M. Beidler, Editor: Taste, Vol. IV, Chemical Senses, Part. 2, in: Handbook of Sensory Physiology. Springer, Berlin, Heidelberg, New York, 1971

J. Boeckh: Die Chemischen Sinne Geruch und Geschmack, in: Gauer, Kramer, Jung (Hrsg.) Bd. 11, Somatische Sensibilität, Geruch und Geschmack. Urban und Schwarzenberg, München, Berlin, Wien, 1972

D.H. Mc Burney: Taste and Olfaction: Sensory Discrimination, in: Handbook of Physiology, Section 1, The Nervous System, Vol. III, 2, 1067-1086. Amer. Physiol. Society, Bethesda, Ma., 1984

R. Norgren: Central Neural Mechanisms of Taste, in: Handbook of Physiology, Section 1, The Nervous System, Vol. III, 2, 1087-1128. Amer. Physiol. Society, Bethesda, Ma., 1984

E. Priesner: Pheromone als Sinnesreize, in: Information und Kommunikation, Verh. Ges. Dt. Naturforscher u. Ärzte Nürnberg 1984. Wissenschaftl. Verlagsgesellschaft, Stuttgart, 1985

21. Gehirn, integrative Leistungen des Zentralnervensystems

21.1 Funktionelle Organisation des Cortex cerebri (Neocortex)

Morphologische und funktionelle Gliederung	Oberflächeneinteilung nach dem Feinbau der Hirnrinde (Hirnkarten, s.a. GK Anatomie 17.7.3), lokalisatorische holistische Konzepte kortikaler Funktion. Sensorische motorische und assoziative Hirnareale: Funktionelle Definition und Bedeutung.
Bauelemente kortikaler Schaltkreise	Typen kortikaler Neurone. Schichtaufbau. Funktionelle kortikale Säulen (Module). Grundtypen der Kortexstruktur und deren funktionelle Bedeutung.
Eingänge und Ausgänge des Kortex	Spezifische und unspezifische thalamocorticale Afferenzen, Projektions-Assoziations- und Kommissurenfasern, Projektionsgebiete des Kortex.
Sprache	Beteiligte Hirnareale, deren Leistungen und Verbindungen (z.B. Lateralisation, Sprachregionen, Sprachverarbeitung). Grundzüge von Sprachstörungen und von Störungen des Umgangs mit Sprachsymbolen. Beziehungen zu Agnosie und Apraxie.

Im Rahmen der Darstellung der supraspinalen Kontrolle der Motorik haben wir bereits eine erste Übersicht über die Struktur und Funktion der Großhirnrinde gegeben, auf welche hier verwiesen wird (vgl. S. 393). Versuchen wir, uns nun erneut mit der **Funktionsweise des Großhirns** vertraut zu machen. Abb. 22.2 gibt einen Hinweis, welche Schlüsselstellung der *Thalamus* für die Hirnrinde einnimmt. Müßte man heute eine neue Einteilung erstellen, so würde man vermutlich die *Hirnrinde nach ihrer Verbindung zum Thalamus* unterteilen, während Brodmann (vgl. S. 394) seinerzeit nichts anderes übrigblieb, als unterscheidbare histologische Kriterien zur Numerierung heranzuziehen. Daß sich hierbei Befunde von Rhesusaffen auf das menschliche Gehirn übertragen ließen, erleichterte zwar Brodmann die Arbeit, half aber zur funktionellen Gliederung der Hirnrinde kaum weiter. Die Abb. 22.2 zeigt dagegen eine funktionelle Gliederung der Hirnrinde nach der corticalen Projektion thalamischer Kerngebiete. Die funktionelle Gliederung der thalamischen Kerngebiete wurde bereits früher dargestellt (vgl. S. 398 und Tab. 14.5). Die wichtigsten **„primären" Rindenfelder** sind der Abb. 21.1 zu entnehmen.

Am weitesten ist die *Aufklärung der Beziehung zwischen Rindenstruktur und Funktion* bisher im Bereich der primären Sehrinde (Brodmann-Feld 17) vorangetrieben. Tumoren im Occipitallappen gehen klinisch mit Sehstörungen, bei beiderseitigem Befall sogar häufig mit völliger Blindheit (Amaurose) einher. Diese „*Rindenblindheit*" fällt dadurch auf, daß der optische Apparat intakt und die *Pupillenreflexe erhalten* sind. Zusätzlich zu diesen lange bekannten Phänomenen hat man in neuerer Zeit tierexperimentell (vorwiegend an Katzen) eine *Zuordnung von Lichtreizen auf die* Netzhaut zu *rezeptiven Feldern von Zellsäulen der primären Sehrinde* (Feld 17 nach Brodmann) vornehmen können.

Zumindest hier (aber vermutlich auch in der primären Hörrinde sowie im somatosensorischen Rindenfeld) sind die Nervenzellen der äußeren Rinde senkrecht zu ihren Zellschichten in *Gewebe*säulen (oder Blöcken) mit einer Grundfläche von etwa 1 mm^2 (bei einer Höhe von 2 mm) und damit in kleinsten *funktionellen Einheiten* zusammengeschlossen. Dieser Zusammenschluß ist jedoch nicht willkürlich, sondern er richtet sich nach den jeweils zugehörigen re-

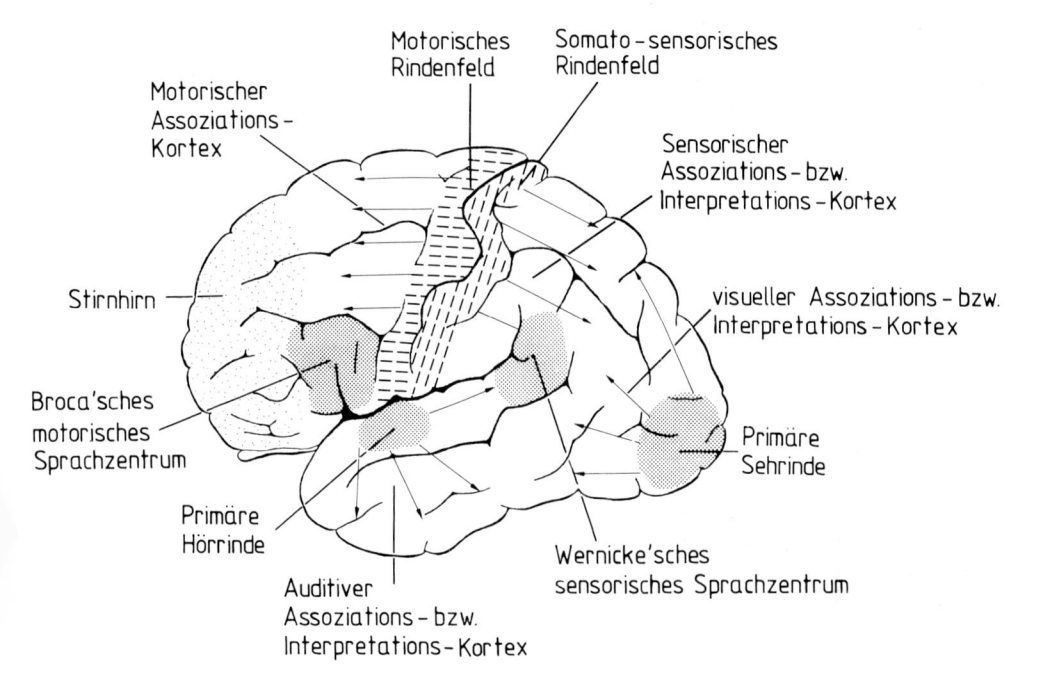

Abb. 21.1. Schematische Zeichnung der wichtigsten primären Rindenfelder

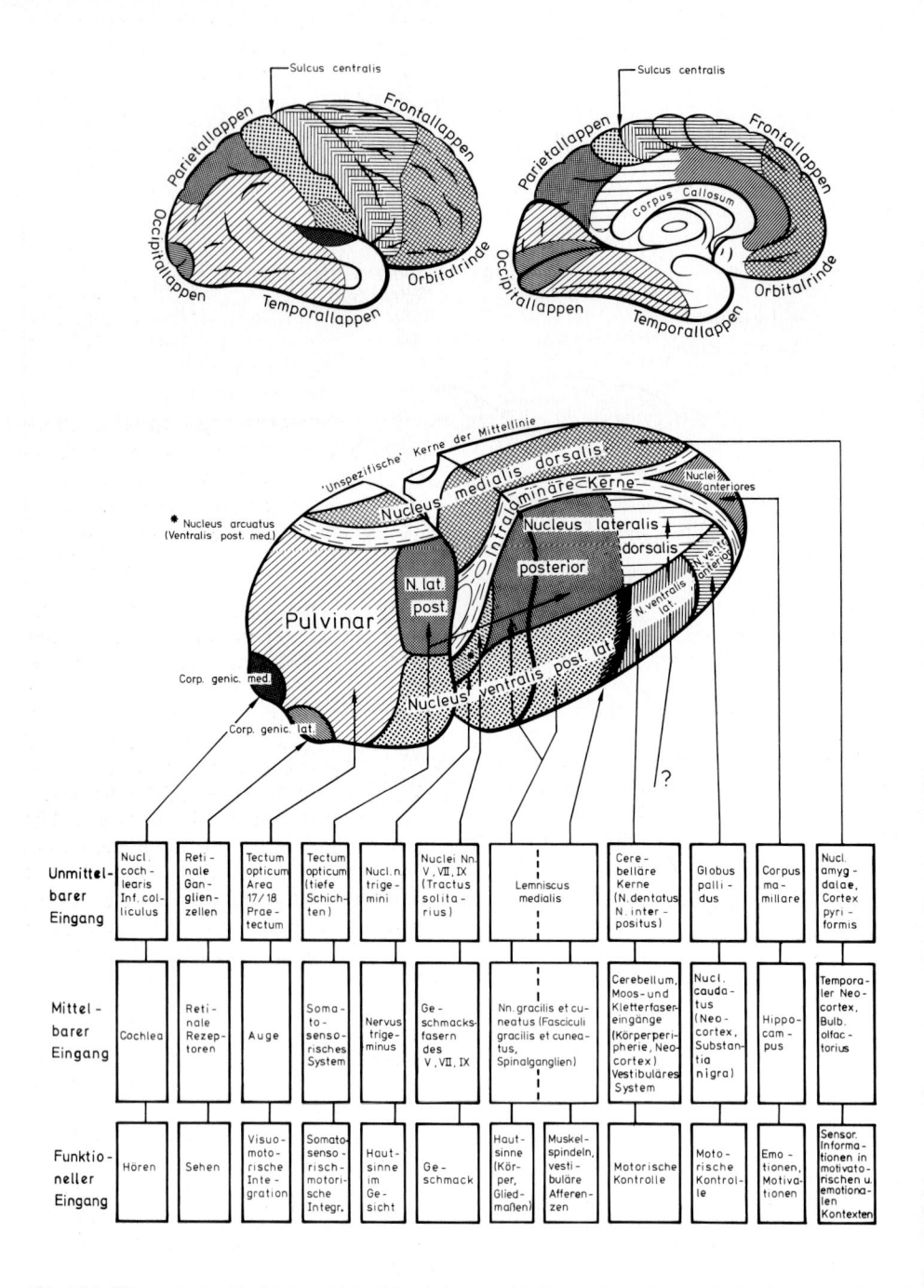

Abb. 21.2. Die corticalen Projektionsfelder (oben) der verschiedenen thalamischen Projektionskerne (Mitte) mit ihren zugehörigen Eingängen (unten). (Aus: O.D. Creutzfeld, Cortex Cerebri. Springer, 1983)

zeptiven Feldern, wobei die *Orientierungsspezifität für Lichtreize* (z.B. in bestimmten Winkeln durch das Gesichtsfeld wandernde Lichtmarken) auf exakt *abgestimmte Aufgaben nebeneinander gelegener Zellsäulen* schließen läßt.

Die Aktivität der in Säulen übereinander liegenden Nervenzellen läßt sich nicht nur *elektrophysiologisch* (z.B. mit Hilfe intrazellulärer Ableitungen) registrieren, – inzwischen existieren auch *histochemische* Methoden, mit welchen man die Aktivität nebeneinander liegender Zellsäulen morphologisch erfassen kann.[2]

Die primäre Sehrinde ist mit **Assoziationsbahnen** an weite Bereiche der übrigen Hirnrinde, insbesondere aber mit ausgedehnten Gebieten des Occipitallappens verschaltet, welcher als visueller *Assoziations- bzw. Interpretationscortex* bezeichnet wird. Man würde es sich aber viel zu einfach machen, wenn man das Verständnis des Gesehenen in diesem Gebiet lokalisieren würde. Zumindest muß man davon ausgehen, daß alle eintreffenden Informationen auch dort nicht stagnieren, sondern über efferente „*Reflexschleifen*" selbst wieder die eingehenden Informationen beeinflussen können.

Wie wir bereits dargestellt haben, begann die wissenschaftliche Lokalisation von Hirnfunktionen mit der Analyse von *Sprachstörungen* (vgl. Kapitel 14, S. 393, und Kapitel 18, S. 485).

Wir haben früher ausgeführt, daß bereits die anatomischen Voraussetzungen zum Sprechen auf stimmlicher Ebene dem Menschen vorbehalten sind. Doch auch auf cerebraler Ebene nimmt die Sprache des Menschen eine Sonderstellung ein. Selbst mit antrainierter Zeichensprache sind Affen nicht zu bewegen, Geschichten zu erzählen. Sie signalisieren bestenfalls ihre unmittelbaren Bedürfnisse. Man ist heute jedoch weit davon entfernt, die *cerebrale Sprachverarbei-*
tung des Menschen zu verstehen, selbst wenn die hochentwickelte Linguistik die Sprache immer exakter in Phoneme (vgl. S. 485) zergliedern kann. Im wesentlichen muß man hier immer noch wie Wernicke vor mehr als 100 Jahren (vgl. S. 393) *aus lokalen Defekten* im Bereich der Hirnrinde *auf funktionelle Mechanismen schließen*. Allerdings wurden neuerdings *auch Reizversuche anläßlich* von *Hirnoperationen* an wachen Patienten durchgeführt, welche die klinischen Befunde gut ergänzen. Hierbei konnte keine Region gefunden werden, welche bei lokaler Reizung etwa zum Sprechen von Silben, Worten oder gar Sätzen geführt hätte. Lediglich Reizungen am Fuß des motorischen und sensiblen Rindenfeldes (am Fuß des Gyrus prae- und postcentralis) führten zu unartikulierten Vokalisationen, während Reizungen in den sogenannten cerebralen Sprachzentren lediglich Störungen des normalen Sprachablaufes produzierten.

Die *für die Sprache wichtigen Hirnrindenfelder* sind jeweils in der **dominanten Hemisphäre** lokalisiert. Unter Dominanz versteht man hier die *bevorzugte Lateralisation* eines Vorganges auf eine Körperhälfte. Die *sprachliche* **Dominanz** einer Hirnhälfte verläuft weitgehend mit der Dominanz der „*Händigkeit*" parallel, so daß in der Regel beim erwachsenen *Rechtshänder sprachlich* die *linke Hemisphäre dominant* ist, d.h., ein *ausgeprägtes Broca'sches und Wernicke'sches Sprachzentrum* findet sich in diesem Fall *nur links*. Für rund 95% der Bevölkerung gilt diese linksseitige sprachliche Dominanz, zugleich ist nur bei ⅓ der Linkshänder die rechte Hirnhälfte sprachdominant. Es handelt sich hierbei wie bei der Händigkeit um genetische Anlagen, welche allerdings durch Erziehung oder Verlust (z.B. eines Armes oder von Hirnstrukturen nach Verletzungen, Tumoren etc.) umorientiert werden können. Trotz linksseitiger schwerer *Hirnverletzung im Kindesalter* kann eine normale Sprachentwicklung erfolgen. Die *Fähigkeit zur Umorientierung der sprachlichen Dominanz* nimmt aber mit zunehmendem Alter rasch ab (die Verhältnisse sind sehr ähnlich wie bei der Schielamblyopie, vgl. S. 464). Nach dem Einsetzen der Pubertät ist diese Fähigkeit erloschen. Wie die *Handdominanz von Schulkindern* bewertet wird, ist der Tabelle 21.1 zu entnehmen. Unter den sog. Linkshändern ist in der Regel nur ein ganz geringer Teil echt linkshändig, während der größte Teil von ihnen über Beidhändigkeit (Ambidexter) verfügt. (Auch für Augen und Ohren existiert im übrigen eine Dominanz, auf welche hier jedoch nicht eingegangen werden kann.)

---

(2) Am bekanntesten ist die Technik nach Louis *Sokoloff*, bei welcher C14-markierte *2-Desoxyglukose* verwendet wird. Je aktiver eine Zelle ist, desto mehr Desoxyglukose wird von ihr aufgenommen, doch nur unvollständig abgebaut, so daß an histologischen Schnitten autoradiographisch der markierte Kohlenstoff nachgewiesen werden kann.

Tab. 21.1. Handdominanz bei Schulkindern (nach Creutzfeld, aus: Chomsky, N., Language and mind. Harcourt Brace Jovanovich, New York, 1972)

Bewertung der Händigkeit	7 Jahre [%]	9 Jahre [%]
Stark rechts	52,5	53,2
Mäßig rechts	14,7	29,3
Gemischt	18	8,2
Mäßig links	6,6	7,1
Stark links	8,2	2,2

Bei linksseitigen *Hirnverletzungen im Erwachsenenalter* sind Linkshänder sprachlich bevorzugt. Selbst wenn sich nicht rechts eine eindeutige Dominanz entwickelt haben sollte, besteht bei bilateraler Repräsentation eher die Möglichkeit zur Überwindung einer Aphasie.

Es werden folgende **Aphasien** unterschieden:

1. **Motorische Aphasien (Broca-Aphasien)** treten bei Störungen im Bereich der *unteren Frontalhirnwindung* (Brodmann-Feld 44) auf. Obwohl die Motorik des Sprechapparates hier nicht gestört ist, haben die Patienten *Schwierigkeiten, spontan zu sprechen.* Es resultiert ein „*abgehackter Telegrammstil*", ohne daß das eigentliche Sprachverständnis oder die Fähigkeit, Gelesenes zu verstehen, gestört sein müssen. Das Schreiben ist dagegen bei derartigen Erkrankungen in der Regel mit sehr ähnlichen Fehlern wie das Sprechen behaftet.

2. **Sensorische Aphasien (Wernicke-Aphasien)** treten bei Schädigungen im Bereich des hinteren *Gyrus temporalis superior* und *supramarginalis* der sprachdominanten Hemisphäre auf. Sie sind charakterisiert durch schwere *Störungen im Sprachverständnis* mit fehlerhaftem Wort- und Satzbau („Paragrammatismus"). Es kann schließlich ein regelrechter „Wortsalat" entstehen, welcher für Außenstehende überhaupt nicht mehr zu verstehen ist.

3. **Amnestische Aphasien** können durch Läsionen im *lateralen Parietallappen* der sprachdominanten Hemisphäre bedingt sein. Auch diffuse Schädigungen im Frontalhirn sowie reine Erschöpfungszustände ohne Rindenläsionen können amnestische[3] Aphasien verursachen. Charakteristikum dieser Aphasien sind „Wortfindungsstörungen", so daß die Patienten zu ständiger Umschreibung ihnen fehlender Begriffe gezwungen sind. In der Unterhaltung können derartige Aphasien zumindest in leichteren Formen nahezu unauffällig sein.

Für **Sprach- und Musikverständnis** ist die Unversehrtheit des **auditiven Cortex (primäre Hörrinde, Heschl'[3a]sche Querwindung**, vgl. Abb. 21.1) notwendig. Allerdings kann Sprache noch verstanden werden, wenn z.B. der linke temporale auditive Cortex zerstört, der rechte aber erhalten ist. Zusätzlich zur primären Hörrinde werden für Sprach- und Musikverständnis aber noch Anteile des Assoziationscortex (parietal und temporal) benötigt. Überraschend ist, daß bei beiderseitigem Ausfall der *primären Hörrinde* noch Frequenzunterschiede erfaßt werden können.

Schließlich muß noch ein Befund dargestellt werden, welcher ungewöhnliches Aufsehen und Publizität erregt hat und inzwischen ebenfalls nobelpreisgekrönt[4] wurde: Untersuchungen nach **Kommissurotomie** am „**Split brain**"-**Patienten.** Beide Hemisphären sind bekanntlich über die *Kommissurenbahnen* (Commissura rostralis, Corpus callosum, Commissura fornicis, Commissura habenularum) miteinander verbunden. Bei bestimmten Formen der *Epilepsie* (vgl. S. 513 und S. 515) hat man es zeitweise für notwendig erachtet, diese Kommissurenbahnen zu durchtrennen, um ein Übergreifen fokaler epileptischer Anfälle auf die andere Hirnhälfte und damit eine Generalisierung des Krampfgeschehens zu verhindern. Derartige Patienten wurden anschließend z.T. bis zu 15 Jahren nach der Operation durch Sperry am Califor-

---

(3) amnästeein gr. = in Vergessenheit geraten.

(3a) Richard Heschl (1824-1881), patholog. Anatom, zuletzt in Wien.

(4) Roger Sperry erhielt 1981 den Nobelpreis für seine Untersuchungen „of hemispheric consciousness in commissurotomy patients". Mit ihm zusammen erhielten David Hubel und Torsten Wiebel den Nobelpreis für Untersuchungen der Sehrinde (vgl. S. 505).

nia Institute of Technology untersucht. Am wichtigsten dürften folgende Ergebnisse sein: Eine Unterbrechung der Kommissurenbahnen ist zunächst den Patienten kaum anzumerken. Es bedarf sogar spezieller Techniken, um nachzuweisen, daß dabei die sprachdominante Hemisphäre isoliert tätig werden kann. Man benutzt hierzu Zeichen, welche rechten und linken Gesichtsfeldern getrennt angeboten werden können. Wir haben früher dargestellt (vgl. S. 456), daß das rechte Gesichtsfeld beider Augen wegen der Sehnervenkreuzung auf die primäre Sehrinde des linken Occipitallappens projiziert wird (und umgekehrt). Buchstaben oder Zeichen, welche nur kurz im rechten Gesichtsfeld von Patienten mit Kommissurotomie erscheinen[5], können diese ohne Schwierigkeiten benennen, wenn sie *Rechtshänder* sind. Werden ihnen aber die gleichen *Zeichen im linken Gesichtsfeld* angeboten, ist *eine Benennung nicht möglich*. Soweit überrascht uns der Befund vermutlich nicht, da wir bereits wissen, daß beim Rechtshänder links die Sprachfelder dominieren. Signale, welche in der rechten Sehrinde ankommen, müssen über Assoziationsfelder und Kommissurenbahnen erst in die linke Hemisphäre gelangen, um sprachlich ausgedrückt werden zu können. Eine Unterbrechung dieser Bahnen blockiert diesen Prozeß. Überraschend

---

(5) Die Technik einer kurzen (150 ms) Einblendung eines Zeichens in das Gesichtsfeld heißt „**Tachistoskopie**".

ist aber, daß die gleichen Patienten in der gleichen Versuchsanordnung *bei gleichen Buchstabensignalen im linken Gesichtsfeld* mit ihrer linken Hand den gesehenen Buchstaben, welchen sie nicht benennen können, richtig aus einer Sammlung von Buchstabenklötzchen heraussuchen können. Hierbei werden die Buchstaben *ohne Sichtkontrolle lediglich ertastet*.

An diesen Befund knüpft sich die schwierige Frage: Hat jede Hirnhälfte beim Split brain-Patienten ihr eigenes Bewußtsein? Offenbar hat hier die rechte Hirnhälfte zumindest die Fähigkeit zur „*intermodalen Übertragung*", d.h. die Fähigkeit, Information von einem Sinnesorgan (Auge) einem anderen (Tastsinn) mitzuteilen, ohne daß dies dem Patienten bewußt sein muß. Handelt es sich gar um Äquivalente für das gespaltene Unbewußte?

Es bleibt zu fragen, wofür das komplizierte *Kommissurenbahnensystem* denn eigentlich notwendig ist. Offenbar um *Informationen aus beiden Körperhälften zu einer in sich geschlossenen Wahrnehmung* zu verarbeiten, wobei letztlich *eine Seite* (z.B. *ein Auge, ein Ohr, eine* Hand etc.) die Führung (*Dominanz*) übernehmen muß. Aus diesem Grund müssen in nahezu gleicher Anzahl *hemmende und erregende Bahnen in beiden Richtungen* verlaufen.

Prüfungsfragen zu diesem Abschnitt finden Sie im Anhang unter den Ziffern: 21.1.ff.

21.2 Elektrische Hirnrindenaktivität: Elektroenzephalogramm (EEG)

Informationsverarbeitung im Kortex

Elementarprozesse	Eigenschaften kortikaler Neurone. Erregende und hemmende synaptische Potentiale und ihre Transmittersubstanzen
Elektrophysiologische Korrelate	Typen, Entstehung, Ableitung und Bedeutung von Feldpotentialen (z.B. evozierte Potentiale, EEG, Bereitschaftspotential). Klassifizierung der EEG-Wellen. Zuordnung von EEG-Frequenzspektren zu Aktivations- und Schlafstadien. Grundzüge der EEG-Diagnostik. Über Sinneskanäle evozierte Potentiale (z.B. akustisch evozierte Potentiale, visuell evozierte Potentiale). kortikale Gleichspannungspotentiale

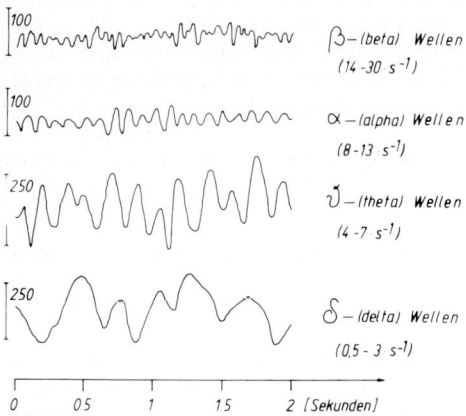

Abb. 21.2 a
Schematische Zeichnung der unterschiedlichen EEG-Wellen (nach M. Steinhausen, Physiologie, Kohlhammer, 1989)

β – (beta) Wellen (14-30 s^{-1})
α – (alpha) Wellen (8-13 s^{-1})
ϑ – (theta) Wellen (4-7 s^{-1})
δ – (delta) Wellen (0,5-3 s^{-1})

Wir haben im Rahmen der vegetativen Physiologie über die Potentialableitungen beim Elektrokardiogramm berichtet (vgl. S. 38). Auch am Gehirn treten elektrische Potentialschwankungen auf, was für Tiere bereits 1875[6] beschrieben wurde. Der Weg bis zum klinischen Routineeinsatz der **Elektroencephalographie** (EEG) war jedoch äußerst beschwerlich. Der unbestrittene Entdecker des menschlichen Elektroencephalogramms ist Hans Berger, welcher nach jahrelangen Studien zuerst 1929 seine Entdeckungen publizierte. Das eigentliche Problem für Berger bestand darin, bei den niedrigen Potentialschwankungen des EEG (im *Mikro*voltbereich) mit technisch noch wenig entwickelten Verstärkern sich selbst (und später seine Umwelt) davon zu überzeugen, daß man wirklich vom uneröffneten Schädel Potentiale des Hirngewebes und nicht etwa EKG-Anteile (im *Milli*voltbereich, vgl. S. 46), Muskelpotentiale oder gar nur Artefakte registrieren kann. Obwohl Berger nur einfache technische Möglichkeiten zur Verfügung standen, hat er die wesentlichen Grundlagen unserer heutigen Kenntnis vom EEG erarbeitet[7]. Erst als fünf Jahre nach Bergers Entdeckung der nobelpreisgekrönte Lord Adrian[8] Bergers Befunde bestätigte, wurde man langsam auch anderenorts dem EEG gegenüber aufgeschlossener. Berger war sogar als Nobelpreisträger im Gespräch, was jedoch seine Zwangspensionierung durch die Nazis in Jena nicht verhinderte. Ohne die weltweite Anerkennung seiner Methode zu erleben, wählte er den Suicid in seiner Klinik, in welcher er vom Assistenten bis zum Chef aufgestiegen war. Man hatte ihn aus Kriegsnot zurückgeholt. Heute trägt diese Klinik seinen Namen.

Für die **Ableitung des EEG** werden heute 8- oder besser 12-Kanalschreiber benutzt, mit deren Hilfe von 25 (oder auch nur 21) am Schädel befestigten Elektroden (in weitgehend normierter Anordnung) Potentialdifferenzen abgeleitet werden können. Die Elektroden besitzen meist an ihren Enden mit Kochsalz getränkte Mulltupfer, welche mit Gummilaschen auf der Kopfhaut so befestigt werden, daß sich möglichst wenig Haare zwischen Elektrode und Kopfhaut befinden, um die Übergangswiderstände möglichst gering zu halten. Von *unipolarer Ableitung* spricht man, wenn von einer (differenten)

---
(6) Caton, Brit. med. J. 2, 278, 1875.
(7) Hans Berger (1873-1941), Professor für Psychiatrie und Neurologie in Jena.
(8) vgl. S. 312.

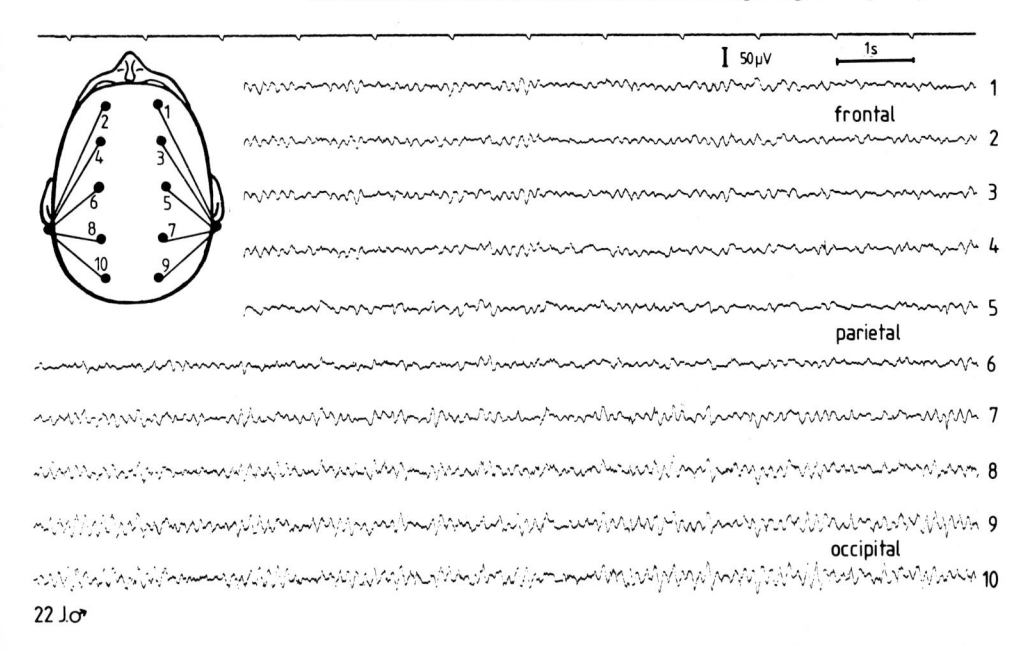

21.2 Elektrische Hirnrindenaktivität: Elektroenzephalogramm (EEG)

Abb. 21.3. Originalregistrierung eines EEG mit schematischer Zeichnung der Position der Ableiteelektroden (wacher, gesunder 22jähriger Mann mit geschlossenen Augen)

Schädelelektrode jeweils gegen eine indifferente Elektrode (Ohrläppchen) abgeleitet wird, von *bipolarer Ableitung,* wenn die Potentialdifferenz zwischen zwei (differenten) Schädelelektroden gemessen wird.

Die Auswertung des EEG erfolgt *nach Frequenz und Amplitude* der abgeleiteten Potentialdifferenzen, wobei bis heute die von Berger eingeführte Nomenklatur benutzt wird. Die klinische EEG-Auswertung erfolgt durch den im EEG erfahrenen Arzt unter Berücksichtigung der übrigen klinischen Symptomatik an Hand umfangreicher EEG-Kurven.

Pro Untersuchung werden ca. 20 Minuten lang unter den verschiedensten Elektrodenverschaltungen und unterschiedlichen Provokationsmethoden (s. unten) Potentiale registriert, so daß bei einer Papiergeschwindigkeit von 30 mm/s ca. 30-40 m Papier mit jeweils 8-12 Schreibspuren zur Diagnose durchgearbeitet werden müssen. Es liegt deshalb nahe, die EEG-Kurven Computern zur Auswertung zu übertragen, obwohl der Außenstehende den Gewinn einer Computerauswertung leicht überschätzt. Für die klinische Routine hat sich bisher die Computerauswertung vor allem deshalb kaum bewährt, weil das Rechenergebnis des Computers nur unwesentlich mehr Information bringt, als sie der erfahrene Kliniker auch ohne Computer direkt aus den Kurven entnehmen kann.

Beim gesunden **Erwachsenen** lassen sich **in Ruhe** und **bei geschlossenen Augen** oberhalb der Hirnrinde von der gesamten Kopfhaut Potentiale mit einer Amplitude von 10-200 µV und einer Frequenz von 8-13/s ableiten. Man spricht seit Berger bei diesem EEG-Typ von α **(alpha)-Wellen (= 8-13 Wellen pro Sekunde).** Diese Wellen sind am größten und am gleichmäßigsten im Bereich des Hinterhauptes, während die Amplituden *nach frontal immer kleiner* werden (vgl. Abb. 21.3). Die α-Wellen sind *nahezu seitengleich synchronisiert,* obwohl die genauere Analyse des EEG von rechter und linker Seite für beide Hirnhälften eigene Rhythmusgeneratoren fordert. Es wird deshalb davon ausgegangen, daß die Synchronisation beider Hirnhälften von der *Formatio reticularis* des Hirnstammes aus kontrolliert wird (s. unten).

Werden die Augen geöffnet, kommt es zu einer **Blockierung des** α-**Rhythmus,** was schon Berger auffiel und deshalb heute auch als „**Berger-Effekt**" oder zeitgemäß anglisiert als

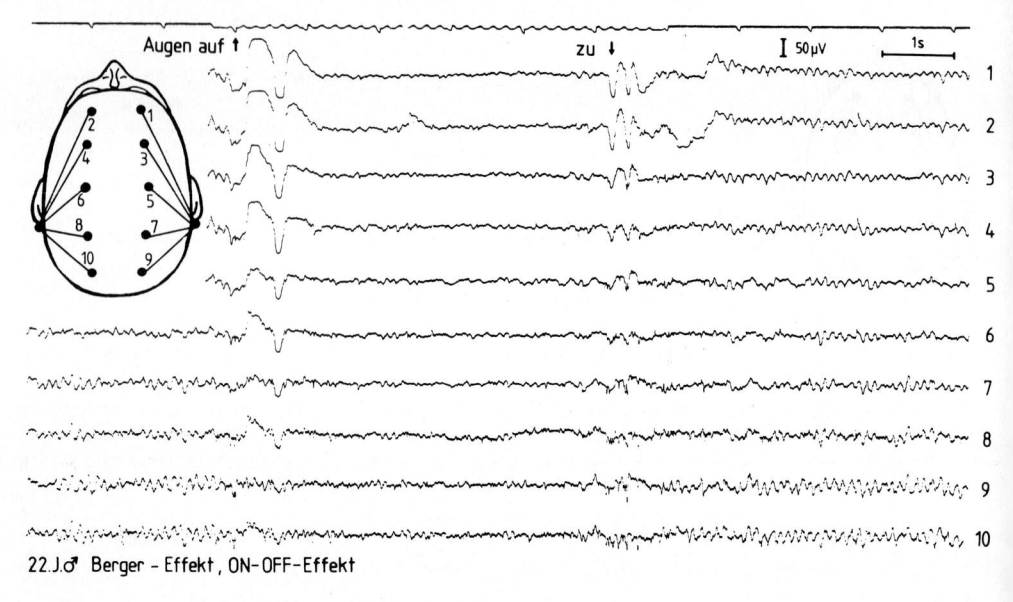

Abb. 21.4. Originalregistrierung eines EEG von einem 22jährigen gesunden Mann mit Berger-Effekt. Beim Öffnen und Schließen der Augenlider entstehen sog. „Blinker"-Artefakte

„On-off-Effekt" bezeichnet wird (vgl. Abb. 21.4). Bei geöffneten Augen *verschwindet die Synchronisation,* das EEG wird nun von kleinen schnellen β **(beta)-Wellen** mit einer Frequenz von **14-30/s** beherrscht. Hierbei ist nicht der Lichtreiz als solcher für die α-Blockade verantwortlich, da man auch bei Dunkelheit erst dann einen α-Rhythmus im EEG findet, wenn die Versuchsperson die Augen schließt und somit nicht versucht, im Dunkeln zu sehen. Die gleiche *Desynchronisation* oder die gleiche α**-Blockade** erhält man ferner auch **bei geschlossenen Augen während gespannter Aufmerksamkeit** oder bei geistigen Anstrengungen (z.B. Kopfrechnen).

Als ϑ **(theta)-Wellen** oder *Zwischenwellen* bezeichnet man langsamere **Wellen (4-7/s),** während die langsamsten Wellen δ **(delta)- Wellen (0,5-3/s)** heißen. Beide Wellentypen sind beim gesunden Erwachsenen für den Schlaf charakteristisch, welchen wir jedoch gesondert darstellen werden (vgl. S. 516).

Grundsätzlich vom Erwachsenen-EEG verschieden ist das **EEG des Kindes.** Der *Reifungsgrad des Gehirnes ist weitgehend aus dem EEG abzulesen. Prinzipiell beherrschen langsamere Frequenzen* mit höheren Amplituden das kindliche EEG, gleichzeitig findet sich beim kindlichen EEG eine wesentlich größere Variation der Rhythmen.

In den ersten sechs Lebenswochen findet man vorwiegend 1-3/s δ-Wellen. Im 2. Trimenon (also ab dem 4. Monat) sind ϑ-Wellen zuerst parietal zu erkennen. Erst langsam entwickelt sich beim Kind ein α-Rhythmus, welcher offenbar auch in Verbindung mit Lese- und Schreibversuchen zu Beginn des Schulalters ausgebildet wird. Stabile α-Rhythmen findet man etwa ab dem 11. Lebensjahr, obwohl auch jetzt noch ϑ-Wellen auftreten können, welche vor allem durch Hyperventilation (vgl. S. 513) leicht zu provozieren sind. Die schwierige Interpretation des kindlichen EEG erfordert eigene Spezialisten.

Seine eigentliche, für lange Zeit charakteristische – weitgehend **individuelle** – α**-Rhythmik** bildet der Mensch erst *zwischen dem 18. und 20. Lebensjahr* aus. *Mit höherem Lebensalter* (etwa ab 60. Lebensjahr) kommt es wieder zu einer *Verlangsamung* der α-Rhythmen. (Allerdings sind die in der Literatur beschriebenen Frequenzabnahmen im Alter gering: α-Rhythmus zwischen 65. und 79. Lebensjahr 9,1/s, zwischen 80. und 94. Lebensjahr 8,6/s). Darüber hinaus werden im Alter vor allem temporal vermehrt ϑ-Wellen gefunden.

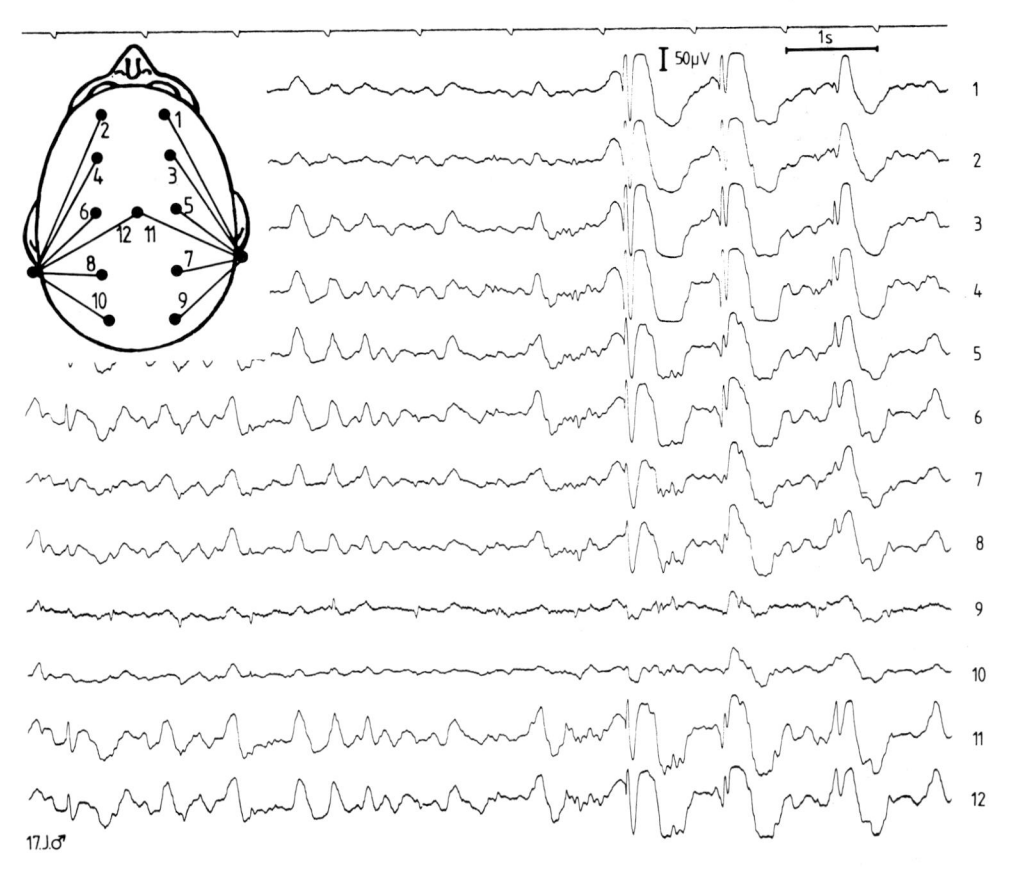

Abb. 21.5. Originalregistrierung eines EEG von einem schlafenden 17jährigen männlichen Patienten, bei welchem durch den Schlaf epileptische Potentiale (Spikes und Waves) provoziert werden konnten

Alle Versuche, Intelligenz durch das EEG zu charakterisieren, sind bisher fehlgeschlagen. Die wichtigste **klinische Bedeutung** besitzt das **EEG** bei der *Diagnostik* der *Epilepsie* und ihrer Vorstufen sowie in der Therapiekontrolle dieser Erkrankung. Daneben können mit Hilfe des EEG u.a. cerebrale *Herde* diagnostiziert werden.

Für die **Epilepsie** (= Fallsucht) sind Krampfanfälle charakteristisch, welche im EEG durch riesige *Spitzenpotentiale* (Spike waves) auffallen (vgl. Abb. 21.5. zum Mechanismus vgl. S. 515). Nach einem echten epileptischen Anfall ist der *Grundrhythmus* stets *verlangsamt*. Besonders wichtig für die Diagnostik der Epilepsie sind die EEG-Veränderungen unter sog. *Provokationstests,* bei welchen evtl. Krampfpotentiale (Spikes) ausgelöst werden können. Der Patient wird hierbei zur *Hyperventilation* angehalten, bei welcher es (durch Abrauchen von CO_2) zu einer generellen und deshalb auch *cerebralen Alkalose* kommt. Eine andere Methode zur Provokation von Spike wave-Komplexen ist die Belichtung mit Stroboskopblitzen (*Flimmerlichtaktivierung*) unterschiedlicher Frequenz. Bereits beim Gesunden gelingt es durch Flimmerlicht, den α-Rhythmus mit der Frequenz des Lichtblitzes in bestimmten Bereichen zu synchronisieren oder zu „triggern". Beim jüngeren epileptischen Kind kann man mit Blitzfrequenzen von 3-8/s, beim Erwachsenen mit 15/s Krampfpotentiale provozieren.

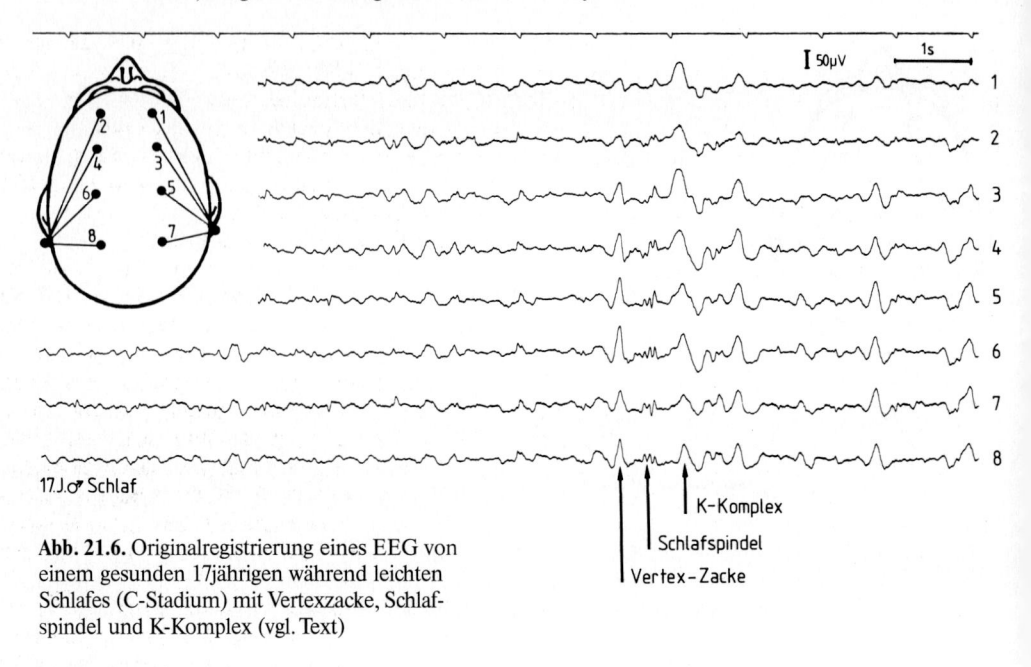

Abb. 21.6. Originalregistrierung eines EEG von einem gesunden 17jährigen während leichten Schlafes (C-Stadium) mit Vertexzacke, Schlafspindel und K-Komplex (vgl. Text)

Cerebrale Herde – selbst elektrisch meist inaktiv – erscheinen im EEG in der Regel durch *Verlangsamung der Grundfrequenz* in ihrer Umgebung. Sie sind am häufigsten durch Tumoren oder Zonen mangelhafter Durchblutung bedingt. Der Vorteil der EEG-Diagnostik besteht hier in der Unschädlichkeit der Methode und ihrer beliebigen Wiederholbarkeit. Exakte Lokalisationen (besonders von Tumoren) wird man allerdings heute bevorzugt mit radiologischen Methoden (speziell der Computertomographie) anstreben.

Als **sensorisch evozierte Hirnpotentiale** (EP) bezeichnet man an der Großhirnrinde (und deshalb auch im EEG) registrierbare Potentialschwankungen, welche *durch Reizung eines Sinnesorganes oder seiner afferenten Nervenfasern ausgelöst* werden können (engl.=**evoked potentials**, EP). Allerdings sind bei dieser Technik in der Regel die Potentialschwankungen an der Kopfhaut so klein, daß man sie innerhalb des β-Rhythmus nur mit einem Kunstgriff darstellen kann: Reiz und Ableitung werden mit Hilfe von elektronischen Mittelwertrechnern so oft wiederholt, bis eindeutige Signalantworten speziellen Reizen zugeordnet werden können (*Average-Technik*). Hierbei lassen sie z.B. optisch und akustisch ausgelöste evozierte Potentiale

(EP) *über weiten Bereichen des Cortex* nachweisen. Lichtreize erregen dabei nicht nur die primären visuellen Felder, sondern auch die sog. visuellen *Assoziationsfelder.* (Amplitude und Latenzzeit des EP sind von der Reizstärke abhängig und folgen in weiten Bereichen Stevens'schen Potenzfunktionen, vgl. S. 409). Die klinische Bedeutung der EP liegt in der möglichen Objektivierung von Störungen der Sinnesbahnen (z.B. durch sog. *„objektive" Audiometrie* von Kleinkindern).

Am normalen EEG sind am leichtesten im B-Stadium des Schlafes (s. unten) primär negative bi- oder triphasische EPs – als *„On-Effekte"* – 30 - 40 ms nach akustischen Weckreizen (Klickreizen) auszulösen. Sie erscheinen praktisch über allen Hirnregionen, auch spontan – speziell im späten Einschlafstadium – als sog. *Vertexzacken.* Ebenfalls können im Schlaf 150-500 ms nach akustischem Reiz 200 μV hohe, ca. 1 s dauernde Schwankungen auftreten, welche als *K-Komplexe* bezeichnet werden. Auch die K-Komplexe können im Schlaf spontan auftreten, verlieren sich aber mit zunehmender Schlaftiefe (vgl. Abb. 21.6).

Den **Entstehungsmechanismus der EEG** können wir hier nur kurz ansprechen, da auf diesem Gebiet noch besonders große Unklarheiten bestehen. Beim EEG handelt es sich offenbar *nicht* um das Summenaktionspotential *spontan* aktiver Zellen der Hirnrinde, denn die Abtrennung der Rinde von ihren zuführenden Afferenzen bei erhaltener Hirndurchblutung läßt sie elektrisch verstummen. Zwar läßt sich von den Rindenzellen dann noch ein Ruhepotential ableiten, es kommt aber nicht mehr zu spontanen Depolarisationen. Die Rinde ist somit selbst offenbar nicht spontan aktiv, sondern sie erhält ihre Aktivierung – wie man aus entsprechenden Durchschneidungsversuchen weiß – von den spezifischen Anteilen beider Thalami (vgl. S. 398). Diese Aktivierung erfolgt rhythmisch, wofür ebenfalls zunächst der Thalamus verantwortlich ist, wenn auch oszillierende Prozesse zwischen Rinde, Thalamus sowie peripheren Afferenzen angenommen werden.

Was wir schließlich als EEG ableiten, ist vermutlich ähnlich wie beim EKG das *Summenpotential elektrischer Dipole* (vgl. S. 40), *welche rhythmisch vom Thalamus eingeschaltet* werden *und* (oder?) *welche durch parallel ablaufende, inhibitorische Prozesse gebremst* werden. Derartige Dipole sollen sich z.B. aus dem 2 mm langen Betz'schen Riesenzellen mit ihren senkrecht zur äußeren Rinde aufsteigenden Dendriten ergeben. Man konnte nämlich an der Hirnoberfläche (mit Mikroelektroden) ein positives Potential registrieren, wenn der *Somabereich* dieser Zellen erregt war, und ein negatives Potential, wenn die Erregung die außen liegenden *Dendritenspitzen* erreicht hatte. Bei synchroner Aktivierung parallel nebeneinander liegender Pyramidenzellen entstehen so elektrische Felder, welche schließlich die synchronen EEG-Wellen verursachen sollen. Diese werden somit heute im wesentlichen als die *Summe exzitatorischer und inhibitorischer postsynaptischer Potentiale (EPSP und IPSP)* von Pyramidenzellen und anderen oberflächlich liegenden Dendriten angesehen.

Als Ursache einer *Weckreaktion* oder der beschriebenen *Blockade des α-Rhythmus* (vgl. S. 511) werden Einflüsse der Formatio reticularis auf den Thalamus angesehen, wobei insbesondere thalamische Hemmungsmechanismen blockiert werden sollen. Eine Hemmung der Hemmung (= *Disinhibition*) zerstört vermutlich die thalamische Rhythmik und führt zur *Desynchronisation des EEG*. Das unten beschriebene **a**szendierende, **r**etikuläre **A**ktivierungs**s**ystem (**ARAS**), welches bei elektrischer Reizung der Formatio reticularis eine *Weckreaktion (arousal reaction)* bewirkt, ist also eher ein Hemmungs- als ein Aktivierungssystem (vgl. S. 518).

Keineswegs aufgeklärt sind die **pathophysiologischen Mechanismen der Epilepsie**. Allerdings kann man durch lokale *elektrische Hirnrindenreizung* sowohl im EEG wie im klinischen Bild Krämpfe auslösen, welche den epileptischen Krämpfen ähnlich sind. Mit Reizfrequenzen von 10-12/s kommt es innerhalb weniger Sekunden zu einer zunehmenden Depolarisation corticaler Neurone und gleichzeitig zu einer *Erschöpfung der postsynaptischen Hemmung*. Diese Reizung zerstört das normale Gleichgewicht zwischen corticaler Erregung und Hemmung. Im unmittelbaren Anschluß an eine derartige Reizung treten anfallsartige, „*paroxysmale Nachentladungen*" auf, welche den Spikes und Waves des epileptischen Anfalles entsprechen und mit klonich-tonischen Muskelkrämpfen einhergehen. Hierbei können die Phänomene entweder auf einen lokal gereizten Hirnbezirk beschränkt bleiben oder sich im großen, generalisierten Anfall auf die gesamte Hirnrinde ausbreiten. Nach kurzer Zeit erschöpfen sich die Vorgänge (u.a. aus Energiemangel), während die beim generalisierten Krampf eingetretene *Bewußtlosigkeit* noch für Minuten anhalten kann. (Lokales Krampfgeschehen kann dagegen bei ungestörtem Bewußtsein ablaufen.) Generalisierte Krämpfe werden nicht nur therapeutisch zur Behandlung schwerer Psychosen eingesetzt (*Elektroschock*), sondern lassen sich auch tierexperimentell durch *lokale Anwendung von Pharmaka auf die Hirnrinde* auslösen, z.B. durch Strychnin (vgl. S. 338), Cardiazol sowie durch die Blockierung des hemmenden Übertragerstoffes γ-Aminobuttersäure (GABA, vgl. S. 337).

Prüfungsfragen zu diesem Abschnitt finden Sie im Anhang unter den Ziffern: 21.2.ff.

21.3 Wachen und Schlafen

Wachen und Schlafen Zirkadiane Periodik. Schlaf-Wach-Verhalten. Schlafstadien (REM, Non-REM). Schlaf und Traum. Schlaftheorien. Schlafstörungen.

Diejenige „Tätigkeit", welche offenbar alle Menschen am häufigsten unterschiedslos betreiben, ist das **Schlafen.** In der Regel sind es beim Erwachsenen *7 bis 8 Stunden pro Tag,* und an dieser Schlafdauer läßt sich kaum etwas ändern, denn zum *„Kurzschläfer"* muß man geboren sein. Ob man den genetisch bestimmten Kurzschläfer allerdings beneiden soll, wollen wir offen lassen[9], denn die Lebenserwartung dieser Kurzschläfer soll gegenüber den „Normalschläfern" geringer sein, dabei haben auch *„Langschläfer"* erstaunlicherweise eine geringere Lebenserwartung. Warum wir uns im Schlaf erholen, ja warum wir überhaupt den Schlaf benötigen, ist bisher keineswegs geklärt. Wir benötigen aber den Schlaf. Durch *„Schlafentzug"* hat man bereits im Altertum Menschen zu Tode gequält. Tiere benötigen ebenfalls den Schlaf, haben aber zum Teil sehr ungewöhnliche Schlafsitten, wobei sie je nach Art auch die Nacht zum Tage machen können, offenbar teils wegen der besseren Beute, teils zu ihrem eigenen Schutz während der Nacht.

---

(9) Napoleon (1769-1821) gehört zu den berühmtesten „Kurzschläfern" mit 4-6 Stunden täglichem Schlaf, während Einstein (1879-1955) mit seinen 10 Stunden Schlaf als Musterbeispiel genialer Langschläfer gilt.

Systematische Untersuchungen des Schlafes werden heute vorwiegend mit Hilfe des EEG

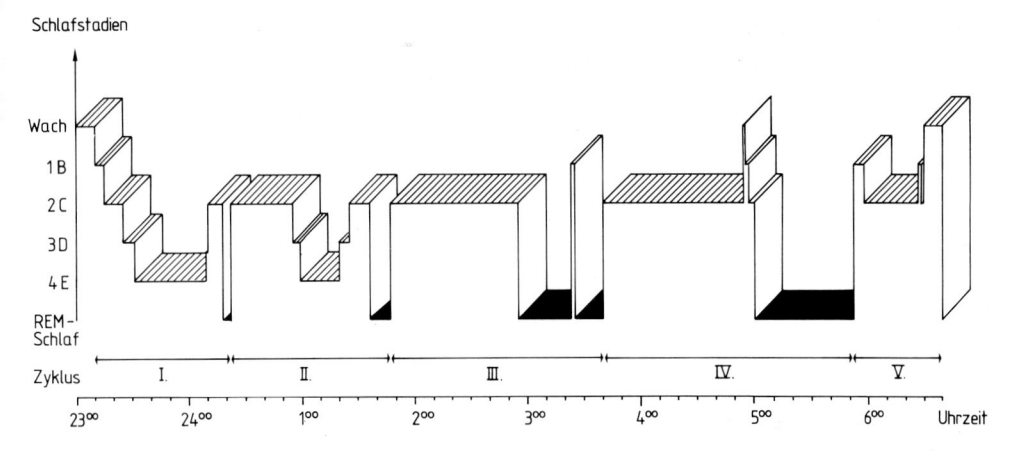

Abb. 21.7. Schematische Zeichnung der Schlafstadien als Schlaftreppe (nach A. Borbely). Die REM-Phasen sind hier als schwarzer Treppengrund hervorgehoben (vgl. Text)

(vgl. S. 510) durchgeführt. Hierbei lassen sich verschiedene **Schlafstadien** abgrenzen. Im Laufe der Nacht werden diese Schlafstadien wie eine auf- und absteigende Treppe durchwandelt (vgl. Abb. 21.7).

Gleichzeitig kommt es *während des nächtlichen Schlafes* zu einer *Verlangsamung der Atmung*, einer *Erniedrigung der Herzfrequenz und des Blutdruckes* sowie zu einem *Absinken der Körpertemperatur*. In der Regel werden dabei die niedrigsten Blutdruckwerte nach Mitternacht bzw. in den frühen Morgenstunden erreicht (vgl. „circadiane" Rhythmik, S. 171). Für bereits mangelhaft durchblutete Organe kann diese nächtliche „Sparschaltung" zu lebensbedrohlichen Zuständen (z.B. *Herzinfarkt, Hirninfarkt) während des Schlafes* führen.

Durch EEG-Ableitungen lassen sich **vier Stadien unterschiedlicher Schlaftiefe** gegenüber einem erst in den 50er Jahren unseres Jahrhunderts (fast zufällig) beobachteten besonderen Schlafstadium, dem **REM- Schlaf** oder dem sog. „paradoxen Schlaf" abgrenzen (vgl. Tab. 21.2). Dieser REM-Schlaf ist durch rasche Augenbewegungen (rapid eye movements = REM; bei geschlossenen Augenlidern) ausgezeichnet.

Im EEG ist das **Stadium 1 (= Stadium B)**[10], das während des Überganges vom Wachen zum Schlafen oder während des *„Einschlafens"* auftritt, durch einen α-*Rhythmus* charakterisiert, neben welchem kleine rasche unregelmäßige Wellen sowie einzelne δ-Wellen zu erkennen sind. Das **Stadium 2 (= C- Stadium)** oder der *„leichte Schlaf"* ist im EEG durch charakteristische *Schlafspindeln* (mit 12 bis 14 Wellen pro Sekunde) zu erkennen (= „Sigmaspindeln"). Bei *„mittlerem Schlaf"* im **Stadium 3 (=D-Stadium)** werden Delta (δ)- Wellen mit größerer Amplitude und niederen Frequenzen (1 - 4 Hz) sichtbar. Allerdings macht in diesem Stadium der Anteil der δ- Wellen weniger als 50% aus, während im *Tiefschlaf* = **Stadium 4 (E-Stadium)** die

Tab. 21.2. Typische Muster des Elektroencephalogramms während der verschiedenen Schlafstadien

Schlafstadien		EEG
1/B	Einschlafen	α, vereinzelt δ
2/C	leichter Schlaf	Schlafspindeln (12–14/s)
3/D	mittlerer Schlaf	δ (1–4/s) weniger als 50%
4/E	Tiefschlaf	δ (1–4/s) mehr als 50%
REM (rapid eye movement)	paradoxer Schlaf	α

---

(10) Die Einteilung nach Buchstaben und Ziffern wird nebeneinander verwendet.

δ-Wellen mehr als 50% des gesamten EEG einnehmen.

Im Laufe der Nacht werden diese Schlafstadien mehrfach durchlaufen, so daß sich etwa *4-6 Schlafzyklen* mit einer Dauer von jeweils 90-120 min ergeben. Folgende Besonderheiten sind bemerkenswert: Tiefschlafphasen des Stadiums 4 sind meist zu Beginn der Nacht häufiger und länger und werden gegen Morgen seltener oder überhaupt nicht mehr beobachtet. Im Laufe der Nacht werden dagegen *in zunehmendem Umfang Übergänge* von Schlaf aus Stadium 2 *in* den *REM-Schlaf* beobachtet.

Der **REM-Schlaf** selbst ist einerseits durch *schnelle Augenbewegungen* charakterisiert, wie man sie mit Hilfe des Elektrooculogramms (EOG) registrieren kann (vgl. S. 464), andererseits kommt es dabei zu einer massiven *Abnahme des Muskeltonus* (meßbar mit Hilfe eines Elektromyogramms, vgl. S. 370). In diesem Schlafstadium sind wir besonders schwer zu wecken, wobei überraschenderweise („paradox" s.o.) im EEG wieder ein α-Rhythmus (entsprechend Stadium 1) auftritt. Während des REM-Schlafes wird meistens auch eine *Zunahme der Herz- und Atemfrequenz* beobachtet, gleichzeitig treten in diesem Stadium Erektionen auf, welche bereits beim männlichen Säugling beobachtet werden können. Für den Säugling ist im übrigen charakteristisch, daß er fast *50%* seiner Zeit im *REM-Schlaf* verbringt. Im Verhältnis 1 : 1 wechseln sich beim Säugling REM-Schlafphasen mit Non-REM-Schlafphasen ab. Mit Zunahme des Lebensalters nimmt der Anteil des REM-Schlafes an der Gesamtschlafdauer ab.

Zu Beginn der REM-Schlafforschung war man der Auffassung, daß nur in dieser Periode geträumt würde. Inzwischen weiß man aber, daß Träume auch in anderen Schlafphasen auftreten. Über Funktion und Bedeutung der Träume hat man allerdings bisher nur Hypothesen, wenn auch Traumdeutungen bereits im Altertum eine wichtige Rolle spielten und seit Freud[11] der Traum für die *Psychoanalyse* einen besonders wichtigen Ansatzpunkt darstellt.

Die **Ursachen des Schlafes** selbst sind ebenfalls keineswegs geklärt, wenn auch die meisten Tiere nicht ohne Schlaf auskommen. Besonders geschickt scheint dabei der *Delphin* das Schlafproblem gelöst zu haben, da offenbar seine Hirnhälften abwechselnd schlafen, so daß man beim Delphin seitengetrennt und umschichtig ein Schlaf- und ein Wach-EEG gleichzeitig ableiten können soll.

Schwer zu beantworten ist auch die Frage, ob der Schlaf einen *aktiven oder passiven Vorgang* darstellt. Am berühmtesten sind hierzu die *Reizversuche* im Bereich des *Hypothalamus von Katzen* durch W.R. Hess[12], wobei durch Elektrostimulation ein *Schlafstadium auszulösen* war, aus welchem die Tiere aber – wie beim gewöhnlichen Schlaf – geweckt werden konnten. Später konnte in der *Formatio reticularis* des Hirnstammes durch elektrische Reizung eine *Weckreaktion* ausgelöst werden (*arousal reaction*[13]). Schließlich ließen sich in der Formatio reticularis *schlafhemmende und schlaffördernde Bezirke* abgrenzen, so daß vermutlich der Schlaf eine ganz spezialisierte Form der Gehirntätigkeit darstellt. Auf jeden Fall erscheint die Vorstellung zu einfach, daß allein die Ausschaltung aller Sinnesreize die Ursache des Schlafes sei, wenn auch eine chirurgische *Deafferenzierung* mit Abtrennung aller cerebralen Afferenzen ein Versuchstier zum Schlafen bringt.

Es hat deshalb nicht an Versuchen gefehlt, den Schlaf chemisch zu begründen. Die Suche nach „*Schlafstoffen*" hat trotz zahlloser Versuche bisher nicht zu einem eindeutigen Ergebnis geführt, wenn auch *Neurotransmitter* (speziell *Serotonin*) und neuerdings *Neuropeptide* sowie *Enkephaline* und *Prostaglandine* als auslösende oder beteiligte Schlafstoffe im Gespräch sind. Ein allgemeingültiges Konzept existiert allerdings bisher nicht. Es ist hier auch nicht der Ort, *Schlafmittel* zu besprechen, zumal deren exakter Wirkungsmechanismus ebenfalls keineswegs klar ist. Unbestritten unterdrücken praktisch alle wirksamen Schlafmittel Anteile der langsamen Wellen im EEG und erhöhen den Anteil der mittleren und raschen Wellen, wobei

---

(11) Sigmund Freud (1856-1939), Begründer der Psychoanalyse, seit 1902 Prof. in Wien, 1938 Emigration nach London wegen jüdischer Abstammung.

(12) vgl. S. 98.
(13) Giuseppe Moruzzi: Active processes in the brain stem during sleep, Harvey Lect. 58, 233, 1962-1963.

sowohl eine *Reduktion des Tiefschlafes wie auch des REM-Schlafes* unter Schlafmitteln beobachtet wird. Vermutlich ist dies keineswegs besonders günstig, wie man aus Untersuchungen mit künstlichem Schlafentzug folgern kann. Es zeigt sich nämlich, daß schlafende Versuchspersonen, welche z.B. regelmäßig bei Eintritt des REM-Schlafes geweckt wurden, den verlorenen REM-Schlaf in der folgenden Nacht regelrecht nachholen. Es liegt deshalb nahe, *bei* **Schlafstörungen** zunächst **physiologischen Maßnahmen** den Vorzug zu geben. Hierzu rechnet man: **1.** regelmäßige Schlafzeit, angepaßt unserer circadianen Rhythmik (vgl. S. 171); **2.** Muße vor dem Einschlafen, keine körperlichen und geistigen Höchstleistungen oder opulente Mahlzeiten; **3.** Verzicht auf Mittagsschlaf; **4.** Verzicht auf Stimulantien vor dem Schlafen (Alkohol kann zwar das Einschlafen erleichtern, aber das Durchschlafen behindern); **5.** günstige äußere Schlafbedingungen ohne Weckreize bei bequemer Unterlage, angepaßter Belüftung und Temperatur.

Daß darüber hinaus der *therapeutische Schlafentzug* bei *Depressionen* neue Möglichkeiten eröffnet hat, kann hier nur der Vollständigkeit halber angemerkt werden. Ganz im Gegensatz zu der üblichen Annahme schläft sich der Depressive offenbar nicht gesund, sondern krank. Es bedarf allerdings eines hohen pflegerischen Einsatzes, depressive Patienten durch Ansprache etc. um einen Teil ihres üblichen Schlafes zu bringen. Der Einsatz soll sich jedoch lohnen.

Prüfungsfragen zu diesem Abschnitt finden Sie im Anhang unter den Ziffern: 21.3.ff.

21.4 Limbisches System

Limbisches System Funktionelle Anteile; afferente und efferente Verbindungen zu anderen Hirnregionen, Funktionen, insbesondere artspezifische und emotionale Verhaltensweisen.

Nach Papez[14] werden als **limbisches System** (oder limbischer Schaltkreis) folgende Gehirnabschnitte zusammengefaßt: die entwicklungsgeschichtlich ältesten Teile des Gehirns – der *olfactorische Cortex* einschließlich der *Mandelkerne* (Amygdalae) – und ihre Verbindungen vom *Hippocampus* über *Fornix* zum *Corpus mamillare* sowie von dort über den *Tractus mamillothalamicus* zum *Thalamus* und von dort weiter über den *Gyrus cinguli* wieder zurück zum *Hippocampus* (vgl. Abb. 21.8a + b).

---

(14) J.W. Papez: A propsed mechanism of emotion. Arch. Neurol. Psychiat. (Chicago) 38, 725-743, 1937.

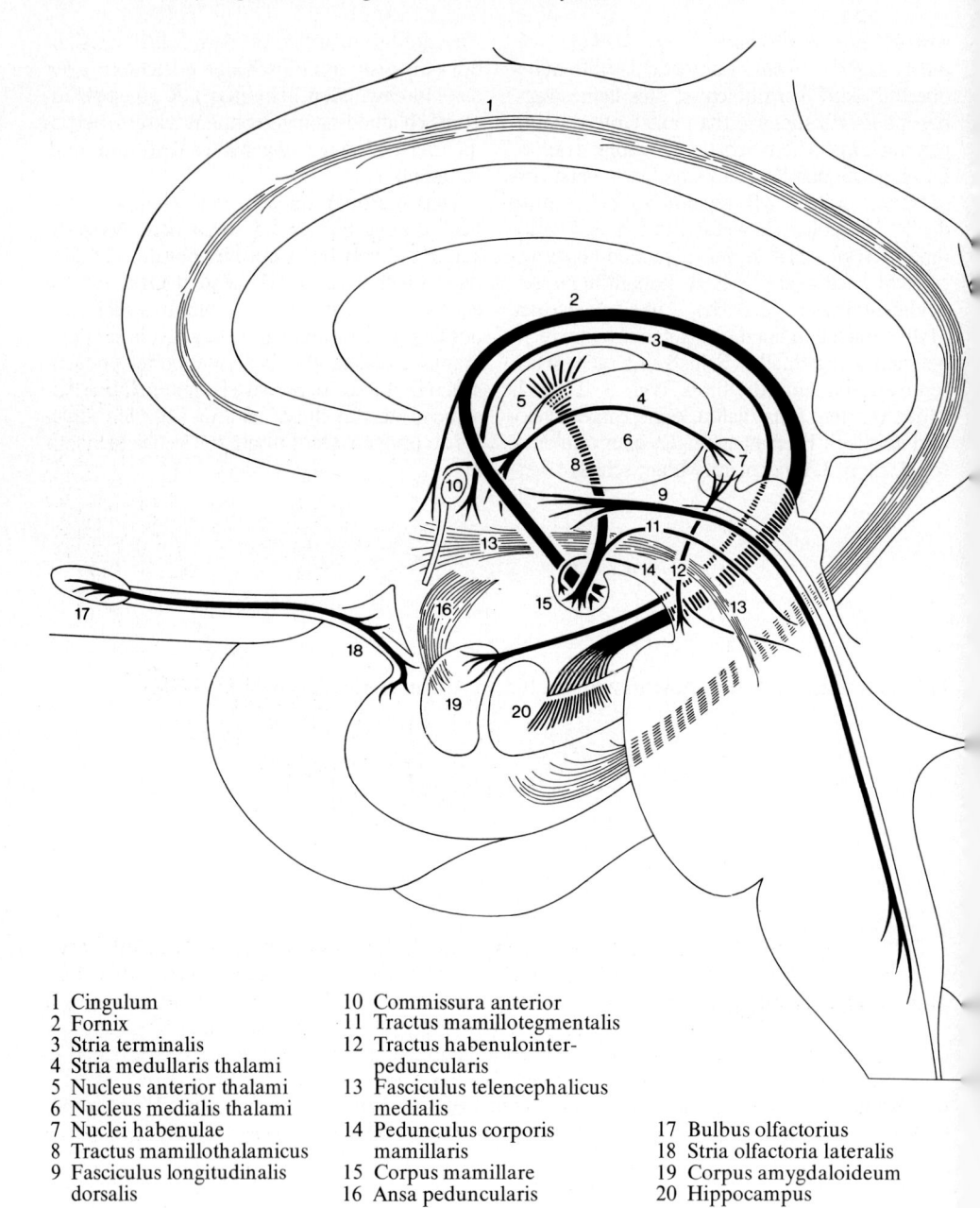

1 Cingulum	10 Commissura anterior	
2 Fornix	11 Tractus mamillotegmentalis	
3 Stria terminalis	12 Tractus habenulointer-	
4 Stria medullaris thalami	peduncularis	
5 Nucleus anterior thalami	13 Fasciculus telencephalicus	
6 Nucleus medialis thalami	medialis	
7 Nuclei habenulae	14 Pedunculus corporis	17 Bulbus olfactorius
8 Tractus mamillothalamicus	mamillaris	18 Stria olfactoria lateralis
9 Fasciculus longitudinalis	15 Corpus mamillare	19 Corpus amygdaloideum
dorsalis	16 Ansa peduncularis	20 Hippocampus

Abb. 21.8a. Die größeren Bahnen des limbischen Systems und des Rhinencephalons (Aus: Nieuwenhuys, vgl. weiterführende Literatur)

Abb. 21.8b. Schematische Zusammenfassung des limbisch-hypothalamischen Komplexes (H = Hypothalamus, LMA = limbisches Mittelhirngebiet, PO = Area praeoptica, S = Septum). (Aus: Nieuwenhuys, vgl. weiterführende Literatur)

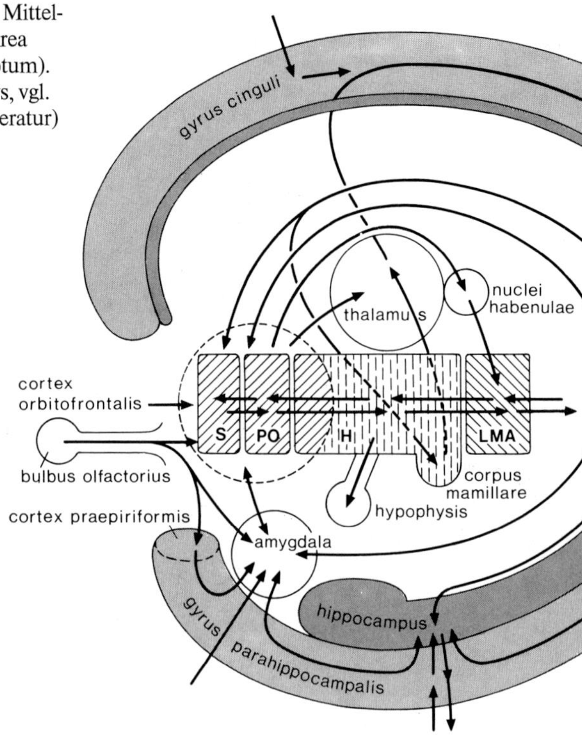

Bei der Ratte besteht praktisch das gesamte Großhirn aus limbischem System, während beim Affen der Anteil des limbischen Cortex an der gesamten Hirnrinde bereits deutlich kleiner ist. Beim Menschen ist dieser Anteil gegenüber dem „Neocortex" noch geringer geworden. Früher wurden die Strukturen des limbischen Systems meist als „Riechhirn" aufgefaßt, doch hat man jetzt gelernt, daß nur kleine Teile dieses inneren Hirnrindenringes für den Riechvorgang (vgl. S. 502) benutzt werden. Von hier aus erfolgt vorwiegend auch die nervale Versorgung der Eingeweide, weswegen bereits Papez (1937) beim limbischen System von „visceralem Gehirn" gesprochen hat. Von hier aus ziehen wiederum neuronale *Verbindungen zu allen Strukturen des Gehirns.* Im Vordergrund stehen Verbindungen zum **Hypothalamus,** welcher für die Steuerung des Vegetativums, insbesondere für die hormonelle Kontrolle (vgl. S. 272) von herausragender Bedeutung ist. Vom limbischen System aus wird auch der *motorische Cortex* beeinflußt (vgl. S. 389), wobei Änderungen der *Affektlage* vor allem bahnende Einflüsse ausüben. Ferner wird im limbischen Cortex die Lokalisaton von *Trieben und Instinkten* sowie deren Beherrschung vermutet. Zerstörung von Teilen des limbischen Systems führte bei Affen zu ungezügelter Sexualität. Durch dieses Verhalten schlossen sich schließlich diese Affen selbst aus ihrer eigenen Sozietät aus. Für taktvolles Verhalten, Rücksichtnahme, Charakter etc. werden beim Menschen allerdings bevorzugt die Orbitofrontallappen des Neocortex oder der präfrontale Assoziationscortex verantwortlich gemacht.

Für die Themen *Bewußtsein, Bewußtseinsstörungen, Gedächtnis, Lernen, Motivation, Emotionen, Triebmechanismen* wird auf die Medizinische Psychologie und Medizinische Soziologie verwiesen.

Weiterführende Literatur

A. Borbely: Das Geheimnis des Schlafes. Deutsche Verlagsanstalt, Stuttgart, 1984

O.D. Creutzfeld: Cortex Cerebri – Leistung, strukturelle und funktionelle Organisation der Hirnrinde. Springer, Berlin, Heidelberg, New York, Tokyo, 1983

W. Christian: Klinische Elektroenzephalographie – Lehrbuch und Atlas, 3. Auflage. Thieme, Stuttgart, 1982

Y. Dudai: The Neurobiology of Memory, Concepts, Findings, Trends, Oxford University Press 1989

P.C. Emson: Chemical Neuroanatomy. Raven Press, New York, 1983

B.R. Fink: Molecular Mechanisms of Anesthesia. Raven Press, New York, 1980

G.H. Glaser, J.K. Penry, D.M. Woodbury: Antiepileptic Drugs, Mechanisms of Action. Raven Press, New York, 1980

R.L. Isaacson: The Limbic System. Plenum Press, New York, London, 1976

E.G. Jones: Functional Subdivision and Synaptic Organization of the Mammalian Thalamus. Neurophysiology IV, Internat. Review of Physiology, Vol. 25, 173-245. University Park Press, Baltimore, 1981

P.J. Morgane, J. Panksepp: Behavioral Studies of the Hypothalamus, in: Handbook of the Hypothalamus, Vol. 3. Marcel Dekker, New York, Basel, 1981

R. Nieuwenhuys, J. Voogd, Chr. van Huijzen, Das Zentralnervensystem des Menschen. Ein Atlas mit Begleittext. Springer, Berlin, Heidelberg, New York, 1980

S.L. Palay, V. Chan-Palay: Cerebellar Cortex, Cytology and Organization. Springer, Berlin, Heidelberg, New York, 1974

S. Reichlin, R.J. Baldessarini, J.B. Martin, Editors: The Hypothalamus. Raven Press, New York, 1978

C. Trevarthen: Hemispheric Specialization, Section 1, The Nervous System, Vol. III, 2. 1129-1190, in: Handbook of Physiology. Amer. Physiol. Society, Bethesda, Ma., 1984

K.J. Ullrich, O.D. Creutzfeldt (Hrsg.): Gesundheit und Tierschutz. Econ, Düsseldorf, Wien, 1985

22. Wichtigste Einheiten

Nach der 14. Generalkonferenz für Maß und Gewicht (1971) gelten:
7 **SI-Basiseinheiten** (Système International d'Unités)

m   (Meter) für Länge

kg (Kilogramm) für Maße

s   (Sekunde) für Zeit

A   (Ampere) für elektrische Stromstärke

K   (Kelvin) für thermodynamische Temperatur

mol (Mol) für Stoffmenge

cd (Candela) für Lichtstärke

Abgeleitete Einheiten

$m \cdot s^{-1}$	=	Geschwindigkeit
$m \cdot s^{-2}$	=	Beschleunigung
$1\, m \cdot kg \cdot s^{-2}$	=	1 N (Newton) entspricht der Kraft, die der Masse 1 kg die Beschleunigung $1\, m \cdot s^{-2}$ erteilt
$1\, m^{-1} \cdot kg \cdot s^{-2}$	=	$1\, N \cdot m^{-2} = 1$ Pa (Pascal) enspricht dem auf eine Fläche gleichmäßig wirkenden **Druck** 133 Pa = 1 mmHg bzw. 13,3 kPa = 100 mmHg 1 mmHg = 1,35 cmH$_2$O 1 osmol = 1 mol gelöster Teilchen = 1000 mosm entspricht dem osmotischen Druck von 22,4 atm (Atmosphären) = 22,4 · 760 mmHg
$1\, m^2 \cdot kg \cdot s^{-2}$	=	1 Nm = 1 Ws (Wattsekunde) = 1 J (Joule) entspricht gleicher Einheit sowohl für Energie wie auch für Arbeit und für Wärmemenge 4,184 J = 1 cal entspricht erforderlicher Wärmemenge um 1 g Wasser bei Normaldruck von 14,5 auf 15,5 °C zu erwärmen
$1\, m^2 \cdot kg \cdot s^{-3}$	=	$1\, Nm \cdot s^{-1} = 1\, J \cdot s^{-1}$ = Watt entspricht Einheit für Leistung
$1\, s \cdot A$	=	1 C (Coulomb) = Ladung
$1\, m^2 \cdot kg \cdot s^{-3} \cdot A^{-1}$	=	$1\, Nm \cdot s^{-1} \cdot A^{-1} = 1\, J \cdot C^{-1} = 1$ V (Volt) = Spannung = elektrische Potentialdifferenz

Für dezimale **Vielfache und Teile** von SI-Einheiten werden folgende Vorsatzzeichen benutzt: Tera (T) für 10^{12}, Giga (G) für 10^9, Mega (M) für 10^6, Kilo (k) für 10^3, Hekto (h) für 10^2, Deka (da) für 10^1, Dezi (d) für 10^{-1}, Zenti (c) für 10^{-2}, Milli (m) für 10^{-3}, Mikro (µ) für 10^{-6}, Nano (n) für 10^{-9}, Piko (p) für 10^{-12}, Femto (f) für 10^{-15}.

Bitte beachten:
In Tabelle 1.3, S. 21 muß es richtig lauten:
„Partielle Thromboplastinzeit" statt Prothrombinzeit.

Namen- und Sachverzeichnis

A

α γ-Koaktivierung 382
Aα-Fasern 424
a- und b-Welle 452
α-Bungarotoxin 336
α-Ketoglutarat 255
α- und ß-Rezeptoren 105, 107, 349
α-Rezeptorenstimulation 372
α-Rhythmus 511
Aal, elektrischer 336
A-Banden 356
Aberration, sphärische 431
Abführmittel 197
Ableitelektroden 40
Ableitetechnik, unipolare 44
Ableitung, uniplorale 510
Ablenkung, utriculofugale 490
Abmagerungskur 205
ABO-System 27
Absorptionskoeffizienten, Bunsen'sche 122
Absorptionskonstante 210
Abstimmungskurven 479
Abtrieb 490
Abwehrfunktionen 22
ACE-Hemmer 264
Acetylcholin 174, 177, 186, 211, 290, 312, 334, 342, 349, 423
Acetylcholinesterase 335, 340
Acetylcholinrezeptoren 335
Acetylcholinsterase-Hemmstoffe 335
Achalasie 177
Achsenzylinder 327
ACTH 274, 294, 296
Adaptation 344, 412, 419, 452, 458, 500, 502
– Hell/Dunkel- 452
Adaptationskurve 453
Adaptationsphänomen 414
Adaptationszeit 344
adäquater Reiz 320, 410
ADCC = Antibody-Dependent-Cellmediated-Cytotoxicity 25
Addison 295
Addison'sche Krankheit 295
additive Farbenmischung 459
Adenohypophyse 274
Adenome 282
Adenosin 105 f, 115
Adenosindiphosphat (ADP) 16
Adenosinmonophosphat, cyclisches 271, 372
Adenylatcyclase 271, 274, 278
Aderlaß 96
ADH (antidiuretisches Hormon) 74, 245, 262, 278
Adiadochokinese 403

Adiuretinausschüttung 102
Adrenalin 18, 26, 107, 170, 275, 290
Adrenalinausschüttung 99
Adrenerge Synapsen 349
adrenocorticotropes Hormon 274, 294
Adrian 343, 510
Adynamie 226, 295
Affektlage 502, 521
afferente Bahnen 396
– Herznerven 74
Agglomeration 3
Agglomerine 3
Agglutinationen 28
Aggregationshemmstoffe 16
Agnosie 422
Akinese 400
Akkommodation 108, 435, 440
Akkommodationsbreite 436
Akkommodationsvorgang 458
Akromegalie 275
Aktin 356
Aktinfilamente 371
Aktin-Myosin-Phosphatkomplex 372
Aktionspotential 32, 177, 320, 321
– fortgeleitetes 343
aktiver Transport 247, 313
Aktivierungssystem, aszendierendes, retikuläres 515
Akupunktur 427
Akustik 472
Akustikusneurinom 483
Alarmreaktion 98, 291
Albumin 7, 8, 21
Aldosteron 247, 251, 264, 292
Aldosteronfreisetzung 265
Aldosteronproduktion 292
Aldosteronwirkungen 295
Algesimetrie 426
alkalische Phosphatase 285
Alkalose 144, 513
– respiratorische 146, 163
Alkohol 186, 279
Alkylphosphate 340
Alles oder Nichts Gesetz 33, 325, 362
alpha-Rezeptorenblocker 109
Alter 91
Alterskorrektur 436
Alterssichtigkeit 441
Aludrin 109
alveoläre Ventilation 136, 148
Alveolen 124
Amaurose 504
Ambidexter 507
Amenorrhö 296, 299
Aminosäuren 188, 205, 219, 289

Aminosäurenresorption 195, 253
Ammoniak (NH₃) 189, 219, 259
Ammoniumchlorid (NH₄Cl) 259
Amnesie, retrograde 413
Amnestische Aphasien 508
Ampulla recti 196
Ampulle 488
Amputation 428
Amygdalae 519
Amylase 173
amyotrophe Lateralsklerose 370
anaerobe Glykolyse 167, 360
Analgesie 423
Analgetika 423
Analkanal 196
Anämie 11, 12, 84
– perniziöse 185, 195
anaphylaktischer Schock 26
Androgen-bindendes Protein (ABP) 302
Androgene 292, 295, 300, 302
Androstendion 302
Anelektrotonus 331
ANF = atrionatriuretischer Faktor 102
Angebot, venöses 97
Angina 401
Angiotensin 224, 242, 264, 342
Angiotensinasen 264
Angiotensinogen 264
animalische Physiologie XV
Anionen 218
Anionenpermeabilität 10
Anodenschließungszuckung 330
Anomaloskop 461
Anosmien 501
ANP = atrionatriuretisches Peptid 74
Ansatzrohr 484
Anschlagszuckung 367
Anspannungsphase 52
Anspannungszeit 57
Antagonistenhemmung 381
Antiarrhythmica 50
Antiasthmamittel 133
Anti D 29
Anti-D-Immunglobuline 29
antidiuretisches Hormon
  = (ADH)
  = (Adiuretin) 224, 245, 277, 278
Antidot 335
Antigen 23
antigene Determinanten 23
Antihämophiles Globulin 18
Antihistaminika 26, 185
Antikoagulantien 20
Antikörper 23
– inkomplette 29
– monoklonale 25
Antiport 249
Antithrombine 20

Antrieb 375, 397
Antrum 179
Antrum „tasche" 183
Antwort, lokale 325
anulospiralige Endigungen 380
Aorta 89
Aortenincisur 91
Aortenklappenstenose 56
Aortenklappenton 55
Apathie 497
aphakes Auge 435
Aphasie, motorische 393, 508
– sensorische 393, 508
– amnestische 508
Aplanationstonometer 443
Apneusis 158
Apnoe 162
Apoplex 397
appositionelles Wachstum 275
Äquilibrium 241
Äquivalent, kalorisches 202 f
Äquorin 359
Arachidonsäure 16, 424
Arbeit (KJ) 171, 200
Arbeitsdiagramm 64, 69
Arbeitsumsatz 204
Areale, depressorische 95
– pressorische 95
Arginin 289
Argon 114, 122
Argyll-Robertson'sches Phänomen 458
Aristoteles 78, 468
Arm-Ohr-Passagezeit 87
arousal reaction 515, 518
Arrhythmie 47
– respiratorische 98
Arteria centralis retinae 446
Arteriole 9
Arteriolen 80, 83, 103
Arteriosklerose 100, 446
arteriovenöse Sauerstoff-Konzentrations-
  Differenz 75, 113, 141
Artikulation 484
Arztethik 77
Aschheim 298
Aschheim-Zondek'sche Reaktion 298
Aschoff 36
Asphyxie 162
Aspirin 16, 186, 215
Assoziationsbahnen 507
Assoziationscortex 507
Assoziationsfelder 389, 395, 514
Asthenurie 231
Asthma bronchiale 129, 133, 148
Astigmatismus 440
A-Streifen 356
Astronauten 164
Asystolie 37

aszendierendes, retikuläres Aktivierungssystem (ARAS) 515
Ataxie 402
Atemantrieb 157
Atemantwortkurven 159
Atemdruck 132
Atemfrequenz 168
Atemmechanik 126
Atemminutenvolumen 168
Atemschleife 131
Atemstillstand 164
Atemstörungen 162
Atemvolumina 126
Atemwiderstände 132
Atemzentrum, bulbäres 158
Atemzugvolumen 126, 168
Athetosen 401, 403
Äthinylöstradiol 309
atmosphärische Luft 121
Atmung 120, 517
– Cheyne-Stokes'sche 162
– Kussmaul'sche 162, 289
Atmungsregulation 157
ATP 10, 201
ATP-Bedarf 167
ATP-Hydrolyse 358
ATP-Mangel 358
ATPS 121
ATP-Spaltung 358
atrionatriuretischer Faktor (ANF) 224
Atrioventricular (AV)-Knoten 35
Atropa belladonna 350
Atrophie 370
Atropin 174, 182, 185, 211, 340, 350, 401, 443
Audiometrie 514
Auenbrugger 58
Auerbach 178
Auerbach'scher Plexus 178
Auflösungsvermögen 438
Auge 434
Augenbewegungen 463, 489
– konjugierte 494
Augenhintergrund 446
Augenmuskeln 369
Augenspiegel 444
Auskultation 52
Ausscheidung, fraktionelle 235
– von Säuren und Basen 257
Außenglied 448
Aussprossung 428
Austauschtransfusion 29
Austreibungsphase 52
Austreibungszeit 57
autogene Hemmung 383
Autoimmunkrankheit 281, 336, 370
Autoregulation 104, 115, 237
– myogene 104
auxotonische Kontraktion 66, 367

AV-Block 47
Average-Technik 514
AV-Knoten 33, 36 f
aVL 45
aVR 45
Axillartemperatur 208
axonaler Transport 273
Axonterminalen 349
A-Zellen = α-Zellen 286
Azetongeruch 289
Azidose 144, 295
– metabolische 150, 167
– respiratorische 148
Azur, Eosin-Methylenblau 13

B

β-Rezeptoren 74, 133
β-Rezeptoren-Blocker 74, 282, 289
β-Rezeptorenstimulation 372
β-Wellen 512
β-Zellen 274
Babbelperiode 485
Babinski 392
Babinski'sches Zeichen 392
bahnen 338
Bahnen, afferente 396
– efferente 396
– extrapyramidale 492
– schmerzhemmende 425
Bahnung 377, 386
bakterielle Vitamin-Synthese 196
Bakterien 22
Ballismus 401, 403
Barbiturat-Narkose 279
Barbiturat-Vergiftung 255
Barbitursäure 255
Bären 208
Barorezeptoren 93
basaler Tonus 103
Basalganglien 214, 388, 392
Basalmembran 239
Basaltemperatur 208, 306
Basalzellen 500
Base excess (BE) 149
Basedow 281
Basedow'sche Krankheit 281
Basen und Säuren, Ausscheidung von 257
Basenüberschuß 149
Batteriehypothese 319
Bauchpresse 196
Bayliss 104
Bayliss-Effekt 104
Beatmung, Mund zu Nase 129
Behaglichkeitstemperatur 215
Behaviorismus 375
Behring 26

Belegzellen 181
Bell 375
Bell-Magendie'sches Gesetz 375
Belskala 409, 474
Benemid 255
Berger 510
Berger-Effekt 511
Bernard 207, 217, 272, 334
Bernoulli 483
Bernoulli'sche Unterdrucke 483
Bernstein 311
Bernsteinsäure 335
Berthelot'sche Bombe 200
Berührungsrezeptoren 420
Beschleunigungsarbeit 63
Beschleunigungsdetektoren 420
Bestandspotential, cochleares 480
Beta-Rezeptoren 74, 133, 372
Beta-Rezeptorenblocker 74, 109, 282, 289
(beta)-Wellen 512
Beta-Zellen 274
Betz 389
Betz'sche Riesenzellen 389, 396
Bewegungssinn 416, 422
Bewußtlosigkeit 115, 515
Bewußtsein 509
Bezugsschalldruck 475
Biedermaier 162
Bikarbonationen 145, 250
Bikarbonat-Sekretion 187
Bikarbonattransport 193
Bildkonstruktion 433
Bilirubin 191
Binärsystem 412
Bioassay 272
bipolare Ganglienzelle 447
bit 413
Bitterreize 500
Bläschen, synaptische 333
Blasenentleerungsreflex 267
Blasenfüllung 267
Blasenlähmung 226
Blasenreflexzentrum 267
Blasenruptur 268
Blässe 497
Blausäure 314
Blickfeld 455
Blickfolgebewegungen 463
Blickregelung, vestibuläre 493
Blickrichtung 493
blinder Fleck 456
Blockade, kompetitive 334
Blut 1
- Fließeigenschaft 5
- Glukosekonzentration im 286
- Milchsäuregehalt im 168
- Normwerte 21
Blutbild, weißes 12

Blutbildung 10
Blutdruck 517
- Normgrenzen 93
- statischer 101
Blutdruckmessung 91
Blutdruckregelung 95
Blutdruckrhythmen 98
Blutdruckschwankungen I. bis III. Ordnung 98
Blutdrucksenkung 497
Blutfluß 236
Blutgerinnung 17
Blutgruppen 27
Bluthirnschranke 115, 158, 190, 224, 401
Bluthochdruck 64, 309
Blutkörperchensenkungsgeschwindigkeit 3, 21
Blutplasma, niedermolekulare Bestandteile 6
Blutplättchen 17
Blutspenden 98
Blutstillung 15
Blutströmungsgeschwindigkeit 83
Blutungszeit 17, 21
Blutverlust 10, 98, 223
Blutvolumen, intrathorakales 102
- thorakales 97
- zentrales 102
Blutvolumina 1
Blutzellen 10
Blutzuckerkonzentration 291
B-Lymphozyten 25
Boerhaave 311
Bogengangsrezeptoren 488
Bogengangssystem 487
Bogenminute 437
Bohr 136
Bohr-Effekt 141
Bohr'sche Formel 137
Boltzmann 210
Bombe, Berthelot'sche 200
Botallo 117
Botulinustoxin 339, 351
Botulismus 335
Bowman 239
Bowman'sche Kapsel 239
Boyle 120
Boyle-Mariotte'sches Gesetz 120
Bradykardie 47, 226
Bradykinin 26, 105, 174, 423 f
Bradypnoe 162
Brattleboro-rats 278
braunes Fettgewebe 209, 215
Brechkraft 431
Brechreflex 497
Brecht 199
Brechungsanomalien 438
Brechungsgesetz, Snellius'sches 430
Brechungsindex 430, 434
Brechzentrum 186, 497
Brennlinie 433

Brennweite 432
Brennwert 202
Breuer 487
Brille 429
– Frenzel'sche 494
Broca 393
Broca-Aphasien 508
Broca'sches Sprachzentrum 393, 485
Brodmann 395
Bromocriptin 299
Bronchialcarcinom 135, 278
Bronchiolen 133
Bronchitis 350
Bronzekrankheit 295
Brown-Séquard 298
Brown-Séquard'sche Halbseitenlähmung 425
Brunner 194
Brunner'sche Drüsen 194
Brustdrüse 276, 279
Brustwandableitung 44
Bruttowirkungsgrad 171 f
BTPS 121
Budge 347
bulbäres Atemzentrum 158
Bulbus duodeni 180
– olfactorius 501
Bulbuslänge 438
Bulbusrotation 455
α-Bungarotoxin 336
Bunsen 80, 122
Bunsen'sche Absorptionskoeffizienten 122
Bursa Fabricii 24
Buscopan 351
Butenandt 298
Butylscopolamin 351
byte 413
B-Zellen = ß-Zellen 286

C

C–14-Antipyrin 114
Caecum 196
Calcitonin 280, 284
Calcium = Ca^{++}-Ionen 8, 18, 226, 290, 325, 338, 340, 359, 371
Calciumantagonisten 73, 103, 373
Calcium-Einwärtsstrom 32
Calciumkanäle 34, 341, 359, 373
Calciumkonzentration, intrazellulär 34, 359
– Serum 284
Calciummobilisation 252
Calciumpermeabilität 32, 34, 73, 349
Calciumschalter 357
Calcium-Speicher 359, 372
Calcium-Steine 226
Calciumtransport 251
Calmodulin 371

Calvin 79
Camera obscura 444
cAMP 10, 278
cAMP-Kinase 372
Cannon 291
Capsaicin 422
Capsula interna 392
Captopril 264
Carbachol 350
Carboanhydrase 153, 181, 187, 257
Carboanhydrase-Hemmstoffe 442
Carbonatdehydratase 153
Carboxypeptidasen 188
Cardia 175
Cardiazol 515
Cardio green 61
Carotis-Sinus 93
Carotis-Sinusnerv 159
Carrier 195, 249
$2Cl^-_1Na^+$ $1K^+$-Carrier 250
Catalase 10
Catechol-O-Methyltransferase (=COMT) 290
Cerebrale Herde 514
Cervicalganglien 347
C-Fasern 421, 424
Charakter 521
Charcot 402
Charcot'sche Trias 402
chemische Synapse 333
Chemorezeptoren 159
Chemosensibilität 158
Chemotaxis 22
Cheyne 162
Cheyne-Stokes'sche Atmung 162
Chiasma opticum 456
Chinin 17, 500
Chlorid-Anion 8, 226, 250
Chloridgleichgewichtspotential 316
Chloridkonzentrationen, intrazellulär 317
Chloridtransport 250
chlorierte cyclische Kohlenwasserstoffe (DDT) 340
Cholecalciferol 284
Cholecystokinin (CCK) 116, 184
Cholecystokinin-Pankreozymin (CCK-PZ) 188, 191
Cholera 194, 220
Cholesterin 191, 274, 284, 292, 300
Cholesterin-Esterasen 188
Cholin 335
Cholinacetyltransferase 341 f
Cholinchlorid 323
Cholinerge Synapsen 349
Cholinesterasehemmstoffe 350, 370
Chorda tympani 500
Chorea 401, 403
– Huntington 401
– minor 401
Chorioidea 447
Choriongonadotropin 298 f

Choriongonadotropinsekretion 306
Christmas-Faktor 18
Chrom-51 5
chromaffines Gewebe 290
Chronaxie 332
Chronotropie 73, 95
Chylomikronen 191
Chymotrypsin 188
Chymus 179
Ciliarkörper 442
Ciliarmuskel 435
Cilienbündel 490
Cilium 490
Cimetidin 185
circadiane Rhythmik 171, 295, 517
Citrat 3
Clearance, Glukose- 233
- PAH- 233, 236
Clearance-Methoden 231
Clostridium botulinum 335
CO_2-Antwortkurven 160, 164
CO_2-Bindungskurve 155
CO_2-Produktion 144
CO_2-Transport 143, 152
Cobalamin 195
Cocain 443
Cochlea 480
cochleares Bestandspotential 480
Codiersystem 412
Coenzym A 300
Coffein 186, 271, 368
Cole 321
Coli-Bakterien 28, 214
Colon 196
Coma hepaticum 189
Compliance 129
- dynamische 131
- statische 131
Computeranalogie 412
Computertomographie 514
COMT 349
Conn-Syndrom 266, 295
Converting enzyme (C.E.) 264
Corpora cavernosa 308
Corpus 179
- amygdaloideum 502
- luteum gravitatis 306
- mamillare 519
- striatum 401
Cortex, limbischer 502
- motorischer 388, 393
- praepiriformis 502
- präfrontaler 393
- sensomotorischer 395, 425
Corti 468
Corticoliberin 273
Cortico-Steroide 292
Corticosteron 292 f

Corticotropin 274
- Releasing Factor 273
Corti'sches Organ 468
Cortisol 289, 292 f, 295, 424
Cortison-Therapie 296
Cottugno 468
crescendo-Verhalten 402
CRF (Corticotropin releasing factor) 274, 296
Crick 189
Crista ampullaris 488
Cumarin 19, 20
Cupula 488
Cupulaablenkung, utriculopetale 489
Cupulareizung 494
Cupularezeptoren 488
Curare 334, 350
Cushing 294
Cushing-Syndrom 294
Cutis 419
Cyanocobalamin 196
cyclisches Adenosinmonophosphat (cAMP) 271, 372
- Guanosin-Monophosphat (cGMP) 448
Cyclooxygenase 215
Cyclopentanoperhydrophenanthren 292
Cystinsteine 253
Cystinurie 253
Cystitis 214
C-Zellen 280

D

D_2O 4
Dale 312
Dalton 124
Dampfmaschinen 171
Dämpfung 473
Darm 116
Darmbakterien 190
Darmverschluß 178
Darmzotten 194
Darwin 291
Dauerdepolarisation 335, 368
Dauerkontraktion 33, 368
Dauerleistungsgrenzen 168
DDT 340
Deafferenzierung 518
Decerebrierungsstarre 387
Defäkationsreflex 196
defence reaction 99
Defibrillation 37
Dehnungsreflexe, phasische 381
- tonische 381
Dehydratation 223
- hypertone 222
Dehydration 222
7-Dehydrocholesterol 284
Dehydroepiandrosteron 292, 302

Namen- und Sachverzeichnis 531

Dehydrogenasen 301
Deiter'scher Kern 405
Dekompressions-Erkrankungen 164
Delphin-Niere 227
Demenz 401
Dendriten 404, 515
Depolarisation 32, 321, 336, 343, 424, 490
– diastolische 73
– Schwellenwert der 321
– spontane 34, 177
Depolarisationskontrakturen 368
Depotfett 202
Depressionen 519
depressorische Areale 95
Dermatome 426
Descartes 276, 375
2-Desoxyglukose 507
Desquamationsphase 304
Desynchronisation 515
Determinanten, antigene 23
Deuterium-haltiges Wasser 221
Deuteroanomalie 461
Deuteroanopie 461
Deviation 493
Dezibel (dB) 475
Diabetes insipidus 223, 245, 278
– mellitus 223, 234, 275, 285, 289
Diabetesfolgen 446
Diabetiker 286
diabetisches Koma 150, 289
Diadochokinese 403
Dialyse 235
Diamox® 442
Diapedese 14, 22
Diastole 52, 57
diastolische Depolarisation 73
diastolischer Druckanstieg 100
Diathermie-Geräte 332
Diätplan 205
Dickdarm 195
Dicumarol 20
Dielektrizitätskonstante 330
Diencephalon 277
Dieselmotor 171
Differentialblutbild 13
Diffusion 124
Diffusions-Barriere 222
Diffusionskapazität (DL) 124, 125
Diffussionskoeffizient 124
Diffusionskoeffizient, Krogh'scher 125
Diffusionsleitfähigkeit 125
Diffusionspotentiale 315
Difussionsgesetz, Fick'sches 124
Digitalisglykoside 74
5α-Dihydrotestosteron 302
1,25-Dihydroxy-cholecalciferol 284
dikrote Welle 54, 91
Dinitrophenol 318

Diophorase 142
Dioptrie 432
Dioptrik 430
Dipeptidasen 188
Dipeptide 188
2,3 Diphosphoglycerat 142
Dipol 40, 464, 515
Dipyridamol 76
Disaccharidasen 188
Disaccharide 173
Disci intercalares 360
Disfazilitation 383, 387
Disinhibition 383, 492, 515
Dissoziation 6
distales Konvolut 278
Diurese, osmotische 246, 250, 289
Diuretika 223
– osmotische 245
Diuretika-Therapie 150
Divergenz 414
Divergenzbewegungen 463
DNP (Dinitrophenol) 314
Doisy 298
Domagk 298
Dominanz 485, 507
Donders 132, 437
Donders'sches Optometer 437
Dopa 107
Dopamin 74, 107, 159, 342, 401
Dopaminantagonisten 401
Dopamin-ß-hydroxylase 342
Doppelbilder 466
Dopplereffekt 109
dorsales Längsbündel 348
dp nach dt-max 69
DPG (Diphosphoglycerat) 119
Drehschwindel 488
Drehstuhl 489
Drogenabhängigkeit 350
Dromotropie 73
Druck 6
– intraokularer 443
– intrapleuraler 131 f
– intrathorakaler 132
– intratubulärer 241
– kolloidosmotischer 7, 21, 110
– onkotischer 7
– osmotischer 6, 21, 278
– transmuraler hydrostatischer 9
Druckamplitude 90, 473
Druckanstieg, diastolischer 100
Druckanstiegsgeschwindigkeit 69
Druckdifferenz, transmurale 84
Druckfeld 473
Druckgradienten,
   transmurale hydrostatische 110, 112
Druckkabine 162
Druckpunkte 424

Druckrezeptoren 420
Druckvolumenarbeit 63
– des Herzens 483
Druck-Volumen-Diagramm 66
Druckvolumenpuls 91
Druckwelle 89, 472
Druckwellengeschwindigkeit 89
Druckwellenreflexion 91
Drüsen, Brunner'sche 194
d-Tubocurarin 350
du Bois-Reymond 452
dualer Logarithmus 413
Ductus Botalli 117
– deferens 308
– thoracicus 191
– venosus Arantii 119
Duftstoffe 196
Duke 17
Dunkeladaptation 451 ff
Dünndarm 194
Duodenum 180, 183, 194
Duplizitätstheorie 454
Durchblutung, intestinale 116
– der Skelettmuskulatur 115
– spezifische 111
Durchblutungsmessung 109
Durchblutungs-Regulation 103
Durchfall 150, 194, 223, 497
Durchmischungsbewegungen 178
Durst 224, 411
dynamische Compliance 131
– spezifische Wirkung 205
Dysdiadochokinese 403
Dysmetrie 403
Dyspnoe 162
D-Zellen = «-Zellen 286

E

E 605 339 f
α-Aminocapronsäure 20
Eccles 336
Echoortung 481
Edinger-Westphal-Kerngebiet 458
EDTA 20
EEG 510
– des Kindes 512
Effekt, Fahraeus-Lindquist 85
Effektiver Filtrationsdruck 9
efferente Bahnen 396
$^{24}Na^+$-Efflux 318
Ehrlich 78
Eid des Hippokrates 77
eigenmetrisches Verfahren 411
Eigenreflexe 392
Einfallslot 430
Einheit, motorische 369
Einortstheorie 478

Einschleichen 332
Einstein 516
Einthoven 38
Einzelkonzentriereffekt 260, 262
Einzelzuckung 361
Eisen 11
Eisenbahnnystagmus 463
Eisenmangel 11
Eiserne Lunge 129
Eiweiß 7, 202, 205
Eiweißbindung 3
Eiweißbindungsfähigkeit 8
Eiweißmangel 9
Eiweißmangelernährung 7
Eiweißminimum 205
Eiweißoptimum 205
Eiweißstoffwechsel 218
Eizelle 308
Ejakulat 307
Ejakulation 108
Ejektionsfraktion 56
EKG 33, 38, 58, 170
Ektoderm 277
ektopische Erregungsbildungszentren 37
Elastizität 363
– der Gefäßwand 91
Elastizitätsmodul 363
Electric Response Audiometrie (ERA) 483
Elefant 203
elektrische Felder 515
– Synapse 333
elektrischer Aal 336
Elektroculogramm 518
Elektroden, indifferente 44
Elektroencephalographie 510
elektrogene Pumpe 314
Elektrokardiogramm (EKG) 38
Elektrokochleogramm 483
Elektrolyte 225
Elektrolythaushalt 217
elektromechanische Kopplung 32, 358
Elektromyogramm 384, 386
Elektromyographie (EMG) 370
Elektronystagmographie 464
Elektrookulographie 464
Elektroolfactogramm 502
Elektrophysiologie des Herzens 31
Elektroretinographie 452
Elektroschock 515
elektrotonische Erregungsausbreitung 327
Elektrotonus 327
Embryo 116
embryonaler Kreislauf 118
embryonales Hämoglobin 119
Embryonalzeit 12
emergency-reaction 291
Emesis 186
Emetin 186

Emissionskonstante 210
Emmetropie 438
Emotionen 98
Empfindlichkeit, spektrale 454
Empfindung 412
Empfindungsoptimum 500
Empfindungsskala 412
Empfindungsstärke 409
Emphysem 129
Enalapril 264
Encephalitisviren 400
Enddarm 195
enddiastolisches Volumen 65
Endigungen, anulospiralige 380
Endkörperchen, Ruffini'sche 420
Endocarditis 401
endocochleares Potential 480
Endolymphe 480, 487 f
Endolymphströmung 494
Endometrium 304
Endorphine 342, 428
Endothelläsion 15
Endplattenpotential (EPP) 334
Energie 171
Energiebilanz 205
Energiehaushalt 199
Energieumsatz 200
Enkephaline 342
Enophthalmus 347
Entartung 428
Entartungsreaktionen 331
Entblutungshypotonie 274
Entblutungsschock 291
Enterogastronen 184
enterohepatischer Kreislauf 191
Enterokinase 188
Enterorezeptoren 416
Entfernungsabschätzung 465, 481
Enthirnungsstarre 387, 492
Entropie 171
Entspannungsphase 54
Entzündung 22
Enzephalitiden 162
Enzyme 187, 270
Enzymgranula 181
EOG 518
Eosin, Methylenblau 13
Eosinopenie 294
EPF 282
Epiglottis 175
epikritische (gnostische) Sensibilität 416
Epilepsie 508, 513, 515
Epiphyse 276
Epiphysenfugen 301
Epiphysentumoren 276
Epithelkörperchen 284
Epithelzellen 499
Epitop 23

EPSPs (= excitatorische postsynaptische Potentiale) 377, 515
Erasistratos 353
Erbrechen 152, 186, 223, 497
Erektion 95, 107 f
Erektionsreflex 308
Ergotamin 107
ergotrope Reaktion 291
Erinnerungslücke 413
Erkältungskrankheiten 472
Erlanger 329
ERPF 236
Erreger 26
Erregungen, kreisende 37
Erregungsausbreitung 34, 43
– elektrotonische 327
– myogene 177
Erregungsbildungszentren, ektopische 37
Erregungsfortleitung 329
Erregungsleitung, saltatorische 330
Erregungsleitungs-System 34
Erregungsrückbildungsphase 43
Erschlaffungsphase 54
Erschlaffungszeit 57
Erythroblastose 29
Erythropoietin 10, 163, 270
Erythrozyten 10, 163
Erythrozytendurchmesser 21
Erythrozyten-Lebensdauer 21
Erythrozytenschwellung 155
Erythrozytenzahl 11, 21
Eserin 335
essentielle Hypertoniker 100
eunuchoides Riesenwachstum 302
Eupnoe 137, 162
Eustachio 472
Evans blue 3, 61, 221, 240
evaporative Wärmeabgabe 211
evoked potentials EP 393, 514
evozierte Hirnpotentiale (EP) 483, 514
Examenskandidaten 168
Excavation 443
Exophthalmus 282
Exozytose 187
Explosionsschalldruck 469
Exspiration 132
Exspirationsluft 138
Extensorentonus 492 f
Exterorezeptoren 416
Exterozeptoren 379
extrapyramidale Bahnen 492
– Kerngebiete 214
extrapyramidales System 389, 400
Extrasystolen 38, 49
Extrazellulärraum 221, 223
Extrinsic System 18
exzitatorisches postsynaptisches Potential (EPSP) 336

F

Facialis 348
facilitated diffusion 249, 286
Fahraeus-Lindquist-Effekt 85
Fahrradergometer 169, 171
Fakire 426
Faktor, atrionatriuretischer 224
Faktoren 273
Fallneigung 488, 490
Fallsucht 513
Falten, Kerckring'sche 194
Familienplanung 308
Farbe, Sättigungsgrad der 465
Färbeindex 11
Färbekoeffizient 11
Farbendreieck nach v. Kries 460
Farbenkreisel 459
Farbenmischung, additive 459
Farbensehen 459
Farbmischung 460
Farbsinnstörungen 461
Farbstoff-Verdünnungstechnik 63
Fasciculus longitudinalis dorsalis Schütz 348
Faserbündel 355
Fasern, intrafusale 379
– phasische 369
– tonische 369
– Typ II- 360
– weiße 360
Fasten 205
Fechner 409
Feld, supplementäres motorisches 395
Felder, elektrische 515
– rezeptive 414, 451, 454
Feldlinien 40
femtoliter (fl) 11
Fenster, ovales 469
Fernpunkt 436, 440
Fernvisus 438
Fertilitätsprüfung 307
fetaler Kreislauf 116
Fett 191, 202
Fettabbau 287
Fettdepot 205
Fettgewebe, braunes 209, 215
Fettsäuren 188, 191
– freie 255
Fettspeicherung 287
Fibrillationen 37, 370
Fibrille 357
Fibrin 17
– stabilisierender Faktor (FSF) 19
Fibrinbildung 16
Fibrinogen 8, 16 ff, 21
Fibrinolyse 15, 20
fibrinolytische Enzyme 305
Fibrinopolypeptide 18

Fick 60
Fick'sches Prinzip 60, 113, 236
Fick'sches Diffusionsgesetz 124
Fieber 215, 218
Fieberkrämpfe 216
Fila olfactoria 501
Filamentgleittheorie 356, 364
Filterfläche 242
Filtration 9
– glomeruläre 239
Filtrationsäquilibrium 241
Filtrationsdruck 7, 110, 240
– effektiver 9
Filtrationspermeabilität 242
Filtrationsrate, glomeruläre 233, 240
Filtrations-Reabsorptionstheorie, Starling'sche 7
Fingerspitzengefühl 418
Fistel 183
Fixation 455
fixe Säuren 144
Fixpunkt 455
Flattern 37
Fleck, blinder 456
Fledermäuse 208, 481
Flexorreflexe 385
Fließeigenschaft des Blutes 5
Flimmerfrequenz 459
Flimmerlichtaktivierung 513
Flimmern 37
Flourens 157, 487
Flowmeter 109, 236
flüchtige Säuren 144
Flugzeugkompressoren 162
Fluidität 86
Flüssigkeiten, homogene 84
Flüssigkeitsaufnahme 219
Flüssigkeitsaustausch, kapillärer 110
Flüssigkeitsresorption 248
Follikel 280, 300
– Graaf'sche 304
Folsäure 196
Folsäuremetabolismus 195
Foramen ovale 117
Formanten 484
Formatio reticularis 389, 397, 425, 515
Formel, Bohr'sche 137
Fornix 519
fortgeleitetes Aktionspotential 343
Fortleitungsgeschwindigkeit 327
Fortpflanzung 298
Fovea centralis 435, 437, 446, 450, 455, 463
Fowler 137
fraktionelle Ausscheidung 235
Frank 64
Frank-Starling-Mechanismus 68
freie Fettsäuren 255
– Nervenendigungen 213, 421
Freizeitumsatz 204

Fremdarbeiterulkus 186
Fremdreflex 377
Frenzel'sche Brille 494
Frequenzbereiche 476
Frequenzcharakteristik 475
Frequenzcodierung 343, 412, 450
Frequenzdispersion 478
Frequenzfilter 475
Frequenzgrenzen 473
Frequenzoptimum 473, 475
Frequenzspektrum 484
Frequenzunterschiedsschwelle 476
Frieren 283
Frosch 36, 375
Froschherz 312
FSH Follikel stimulierendes Hormon 299, 302
Fühlen 416
Füllungsphase 54
Füllungszeit 57
Fundus 179
Fundustasche 183
funktionelle Residualluftkapazität 127
funktioneller Totraum 136
Furosemid 250
fusionieren 464
Fusionsfrequenz 362

G

γ-Aminobuttersäure (= GABA) 337, 342, 401, 404, 515
γ-Efferenz 380
γ-Fasern 384
γ-Globuline 25
Galen 78, 285, 468
Galenos 311
Galens 311
Gallenblase 191
Gallenfluß 184
Gallengänge 193
Gallensäuren 191
Gallensekretion 191
Galvani 311, 353
Galvanis 311
Gangataxie 402
Ganglien, intramurale 177
– prävertebrale 347
Ganglienblocker 178, 186, 350
Ganglienzelle, bipolare 447
– retinale 450
Ganglion 346
– ciliare 458
– geniculi 500
– vestibulare 491
Gangstörungen 283
Ganzkörperplethysmographie 133
gap junctions 177, 312

Gasaustausch 135
Gaskonzentration 137
Gasser 329
gastric inhibitory peptide (GIP) 184
Gastrin 116, 183
gastrinbildender Tumor 186
gastrische Phase 183
Gastritis 186
gastrointestinaler Reflex 196
Gasvolumina, intrathorakale 133
Gauer 74
Gauer-Henry-Reflex 224
Gay-Lussac 120
Geburt 279
Gedächtnis 333, 338, 340, 413
Gefäße 83
– Wandspannung der 106
Gefäßkontraktion 15
Gefäßmuskelzelle 373
Gefäßpermeabilität 5
Gefäßschatten 446
Gefäßwand, Elastizität der 91
Gefrierpunktserniedrigung 7
Gegenfarben-Theorie 461
Gegenstromtheorie 260
Gehirn 208, 504
– viscerales 521
Gehirndurchblutung 113
Gehirnkarten 393
Gehirnödem 223
Gehörknöchelchenkette 469
Gehörsinn 468
gekreuzter Streckreflex 385
gelber Fleck 446
Gelenkrheumatismus 401
Generatorpotential 343
Geräusch, Herz- 56
geriatrische Patienten 268
Gerinnungsfaktoren 17
Gerinnungshemmung 20
Gerinnungszeit 19, 21
Gertz 245
Geruch 498
Geruchssinn 501
Gesamtblutmenge 3, 21, 221
Gesamtbrechkraft 435
Gesamtkörperwasser 221
Gesamtpufferbasen 149
Gesamtquerschnitt 80, 83
Geschlechtsentwicklung 276
Geschlechtshormone 302
Geschlechtsmerkmale 301
Geschmack 498
Geschmacksfelder 500
Geschmacksknospen 499
Geschmackssinneszellen 499
Geschwindigkeit 367
Geschwindigkeitsdetektoren 420

Geschwindigkeitsprofil, parabolisches 84
Geschwüre, peptische 186
Gesetz, Bell-Magendie'sches 375
- Boyle-Mariotte'sches 120
- Stefan-Boltzmann'sches 210
Gesichtsfeld 455
Gesichtsfeldausfälle 443
Gesichtswinkel 437
Gestagen 309
Gestagene 300
Gewebe, chromaffines 290
Gewebsdurchblutung 103
Gewebshormone 270
Gewebsthrombokinase 19
Gewicht, spezifisches 231
Gewöhnung 414
Ggl. ciliare 348
- oticum 348
- pterygopalatinum 348
- submandibulare 348
GH 275
GH-RIH 273
Giemsas-Lösung 13
GIP 289
glandotrope Hormone 274
Glandula lacrimalis 442
- pituitaria 274
Glandulae parathyreoideae 284
- parotes, submandibulares, sublinguales 173
Glanzstreifen 34, 360
Glaskörper 434
glatte Muskelzellen 177
Glatte Muskulatur 371
Glaukom 443
Glaukomanfall 443
Glaukomtherapie 443
Gleichgewichtsausfälle 403
Gleichgewichtsorgan 488
Gleichgewichtspotentiale 316
Gleichgewichtssinn 487
Gleichgewichtsstörungen 492
Gleichstrom 330
Gleichstromreizung 331
Gleichung, Henderson-Hasselbalch'sche 145
Gleichung, Nernst'sche 315
Globulin 8, 21
- antihämophiles 18
- thyroxinbindendes 281
Globuline 7
Glomerula 227
- Bulbus olfactorius 502
- juxtamedulläre 229, 237
glomeruläre Filtration 239
- Filtrationsrate (GFR) 233, 240
glomerulärer Kapillardruck 241
Glomus caroticum 159
Glomuszellen 159
Glossopharyngeus 348, 500

Glottis 483
Glukagon 286 f, 342
Glukokortikoide 275, 292 f
Glukoneogenese 189, 286
Glukose 8, 200, 202
Glukose-Clearance 233
Glukosekonzentration im Blut 286
Glukoseresorption 249
Glutamat 342
Glutamin 259
Glutaminase 259
Glutaminsäuredecarboxylase 342
Glutathionperoxidase 10
Glycerin 188
Glycin 337 f, 342
Glykogenolyse 286
Glykogenreserve 167, 201
Glykogenspeicher 189
Glykogensynthetaseaktivität 286
Glykolyse 10, 167, 286
- anaerobe 167, 360
Goethe 408
Goldberger 45
Goldblatt 263
Goldblatt-Hochdruck 100
Goldmann 443
Golgi'sche Sehnenorgane 380, 382
Golgi-Sehnenrezeptoren 416
Golgizellen 404
Gonadoliberin 273
Gonadotropine 276, 299
Gonadotropin-Releasing-Hormone (Gn-RH) 306
Göpfert 334
G-Protein 448
Graaf 304
Graaf'sche Follikel 302
Graefe'sches Zeichen 282
Granulozyten 13
Graves'scher Krankheit 281
Grenzschicht 209
Grenzstrang 308, 346
Grenzwinkel 437
großer Kreislauf 80
Großhirn 504
Growth Hormone 275
Grundgesetz, thermodynamisches 200
- Weber-Fechner'sches 409
Grundumsatz 203, 282
Grundumsatzbedingungen 144
grüner Star 443
g-Strophanthin 314
Guanosin-Monophosphat, cyclisches 448
Gyrus cinguli 519
- postcentralis 389
- praecentralis 389
- temporalis superior 393
G-Zellen 183

H

H_2O_2 10
H_2-Rezeptoren 185
Haarfollikelrezeptoren 420
Haarzellen 479
Habituation 414, 426
Haftschalen 440
Hageman-Faktor 19
Hagen 82
Halbsättigungsdruck 141
Halbseitenlähmung 392
– Brown-Séquard'sche 425
Haldane-Effekt 155
Hall 387
Haloperidol 401
Halsmuskulatur 492
Halsstellreflexe 492
Halteumsatz 172
Hämagglutination 27
Hämatokrit 4, 21, 85, 163
Hamburger 155
Hamburger-shift 155
Hamilton 60
Hämodilution 86
Hämoglobin 13, 139, 147, 149, 239
– embryonales 119
– O_2-Bindungskurve 164
Hämoglobinkonzentration 11, 21
Hämokonzentration 223
Hämolyse 6, 28, 239
hämolysieren 12
Hämophilie 19
Hämostase 15
Handdominanz 507
Händigkeit 507
Haptene 23
Harn 230
Harnblase 108, 267
Harnkonzentrierung 260
Harnsäure 219, 255
Harnschau 78
Harnsperre 267
Harnstoff 8, 202, 218 f, 250
Harnstoffausscheidung 252
Harnstoffbildung 205
Harnstofftransport 252
Harnstoff-Synthese 190
Harnstrom, tubulärer 243
Harnwege 214
Harvey 79, 116
Hasselbalch 145
Hauptebene 434
Hauptsprachbereich 476
Hauptzellen 181
Haustren 196
Haustrenfließen 196
Haut 419

Hautdurchblutung 214
Hautfarbe 210
(HbE) = MCH 21
hCG Human Choriongonadotropin 299
HCO_3^- 8
Head 426
Head'sche Zonen 348, 426
hecheln 211
heißer Knoten 282
Hektopascal 122
Helicotrema 478
Helium 122
Helium-Misch-Methode 126
Helium-Verteilungsvolumen 126
Hell/Dunkel-Adaptation 452
Helmholtz 174, 200, 327, 441, 444, 452, 459, 461, 466, 477
Hemeralopie 454
Hemianopsie 456
Hemiballismus 401
Hemiplegie 392
Hemisphäre 507
hemmen 338
hemmende Interneurone 383
Hemmung 338, 515
– autogene 383
– kompetitive 255
– laterale 414, 451
– postsynaptische 340, 515
– rekurrente 383
– Renshaw- 383
Henderson 145
Henderson-Hasselbalch'sche Gleichung 145
Henle 228
Henle'sche Schleife 228, 250, 260, 262
Henry 74, 124
Henry-Gauer-Reflex 102, 279
Hensel 212
Hensen 356
Hensen'scher Streifen 356
Heparin 4, 20
Herde, cerebrale 514
Hering 158, 461
Hering-Breuer-Reflex 158
Hering-Traube-Mayerwellen 98
Hermann 330
Herz 31, 208
– Druckvolumenarbeit 483
– Elektrophysiologie 31
– Ruhedehnungskurve 65
Herzachse 41
Herzarbeit 63
Herzblock 36
Herzchirurgie 208
Herzflimmern 37, 226
Herzfrequenz 45, 517
Herzgewicht, kritisches 64
Herzgrenzen 58
Herzhypertrophie 64

Herzinfarkt 48, 100, 309, 517
Herzinsuffizienz 52, 87
Herzkatheter 56
Herzlagetypen 43
Herz-Minutenvolumen 168
Herzmuskel 34, 360
Herznerven 71
- afferente 74
Herzoperationen 38
Herzschenkelblock 48
Herzspitzenstoß 59
Herzstillstand 37, 332
Herztöne 52, 55
Herzzeitvolumen (HZV) 59
Heschl'sche Querwindung 508
Hess W.R. 98, 272, 291, 518
heterologes Serum 26
Heterophorie 462
Hill 353, 367
Hill'sche Hyperbel 367
Hinterkammer 442
Hinterstrangbahn 422
Hippocampus 273, 401, 502, 519
Hippokrates 77
Hippursäure 219
Hirnblutung 492
Hirninfarkt 517
Hirnpotentiale, evozierte 514
Hirnrinde 389
Hirnstamm 267, 387
Hirnstammpotentiale 483
Hirschsprung 197
Hirschsprung'sche Erkrankung 197
His 36
HIS-Bündel 35
Histamin 26, 105, 185, 275, 342, 432
Histiozyten 14
Histokompatibilität 26
Histokompatibilitäts-Leukozyten-Antigene 26
Hitzeanpassung 212
Hitze-Denaturierung 207
Hitzekollaps 212
Hitzschlag 212
HLA-System 26
hMG Human Menopausal Gonadotropin 299
Hochdruck 99, 263, 294, 446
- Goldblatt- 100
- renovaskulärer 100
Hochdrucksystem 80, 88
Hochfrequenzkauterisation 332
Hochspannungsunfälle 332
Höchstleistungsgrenze 169
Hodgkin 311, 321, 323, 328, 336
Hoffmann 384
Höhenaufstieg 122
Höhenbewohner 163
Hohenheim 78
Höhenphysiologie 162

Höhenrausch 163
Hohlweg-Effekt 306
homogene Flüssigkeiten 84
Homovanillinsäure 422
Homunculi 404
Hooke 363
Hooke'sches Gesetz 363
Hörbahn 481
Hören 468
- räumliches 477
Hörgrenze 474
Horizontalzellen 451
Hormon 270
- antidiuretisches 224, 245, 262, 278
Hormone, glandotrope 274
- Steroid- 293
Hormonrezeptoren 448
Horner 347
Horner'scher Symptomenkomplex 347
Hornhaut 434
Hornhautastigmatismus 440
Hornhautreizung 442
Hornhautsubstanz 434
Horopterkreis 466
Hörrinde 508
Hörverlust 474, 487
HPO_4^{--} 8
H-Reflexe 384
H^+-Sekretion 249, 257
Hubel 508
Hüfner 139
Hüfner'sche Zahl 139
Humboldt 353
Hunde 211
Hunger 218
Hungerödem 7
Hunt 329
Huntington 401
Hurtado 163
Hustenreflex 175
Hutchinson 121
Hutchinson'sches Spirometer 121
Huxley A.F. 311, 321, 323, 330, 336, 353
- H. E. 353
H-Welle 384
Hydrathülle 7
hydraulische Permeabilität 110, 242
hydronephrotisch 237
Hydroxylasen 300
Hyperaldosteronismus 266, 295
Hyperalgesie 427
Hyperämie 106
Hyperbel, Hill'sche 367
Hyperhydratation 223
Hyperkaliämie 219, 295
Hyperkapnie 147 f
Hyperkinesen 401
Hyperopie 438

hyperosmolares Koma 289
Hyperparathyreoidismus 285
Hyperpigmentation 295
Hyperpnoe 162
Hyperpolarisation 324, 336, 387, 448, 490
Hyperprolactinämien 299
Hyperreflexie 226, 387
Hyperthyreose 87, 281
hyperton 6
hypertone Dehydratation 222
Hypertonie 226, 295
Hypertoniker, essentielle 100
Hypertonus 64
Hyperventilation 138, 146, 162 f, 201, 289, 340, 513
Hyperventilationstetanie 339
Hypocalcämie 284, 339 f
Hypoglykämie 295
hypoglykämischer Schock 189, 289
Hypokapnie 147
Hypokinesen 400
Hyponaträmie 265, 278, 295
Hypoparathyreoidismus 284, 339 f
Hypophyse 274, 309
Hypophysektomie 296
Hypophysenhinterlappen 224, 272, 277
Hypophysenstiel 272
Hypophysentumor 275, 456
Hypophysenvorderlappen 272, 274, 294
Hypophysenvorderlappeninsuffizienz 296
Hypopnoe 162
Hyposthenurie 231
Hypothalamus 99, 213 f, 224, 272, 274, 278, 306, 309, 348, 502, 518, 521
Hypothyreose 282 f
hypoton 6
Hypotonie 226
– der Muskulatur 401
Hypoventilation 138
Hypoxie 37, 305
H-Zone 356

I

I-Banden 356
ICSH (Interstitial cell stimulating hormon) 302
identische (= „korrespondierende")
  Netzhautpunkte 465
IgA (=Immunglobulin A) 25
IgD 25
IgE 25
Igel 208
IgG 25
Ikterus 12, 29
Ileocaecalklappe 196
Ileum 192
Ileus 178, 226
Immunglobuline 25, 27

– Anti-D- 29
Immunisierung 26
Immunität 23
Immunogen 23
Immunsystem 1
Impedanz 91
Impedanzanpassung 469, 473
Impotentia 302
Incisur 54
indifferente Elektrode 44
Indifferenzpunkt, hydrostatischer 97
Indifferenztemperatur 215
Indifferenztyp 42
Indikator-Verdünnungstechnik 3, 60
Indol 196
Indometacin 215, 424
Informationsgehalt 413
Informationsreduktion 414
Infrarotbereich 210
Inhibin 302
inhibitorisches postsynaptisches
  Potential (IPSP) 336
inkomplette Antikörper 29
Innenglied 447
Innenohrschwerhörigkeit 471
innere Kapsel 397
inneres Milieu 217, 230
Inotropie 69, 73
Insektizide 340
Inselorgan 285
Inselregion 500
insensibler Wasserverlust 212, 219
Inspiration 132
Inspirationsluft 138
inspiratorisches Reservevolumen 127
Instinkte 521
Insuffizienz, Herzklappen- 56
Insulin 275, 286, 342
Insulin-Glutathion-Transhydrogenase 289
Insulinsekretion 287
Integralvektor 41
Intelligenzschwäche 283
Intensitätsdetektoren 420
Intensitätsvergleich, intermodaler 412
Intentionstremor 400, 402
Interleukine 24, 215
intermodale Übertragung 509
intermodaler Intensitätsvergleich 412
Interneurone 178, 336, 396
– hemmende 383
Interorezeptoren 416
Interozeptoren 379
Interpretationscortex 507
Intersexualität 301
Interstitium 8 f
intestinale Durchblutung 116
– Phase 183
intrafusale Fasern 379

intramurale Ganglien 177, 348
intraokularer Druck 443
intrapleuraler Druck 131 f
intrathorakale Gasvolumina 133
intrathorakaler Druck 132
intrathorakales Blutvolumen 102
intratubulärer Druck 241
intravasaler Mitteldruck 83
- Raum 221
intrazelluläre Ionen-Konzentrationen 218
Intrazellularraum 221
Intrinsic factor 195
- System 18
Intrisic Factor 185
Inulin 231
- TF/P von 245
- U/P von 233
Inulin-Raum 221
Ionenbatterie 318
IPSP 515
Irismuskulatur 452
Ishihara-Tafeln 461
Isodynamie 205
Isohämagglutinine 27
Isohydrie 218
Isoionie 217
isometrische Bedingungen 362
- Kontraktion 64, 365
Isophone 476
Isopotentiallinien 40
Isoprenalin 109
Isoproterenol 109
Isosthenurie 230 f
isoton 6
isotone Kontraktion 365
- Lösungen 6
Isotonie 218
isotonische Kontraktion 65
isotonisches Maximum 65
Isotopenverdünnungstechnik 63, 272
Isovolämie 218
isovolumetrische Kontraktion 65
isovolumetrisches Maximum 65

J

Jaeger 408
Javal 441
Jendrassik 386
Jendrassik'scher Handgriff 386
Jenner 23, 26
Jod 280
Jodid 280
Jodid-Prophylaxe 283
Jodmangel 282
Jodmangelkropf 281
Jodtransferasen 281

Joule (J) 200
juxtamedulläre Glomerula 229, 237

K

Kabeleigenschaften 327
Kachexie, Simmonds'sche 296
Kalium, K^+ 8, 115, 217, 225 f
Kaliumausstrom 323
Kaliumbatterie 318
Kaliumgleichgewichtspotential 316
Kaliumjodid 281
Kaliumkonzentrationen im Kot 195
Kaliumleitfähigkeit 319
Kalium-Permeabilität 34, 73
Kaliumpumpe, Endolymphe 480
Kaliumresorption 247
Kaliumsekretion 251
Kaliumstrom 32
Kallikrein 106 f, 174
Kalorie (cal) 200
Kalorienbedarf 204
Kalorimeter 200
Kalorimetrie 200
kalorisches Äquivalent 202 f
Kaltblüter 208
Kälteadaptation 215
Kältezittern 209
Kaltrezeptoren 213
Kammereigenrhythmus 36 f, 48
Kammerflimmern 37, 49
Kammermyokard 33
Kammerwasser 434
Kammerwasserproduktion 442
Kammerwasservenen 442
Kammerwasserwinkel 442
Kammerwasserzirkulation 442
Kanal, Schlemm'scher 442
Kanalkapazität 413
Kanalstrommessungen 326
Kaninchen 29, 462
Kapazität 330
kapazitiver Strom 323
Kapillardruck, glomerulärer 241
Kapillaren 83, 110
Kapillarlänge 9
Kapillarwand 7
Kapsel, innere 397
Kapseln, Bowman'sche 239
kardioplege Lösungen 38
Karies 173
Karotiskörperchen 159
Kastration 302
katabole Wirkung 294
Katecholamine 270, 290, 428
Katecholaminsekretion 349
Katelektrotonus 331

Kathodenschließungszuckung 330
Kationen 218
Kationenpermeabilität 154
Katsch 196
Katz 321
Kaudruck 173
KCN = Kaliumcyanid 314
Kehlkopf 484
kephale Phase 183
Kepler 430, 446
Kerckring 194
Kerckring'sche Falten 194
Kerngebiete, extrapyramidale 214
Kernkettenfasern 380
Kernsackfasern 380
Kerntemperatur 208
Ketoazidose 150, 205, 289
Ketonkörper 189, 289
17-Ketosteroide 301
Kety 113
Killerzellen 24
Kilojoule (kJ) 200
Kinetosen 497
Kininogene 174, 424
Kinocilien 501
Kinocilium 490
Kirchhoff 80
Kirchhoff'sches Gesetz für Stromverzweigungen 80
K-Komplexe 514
Klappentöne 55
kleiner Kreislauf 80
Kleinhirn 402, 488
Kleinhirnausfälle 492
Kleinhirnhemispären 405
Kleinhirnkerne 404
Kleinhirnsymptomatik 403
Kleinhirntumoren 402
Kleinhirnwurm 405
Klemmpotential 323
Kletterfasern 404
Klickreize 514
Klirreffekte 469
Klitorishypertrophie 296
Klone 25
Klonierung 25
Knick, Kohlrausch'scher 453
Knochenentkalkungen 285
Knochenleitung 471
Knochenmark 11, 14
Knochenstoffwechsel 285
Knochenwachstum 301
Knoten, heißer 282
Knotenpunkte 434
Knotenpunktsstrahlen 431
αγ-Koaktivierung 382
Kochsalzlösung 6
Kochsalzmangel 223
kodominant 28

Kohlendioxyd 122
Kohlenhydrate 202
Kohlenhydrat-Mast 201
Kohlenhydratreserven 205
Kohlenhydratumsatz 282
Kohlenhydratverbrennung 200
Kohlenmonoxidhämoglobin (= CO-Hb) 142
Kohlenmonoxidvergiftung 142
Kohlenmonoxyd 125, 164
Kohlenwasserstoffe, chlorierte cyclische 340
Köhler 25
Kohlrausch'scher Knick 453
Koliken 425
Kolloid 280
Kolloide 7
kolloidosmotischer Druck 7, 21, 110
Kolon 195
Koma 167, 283
- diabetisches 150, 289
- hyperosmolares 289
Kommissurenbahnen 508
Kommissurenbahnensystem 509
Kommissurotomie 508
Kompensation, metabolische 148
kompensatorische Pause 49
kompensatorisches Wachstum 275
kompetitive Blockade 334
- Hemmung 255
Komplementaktivierung 23
Komplementärfarben 460
Komplementspaltstück C5a 22
Komplementsystem 20, 22
3-Komponenten-Theorie 460
Kompression eines Nerven 427
konditionieren 426
konduktil 337
Konduktion 209
Konflikttheorie 497
konjugierte Augenbewegungen 494
konsensuelle Pupillenreaktion 458
Konsonanten 484
Kontaktaktivierung 18
Kontaktzeit 80, 125
Kontraktion, auxotonische 66, 367
- isometrische 64, 365
- isotone 65, 365
- isovolumetrische 65
Kontraktionsformen 364
Kontraktionskraft 69, 364
Kontrakturen 33, 368
Kontrast 451, 454
Kontrolle, supraspinale 386
Konvektion 210
Konvergenz 437, 454
Konvergenzbewegungen 458, 463
konvergieren 450
Konvexlinsen 438
- sphärische 431

Konvolut, distales 278
Konzentration, osmolare 231
Konzentrationsversuch, Harn 230
Konzeption 307
Konzeptionsverhütung 308
Kopfschmerzen 425, 440
Kopplung, elektromechanische 32, 358
Kopulation 307
Korbzellen 404
Körnerzellschicht 404
Koronardurchblutung 114
Koronarinfarkt 350
Koronarkreislauf 75
Koronarreserve 76
Korotkow 92
Körperchen, Malphighi'sches 239
Körperempfindungen 411
Körpertemperatur 517
Kot, Kaliumkonzentrationen 195
Koteindickung 196
Kotransport 194, 249
Kraftsinn 416, 422
Krafttraining 168, 368
Krampfadern 96
Krampfanfälle 513
Krämpfe 226, 325, 340, 515
Krankenpflege 348
Krankheit, Menière'sche 487
Kreatinin 8, 219, 231, 235
Kreatinphosphat 167
Kreatinphosphokinase (CPK) 368
Kreisende Erregungen 37
Kreislauf, embryonaler 118
- enterohepatischer 191
- fetaler 116
- großer 80
- kleiner 80
Kreislaufregelung 96, 103, 111
Kreislaufschock 167, 295
Kreislaufzeiten 87
Kreislaufzentrum 93
Kretinismus 283
Kreuzigung 98
Kreuzprobe 28
Krisis 216
kritische Temperatur 215
kritisches Herzgewicht 64
Krogh 121
Krogh'scher Diffusionskoeffizient 125
Krogh'sches Spirometer 121
Kropf 282
Kropfgebiete 281
Kropfprophylaxe 281
Krümmungsradien (mm) 431, 434
Kugelfische 324
Kugelzellanämie 12
Kuhn, Richard 298
Kühne 7, 270, 448

Kulturverstopfung 196
künstlische Niere 235
Kupferleitungen 327
Kurzschläfer 516
kurzsichtig 440
Kurzzeitgedächtnis 413
Kussmaul 162
Kussmaul'sche Atmung 162, 289
Kymographion 354

L

Labyrinth 468
Labyrinthstellreflexe, tonische 492
lactotropes Hormon 276
Laënnec 52
Lähmung, schlaffe 377, 386 f, 392
Lähmungen, spastische 397
Laktatkonzentration im Plasma 167
Laktatspiegel 360
Laktazidose 150, 167, 368
Lamina cribrosa 443, 501
- fenestrata 239
laminare Strömung 84
Lampenfieber 168
Landolt 437
Landolt-Ringe 437
Landsteiner 27
Langerhans 187, 286
Langerhans'sche Inseln 187, 287
Langley 345
Längsbündel, dorsale 348
Längskonstante 328
Langzeitgedächtnis 413
Laplace 59, 106, 200
Laserkoagulation 447
Lasix® 250
Latenz, zentrale 385
Latenzzeit 359, 384, 469
laterale Hemmung 414, 451
Lateralisation 507
Lateralsklerose, amyotrophe 370
LATS 281
Lautheit 476
Lautstärke 473
Lautstärkepegel 476
Lavoisier 189, 199, 207
Laxantien 197
L-Dopa 401
Lebensmittel 206
Leber 116, 173, 189, 208
Leberkoma 189
Leberzirrhose 219
Leeuwenhoek 79
Leistung 172, 200
Leistungsbereitschaft 171
Leistungsgesellschaft 200

Leistungsgrenzen 169
Leistungsoptimierung 367
Leistungs-Reserve 169
Leistungszuwachs 204
Leiternomogramm 145
Leitfähigkeit 319
Leitfähigkeitsänderung 324
Leitungsgeschwindigkeit 329
Leitungszeit 384
lemniskales System 399, 417
Lesebrille 441
Lesesteine 429
Leucin 289
Leukämie 17
Leukopenie 13
Leukotriene 22
Leukozyten 13
Leukozytose 12
Leydig 300
Leydig'sche Zwischenzellen 300, 302
LH Luteinisierungshormon 299
LH-Spitze 309
Lider 442
Lidschlag 442
Lidschlagreflex 442
Liebig 189
Liftreaktion 493
limbischer Cortex 502
limbisches System 99, 273, 348, 389, 397, 425, 519
Limen insulae 500
Linguistik 507
Linkshänder 507
Linksherzhypertrophie 42
Linksherzinsuffizienz 112
Linksschenkelblock 48
Linkstyp 42
Linse 434
Linsenäquator 435
Linsenastigmatismus 441
Linsenelastizität 441
Linsenextraktion 435
Lipasen 188
Lipogenese 287
Lipolyse 205, 282, 289
Lipopolysaccharide 215
Lipoproteine 191
Lipoproteinlipase 287
Liquor cerebri 158
Lissamingrün 243
Lloyd 329
load 234
Locus coeruleus 267
Loewi 312
Logarithmus, dualer 413
lokale Antwort 325
longitudinales System 359
Longitudinalwellen 472
Lorry 157

Loschmidtsche Zahl 6
Lösung, isotone 6
- physikalische 123
- kardioplege 38
Ludwig 61, 239, 354, 452, 461
Luft 122
- atmosphärische 121
Luftfeuchtigkeit 211
Luftleitung 471
Lumbalmark 308
Lunge, Totalkapazität der 126
Lungenembolie 16, 309
Lungenemphysem 148
Lungenerkrankung, obstruktive 128, 133
- restriktive 128
Lungenfibrose 129
Lungenkreislauf 112
Lungenödem 52, 112, 164
Lungen-Ohr-Passage-Zeit 87
Luteinisierungshormon 302
- Realeasing Hormon 273
Luther 202, 388
lymphatisches System 24
Lymphe 9
Lymphokine 24
Lymphozyten 13 f
Lynestrenol 309
Lysokinasen 18, 20
Lysozyme 22

M

M. ciliaris 441
- detrusor 267
- glataeus maximus 369
- sphincter pupillae 350, 458
- stapedius 469
- tarsalis 347
- tensor tympani 469
Mach 487
Mach-Breuer'sche Theorie 487
Macula densa 265
- lutea 446
Maculadegeneration 455
Maculaorgane 490
Magen 179
Magenblase 179
Magen-Darmgefäße 116
Magen-Darm-Trakt, Motorik 177
Magendie 375
Magengeschwür 186
Magensaftsekretion 180, 501
Magenschleim 181
Magenschleimhaut-Barriere 182
Magersucht 296
Magnesium 226
Magnesiumionen 358

Makrozytosen 12
Malaria 340
Malpighi 79, 239
Malpighi'sche Körperchen 239
Maltose 173
Mälzel'sches Metronom 47
Mandelkerne 519
Mannitol 245
Manschettenbreite, Blutdruckmessung 92
MAO 349
Mapping-Studien 396
Marathonlauf 209
Marey 89
Mariotte 120
Markscheide 327, 330
Massage 427
Massensynergien 392
Massenwirkungsgesetz 145
Maus 203
maximale Sauerstoff-Aufnahme 170
Maximale Soll-Leistung 169
Maximum, isotonisches 65
– isovolumetrisches 65
Maxwell 459
Mayer 200
May-Grünwalds-Lösung 13
MCH mean corpuscular hemoglobin 11
MCV (= mean cell volume) 11, 21
Mecamylamin 350
Mechanorezeptoren 378, 416 f, 419
mediale Schleife 399
Mediator produzierende T-Zellen 24
Meditation 426
Medulla oblongata 158, 175, 348
Megakaryozyten 14, 17
Megakolon 197
Meissner 178
Meissner'sche Körperchen 420
Meissner'scher Plexus 178, 194
Melanocyten stimulierendes Hormon 275
Melanoliberin 273
Melanotropin 275
Melatonin 276
Membran 271, 313
– nicht-konduktile 337
– semipermeable 7
Membrana basilaris 478
Membrandestabilisierung 340
Membrandicke 330
Membranfleck 325
Membrankapazität 323, 330
Membranrezeptoren 373
Membranzeitkonstante 328
Memoryzellen 24
Menarche 304
Mendel'sche Gesetze 28
Menière 487
Menière'sche Krankheit 487

Menopause 304
Menstruationsblut 306
Menstruationszyklus 304
Menthol 422
Merkel 419
Merkelzellen 420
Merseburger Trias 281
Mesencephalon 213, 273
messenger 271
Messenger-Ribonucleinsäure (mRNA) 271, 293
Meßwerk 94
Mestranol 309
metabolische Azidose 150, 167
– Kompensation 148
Methämoglobin (= Hämiglobin) 10, 142
Met-Hb-Reduktase 142
Methionin-Enkephalin 428
3-Methoxy-4-hydroxymandelsäure 290
Meyerhof 353
Micellen 191
Microspheres 114, 236
Migräne 425
Mikrophonpotential 479
Mikropille 309
Mikrovilli 181, 194, 292, 499
Mikrozirkulation 79, 103
Mikrozytosen 12
Miktion 267
Miktionsreflex 267
Miktionszentrum 267
Milchabsonderung 274
Milchbildung 276
Milchejektion 279
Milchsäure 150, 167
Milchsäuregehalt im Blut 168
Millibar 122
Milstein 25
Mineralokortikoide 295
Miniaturendplattenpotentiale 334
Minimalpotential 334
Minimum separabile 437
Minipille 309
Minusgläser 432, 440
Miosis 108, 347, 437, 458, 463
Mirkrozirkulation 446
Mischblut, venöses 138, 141
Mit-Innervation, unspezifische 161
Mitochondrien-Aktivierung 282
Mitralis 35
Mitralklappeninsuffizienz 56
Mitralzellen 502
Mitteldruck, intravasaler 83
Mittelhirneinklemmung 492
Mittelohrentzündung 472
Mittelohrschwerhörigkeit 471
Mittelohrsystem 469
mmHg 6
Moebius'sches Zeichen 282

Molekularschicht 404
Monoaminoxidase (= MAO) 290
Monoblasten 14
Monoglyceride 191
Monokin 25
monoklonale Antikörper 25
monosynaptischer Reflex 381
– Reflexbogen 378
Monozyten 13
Moosfasern 404
Morbus Addison 275
Morphin 428
Motorik des Magen-Darm-Traktes 177
motorische Aphasie 393, 508
– Einheit 369
– Vorderhornzelle 336
motorischer Cortex 388, 393
motorisches Vorderhorn 370
MSH 275
MSH-Aktivität 295
Mucopolysaccharide 173
Mucoprotein 185
mukös 173
Multiple Sklerose 483
multipolare Zellen 450
Mund zu Nase Beatmung 129
Musculus bulbocavernosus 308
– ciliaris 435
– dilatator pupillae 347
– sphincter pupillae 350
– vocalis 484
Musikverständnis 508
Muskarin 349 f
Muskarinrezeptoren 350
Muskelarbeit 167
Muskelatrophie 370
Muskeldehnungsreflexe 380
Muskeldystrophie, progressive 339, 370
Muskelendplatte 334
Muskelermüdung 368
Muskelfasern 355
Muskelhypertrophie 368
Muskelkater 368
Muskelkrämpfe 515
Muskelmechanik 361
Muskelphysiologie 353
Muskelpumpe 98
Muskelrelaxanzien 334, 339
Muskelrisse 383
Muskelspindeln 379, 416
Muskeltonus 203, 209, 214, 387, 392, 518
Muskelzellen 355
Muskulatur, glatte 177, 371
– Hypotonie der 401
– quergestreifte 355
M-Welle 384
Myasthenie (Myasthenia gravis) 335, 339, 370
Mydriasis 108, 458, 463

Myelinscheide 428
Myelozyten 14
Myofibrillen 355
Myofibrillenzunahme 368
myogene Autoregulation 104
– Erregungsausbreitung 177
Myoglobin 142, 359
Myopie 440
Myosin 356
Myosinfilamente 357, 371
Myosin-light-chain-Kinase 372
Myotonie 339, 370
myotonische Reaktion 370
Myxödem 283

N

N. acusticus 479
– ciliaris 436
– facialis 501
– laryngeus 484
– oculomotorius 436, 458
– recurrens 484
– statoacusticus 491
– ulnaris 335
– vestibularis 490
– vestibulocochlearis 491
N_2O 113
Nachbilder 461
Nachdepolarisationen 324
Nachentladungen, paroxysmale 515
Nachhyperpolarisation 324
Nachpotentiale 314, 324
Nachschwingungen 473
Nachtblindheit 454
Na-Citrat 20
Nagelfalz 109
Naheinstellungsreaktion 458
Nahpunkt 440
Nahpunktsbestimmung 436
Nahrungsmittelvergiftung 335
Nahvisus 438
Napoleon 516
Natrium Na^+ 8, 225 f
Natrium-Bikarbonat-Resorption 257
Natriumgleichgewichtspotential 323
Natrium-Kalium-ATPase 194, 313
Natriumkanäle 448
Natriumleitfähigkeit 319
Natriumresorption 247
Natrium-Rezeptoren 224
Natriumsystem 32
– schnelles 321, 324
Natriurese 224
Nausea marina 497
Nebenhoden 308
Nebenniere 274

Nebennierenmark (NNM) 108, 290, 347, 349
Nebennierenrinde (NNR) 292
Nebennierenrindentumoren 294, 296
Nebenschilddrüsen 284
Nehb 44
Nekrosen 305
Neocortex 396, 521
Neon 122
Neostigmin 335
Nephrektomie, einseitige 275
Nephron 228
Nernst 315
Nernst'sche Gleichung 315
Nero 429
Nerv, Kompression 427
Nerven 327
Nervendurchtrennung 428
Nervenendigungen, freie 213, 421
Nervenfasertypen 329
Nervenleitungsgeschwindigkeiten 311
Nervensystem, sympathisches 308
– vegetatives (autonomes) 345
Nervi cardiaci 347
Nervosität 497
Nervus facialis 174
– glossopharyngeus 174
– opticus 450
Nettoresorption 195
Nettowirkungsgrad 172
Netzhaut 446
Netzhautablösung 447
Netzhautperipherie 455
Netzhautpunkte, identische
  (= korrespondierende) 465
Neugeborene 12
– Isoagglutinine 28
– Wärmeregulation 215
Neurohypophyse 277
Neurom 428
Neuron 312
– postganglionäres 346
– präganglionäres 346
Neuropeptid 428
Neurophysin 277
Neurosekretion 224, 273
Neurotensin 342
Neurotransmitter 270
Neutralzone, thermische 215
Newton 408
Newtonmeter (Nm) 200
Nexus 177, 360
Nicotin 22
Nidation 305 f
Nieden'sche Sehtafel 438
Niederdrucksystem 80, 101
Niere, künstliche 235
Nierenarteriendrosselung 263
Nierenarterienstenose 266

Nierenbecken-Kelch-System 227
Nierendurchblutungsmessung 236
Nierenmark 227, 229
Nierenmarkdurchblutung 237
Nierenrinde 227
Nierensteine 285
Nierenversagen 167, 219
Nietbrillen 429
Nikotin 135, 279, 349 f
Nn. erigentes 308
Non-Ionic-Diffusion 255
Noradrenalin 18, 107, 177, 290, 342, 349
Noradrenalinsynthese 290
Norethisteron 309
Normgrenzen des Blutdruckes 93
Normoblasten 14
Normwerte, Blut 21
Notfallreaktion 106, 291
Notfall-Reaktion 291
Nozizeptoren 417, 423
Nuclei fastigii 405
– globosi 404
– supraoptici 278
– vestibulares 404, 491
Nucleus amygdalae 273
– caudatus 392, 401
– cochlearis 481
– dentatus 404
– interpositus 405
– lentiformis 392
– paraventricularis 224
– ruber 392, 405
– solitarius 500
– subthalamicus 401
– supraopticus 224
– ventralis posterolateralis 399
– vestibularis lateralis 405
Nulldiät 205
Nutzzeit 332
Nystagmographie 494
Nystagmus 402, 463, 489, 494

O

O_2-Antwortkurven 160
O_2-Bindungskurve des Hämoglobins 164
O_2-Partialdruck 138
O_2-Schuld 168
O_2-Verbrauch 60, 168
Oberflächenanästhetika 443
Oberflächenspannung 130
Oberlid 347
Obstipation 196
obstruktive Lungenerkrankungen 128, 133
Oculomotorius 348
Ocytocin 277, 279
Oddi 191

Ödeme 110
OFF-Peripherie 451
Ohm 80
Ohm'scher Strömungswiderstand 84
Ohm'sches Gesetz 80, 318
Ohnmacht 98
Ohrabstand 477
Ohrensausen 487
Ohrspeicheldrüse 173
Okamoto 100
Okklusion 464
Oktapeptide 277
Okulomotorik 462
Olivenkern 404
onkotischer Druck 7
On-off-Effekt 512
ON-Zentrum 451
Operculum frontoparietale 500
Ophthalmometer 440
Opium 428
Opsin 448
Opsonierung 23
optische Täuschung 465
Optometer, Donders'sches 437
Oraltemperatur 208
Orbita 347
Orbitofrontallappen 521
Organ, Corti'sches 468
organische Phosphorsäureester 339 f
Organkreisläufe 111
Organophosphate 339
Orgasmus 308
Orientierungsspezifität 507
Orthoptistin 464
Orthostase 96
orthostatische Regulation 97
osmol 6
Osmolalität 7
osmolare Konzentration 231
Osmolarität 6, 230
Osmorezeptoren 224, 278
osmotische Diurese 246, 250, 289
– Diuretika 245
– Resistenz 12
osmotischer Druck 6, 21, 278
Ösophagus 131, 175
Ösophagusdruck 131 f
Ösophagusfistel 182
Osteoblasten 285
Osteoklasten 285
Osteomalazie 226
Osteoporose 197, 285
Östradiolspiegel 305
Östrogene 276, 289, 300, 309
Östron 298
Otolithen 488
Otolithenapparat 492
Otolithenrezeptoren 490

ovales Fenster 469
Ovar 300
Ovulation 305 f
Ovulationshemmer 309
Ovulationstermin 306, 308
Oxalat 20
Oxidationswasser 219
Oxyhämoglobin 140, 147

P

Pacini 422
Pacini'sche Körperchen 344
PAH 232, 255
PAH-Clearance 233, 236
Pallidum 392
Panhypopituitarismus 296
Pankreas 183, 285
Pankreasamylase 174, 188
Pankreassaft 187
Pankreozymin (PZ) 184, 289
Pantolax® 335
Papez 519
Papilla nervi optici 443, 446, 456
Papille 227, 262, 267
Papillenspitze 261
Paprika 422
Paraaminohippur-Säure (PAH) 232, 253
parabolisches Geschwindigkeitsprofil 84
Paracelsus 78
paradoxer Schlaf 517
parafollikuläre Zellen 280
Paraganglien 159, 290
Paragrammatismus 508
Parallelelastizität 363
Parallelfasern 405
Parasympathikolytika 351
Parasympathikomimetika 350
Parasympathikus 107, 174, 348
Parathormon 251, 280, 284
Parathyrin (PTH) 284
Paratop 23
Parietalzellen 181, 185
Parkinson 400, 403
Parkinson'sche Trias 400
Parkinson'sches Syndrom 400
Parotis 173
paroxysmale Nachentladungen 515
Pars compacta 400
– intermedia 405
Partialdruck 122, 138
partielle Thromboplastinzeit (PTT) 19
Pascal 6
Passagezeit, Arm-Ohr- 87
– Lungen-Ohr- 87
Passagezeiten 197, 243
Pasteur 189
patch clamp 325

Patellarsehnenreflex (=PSR) 380, 386
Paukenhöhle 472
Pause, kompensatorische 49
Pawlow 182, 375
PD-Rezeptoren 93, 214, 380
Pearl-Index 308
Pendelbewegungen 178
Penicillin 255
Pepsin 181
Pepsinogen 181
Peptidasen 188
Peptidhormone 270
peptische Geschwüre 186
Perimeter 456
Perimetrie 455
Peristaltik, propulsive 178
Peritonealdialyse 235
Perkussion 58
Permeabilität, Calcium- 34
- hydraulische 110, 242
- Kalium- 34
perniziöse Anämie 185, 195
Peroxidasen 281
Perspiratio insensibilis 121, 212
Pest 23
Pfeffer 422
Pflüger 330
PGE_1 10
PGE_2 10
PGI_2 16
Phagozyten 14, 22, 215
Phänomen, Argyll-Robertson'sches 458
- Purkinje- 454
- Rebound- 302
Phantomschmerz 428
Phäochromozytom 290
Phase, gastrische 183
- intestinale 183
- kephale 183
- vulnerable 34, 49
phasisch 344
phasische Dehnungsreflexe 381
- Fasern 369
Phenole 219
Phenolrot 255
Phenoxybenzamin 109
Phentolamin 109
Pheromone 502
phon 476
Phonation 484
Phoneme 485
Phonetik 484
Phonskala 475
Phosphat 226, 258
Phosphatase, alkalische 285
Phosphatide 195
Phosphat-Puffer 259
Phosphattransport 251

Phosphodiesterase 271, 448
Phosphofructokinase 286
Phosphoglyceride 191
Phospholipidmembran 313
Phosphorsäureester, organische 340
Phosphorylaseaktivität 286
Phosphorylierung 314
Photoapparat 435
photopisches Sehen 454
pH-Wert 143
physikalische Lösung 123
Physiologie, animalische XV
- vegetative XV
Physiotherapie 348
Physostigmin 211, 335
PIF 273, 276
Pigmentdegeneration 455
Pigmentepithel 447 f
Pigmentschicht 210
Pigmentverlust 296
Pikogramm (=pg) 11
Pillendrehbewegungen 400
Pilocarpin 350, 442 f
Piloerektoren 349
Pinealorgan 276
Pinkus-Iggo-Tastscheiben 420
Pinozytosebläschen 372
Piperin 422
Plantarreflex 387
Plasma, Laktatkonzentration 167
- thromboplastin antecedent (PTA) 19
Plasmabilirubin 12
Plasmabestandteile 8
Plasmaeiweiße 6, 8, 21, 149, 240, 284
Plasmaersatz-Flüssigkeit 5
Plasmafluß, renaler 236
Plasmarandsaum 85, 153
Plasmaskimming 159
Plasmavolumen 3, 21
Plasmazellen 14, 25
Plasmin 18
Plasminogen 18
Plasminsystem 20
Plasmocytom 25
Plateau 32, 37
Plättchenfaktor 3 19
Plättchenmetamorphose 16
Plattenepithelkarzinom 350
Plazenta 29, 117
Plazentarschranke 283
Pletysmographie 133
Pleuraspalt 132
Plexus aorticus thoracicus 347
- Auerbach'scher 178
- coeliacus 347
- Meissner'scher 178, 194
- mesentericus 347
- myentericus 177 f, 196 f

– solaris 196, 347 f
– submucosus 178
Plusgläser 432, 438
Pneuma 353
pneumotaktisches Zentrum 158
Pneumothorax 129
Pockenimpfung 23, 26
Podozyten 239
poikilotherme Tiere 208
Poiseuille 82
polysynaptische Reflexe 385
Pons 387, 492
Populationscodierung 425
Pore, Geschmacksknospen 499
Portalvenen 272
postganglionäres Neuron 346
postsynaptisch 333
postsynaptische Hemmung 340, 515
posttetanische Potenzierung 338
Potentia coeundi 308
Potentialdifferenzen 40, 314
Potentiale, evozierte 483
– excitatorische postsynaptische 377
Potenzexponent, Steven'scher 409
Potenzierung, posttetanische 338
Potenzsteigerung 302
PQ-Intervall 39, 43, 47, 170
PQ-Strecke 39
präfrontaler Cortex 395
präganglionäres Neutron 346
präsynaptisch 333
prävertebrale Ganglien 347
Prazosin 109
Pregnenolon 300
Preload 97
Presbyakusis 474
Presbyopie 441
Preßdruckversuch, Valsalva'scher 134
Pressorezeptoren 93, 97, 291
pressorische Areale 95
Priestlcy 199
primäre Sinnesrezeptoren 344
Primordialfollikel 304
Prinzip, Fick'sches 236
PRL Prolactin 276, 299
Proaccelerin 18
Probenecid 255
Processus mastoideus 471
Prochaska 375
Proconvertin 18
Progesteron 276, 289, 300
progressive Muskeldystrophie 339, 370
projizierte Schmerzen 427
Prolactin 276
Prolactinsynthese 296
Prolactoliberin 273
Prolactostatin 273
Proliferationsphase 304

Promonozyten 14
Properdin 23
Propranolol 109
Propriorezeptoren 416
Propriozeptoren 378
propulsive Peristaltik 178
Prostacyclin 10, 16
Prostaglandin I2 16
Prostaglandine 10, 106, 117, 215, 423, 424
Prostataenzyme 308
Prostigmintest 370
Protanomalie 461
Protanopie 461
Proteasen 181, 281
Protein, Androgen-bindendes 302
Proteinanabolismus 286
Proteine 219
Proteinkinase 10
Proteinsynthese 282
Prothrombin 18
Prothrombinzeit 19
protopathische Sensibilität 417
Provokationstest 513
Psammomy 227
Psychophysik 409
Ptosis 347
Ptyalin 173
Pubertas praecox 276, 301
Pubertät 301
pulmonaler Strömungswiderstand 118
Puls 91
Pulsfrequenz 168
Pulswellengeschwindigkeit 89
Pumpe, elektrogene 314
Pupille 350
Pupillendurchmesser 453
Pupillenreaktion, konsensuelle 458
Pupillenreflexbahnen 458
Pupillenreflexe 458, 504
Pupillenstarre 458
Pupillenweite 452
Purinsynthese 195
Purkinje 404
Purkinje-Fasern 33, 35
Purkinje-Phänomen 454
Purkinjezellschicht 404
Putamen 392
P-Welle 39
Pyelonephritis 214
Pyloruspassage 180
Pyramide 389
Pyramidenbahnsystem 389
Pyramidenzellen 389, 515
Pyrazolone 424
Pyridostigmin 335
Pyrogene 25, 215
Pyruvat-Dehydrogenase 286
Pyruvatkinase 286

Q

QRS-Komplex 39
QT-Dauer 39
QT-Intervall 170
Quabain 314
Quadrantenanopsie 456
Quecksilber 78
Quecksilber-Manometer 122
Quellpunkt 227
Quellungstheorie 353
Querbrückenköpfe 357, 364
Querbrückenzyklus 358
Querdisparation 465
quergestreifte Muskulatur 355
Querschnittslähmung 387
Quick 19
Quick-Test 19
Quinapril 264
Quotient, respiratorischer 138, 201, 203
- Weber'scher 409

R

Radioimmuno-assay 271
Ramon y Cajal 312
Ranitidin 185
Ranke'sches Kettenmodell 478
Ranvier 330
Ranvier'sche Schnürringe 330
rapid eye movements = REM 517
Rationalskalen 411
Ratten 211
Rattenniere 228
Raucher 135
Raucherbein 100, 350
Raucherhusten 135
Raum, intravasaler 221
Raumfahrer 490
Räumliches Hören 477
- Sehen 465
Raumorientierung 492
Raumschwelle, simultane 419
Raumschwellen 418
Rayleigh-Gleichungen 461
Reaktion, ergotrope 291
- myotonische 370
Rebound-Phänomen 302
Rechtshänder 507
Rechtsschenkelblock 48
Rechtstyp 42
Reduktase, Met-Hb- 142
referred pain 426
Reflex, gastrointestinaler 196
- Gauer-Henry 224
- Henry-Gauer 102
- monosynaptischer 381

Reflexblase 267
Reflexbogen 377
- monosynaptischer 378
- vegetativer 348
Reflexe 377
- polysynaptische 385
- viscerocutane 427
Reflexion 469
Reflexionskoeffizienten 249
Reflexionsphotometrie 450
Reflexschleifen 507
Reflexzeiten 384
Refraktärität 324, 329, 332
Refraktärphase 33, 37, 324
Refraktärzeiten 325
Refraktionsanomalien 438
Regelblutung 304
Regelkreis 213
Regelstrecke 94
Regelwerk 94, 212
Regio olfactoria 501
Regulation, orthostatische 97
Rehberg-Zahl 231
Reize, adäquate 320, 410
Reizkathoden, virtuelle 331
Reizung, rotatorische 494
Rekrutierung 107, 369
Rektaltemperatur 208
Rektum 196
rekurrente Hemmung 383
Relativbewegungen 465
Relaxation 179
Releasing-Hormone 272, 306
REM-Schlaf 517 f
renale Sekretion 253
renaler Plasmafluß 236
Renin 263
Renin-Angiotensin-System 263
Reninfreisetzung 264
renovaskulärer Hochdruck 100
Renshaw 383
Renshaw-Hemmung 383
Repolarisation 32, 43, 321, 324
RES (Retikuloendotheliales System) 25
Reservevolumen 126
- inspiratorisches 127
Residualluftkapazität, funktionelle 127
Residualvolumen 126
Resistenz, osmotische 12
Resistenzschwäche 295
Resonanz 473
Resonanzfrequenzen 484
Resonanzprinzip 478
Resorption 9, 181, 194, 195, 243
respiratorische Alkalose 146, 163
- Arrhythmie 98
- Azidose 148
respiratorischer Quotient (RQ) 138, 201, 203

restriktive Lungenerkrankung 128
Restvolumen 56
Retikuloendotheliales System (RES) 22, 25
Retikulozyten 10, 21
Retikulozytose 163
Retikulum, sarkoplasmatisches 359
Retina 446
11-cis-Retinal 448
retinale Ganglienzelle 450
Retinitis pigmentosa 454
Retraktozym 19
retrograde Amnesie 413
retrokochleäre Erkrankungen 483
reuptake 290, 341, 349
Reynolds 84
Reynolds'sche Zahl 84
rezeptive Felder 414, 451, 454
Rezeptorbegriff 271
Rezeptorebene 500
Rezeptoren 23, 107, 271, 343
– α- und β 107
Rezeptorendichte 418
Rezeptorpotential 343
Rezeptorzellen 320
Rezirkulation 62
RGT-Regel 207
Rheobase 332
Rheologie 86
Rhesus-Affen 29
Rhesus-Inkompatibilität 29
Rhesus-System 27
Rhodopsin 448, 454
Rh-positiv 29
Rh-System 29
Rhythmen, 90 Minuten 306
Rhythmik, circadiane 171, 295, 517
Rhythmogenese 157
Ribonukleinsäure-Synthese 282
Riechblindheiten 501
Riechepithel 501
Riechhärchen 501
Riechhirn 521
Riechmechanismus 501
Riechzentrum 502
Riesenaxone 330
Riesenwachstum 275, 301
– eunchoides 302
Riesenzelle, Betz'sche 396
Rigor 400
Rindenblindheit 504
Rindenfelder 504
Rindenpotentiale 483
Rinderalbumin 28
Ringer 363
Ringer-Lösung 363
Rinne 471
Risikofaktoren 100, 202
Riva-Rocci 91

Robespierre 199
Röhrengesichtsfeld 455
Röntgen 61
rotatorische Reizung 494
RPF 236
RQ 203
Rubner 200
Rückenmarksdurchtrennung 267, 386
Rückenmarksfrosch 377
Rückenmarkskonvulsiva 340
Rücklauf, venöser 98
Rückstellungsbewegung, sakkadische 494
Ruete 444
Ruffini 419
Ruffini'sche Endkörperchen 420
Ruheatmung 137
Ruhedehnungskurve 363
– des Herzens 65
Ruhepotential 32, 177, 313, 315
Ruhetonus 103
Ruhetremor 400
Rumpfataxie 402

S

Saccharose 500
Säftelehre 78
Saitengalvanometer 38
Sakkaden 463, 494
sakkadische Rückstellungsbewegung 494
Sakralmark 196, 267, 348
Salbenstuhl 191
Salizylate 186, 424
Salizylsäure 16
saltatorische Erregungsleitung 330
Salvarsan 78
Salzsäuresekretion 181
Samenblase 308
Sammellinsen 431
Sammelrohr 228, 262, 278
Sarkomer 356, 371
Sarkomerlänge 364
sarkoplasmatische Vesikel 359
sarkoplasmatisches Retikulum 359
Sättigungsgrad der Farben 465
Sauerstoff 122, 199
Sauerstoff-Aufnahme, maximale 170
Sauerstoffbedarf 75
Sauerstoff-Bindungskapazität 139
Sauerstoff-Bindungskurve 119, 139
Sauerstoff-Elektroden 140
Sauerstoff-Konzentrations-Differenz,
   arteriovenöse 75, 113, 141
Sauerstoffmangel 37, 119, 423
Sauerstoffpartialdruck 122
Sauerstoffschuld 167, 171, 201
Sauerstoff-Therapie 164

Sauerstofftransport 139
Sauerstoffverbrauch 111, 113, 170, 208, 238
Säugling 220, 493
– REM-Schlaf 518
Saugreflex 175
Säure-Basen-Haushalt 143
Säuren und Basen, Ausscheidung von 257
– fixe 144
– flüchtige 144
– schwache organische 255
Scala media 480
– tympani 478
– vestibuli 478
Scatol 196
Schaefer 334
Schalentemperatur 208
Schalldruckpegel (Lp) 475, 476
Schallgeschwindigkeit 469
Schallgrenze 474
Schallintensität 475
Schallrezeption 422
Schallschwelle 474
Schallwellen 472
Schambehaarung 295 f
Scheele 199
Scheiner 437
Scheiner'scher Versuch 437
Scheinfütterung 182
Scherenfernrohr 466
Schergrad 85
Scherkräfte 490
Schielamblyopie 464
Schielen 462
Schielkind 464
Schiffbrüchige 224
Schilddrüse 280
Schiller 468
Schlaf, paradoxer 517
Schlafen 516
Schlafentzug 519
schlaffe Lähmung 377, 386 f, 392
Schlafmittel 518
Schlafmittelvergiftungen 141, 148, 164
Schlafspindeln 517
Schlafstadien 517
Schlaftiefe 517
Schlaganfall 100, 397
Schlagvolumen 56, 168
Schleife, Henle'sche 228, 250, 260, 262
– mediale 399
Schleifendiuretika 250
Schleifenkreuzung 422
Schleimfilm 501
Schleimstoffe 196
Schleimzellen 181
Schlemm'scher Kanal 442
Schlucklähmungen 335
Schluck-Reflex 174

Schluckzentrum 174
Schmerz, übertragener 426
Schmerzen 275
– projizierte 427
Schmerzgrenze 476
schmerzhemmende Bahnen 425
Schmerzhemmungsmechanismen 426
Schmerzleitung 425
Schmerzpunkte 424
Schmerzrezeption 423
Schmerzrezeptoren 213, 412, 416
Schnappatmung 158
Schnecke 478
schnelles Natriumsystem 321, 324
Schnürringe, Ranvier'sche 330
Schnürwellen 178
Schock 1, 5, 98, 150, 162
– anaphylaktischer 26
– hypoglykämischer 189, 289
– spinaler 375, 387
Schrittmacher 35
Schrittmacherfunktion 177
Schüttelfrost 216
schwache organische Säuren 255
Schwangerschaft 276, 299, 306
Schwann'sche Scheide 501
Schwartz-Bartter-Syndrom 278
Schwebungen 476
Schweiß 211, 222 f
Schweißabsonderung 282
Schweißausbruch 497
Schweißdrüsen 108, 211, 349
Schweißsekretion 211
Schwellenkonzentration 250
Schwellenmetrik 410
Schwellenschalldruck 475
Schwellenstromstärke 332
Schwellenwert der Depolarisation 321
Schwerarbeit 204
Schwerhörigkeit 283
Schwindel 487, 497
Schwingungsamplitude 473
Sclera 447
second messenger 271
Sediment 230
Seekrankheit 497
Segmentationsbewegungen 178
Sehbahnen 456
Sehen, photopisches 454
– räumliches 465
– skotopisches 454
Sehnenabrisse 383
Sehnenorgane, Golgi'sche 380, 382
Sehnerveneintritt 456
Sehpurpur 448
Sehrinde 504
Sehschärfe 437
Sehtafel 437

Sehwinkel 437
Seitenhorn 345
Sekretin 183, 188, 193, 289
Sekretion, renale 253
- tubuläre 234
Sekretionsphase 305
Sekretkanälchen 181
sekundäre Sinneszellen 344
1-Sekundenkapazität 128, 133
Selye 99
semipermeable Membran 7
Sensibilisierung 29, 414
Sensibilität, epikritische (gnostische) 416
- protopathische 417
- somatoviscerale 416
Sensomotorik 376
sensomotorischer Cortex 395, 425
sensorische Aphasie 393, 508
Sequentialpräparate 309
Serienelastizität 363
serös 173
Serotonin 16, 18, 26, 105, 276, 342, 423, 428
Sertolizellen 302
Serum 17
- heterologes 26
Serumkrankheit 26
Servetus 79
Sexualhormone 300
Sexualität 521
Sexuallockstoffe 502
Sexualzentrum 306
shear rate 85
Sheehan-Syndrom 296
Sherrington 312, 333, 369, 379, 416
SHR = Spontan hypertensive Ratten 100
SI-Basiseinheiten (Systéme International d'Unités) 523
Siebbein 501
Sigmaspindeln 517
Sigmoid 196
Simmonds 274, 296
Simmonds'sche Kachexie 296
- Krankheit 274
simultane Raumschwelle 419
Simultankontrast 451, 461
single file 85
6. Sinn 410, 487
Sinnesenergie, spezifische 343
Sinneskolben 501
Sinnesmodalitäten 410
Sinnesphysiologie 408
Sinnesqualitäten 411
Sinnesrezeptoren 343
- primäre 344
Sinneszellen, sekundäre 344
Sinus 431
- caroticus 93
- coronarius 75

Sinusknoten 33, 35, 37
Sinusnerven 93
Sinusrhythmus 47
skandierende Sprache 402
Skelettmuskulatur 34, 208, 355
- Durchblutung 115
Skotome 456
skotopisches Sehen 454
Slitmembran 239
Snellius 430
Snellius'sches Brechungsgesetz 430
SNGFR 242
Sodbrennen 176
Sokoloff 507
Soll-Leistung, maximale 169
solvent drag 248
Somatoliberin 273
Somatomedine 275
Somatostatin 273, 286, 289
somatotopische Anordnung 393
Somatotropin 275, 289
somatoviscerale Sensibilität 416
sone 476
Sonnenbestrahlung 284
Sonnengeflecht 347
Sörensen 143
Spalt, subsynaptischer 333
Spaltlampe 443
Spannungsklemme 321
Spasmen 425
Spastik 392
spastische Lähmungen 397
Spastizität 387, 392
Speicheldrüsen 173, 224
Speichelsekretion 108, 173, 501
Speisesalz 281, 283
spektrale Empfindlichkeit 454
Spektralfarben 460
Spermatogenese 302
Spermatozoen 307
Sperrtonus 373
Sperry 508
spezifische Durchblutung 111
- dynamische Wirkung 205
- Sinnesenergie 343
spezifisches Gewicht, Harn 231
sphärische Aberration 431
Sphärische Konvexlinsen 431
Sphincter Oddi 191
Sphinkter, Ösophagus 175
Sphinkter 267
Spike waves 513
Spina bifida 423
spinaler Schock 375, 387
Spiralarterien 305
Spirometer, Hutchinson'sches 121
- Krogh'sches 121
Spitzenpotentiale 513

Split brain 508
Split-drop-Methode 245
spontane Depolarisation 34, 177
Spontaneität 375
Spontannystagmus 488, 490
Sport 186
Sportler 205
Sportlermuskeln 168
Sprachaudiogramm 471
Sprache 483, 507
– skandierende 402
Sprachstörungen 507
Sprachverständnis 508
Sprachzentrum 507
– Broca'sches 393
Springbrunnen 101
sprouting 428
Stäbchen 447, 454
Stammfettsucht 294
Stammzellen 14
Stämpfli 330
Standardableitungen 41
Standardbikarbonat 146
Stannius 36
Stannius'sche Ligatur 36
Star, grüner 443
Starbrille 435
Stärke 173
Stärkespaltung 174
Stärke-Verdauung 188
Starling 7, 68, 104
Starling'-sche Filtrations-Reabsorptionstheorie 7
Staroperation 435
Starre 368, 400
Starstich 429
statische Compliance 131
statischer Blutdruck 101
Stato- bzw. Otolithen 490
Statoacusticuskerne 481
Stauungsödem 9
Steatorrhoe 191
Stechapfelform 6
Stefan 210
Stefan-Boltzmann'sches Gesetz 210
Steiltyp 42
Steinhausen, W. 487
Stellglieder 94
Stellungssinn 416, 422
Stellwag'sches Zeichen 282
Stenose, Herzklappen- 56
Stenosen, Gefäß- 84
Steran 292
Stereocilien 488
Stereoskop 464
stereotaktische Geräte 451
Sternzellen 404
– von Kupffer'sche 14, 191
Steroidhormone 191, 270, 284, 293

Stethoskop 52
Stevens'sche Potenzfunktionen 409, 514
Stewart 60
STH 275
Stickoxydul (N_2O)-Methode 113
Stickstoff 122
Stickstoffabgabe 202
Stickstoffbilanz 205
Stickstoffverteilungsvolumen 127
Stimmbänder 483
Stimmbruch 485
Stimme 483
Stokes 162
Störtebeker 375
STPD 121
Strabismus 462, 464
Strahlenbrechung 430
Strahlungskonstante 210
Stratum glomerulosum 502
– mitrale 502
Streckhaltung 492
Streckmuskeln 387
Streckreflex, gekreuzter 385
Streifen, Hensen'scher 356
Streifenkörper 401
Streptokinase 18, 20
Streß 99 f, 273 f, 279, 295
Streß-Ulkus 186
Stria vascularis 480
Striatum 401
Stroboskopblitze 513
Strom, kapazitiver 323
Strömchentheorie 330
Stromstärke 80
Strömung, laminare 84
Strömungsgeschwindigkeit 83
Strömungswiderstand 80, 82
– Ohm'scher 84
– pulmonaler 118
Stromverzweigungen, Kirchhoff'sches Gesetz 80
Strontium 318
Strychnin 338 f, 515
ST-Strecke 39, 170
Stuart-Prower Faktor 19
Stuhldrang 196
Stützmotorik 381
Stützzellen 500
Subcutis 419
Sublingualtemperatur 208
Substantia nigra 107, 392, 400
– perforata rostralis 502
Substanz P 342
subsynaptischer Spalt 333
Succinye® 335
Succinylbischolin 335
Suggestion 426
Sukzessivkontraste 461
Sulfonamide 17

Sulfonfluorescein 255
Summation 336, 377, 414
Summenpotential 515
Superoxid-Dismutase 10
Superposition 362, 369
Supplement 28
supplementäres motorisches Feld 395
supprimieren 464
supraspinale Kontrolle 386
Surfactant 130
Sutherland 271
Suxamethonium 335
Sympathikolytika 107
Sympathikomimetika 107
Sympathikus 69, 71, 95, 116, 178, 194, 215, 289, 345
Sympathikusaktivität 107
Sympathikusblockade 107
sympathischer Tonus 99, 214, 291
sympathisches Nervensystem 308
Symport 249
Symptomenkomplex, Horner'scher 347
Synapsen 312, 320, 333, 341
– adrenerge 349
– chemische 333
– cholinerge 349
– elektrische 333
Synapsenzeit 385
synaptische Bläschen 333
Synchronisation 512
Syndrom, Parkinson'sches 400
Synergismus 414
Synzytiotrophoblast 117
Synzytium 34
Syphilis 78, 458
System, Erregungsleitungs- 34
– extrapyramidales 389, 400
– extrinsic 18
– intrinsic 18
– lemniskales 399, 417
– limbisches 99, 273, 348, 389, 397, 425, 519
– longitudinales 359
– lymphatisches 24
– Nierenbecken-Kelch- 227
– Renin-Angiotensin- 263
– retikuloendotheliales 22, 25
– vestibuläres 487
Systole 52, 57
Systolendauer 52
Szintigraphie 56

T

T3 und T4 281
Tachistoskopie 509
Tachykardie 47, 226, 282
Tachyphylaxie 414
Tachypnoe 162

Tagessehen 454
tail-flick-Methode 424
Taschenmesserphänomen 383
Tastscheiben 420
Taubstummheit 283
Taucher 164
Täuschung, optische 465
Tawara 36
Tawara-Schenkel 35
TBPA 281
T-cell growth factor 24
Telegrammstil 508
Temperatur, kritische 215
Temperaturempfindung 213
Temperaturerhöhung 282
Temperaturoptimum 207
Temperaturregulation 207
Temperatursprung 214
Temporalhirn 393
Terminalretikulum 107
Tertatolol 109
Testosteron 300, 302
Testseren 27
Tetanie 226, 284, 325, 340
tetanisierbar 33
Tetanus 362, 369
Tetanustoxin 338 f
Tetraäthylammonium = TEA 324, 338, 350
Tetracycline 278
Tetraodontiden 324
Tetrodotoxin (TTX) 323, 338
TF/P von Inulin 245
Thalamus 273, 399, 425, 500, 504, 515
T-Helfer Zellen 24
Theophyllin 271
thermische Neutralzone 215
Thermodilutionsmethode 63
thermodynamisches Grundgesetz 200
Thermoregulation 212
Thermorezeption 422
Thermorezeptoren 213, 417
Thetaaktivität 426
(theta)-Wellen 512
thorakales Blutvolumen 97
Thrombin 18
Thrombokinase 18
Thrombopenie 13
Thromboplastin 18
Thromboplastinzeit, partielle 19
Thrombose 19
Thromboxan 16
Thrombozyten 13, 16 f, 21
Thrombozytenaggregation 16
Thrombozytenzerfall 18
Thrombozytopenie 17
Thrombus 16
Thymus 24
Thyreoglobuline 281

Thyreokalzitonin 252
Thyroliberin 273
Thyrotropin = TSH 274
Thyrotropin Releasing Hormon (TSHRH) 273
thyroxinbindendes Globulin (TBG) 281
Thyroxin(= Tetrajodthyronin) = T4 275, 280
Tiefensensibilität 417, 422
Tiefschlaf 517
Tiere, poikilotherme 208
Tiffeneau-Test 128, 133
Tintenfischaxon 318, 322
Tintenfische 330
T-Lymphozyten 24
Tod 37
Toleranz 24, 414
Tollkirsche 350
Tonhörschwellen-Audiogramm 483
tonisch 344
tonische Dehnungsreflexe 381
– Fasern 369
– Labyrinthstellreflexe 492
Tonus 373, 400
– basaler 103
– sympathischer 214, 291
topologische Anordnung 481
Torpedo 336
Totalindex 434
Totalkapazität der Lunge 126
Totenstarre 358
Totraum 135
– funktioneller 136
Toxine 26
TPTX: 252
Tractus bulbothalamicus 500
– corticobulbaris 397
– corticospinalis 397
– reticulospinalis 399, 492
– rubrospinalis 405
– spinocerebellaris 404
– supraopticohypophysialis 277
– vestibulospinalis 405, 492
Trägerkomplex 249
Trägermolekül 195
Trägerprotein 8
Trägheitsströmung 488
Tragus 471
Tränenflüssigkeit 434, 442
Tränennasengang 442
Tränenröhrchen 442
Transducin 448
Transferrin 11
Transfusionszwischenfall 28
Transmitter 337, 341
Transmitterrepackaging 341
Transmittersubstanzen 341
Transmuraler hydrostatischer Druck 9, 84, 110, 112
Transplantationschirurgie 23
Transport, aktiver 247

– axonaler 273
Transportmaximum (TM) 234
Transportmechanismen 247
Transportprozesse, aktive 313
$2Cl^--1K^+-1Na^+$-Transportsystem 250
transversal verlaufende Tubuli 359
transzelluläres Wasser 221
T-Reflexe 384
Tremor 283, 400
TRH 273
Triacylglycerollipase-Aktivität 287
Trias, Charcot'sche 402
– Parkinson'sche 400
Tricuspidalis 35
Triebe 521
Triebtäter 302
Triglyceride 188, 191
Trigonum olfactorium 502
Trijodthyronin=T3 280
Tripalmitin 201
Tritanomalie 461
Tritium-markiertes Wasser 221
Trommelfell 469, 473
Trompete 483
Tropenfestigkeit 212
Trophoblast 299
Tropomyosin 357, 371
Troponin 357, 371
Trypsin 188, 270
Trypsinogen 188
Tryptophanhydroxylase 342
T-Suppressor-Zellen 25
T-System 359
T-Tubuli 359
Tuba Eustachio 472
Tube 472
Tubocurarin 334
tubuläre Sekretion 234
tubulärer Harnstrom 243
Tubuli, transversal verlaufende 359
Tubulus 228
Tubuluskollaps 245
Tubulusocclusion 245
Tumor, gastrinbildender 186
Tumornekrosefaktor 24
Tuningkurven 479
Turbulenzen 84
T-Welle 39, 44
Typ II-Fasern 360
Tyrosin 107
Tyrosinhydroxylase 342
T-Zellen, Mediator produzierende 24
– zytotoxische 24

U

Überdruckkammern 164
Übergewicht 204

Überleitungsstörung 47
Überleitungszeit 43
übertragener Schmerz 426
Überträgerstoff, Freisetzung 338
Überträgerstoffe 337, 349
Überträgersubstanz 333
Übertragung, intermodale 509
Übertransfusion 223
U-Kurve 66
Ultrafiltrat 239
ultriculofugale Ablenkung 490
Umfeldhemmung 451
Umklammerungsreflex 375, 377
Umsatz 172
Unfruchtbarkeit 276
unipolare Ableitetechnik 44, 510
unspezifische Mit-Innervation 161
Unterdruck 122
Unterschiedsschwellen 408
Unterstützungskontraktion 66, 367
U/P von Inulin 233
Ureter 267
Ureterblockade 237
Ureterperistaltik 267
Urokinase 20
Uromantie 78
Uterusmuskulatur 279
Uterusschleimhaut 299, 304
utriculopetale Cupulaablenkung 489
Utriculus 488
U-Welle 44

V

Vagus 71, 95, 158, 176, 178, 182, 188, 191, 194, 289, 348, 500
Valsalva 134
Valsalva'scher Preßdruckversuch 134
Vanillinmandelsäure 290
van't Hoff 207
Vas afferens 227, 263
– efferens 227
Vasa recta 229, 237, 262
Vasoactive Intestinal Polypeptide (VIP) 185, 342
Vasokonstriktion 214
Vasopressin 275, 277 f, 342
Vater 422
Vater-Pacini'sche Körperchen 420, 422
vegetative Physiologie XV, 1
vegetativer Reflexbogen 348
vegetatives (autonomes) Nervensystem 345
Vegetativum 502
Veitstanz 401
Vektorkardiographie 44
Vektorschleifen 44
Vena centralis retinae 446
Venae Thebesii 75

Venen 96
Venendruck 96
– zentraler 101
Venenthrombose 309
Venenverschlußplethysmographie 109
Venole 9
Venolen 83
venöse Stauung 9
venöser Rücklauf 98
venöses Angebot 97, 265
Venöses Mischblut 138, 141
venous return 98
Ventilation, alveoläre 136, 148
Ventilebenen-Mechanismus 54
Ventrikelseptumdefekt 56
Verbrennungen 223
Verbrennungswärme 200
Verdauungsenzyme 187
Verdauungstrakt 173
Verdeckung 465
Verdünnungsnatriämie 278
Verdünnungstechnik, Farbstoff– 63
– Indikator– 60
– Isotopen– 63
Verdunstung 211
Vergenzbewegungen 463
Verkürzungsgeschwindigkeit 367
Verletzungspotentiale 314
Vermis 405
Verschmelzungsfrequenz 362
Verstopfung 497
Versuch, Scheiner'scher 437
– Weber'scher 471
Verteilungsräume 219
Vertexzacken 514
Verweilzeiten 179
Vesalius 79, 274
Vesikel, sarkoplasmatische 359
Vesikel, präsynaptische 333
vestibuläres System 487
Vestibularapparat 488
vestibuläre Blickregelung 493
Vestibularisbahnen 491
Vestibulariskerne 491
Vibrationsrezeptoren 420
Vierhügelplatte 387
Vigneaud 277
Virilisierung 296
virtuelle Reizkathoden 331
viscerales Gehirn 521
Visceroafferenzen 348
viscerocutane Reflexe 427
Viskosität 5, 85
Visus 437
Vitalkapazität 127
Vitamin B12 185, 196
Vitamin B12-Resorption 195
Vitamin D 284

Vitamin K 20
Vitamin-A-Mangel 454
Vitamin-Synthese, bakterielle 196
Vitus 401
Vivisektion 78
Vögel 208
Vokale 484
Volhard 230
Vollmondgesicht 294
Volta 353
Voltage clamp-Versuche 321
Volumen, enddiastolisches 65
Volumenelastizitäts-Koeffizient 91
Volumeneleastizitätsmodul 91
Volumenregulation 74, 279
Volumenrezeptoren 102, 224
Vomitus 186
von Békésy 478
- Frey 418
- Frey'sche Reizhaare 418
- Humboldt 217
- Kries 461
- Kupffer'sche Sternzellen 14, 191
Vordepolarisation 338
Vorderhorn, motorisches 370
Vorderhornzelle, motorische 336
Vorderkammer 434
Vorderseitenstrang 425
Vorderseitenstrangbahnen 268
Vorhof 102, 224, 279
Vorhofdehnung 74
Vorhofflattern 37
Vorhof-Flimmern 37
Vorhofkontraktion 54
Vorhofmyokard 33
Vorhyperpolarisation 338
vulnerable Phase 34, 49

W

Wachstum, appositionelles 275
- kompensatorisches 275
Wachstumshormon 275
Wachstumsverzögerung 283
Wahrnehmung 412
Waller 38
Wanderwellen 478
Wandspannung, Herz 59
Wandspannung (T) der Gefäße 104
Wärmeabgabe 209
- evaporative 211
Wärmebildung 208
- zitterfreie 209
Wärmedurchgangswiderstand 210
Wärmedurchgangszahl 210
Wärmehaushalt 207
Wärmeisolation 210

Wärmekonvektion 210
Wärmeleiter 209
Wärmeleitung 209
Wärmeleitzahl (k) 209
Wärmestrahlung 210
Wärmestrom 210
Wärmetransport 209
Warmpunkte 212
Warmrezeptoren 213
Wasser, Deuterium-haltiges 221
- transzelluläres 221
- Tritium-markiertes 221
Wasserdampf-Sättigung 121, 211
Wasserdiurese 102, 224, 245
Wassermangel 222
Wasserpermeabilität 245, 262
Wasserreabsorption 262
Wasserverlust, insensibler 212, 219
Wasserverteilung 220
Watson 189
Watt (W) 200
Wattsekunde 200
Weber 408
Weber-Fechner'sches Gesetz 409, 500, 502
Weber'scher Quotient 409
- Versuch 471
Wechselstromwirkungen 330
Weckreaktion 515
weiße Fasern 360
weißes Blutbild 12
Weißpunkt 460
Weitsichtigkeit 438
Welle, dikrote 54, 91
Weltraum 472
Weltraumanzüge 163
Wernicke 393
Wernicke-Aphasien 508
Westergren 3
WHO (World Health Organisation) 350
Wiebel 508
Wiener 27
Wilkins 189
Willkürmotorik 388
Wilson 44
Wilson-Elektroden 44
Windkessel 88
Winkel α 42
Winterschlaf 141, 201, 208
Wirkungsgrad 171
Wischreflex 377
Wöhler 189
Wortfindungsstörungen 508

X

Xenon 114
Xerostomie 173

Y

Young 459

Z

Zahl, Hüfner'sche 139
- Reynolds'sche 84
Zählkammern 13
Zahnradphänomen 400
Zahnstein 174
Zapfen 447, 454
Zapfendichte 456
Zapfenpigmente 450
Zaunkönig 208
Zellen, multipolare 450
- parafollikuläre 280
- T-Helfer 24
- T-Supressor 24
- zentroazinäre 187
Zellkern 282, 293
Zellmembran 222
Zellsäulen 396, 504
Zellzählung 13
zentrale Latenz 385
zentraler Venendruck 101
zentrales Blutvolumen 102
Zentralskotom 454
zentroazinäre Zellen 187
Zentrum 454

- pneumotaktisches 158
Zerstreuungslinsen 432
Zielmotorik 381
Zigarettenrauch 135
Zigarettensucht 100
Zitrat 255
zitterfreie Wärmebildung 209
Zittern 400
Zollinger und Ellison 186
Zona fasciculata 292
- functionalis 305
- glomerulosa 292
- reticularis 292
Zondek 298
Zonen, Head'sche 348
Zonen-Theorie 461
Zonulafasern 435
Zotten 194
Z-Streifen 356
Zuckerstich 272
Zuckungsgesetz 330
Zunge 499
Zwergwuchs 275, 283
Zwiebelsaft 442
Zwischenscheiben 356
Zwischenwellen 512
Zyklus 304
Zylinder 230
Zylindergläser 432, 441
Zymogen-Granula 187
Zytotoxische T-Zellen 24

BUCHTIPS

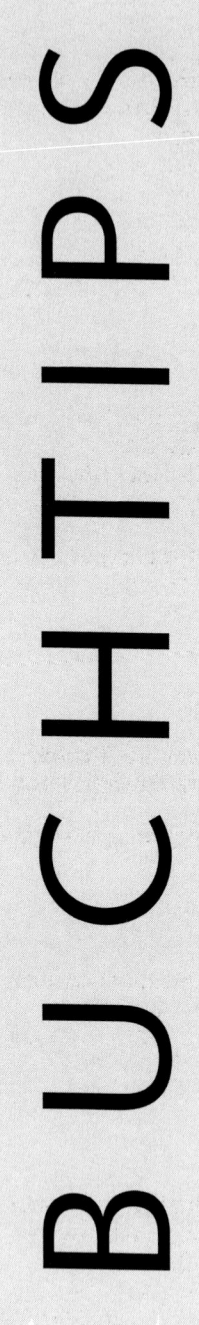

Schubert
Praktikum der Physiologie
4. Aufl. 1989. 182 S., 36 Abb. i. Text, kt. DM 18,–

Voss/Herrlinger
Taschenbuch der Anatomie

Band 1: Einführung in die Anatomie, Bewegungsapparat
18. Aufl. 1985. 350 S., 206 Abb., 11 Tab., Schlüssel zum GK, kt. DM 24,80

Band 2: Histologie 1 • Allgemeine Anatomie der Eingeweide • Verdauungssystem, Atmungssystem, Urogenitalsystem und Beckenboden • Brust-, Bauch-, Becken- und Retrositus • Kreislaufsystem • Abwehrsystem
17. Aufl. 1988. XVI, 573 S., 238 z. T. farb. Abb., Schlüssel zum GK, kt. DM 24,80

Band 3: Nervensystem • Sinnessystem • Hautsystem • Inkretsystem
17. Aufl. 1986. 437 S., 168 Abb., kt. DM 24,80

Komplettpreis bei geschlossener Abnahme aller drei Bände DM 68,–

Tittel
Beschreibende und funktionelle Anatomie des Menschen
11. Aufl. 1990. 589 S., 260 Abb., 49 Taf., Ln. DM 58,–

Brandis/Pulverer
Lehrbuch der Medizinischen Mikrobiologie
6. Aufl. 1988. XXIV, 759 S., 236 Abb., 167 Tab., 4 Farbtaf., geb. DM 94,–, kt. DM 76,–

Cotran/Kumar/Robbins
Grundlagen der Allgemeinen Pathologie
1993. Etwa 620 S., 366 Abb., z. T. zweifarb., 70 Tab., geb. etwa DM 148,–

Grundmann
Einführung in die Allgemeine Pathologie
und in Teile der Pathologischen Physiologie entsprechend dem GK für den 1. Abschnitt der Ärztlichen Prüfung
8. Aufl. 1992. XIV, 312 S., 160 Abb., 17 Tab., kt. DM 38,–

Laissue/Gebbers
Einführung in die Spezielle Pathologie
1991. XII, 507 S., 324 Abb., 75 Tab., geb. DM 88,–

Khaledpour
Arbeitsbuch Histologie
1989. XII, 254 S., 616 Abb., 33 Tab., Ringheftung DM 48,–

Preisänderungen vorbehalten

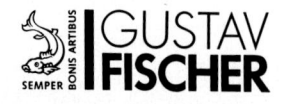

GUSTAV FISCHER

BUCHTIPS

Eckstein
Immunhämatologie und Transfusionsmedizin
2. Aufl. 1993. XIV, 183 S., 7 Abb., 39 Tab. kt. DM 22,80

Fülgraff/Palm
Pharmakotherapie - Klinische Pharmakologie
Ein Lehrbuch für Studierende und ein Ratgeber für Ärzte
8. Aufl. 1992. XXVI, 486 S., zahlr. Abb. u. Tab., kt. DM 64,–

Bundschuh
Repetitorium immunologicum
2. Aufl. 1991. 420 S., 104 teils farb. Abb., 46 Tab., geb. DM 98,–

Lumley
Oberflächenanatomie
Anatomische Grundlagen der klinischen Untersuchung
1993. VIII, 103 S., zahlr. meist farb. Abb., kt. DM 59,80

Adler/Hemmeler
Anamnese und Körperuntersuchung
Der biologische, psychische und soziale Zugang zum Patienten
3. Aufl. 1992. XVI, 348 S., zahlr. Abb., kt. DM 62,–

Buser/Kaul-Hecker
Medizinische Psychologie/Medizinische Soziologie
Ein Kompendium zum Gegenstandskatalog der ärztlichen Vorprüfung
3. Aufl. 1991. X, 310 S., 44 Abb., 5 Tab., kt. DM 24,80

Schulte/Spranger/Feer
Lehrbuch der Kinderheilkunde
Erkrankungen im Kindes- und Jugendalter
27. Aufl. 1993. XXXVI, 977 S., 500 Abb., 298 Tab., geb. DM 136,–

Hoppe
AIP - Arzt im Praktikum und Praktisches Jahr
1990. X, 234 S., kt. DM 28,80

Kirch
Fehldiagnosen in der Inneren Medizin
1992. XVIII, 389 S., 102 Abb., 38 Tab., geb. DM 78,–

Kämer
Wie schreibe ich eine Seminar-, Examens- und Diplomarbeit
2. Aufl. 1993. VIII, 174 S., 34 Abb., 7 Tab., kt. DM 19,80

Preisänderungen vorbehalten

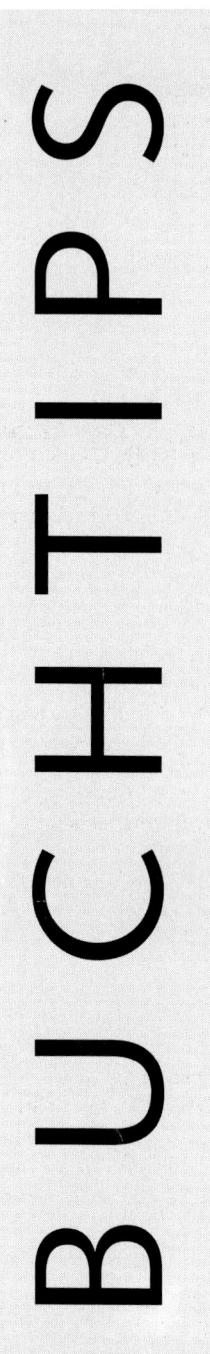

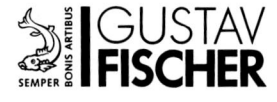

GUSTAV FISCHER
SEMPER BONIS ARTIBUS